Medicina Integrativa na Prática Clínica

MEDICINA
USP

HC
FMUSP

Medicina Integrativa na Prática Clínica

EDITOR
Ciro Blujus dos Santos Rohde

COEDITORES
Mirella Martins de Castro Mariani
Ricardo Ghelman

MANOLE

"A edição desta obra foi financiada com recursos da Editora Manole Ltda., um projeto de iniciativa da Fundação Faculdade de Medicina em conjunto e com a anuência da Faculdade de Medicina da Universidade de São Paulo – FMUSP."

Produção editorial: Juliana Waku
Capa: Ricardo Yoshiaki Nitta Rodrigues
Imagem da capa: istockphoto.com
Projeto gráfico: Departamento Editorial da Editora Manole
Editoração eletrônica e ilustrações: Luargraf

CIP-BRASIL. CATALOGAÇÃO NA PUBLICAÇÃO
SINDICATO NACIONAL DOS EDITORES DE LIVROS, RJ

M442
Medicina integrativa na prática clínica / editores Ciro Blujus dos Santos Rohde, Mirella Martins de Castro Mariani, Ricardo Ghelman. - 1. ed. - Santana de Parnaíba [SP] : Manole, 2021.
23 cm.

Inclui bibliografia e índice
ISBN 9786555763508

1. Medicina integrativa. 2. Cuidados pessoais com a saúde. I. Rohde, Ciro Blujus dos Santos. II. Mariani, Mirella Martins de Castro. III. Ghelman, Ricardo.

21-72356 CDD: 615.5
CDU: 615.85

Leandra Felix da Cruz Candido - Bibliotecária - CRB-7/6135

Editora Manole Ltda.
Alameda América, 876
Tamboré – Santana de Parnaíba – SP – Brasil
CEP: 06543-315
Fone: (11) 4196-6000
www.manole.com.br | https://atendimento.manole.com.br/

Impresso no Brasil | *Printed in Brazil*

Editor

Ciro Blujus dos Santos Rohde

Graduação em Medicina pela Faculdade de Medicina da Universidade de São Paulo (FMUSP). Residência Médica em Acupuntura pelo Instituto de Ortopedia e Traumatologia do Hospital das Clínicas da FMUSP (IOT-HCFMUSP). Especialização em Psiquiatria pela FG Faculdade Global. Supervisor do Serviço de Fitoterapia, Plantas Medicinais e Acupuntura do PROMEV – Instituto de Psiquiatria do HCFMUSP e da Comissão de Alta do Programa Ambulatorial Integrado dos Transtornos do Impulso (PRO-AMITI) do Instituto de Psiquiatria do HCFMUSP. Docente do Irish College of Traditional and Integrative Medicine.

Coeditores

Mirella Martins de Castro Mariani

Graduação em Biologia e em Psicologia e Mestrado em Distúrbios do Desenvolvimento pela Universidade Presbiteriana Mackenzie. Especialista em Mediação de Conflitos pela Universidade de Salamanca e em Análise do Comportamento pela Pontifícia Universidade Católica (PUC) de São Paulo. Atualização em Álcool e Drogas (Einstein) e em Transtornos do Controle do Impulso (Hospital das Clínicas da Faculdade de Medicina da Universidade de São Paulo – HCFMUSP). Supervisora do Programa Ambulatorial do Jogo. Conselho Diretor da Associação Viver Bem. Assistente do Departamento de Psiquiatria da FMUSP. Vice-presidente da Comissão de Voluntários do Instituto de Psiquiatria do HCFMUSP.

Ricardo Ghelman

Graduação em Medicina pela Universidade Federal do Rio de Janeiro (UFRJ). Especialização em Pediatria pela Sociedade Brasileira de Pediatria. Residência médica no Hospital Pedro Ernesto pela Universidade Estadual do Rio de Janeiro (UERJ). Especialização em onco-hematologia pediátrica pelo Centro Infantil Boldrini (UNICAMP). Pós-graduação lato senso em Goethean Phenomenology pelo Life Science Seminar (Pishwanton, Reino Unido). Especialização em Medicina Antroposófica pela Universidade Federal de São Paulo (UNIFESP). Mestrado em Anatomia comparada e embriologia pela Faculdade de Medicina Veterinária e Zootecnia pela Universidade de São Paulo (USP). Doutorado em Toxicologia Reprodutiva de Fitoterápico *Viscum album* pelo Departamento de Obstetrícia da Escola Paulista de Medicina da UNIFESP. Pós-doutorado pelo Programa de Neurociência na área de Dor e Antroposofia pelo Departamento de Neurologia e Neurocirurgia da EPM-

-UNIFESP. Presidente fundador do Consórcio Acadêmico Brasileiro de Saúde Integrativa – Chapter Brazil of International Society of Traditional, Complementary and Integrative Medicine Research (CABSIN-ISCMR). Conselheiro executivo da Biblioteca Virtual em Saúde das Medicinas Tradicionais, Complementares e Integrativas das Américas (BVS MTCI Américas-OPAS-OMS). Coordenador pioneiro na área de Pediatria Integrativa pelo Instituto de Tratamento do Câncer Infantil do Hospital das Clínicas da Faculdade de Medicina da USP (ITACI-HCFMUSP), Vice-Presidente do Departamento de Genética e Coordenador do Núcleo de Estudos em Medicina Integrativa para Crianças e Adolescentes da Sociedade de Pediatria de São Paulo (SPSP). Coordenador do Curso de Pós-graduação em Pediatria Integrativa pela Faculdade IBCMED. Docente responsável pela Disciplina de Antroposofia da Pós-graduação em Fitoterapia do Laboratório de Investigações Médicas do Departamento de Cirurgia do HCFMUSP. Member of the Special Interest Group Pediatrics and International Taskforce da Society of Integrative Oncology (SIO). Member of International Research Council of Anthroposophic Medicine. Expert of Traditional, Complementary and Integrative Medicine, WHO.

Autores

Adriana Nunes Wolffenbüttel
Bacharel em Química. Doutora em Ciências Farmacêuticas.

Adriana Passos Oliveira
Professora Adjunta da Faculdade de Farmácia da Universidade Federal do Rio de Janeiro (UFRJ), onde coordena o Laboratório Multidisciplinar de Ciências Farmacêuticas. Colaboradora do Programa de Pós-graduação em Ciências Farmacêuticas da Faculdade de Farmácia da UFRJ. Membro do Comitê de Produtos Naturais do Consórcio Acadêmico Brasileiro de Saúde Integrativa (CABSIN). Atuou como Membro *Ad-hoc* do Comitê Técnico Temático de Homeopatia da Farmacopeia Brasileira. Membro titular do Comitê de Ética em Pesquisa Clínica da Escola de Enfermagem Anna Nery/Instituto de Atenção à Saúde São Francisco de Assis da UFRJ. Docente das disciplinas: Farmacotécnica, Farmacotécnica Homeopática e Estágio Supervisionado em Manipulação Homeopática, Análises Farmacêuticas e Bases de Fitoterapia, Farmacêutica Industrial pela Universidade Federal Fluminense (UFF). Mestre em Química de Produtos Naturais pela UFRJ. Doutora em Química de Produtos Naturais pela UFRJ em cooperação com a Universidade de Basel na Suíça. Homeopata pela Associação Brasileira de Reciclagem e Atualização em Homeopatia – ABRAH, onde atua como Docente de Farmácia.

Ana Cláudia Pena
Educadora Física – ESEF com Mestrado em Ciências pelo Hospital das Clínicas da Faculdade de Medicina da Universidade de São Paulo (HCFMUSP). Pós-graduada em Fisiologia do Exercício pela Universidade Federal de São Paulo (UNIFESP). Colaboradora no atendimento a pacientes do Ambulatório de Estilo de Vida (PROMEV) no Instituto de Psiquiatria do HCFMUSP. Personal Trainer.

Ana Laura Alcantara Alves
Graduada em Terapia Ocupacional pela Universidade de São Paulo (USP-Ribeirão Preto). Terapeuta ocupacional do Centro de Reabilitação e Hospital Dia (CRHD), da Enfermaria de Pacientes Agudos do Instituto de Psiquiatria do Hospital das Clínicas da Faculdade de Medicina da Universidade de São Paulo (IPq-HCFMUSP) e do Ambulatório Integrado de Transtorno de Controle do Impulso (PRO-AMITI) do IPq-HCFMUSP. Especialista pelo Método Terapia Ocupacional Dinâmica (MTOD-CETO). Aprimoramento em Saúde Mental do Hospital das Clínicas de Ribeirão Preto da USP.

Ana Regina Noto
Psicóloga. Doutora em Ciências pela Universidade Federal de São Paulo (UNIFESP). Professora do Departamento de Psicobiologia da Escola Paulista de Medicina - Unifesp. Formação avançada em *Mindfulness* pelo programa *Mindfulness-Based Relapse Prevention* (MBRP) e formação básica pelos programas *Mindfulness-Based Cognitive Therapy* (MBCT), *Mindfulness-Ba-*

sed Stress Reduction for teens (MBSR-t) e *Mindfulness-Based Compassionate Living* (MBCL). Pesquisadora CNPq nível 1d. Chefe da Disciplina de Medicina e Sociologia do Abuso de Drogas da UNIFESP. Coordenadora do Núcleo de Pesquisa em Saúde e Uso de Substâncias (Nepsis). Possui mais de uma centena de artigos científicos sobre drogas e dependências.

Aniraldo Xavier de Oliveira Pataxó Hãhãhãi
Pertencente ao Povo Pataxó Hãhãhãi.

Aparecida Maria Pacetta
Médica com especialização em Ginecologia e Obstetrícia pelo Hospital das Clínicas da Faculdade de Medicina da Universidade de São Paulo (HCFMUSP). Sub-Chefe do Setor de Uroginecologia e Disfunções do Assoalho Pélvico da Disciplina de Ginecologia do HCFMUSP. Assistente Doutor da Clínica Ginecológica do HCFMUSP. Colaboradora do Centro de Medicina Integrativa Mente-Corpo da FMUSP. Pós-graduada em Base da Medicina Integrativa pelo Instituto Israelita de Ensino e Pesquisa Albert Einstein – SP. Pós-graduada em Gestão Emocional nas Organizações: *Cultivaing Emotional Balance* (CEB) pelo Instituto Israelita de Ensino e Pesquisa Albert Einstein – SP e certificado pelo Santa Barbara Institute for Consciousness Studies. Formação em Homeopatia e Biorregulação pela Associação Brasileira de Medicina Integrativa e Biorregulação (ABMIB). Treinamento em programas de Meditação da Compaixão na Abordagem Cognitiva (CTBC), *Mindfulness* e Biopsicologia.

Ari Ojeda Ocampo Moré
Médico Especialista em Acupuntura e em Clínica Médica. Mestre em Neurociências e Doutor em Saúde Coletiva. Supervisor da Residência Médica em Acupuntura do Hospital Universitário da Universidade Federal de Santa Catarina (HU-UFSC). Médico do Serviço de Medicina Integrativa e Acupuntura do HU-UFSC.

Athos Muniz Braña
Médico graduado pela Universidade Federal do Acre (UFAC). Pós-graduação em Dor e residência médica em Acupuntura no HCFMUSP. Responsável pelo Ambulatório de Dor do Hospital de Câncer do Acre e professor universitário do curso de Medicina da UNINORTE.

Beatriz Rolim Mendes Baptista
Graduação em Medicina pela Universidade de Santo Amaro. Pós-graduação Lato Sensu – Especialização em Nutrologia ministrado pela Associação Brasileira de Nutrologia (ABRAN) em convênio com o Departamento de Pós-graduação da Faculdade de Ciências Médicas da Santa Casa de São Paulo. Residência Médica em Acupuntura – Medicina Chinesa pela Universidade Federal de São Paulo (UNIFESP). Médica Acupunturiatra do Hospital Israelita Albert Einstein. Colaboradora do serviço de Fitoterapia, Plantas Medicinais e Acupuntura do Programa Ambulatorial de Mudanças de Hábitos e Estilo de Vida do PROMEV – Instituto de Psiquiatria do HCFMUSP.

Caio Fábio Schlechta Portella
Doutorando do Programa de Ginecologia e Obstetrícia da Faculdade de Medicina da Universidade de São Paulo (FMUSP). Mestre em Ciências pela Faculdade de Saúde Pública da USP, com graduação em Naturologia e formação específica em Fitoterapia pela Universidade Anhembi Morumbi. Vice-Presidente do Consórcio Acadêmico Brasileiro de Saúde Integrativa (CABSIN). Presidente da Sociedade Brasileira de Naturologia (SBNAT). Membro da Secretaria Executiva da Rede MTCI Américas em parceria com a Organização Panamericana de Saúde. Consultor educacional na área de Saúde Integrativa, estruturação curricular e inovação no ensino superior. Na área da Naturologia, atuou como liderança no grupo de elaboração das Diretrizes Curricu-

lares Nacionais do curso de Graduação junto a órgãos e diretrizes internacionais, também foi líder do grupo de criação do Código de Ética Profissional do Naturólogo. Editor Associado da revista científica: *Cadernos de Naturologia e Terapias Complementares - CNTC*. Sócio Fundador da Sociedade Brasileira de Naturologia (SBNAT). Sócio Fundador da Associação Paulista de Naturologia (APANAT). Faz parte do corpo Docente da Pós-graduação em Dor – Instituto Israelita Albert Einstein. Foi docente do Instituto de Medicina Tradicional – IMT-Portugal, ministrando a disciplina de Fundamentos de Naturopatia. Atuou em projetos e modelos de clínica transdisciplinar na área de Dor e doenças crônicas. Dedica-se principalmente ao estudo e aplicação da transdisciplinaridade aplicada à saúde e à Educação, Sistemas Médicos Complexos, Metodologias de Pesquisa, Saúde da Mulher e Terapias Mente-Corpo.

Carla Holandino Quaresma

Professora Titular da Faculdade de Farmácia da Universidade Federal do Rio de Janeiro (UFRJ). Coordenadora dos Laboratórios de Práticas Integrativas e Complementares e de Farmácia Homeopática da UFRJ. Membro do corpo permanente do Programa de Pós-graduação em Ciências Farmacêuticas da Faculdade de Farmácia da UFRJ. Coordenadora do Comitê de Produtos Naturais do Consórcio Acadêmico Brasileiro de Saúde Integrativa (CABSIN). Membro do Comitê Técnico Temático de Homeopatia da Farmacopeia Brasileira. Vice-Presidente do Grupo Internacional de Pesquisa em Infinitesimais (GIRI). Docente das disciplinas: Farmacotécnica, Farmacotécnica Homeopática e Estágio Supervisionado em Manipulação Homeopática da graduação da Faculdade de Farmácia da UFRJ e Ferramentas Científicas para a Compreensão dos Sistemas Dinamizados e Práticas Integrativas e Complementares em Saúde da pós-graduação em Ciências Farmacêuticas da Faculdade de Farmácia da UFRJ. Farmacêutica, graduada pela Faculdade de Farmácia da UFRJ. Mestrado em Biofísica pela UFRJ. Doutorado em Ciências pelo Instituto de Biofísica Carlos Chagas Filho da UFRJ. Especialista em Farmácia Homeopática, pelo Instituto Hanhemanniano do Rio de Janeiro (IHB).

Carmen Verônica Mendes Abdala

Centro Latino-Americano e do Caribe de Informação em Ciências da Saúde (BIREME/OPAS/OMS).

Cecilia Plaza

Médica Cirujano Universidad de Chile, Especialización en Medicina Familiar Universidad de Chile. Diplomada en Mindfulness, Instituto Mindfulness Chile. Certificación Medicina y Salud Integrativa University of Maryland, USA. Miembro Comité Editorial Red MTCI Américas.

Cíntia Bloise Hochmüller (Dayita)

Arte Educadora pela Universidade Federal do Rio Grande do Sul (UFRGS). Especialista em Cuidados Integrativos pela Universidade Federal de São Paulo (UNIFESP). Terapeuta corporal de Bioenergética por Namastê Porto Alegre. Facilitadora de Meditação Ativa e OSHO Terapia Meditativa certificada por OSHO International Meditation Resort/Índia. Professora convidada externa do Curso de Pós-graduação de Teorias e Técnicas para Cuidados Integrativos da UNIFESP. Integrante da Equipe Transdisciplinar do Ambulatório de Cuidados Integrativos do Setor de Investigação em Doenças Neuromusculares da Disciplina de Neurologia Clínica do Departamento de Neurologia e Neurocirurgia da UNIFESP. Criadora e coordenadora da Escola de Meditação OSHO – Núcleo de prática, ensino, formação e pesquisa especializado em Meditação Ativa. Co-criadora da Terapia Corporal Meditativa e Bioemeditação Ativa®. Co-fundadora e Diretora do Lótus Terapias e Meditação.

Ciro Blujus dos Santos Rohde
Graduação em Medicina pela Faculdade de Medicina da Universidade de São Paulo (FMUSP). Residência Médica em Acupuntura pelo Instituto de Ortopedia e Traumatologia do Hospital das Clínicas da FMUSP (IOT-HCFMUSP). Especialização em Psiquiatria pela FG Faculdade Global. Supervisor do Serviço de Fitoterapia, Plantas Medicinais e Acupuntura do PROMEV – Instituto de Psiquiatria do HCFMUSP e da Comissão de Alta do Programa Ambulatorial Integrado dos Transtornos do Impulso (PRO-AMITI) do Instituto de Psiquiatria do HCFMUSP. Docente do Irish College of Traditional and Integrative Medicine.

Dirceu de Lavôr Sales
Médico com Título de Especialista em Clínica Médica, Acupuntura, Homeopatia e Clínica da Dor. Coordenador do Ambulatório de Dor do Hospital das Clínicas da Universidade Federal de Pernambuco (HC-UFPE). Supervisor da residência em Acupuntura do HC-UFPE. Responsável pela cadeira: Bases do Tratamento da Dor da UFPE. Responsável pela cadeira: Acupuntura da UFPE. Membro da Comissão de Dor Associação Médica Brasileira. Diretor Presidente do Instituto de Ensino e Pesquisa em Saúde (IEPS).

Djanira Ribeiro da Silva
Graduação em Educação Física pela Faculdades Integradas de Guarulhos (FIG). Pós-graduação em Educação em Saúde pela Unisant'Anna. Pós-graduação em Práticas Corporais da Medicina Chinesa pela Escola de Artes, Ciências e Humanidades da Universidade de São Paulo (EACH-USP). Pós-graduação em Acupuntura pelo Centro de Terapias Naturais (CETN). Docente da pós-graduação de Acupuntura no CETN. Educadora Física do Serviço Social do Comércio (SESC-SP). Instrutora de Chi Kung e Tai Chi Chuan estilo tradicional Yang.

Edson Maciel Costa
Graduado em Comunicação Social pela Universidade Metodista de São Paulo (UMESP). Mestrando pela Faculdade de Medicina da Universidade de São Paulo (FMUSP). Instrutor de Yoga formado pelo Kundalini Research Institute (K.R.I.) – BRA/EUA. Professor de Yoga formado pela Nada Yoga School e Yoga Alliance – IND/EUA. Professor de Yoga voluntário no Centro de Reabilitação e Hospital Dia Adulto (CRHD), nas Enfermarias de Ansiedade e Depressão (EAND), Comportamento Impulsivo (ECIM), Agudos, Comportamento Alimentar (ECAL) e do Ambulatório de Impulso Sexual Excessivo e Prevenção (AISEP) do Instituto de Psiquiatria do Hospital das Clínicas da FMUSP (IPq-HCFMUSP). Coordenador do Grupo de Yoga no Núcleo de Cuidados Complementares e Integrativos (NUCCI) do CRHD-IPq-HCFMUSP. Supervisor do Curso de Capacitação em Serviço em Práticas Integrativas e Complementares em Saúde, modalidade – Yoga, pela Escola de Educação Permanente no IPq-HCFMUSP.

Eduardo G. D'Alessandro
Médico. Especialista em Clínica Geral. Especialista em Acupuntura. Área de Atuação em Dor. Diretor-Secretário do Colégio Médico de Acupuntura de São Paulo. Assitente do Ambulatório de Acupuntura do Instituto do Câncer do Estado de São Paulo (ICESP).

Eliana Rodrigues
Graduada em Biologia pela Universidade de São Paulo (USP), com Mestrado em Geografia (USP). Doutorado e Pós-doutorado em Ciências pela Universidade Federal de São Paulo (UNIFESP). Professora Associada IV da UNIFESP, onde coordena o Centro de Estudos Etnobotânicos e Etnofarmacológicos (CEE), atuando na área de plantas e animais utilizados com fins alimentares, medicinais e/ou tóxicos por culturas do passado e do presente; seja para incrementar o entendimento da relação homem x natureza, quanto para a indicação de poten-

ciais bioativos e avaliação dos riscos à saúde pública envolvidos no seu uso. Desenvolve ainda projetos na área de zoofarmacognosia e manejo tradicional na perspectiva da etnobotânica participativa.

Emílio Telesi Junior
Médico, graduado na Faculdade de Ciências Médicas da Universidade Estadual de Campinas (UNICAMP). Residência e Mestrado na Faculdade de Medicina da Universidade de São Paulo (FMUSP). Doutorado na Faculdade de Saúde Pública da USP. Especialização em Saúde Pública e em Medicina Tradicional Chinesa.

Esdras G.Vasconcellos
Professor de Graduação e Pós-graduação do Instituto de Psicologia da Universidade de São Paulo. Graduação, Doutorado e Pós-Doutorado na Universidade de Munique, Alemanha. Ex-Pesquisador-Assistente do Instituto Alemão para o Avanço da Ciência Max Planck. Membro da Academia Paulista de Psicologia, cadeira nº 10.

Ezequiel Paulo Viriato
Mestre em Homeopatia pela Faculdade de Ciências da Saúde de São Paulo – Centro de Ensino Superior de Homeopatia IBEHE. Especialista em Homeopatia pela FACIS–SP e em Farmácia Magistral pela ANFARMAG. Graduado pela Faculdade de Ciências Farmacêuticas da Universidade de São Paulo. Professor de Farmácia Homeopática da graduação das Faculdades Oswaldo Cruz. Professor do curso de pós-graduação de Assuntos Regulatórios das Faculdades Oswaldo Cruz. Membro do atual Comitê Técnico Temático de Homeopatia da Farmacopeia Brasileira. Ex-membro da Comissão de Fitoterapia e Homeopatia do Conselho Federal de Farmácia. Farmacêutico corresponsável e gerente industrial do Laboratório Homeopático Almeida Prado. Experiência na área de Tecnologia Farmacêutica – ênfase em Farmacotécnica Industrial, atua principalmente nos temas: boas práticas de fabricação e controle, farmacotécnica, planejamento de produção e embalagem, validação de metodologias e processos como também, gerente de assuntos regulatórios. Acadêmico titular da 8ª cadeira da seção de Farmácia da Academia Nacional de Farmácia.

Fábián László
Aromatólogo. Tem experiência na área de Medicina, com ênfase em Medicina Integrativa.

Fábio César dos Santos
@doutorestilodevida. *Fellow* em Cardiologia pela Duke University. Pós-graduado em Nutrologia pela Abran. Pioneiro nacional no movimento Medicina do Estilo de Vida. Membro da Aliança Global em Medicina do Estilo de Vida (LMGA). Membro do Institute of Functional Medicine (IFM). Trabalha com os conceitos de Medicina Funcional e Integrativa na sua prática. Diretor do projeto global de reforma em Saúde True Health Initiative. Diretor presidente da Clínica Saúde Plena – Medicina Integrativa. Escritor, palestrante e colunista no segmento de prevenção em saúde, qualidade de vida e bem-estar.

Fabrício Mucin Miguel
Fisioterapeuta pelo Centro Universitário São Camilo. Especialista em Terapias Manuais e Posturais pela Universidade Cidades de São Paulo (UNICID). Instrutor de Tai Chi Chuan pela Sociedade Brasileira de Tai Chi Chuan, 2002

Fernando Mendes Sant'Anna
Professor Adjunto de Cardiologia da Universidade Federal do Rio de Janeiro (UFRJ), *campus* Macaé. Especialista em Acupuntura pela UFF e CMBA. Presidente do International College of Auriculomedicine and Auriculotherapy Review (ICAMAR). Vice-presidente da Associação

Auriculo Sans Frontières. Membro Expert da Auriculomedicine and Auriculotherapy Academy (AMATA).

Gabriela Pelosi
Bacharel em Musicoterapia pela UniFMU. Certificada pela Associação Americana de Musicoterapia (MTBC). Mestre em Musicoterapia pela Universidade de Nova York (MA-MT). Especialista na Abordagem Nordoff-Robbins de Musicoterapia (NRMT). Ensina música para crianças em escolas no Brasil e no exterior e leciona musicoterapia em oficinas e programas de pós-graduação.

Gary W. Stutte
Ph.D. SyNRGE, LLC, Exploration Park, Florida, USA.

Gelza Matos Nunes
Mestrado em Enfermagem na University of Tennessee. Enfermeira no Johns Hopkins Hospital, em Baltimore, na área de UTI. Professora de Enfermagem em Johns Hopkins University, em Baltimore, e Howard University, em Washington, DC. Voluntária como Mestre de Reiki em George Washington Center of Integrative Medicine. Implementação das PICS no Hospital das Clínicas da Universidade Federal de Minas Gerais (UFMG) – projeto de extensão pelas Faculdades de Medicina e Enfermagem na UFMG. Pesquisadora e Implementação das PICS no Ambulatório Para Elas das mulheres em situação de violência e vulnerabilidade no Geni Faria – HC/UFMG. Doutorado na temática de PICS na saúde da mulher na Faculdade de Medicina da UFMG. Ex-Coordenadora da Política de PICS (PEPIC-MG) na Secretaria de Estado de Saúde de MG (SES-MG) e ex-Coordenadora da promoção da saúde do trabalhador no SESMT do Hospital Risoleta Tolentino Neves em Belo Horizonte. Diretoria do Consórcio Acadêmico Brasileiro de Saúde Integrativa (CABSIN) e gestora de conteúdo da comunidade de PICS no IdeiaSUS/FIOCRUZ, membro do Chapter Brazil of International Society of Traditional, Complementary and Integrative Medicine Research (ISCMR).

George do Lago Pinheiro
Otorrinolaringologista com área de atuação em Medicina do Sono. Especialização em Medicina do Sono pela Faculdade de Medicina da Universidade de São Paulo (FMUSP). Membro titular da Associação Brasileira do Sono. Doutorando em Ciências pela FMUSP.

Helena Seger
Mestranda em Psicologia Social pelo Instituto de Psicologia da Universidade de São Paulo. Especialista em *Branding* pela IE Business School (Madrid – ES). Bacharel em Design Gráfico pela Belas Artes. Fundadora e *Head* de Estratégia e Direção de Arte na Agência "O Cérebro". Professora e Palestrante nas áreas de *Branding*, *Personal Branding*, *Design Gráfico*, Neurociência e Psicologia aplicadas ao *Design*.

Hemerson Pataxó Hãhãhãi
Pertencente ao Povo Pataxó Hãhãhãi.

Hernán García
Dirección de Salud Intercultural. Secretaria de Salud de México.

Iracema de Almeida Benevides
Médica família e cirurgiã geral, especializada em Homeopatia, Medicina Antroposófica e Nutrologia. Mestre em Gestão e Políticas de Saúde (MIHMEP). Consultora e docente de Saúde Pública.

Isabel Cristina Weiss de Souza

Psicoterapeuta Comportamental pela Universidade de São Paulo (USP). Doutora em Ciências pela Universidade Federal de São Paulo (UNIFESP). Mestre em Saúde Coletiva pela Universidade Federal de Juiz de Fora (UFJF). Instrutora avançada em *Mindfulness* pelo programa *Mindfulness-Based Relapse Prevention* (MBRP) pela Universidade da Califórnia e pelo Centre for Addiction Treatment Studies na Inglaterra. Pesquisou a viabilidade, efetividade e eficácia do MBRP para a realidade brasileira e adaptou o programa para uma versão transdiagnóstica publicada em seu livro *Mindfulness e terapia cognitivo-comportamental* (Editora Manole; 2020); além de autora de outros livros e artigos científicos em sua área de atuação. Professora em cursos de pós-graduação. Diretora do Espaço Terapêutico Isabel Weiss Ltda.

Jacquelyn Nyenhuis

Ph.D., R.D. Dept. Internal Medicine, College of Medicine, University of Central Florida, Orlando, FL, USA.

João Paulo de Santanna Pinto

Medicina do Exercício e do Esporte. Medicina do Estilo de Vida. Coach de Saúde e Bem-estar.

João Vitor da Costa Batista

Mestre em Biotecnologia Vegetal e Bioprocessos pela Universidade Federal do Rio de Janeiro (UFRJ). Farmacêutico Generalista graduado pela UFRJ. Foi aluno de iniciação científica em Síntese Orgânica na FioCruz e no Laboratório de Práticas Integrativas e Complementares da UFRJ. Participou do programa Ciência sem Fronteiras, cursando Pharmacology na University of East London. Durante o mestrado, desenvolveu uma parte de sua pesquisa no Instituto Hiscia, na Suíça. Está se especializando em Práticas Integrativas e Complementares, com ênfase em Homeopatia e Antroposofia.

Jorge Kioshi Hosomi

Médico homeopata e acupunturista com área de atuação em dor, MS. Membro do Núcleo de Medicina Antroposófica da Universidade Federal de São Paulo (UNIFESP). Membro do Ambulatório de Acupuntura do Centro Multidisciplinar do Dor do Hospital das Clínicas da Faculdade de Medicina da Universidade de São Paulo (HCFMUSP).

Julio Mott Ancona Lopez

Diretor Executivo Prevent Senior Brasília. Doutor e Mestre em Cirurgia pela Faculdade de Ciências Médicas da Santa Casa de São Paulo. MBA University of Miami – Herbert Business School. Pós-graduação em Medicina Integrativa pelo Albert Einstein Instituto Israelita de Ensino e Pesquisa. Membro Titular da Sociedade Brasileira de Cirurgia Torácica. Membro Titular do Colégio Brasileiro de Cirurgiões. Membro Titular European Society of Thoracic Surgeons.

Julio Wilson Vigorito

Professor Doutor, Livre-Docente e Professor Titular da Faculdade de Odontologia da Universidade de São Paulo. Orientador de Pesquisa na área da Saúde. Experiência significativa em ensino, pesquisa e formação profissional. Ministrou palestras e cursos na área odontológica em todo o território brasileiro e no exterior. Mestre e Sensei no Sistema Usui de Terapia Natural (Usui Reiki Ryoho). Mestre no Sistema de Terapia Karuna Reiki. Exerce atividade terapêutica na área energética, promovendo a harmonização das energias bloqueadas em pessoas com problemas de saúde nos Corpos, Espiritual, Bioenergéticos e Corpo Físico, colhendo subsídios científicos relevantes na avaliação dos resultados de tratamentos.

Juvenal Payayá
Pertencente ao Povo Payayá.

Katia Akemi Uezu
Membro da Câmara Técnica de Disfunção Temporomandibular e Dor Orofacial do CROSP. Professora-assistente no curso Acupuntura na Odontologia na FUNDECTO. Cirurgiã-dentista do Departamento de Cirurgia Buco-maxilo-facial e Odontologia do Hospital Infantil Sabará, em São Paulo. Especialista em Disfunção Temporomandibular e Dor Orofacial e em Ortodontia e Ortopedia Facial pelo CFO. Habilitada em Odontologia Hospitalar e UTI e em Laserterapia pelo CFO. Pós-graduada Lato sensu em Acupuntura em Dor Orofacial pela Faculdade de Medicina da Universidade de São Paulo (FMUSP). Aperfeiçoamento em Medicina Tradicional Chinesa Avançada: Fitoterapia Chinesa, no Centro de Acupuntura do Instituto de Ortopedia e Traumatologia do Hospital das Clínicas da FMUSP (IOT-HCFMUSP). Cursou Dor Orofacial no Department of Dentistry, McGill University, Montreal, Canadá. Aperfeiçoamento em Dor no Centro de Dor do Departamento de Neurologia do HCFMUSP e Fisiopatologia e Terapêutica da Dor com Equipe de Controle da Dor da Divisão de Anestesia do Instituto Central do HCFMUSP. Cursou Odontologia na Oncologia no Hospital Estadual de Bauru e Centro de Pesquisas Clínicas (FOB-USP) pela FUNBEO-FOB-USP. Cursou Odontologia para Pacientes Oncológicos e Odontologia Hospitalar, no IEP – Hospital Sírio-Libanês. Membro efetivo MASCC/ISOO, SBDOF, SOBA e APCD.

Kely Cristina Ferreira Bonete
Assistente social, graduada pela Faculdade Paulista de Serviço Social (FAPSS). Aprimoramento em Serviço Social em Saúde Mental e Reabilitação Psicossocial pelo Hospital das Clínicas da Faculdade de Medicina da Universidade de São Paulo (HCFMUSP). Especialista em Transtorno Alimentar e Saúde Mental pelo Instituto de Psiquiatria do HCFMUSP (IPq-HCFMUSP). Mediadora e Conciliadora Judicial pelo Centro Mediar, Mediação e Conciliação. Assistente Social do IPq-HCFMUSP. Palestrante em eventos e Docente em Curso de Serviço Social e Saúde Mental pelo IPq-HCMFUSP. Supervisora em Aprimoramento em Serviço Social em Saúde Mental e Reabilitação Psicossocial pelo IPqHCFMUSP. Mediadora e Conciliadora Judicial.

Lai Hsin Yung
Área de interesse: espiritualidade e saúde.

Lai Yen Hung
Graduação em Medicina pela Faculdade de Ciências Médicas da Santa Casa de São Paulo (FCMSCSP). Especialização em Endocrinologia pela Real e Benemérita Associação Portuguesa de Beneficência, SP. Especialização em Acupuntura pelo Centro de Pesquisa e Estudo da Medicina Chinesa. Residência médica pela FCMSCSP. Médico do Hospital das Clínicas da Faculdade de Medicina da Universidade de São Paulo.

Lara Vieira da Silva Meira
Residência Médica em Pediatria pela Secretaria de Saúde do Distrito Federal. Formação complementar em Medicina Antroposófica pela Associação Brasileira de Medicina Antroposófica (ABMA). Especialista em Pediatria Integrativa pelo Instituto Brasileiro de Ciências Médicas (IBCMED – SP). Membro do Comitê Temático de Pediatria Integrativa do Consórcio Acadêmico Brasileiro de Saúde Integrativa (CABSIn). Coordenadora dos Programas de Saúde Integrativa do Instituto Espinhaço – Biodiversidade, Cultura e Desenvolvimento Socioambiental.

Leandro Machado Rocha
Farmacêutico pela Universidade Federal Fluminense (UFF). Mestre em Química de Produtos Naturais pela Universidade Federal do Rio de Janeiro (UFRJ). Doutor em Ciências Farmacêuticas pela Universidade de Lausenne, Suíça. Professor Titular do Departamento de Tecnologia Farmacêutica da Faculdade de Farmácia da UFF.

Liliana Lourenço Jorge
Médica fisiatra do Hospital Israelita Albert Einstein e do Instituto de Reabilitação Lucy Montoro do Hospital das Clínicas da Faculdade de Medicina da Universidade de São Paulo (HC-FMUSP). Pós-graduação em Reumatologia/Fisiatria pela Université René Descartes/Paris VI. Mestrado em Ciências da Saúde Aplicadas ao Aparelho Locomotor da Faculdade de Medicina de Ribeirão Preto da USP (FMRPUSP). Doutorado em Radiologia (LIM-44) da FMUSP. Docente do Centro de Acupuntura do Instituto de Ortopedia e Traumatologia do HCFMUSP. Membro do Comitê de Dor da diretoria da ABMFR período 2020-2022.

Liliana Seger
Doutorado em Psicologia pelo Instituto de Psicologia da Universidade de São Paulo (IP-USP). Mestrado em Psicologia pelo IP-USP. Especialista em Psicologia Clínica e Psicologia Hospitalar pelo Conselho Regional de Psicologia de São Paulo. Especialista em Terapias Cognitivas pela FBTC. Coordenadora do Programa para o Transtorno Explosivo Intermitente do Programa do Ambulatório dos Transtornos do Impulso (PRO-AMITI) do Instituto de Psiquiatria do Hospital das Clínicas da Faculdade de Medicina da USP (IPq-HCFMUSP).

Lisete Barlach
Psicóloga, Mestre e Doutora em Psicologia Social pela Universidade de São Paulo (USP). Pós-Doutora em Administração (Gestão da Inovação). Docente da Escola de Artes, Ciências e Humanidades e do Mestrado Profissional em Empreendedorismo da Faculdade de Economia, Administração e Contabilidade (FEA) da USP.

Lucas Bonacossa Sant'Anna
Acadêmico de Medicina da Fundação Técnico-Educacional Souza Marques, RJ.

Lucas Franco Pacheco
Médico formado pela Universidade Federal do Estado do Rio de Janeiro (UNIRIO). Título de Especialista em Homeopatia pela Associação Médica Homeopática Brasileira (AMHB). Professor da Faculdade de Medicina de Pouso Alegre – MG (UNIVAS). Professor de Homeopatia da Pós-graduação em Fitoterapia e Plantas Medicinais da EEPHC da Faculdade de Medicina da Universidade de São Paulo (FMUSP). Diretor e Professor da Associação Paulista de Homeopatia (APH). Presidente da Associação Médica Homeopática Brasileira Jovem (AMHB Jovem). Diretor científico da Associação Paulista de Medicina (APM) – Regional Amparo. Membro da Liga Medicorum Homoeopathica Internationalis (LMHI).

Luiz Guilherme Corrêa Neto
Médico pela Faculdade de Medicina da Universidade de São Paulo (FMUSP). Especialização em Homeopatia pela APH. Especialização em Psicanálise pelo Instituto Sedes Sapientiae. Especialização em Ayurveda nas seguintes instituições na Índia: Gujarat Ayurved University, Jamnagar, Gujarat; School of Ayurveda and Panchakarma Kannur – Kerala, ARSHA, Coimbatore, Tamil Nadu. Ex- professor da disciplina de Atenção Primária a Saúde da FMUSP. Ex-professor de Ayurveda do Curso de Naturologia das Faculdades Anhembi Morumbi. Professor do Curso

de Bases da Medicina Integrativa do Hospital Israelita Albert Einstein. Professor convidado da disciplina de Medicina Integrativa da Faculdade de Medicina do ABC.

Lukas Blumrich

Orientando do Prof. Dr. Hermano Tavares em projeto de Iniciação Científica subsidiado ao Doutorado do Dr. Ciro Rohde em Medicina Tradicional Chinesa. Graduando do curso de Medicina na Faculdade de Medicina da Universidade de São Paulo (FMUSP). Membro do Núcleo de Popularização de Conhecimentos sobre Evolução Humana (NPCEH) do Instituto de Estudos Avançados da Universidade de São Paulo (IEA-USP) e autor do livro *A origem do significado: uma abordagem paleoantropológica* (Ed. Cultura Didática).

Lybio Martire Junior

Médico. Cirurgião Plástico. Professor responsável pelas Disciplinas de História da Medicina, Técnica Cirúrgica e Cirurgia Plástica na Faculdade de Medicina de Itajubá (FMIT). Titular SBCP, CBC, ICS, FILACAP. Presidente da Sociedade Brasileira de História da Medicina (SBHM) (2019-2020). Delegado Nacional da International Society for the History of Medicine (ISHM). Titular da Cadeira 71 da Academia de Medicina de São Paulo.

Madel Therezinha Luz

Graduação em Filosofia pela Universidade Federal do Rio de Janeiro. Mestrado em Sociologia pela Universite Catholique de Louvain. Doutorado em Ciência Política pela Universidade de São Paulo. Professora Titular aposentada da Universidade do Estado do Rio de Janeiro e da Universidade Federal do Rio de Janeiro. Colaboradora da Universidade Federal do Rio Grande do Sul (UFRGS) e colaboradora do Programa de Pós-graduação em Saúde Coletiva da Universidade Federal Fluminense (UFF). Tem experiência na área de Sociologia da Saúde, com ênfase em Saúde Coletiva, atuando nos seguintes temas: racionalidades médicas, práticas integrativas e complementares em saúde, corpo e práticas de saúde, instituições de saúde , regime de trabalho, produção científica e saúde, biociências e cultura. É lider do Grupo CNPq Racionalidades em Saúde: Sistemas Médicos Complexos e Práticas Complementares e Integrativas, atualmente sediado no Instituto de Saúde da Comunidade da UFF.

Marcelo Camilo Morera

Especialista em regulação e vigilância sanitária.

Márcio Fernando da Silva

Graduação em Terapia Ocupacional pelo Centro Universitário São Camilo (CUSC). Especialização em Terapia Ocupacional em Saúde Mental pelo Departamento de Psiquiatria da Universidade Federal de São Paulo (UNIFESP). Aprimoramento em Reabilitação Cognitiva pelo Centro de Estudos em Neurociências Professor Raul Marino Jr. do Instituto Neurológico de São Paulo (INESP). Terapeuta ocupacional do Programa Ambulatorial Integrado dos Transtornos do Impulso (PRO-AMITI) do Instituto de Psiquiatria do Hospital das Clínicas da Faculdade de Medicina da Universidade de São Paulo (HCFMUSP).

Marco Andrade

Antropólogo y Consultor en Salud. Ecuador. Red MTCI-Américas.

Margareth Arrais

Graduada em Artes Cênicas pela Universidade São Judas Tadeu (USJT). Formação no Curso de Direção com Zé Renato e Antonio Abujamra. Membro da Cooperativa Paulista de Teatro. Formação complementar em dança, dança teatro, dramaturgia, teatro brasileiro e expressão corporal. Voluntária no Centro de Reabilitação e Hospital Dia (CRHD) do Instituto de Psiquiatria do Hospital das Clínicas da Faculdade de Medicina da Universidade de São Paulo (IPq-HCFMUSP). Coordenadora da Oficina de Teatro do CRHD-IPq-HCFMUSP. Atriz, diretora e produtora, atuou e dirigiu em diversas peças.

Margarita Sáez Salgado

Asesora en políticas públicas y programas sociales en salud. Antropóloga (Universidad de Chile). Magister en Salud Pública, Facultad de Medicina (Universidad de Chile). Consultora en Organismo Andino de Salud, Convenio Hipólito Unanue, integrante de la Comisión Andina de Salud Intercultural y representante por 20 años del Ministerio de Salud en Programa de Salud y Pueblos Indígenas de la Organización Panamericana de la Salud (OPS/OMS). Jefa del Departamento de Salud y Pueblos Indígenas e Interculturalidad, de la División de Políticas Públicas Saludables y Promoción de la Subsecretaría de Salud Pública del Ministerio de Salud de Chile, hasta Junio del 2017.

Maria Ângela Soci

Especialista em Práticas Corporais da Medicina Chinesa. Diretora Fundadora da Sociedade Brasileira de Tai Chi Chuan. Representante para América Latina do Tai Chi Chuan da Família Yang. Coordenadora da inserção das Práticas Corporais da Medicina Chinesa no Hospital Sírio-Libanês.

Maria Aparecida das Neves

Psicóloga Clínica com especialização em Transtornos Alimentares e Psicologia do Esporte. Educadora credenciada pela Fundação Dr. Edward Bach da Inglaterra. Certificação Internacional *Retail Trainning* – Academia Tisserand UK. Docente do curso de Pós-graduação em Naturopatia da UNIP. Terapeuta Voluntária no Centro de Reabilitação e Hospital Dia (CRHD) do Instituto de Psiquiatria do Hospital das Clínicas da Faculdade de Medicina da Universidade de São Paulo (IPq-HCFMUSP). Coordenadora das Terapias Botânicas que envolve Florais de Bach e Aromaterapia no Núcleo de Cuidados Complementares e Integrativos (NUCCI) do CRHD-IPq-HCFMUSP. Supervisora do Curso de Capacitação em Serviço em Práticas Integrativas e Complementares em Saúde, modalidade Aromaterapia e Florais de Bach, pela Escola de Educação Permanente no IPq-HCFMUSP.

Maria Helena Ferreira do Nascimento

Formação técnica em Massoterapia pela Escola Brasileira de Terapias Integradas (EBRATI). Formação em Dançaterapia pelo Instituto Internacional Maria Fux. Formação em Organização Motora e Sensorial pela Escola Ivaldo Bertazo. Formação em Educadores em Dança, Formar e Multiplicar pela Aria Social, Espaço de Dança e Arte. Terapeuta Voluntária no Centro de Reabilitação e Hospital Dia do Instituto de Psiquiatria do Hospital das Clínicas da Faculdade de Medicina da Universidade de São Paulo (CRHD-IPq-HCFMUSP). Coordenadora do Grupo de Bioenergética e Expressão Cinesiorrítmica do CRHD-IPq-HCFMUSP.

Mariana Bonacossa Sant'Anna

Acadêmica de Medicina da Fundação Técnico-Educacional Souza Marques, RJ.

Mariana Cabral Schveitzer

Professora Adjunta do Departamento de Medicina Preventiva da Escola Paulista de Medicina da Universidade Federal de São Paulo (EPM-UNIFESP). Pós-doutora pelo Departamento de Orientação Profissional da Escola de Enfermagem da Universidade de São Paulo (EEUSP). Doutor em Ciências em convênio de dupla titulação entre a EEUSP e a Universidade Católica Portuguesa. Doutorado Sanduíche na Universidade da Carolina do Norte em Chapel Hill. Mestre em Enfermagem pelo Programa de Pós-graduação em Enfermagem da Universidade Federal de Santa Catarina (PEN-UFSC). Especialista em Acupuntura e Medicina Tradicional Chinesa pelo CIEPH. Especialista em Saúde Pública pela SPB-UFSC. Enfermeira graduada pela UFSC. Atua na área de atenção primária em saúde, políticas públicas, saúde pública, práticas integrativas e complementares, humanização, bioética.

Marieta Sodré Brooke
Médica Ginecologista/Obstetra, MS. Especialização em Antroposofia na Saúde e Acupuntura.

Marina Cleia Palo Prado
Professora do Departamento de Cirurgia, Traumatologia e Prótese Buco-maxilo-facial da Faculdade de Odontologia da Universidade de São Paulo (FOUSP). Coordenadora do curso de Acupuntura na Odontologia – FUNDECTO. Especialista em Cirurgia e Traumatologia BMF. Especialista em Acupuntura. Aperfeiçoamento em Acupuntura na China, BeijingTraditional Medicine Training Center of the World Federation of Acupuncture and Moxibustion Societes (WFAS). Attendence China Medical University (Taichung), CMU, China. Auriculo Medicine Master: Auriculo Medicine International Research and Training Center (AMIRT).

Mário Sérgio Rossi Vieira
Médico formado pela Faculdade de Ciências Médicas da Santa Casa de São Paulo (FCMSCSP). Residência Médica em Fisiatria (FCMSCSP) e Especialização em Medicina Esportiva (UNIFESP-EPM) e Acupuntura Médica (CEIMEC). Títulos de Especialista nas três áreas pela Associação Médica Brasileira (AMB). Mestrado em Medicina pela FCMSCSP e MBA em Gestão de Saúde pelo Insper-HIAE. Graduado no Harvard Medical School Acupuncture Course for Physicians (Boston-EUA) e no International Acupuncture Course, Tianjin University of Traditional Chinese Medicine (Tianjin-China). Médico Institucional do Hospital Israelita Albert Einstein (HIAE) nas áreas de Fisiatria e Acupuntura Médica de 2005 a 2021 e Líder do Comitê de Terapias Complementares. Professor da FCMSCSP nas disciplinas de Fisiatria e Acupuntura Médica. Autor do livro *Acupuntura e medicina integrativa* (Ed. Summus).

Marta Xavier de Oliveira Pataxó Hãhãhãi
Pertencente ao Povo Pataxó Hãhãhãi.

Martha Villar
Departamento de Medicina Preventiva y Salud Pública de la Facultad de Medicina de la Universidad Nacional Mayor de San Marcos – Perú. Presidenta del Comité de Medicina Tradicional, Alternativa y Complementaria del Colegio Médico del Perú.

Mary Uchiyama Nakamura
Médica, especialista em Ginecologia/Obstetrícia e Medicina Antroposófica, MS, PhD. Livre-Docente, Professora Titular do Departamento de Obstetrícia da Escola Paulista de Medicina da Universidade Federal de São Paulo.

Mauro Shigueharu Oide Junior
Graduado pela Faculdade de Medicina da Universidade de São Paulo (FMUSP). Pós-graduado em Psiquiatria pelo Instituto de Psiquiatria do Hospital das Clínicas da FMUSP (IPq-HCFMUSP). Bacharelado em Educação Física pela Escola de Educação Física da USP (EEFUSP). Professor de Artes Marciais.

Michele Santos da Cruz

Doutoranda no Programa de Pós-graduação da Faculdade de Saúde Pública da Universidade de São Paulo (FSP-USP). Mestrado em Ciências pela FSP-USP. Profissional de Educação Física graduada no curso de Bacharelado em Educação Física e Saúde pela Escola de Artes Ciências e Humanidades da Universidade de São Paulo (EACHUSP). Membro do Grupo de Estudos e Pesquisas Epidemiológicas em Atividade Física e Saúde na Universidade de São Paulo (GEPAF-USP). Membro da Diretoria da Sociedade Brasileira de Atividade Física e Saúde (SBAFS) gestão 2018-2019. Pesquisadora voluntária no Centro de Reabilitação e Hospital Dia do Instituto da Psiquiatria do Hospital das Clínicas da Faculdade de Medicina da USP. Atua como profissional de Educação física em programas de atividades físicas para terceira idade.

Moacyr Mendes de Morais

Psicólogo clínico. Especialista em Antroposofia na Saúde. Membro do Núcleo de Medicina Antroposófica da Universidade Federal de São Paulo (UNIFESP).

Natalia Sofía Aldana-Martínez

Universidad Nacional de Colombia, Red MTCI Américas.

Ninoska Flores

Instituto de Investigaciones Farmaco Bioquimicas, Universida Mayor de San Andres.

Osvaldo Hakio Takeda

Mestre pela Escola de Enfermagem da Universidade de São Paulo (EEUSP). Graduado em Educação Física pela Universidade de Santo Amaro (UNISA). Coordenador do Núcleo de Cuidados Complementares e Integrativos (NUCCI) do Centro de Reabilitação e Hospital Dia (CRHD) do Instituto de Psiquiatria do Hospital das Clínicas da Faculdade de Medicina da Universidade de São Paulo (IPq-HCFMUSP). Coordenador dos Cursos de Formação de Terapeuta em Práticas Integrativas e Complementares em Saúde pela Escola de Excelência do IPq-HCFMUSP Coordenador dos Cursos de Capacitação em Serviço em Práticas Integrativas e Complementares em Saúde, pela Escola de Educação Permanente no IPq-HCFMUSP.

Oswaldo Ferreira Leite Netto

Médico pela Faculdade de Medicina da Universidade de São Paulo (FMUSP). Psiquiatra e Psicanalista, membro efetivo da Sociedade Brasileira de Psicanálise de São Paulo (SBPSP). Professor do Instituto de Formação Analítica da SBPSP. Diretor do Serviço de Psicoterapia do Instituto de Psiquiatria do Hospital das Clínicas da FMUSP (IPq-HCFMUSP). Coordenador do Núcleo de Psicanálise do Serviço de Psicoterapia e do Programa em Psicoterapia da Residência de Psiquiatria do IPq-HCFMUSP.

Paola Tôrres Costa

Professora Titular da Universidade Federal do Ceará (UFC) e da UNIFOR. Médica no Centro Regional Integrado de Oncologia (CRIO). Escritora, cordelista, compositora, tocadora de rabeca e outros instrumentos. Ministra palestras e oficinas em educação médica, medicina integrativa, promoção de saúde em oncologia e outros temas da cultura popular e Medicinas Ancestrais do Povo Brasileiro. Formada em Medicina pela Universidade de Pernambuco, fez Residência Médica em Clínica Médica e Hematologia na Santa Casa de Misericórdia do Rio de Janeiro, fez Mestrado de Doutorado no LAFICA (Laboratório de Inflamação e do Câncer) na Universidade Federal do Ceará. *Fellow* em Medicina Integrativa pela Universidade do Arizona. Pós-Doutorado em Saúde Integrativa pelo LAPACIS-UNICAMP (Laboratório de Práticas Integrativas e Complementares – Universidade Estadual de Campinas) e também Pós-Doutorado em Biologia Cultural pela Escuela Matriztica (Santiago-Chile). Especialista em Homeopatia (IHB-RJ), Acupuntura (UFC-USP), Ayurveda (ABRA) e Kundalini Yoga (KRI). Coordena o Comitê de Oncologia do Consórcio Acadêmico Brasileiro de Saúde Integrativa (CABSIN). Fundadora e presidente do Instituto Roda da Vida, ONG que oferece de forma gratuita Medicina Integrativa para pessoas com câncer e seus familiares. Presidente da Academia Brasileira de Literatura de Cordel (ABLC) onde ocupa a cadeira número 38.

Paulo Cáceres Guido
Farmacéutico (Universidad de Buenos Aires – UBA, Argentina). Especialista en Farmacia Hospitalaria (Ministerio de Salud de la Nación Argentina y Colegio Oficial de Farmacéuticos y Bioquímicos de Capital Federal). Formación profesional en España (Hospital Universitario 12 de Octubre – Madrid y Hospital Sta. Creu i St. Pau – Barcelona), EEUU (St. Jude Children´s Research Hospital, Memphis) y Suecia (Department of Pharmaceutical Biosciences, Uppsala University), entre otras. Colaborador Docente y Profesor de Farmacología de la UBA y de la Universidad Maimónides (Argentina), respectivamente. Investigador principal y asociado en temas de farmacología clínica y medicina integrativa. Miembro de la Sociedad Argentina de Pediatría e integrante de su Grupo de Farmacología Pediátrica, Red Iberoamericana de Farmacometría, Red de Medicinas Tradicionales, Complementarias e Integrativas de la BVS/OPS/OMS y la Sociedad Latinoamericana de Investigación Pediátrica (SLAIP). Ex presidente de la SLAIP. Docente invitado por numerosas organizaciones profesionales, centros de salud, instituciones de investigación y universidades de la Argentina, Chile, Bolivia, China, Perú, Paraguay, México, Venezuela, EEUU y Colombia, entre otras. Fundador y ex-Coordinador del Grupo de Medicina Integrativa del Hospital de Pediatría Garrahan. Co-Fundador, ex Coordinador y miembro actual del Grupo de Medicina Integrativa del Htal. Garrahan. Fundador de la Unidad de Farmacocinética Clínica, y actual responsable de la Unidad de Farmacocinética e Investigación en Farmacología Clínica del Hospital de Pediatría Garrahan.

Pedro Oliveira Dias Martins
Aluno de Medicina da Faculdade de Medicina da Universidade de São Paulo. Aluno de Iniciação científica do Prof. Hermano Tavares, em projeto com Ciro Blujos dos Santos Rohde.

Priscila Matta
Centro de Estudos Ameríndios (CEstA), Universidade de São Paulo (USP).

Priscilla Araújo Duprat de Britto Pereira
Formada em Medicina pela Universidade Federal do Triângulo Mineiro (UFTM). Pediatra e Neonatologista pela Universidade Federal de Uberlândia (UFU). Mestre em Ciências da Saúde pela UFU. Pós-graduada em Bases de Saúde Integrativa pelo HIAE. Membro do Comitê de Pediatria Integrativa do Cabsin.

Regina Chamon
Médica hematologista formada pela Faculdade de Ciências Médicas da Universidade Estadual de Campinas (FCM-UNICAMP). Pós-graduada em Bases da Saúde Integrativa e Bem-estar no Instituto Israelita de Ensino e Pesquisa Albert Einstein. Certificada em Manejo do Estresse e Treino da Resiliência pelo Benson-Henry Institute – Harvard Medical School. Docente do curso de Facilitadores em Meditação para a Saúde da Universidade Federal de São Paulo (UNIFESP). Responsável pelo Serviço de Medicina Integrativa do Centro de Oncologia Especializada – São José dos Campos e do Instituto de Oncologia e Cirurgia – Jacareí. Apresentadora dos *podcasts* Além da Quimio e Desestresse.

Renata Fáro Guerra (Akhila)

Médica Psiquiatra com Mestrado em Psiquiatria pela Faculdade de Medicina da Universidade de São Paulo (FMUSP). Coordenadora do Ambulatório de Mudança de Hábito e Estilo de Vida do Instituto de Psiquiatria do Hospital das Clínicas da FMUSP. Médica psiquiatra no Centro de Atenção ao Colaborador (CEAC) no HCFMUSP. Sócia Co-fundadora, Diretora do Lótus – Terapias e Meditação. Criadora da Psiquiatria Somatopsíquica. Co-criadora da Terapia Corporal Meditativa e Bioemeditação Ativa® . Formação em facilitação da Terapia Meditativa Mystic Rose no OIMR – OSHO International Meditation Resort – Pune/INDIA.Terapeuta de Bioenergética e meditação ativa formada pelo Namastê-RJ – Centro de Meditações Ativas e Bioenergética. Reikiana. Cuidadora Integrativa – Pós graduada do Curso de Especialização em Teorias e Técnicas para Cuidados Integrativos na Universidade Federal de São Paulo (UNIFESP).

Renata Veloso Silva Laurino

Graduação em Medicina pela Escola Bahiana de Medicina e Saúde Pública. Residência Médica em Anestesiologia no Hospital das Clínicas da Faculdade de Medicina da Universidade de São Paulo. Especialização em Acupuntura pela Associação Médica Brasileira de Acupuntura. Pós-graduação em Medicina Integrativa pelo Instituto Israelita de Ensino e Pesquisa Albert Einstein. Membro ativo do Colégio Médico Brasileiro de Acupuntura. Membro ativo da Sociedade Americana de Anestesiologia.

Renato Del Sant

Mestre em Psiquiatria pela Faculdade de Medicina da Universidade de São Paulo (FMUSP). Diretor do Centro de Reabilitação e Hospital Dia (CRHD) do Instituto de Psiquiatria do Hospital das Clínicas da FMUSP (IPq-HCFMUSP).

Ricardo Ghelman

Graduação em Medicina pela Universidade Federal do Rio de Janeiro (UFRJ). Especialização em Pediatria pela Sociedade Brasileira de Pediatria. Residência médica no Hospital Pedro Ernesto pela Universidade Estadual do Rio de Janeiro (UERJ). Especialização em onco-hematologia pediátrica pelo Centro Infantil Boldrini (UNICAMP). Pós-graduação lato senso em Goethean Phenomenology pelo Life Science Seminar (Pishwanton, Reino Unido). Especialização em Medicina Antroposófica pela Universidade Federal de São Paulo (UNIFESP). Mestrado em Anatomia comparada e embriologia pela Faculdade de Medicina Veterinária e Zootecnia pela Universidade de São Paulo (USP). Doutorado em Toxicologia Reprodutiva de Fitoterápico *Viscum album* pelo Departamento de Obstetrícia da Escola Paulista de Medicina da UNIFESP. Pós-doutorado pelo Programa de Neurociência na área de Dor e Antroposofia pelo Departamento de Neurologia e Neurocirurgia da EPM-UNIFESP. Presidente fundador do Consórcio Acadêmico Brasileiro de Saúde Integrativa – Chapter Brazil of International Society of Traditional, Complementary and Integrative Medicine Research (CABSIN-ISCMR). Conselheiro executivo da Biblioteca Virtual em Saúde das Medicinas Tradicionais, Complementares e Integrativas das Américas (BVS MTCI Américas-OPAS-OMS). Coordenador pioneiro na área de Pediatria Integrativa pelo Instituto de Tratamento do Câncer Infantil do Hospital das Clínicas da Faculdade de Medicina da USP (ITACI-HCFMUSP), Vice-Presidente do Departamento de Genética e Coordenador do Núcleo de Estudos em Medicina Integrativa para Crianças e Adolescentes da Sociedade de Pediatria de São Paulo (SPSP). Coordenador do Curso de Pós-graduação em Pediatria Integrativa pela Faculdade IBCMED. Docente responsável pela Disciplina de Antroposofia da Pós-graduação em Fitoterapia do Laboratório de Investigações Médicas do Departamento de Cirurgia do HCFMUSP. Member of the Special Interest Group Pediatrics and International Taskforce da Society of Integrative Oncology (SIO). Member of International Research Council of Anthroposophic Medicine. Expert of Traditional, Complementary and Integrative Medicine, WHO.

Ricardo Naraiamat Suruí
Pertencente ao Povo Paiter Suruí.

Rodrigo Fonseca Martins Leite
Médico psiquiatra pelo Instituto de Psiquiatria do Hospital das Clínicas da Faculdade de Medicina da Universidade de São Paulo (IPq-HCFMUSP). Acupunturista pelo Instituto de Ortopedia do HCFMUSP (IOT-HCFMUSP). Mestre em Mental Health Policies and Services – Universidade Nova de Lisboa – Portugal.

Rogério de Souza Duarte
Médico de família e comunidade. Especialista em Acupuntura e Saúde Pública. Área de atuação em dor.

Rosari Kingston
Presidente e fundadora do Irish College of Traditional and Integrative Medicine. Docente pela University College Cork (Irlanda). Mestre herbalista pela University of Wales, PhD. pela University College Cork.

Tazue Hara Branquinho
Médica especialista em Acupuntura pela CMBA/AMB. Pós-graduação em Medicina Herbal Chinesa no Kampo Center of School of Medicine, Keio University, Tokyo, Japan. Docente do curso de Fitoterapia Chinesa I do Centro de Acupuntura do Instituto de Ortopedia e Traumatologia do Hospital das Clínicas da Faculdade de Medicina da Universidade de São Paulo (IOT-HCFMUSP). Coordenadora e docente dos cursos de Fitoterapia Chinesa II e de EAD do Centro de Acupuntura do IOT-HCFMUSP. Coordenadora e docente do Curso Optativo de Fitoterapia Chinesa aos alunos de Medicina da FMUSP.

Ulysses Paulino de Albuquerque
Professor Titular do Centro de Biociências da Universidade Federal de Pernambuco.

Vicente Faggion de Alencar
Médico pela Universidade Federal de São Carlos. Residência Médica em Acupuntura no Hospital das Clínicas da Faculdade de Medicina da Universidade de São Paulo (HCFMUSP). Colaborador voluntário no setor Acupuntura, Grupo de Dor, do Serviço de Neurocirurgia/Neuroclínica do Instituto Central do HCFMUSP.

Vitor Peruare Bakairi
Pertencente ao Povo Bakairi (*in memoriam*).

Vivian Camacho
Coordinadora Salud de los Pueblos Bolivia.

Sumário

Prefácio

Este livro representa um esforço para divulgar e apresentar as medicinas tradicionais, complementares e integrativas (MTCI). Mais do que simplesmente listar as diferentes formas de MTCI, os autores introduzem o leitor ao mundo das MTCI, analisando seus detalhes, particularidades e desafios da prática clínica. Nosso mundo contemporâneo se apresenta com novos desafios para os profissionais da saúde e seus pacientes e, com frequência, as MTCI podem ajudar a superar as dificuldades existentes em nosso tempo presente.

Organizado pelo Dr. Ciro Blujus dos Santos Rohde, Dr. Ricardo Ghelman e Ms. Mirella Mariani, este texto introduz a história, a filosofia e a importância da medicina integrativa como parte da medicina científica moderna. Mais do que isto, mostra-nos como as MTCI se integraram à medicina científica e porque é tão importante para todos nós a confiança na ciência para guiar os nossos passos. O livro apresenta as classificações em MTCI e suas especificidades, os produtos naturais utilizados por elas e as práticas mente-corpo desenvolvidas para alcançarmos os resultados que desejamos.

Em uma outra seção, a medicina do estilo de vida é discutida sob o olhar da medicina integrativa, o que é da maior importância já que o estilo de vida saudável é a base de todas as formas de MTCI. Finalmente, os leitores são presenteados com uma seção de capítulos sobre prática clínica em medicina integrativa que é, como diz Dr. Ciro Rohde, a "cereja no topo do bolo" desta obra. Esta seção é absolutamente original e discute os desafios do dia a dia, as dores e os prazeres da prática e as chaves para uma abordagem realista do paciente a partir da medicina integrativa.

Assim, eu convido todos vocês que se atrevem a desafiar as fronteiras dos cuidados em saúde padronizados a adentrar o mundo das MTCI e renovar sua prática, com a compreensão de que tudo está, de uma ou outra forma, conectado pelas teias da vida.

Prof. Dr. Chung Hua Hsu
Professor do Instituto de Medicina Tradicional da Faculdade de Medicina da Universidade de Yangming e Superintendente do Taipei City Hospital, filial Linseng & Kunming de Taiwan (República da China)

Apresentação

Nas últimas décadas, as ciências da saúde acompanham um crescente interesse sobre as ditas medicinas tradicionais, complementares e integrativas (MTCI). Este interesse vem de diversas partes da sociedade: de governos, academias, profissionais da saúde e, principalmente, de seu público mais interessado, a população geral que busca formas para cuidar de sua saúde além dos clássicos cuidados da biomedicina. Esta movimentação, embora participe de sistemas antigos de medicina, é um evento contemporâneo e que surgiu décadas atrás, às margens da ciência moderna, muitas vezes apoiado mais em ideologias do que em resultados práticos ou científicos. Dessa forma, a ciência moderna se viu obrigada a abraçar o estudo das MTCI, a fim de permitir o bom uso de suas práticas. Neste sentido, a Organização Mundial da Saúde iniciou movimentação e promoção para o estudo e boas práticas das MTCI, norteando políticas governamentais de todo o mundo.

O estudo sistemático das MTCI vem demonstrando tanto o alcance quanto os limites de sua eficácia, permitindo uma prática organizada, segura e confiável para os pacientes e também para os profissionais da área. Com isto em mente, esta obra foi organizada com o intuito de demonstrar e esclarecer o que são as MTCI, sua origem, seu pensamento, sua eficácia e de que forma as utilizar de forma racional na prática clínica, colocando sempre o cuidado ao paciente em primeiro lugar. Ainda que a filosofia destas antigas medicinas seja muitas vezes convidativa, a ética em saúde nos obriga a analisar suas práticas e filtrar aquilo que é, de fato, positivo para os pacientes.

O livro se inicia discutindo o que são as MTCI, sua história, desdobramentos políticos e, o mais importante, como se relacionam com a biomedicina, ou seja, nossa medicina clássica atual. Aqui entendemos que buscar um profissional especialista nas MTCI não significa valer-se de práticas antigas e sem comprovação, como se estivéssemos praticando a medicina do passado, mas sim um fenômeno absolutamente novo, moderno, em que antigas formas de cuidado são incorporadas ao cuidado contemporâneo. O uso e a prática das MTCI hoje representam um fenômeno inovador, em que a biomedicina e as MTCI caminham de mãos dadas em benefício do paciente.

A seguir, são apresentados diversos sistemas médicos entre as MTCI, como a medicina tradicional chinesa, as medicinas ancestrais e indígenas e a antroposofia, por exemplo. São discutidos os principais sistemas encontrados na prática brasileira, permitindo ao leitor situar-se nas possibilidades reais de cuidados em MTCI em nosso país. A terceira seção discute as práticas mente-corpo, essenciais ao tratamento dos doentes em todas as formas de MTCI. As terapias mente-corpo resumem a integralidade destes sistemas tanto em sua forma de atuação quanto nos benefícios alcançados com sua prática. Caminhamos então para os produtos naturais, ou seja, os medicamentos de outrora que ainda são utilizados e correspondem, na verdade, à maioria das publicações científicas na área. A fitoterapia ocupa um papel chave em todas as MTCI, desde suas formas mais naturais até os extratos farmacêuticos e suas formas dinamizadas.

Um tema que não poderia ficar de fora são as questões sobre estilo de vida. Embora a medicina hoje descreva a medicina do estilo de vida como uma especialidade em desenvolvimento, ela na verdade é a base de toda forma de MTCI, em especial as tradicionais, indígenas e ancestrais. Ora, em um mundo em que os tratamentos eram frágeis e o acesso aos médicos um privilégio de poucos, a promoção da saúde por meio de um estilo de vida saudável correspondia a uma grande parte do apelo médico às comunidades. Após discussões sobre a importância dos hábitos e do estilo de vida, o livro aborda, por especialidades, as formas como as MTCI podem ser utilizadas em cada contexto da medicina moderna. O que funciona e o que não funciona, como abordar o paciente, aspectos práticos da vida clínica são compartilhados com maestria por diversos autores. Esta apresentação das MTCI na prática clínica, grande diferencial desta obra, permite ao leitor uma avaliação pragmática das MTCI no dia a dia, facilitando o desenvolvimento e a instalação de serviços e clínicas com as abordagens apresentadas. Esta é, com certeza, a cereja do bolo do nosso livro.

Por fim, apresentamos pontos importantes sobre a prática clínica do profissional, como lidar com o paciente em atendimentos individuais ou em grupo, enriquecendo as possibilidades do profissional em sua prática clínica. Esta é uma obra que reúne a ciência moderna e os antigos conhecimentos em seu melhor, de forma séria, ética e prática. Compreendemos como as medicinas tradicionais podem nos ajudar na jornada do cuidar, com a luz da ciência iluminando este caminho. Mais do que uma simples descrição das MTCI, este livro traz o colorido da antiga arte da cura para nossa prática clínica de forma objetiva, coerente e harmoniosa.

Dr. Ciro Blujus dos Santos Rohde
editor

SEÇÃO I

SAÚDE INTEGRATIVA: CONCEITOS BÁSICOS

1
Introdução

Ciro Blujus dos Santos Rohde

A medicina acompanha de perto o desenvolvimento humano ao longo da história[1,2]. Desde que nos compreendemos como humanos, seres sociais, ou seja, que vivem em grupo de forma harmônica e estruturada, o cuidado com o próximo é motivo de atenção e dedicação[3]. As antigas formas de medicina, a que hoje chamamos de medicinas ancestrais ou tradicionais, foram responsáveis pelo cuidado médico das pessoas por milênios. Algumas dessas formas de medicina tradicional sobreviveram aos tempos modernos e à biomedicina, que é a nossa medicina moderna baseada na metodologia científica e na ideologia de cuidados em saúde atual[4].

Além das medicinas tradicionais, como a medicina tradicional chinesa (MTC) e a ayurveda, formas mais recentes de pensamento médico também merecem atenção. A homeopatia, a medicina antroposófica e a auriculomedicina francesa ponderam e questionam a forma de pensar da biomedicina, observando o ser humano a partir de outros matizes. Em conjunto com as medicinas tradicionais, esses formatos de racionalidade médica formam o conjunto de medicinas tradicionais, complementares e integrativas (MTCI). Outras técnicas e formas de tratamento, derivadas ou não das MTCI, como yoga, tai chi chuan e meditação, entre outras, também compõem esse grupo, formando as práticas integrativas e complementares (PIC)[4,5].

Mas o que é medicina integrativa? Medicina integrativa, cuidados integrativos, saúde integrativa etc. são formas de se referir ao conjunto das MTCI e PIC. A expressão "integrativa" une esses formatos de medicina e práticas diversas em saúde consideradas holísticas. "Integrar" significa incluir um elemento em um conjunto, formando um todo coerente. No caso da saúde humana, um cuidado integrativo significa amparar o paciente não só em um aspecto da saúde física ou mental, mas também em todas as suas necessidades, lembrando-se de que os sistemas do corpo interagem entre si e influenciam uns aos outros. Em outras palavras, considera-se integrativa toda forma de abordagem que considera a doença humana dentro de um contexto que incorpore, sem cisão, aspectos da mente e do corpo e suas inter-relações entre diversas estruturas e funções orgânicas, cognitivas e emocionais[6,7].

Quando se fala em "medicina integrativa", pode-se ter a impressão de que se está fazendo menção a uma especialidade médica, o que não é verdade. Embora existam especialidades médicas de cunho semelhante em outros países, no Brasil não temos essa denominação como especialidade médica. Dessa forma, quando usamos a expressão "medicina integrativa" neste livro, estamos fazendo referência ao conjunto das MTCI, PIC e outras práticas que compartilham esse olhar integrativo do ser humano, sejam elas especialidades médicas ou não, e não a uma especialidade médica daquela forma intitulada.

Já a expressão "complementar" refere-se a algo que completa algo maior; no caso, as MTCI ou PIC se colocam como complementares ao tratamento proposto pela biomedicina. Na prática clínica, geralmente é isto mesmo o que acontece: o paciente é seguido e tratado conforme determina a biomedicina e, além disso, recebe o tratamento integrativo, complementando o seu cuidado. Em alguns casos, vemos as práticas originadas das MTCI deixando de ser utilizadas como algo complementar para integrar de fato o tratamento prescrito pela biomedicina, ou seja, como tratamento prescrito e associado aos demais tratamentos da biomedicina[8,9]. É o caso, por exemplo, da acupuntura no tratamento da dor crônica[10].

Vale lembrar que a expressão "medicina alternativa", muito usada no passado, não deve mais ser utilizada. A palavra "alternativa", além de trazer uma conotação não científica, remete à possibilidade de escolher entre um sistema ou outro, ou seja, ou a biomedicina, ou a medicina integrativa, de forma excludente. Tal conceito é perigoso e pode ser prejudicial ao paciente. É importantíssimo que o paciente seja sempre avaliado, seguido e tratado pela biomedicina, respeitando as evidências científicas mais recentes[11]. Nesse sentido, diversos pesquisadores em todo o planeta desenvolvem pesquisas sérias demonstrando eficácia clínica e mecanismos de ação que embasam as MTCI e PIC, aproximando-as, cada vez mais, da biomedicina.

A Organização Mundial da Saúde (OMS) organizou uma estratégia para promoção das MTCI e PIC no mundo, atualmente na versão 2014-2023, em que delimita e descreve o que são essas medicinas e práticas, entendendo que sua validação pelo tempo permite sua inclusão nos cuidados à saúde, desde que respeitados os princípios da ética e da medicina científica contemporânea[4]. A valorização das MTCI pela OMS revela a importância dessas práticas para a promoção e manutenção da saúde. As MTCI provocam a biomedicina convocando-a a rever alguns conceitos cartesianos e reforçando a importância de olhar o paciente como um todo. Além disso, em muitas localidades as MTCI são baratas e de fácil acesso, apresentando um ótimo custo-benefício para o paciente.

No Brasil, infelizmente nem sempre as MTCI ou PIC são baratas ou de fácil acesso. Consultas e tratamentos particulares podem ser caríssimos, assim como alguns dos produtos naturais, como algumas fórmulas fitoterápicas. Existe, porém, um programa do Sistema Único de Saúde (SUS) dedicado a isso, chamado Política Nacional de Práticas Integrativas e Complementares (PNPIC)[12]. Embora tenha um ou outro ponto carente de discussão, o PNPIC conseguiu levar uma série de tratamentos e práticas para o SUS, dando acesso a essas práticas para milhares de brasileiros, finalmente popularizando-as em alinhamento às propostas da OMS. A presença das PIC no SUS, por intermédio do PNPIC, representa uma vitória brasileira da medicina integrativa, cuja ideologia alinha-se muito bem aos ideais do SUS, que é, em última análise, um dos maiores e melhores projetos sociais do nosso país[13].

A organização deste livro foi inspirada pela forma como a OMS descreve as MTCI; portanto, o leitor pode observar que o livro apresenta uma seção que apresenta e discute a racionalidade das MTCI, uma seção dedicada às práticas integrativas não farmacológicas, também chamadas práticas mente-corpo, e uma seção que apresenta os produtos naturais. Essa divisão é interessante, pois nos permite observar de forma mais clara as bases teóricas das MTCI e sua estruturação, as práticas mente-corpo que não se utilizam de medicamentos para a abordagem do paciente, sendo talvez essas as mais "integrativas" de todo esse conjunto, e os produtos naturais como sendo os medicamentos utilizados pelas MTCI que, embora não tenham a potência das drogas da indústria farmacêutica, são uma forma eficaz de abordar o processo saúde-doença[14] pela introdução de substâncias, favorecendo a promoção da saúde do paciente, sem abandonar o conceito de integralidade ou prejudicar o organismo[15].

Após a seção sobre produtos naturais, o leitor encontrará uma seção sobre estilo de vida e doenças crônicas. A promoção do estilo de vida saudável é a base de qualquer forma de pensamento médico, tanto nas MTCI quanto em nossa biomedicina[16,17]. O mais antigo tratado de medicina de que se tem conhecimento, chamado *Princípios de Medicina Interna do Imperador Amarelo*, uma das bases da MTC, traz em seus primeiros capítulos questões importantes de estilo de vida para promoção e manutenção de boa saúde e vida plena[18]. Essa seção discute tópicos importantes sobre estilo de vida, como atividade física e alimentação e sua relação com as MTCI e PIC. A seguir, serão discutidas formas de atuação das MTCI e PIC na prática, em diversos ambientes clínicos. Essa é a "cereja do bolo" deste livro, em que se discutem com originalidade aspectos práticos da implantação e do dia a dia de quem trabalha diretamente na área. Por fim, encerramos o livro com discussões sobre ética e formas de abordagem clínica.

A organização descrita tem a intenção de mostrar ao leitor que as discussões sobre MTCI não devem, jamais, restringir-se ao círculo fechado de cada uma das formas de medicina ou práticas a elas relacionadas. Quando se fala em integralidade, é essencial discutir as ciências ditas integrativas em conjunto com todos os demais aspectos dos cuidados em saúde, valorizando a filosofia, a ciência e a ética contemporâneas também. O cuidado integral não pode ser de forma alguma excludente, pelo contrário: inclusão é sempre a palavra de ordem.

REFERÊNCIAS BIBLIOGRÁFICAS

1. Hardy K, Buckley S, Collins MJ, Estalrrich A, Brothwell D, Copeland L, et al. Neanderthal medics? Evidence for Food, cooking, and medicinal plants entrapped in dental calculus. Naturwissenschaften. 2012;99:617-26.
2. Hardy K, Buckley S, Copeland L. Pleistocene dental calculus: Recovering information on Paleolithic food items, medicines, paleo environment and microbes. Evol Anthropol. 2018;1-13.
3. Medeiros MFT, De Albuquerque UP. The pharmacy of the Benedictine monks: the use of medicinal plants in northeast Brazil during the nineteenth century (1823-1829). J Ethnopharmacol. 2012;139:280-6.
4. World Health Organization. WHO traditional medicine strategy: 2014-2023. Geneva: WHO Press; 2013.
5. Tesser CD, Luz MD. Racionalidades médicas e integralidade. Ciênc Saúde Coletiva. 2008;13(1):195-206.
6. Maizes V, Rakel D, Niemiec C. Integrative medicine and patient-centered care. Explore (NY). 2009;5(5):277-89.
7. Lima KMSV, Silva KL, Tesser CD. Práticas integrativas e complementares e relação com promoção de saúde: experiência de um serviço municipal de saúde. Interface. 2014;18(49):261-72.
8. Ficke JR, Moroski NM, Ross SD, Gupta R. Integrative medicine as an adjunct to orthopaedic surgery. J Am Acad Orthop Surg. 2018;26(2):58-65.
9. Wells RE, Baute V, Wahbeh H. Complementary and integrative medicine for neurologic conditions. Med Clin North Am. 2017;101(5):881-93.
10. Yin C, Buchheit TE, Park JJ. Acupuncture for chronic pain: an update and critical review. Curr Opin Anaesthesiol. 2017;30(5):583-92.
11. Shahvisi A. Medicine is patriarchal, but alternative medicine is not the answer. J Bioeth Inq. 2019;16(1):99-112.
12. Brasil. Ministério da Saúde. Secretaria de Atenção à Saúde, Departamento de Atenção Básica Política nacional de práticas integrativas e complementares no SUS: atitude de ampliação de acesso (PDF). Brasília: Ministério da Saúde; 2006.
13. Tesser CD, Sousa IMC, Nascimento MC. Práticas integrativas e complementares na atenção primária à saúde brasileira. Saúde em Debate. 2018;42(spe1):174-88.
14. Camargo MTLA. Revisão da noção de eficácia simbólica em Lévi-Strauss, considerando-a em um contexto da Etnofarmacobotânica. Rev Nexos. 2014;26:1-12.

15. Tapsell LC, Hemphill I, Cobiac L, Patch CS, Sullivan DR, Fenech M, et al. Health benefits of herbs and spices: the past, the present, the future. Med J Aust. 2006;185(S4):S1-S24.
16. Minayo MCS, Hartz, ZMA, Buss PM. Qualidade de vida e saúde: um debate necessário. Ciênc Saúde Coletiva. 2000;5(1):7-18.
17. Berlim MT, Fleck MP. Quality of life: a brand new concept for research and practice in psychiatry. Rev Bras Psiquiatr. 2003;25(4):249-52.
18. Wang B. Princípios de medicina interna do Imperador Amarelo. São Paulo: Ícone; 2013.

2
Aspectos históricos da medicina integrativa

Lybio Martire Junior

A denominação medicina integrativa é algo bastante recente, surgida no final do século XX. Entretanto, sua prática, ou os princípios que a compõem, remetem à essência primordial da arte de curar e, como veremos, estiveram presentes em vários momentos da história médica.

Sendo a medicina integrativa a prática da medicina que se baseia na visão do indivíduo como um todo, corpo, mente e espírito, que reafirma a importância da relação humana no exercício da medicina e que defende o uso de quaisquer tratamentos que possam favorecer o paciente desde que haja a evidência de serem de fato úteis no processo de sua cura ou de sua melhora, sua origem histórica assenta-se na essência primacial da medicina, tendo sido defendida e praticada desde as primícias.

A medicina tem a mesma idade do ser humano sobre a terra, pois, como disse o saudoso professor Mario Rigatto, "quando nosso ancestral mais remoto debruçou-se sobre seu semelhante, na intenção clara de ajudá-lo frente a um trauma, frente a uma doença, ele praticou um ato médico, portanto a medicina se sabe sobre a Terra junto ao ser humano".

Dentre os povos primitivos, o exercício da medicina era praticado pelo feiticeiro da tribo ou xamã, podendo possuir outras denominações conforme o povo ao qual pertencia, mas com atividade semelhante, como o pajé para os índios brasileiros.

O filósofo e antropólogo francês, nascido na Bélgica, Claude Lévi-Strauss (1914-2009), que esteve no Brasil como professor da Universidade de São Paulo (a universidade foi criada em 1934) de 1935 a 1939 e em terras tupiniquins esculpiu sua vocação, sendo pioneiro da antropologia estrutural, descreve em seus livros muitos aspectos interessantes da medicina primitiva. O autor fez várias expedições ao interior do Brasil Central nesse período e o registro de suas viagens foi publicado no livro *Tristes trópicos*, no qual ele conta como sua vocação de antropólogo delineou-se nessas expedições.

"O xamã não é completamente desprovido de conhecimentos positivos e técnicas experimentais. É provável que os médicos primitivos, do mesmo modo que seus colegas civilizados curem pelo menos uma parte dos casos de que cuidam, e que, sem esta eficácia relativa, os usos mágicos não poderiam conhecer a vasta difusão que os caracteriza", afirma Lévi-Strauss (1975), e continua: "Acreditamos nos médicos de hoje por causa de sua reputação. É um caso semelhante ao do xamã. Ele só cura porque é tido como um grande feiticeiro".

Pode-se depreender daqui o quão importante é a confiança do paciente no médico ou em quem pratica um ato médico, algo só conseguido com uma adequada relação com o paciente, que é um dos alicerces da medicina integrativa como o foi desde os primórdios da medicina.

No capítulo X do livro *Antropologia estrutural*, intitulado "Eficácia simbólica", Lévi-Strauss relata o caso da intervenção de um xamã em um parto difícil de uma mulher de uma tribo no Panamá, que, utilizando seus rituais, acaba conseguindo promover as contrações uterinas e movimentos necessários ao parto, fazendo com que a criança nascesse. Lévi-Strauss debate questões fundamentais como se as técnicas de cura xamânicas são de fato eficazes e, se o são, como atingem seus objetivos[1].

Na verdade, nesse relato, o antropólogo explica que, é claro, não foram os rituais e "poderes mágicos" do xamã que produziram o efeito positivo, mas a confiança que a mulher teve nele e principalmente a força própria da natureza dentro dela que acabou sendo estimulada pelo xamã.

Pode-se ver, nesse relato, como é importante um dos princípios da medicina integrativa, que é fazer o paciente ser agente ativo de sua própria cura e que esse princípio foi utilizado, ainda que inconscientemente, desde eras imemoriais.

Na milenar cultura da Índia, foi desenvolvida a medicina ayurvédica, nome que significa "ciência da vida" e utiliza o mesmo princípio, ou seja, propiciar ao indivíduo a cura interior, o equilíbrio que se reflete em seu bem-estar físico e emocional[2].

Do mesmo modo, a medicina tradicional chinesa, igualmente milenar, também se baseia no equilíbrio do corpo, segundo sua filosofia, entre o Yin e o Yang, mas o princípio é o mesmo.

Platão (V século a.C.), o grande filósofo grego que foi aluno de Sócrates e fundou a célebre Academia, também fez considerações sobre a saúde que coadunam com a medicina integrativa.

Siqueira-Batista e Schramm[3] comentam sobre Platão:

> na complexidade e abrangência de suas especulações, Platão realiza uma leitura da medicina de sua época que se mantém extremamente atual, no contexto de seus problemas mais recônditos. Questões como: a relação entre homem e meio ambiente; a possibilidade de adoecimento psíquico por causas orgânicas; a explicação "fisiológica" para a inexorabilidade de determinados estados nosológicos; e a consequente crítica aos tratamentos "desproporcionais" — que beirariam a "obstinação terapêutica" — podem ser retomados hoje, como frutífero pano de fundo teórico para uma atitude mais reflexiva em relação à medicina.

Em Platão, portanto, podem-se evidenciar princípios da medicina integrativa. Siqueira-Batista e Schramm[3] continuam:

> Refletir sobre o fazer médico — eis uma perspectiva da maior importância em uma sociedade laica e plural. Procedendo assim, à moda platônica, abre-se um caminho para a construção de uma prática médica mais condizente com as necessidades humanas, voltada para a amplidão das suas possibilidades, mas também ciosa em relação aos limites de suas próprias mãos e dos meios por ela utilizados e aperfeiçoados, representados pela arte de curar e cuidar.

Para Platão, ainda que fatores fisiológicos possam provocar determinadas emoções, estas também podem produzir alterações fisiológicas, o que é uma clara posição no sentido de que deve haver um equilíbrio entre a mente e o corpo e que, portanto, terapias de relaxamento e outras que tenham esse objetivo, como propõe a medicina integrativa atual, são benéficas.

Outro aspecto interessante de Platão que respalda de forma muito patente uma das práticas da medicina integrativa, que é o relaxamento pela fala (voz) do terapeuta, está em sua obra escrita em forma de diálogo, *Fedro*, possivelmente datada de 370 a.C. Nela, Platão estabelece que a palavra pode ter três efeitos diversos: agir como remédio, veneno ou cosmético. Quando bem administrada, levando conhecimento e equilíbrio, ela funciona como um remédio.

Os princípios da medicina integrativa também podem ser vistos em Hipócrates (460-377 a.C.), conhecido como o pai da medicina ocidental, porque foi quem a trouxe à luz do racionalismo, estabeleceu a ética e as bases da história clínica.

Hipócrates criou sua escola na ilha de Cós, na Grécia, e foi a mais influente das escolas médicas gregas. Era filho de médico e foi contemporâneo de Platão. O conjunto da obra a ele atribuída é denominado *Corpus hipocraticum* e é composto por 72 livros. Embora muitos historiadores defendam que ele pode não ter sido o autor da totalidade dos textos, é na figura de Hipócrates que se concentra a tradição desse conhecimento.

A atualidade de Hipócrates é impressionante e pode ser vista em vários de seus escritos. Seu livro: *Ares, águas e lugares*, que teve uma reedição publicada e comentada por Dary Alves de Oliveira[4], na qual tive o privilégio de escrever o posfácio, mostra toda a influência de fatores ambientais e dos costumes; dá até a impressão de que Hipócrates está escrevendo nos dias atuais para pessoas de várias localidades.

Outro aspecto muito interessante de Hipócrates, que respalda os princípios da medicina integrativa, está em seus aforismos[5].

Quando ele diz "Tuas forças naturais, as que estão dentro de ti, serão as que curarão tua doença", explica de forma muito patente o papel do médico, que é o de ajudar a natureza a proporcionar a cura, quando esta é possível, seja pelo medicamento, seja pela palavra ou pela conduta, mostrando aqui o quão importante é a utilização de todos os recursos que possam estimular essa força interior e natural no indivíduo e certamente uma das formas é a adequada relação entre o profissional de saúde e o doente, pois alicerça a confiança deste naquele.

Hipócrates estabeleceu o princípio do *primum non nocere* em seu aforismo: "Aos doentes tenha por hábito duas coisas – ajudar, ou pelo menos não produzir danos". Isto significa que o médico deve conhecer muito bem seu paciente e vê-lo como um todo, evitando utilizar condutas que possam prejudicá-lo.

Um exemplo seria uma situação em que fosse utilizado um medicamento apenas sintomático em uma afecção dolorosa sem conhecer a causa do problema e/ou, outros fatores que a estejam influenciando. A medicação não curaria o paciente, produziria efeito de alívio apenas temporário e ainda poderia causar efeitos colaterais danosos, quando o melhor seria buscar a causa do problema, a relação dela com outras condições do indivíduo e mesmo lançar mão de outros recursos que pudessem ajudar o paciente mais adequadamente.

Depois da Escola Hipocrática de Cós, na Grécia, a Escola de Alexandria passou a dominar o panorama médico ocidental, a partir dos séculos IV e III antes de Cristo, permanecendo inclusive no período romano.

Na Escola de Alexandria floresceram cinco doutrinas médicas em períodos diferentes: dogmática, empírica, metódica, pneumática e eclética[6]. Nesta última se observa um princípio da medicina integrativa, pois sua filosofia era pautada no uso dos recursos mais apropriados para tratar cada enfermidade, desde que fossem de fato úteis; portanto, a doutrina eclética utilizava o bom senso, como ocorre na medicina integrativa.

Cláudio Galeno, que viveu no II século depois de Cristo, o famoso médico grego de Pérgamo, que atuou na escola de gladiadores de sua cidade e depois veio a tornar-se o mais célebre médico da Roma Antiga, sendo médico de três imperadores, considerava-se um eclético. Ele dizia que o corpo é um instrumento da alma. Sua atuação, fama e respeito de quem era tratado por ele denotam sua inteligência e a excelente relação que devia ter com seus pacientes, fator que certamente favorecia seus tratamentos.

Após a queda do Império Romano do Ocidente em 476 d.C., durante o período medieval houve um retrocesso cultural no Ocidente e muito do conhecimento da Antiguidade acabou se perdendo. A medicina também sofreu as consequências e o conhecimento médico regrediu. Os textos de Hipócrates, Galeno e outros só chegaram até nós porque foram guardados pelos monges nos conventos que, inclusive, passaram eles próprios a exercer a medicina.

As escolas médicas só ressurgiram, no Ocidente, no século IX d.C. (Salerno, na Itália e Montpellier, na França).

Entretanto, se na Idade Média houve retrocesso cultural no Ocidente, o Oriente caminhava no sentido oposto, especialmente por parte dos árabes que haviam invadido a Europa no século VIII d.C.

Os árabes acataram as doutrinas de Hipócrates e Galeno, após terem conhecimento delas em seus centros de tradução, sendo os mais famosos os de Bagdá e Gundishaspur (Pérsia) e somaram a elas seu próprio conhecimento.

O *Cânone da medicina* (*Al-Qnanumfial-Tibb*), compêndio escrito por Avicena (Ibn Sina) em torno de 1020, portanto escrito há cerca de mil anos, o mais famoso texto árabe da história da medicina, traz também ensinamentos nos quais podemos observar princípios da medicina integrativa.

O livro, entre tantas coisas, explica as causas da saúde e da doença.

Para Avicena, a medicina é a ciência por meio da qual se conserva a saúde e é a arte por meio da qual se pode recuperá-la após tê-la perdido. Assim, pode-se entender que a saúde é um estado global do indivíduo, o que está implícito nos princípios da medicina integrativa.

Vale lembrar que nessa época os hospitais árabes eram bem mais adequados em termos de higiene e organização que os correspondentes ocidentais medievais.

Paracelso (1493-1541), o famoso médico, filósofo e alquimista do Renascimento, afirmou: "A Medicina se fundamenta na natureza, a medicina é natureza e somente nela devem os homens buscá-la. A natureza é a mestra do médico, já que ela é mais antiga do que ele e ela existe dentro e fora do homem".

Sua afirmação pode ser interpretada como o fato de que é importante para o médico, ou qualquer profissional de saúde, procurar conhecer a natureza de cada paciente e que não há um indivíduo igual ao outro, pois a natureza é diversificada, portanto, o indivíduo doente deve ser analisado levando-se em conta sua natureza, ou seja, um tratamento que serve para um pode não ser adequado para outro ou não fazer o mesmo efeito.

Há, portanto, em Paracelso, traços da medicina integrativa, pois para esta o paciente deve sempre ser visto e analisado como um todo, devendo o profissional de saúde conhecer e respeitar sua natureza e sua individualidade biológica. Esses traços são ainda mais evidentes quando ele afirma:

> A medicina não é apenas uma ciência, mas também uma arte. Ela não consiste em compor pílulas, emplastros e drogas de todas as espécies; trata, ao contrário, dos processos da vida, que devem ser compreendidos antes de serem orientados. O caráter do médico pode atuar mais poderosamente sobre o enfermo do que todas as drogas empregadas[7].

Na frase de Ambroise Paré, o grande cirurgião do século XVI, "ponho ataduras em teus ferimentos, mas é Deus quem cura"[8], fica explícita sua ideia de que, ao agir como médico propondo-se a ajudar o paciente, quem atua deve compreender que a possibilidade de cura também está na dependência de outros fatores, além de sua conduta, o que também coaduna com os princípios da medicina integrativa.

Thomas Syndenham (1624-1689), o grande clínico inglês do século XVII que descreveu a coreia da febre reumática que leva seu nome e escreveu seis compêndios médicos, resumia seu método na frase: "acreditar no poder da observação ao pé do leito do doente, na experiência e no bom senso". A chave é exatamente esta: estar ao lado do doente, observá-lo para conhecê-lo e principalmente usar de bom senso. Aliás, esse é um dos princípios da medicina hipocrática, que também contempla os princípios da medicina integrativa. Syndenham ficou conhecido como o "Hipócrates inglês".

Voltando a Hipócrates, este, em seu mais famoso aforismo, resume a medicina e enfatiza o bom senso, ao dizer que "a arte é longa, a vida é breve, a experiência é enganosa, a oportunidade é fugaz e o julgamento é difícil".

A medicina é ciência no conteúdo, mas arte em sua aplicação[9], ou seja, para ser um médico completo não basta apenas conhecer a ciência: é preciso saber aplicá-la adequadamente em benefício do paciente e é nisso que se resume a arte que pode ser observada em tantos exemplos ao longo da história.

A frase tradicionalmente atribuída a William Osler e que alguns atribuem a Ambroise Paré[8], "curar às vezes, amenizar quando e quanto possível, mas consolar sempre" continua sendo extremamente atual e resume a prática médica. Nela se observam, do mesmo modo, os princípios da medicina integrativa, pois no amenizar quando e quanto está implícito com o que for possível e melhor para ser utilizado em prol do paciente e o consolar sempre exige uma relação adequada, estreita e imbuída de humanitarismo.

Pode-se dizer, por conseguinte, que os princípios da medicina integrativa estiveram presentes ao longo da história da medicina e foram aplicados por aqueles que a praticaram de maneira completa, pois neles estão presentes a ciência e a arte.

No século XX, o desenvolvimento da tecnologia possibilitou um avanço sem precedentes em toda a história da humanidade. As descobertas que aconteceram nesse século são inumeráveis, os avanços tecnológicos possibilitaram recursos inusitados em relação à medicina não invasiva, com exames e diagnósticos inimagináveis até então e a multiplicação dos aparelhos médicos. Os benefícios ao ser humano foram inquestionáveis e talvez o único lado negativo tenha sido o excesso de confiança creditado à tecnologia e à ciência em detrimento da relação humana, nas últimas décadas do século XX[6].

Todavia, na década de 1990, isso foi entendido como uma perda substancial na área médica e na saúde de um modo geral. Vários movimentos, encontros e congressos proliferaram pelo mundo com o intuito de discutir e resgatar, na medicina, seu lado humano. Concluiu-se que o perfil desejável para o médico do terceiro milênio seria o condizente com os ditames fundamentais da medicina, com os preceitos de Hipócrates, ou seja, aquele que, é claro, conheça e saiba usar os recursos da ciência, atualizando-se sempre, mas que também saiba, em igual ou maior proporção, usar os recursos humanísticos, que constituem o lado arte da medicina e que estiveram presentes, como principal forma de tratamento, durante a maior parte da história médica[6].

A medicina integrativa, portanto, veio contemplar tudo isso. A primeira definição do termo medicina integrativa data de 1994, dada por Andrew Well, da Universidade do Arizona, conforme assinala Ana Moreira[9].

Ana Moreira salienta ainda que, em 2017, o Consórcio Americano para a Saúde e Medicina Integrativa, que reúne 70 instituições acadêmicas médicas norte-americanas desde 1999, esclareceu que a

> medicina integrativa reafirma a importância da relação entre profissional e paciente, focalizando a pessoa como um todo. Está validada por evidências científicas e faz uso de todas as abordagens terapêuticas e de estilo de vida adequadas, de profissionais de saúde e de interdisciplinaridade, para melhorar a saúde de determinado paciente.

Segundo a declaração médica de Stuggart de 2016, a união entre saúde integrativa e medicina surge como um movimento que se concentra na pessoa como um todo, considerando o indivíduo em seu contexto físico, psicológico, espiritual, social e ambiental[9].

Uma das formas de conscientizar o médico do quão importante é tudo isso para o exercício da medicina é a inclusão da disciplina História da Medicina no currículo do ensino médico, como temos a satisfação e o privilégio de tê-la na Faculdade de Medicina de Itajubá (FMIT), da qual sou o professor responsável, pois é de extrema importância mostrar ao futuro médico, em sua formação, entre tantas outras coisas relevantes e úteis da história da medicina, tudo o que foi aqui exposto e que constitui o lado arte da medicina, fazendo-o compreender sua importância, para que ele seja um profissional de saúde melhor e mais humano.

Aproveito para colocar aqui uma poesia que declamei na Solenidade de Abertura do XXIV Congresso Brasileiro de História da Medicina, realizado na Associação Paulista de Medicina em 2019, porque reafirma, de forma poética, tudo o que foi exposto, e também porque, contempla perfeitamente os princípios da medicina integrativa.

HISTÓRIA DA MEDICINA – A RAZÃO DE CONHECER
Lybio Junior

Da História da Medicina, o grande aprendizado,
não está na sequência de nomes e datas que possa ser conhecida,
mas na experiência, no exemplo e no legado,
que nos deixaram aqueles que nosso caminho desbravaram
e que permitem melhor compreender a realidade hoje vivida

Ela nos ensina que não há, nem nunca houve,
um único tratamento para toda e qualquer enfermidade,
mas que todo e qualquer tratamento
tem sua eficácia aumentada com uma boa dose
de paciência, de amor e de humanidade

Que não se dê por esquecido
nem se menospreze, o quanto realizaram
os pajés, os xamãs, os sacerdotes,
os antigos médicos egípcios, os do Oriente,
os médicos gregos e os romanos,
porque eles também foram úteis ao paciente
em seu tempo, quando abnegaram e cuidaram,
pois, do contrário, a medicina teria desaparecido
e é deles que nos originamos

(continua)

> Possa a História da Medicina fazer compreender sempre,
> que há algo mais entre o médico e o paciente
> capaz de amenizar o sofrimento, de influenciar na cura,
> que está além da anamnese, da ciência e do medicamento,
> está na alma, na emoção, no sentimento
>
> Caminha cegamente pelo presente
> o médico que não conhece o passado,
> com os avanços tecnológicos muito empolgado,
> sentindo-se orgulhoso e onipotente,
> não percebe, que apenas e simplesmente,
> vai tateando o caminho à sua frente,
> usando a tecnologia como um cajado

Em última análise, o médico e qualquer profissional de saúde, ao exercer a arte de curar e de cuidar, devem ter sempre em mente que caridade, bondade, solicitude, consideração, esperança, empatia e solidariedade não são recursos tecnológicos e, principalmente, que amor não é ciência[6].

REFERÊNCIAS BIBLIOGRÁFICAS

1. Lévi-Strauss C. O feiticeiro e sua magia. In: Antropologia Estrutural. Rio de Janeiro: Tempo Brasileiro; 1975.
2. Bynum W, Bynum H. Great discoveries in medicine. London: Thames & Hudson; 2011.
3. Siqueira-Batista R, Schramm FR. Hist Cienc Saúde-Manguinhos. 2004;11(3).
4. Oliveira DA. Ares, águas e lugares – inspirações hipocráticas. Fortaleza: Premius; 2008.
5. Hipócrates. Aforismos. Tradução de Rezende JM. São Paulo: Editora Unifesp; 2010.
6. Martire Jr. L. História da medicina - curiosidades & fatos. Itajubá: Astúrias; 2004.
7. Calder R. O homem e a medicina – história da arte e da ciência de curar. Tradução de Polillo R. São Paulo: Boa Leitura; 1965.
8. Barros Filho AA. De barbeiro a cirurgião do rei: a fantástica história de Ambroise Paré. Boletim da FCM. 2007;2(10).
9. Moreira A. Estado da arte da medicina integrativa no mundo. Revista Medicina Integrativa. 2019.

3

Medicina integrativa como parte da medicina contemporânea

Ciro Blujus dos Santos Rohde

INTRODUÇÃO

As medicinas tradicionais, complementares e integrativas (MTCI), embora muitas vezes tenham sua origem em sistemas médicos antigos, na verdade compõem um fenômeno moderno em que ocorre uma fusão, em maior ou menor grau, dessas formas tradicionais de medicina com a medicina científica atual[1]. Não é possível abordar, nos dias de hoje, um paciente tendo-se em vista apenas os processos diagnósticos e terapêuticos das MTCI, pois isso incorreria em prejuízo ao paciente ao ser privado do acesso ao conhecimento científico atualizado, o que, em grande parte dos casos, resultaria em um tratamento aquém do melhor possível. Todo profissional de saúde tem obrigação de oferecer ao seu paciente o melhor tratamento possível, conforme preconizado pela ciência[1,2].

Além disso, com exceção das formas modernas de MTCI, como a homeopatia e a medicina antroposófica, a grande maioria das formas de MTCI foi criada em contextos econômicos, sociais e culturais muito diferentes dos atuais. Ao avaliar um paciente, usamos para tal não só questões técnicas oriundas dos livros, mas também temos como base nosso próprio conhecimento de mundo, criado pela cultura contemporânea de cada localidade. Imagine, por exemplo, um médico de uma pequena vila chinesa, no início do século V. A estrutura da sociedade, sua economia, a cultura, a língua, a forma de pensar e compreender o mundo, os desafios impostos pelo meio natural, as doenças mais prevalentes, tudo isso era completamente diferente do que é hoje. Dessa forma, ainda que esse médico eventualmente tenha produzido importantes textos em medicina tradicional chinesa, não é possível transportar esses conhecimentos integralmente para nossa prática atual, uma vez que nossos desafios e visão de mundo não são compartilhados com esses autores do passado. Cabe-nos ter humildade para reconhecer isso e desenvolver estratégias para que se possa, isso sim, extrair dos textos antigos algo que nos seja útil ao tratamento de nossos pacientes[3,4].

Está em construção, portanto, uma nova forma de aplicação dos conceitos e terapias originários das MTCI, em que sua prática se conecta diretamente com a medicina científica. A cada dia surgem novas pesquisas demonstrando os mecanismos de ação dos tratamentos preconizados pelas MTCI, permitindo-nos ressignificar essas práticas e compreendê-las à luz da ciência, o que muitas vezes as torna mais eficazes e bem direcionadas[1,4].

Importante lembrarmos também do perfil dos pacientes que buscam o tratamento por MTCI. Se pensarmos naquele nosso médico chinês do século V, ele tinha de atender sozinho todo tipo de doente com as mais variadas condições, como doenças infecciosas, tumores, problemas cardiovasculares, psiquiátricos, ou seja, todo tipo de doença, com a particularidade de que naquela época os principais problemas de saúde eram relacionados a doenças infectocontagiosas, ortopédicas e as relacionadas à gestação e ao parto[3]. Hoje ninguém se atreve a tratar uma pneumonia com acupuntura ou fitoterápicos, mas naquela época era o que havia à mão. Com certeza, se nosso amigo do século V tivesse à sua disposição antibióticos e vacinas, ele os usaria. Já entre os pacientes que buscam as MTCI hoje, vemos sim problemas crônicos das mais variadas categorias[5-7], porém uma grande parte dos pacientes busca um cuidado no sentido de promoção da saúde, algo que reforce e complemente sua saúde para além dos cuidados clássicos da nossa medicina[8]. É muito importante entendermos essas questões ao estudarmos textos antigos, pois muitas vezes as descrições das doenças referem-se a condições de doenças graves para as quais hoje dispomos de tratamento mais adequado, cabendo aos cuidados originários das MTCI um lugar de fortalecimento desses cuidados trazidos pela medicina contemporânea[1].

É com essa compreensão, de que as MTCI são na verdade um fenômeno moderno, característico de nossa sociedade que busca um estado de saúde maior, que podemos observar as MTCI como parte integrante da medicina atual. Ambas as formas de abordagem não são de forma alguma excludentes, mas sim devem ser dispostas em conjunto a serviço do doente, para que se auxiliem e se complementem, e eventuais conflitos de conceito ou direção de tratamento devem ser dirimidos pela ciência[6,7].

O OLHAR INTEGRATIVO

O conjunto das MTCI é composto por uma série de sistemas médicos e práticas integrativas muito distintos entre si. É muito difícil comparar a medicina tradicional chinesa, a medicina celta e a medicina antroposófica, por exemplo, sem incorrer em suposições equivocadas ou à nivelação de conceitos de forma superficial e inapropriada. Muitas vezes essas diferentes medicinas olham para a doença e a saúde de forma tão distinta que um estudante desatento, ao observar a descrição de um mesmo doente sob pontos de vista distintos entre as MTCI, pode confundir-se e imaginar que as descrições tratam de doentes diferentes, tal é a disparidade entre os sistemas encontrados no grande grupo de sistemas organizado sob o título de MTCI[7].

Mas então, o que há de comum entre esses diversos sistemas que justifique, além do fato de serem postos como complementares à medicina moderna, seu agrupamento em uma só categoria? As MTCI se diferenciam da medicina moderna principalmente pela forma como entendem o doente e os processos de saúde-doença, e essa forma de entender a saúde e o paciente, esse olhar para além da doença, é o que chamamos de o "olhar integrativo", este sim comum às diversas formas de MTCI[6,8].

Ao avaliar um paciente sob a perspectiva de alguma MTCI, devem-se levar em consideração todos os sinais e sintomas apresentados na anamnese e no exame físico. A anamnese, ou seja, a história do doente, deve começar pela sua queixa principal e deve-se compreender os motivos que o levaram a buscar auxílio. Após analisar em detalhe a queixa que trouxe o paciente à consulta, deve-se então entender a história do sujeito, desde as condições de sua concepção, parto, infância, adolescência, início da vida adulta etc., com relação aos aspectos de saúde, psicológicos, sociais e culturais. Em seguida, questiona-se sobre outros problemas de saúde dos quais ele ainda não havia se queixado. É importante entender que outros tratamentos o paciente está fazendo, seja para o problema que ele trouxe na consulta, seja por outras questões[8].

O objetivo da entrevista brevemente descrita acima é responder às seguintes questões: qual o problema que mais incomoda meu paciente? Quem é esta pessoa que está à minha frente? Qual a sua história? Em que ela acredita? Quais seus valores, o que é importante para ela? De que forma sua história pessoal influencia sua saúde? Quais são os fatores econômicos, sociais, culturais e psicológicos que influenciam positiva e negativamente sua saúde? E repito, mais uma vez, a principal pergunta que o profissional deve fazer a si mesmo é: quem é esta pessoa que está à minha frente[8]?

Esta última pergunta só pode ser completada após a avaliação física do doente. Cada sistema da MTCI possui características e formatos próprios de exame físico, alguns com boa base de evidência, outros não. No caso da medicina tradicional chinesa, por exemplo, sabe-se que o exame da língua pode apresentar sinais com boa segurança científica; já o exame do pulso, nem tanto. Independentemente disso, convém avaliar a maior quantidade de aspectos físicos do paciente para que se possa obter a maior quantidade possível de informações. Inspeção, audição, olfação, palpação, ausculta, enfim, todas as técnicas descritas de exame físico podem trazer informações importantes à elucidação do caso. Não raro, é o exame físico que "bate o martelo" sobre o diagnóstico e a conduta no tratamento[1,8].

Neste momento, o leitor deve estar se perguntando: mas de que forma isso tudo significa ser "integrativo"? Ora, vamos ao significado da palavra "integrativo". Integrativo é tudo aquilo que integra diversas partes, em teoria separadas, em algo único; transforma as "partes" em um "todo". O conjunto de características físicas, emocionais, culturais e socioeconômicas de um indivíduo, associado à sua história de vida, compõe o todo do paciente. Isto é, de longe, a característica essencial da abordagem integrativa do indivíduo[8].

Embora a medicina moderna nos presenteie com uma eficácia diagnóstica e curativa sem igual na história da humanidade, o avanço no conhecimento técnico-científico determinou um alto grau de especialização dos profissionais de saúde. Isso implica alto padrão de qualidade técnica específica, ou seja, grande especialização em uma "parte" do ser humano, em detrimento de um conhecimento maior de todo o resto. Mais do que isso, com frequência o profissional de saúde, ainda que queira, não tem tempo para fazer uma avaliação completa como a descrita nos parágrafos acima. Dessa forma, a nossa medicina contemporânea frequentemente peca em sua avaliação do paciente para além da queixa principal trazida por ele. É nesse sentido que as MTCI fazem sua maior contribuição à medicina atual, ao conectar as diversas "partes" do sujeito, buscando uma forma de lidar com as questões trazidas pelo sujeito de forma coerente e ampliada[5,6].

Há que se repelir, aqui, a ideia de que a medicina integrativa trata de questões "energéticas", "mágicas" ou "espirituais". Quando estudamos as teorias das MTCI, com frequência nos deparamos com tais termos, porém o profissional sério deve buscar compreender que essas formas de conceito são, na verdade, formas de expressão, de linguagem, e que não devem ser tomadas em seu sentido literal. Na alvorada da civilização, religião, filosofia e ciência (e, portanto, a medicina também) se misturavam de tal forma que com frequência é difícil determinar em que ponto uma termina e a outra começa. Lembramos que, ainda que se considere a existência de campos e forças ainda não descritos pela ciência como teoria, tais conceitos de forma geral referem-se na verdade a características físicas, fisiológicas ou fisiopatológicas já descritas (em outros termos) pela ciência ou, então, conceitos e ideias criados para tentar explicar as manifestações naturais observadas pelos médicos de outrora. Portanto, mesmo que ainda se utilize esse tipo de conceito para compreender e estudar algumas das teorias das MTCI, o profissional sério deve evitar utilizar esse tipo de termo ao lidar com o paciente, uma vez que essas teorias carecem de evidências científicas e sua interpretação pelo leigo pode ser feita de forma absolutamente equivocada, prejudicando o tratamento[3,4,7,9].

A construção do olhar integrativo é feita, portanto, com base na compreensão de que lidamos com pessoas, seres humanos, e não "doenças". Ao olhar para o paciente, devemos ter em mente que é um sujeito com história de vida, família, amigos, trabalho, sonhos, ideologia, desejos e medos, assim como é dono de um corpo físico único. Essas características fazem a construção do "indivíduo", ou seja, ser humano individual, único, não comparável, de fato, a qualquer outro. Considerando a individualidade do paciente em todos os seus aspectos como ser humano – biológico, psíquico, cultural, social – enfim, humano, e trazendo em consideração todo esse conjunto para a compreensão de suas dores, angústias e dificuldades, temos então o "olhar integrativo"[2,6,8,9].

O PAPEL DAS MEDICINAS TRADICIONAIS, COMPLEMENTARES E INTEGRATIVAS

Após ler as páginas anteriores, o leitor atento já deve começar a desconfiar de qual é o papel das MTCI. Mas, para essa análise, vamos primeiro desmembrar os termos "tradicional", "complementar" e "integrativo". As medicinas tradicionais (MT) são aquelas de origem no passado distante e que, à sua época, eram a medicina contemporânea em vigência nos locais em que eram praticadas. Eram praticadas, portanto, pelos médicos da época, que aprendiam seu ofício em escolas médicas ou por intermédio da transmissão de conhecimento por mestres e professores. Devemos aqui salientar que, para considerarmos um sistema médico como "tradicional", deve obrigatoriamente existir um corpo de conhecimento que é transmitido em uma relação mestre-discípulo. É muito diferente das medicinas ditas "populares", em que o conhecimento é vivo na população, porém sua profundidade teórica é muito menor e não existe essa relação de aprendizado[10].

Como exemplos de medicinas tradicionais podemos citar as medicinas indígenas brasileiras, a medicina tradicional chinesa e a medicina tradicional irlandesa, entre outras. Diversas medicinas tradicionais deixaram de existir com o passar do tempo, principalmente pela sobreposição de algum novo sistema médico. Porém, o que fez com que tantas formas de medicinas tradicionais sobrevivessem à nossa biomedicina moderna? A Organização Mundial da Saúde (OMS) reconhece as MT não por sua validação científica, mas pelo seu uso tradicional. Ora, se uma prática se desenvolve a partir de um corpo teórico bem desenvolvido, é ensinada de forma regular em uma relação mestre-discípulo (assim como a medicina contemporânea) e, mais importante, consegue aliviar o sofrimento da população que atende há séculos ou milênios, então é válido o pressuposto de que algo de valor exista ali[3,7,10].

A antropologia médica trata do estudo de formas antigas de prática médica e as questões socioculturais relacionadas a essas práticas, naturais de sua época[11]. Retomando o exposto anteriormente neste texto, a prática das medicinas tradicionais, na época de sua existência como principal sistema médico em suas respectivas comunidades, é completamente distinta da realidade de sua prática atual. A forma como nossa sociedade e sua cultura se relacionam com a medicina atualmente determina as necessidades e anseios daqueles que buscam pelas MT como forma de aliviar seu sofrimento. Assim, observamos a transformação de formas ancestrais de cuidados em saúde, que em sua época ocupavam-se de questões próprias da época e hoje encontram espaço no tratamento como algo que supre as lacunas deixadas em aberto pela biomedicina[4,7]. Essas "lacunas" podem ser vistas de muitas formas, como atenção a sintomas persistentes, resistência ao uso das medicações modernas, dificuldade de resolução de casos crônicos ou simplesmente um espaço para falar de si. O contexto sociocultural do doente é justamente onde se enraízam as concepções sobre a vida e a morte, sobre o adoecer e o significado disso para o doente. Quando a medicina clássica falha em suprir essas necessidades, as MTCI se apresentam como alternativa interessante a depender justamente de questões sociais e culturais do paciente[8,11].

Já a expressão "medicina complementar", por si só, expressa muito de seu significado. Complementar é aquilo que se coloca ao lado, que soma, que traz algo a mais. O complemento, no caso, seria à biomedicina moderna. A biomedicina, nossa medicina científica, tem como foco o diagnóstico e tratamento do doente de forma objetiva e sem rodeios. Visa à cura da doença. Ainda que o alívio do sofrimento seja posto em primeiro lugar, na prática o que se busca é a resolução da doença ou o prolongamento da vida. Dessa forma, as medicinas complementares se colocam de forma paralela ao sistema biomédico clássico, para auxiliar e facilitar o caminho à desejada cura e prolongamento da vida, mas também para buscar auxiliar o doente com outras questões como qualidade de vida, questões emocionais e sintomas eventualmente ignorados pela biomedicina[7].

As medicinas que se colocam como complementares em geral utilizam-se de um modelo diagnóstico e de terapêuticas distintas dos da biomedicina, trazendo então algo a mais ao tratamento. As medicinas tradicionais todas podem atuar como medicina complementar. Embora tenham sido, em algum tempo, a principal forma de medicina em seu local de origem, hoje cumprem com frequência o papel de medicina complementar, caminhando com a biomedicina em benefício do paciente. Exemplos disso são o uso da acupuntura no auxílio ao tratamento da dor crônica, ou das plantas medicinais no tratamento de sintomas ansiosos[1].

Outros sistemas médicos mais recentes, não tradicionais, também se colocam como complementares. A homeopatia, antroposofia e auriculomedicina francesa são os melhores exemplos. Embora sejam sistemas modernos, também têm um corpo teórico próprio, com método diagnóstico e terapêutico distinto da biomedicina. A possibilidade de uma metodologia diagnóstica própria permite observação de sinais e sintomas não valorizados pela análise biomédica e as formas distintas de tratamento possibilitam auxílio ao tratamento clássico complementando e reforçando sua eficácia[7,8].

Por fim, chegamos ao termo "integrativo". Como discutido anteriormente, esse termo faz referência ao olhar integral do indivíduo, como ser que existe e se manifesta além da doença. As medicinas tradicionais e complementares são, por natureza, integrativas. Não dispõem de exames complementares para diagnóstico e suas possibilidades terapêuticas são gentis. Isto implica menor eficácia terapêutica quando comparadas às drogas e cirurgias da biomedicina, mas justamente por isso toma-se o cuidado de avaliar o indivíduo como um todo, aí sim elevando seu potencial terapêutico[8,9].

Temos aqui um conceito muito importante, que é a melhora da eficácia terapêutica quando se aborda o sujeito de forma integral, considerando seu estilo de vida, campo emocional, hábitos e questões corporais detalhadas e minuciosas. Com isso, ainda que o tratamento ofertado não seja tão agressivo quanto as terapias modernas, pode-se atingir resultados altamente satisfatórios com a vantagem de incorrer em efeitos adversos muito menores quando comparados aos tratamentos da biomedicina[1,7]. Bem, mas a biomedicina não deveria se importar, também, dessas questões? Claro que sim. O próprio juramento hipocrático trata disso.

Ocorre, entretanto, que com frequência os profissionais dos cuidados clássicos em saúde não têm tempo ou ferramentas para lidar com essas questões da mesma forma que aqueles que trabalham com medicina integrativa. Preocupam-se com aquilo que julgam principal, como dissemos, a cura ou prolongamento da vida, redução de sofrimento. Dessa forma, o trabalho dos profissionais especializados nas MTCI torna-se um adjuvante aos cuidados clássicos da biomedicina: complementam, integram, catalisam resultados para o bem do doente. E é por isso que, em nome do bem maior, que é a saúde do paciente, que devemos caminhar sempre de mãos dadas, buscando o melhor para ele[6,7,10].

IMPACTO DAS MEDICINAS TRADICIONAIS, COMPLEMENTARES E INTEGRATIVAS SOBRE A SAÚDE

Mas, enfim, de que forma as MTCI afetam a saúde da população? Um estudo alemão recente mostra um aumento de uma parcela de 26,6% da população alemã como usuários de medicamentos fitoterápicos em 2004 para 75,5% em 2019, ou seja, em 15 anos triplicou-se a porcentagem de pessoas fazendo uso de plantas medicinais, o que indica claramente o aumento do interesse das pessoas por essas formas de tratamento[11]. Em todo o planeta, as MTCI são cada vez mais praticadas conforme ganham reconhecimento científico e conquistam a confiança dos colegas da biomedicina e da população em geral[4,7,11].

Com esse reconhecimento, a junção dos cuidados clássicos em saúde com as MTCI forma a medicina integrativa, e muitos serviços especializados nisso vêm sendo desenvolvidos. No Brasil, hospitais públicos e particulares têm programas de medicina integrativa para o cuidado de pacientes em ambulatórios, mas também para aqueles internados, em pré ou pós-operatórios ou em hospitais-dia. A presença da medicina integrativa atuando em parceria com a biomedicina melhora taxas de cura, recidivas de doença, velocidade de resultado, qualidade de vida e satisfação geral com o tratamento[12]. No caso de pacientes internados, observa-se uma melhor recuperação dos doentes, muitas vezes reduzindo o tempo de internação[5,13].

Outro fator importantíssimo a se considerar é o aumento da resiliência e capacidade do doente em conseguir lidar com a doença e o processo terapêutico. Pacientes com diagnóstico de câncer, por exemplo, têm de lidar com os sintomas da doença, os sintomas resultantes de tratamentos como quimioterapia e radioterapia e, como se não bastasse, com o medo de nada disso dar certo e evoluírem de forma desfavorável. Em outras palavras, temos hoje muitos casos em que a doença do paciente é grave, traz sintomas importantes, o tratamento é duro e doloroso e não há qualquer garantia de sucesso no tratamento. Essa combinação de fatores gera um estresse enorme afetando o sistema imunológico e a saúde mental do paciente, o que torna o tratamento ainda mais difícil. Nesses casos, a medicina integrativa auxilia a amenizar os sintomas causados tanto pela doença quanto pelo tratamento biomédico, fortalecendo o indivíduo para que ele consiga lidar melhor com os desafios que lhe foram impostos pela doença[8,12,14].

Por fim, mas não menos importante, devemos considerar o suporte que a equipe de medicina integrativa pode oferecer aos demais colegas profissionais de saúde. O profissional de saúde, em todas as áreas, comumente se vê sobrecarregado em seu trabalho, seja por altas cargas horárias, seja por relações entre profissionais ou pelo peso inerente da profissão de lidar com o sofrimento alheio. Isso resulta em altas taxas de estresse, *burnout*, dores e uma série de sintomas psiquiátricos que afligem essa população. A presença da equipe de medicina integrativa alivia essa carga ao cuidar dos pacientes, facilitando o trabalho das demais equipes de saúde. Além disso, em muitos lugares os profissionais também podem ser admitidos como pacientes da equipe de medicina integrativa, melhorando seu *status* de saúde física e mental, aliviando o estresse e com a vantagem de sentir em si mesmos os benefícios experimentados pelos pacientes[12,14].

Em um contexto ambulatorial, em que a prática da medicina integrativa não ocorre lado a lado com os demais cuidados em saúde, os benefícios são semelhantes. O profissional das MTCI pode ter espaço próprio, onde exerce sua atividade. Nesses casos, além de trabalhar da mesma forma em que atua em ambulatórios de hospitais ou outros serviços de saúde multidisciplinares, deve-se considerar a situação em que o paciente busca, inicialmente, o profissional das MTCI. Com frequência vemos, por exemplo, uma pessoa com dores crônicas buscar primeiro um acupunturista antes de se consultar com um ortopedista. Nesses casos, convém o profissional especializado em medicina integrativa olhar com cuidado as queixas, sinais e sintomas do paciente a fim de inferir a gravidade do quadro. Um torcicolo, uma ansiedade leve ou um simples desejo de melhorar a alimentação, por exemplo, podem ser conduzidos pelo profissional de MTCI, porém quadros mais graves devem ser sempre acompanhados em conjunto. Essa consciência sobre o cuidado compartilhado é a essência da integralidade em saúde[8,9,15].

Quadro 1 Benefícios da medicina integrativa

Redução do tempo de tratamento necessário para cura ou controle da doença
Redução de sintomas naturais da doença
Redução de sintomas causados pelo tratamento convencional
Baixo perfil de efeitos colaterais
Melhora da resposta imunológica
Redução do estresse do paciente
Redução do estresse da equipe de profissionais da saúde
Redução no impacto da doença sobre a saúde mental do paciente
Melhora da resiliência do paciente
Melhora da qualidade de vida do paciente

Quadro 2 Dificuldades para a implantação de serviços de medicina integrativa

Resistência da equipe de saúde (em geral por desinformação a respeito do tema)
Resistência por parte dos pacientes (principalmente por questões culturais e/ou falta de informações a respeito do tema)
Dificuldades de financiamento dos programas
Necessidade de equipes multidisciplinares

ASPECTOS ÉTICOS EM MEDICINA INTEGRATIVA

Ética é um conjunto de valores morais guiados por conhecimentos racionais. No caso da medicina, trata-se da ética sobre o ser humano, sua vida, sua relação com a sociedade e sua morte. Todo profissional de saúde tem o dever primordial de agir e tratar seus pacientes conforme os princípios éticos de seu tempo[2,14]. Os princípios da ética médica são descritos a seguir[15].

Não maleficência

Como o próprio nome indica, este princípio nos alerta à importância de, antes de tudo, não fazer mal ao paciente. Para tanto, o profissional deve aprofundar-se em seu campo de atuação a fim de ter conhecimento técnico e científico adequado e suficiente para realizar diagnóstico correto e ofertar ao paciente um tratamento que, ainda que não tenha o resultado positivo esperado, não seja deletério. Temos de tomar muito cuidado com isso com relação à medicina integrativa, pois os tratamentos ofertados pelas MTCI raramente são os de primeira escolha segundo as publicações científicas. O profissional deve conhecer em detalhe a técnica com que trabalha, suas indicações baseadas em evidência científica e suas limitações. Deve-se tomar cuidado para não contraindicar os tratamentos da medicina clássica, incorrendo em prejuízo ao paciente. Vale lembrar o que já foi dito anteriormente: o melhor caminho da medicina integrativa é aquele que se trilha de mãos dadas com a biomedicina. Além disso, a prescrição de fitoterápicos deve ser feita com cautela, pois pode interagir com outros medicamentos, fazendo mal ao paciente. O profissional praticante das MTCI deve lembrar que não deve acreditar que, ao prescrever um medicamento, ainda que natural, não está apenas atuando sobre "energias", mas que também age sobre a biologia do paciente.

Autonomia

Refere-se à autonomia do paciente em participar das decisões tomadas a respeito de sua condição de saúde e decidir sobre quais exames e tratamentos deseja receber. Para isso, cabe ao profissional de saúde informar ao paciente todos os detalhes sobre o diagnóstico, além dos riscos e benefícios esperados dos exames e tratamentos ofertados. Na medicina integrativa nos deparamos frequentemente com pacientes que recusaram o tratamento da medicina convencional e desejam o tratamento por medicina integrativa. Esses pacientes devem ser informados sobre os resultados esperados e o nível de evidência do tratamento oferecido para que possam decidir qual tratamento desejam seguir.

Beneficência

É o ato de praticar o bem ao outro. Norte dos cuidados em saúde, o profissional de saúde tem o cuidado com os outros como o principal objetivo de sua prática. Obviamente, todo profissional de MTCI segue o princípio de beneficência. Não devemos nos esquecer nunca que o cuidado ao próximo é nossa principal motivação.

Justiça

O conceito de justiça neste caso faz referência à ideia de equidade, que determina que cada indivíduo deve receber cuidados de acordo com suas necessidades, independentemente de condição econômica, social ou cultural. Este princípio norteia a criação e atividade do Sistema Único de Saúde (SUS) brasileiro. Isto é um problema nos serviços de saúde particular, pois nem todos os pacientes conseguem arcar com os custos da medicina integrativa. Em algumas situações, é a única forma de medicina disponível (p. ex., em uma aldeia indígena) e, nos países de origem das MT, muitas vezes também é uma forma barata. No meio urbano brasileiro, porém, costumam ser práticas caras, com exceção daquelas oferecidas pelo SUS, que promove, aí sim, justiça social em saúde verdadeira.

Segredo médico

Com exceção de algumas situações especiais, o sigilo sobre a condição de saúde do paciente sempre deve ser preservado. Exceções a esta regra se fazem em situações de risco ao doente ou à sociedade e nos casos de pacientes que legalmente não respondem por si (p. ex., por questões de idade ou condições neurológicas e psiquiátricas,). Neste caso, a medicina integrativa em nada se diferencia das demais áreas da saúde, devendo o profissional sempre zelar pela segurança e sigilo de seu paciente.

CONSIDERAÇÕES FINAIS

A medicina integrativa, praticada na forma de MTCI, representa um fenômeno contemporâneo, resultante do desejo da população e dos profissionais de saúde sobre formas complementares de tratamento e compreensão da saúde, da vida, doença e da morte. Os cuidados ofertados pela medicina convencional nem sempre são satisfatórios e a medicina integrativa se coloca em parceria com a biomedicina para elevar a qualidade daquela e promover melhores cuidados ao paciente, sempre guiada pela ciência, pela ética e pelo amor ao próximo.

REFERÊNCIAS BIBLIOGRÁFICAS

1. Powell SK. Integrative medicine and case-management. Prof Case Manag. 2016;21(3):111-3.
2. Ribeiro T. Ethics, science and utilitarianism. Acta Med Port. 1997;10(11):803-7.
3. Zhang LJ. Historical narratives of acu-moxibustion. Chinese-English bilingual edition. Beijing: People's Medical Publishing House; 2010.
4. Jonas WB, Eisenberg D, Hufford D, Crawford C. The evolution of complementary and integrative medicine (CAM) in the USA over the last 20 years. Forsch Komplementmed. 2013;20(1):65-72.
5. Ficke JR, Moroski NM, Ross SD, Gupta R. Integrative medicine as an adjunct to orthopaedic surgery. J Am Acad Orthop Surg. 2018;26(2):58-65.
6. Ring M, Mahadevan R. Introduction to integrative medicine in the primary care setting. Prim Care. 2017;44(2):203-15.
7. World Health Organization. WHO traditional medicine strategy: 2014-2023. Geneva: WHO Press; 2013.
8. Maizes V, Rakel D, Niemiec C. Integrative medicine and patient-centered care. Explore (NY) 2009;5(5):277-89.
9. Steinhorn DM, Din J, Johnson A. Healing, spirituality and integrative medicine. Ann Palliat Med. 2017;6(3):237-47.
10. Tesser CD, Luz M. Racionalidades médicas e integralidade. Ciênc Saúde Coletiva. 2008;13(1):195-206.
11. Welz AN, Emberger-Klein A, Menrad K. The importance of herbal medicine use in the German health-care system: prevalence, usage pattern, and influencing factors. BMC Health Services Research. 2019;19:252.
12. Gannotta R, Malik S, Chan AY, Urgun K, Hsu F, Vadera S. Integrative medicine as a vital component of patient care. Cureus. 2018;10(8):e3098.
13. Schiff E, Attias S, Matter I, Sroka G, Nae B, Arnon Z, et al. Complementary and alternative medicine interventions for perioperative symptoms: A comparative effectiveness study. Complement Ther Med. 2019;44:51-55.
14. Nguyen CT. Integrative medicine as a bridge to physician wellness. Otolaryngol Head Neck Surg. 2018;158(6):987-8.
15. Nusrat AZ, Majd I, Wayne PW. Integrative medicine is a good prescription for the patient and planet. J Altern Complement Med. 2019;25(12):1151-5.
16. Zhang CB, Li EC. Improving the level and quality of ethics review in Chinese medicine and integrative medicine. Chin J Integr Med. 2018;24(4):315-9.

4

Política Nacional de Práticas Integrativas e Complementares e seu impacto sobre a saúde da sociedade brasileira

Lisete Barlach

Um dos Objetivos do Milênio, estabelecidos na Agenda 2030 pela Organização das Nações Unidas (ONU), é "assegurar uma vida saudável e promover o bem-estar para todos, em todas as idades". Sabe-se, há muito, que saúde não é sinônimo de ausência de doença, e pode-se entender esse objetivo a partir da ideia de saúde ampliada, ou seja, um conceito que inclui alimentação, habitação, educação, renda, meio ambiente, trabalho, transporte, emprego, lazer, liberdade, acesso e posse da terra e acesso a serviços de saúde, como condições necessárias para garantir a saúde.

Esse Objetivo do Milênio se desdobra, dentre outras, na meta de "atingir a cobertura universal de saúde, incluindo a proteção ao risco financeiro, o acesso a serviços de saúde essenciais de qualidade e o acesso a medicamentos e vacinas essenciais seguros, eficazes, de qualidade e a preços acessíveis para todos", ou seja, apontando para a necessidade de uma visão mais integral e humanizada de saúde.

Uma primeira pergunta que se coloca é: existiriam políticas públicas capazes de propulsionar o atingimento dessa meta no prazo de menos de 10 anos*? E, em decorrência dessa questão, outra se faz: qual o papel da Política Nacional de Práticas Integrativas e Complementares (PNPIC) no enfretamento desse desafio coletivo?

Ao analisar alguns fundamentos de uma boa política pública em saúde e compreender seus princípios fundantes, pode-se afirmar que as boas políticas

---

* A consideração refere-se ao fato de que o presente texto foi elaborado em fevereiro de 2020, ou seja, menos de 10 anos até 2030.

públicas são aquelas que contemplam as necessidades da população, contando com recursos humanos e técnicos para sua efetividade. No caso específico da saúde, devem ser capazes de equacionar os seguintes postulados:

- Saúde é social, biológica e psicológica, implicando a integração entre o corpo e a mente.
- As necessidades da população vão além do epidemiológico.
- Só se produz esse tipo de saúde a partir de um pensamento interdisciplinar.

É voz corrente no Brasil que as políticas públicas sofrem de uma doença crônica denominada descontinuidade. Além disso, tais políticas dependem de profissionais aptos e capacitados para sua implantação e muitos deles não conseguem ver a dimensão ética, emocional, ambiental, nutritiva, integrativa, ou seja, ligar os fatos e a vida da pessoa à doença, e assim não compreendem nem conseguem intervir, de forma otimizada, no processo saúde-doença e na produção da saúde ampliada.

Hoje, muitas pesquisas mostram a eficiência de práticas naturais, complementares, de base, sistêmicas, ambientais etc., sem que tenham conseguido substituir em larga escala o que está convencionado por forças rígidas dentro do modelo de pesquisa e economia no capitalismo da saúde, ou seja, mesmo que se tenha evoluído muito em termos de equipamentos, diagnósticos e cirurgias, isso não significa que a lógica objetificadora – cartesiana – tenha sido superada e, mais que isso, talvez intensificada.

Na dinâmica de forças sociopolíticas, emerge uma das soluções mais inovadoras e com potencial de transformar esse cenário, atendendo, ainda que parcialmente, ao objetivo do milênio anteriormente mencionado, a saber, as práticas integrativas e complementares (PIC).

POLÍTICA NACIONAL DE PRÁTICAS INTEGRATIVAS E COMPLEMENTARES

A Organização Mundial da Saúde (OMS) define as práticas integrativas e complementares como medicina tradicional e complementar/alternativa (MT/MCA), e estimula a formulação e implementação de políticas públicas para a integração de MT/MCA na saúde. Em 2006, o Sistema Único de Saúde (SUS) abriu suas portas para a PNPIC, ofertando abordagens de cuidado integral à população por meio de recursos terapêuticos não convencionais. Além disso, a política traz diretrizes gerais para a incorporação dessas práticas nos serviços cotidianos, competindo à gestão municipal elaborar normas para inserção da PNPIC na rede municipal de saúde.

Compreende-se por integralidade da assistência o conjunto articulado e contínuo de ações e serviços preventivos e curativos, individuais e coletivos, exigidos para cada caso, em todos os níveis de complexidade do sistema. O reconhecimento do outro nas diferentes esferas de sua existência, levando em consideração aspectos biológicos, psíquicos e sociais na atenção ao cuidado, e não apenas a junção de técnicas laboratoriais, compõe a integralidade do cuidado.

Cuidado não é sinônimo de bondade, mas de entender autenticamente o que é importante. Apesar de o termo cuidado não ter sido cunhado diretamente para os aspectos que circunscrevem as práticas de saúde, ele é utilizado para pensar experiências como o adoecimento (físico ou mental), bem como práticas de promoção, proteção ou recuperação da saúde.

A PNPIC fortalece os princípios fundamentais e norteadores do SUS por intermédio da abordagem preventiva de agravos e da promoção, manutenção e recuperação da saúde, baseada no modelo de atenção humanizada e centrada na integralidade do indivíduo. A PNPIC tem como um de seus objetivos atuar sob a perspectiva da prevenção e promoção em saúde, para o cuidado continuado, humanizado e integral em saúde. A promoção global do cuidado humano, especialmente o autocuidado, é um ponto-chave e integrante da visão da proposta da PNPIC, bem como na compreensão do processo saúde-adoecimento.

A medicina integrativa, base dessa política, comtempla racionalidades e práticas que partilham de uma perspectiva vitalista, centrada na experiência de vida do paciente, com ênfase na pessoa e não na doença, sendo, além disso, integradora, de caráter não intervencionista. O eixo integralidade visa a promover saúde, prevenir e atender doenças, e comporta o entendimento de que o corpo não é um somatório de fragmentos anatômicos[1].

Assim, seus princípios abrangem a integração entre o corpo e a mente, bem como um pensamento interdisciplinar. Seu foco é o doente, não a doença. Trata-se de uma política pública que subentende o cuidado em saúde, contando com um dispositivo técnico a seu serviço que está diretamente relacionado com a capacidade de escuta e diálogo, o acolhimento. Este transpassa os protocolos médicos e laboratoriais, podendo acontecer a qualquer momento, abrindo espaço para que demandas que possam emergir sejam guias de intervenções, e se dá em todas as oportunidades do exercício da escuta, diante da interação do usuário e do serviço, priorizando sua qualidade[2].

Embora reconhecido pela Organização Mundial da Saúde (OMS) como uma importante forma de cuidado, o campo das medicinas tradicionais, complementares e integrativas (MTCI) não compete com as demais práticas médicas, com a decisão de seu uso dependendo da avaliação das necessidades do usuário.

As PIC têm crescido em todo o país e os motivos para esse crescimento são: o aumento da demanda causado pelas doenças crônicas; o aumento dos custos dos serviços de saúde, levando à procura de outras formas de cuidado; a insatisfação com os serviços de saúde existentes; o ressurgimento do interesse por um cuidado holístico e preventivo às doenças; tratamentos que ofereçam qualidade de vida quando a cura não é possível[3].

A POLÍTICA NACIONAL DE PRÁTICAS INTEGRATIVAS E COMPLEMENTARES E A INOVAÇÃO

Embora destacando a perspectiva contra-hegemônica das PIC no cuidado em saúde, é importante lembrar que a perspectiva curativista está incutida na população e que a disposição para o cuidado e autocuidado, assim como a adesão a modos de vida saudáveis, são constructos sociais adquiridos ao longo da vida, com fortes traços de uma cultura proveniente da medicina prescritiva que remete à crença, por parte de muitos usuários do SUS, de que o cuidar da saúde é ir ao médico e fazer exames regularmente[3]. Por isso, é necessário sair do contexto da prescrição e entrar no das interações, com capacidade de escuta para compreender as representações dos sujeitos e suas próprias, interferindo positivamente em uma nova construção de modos de cuidar. Nessa política, o cidadão também escolhe a abordagem de cuidado, garantindo-lhe um direito de escolha entre diferentes abordagens.

Desde a década de 1990, a integração dos modelos terapêuticos tradicionais antigos, e das medicinas alternativas e complementares contemporâneas com a medicina convencional, todos embasados em evidências, constituiu um movimento mundial denominado medicina integrativa (MI), que possui como premissas a ideia do cuidado integral à saúde, o cuidado centrado no paciente contemplando a empatia clínica, a promoção da saúde individualizada, a humanização das relações interprofissionais, a construção de evidências científicas, mudanças na educação em saúde e busca de uma boa relação custo-efetividade[4].

As PIC podem ser compreendidas, de forma geral, como outras formas de produzir saúde e cuidado, a partir de racionalidades em saúde distintas das hegemônicas, sendo, por isso mesmo, uma política inovadora. A partir da visão ampliada do processo saúde-doença-cuidado, especialmente do autocuidado, as PIC podem ainda ser entendidas como abordagens que buscam estimular os mecanismos naturais de prevenção de agravos e recuperação da saúde, por meio de tecnologias eficazes e seguras, com ênfase na escuta acolhedora, no desenvolvimento do vínculo terapêutico e na integração do ser humano com o meio ambiente e a sociedade[5].

Além disso, por meio de recursos terapêuticos não convencionais, a PNPIC traz uma visão de saúde coletiva que transcende o universo físico de expressão da doença, introduzindo e se apoiando na ideia de energia, com seus desequilíbrios e possíveis equilíbrios.

Entretanto, seu processo de implementação não impediu que disputas fossem travadas, desde aquelas relacionadas a questões corporativas e de reserva de mercado, até aquelas que colocam em dúvida a efetividade e eficácia de tais práticas no processo de cuidado[5].

O desafio de reconhecer, apoiar e ampliar as PIC no SUS permanece. Contudo, já é possível visualizar uma evolução importante no número de estabelecimentos de saúde que ofertam tais práticas e no número de atendimentos alcançados nos últimos anos.

A PNPIC trouxe diretrizes norteadoras para medicina tradicional chinesa/acupuntura, homeopatia, plantas medicinais e fitoterapia, assim como instituiu os observatórios de medicina antroposófica e termalismo social/crenoterapia.

Em março do mesmo ano, houve a ampliação da PNPIC para 14 novas práticas: arteterapia, ayurveda, biodança, dança circular, meditação, musicoterapia, naturopatia, osteopatia, quiropraxia, reflexoterapia, reiki, shantala, terapia comunitária integrativa e yoga.

Dentre todas elas, a atividade mais ofertada pelas equipes tem sido as práticas corporais da MTCI. Terapias com tendo como base as plantas medicinais e a fitoterapia aparecem em segundo lugar, seguidas da acupuntura[3].

Um dos problemas para a implementação dessa política tem sido a falta de insumos específicos para oferta de algumas PIC, uma vez que, pelos dados do PMAQ, 3.761 estabelecimentos ofereciam plantas medicinais e fitoterápicos em 2012, mas apenas 91 serviços de Fitoterapia estavam cadastrados no Sistema de Cadastro Nacional de Estabelecimentos de Saúde (SCNES) no mesmo ano, e o mesmo ocorreu com a disponibilidade de agulhas de acupuntura, visto que 2.730 dispunham desse insumo, mas somente 209 estavam cadastradas no SCNES[3].

A outra questão envolvendo tal implementação diz respeito à formação. No período de 2014 a 2016, mais de 17.500 profissionais de saúde iniciaram processo de formação, mais de 6.500 concluíram e 11 mil estavam em curso. Para 2017, estava prevista a formação de mais 9 mil trabalhadores da atenção básica (AB) em sete diferentes cursos, a saber: "Curso introdutório em práticas integrativas e complementares: práticas corporais e mentais da medicina tradicional chinesa"; "Curso introdutório em práticas integrativas e complementares: medicina tradicional chinesa"; "Uso de plantas medicinais e fitoterápicos para agentes comunitários de saúde"; "gestão de práticas integrativas e complementares". O curso de qualificação em plantas medicinais e fitoterápicos na AB também tinha previsão de lançamento no Ambiente Virtual de Aprendizagem do Sistema Único de Saúde (Avasus), além do curso de auriculoterapia na atenção básica.

A Universidade de São Paulo ofertou, em parceria com a Sociedade Brasileira de Tai Chi Chuan (SBTCC), um "Curso de especialização em práticas corporais da medicina tradicional chinesa", com ênfase em tai chi chuan, que formou 70 profissionais, em duas turmas, ao longo dos anos de 2016 a 2019. Esses profissionais eram provenientes de diferentes ambientes laborais, como fisioterapia, dietoterapia, educação física para a saúde e medicina. Uma vez que o SUS não tem abertura para atuarem, essa formação abrirá portas para a implementação ou expansão das PIC no setor privado de saúde.

SEDENTARISMO: UM EXEMPLO DO IMPACTO DAS PIC NA SAÚDE PÚBLICA

Estresse, sedentarismo e vários tipos de compulsões são, dentre outras, doenças da contemporaneidade que demandam um repensar do sentido da vida. A valorização da aparência e cuidados com exterioridade, como fins em si mesmos, também apontam para a volatilidade dos valores humanos na contemporaneidade.

Sendo o sedentarismo reconhecido como um problema de saúde pública com elevada repercussão no surgimento de doenças crónicas, ele é aqui utilizado como exemplo para a análise do possível impacto da PNPIC na sociedade.

Sabe-se, há muito, que o sedentarismo acentua o risco de doenças cardiovasculares, lombalgias e obesidade, bem como de quedas em idosos.

Também tem sido bastante estudada a influência que as novas tecnologias têm sobre o aumento do sedentarismo e pode-se afirmar que elas tendem a acentuá-lo, especialmente entre os jovens, hiperconectados aos *smartphones*.

O sedentarismo, como raiz de várias doenças, não pode ser combatido diretamente, muito menos de forma medicamentosa, a não ser para eventuais sintomas agudos. Pode-se recomendar ao paciente a mudança de hábitos e prescrever algum tipo de atividade física, mas o acompanhamento da adoção – ou não – não caberia ao serviço de saúde, caso se considerasse o ponto de vista do paradigma médico clássico. Afinal, o cuidado com a saúde e o autocuidado são de responsabilidade do paciente.

Entretanto, a partir da visão holística proposta pelas PNPIC, a própria unidade de saúde pode dispor de práticas corporais que apoiem o paciente em seu esforço para vencer o sedentarismo, com acompanhamento do próprio profissional de saúde, de forma presencial.

Assim, pode-se considerar que as PIC são, de fato, complementares aos tratamentos convencionais e também integrativas, pois incluem, no processo, a integralidade do seu humano, o cuidado e o autocuidado, para efeito de cura.

Um último aspecto a ser ressaltado é o do diálogo entre as medicinas ocidental e oriental, esta última abrangendo dimensões que a primeira muitas vezes relega a segundo plano ou ignora totalmente, a saber, o aspecto energético e o campo espiritual do paciente. Tanto o yoga e o tai chi chuan quanto a bioenergética e a acupuntura trabalham a dimensão energética, integrando-a no processo de tratamento.

Apesar das inúmeras vantagens representadas pela PNPIC, muitos são os desafios que se colocam à sua plena implantação. O primeiro deles é sensibilizar os gestores e profissionais da saúde e isso depende tanto de programas de capacitação quanto do acompanhamento de indicadores de sucesso das PIC. Avançar na regulamentação dos que se formam em tais programas também é um aspecto crucial. Promover o acesso mais amplo da população às diversas práticas constitui o terceiro ponto de alerta. Finalmente, expandir o número de serviços, tanto na rede pública quanto na rede privada de saúde[3].

REFERÊNCIAS BIBLIOGRÁFICAS

1. Da Ros MA. Políticas públicas de saúde no Brasil. In: Bagrichevsky M, Paula A, Estevão A, Da Ros M. (org.). A saúde em debate na educação física. Blumenau: Nova Letra; 2006.
2. Sirino CB. Entre políticas (PICS – Práticas Integrativas e Complementares em Saúde e PNH – Política Nacional de Humanização): um diálogo com foco na integralidade do cuidado. Monografia (não publicada).
3. Amado DM, Rocha PRS, Ugarte OA, Ferraz CC, da Cunha Lima M, de Carvalho FFB. Política Nacional de Práticas Integrativas e Complementares no Sistema Único de Saúde 10 anos: avanços e perspectivas. J Manag Prim Health Care. 2017;8(2):290-308.
4. Ghelman R. Abordagem da antroposofia na pediatria. J Manag Prim Health Care. 2017;8(2):233-65.
5. Carvalho FFB, Almeida ER, Sousa ANA. Editorial – número temático JMPHC – 10 anos PNPIC. J Manag Prim Health Care. [Internet]. 22 de agosto de 2018 [citado 10 de fevereiro de 2021];8(2):136-40. Disponível em: https://www.jmphc.com.br/jmphc/article/view/561.

5

Panorama global da pesquisa em medicina e saúde integrativa

Ricardo Ghelman
Mariana Cabral Schveitzer
Carmen Verônica Mendes Abdala
Gelza Matos Nunes
Caio Fábio Schlechta Portella

INTRODUÇÃO

A produção de evidências sobre as medicinas tradicionais, complementares e integrativas (MTCI) tem aumentado significativamente nos últimos 20 anos, na virada do século XX para o século XXI[1]. Historicamente, a América do Norte, a Ásia oriental e a Europa têm se destacado nessa produção científica. Os Estados Unidos são mundialmente reconhecidos pelo grande volume de investimento em pesquisa na área de MTCI através do National Center of Complementary and Integrative Health do National Institute of Health (NCCIH-NIH), criado como principal agência do governo federal para a investigação científica sobre os diversos sistemas, práticas e produtos de saude que geralmente não são considerados parte da medicina convencional. O NCCIH, anteriormente conhecido como o Centro Nacional de Medicina Complementar e Alternativa, criado em 1998, investe ao redor de 150 milhões de dólares anualmente em pesquisa com ênfase no estudo de produtos naturais e terapias mente-corpo como meditação e yoga e tem se dedicado na contribuição no combate à crise dos opioides nos Estados Unidos[2].

Em 1999 foi criada a primeira rede dedicada à pesquisa na área, o Academic Consortium for Integrative Medicine and Health, a partir de representantes de oito instituições médicas acadêmicas em uma reunião histórica no Instituto Fetzer em Kalamazoo, Michigan. A conferência de trabalho foi intitulada: "The Consortium on Integrative Medicine", incluindo representantes da Duke University, Harvard University, Stanford University, University of California, San Francisco, University of Arizona, University of Maryland, University of Massachusetts, e da University of Minnesota, compartilhando interesses e experiências em comum como centros médicos acadêmicos nas áreas de educação, cuidados clínicos e investigação no campo da medicina integrativa. Atualmente congrega mais de 70 instituições, incluindo Estados Unidos, Canadá e México[3].

Em 2003, delegados do 10º Annual Symposium on Complementary Healthcare, realizado no Royal College of Physicians em Londres, deram um passo importante na história da investigação em MTCI fundando a International Society of Complementary Medicine Research (ISCMR), que em 2019 mudou de nome para International Society of Traditional, Complementary and Integrative Medicine Research, seguindo a tendência da Organização Mundial da Saúde (OMS), mantendo a mesma sigla[2]. Atualmente, vários países vêm criando representações formais do ISCMR como Chapter Canadá, China, Coreia, Irã e recentemente o Brasil por meio do Consórcio Acadêmico Brasileiro de Saúde Integrativa[4].

Desde 2006 a Estratégia de Medicina Tradicional da OMS tem incentivado e fortalecido a inserção, o reconhecimento e o uso das MTCI nos sistemas nacionais de saúde em todos os níveis: atenção primária à saúde, atenção especializada e atenção hospitalar[5]. No mesmo ano foi criada a Política Nacional de Práticas Integrativas e Complementares no Departamento de Atenção Básica do Ministério da Saúde no Brasil (PNPIC/MS)[6].

O relatório global da OMS sobre medicina tradicional e complementar em 2019 informou que os Estados-membros consideram a "falta de dados de pesquisa" no campo o principal desafio enfrentado para avançar nos processos de regulamentação para integrar essas práticas aos sistemas e serviços de saúde[3]. Essa percepção é frequentemente baseada na falta de conhecimento das evidências existentes, que começam com barreiras de acesso, como linguagem da publicação e acesso pago, e vão até dificuldades de busca pela falta de padronização dos termos de indexação adequados nas bases de dados, ou mesmo dificuldades na interpretação dos resultados[7].

Toda essa articulação internacional dá início a um cenário de colaboração antes inexistente até o momento na América Latina. Em 2017, o Centro Latino-Americano e do Caribe de Informação em Ciências da Saúde (BIREME/OPAS/OMS) apresentou uma proposta para a criação de uma biblioteca virtual em saúde especializada no MTCI (BVS MTCI) durante a reunião regional "Avançando para a saúde universal, contribuições da medicina tradicional e complementar", organizada pela Organização Pan-Americana da Saúde (OPAS) em Manágua, Nicarágua. Durante a reunião, delegados de vários países propuseram a criação de rede regional em MTCI para as Américas como uma resposta de cooperação técnica à demanda dos estados-membros da região por fontes confiáveis de evidência científica sobre o MTCI. A BVS MTCI é gerida pela rede regional em MTCI para as Américas. A OPAS/OMS, por meio da BIREME/OPAS/OMS, age como articuladora e facilitadora de tal rede integrando 16 países da América – Argentina, Bolívia, Brasil, Canadá, Chile, Colômbia, Costa Rica, Cuba, Equador, EUA, Guatemala, México, Nicarágua, Paraguai, Peru e Venezuela.

Um produto de destaque da BVS MTCI é a ferramenta de pesquisa de publicações reunidas na página principal indexadas nas bases de dados comumente acessadas. Pelo acesso podem-se encontrar 1.499.507 publicações, ou seja aproximadamente 1,5 milhão de artigos científicos distribuídos da seguinte forma: MEDLINE (1.408.845), LILACS (47.691), HomeoIndex (homeopatia) (12.664), WHOLIS (9.146), IBECS (Espanha) (8.943), CUMED (4.484), BDENF – enfermagem (Brasil) (2.880), Index Psi Periódicos Técnico-científicos (2.487), MOSAICO (1.639), PAHO (1.174), MedCarib (1006), PAHO-IRIS (984), Coleciona SUS (Brasil) (925).

Um segundo produto de importância foi a criação de uma nova base de dados de literatura convencional e não convencional como teses de doutorado, especializada em modelos de saúde e medicinas tradicionais complementares e integrativos (MOSAICO) como produto colaborativo da BVS MTCI e da Rede MTCI Américas que aplica a metodologia LILACS para descrição bibliográfica e indexação com o vocabulário DeCS (Descritores em Ciências da Saúde) dos documentos.

A partir desses impulsos históricos nasce o Consórcio Acadêmico Brasileiro de Saúde Integrativa (CABSIN) como uma rede colaborativa de pesquisadores, universidades e instituições de pesquisas de todo o Brasil na área de MTCI, que inclui as Práticas Integrativas e Complementares em Saúde (PICS), como é denominada pelo Ministério da Saúde. O CABSIN conta com uma rede cadastrada de mais de 500 pesquisadores provenientes de mais de 60 universidades públicas e privadas de todo o Brasil, trabalhando em parceria com instituições nacionais e internacionais de pesquisa para ampliar, divulgar e tornar mais acessível a sistematização de evidências científicas, além de promover estudos colaborativos multicêntricos, capacitação em metodologias de pesquisa e estratégias de intercâmbios e articulações entre pesquisadores e grupos de pesquisa na área. O CABSIN foi idealizado em outubro de 2017 durante o I Congresso Nacional de Práticas Integrativas e Complementares (I CONGREPICS), realizado na Universidade Federal do Rio Grande do Norte, em Natal, a partir de 25 pesquisadores de 20 universidades brasileiras com interesse em cooperação, e como primeira atividade criou o Cadastro Brasileiro de Pesquisadores em Saúde Integrativa (PICS) avaliando o perfil dos pesquisadores. Em março de 2018, durante o I Congresso Internacional de Práticas Integrativas e Complementares em Saúde Pública (I INTERCONGREPICS), foi lançado o

CABSIN juntamente com a Biblioteca Virtual em Saúde em Medicinas Tradicionais, Complementares e Integrativas para as Américas.

As atividades do CABSIN ocorrem principalmente por meio de Comitês Temáticos e Projetos especiais. Atualmente conta com quatro Comitês Temáticos: Oncologia Integrativa em parceria com o Instituto Nacional do Câncer (INCA/MS), Pediatria Integrativa em parceria com a Sociedade de Pediatria de São Paulo (SPSP), Produtos Naturais em parceria com a Agência Nacional de Vigilância Sanitária (ANVISA/MS) e Dor em parceria com a Sociedade Brasileira de Estudos de Dor (SBED). Esses comitês reúnem pesquisadores de referência das áreas a fim de produzir evidências em MTCI, como também fomentam a extensão e a pesquisa através de congressos/simpósios nacionais e internacionais onde desenvolvem diretrizes globais das MTCI nas diversas áreas da assistência.

Em outubro de 2018 foi criado o Observatório Nacional de Saberes e Práticas Tradicionais, Complementares e Integrativas em Saúde (ObservaPICS) abrigado na Fundação Oswaldo Cruz (Fiocruz-RJ), com escritório físico no Instituto Aggeu Magalhães (IAM/Fiocruz PE). O ObservaPICS possui apoio do Ministério da Saúde e parceria com a Biblioteca Virtual em Saúde em Medicinas Tradicionais Complementares e Integrativas em Saúde (BVS-MTCI-BIREME), o CABSIN e a Rede PICS Brasil.

O ObservaPICS tem como objetivo debater e articular a troca de conhecimento, assim como estimular e produzir pesquisas, comparar e responder diferentes questões quanto à validação das práticas integrativas e complementares e sua integração às práticas de saúde do paradigma biomédico. Também promove a reflexão teórico-conceitual e prática, mapeamento e análise crítica das medicinas tradicionais e PICS, com ênfase nas experiências do SUS.

Na pesquisa de cunho exploratório, descritivo e de abordagem quantitativa denominada "Formação, pesquisa e incorporação de tecnologias sociais no SUS", foram identificados 548 grupos que apresentaram descritores e linhas de pesquisas relacionadas às PICS no CNPq, com destaque para a região Sudeste (31%); vinculados a instituições públicas de ensino (85%); em diferentes áreas do conhecimento, com ênfase nas ciências da saúde (31%); e a temática de plantas medicinais, que é a prática que concentra maior interesse dos grupos (65%), com maior parte dos estudos vinculada às ciências biológicas[8].

MAPAS DE EVIDÊNCIAS CLÍNICAS EM MEDICINAS TRADICIONAIS, COMPLEMENTARES E INTEGRATIVAS

Como contribuição para informar políticas públicas, facilitar o acesso às evidências clínicas disponíveis e identificar lacunas de conhecimento, os mapas de evidências clínicas em PICS nasceram de uma parceria CABSIN-BIREME/OPAS/OMS, após reunião em 2019 com Ministério da Saúde, quando foi demandado esse mapeamento de evidências baseadas em revisões de estudos clínicos por um grupo de pesquisadores especializados nas áreas das PICS. Esse projeto reuniu 40 pesquisadores de todo Brasil selecionados pelo CABSIN como especialistas dentro das várias práticas estudadas.

Os mapas de evidências em MTCI apresentam, em uma matriz de intervenções e resultados, uma visão geral e uma síntese gráfica das evidências sobre intervenções de sistemas médicos e métodos terapêuticos das MTCI para subsidiar políticas públicas para os principais problemas de saúde da população. Os mapas são elaborados em um processo que envolve uma busca sistemática de revisões nas principais bases de dados, seleção dos estudos de acordo com os critérios de inclusão e sua subsequente caracterização[9].

São ferramentas com a dupla função de sintetizar a evidência disponível sobre um tema específico e identificar lacunas de conhecimento. Uma característica particular dos mapas de evidência, que os diferencia de outros métodos de síntese, é o uso de representações gráficas ou representações dinâmicas, através de bancos de dados *on-line* interativos, que facilitam a interpretação dos resultados. O método também permite a integração de diferentes tipos de evidência, assim como a representação de sua força. Essas características os tornam instrumentos úteis para a tomada de decisão informada e para a priorização das necessidades de pesquisa, a fim de suprir lacunas de conhecimento para gerentes, profissionais da saúde e pacientes.

A síntese das práticas nas revisões avaliadas com foco em resultados ou eficácia clínica das intervenções, por exemplo, pode ser apresentada conforme o gráfico da Figura 1, que mostra, de forma clara, que a eficácia da prática mais estudada na saúde mental é a meditação, enquanto a mais utilizada em pesquisa para efeitos físicos e metabólicos é acupuntura. Outro dado interessante advindo desse gráfico é que houve mais pesquisa sobre yoga e práticas corporais chinesas na área de efeitos físicos e metabólicos do que saúde mental.

Foram incluídas apenas revisões de estudos clínicos, em sua quase total maioria revisões sistemáticas e metanálises no sentido de se ater ao topo da pirâmide de evidências. O mapeamento das revisões avaliou a aplicação clínica de sete PICS sobre diversas condições de saúde pública que acometem a população mundial. As sete PICS selecionadas pelo Ministério da Saúde para serem mapeadas foram medicina tradicional chinesa (MTC), plantas medicinais/fitoterapia, meditação, yoga, shantala, reflexologia e ozonioterapia. As MTC foram divididas em três mapas: acupuntura, auriculoterapia e práticas corporais da MTC como tai chi. As plantas medicinais/fitoterapia foram divididas em três mapas: saúde mental e qualidade de vida, distúrbios metabólicos e fisiológicos

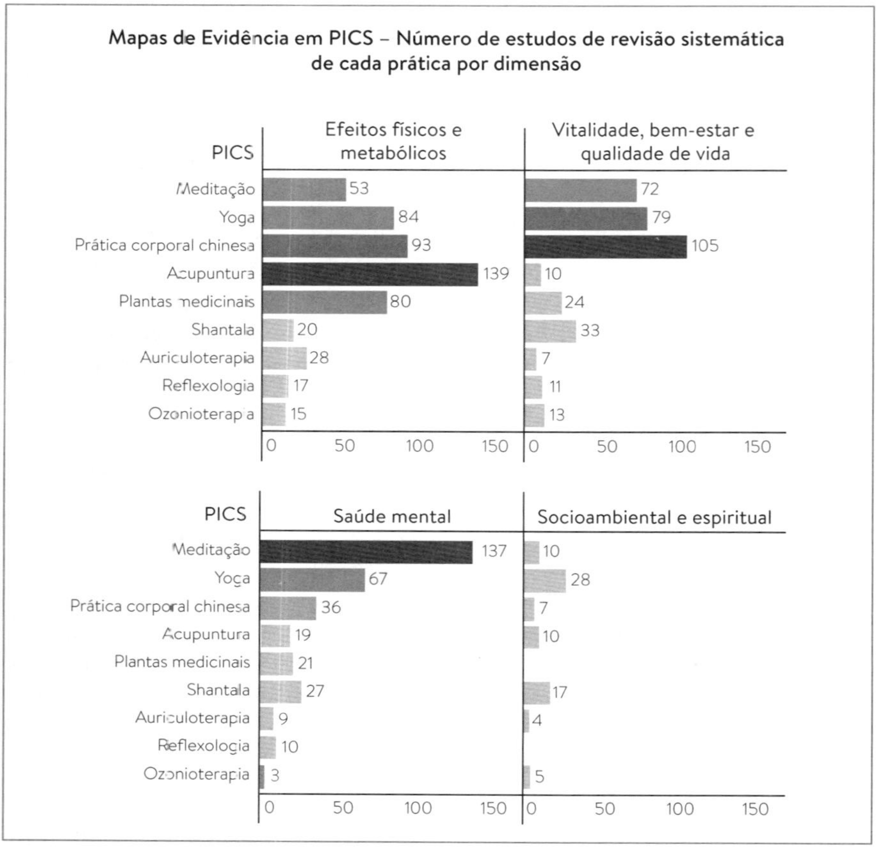

Figura 1 Número de revisões sistemáticas de cada prática integrativa e complementar de saúde (PICS) por categoria de desfecho clínico.

e doenças crônicas e dor. A ozonioterapia foi dividida em dois mapas: ozonioterapia médica e bucal. Os mapas trazem uma visão geral e uma síntese gráfica das evidências sobre intervenções distribuídas em 12 mapas produzidos e publicados pela parceria BIREME/OPAS e CABSIN e trazem conteúdos fundamentais para implantação de políticas públicas na área informadas por evidência:

- Efetividade clínica da acupuntura.
- Efetividade clínica da auriculoterapia.
- Efetividade clínica das práticas mente e corpo da medicina tradicional chinesa.

- Efetividade clínica das plantas medicinais e fitoterapia para saúde mental e qualidade de vida.
- Efetividade clínica das plantas medicinais e fitoterapia para distúrbios metabólicos e fisiológicos.
- Efetividade clínica das plantas medicinais e fitoterapia para doenças crônicas e dor.
- Efetividade clínica da prática da meditação.
- Efetividade clínica da prática do yoga.
- Efetividade clínica da shantala.
- Efetividade clínica da reflexologia.
- Aplicação clínica da ozonioterapia bucal.
- Efetividade clínica da ozonioterapia médica.

Esses mapas de evidência reúnem 888 estudos de revisões sistemáticas mostrando efeitos positivos desse conjunto de sete PICS. Entre as 888 revisões mapeadas, 191 são de meditação, 175 de acupuntura, 164 de práticas corporais chinesas, 150 de yoga, 101 de plantas medicinais, 38 de auriculoterapia, 36 de shantala, 18 de reflexologia e 15 de ozonioterapia.

Quanto aos desfechos clínicos as revisões sistemáticas tiveram ênfase nas áreas de saúde mental: depressão (150 revisões), transtorno de ansiedade (127 revisões), estresse (90 revisões), distúrbio de sono (63 revisões) e distúrbio do humor (30 revisões), totalizando quase metade dos estudos, ou seja, 465 revisões sistemáticas. As outras condições clínicas de destaque foram: bem-estar e qualidade de vida (95 revisões), câncer (57 revisões), disfunções físicas (51 revisões), dor (42 revisões), hipertensão arterial (35 revisões), diabetes (33 revisões), fadiga (33 revisões) e distúrbio de equilíbrio (33 revisões).

Todo o trabalho de síntese do conhecimento foi realizado de acordo com a "Iniciativa internacional para avaliação de impacto" (3iE), "Metodologia da lacuna de evidência" e as "Diretrizes do prisma". A ferramenta AMSTAR 2 foi utilizada para analisar a qualidade das revisões sistemáticas incluídas. Cada mapa de evidências foi apoiado por um painel de especialistas técnicos, bibliotecários, profissionais, formuladores de políticas e pesquisadores especialistas em conteúdo. Os mapas são fáceis de navegar, a maioria dos estudos incluídos é de acesso livre e o texto completo está disponível em inglês. Todos os mapas estão disponíveis em http://mtci.bvsalud.org/en/evidence-map/.

A disposição dos mapas de evidências é *on-line* de forma interativa, permitindo aos usuários identificar e acessar as evidências existentes. A Figura 2 ilustra uma das apresentações dos mapas. Nas células da matriz, os círculos localizados nas interseções entre as intervenções e os desfechos representam os estudos identificados. O tamanho do círculo representa o volume de estudos.

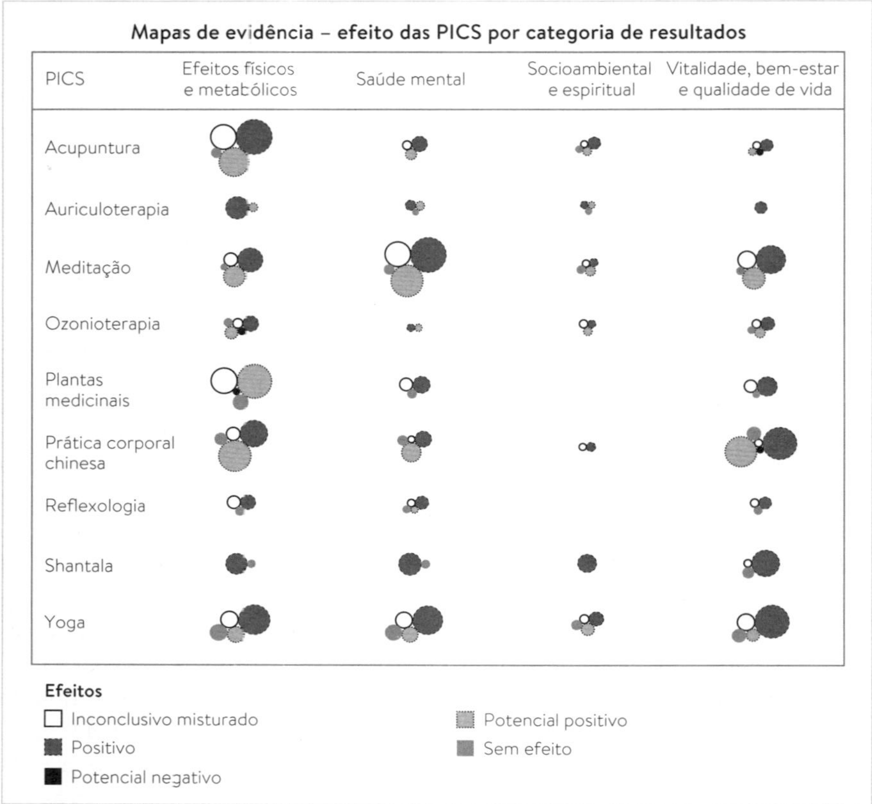

Figura 2 Mapas de evidências ilustrando os efeitos das práticas integrativas e complementares em saúde (PICS) por resultado: positivo, potencial positivo, inconclusivo/misturado, sem efeito, potencial negativo e negativo.

A cor dos círculos representa o nível de confiança (alto, moderado, baixo) de acordo com uma qualificação metodológica dos estudos incluídos no mapa.

Os doze mapas foram coordenados pela equipe Verônica Abdala (BIREME/OPAS), Ricardo Ghelman (CABSIN), Mariana Cabral Schveitzer (CABSIN) e Caio Fabio Schlechta Portella (CABSIN). Os mapas específicos foram coordenados por Hildebrando Sábato (acupuntura), Adair Roberto Soares (auriculoterapia), Mariana Cabral Schveitzer (práticas mente corpo da MTC e reflexologia), Carla Holandino e Bettina Monika Ruppelt (plantas medicinais), Caio Fabio Schlechta Portella (meditação), Danilo Santaella (yoga), Ricardo Ghelman e Priscila Araujo Duprat de Brito (shantala), Rosely Cardon (ozonioterapia bucal) e Maria Emilia Gadelha (ozonioterapia médica). Os resumos dos achados dos mapas estão listados a seguir.

Efetividade clínica da medicina tradicional chinesa (MTC)

Acupuntura

O mapa apresenta uma visão geral das evidências sobre os efeitos da acupuntura para desfechos em saúde. A partir de uma ampla busca bibliográfica (PubMed e BVS), foram incluídos no mapa 171 estudos de revisão (48 revisões sistemáticas e 123 revisões sistemáticas com metanálise). Todos os estudos foram avaliados, caracterizados e categorizados por um grupo de pesquisadores da área científica do Colégio Médico Brasileiro de Acupuntura (CMBA).

Auriculoterapia

O mapa apresenta uma visão geral das evidências sobre os efeitos da auriculoterapia para diferentes condições clínicas a partir de uma ampla busca bibliográfica incluindo 38 estudos de revisão sistemática, revisão integrativa, revisão de escopo e metanálise. Todos os estudos foram avaliados, caracterizados e categorizados em quatro grupos de intervenções: acupressão, auriculopuntura, eletroacupuntura e fotobioestimulação. Esse mapa contou com a colaboração de um grupo de pesquisadores coordenados pela Universidade Federal de Santa Catarina (UFSC).

Práticas mente e corpo da MTC

O mapa apresenta visão geral das evidências sobre os efeitos das práticas mente e corpo da MTC, por exemplo, tai chi, para diversas condições clínicas. A partir de uma ampla busca bibliográfica de estudos entre 1989 e 2019, foram incluídas no mapa 180 revisões sistemáticas, que foram avaliadas, caracterizadas e categorizadas pelo Grupo de Pesquisa em Promoção da Saúde e Práticas Integrativas e Complementares da Universidade Federal de São Paulo (GPPIC/Unifesp).

Efetividade clínica das plantas medicinais e fitoterapia

A quantidade e diversidade dos 134 estudos de revisão sistemática com plantas medicinais e fitoterápicos gerou a subdivisão em três mapas. Todos os estudos foram avaliados, caracterizados e categorizados por um grupo de pesquisadores do Laboratório de Pesquisa & Desenvolvimento de Práticas Integrativas e Complementares da Faculdade de Farmácia da Universidade Federal do Rio de Janeiro (LabPICs/UFRJ).

Saúde mental e qualidade de vida

A partir de uma ampla busca bibliográfica foram incluídos no mapa 37 estudos de revisão sistemática.

Distúrbios metabólicos e fisiológicos

A partir de uma ampla busca bibliográfica foram incluídos no mapa 48 estudos de revisão sistemática.

Doenças crônicas e dor

A partir de uma ampla busca bibliográfica foram incluídos no mapa 49 estudos de revisão sistemática.

Efetividade clínica da prática da meditação

O mapa apresenta uma visão geral das evidências sobre os efeitos da meditação para diversas condições clínicas e de saúde da população em geral. A partir de uma ampla busca bibliográfica de estudos publicados e não publicados, foram incluídos no mapa 191 revisões (78 revisões sistemáticas, 110 metanálises, 2 metassínteses e 1 revisão integrativa). Sobre os tipos de meditação: 147 revisões avaliaram resultados a partir de técnicas de *mindfulness* ou derivados, 34 revisões avaliaram meditação geral, 8 revisões de meditação transcendental, três revisões técnicas de compaixão e 1 revisão avaliou práticas de atenção focada. Todos os estudos foram selecionados, avaliados, caracterizados e categorizados por pares de pesquisadores da área de meditação coordenados diretamente pelo CABSIN.

Efetividade clínica da prática do yoga

O mapa apresenta uma visão geral das evidências sobre os efeitos clínicos da prática do yoga em diversas condições de saúde, qualidade de vida e bem-estar. A partir de uma ampla busca bibliográfica foram incluídos no mapa 150 estudos de revisão sistemática. Todos os estudos foram avaliados, caracterizados e categorizados por um grupo de pesquisadores em yoga da Universidade de São Paulo (USP).

Efetividade clínica da shantala

O mapa apresenta as evidências sobre efetividade clínica da shantala sistematizada a partir de 38 estudos de revisões. A maioria das evidências concentra-se em massagem-terapia aplicada em recém-nascidos internados por profissionais de saúde para os seguintes desfechos: redução de dor, melhora do crescimento, desenvolvimento neuropsicomotor, tempo de internação hospitalar, imunidade, estresse e qualidade do sono. Todos os estudos foram avaliados, caracterizados e categorizados por um grupo de pesquisadores do CABSIN.

Efetividade clínica da reflexologia

O mapa apresenta uma visão geral das evidências sobre os efeitos da reflexologia para diversas condições clínicas. A partir de uma ampla busca bibliográfica de estudos publicados e não publicados entre 2000 e 2019, foram incluídas no mapa 18 revisões sistemáticas, que foram avaliadas, caracterizadas e categorizadas pelo GPPIC/Unifesp.

Efetividade clínica da ozonioterapia

Ozonioterapia bucal

Este mapa apresenta uma visão geral das evidências sobre os efeitos da ozonioterapia bucal para várias condições clínicas e de saúde das pessoas a partir da caracterização de 15 estudos de revisão, distribuídos graficamente em uma matriz com seis intervenções em uma série de resultados clínicos agrupados em nove categorias. A maioria dos estudos concentra-se na intervenção com água ozonizada tópica e mistura gasosa oxigênio-ozônio tópica aplicada no tratamento de cárie, dor, cicatrização e inflamação. Colaboraram com a construção deste mapa pesquisadores do Centro de Excelência Prótese Implante da Faculdade de Odontologia da Universidade de São Paulo (FOUSP).

Ozonioterapia médica

Este mapa apresenta uma visão geral das evidências e lacunas existentes sobre os efeitos da ozonioterapia médica para diversas condições clínicas. A partir de uma ampla busca bibliográfica de estudos publicados e não publicados entre 2000 e meados de 2019, foram incluídas no mapa 14 revisões sistemáticas. Todos os estudos foram avaliados, caracterizados e categorizados pela Sociedade Brasileira de Ozonioterapia Médica (SOBOM) e contou com o apoio da World Federation of Ozone Therapy (WFOT).

Além dos 12 mapas desenvolvidos pela equipe de pesquisadores brasileiros, descritos anteriormente, por iniciativa da cooperação do CABSIN e BIREME com a Rede MTCI Américas e em resposta à necessidade de enfrentamento da pandemia, foi realizado um outro mapa que contou com uma grande equipe de voluntários de vários países da América Latina que incluiu, além das revisões, também estudos clínicos primários.

CONTRIBUIÇÕES DAS MEDICINAS TRADICIONAIS, COMPLEMENTARES E INTEGRATIVAS (MTCI) NO CONTEXTO DA PANDEMIA DE COVID-19

Este mapa apresenta uma visão geral das possíveis contribuições das MTCI na pandemia da Covid-19. Essas contribuições estão organizadas em três categorias: imunidade/efeito antiviral contra vírus respiratórios; tratamento complementar de sintomas de infecções respiratórias; e saúde mental. Quando o mapa inclui revisões e estudos primários, como foi este o caso, a classificação do nível de confiança é predefinida de acordo com os tipos de estudos.

Para a criação do mapa foram caracterizados 126 estudos de revisão e incluídos excepcionalmente estudos clínicos controlados, distribuídos em uma matriz com 62 intervenções classificadas nas três categorias mencionadas. As intervenções representam especialmente as plantas medicinais/fitoterapia, medicina tradicional chinesa, terapias mente-corpo como meditação e yoga, probióticos e suplementos nutricionais, além de medicamentos dinamizados, homeopáticos e antroposóficos. Especificamente este mapa, além de contar com a equipe de pesquisadores brasileiros, incluiu pesquisadores de mais de 10 países convidados pela parceria CABSIN-Rede MTCI Américas.

CONSIDERAÇÕES FINAIS

Instituições nacionais e internacionais de pesquisa como o CABSIN, o ObservaPICS, o Grupo Temático de Racionalidades Médicas e PICS da Abrasco, assim como a Rede MTCI Américas, a BIREME/OPAS/OMS, o NCCIH-NIH, o ISCMR e os outros Consórcios Acadêmicos de Medicina e Saúde Integrativa na América do Norte e na Holanda são fundamentais no sentido de orquestrar a produção e a sistematização do conhecimento científico para subsidiar as estratégias nos níveis federal, estaduais e municipais, para implementação de políticas e recursos da área de MTCI informados por evidência.

A promoção de uma mudança na cultura de saúde, incorporando recursos tradicionais e complementares de forma aditiva aos sistemas de saúde dentro da proposta integrativa, é um desafio político, social e acadêmico, considerando que deve ser baseado em pesquisas. As práticas de meditação, a acupuntura, práticas corporais da medicina chinesa, yoga e as plantas medicinais destacam-se dentro do mapeamento de evidências clínicas realizado com enorme volume de revisões sistemáticas mostrando os efeitos positivos na redução da depressão, ansiedade, insônia, estresse e no tratamento de problemas metabólico-inflamatórios crônicos de saúde como é o caso da hipertensão, diabetes e das dores crônicas.

Sabe-se que atualmente a grande concentração de investimento em pesquisa está destinada ao modelo focado em condições terciárias de saúde com alto grau de especialização e recursos tecnológicos de alto custo. Essa atitude apresenta um problema quanto à estrutura de prioridade em saúde pública, uma vez que a maior parte dos desafios atuais globais em nível de saúde pública possuem natureza crônica, associados principalmente ao estilo de vida, gerando agravos cumulativamente e alto índice de mortalidade como doenças cardiovasculares e câncer. Talvez o principal ponto de contribuição das MTCI seja a sustentação de uma abordagem em saúde ampliada e focada na integralidade e promoção de saúde que têm demonstrado soluções para o cuidado em saúde mais condizentes com os recursos e a realidade dos países no panorama contemporâneo[10]. Do ponto de vista de investimento é preciso, portanto, disponibilizar recursos para o desenvolvimento de pesquisa sobre estratégias de cuidado com essas práticas que sejam aplicadas na população fundamentalmente em uma fase preventiva e anterior à cronificação das doenças, assim como no controle dos sintomas de saúde mental e das doenças crônico-degenerativas e na fase de reabilitação[*].

REFERÊNCIAS BIBLIOGRÁFICAS

1. Treister-Goltzman Y, Peleg R. Trends in publications on complementary and alternative medicine in the medical literature. J Complementary and Integrative Med. 2015;12:111-5.
2. Reddy B. What's new in the NCCIH Strategic Plan. Acupunct Today. 2016;17.
3. The Consortium of Academic Health Centers for Integrative Medicine. Academic Consortium for Integrative Medicine & Health. 2017. Disponível em: https://www. imconsortium.org/about/about-us. cfm.
4. Warber SL. Founding the International Society for Complementary Medicine Research. Evidence-Based Integr Med. 2004;1:223.
5. Organización Mundial de la Salud. Estrategia de la OMS sobre medicina tradicional 2014-2023. Organización Mundial de la Salud. 2013;72.

* Gostaríamos de agradecer o conjunto de pesquisadores de várias universidades brasileiras, a equipe da BIREME e a do CABSIN que conduziram os mapas de evidência clínica nomeados a seguir: Adair Roberto Soares, Adriana Passos Oliveira, Andreia Traina, Beatriz Martins de Sá Hyacienth, Bernardo Coutinho, Bettina Monika Ruppelt, Caio Fabio Schlechta Portella, Carla Holandino, Dalva C. Laganá, Danilo Santaella, Diogo Silva Martin, Erika Cardoso Pereira, Fernando Farias Fogaça, Gabriela Caires, Hildebrando Sábato, Jorge Hosomi, José Carlos Tavares, Joseane Costa, Li Shih Min, Lissandra Zanovelo, Marcia A.M Capella, Mariana Cabral Schveitzer, Michele Nonato, Nilo Gardin, Pamela Siegel, Paula Pasqualucci, Priscila Araujo Duprat de Brito, Renato Murasaki, Ricardo Ghelman, Rosely Cardo, Rosemeire Rocha Pinto, Rui Ferreira Afonso, Vânia E. C. Bucco e Verônica Abdala.

6. Brasil. Ministério da Saúde. Secretaria de Atenção à Saúde Departamento de Atenção Básica. Política Nacional de Práticas Integrativas e Complementares no SUS - PNPIC-SUS. 2006. Série B. Textos básicos de saúde 91.
7. WHO. WHO global report on traditional and complementary medicine 2019. In: WHO global report on traditional and complementary medicine 2019. WHO, 2019.
8. ObservaPICS. Formação, pesquisa e incorporação de tecnologias sociais no SUS: estratégia de ação para a capacitação sobre expansão e consolidação das práticas integrativas e complementares na estratégia da Saúde da Família. Disponível em: http://observapics.fiocruz.br/ciencia-aberta/#publicacoes.
9. CABSIN. Mapas de Evidência BVS MTCI. 2020. Disponível em: https://mtci.bvsalud.org/pt/mapas-de-evidencia-2/.
10. Baars EW, Hamre HJ. Whole Medical Systems versus the System of Conventional Biomedicine: a critical, narrative review of similarities, differences, and factors that promote the integration process. Evidence-based Complement Altern Med. 2017;1-13.

SEÇÃO II

MEDICINAS TRADICIONAIS, INTEGRATIVAS E COMPLEMENTARES

6
Racionalidades médicas: a gênese de um conceito na pesquisa

Madel Therezinha Luz

INTRODUÇÃO

Durante a década 1980 desenvolvi, com alunos da área de Sociologia e Comunicação (Instituto de Filosofia e Ciências Sociais/Escola de Comunicação) da Universidade Federal do Rio de Janeiro (UFRJ), orientandos de mestrado em Saúde Coletiva do Instituto de Medicina Social da Universidade Estadual do Rio de Janeiro (Uerj), e a colaboração voluntária de homeopatas do Rio de Janeiro, uma pesquisa sócio-histórica sobre a prática da medicina homeopática no Brasil*. O projeto dava continuidade à linha Instituições Médicas e Políticas de Saúde (1975-1980), geradora de várias publicações[1,2]. Sendo um projeto da área das Ciências Sociais, com abordagem sócio-histórica sobre a origem e o desenvolvimento da homeopatia no país, não foi questão de pesquisa a veracidade ou a legitimidade institucional dessa medicina, seja no plano teórico, seja no plano operativo, diagnóstico ou terapêutico. A pesquisa teve como fruto principal uma tese de professor titular da UERJ[3].

O núcleo central do objeto da pesquisa sobre a medicina homeopática foi a apreensão e análise do discurso e da prática específica de um sistema médico que se opunha, nos planos da diagnose, da terapêutica e da prática da consul-

---

* O projeto contou, para seu desenvolvimento, com o apoio da Financiadora de Estudos e Projetos (Finep), com bolsas do Conselho Nacional de Desenvolvimento Científico e Tecnológico (CNPq), Coordenação de Aperfeiçoamento de Pessoal de Nível Superior (Capes) e Fundação de Amparo à Pesquisa do Estado do Rio de Janeiro (Faperj). Realizou os Seminários Institucionais de Pesquisa em Homeopatia, entre 1982 e 1989, de âmbito inicialmente nacional, depois internacional, com a presença de pesquisadores sul-americanos e europeus, como o imunologista Jacques Benveniste.

ta, ao da medicina institucional, que já no século XIX era reconhecida como verdadeira, sendo reprodutora do conhecimento científico da época. Tanto o saber como a prática médica ensinada nas Faculdades Imperiais de Medicina (Rio de Janeiro e Salvador), fundadas pelo Imperador Pedro II no século XIX, se opunham – como até nossos dias se opõem – aos princípios de uma "medicina vitalista" como a homeopatia.

Para analisar os distintos períodos históricos dessa prática no Brasil, estabelecemos conjunturas institucionais, variando de acordo com debates, conflitos e acordos entre as duas medicinas. Ao longo da análise dos documentos e depoimentos, foi sendo evidenciado que a homeopatia, mais que uma intervenção terapêutica exótica, dissidente da praticada pela Escola Médica, ou de uma "medicina de pobres" (escravos e população urbana desassistida), como era conhecida durante as epidemias do século XIX, era um sistema médico complexo distinto do vigente.

Delineou-se paulatinamente, durante a pesquisa histórica e as entrevistas com médicos praticantes da homeopatia, a existência de uma dimensão específica da prática técnica homeopática: uma dimensão diagnóstica, construída com o discurso oral dos pacientes, constando da descrição minuciosa, pelos sujeitos, dos seus sintomas de adoecimento e da variação individual desses sintomas: física, psíquica, temporal, ambiental, espacial e sazonal.

Coerentemente, foi se tornando claro no projeto o porquê da intervenção médica destinada a um indivíduo específico e não a uma doença específica. Para pessoas desviadas da ordem vital, o caminho de volta ao equilíbrio deve ser individual, por intermédio de medicamentos personalizados, de acordo com a manifestação sintomatológica individual, mesmo havendo uma doença comum.

O saber técnico acumulado na dimensão terapêutica homeopática emerge como expressão de uma dimensão de cuidado medicamentoso dispensado ao indivíduo doente. Objetiva a busca do reequilíbrio vital dos sujeitos. Os pesquisadores constataram que, consequentemente, a homeopatia não tem como núcleo central de sua prática de diagnose um catálogo de doenças, mas modos de adoecimento dos indivíduos. Essa centralidade no sujeito individual define a homeopatia como um sistema médico em que a fisiologia, ou dinâmica vital humana, é não apenas um elemento constitutivo da diagnose e da terapêutica; é também parte da afirmação de que a morfologia humana (anatomia) e sua dinâmica vital (fisiologia) atuam em movimento sincrônico constante, indo assim além da anatomia clássica. A homeopatia é, portanto, uma racionalidade médica específica, distinta da medicina tradicional, ou biomedicina. A questão colocada a seguir foi: existem outras racionalidades médicas? Como descrevê-las?

AS RACIONALIDADES MÉDICAS, SISTEMAS MÉDICOS COMPLEXOS: DEFINIÇÃO E DIMENSÕES

O resumo sintético a seguir reúne as principais hipóteses teóricas e descobertas conceituais oriundas da primeira fase da pesquisa, concernindo à definição de racionalidades médicas como sistemas médicos complexos, ignorados pelas ciências da vida como tal. Descreve e analisa as dimensões dos quatro primeiros sistemas estudados: medicina ocidental contemporânea ou biomedicina (em razão de sua estreita colaboração com as biociências), homeopatia, medicina tradicional chinesa e medicina ayurvédica (ou ayurveda).

Analisa-se, sobretudo nesta fase inicial, a própria definição do que é conceito neste quadro teórico complexo. Não pretendo aqui ineditismo, novas formulações, ou reformulações em função de descobertas, certamente posteriores a esta fase. De fato, as centenas de páginas publicadas por esta autora e pelos pesquisadores do grupo Racionalidades Médicas[4], mantido ativo pela prática de pesquisa de dezenas de mestrandos e doutorandos da área disciplinar envolvendo a saúde ao longo de três décadas, torna desnecessária tal pretensão.

Pretendo mostrar concisamente aqui o que entendi desde o início como conceito, no sentido epistemológico tradicional, isto é, como o átomo teórico básico de todas as disciplinas, e o conceito adotado na pesquisa, em termos de tipo ideal, como foi formulado por Max Weber no campo das ciências humanas. São de fato dois tipos de definição de conceito: um, fruto da tradição epistemológica clássica, desde a Grécia; outro, fruto da evolução no campo das Ciências Humanas, do fim do século XIX ao início do século XX, e que se tornou, no decorrer desse século, elemento teórico de referência para pesquisadores das áreas de Ciências Humanas, gerando dezenas de livros e artigos de autores que tomaram Weber como macrorreferência, não sem frequentes contendas com outras orientações teóricas, sobretudo na área da Sociologia Política. Neste capítulo apenas reuni alguns trechos de definições da fase inicial da pesquisa Racionalidades Médicas, revisitando livros, artigos, apresentações em congressos, reformulando afirmações consideradas pouco claras ou questionáveis, enxugando o texto ao máximo, mas o suficiente para não torná-lo inaccessível aos praticantes da área da Saúde, nos seus vários ramos disciplinares.

O conceito clássico (teoria do conhecimento, grega ou moderna) é base de definição *a priori* dos conjuntos de fatos já confirmados ou de projetos ainda hipotéticos: é o elemento teórico básico de representação do real, concernindo a qualquer área científica; é o átomo constitutivo da construção de teorias, tendo função analítica epistemológica, isto é, explicativa. Um exemplo pode ser o próprio átomo, base conceitual das ciências físicas, biológicas, astrofísicas etc.

O conceito ideal típico (Max Weber) é uma definição teórica relativa a conjuntos de fatos ou fenômenos estruturais concernindo à realidade sócio-histórica, fruto da ação e das relações sociais (elemento teórico básico interpretativo das estruturas). Função interpretativa, portanto.

O tipo ideal é, assim, uma construção lógica e epistemológica *a posteriori*: o conceito é elaborado a partir de operação indutiva, que parte de características estruturais da realidade social, definidas como traços "modelares", tendo, portanto, função teórica interpretativa.

A CATEGORIA RACIONALIDADE MÉDICA E SUA CONSTRUÇÃO COMO TIPO IDEAL: DIMENSÕES

- Morfologia humana (anatomia),
- Dinâmica vital humana (fisiologia).
- Doutrina médica (diagnose).
- Sistema diagnóstico (classificação de doenças ou modos de adoecimento).
- Sistema terapêutico (intervenção visando à cura ou eliminação de doenças).
- Cosmologia: a base das representações socioculturais do mundo, ou natureza, e das interações com a vida humana e seus modos de adoecimento, morte ou cura).

Quadro 1 Quadro classificatório comparativo das racionalidades médicas: descrição das dimensões específicas: traços específicos (teóricos) e aspectos descritivos

Racionalidades médicas	Cosmologia	Doutrina médica	Morfologia	Dinâmica vital (fisiologia)	Sistema diagnóstico	Sistema terapêutico
Medicina ocidental contemporânea	Traços fundamentais	Traços básicos	Aspectos principais	Aspectos principais	Aspectos principais	Formas principais de intervenção
Medicina homeopática	Traços fundamentais	Traços básicos	Aspectos principais	Aspectos principais	Aspectos principais	Formas principais de intervenção
Medicina tradicional chinesa	Traços fundamentais	Traços básicos	Aspectos principais	Aspectos principais	Aspectos principais	Formas principais de intervenção
Medicina ayurvédica	Traços fundamentais	Traços básicos	Aspectos principais	Aspectos principais	Aspectos principais	Formas principais de intervenção

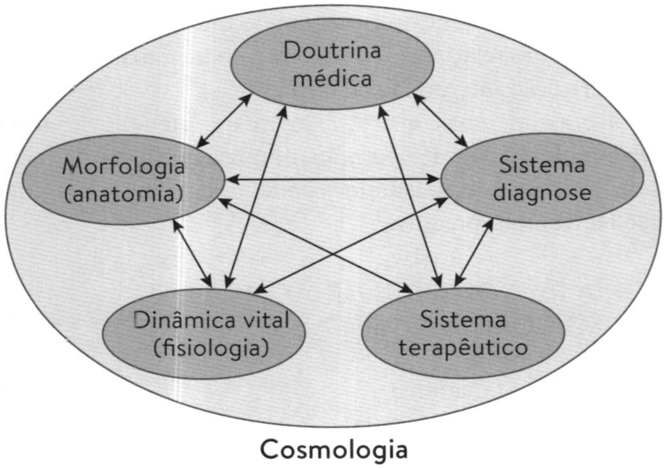

Figura 1 Quadro ilustrativo das dimensões interativas constitutivas das racionalidades médicas.

COEXISTÊNCIA ATUAL DE PARADIGMAS NAS RACIONALIDADES MÉDICAS NA CULTURA: O PARADIGMA BIOMECÂNICO E O PARADIGMA VITALISTA

Paradigma vitalista e racionalidades médicas holísticas

- Homeopatia, fruto de um cisma na racionalidade médica ocidental.
- Medicina tradicional chinesa.
- Medicina védica (ayurvedha).
- Medicina antroposófica.

Aproximações e diferenças conceituais da medicina antroposófica com as outras racionalidades médicas vitalistas

- Cosmologia: o holismo (relação todo-partes) como modo de percepção das relações macro e microcosmo na vida e na saúde (natureza-ser humano).
- Episteme fundada na analogia (e não na análise).
- Papel de metáforas e imagens simbólicas na descrição cosmológica.
- Correspondências da cosmologia na morfologia e na dinâmica vital.
- O sujeito humano é o núcleo de intervenção na diagnose e na terapêutica.

PARADIGMAS DE SAÚDE COEXISTINDO NA SOCIEDADE CONTEMPORÂNEA

O paradigma moderno biomecânico da normalidade x doença

Subsiste na pós-modernidade de dois modos e estratégias principais: modelos da biomedicina de combate e de prevenção das doenças (prevenção e promoção).

- O modelo de prevenção busca prevenir enfermidades agudas e crônicas individuais e/ou coletivas.
- O modelo promocionista busca manter a saúde por intermédio de práticas saudáveis; não adoecer, não envelhecer, conservar a "juventude" o maior período da existência.

O paradigma da promoção da saúde na biomedicina e nas práticas de saúde

Consiste no uso de práticas físicas, mentais e da nutrição como instrumentos estratégicos.

- A versão promocionista tem como sentido permanecer saudável e ter qualidade de vida.
- A versão estética tem como sentidos: ter beleza, vigor e conservar a juventude; a busca simbólica da imortalidade; a farmacologização da saúde e do viver (fármacos preventivos).
- A versão vitalista tem como sentidos: a busca da expansão da saúde humana (equilíbrio, expansão da vitalidade, harmonia das dimensões humanas); práticas de valores alternativos aos atuais, em termos de nutrição e de ações mentais, geralmente grupais; busca do viver bem.
- A programação da vida e do viver tem como sentido o movimento de controle social da vida, desde seu início ao finalizar-se, não mais apenas pelas instâncias estatais, mas por diversas instâncias da sociedade civil, como instituições civis, religiosas, educativas e publicitárias.

REFERÊNCIAS BIBLIOGRÁFICAS

1. Luz MT. As instituições médicas no Brasil – instituição e estratégia de hegemonia. 2. ed. Rio de Janeiro: Graal; 1979. 295p.
2. Luz MT. Medicina e ordem política brasileira. Rio de Janeiro: Graal; 1982.
3. Luz MT. A arte de curar *versus* a ciência das doenças: história social da homeopatia no Brasil. São Paulo: Dynamis Editorial (apoio Abrasco); 1996. 342p.
4. Luz MT, Filice de Barros N. Racionalidades médicas e práticas integrativas em saúde. Rio de Janeiro: Cepesc-IMS-Uerj-Abrasco; 2017, 440p.

7
A Medicina Tradicional Chinesa como Medicina Integrativa

Tazue Hara Branquinho
Dirceu de Lavôr Sales

HISTÓRIA E TEORIAS DA MEDICINA TRADICIONAL CHINESA

Introdução

A teoria da Medicina Tradicional Chinesa (MTC) apresenta forte entrelaçamento com as correntes filosóficas e culturais que influenciaram a sociedade chinesa por mais de 2 mil anos desde muitos séculos antes da era cristã, sendo estas, basicamente, o confucionismo e o taoísmo mesclado com o budismo[1]. Os conceitos de Qi, Yin e Yang e dos 5 elementos são a base da teoria dessa medicina milenar. Os antigos chineses acreditavam que o homem é parte integrante da natureza: "*o homem é um microcosmo dentro do macrocosmo*". Assim, as mesmas leis atribuídas para entender a dinâmica da natureza foram aplicadas para o entendimento do ser humano.

> "*Só há uma energia, o* Qi, *que é a matéria fundamental que constitui o universo, e tudo no mundo é o resultado de seus movimentos e transformações.*"
>
> "*Todos os fenômenos do universo encerram os dois aspectos opostos do* Yin *e do* Yang *como a noite e o dia, o frio e o calor, o repouso e a atividade, etc....*"
>
> "*O universo é formado pelo movimento e transformação dos cinco princípios representados pelos elementos: Madeira, Fogo, Terra, Metal e Água.*"[2]

Enquanto a Medicina Convencional do Ocidente (MO) utiliza os estudos analíticos e científicos para entender o homem, a doença e seu processo de adoecimento, a MTC o faz com informações obtidas pela observação empírica e com base nesses conceitos filosóficos. Os antigos chineses viam a importância de o microcosmo homem saber manter seu equilíbrio interno para estar saudável e assim evitar o adoecimento.

Outro aspecto de relevância na MTC é o conceito de que as atividades mentais e emocionais mantêm íntima relação com o Qi, Sangue e os órgãos cheios Zang. Os órgãos Zang, principalmente o Coração, recebem os estímulos externos e com os seus respectivos Jing Qi se prestam como base material para processá-los[2,3]. "*Coração é o que reúne o espírito*"[2] e "*Coração encerra o* Shen, *a consciência ou o espírito vital*"[4] e, dessa forma, esse órgão Zang atua nas correspondências psíquicas das demais vísceras[2]. A resposta emocional do indivíduo evocada mediante esse estímulo externo depende do Jing Qi (princípio essencial) armazenado nos seus órgãos Zang[3].

Coração encerra o Espírito Shen, a Mente, e governa a Alegria.
Pulmão encerra o Po, a Alma sensível, e governa a Tristeza.
Baço encerra o Yi, a Intenção, e governa a Reflexão.
Fígado encerra o Hun, a Alma espiritual, e governa a Raiva.
Rim encerra o Zhi, a Vontade, e governa o Medo[4].

História da Medicina Tradicional Chinesa

Em tempos antigos na China, acreditava-se que as doenças eram consequências dos males espirituais e as pessoas procuravam seu tratamento com sacerdotes ou curandeiros. Eles faziam algo como o "exorcismo dos maus espíritos", aplicação de rituais do tipo xamanísticos e usavam misturas de plantas e outras substâncias para a cura. Este último seria o primórdio da Medicina Hherbal Chinesa[5].

O livro *Clássico de Medicina Interna* (*Huang Di Nei Jing*) apresenta informações de que os chineses, já na era pré-histórica, faziam uso de agulhas feitas de pedra para tratamentos e que na sua era neolítica usavam pedras e areias aquecidas para aliviar as dores, o que seriam a origem da moxabustão[6]. O livro foi produzido na época dos Estados Combatentes (475-221 a.C.) e sua autoria apesar de frequentemente ser referido ao *Imperador Amarelo*, *Huang Di*, provavelmente foi escrito por vários diferentes autores. Próximo a completar mil anos após a produção o seu conteúdo passou por atualizações durante as dinastias Sui e Tang (581-907 d.C.)[3].

O livro apresenta a teoria básica da MTC, fisiologia normal e o processo de adoecimento do homem. Trata da Teoria do Yin e Yang e da Teoria dos 5 Elementos ou dos 5 Movimentos. Aborda o uso da acupuntura e da moxabustão no tratamento de algumas doenças. Já o uso de ervas medicinais é pouco mencionado. O desenvolvimento dos conhecimentos sobre as substâncias medicinais percorreu inicialmente regiões diversas às da acupuntura e moxabustão. A relação entre os conhecimentos sobre as plantas e outras substâncias medicinais com a teoria da MTC iniciou-se logo após o término das atualizações de *Huang Di Nei Jing*, durante a Dinastia Song (960-1279 d.C.). Esse meticuloso trabalho de integração para a formatação da Medicina Herbal Chinesa demorou quase quatrocentos anos, terminando em meados do século XIV[7].

Teorias da Medicina Tradicional Chinesa

A Teoria do Yin e Yang[2]

Yin e Yang são dois princípios opostos, interdependentes, ou seja, um não pode existir sem o outro. Esses dois princípios opostos formam uma unidade que está presente em todos os fenômenos e objetos do Universo, incluindo o homem, e constituem a lei geral de transformações. São os princípios da produção e do desenvolvimento dos fenômenos manifestos, bem como da destruição e do desaparecimento destes. De modo geral, a qualidade Yang é atribuída ao que está em atividade, em ascensão ou no alto, ao que é luminoso, quente e na superfície, e a qualidade Yin, sendo seu oposto, é então atribuída ao que está em repouso, descendente ou embaixo, ao que é sombrio, frio e interno. Essa qualificação de um objeto ou fenômeno como Yin ou Yang é relativa e não permanente, podendo, sob certas condições, transformar-se uma na outra. *"A água é de natureza fria e escorre para baixo e assim ela é* Yin, *o fogo é de natureza quente e suas chamas se elevam e assim ele é* Yang". "*O dia é* Yang *e a noite é* Yin, *mas a manhã é* Yang *dentro do (dia)* Yang, *a tarde é* Yin *dentro do (dia)* Yang, *o antes da meia-noite é* Yin *dentro do (noite)* Yin *e após a meia-noite é* Yang *dentro do* Yin. *E assim vêm o dia e a noite sucessivamente*"[2]. Quaisquer fenômenos ou objetos podem ser fragmentados ao infinito em subpartes Yin e Yang[2].

No homem, o Yin é a base material da capacidade de funcionar e o Yang é o seu funcionamento ou a sua manifestação. Quando os dois elementos estão em seu estado normal, controlam-se mutuamente, mantendo assim um equilíbrio dinâmico entre a matéria e a sua manifestação. Essa condição de equilíbrio é fundamental para uma vida correta e sadia. Pela teoria do Yin e Yang, se houver uma subida ou um declínio grande demais do Yin ou do Yang, ocorrerá o adoecimento. Assim, se o indivíduo homem se exceder nas suas atividades como o pensar, o trabalhar, se exercitar etc., pode desequilibrar essa relação Yin e Yang e adoecer.

A Teoria dos 5 Elementos ou dos 5 Movimentos[2]

Observando a natureza, os chineses desenvolveram o entendimento de que o universo é formado pelo movimento e a transformação de 5 princípios que foram representados pelos elementos: Madeira, Fogo, Terra, Metal e Água.

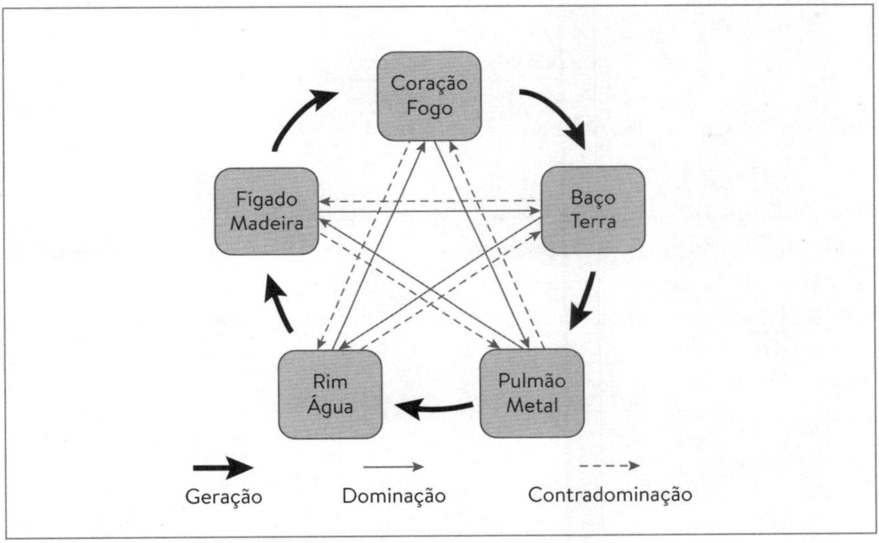

Figura 1 Teoria dos 5 Elementos ou dos 5 Movimentos.

Esses 5 princípios guardam uma relação constante entre si: se originam e se condicionam reciprocamente e seus movimentos e suas alterações incessantes realizam-se em ciclos que se sucedem.

Cada um desses 5 princípios tem propriedades específicas:

Madeira: produção e flexibilidade.
Fogo: calor e inflamação para o alto.
Terra: desenvolvimento e transformação.
Metal: pureza e robustez.
Água: frio e umidade.

Cada fenômeno e objeto do universo pode ser relacionado a um desses 5 princípios de acordo com sua natureza, função e forma (Tabela 1). Ao homem, sendo ele o microcosmo do universo, é também concebida essa correlação de forma que cada uma de suas vísceras Zang Fu, estruturas e emoções são relacionadas a um desses 5 princípios (Tabela 2).

Tabela 1 Correspondência dos 5 Elementos na natureza[2]

5 elementos	Madeira	Fogo	Terra	Metal	Água
5 estações	Primavera	Verão	Verão prolongado	Outono	Inverno
5 direções	Leste	Sul	Centro	Oeste	Norte
5 estados	Vento	Calor	Úmido	Seco	Frio
5 mutações	Nascimento	Desenvolvimento Crescimento	Mutação Transformação	Recepção	Conservação
5 cores	Azul	Vermelho	Amarelo	Branco	Preto
5 sabores	Azedo	Amargo	Doce	Picante	Salgado

Tabela 2 Correspondência dos 5 Elementos no homem[2]

5 elementos	Madeira	Fogo	Terra	Metal	Água
5 órgãos Zang	Fígado	Coração	Baço	Pulmão	Rins
5 órgãos Fu	Vesícula biliar	Intestino delgado	Estômago	Intestino grosso	Bexiga
5 órgãos dos sentidos Guan	Olho	Língua	Boca	Nariz	Orelha
Corpo	Músculos Tendões	Pulso	Carne	Pele Pelos	Ossos
Emoções	Raiva	Prazer	Pensamento	Tristeza	Temor

A Teoria dos 5 Elementos ou dos 5 Movimentos é utilizada na MTC principalmente para entender a dinâmica relacional dos 5 órgãos Zang no estado de saúde e também de adoecimento e, consequentemente, na elaboração do processo terapêutico.

A expressão "se originam reciprocamente" significa que os 5 Elementos se geram e se produzem mutuamente. A expressão "se condicionam reciprocamente" é o processo inverso pelo qual os elementos se governam e se restringem entre si. A ordem da geração é: a Madeira produz o Fogo, o Fogo produz a Terra, a Terra produz o Metal, o Metal produz a Água e a Água produz a Madeira. O elemento que o produz é chamado de Mãe e aquele que é produzido é chamado de Filho. A ordem da dominação é: a Madeira domina a Terra, a Terra domina a Água, a Água domina o Fogo, o Fogo domina o Metal e o Metal domina a Madeira.

Sem a produção não há aparecimento e desenvolvimento das coisas, sem dominação não se pode manter as transformações e o desenvolvimento em uma relação equilibrada. É essa condição de oposição e complementação que cria o movimento perpétuo. Na presença de algum fator anormal, esta dinâmica de geração e de dominação pode ser comprometida, favorecendo o aparecimento de mecanismos de hiperdominação e de contradominação. Exemplo: em uma relação de normalidade, a Madeira domina a Terra, mas se o Qi da Terra estiver muito enfraquecido ou o Qi da Madeira estiver muito forte, este irá hiperdominar a Terra. Agora, na relação da Madeira com o Metal, em uma situação de normalidade o Metal domina a madeira, mas se o Qi do Metal for insuficiente ou o Qi da Madeira for potente demais, este poderá então agredir o Metal em sentido inverso, cujo mecanismo é chamado de contradominação. No Su Wen, em seu capítulo 67, assim descreve estas relações: "O Qi aumentado invade aquele sobre o qual prevalece e ultraja aquele que prevalece sobre ele".

As vísceras Zang Fu, os Meridianos, o Qi, o Sangue e os Líquidos Orgânicos[2]

Os 5 órgãos Zang, Fígado, Coração, Baço, Pulmão e Rim, classificados de acordo com a Teoria dos 5 Elementos (Madeira, Fogo, Terra, Metal e Água), respectivamente são as vísceras "cheias" e a Vesícula Biliar, Intestino Delgado, Estômago, Intestino Grosso e Bexiga são as vísceras "ocas", chamadas de Fu. Os órgãos Zang são mais Yin do que as vísceras Fu e, dentre os órgãos Zang, o Coração é o mais Yang e o Rim é o mais Yin. O conjunto de vísceras Zang Fu abrangem também as chamadas vísceras de comportamento particular que se referem ao cérebro, medula, ossos, útero e vasos. Embora as vísceras recebam os mesmos nomes reconhecidos na Medicina Convencional do Ocidente, suas atividades fisiológicas atribuídas são bastante diferentes, podendo um órgão abranger a função de vários e uma determinada função ser exercida por mais de um órgão. Como exemplo, o Zang Coração, conhecido como Xin na MTC, tem as mesmas funções atribuídas na Medicina Convencional do Ocidente, mas também executa uma parte das funções do sistema nervoso.

Cada víscera Zang Fu desenvolvendo a sua atividade funcional produz seu Qi que circula pelo corpo através dos meridianos. São responsáveis também pela origem, desenvolvimento, circulação e distribuição dos demais materiais básicos do organismo: Sangue, Xue também chamado de Xiu e os líquidos orgânicos, Jing Ye. Por outro lado, as atividades funcionais das vísceras Zang Fu só ocorrem graças à presença do Qi, Sangue e Líquidos Orgânicos com as suas ações. Os 5 órgãos cheios Zang devem também guardar seu Jing Qi e o seu Espírito ou a Alma.

Segundo a Teoria do Yin Yang, o Qi é Yang e o Sangue e os Líquidos Orgânicos são Yin. A maior parte dos Líquidos Orgânicos circula no corpo junto com o Sangue. Em um organismo saudável, a relação entre o Qi e o Sangue está equilibrada, mas se por alguma razão um destes elementos se tornar muito maior ou menor que o outro, irá desequilibrar a relação Yin Yang. Esse desequilíbrio entre o Qi e o Sangue poderá afetar a relação Yin Yang de um determinado órgão que, consequentemente, irá afetar a normalidade da dinâmica dos 5 Elementos.

"*O Qi é a raiz do homem*" (Nan Jing 8ª dificuldade)[2]

O homem inicia sua existência a partir do Qi. No momento da concepção, o novo ser recebe o Jing Qi dos Rins dos seus genitores que passa a se chamar de Jing Qi Inato ou "do céu anterior". Esse Jing Qi Inato desenvolve o organismo do novo ser para após seu nascimento poder receber o alimento, fazer a digestão e assimilá-lo. Parte do Jing Qi é armazenado no Rim do novo ser. Esta essência assimilada do alimento recebe o nome de Jing Qi da Nutrição, que se junta ao Qi puro inalado pelo Pulmão e desce ao Rim. No Rim, o Jing Qi da Nutrição e o Qi puro inalado se juntam ao Jing Qi Inato passando a se chamar simplesmente de Jing Qi. O Rim distribui este Jing Qi a todos os órgãos e os preenchem. O Qi também penetra nos espaços de todas as estruturas do corpo até a pele. Este Qi que circula por todo o corpo recebe o nome de Zheng Qi. O Zheng Qi dá o impulso a todos os órgãos e estruturas do corpo para desenvolverem as suas atividades funcionais. Os Zang Fu, Baço e Estômago recebem os alimentos, fazem a digestão e assimilam seu Qi, que é encaminhado ao aquecedor superior para se juntar com Qi puro do ar inalado pelo Pulmão, formando o Qi Torácico. O Qi Torácico é responsável por dar impulso à respiração e à circulação do sangue pelo Coração. Ainda sobre o Qi assimilado dos alimentos, a parte mais nutritiva segue acomodada nas vísceras Fu e alcança os órgãos e passa a circular junto com o Sangue para nutrir todo o corpo. Fazendo parte do chamado Zheng Qi, temos o Wei Qi, que também é conhecido como a energia de defesa. O Wei Qi é de natureza muito fluida e se encontra fora dos vasos circulando na pele, na carne e nas cavidades abdominais e torácicas. Um enfraquecimento do Wei Qi pode levar, por exemplo, a resfriados ou gripes frequentes.

Dentre outras inúmeras funções do Qi no corpo humano, temos também as atividades de transformação, de controle e de termorregulação.

O Qi deve circular no corpo de forma harmônica e com os movimentos de subida e descida e de entrada e saída, de acordo com sua atividade funcional e com a relação entre os Zang Fu. Por exemplo, o Baço faz subir o Qi e o Estômago o faz descer. O Pulmão impele o Qi para a superfície e o faz descer em direção ao Rim que deve recebê-lo. Se ocorrer alguma situação anormal em qualquer parte deste fluxo de Qi, poderá acarretar sérios problemas de saúde. Dentre os fatores mais comuns que podem alterar o fluxo do Qi nos homens estão as emoções, como a raiva, que pode fazer subir o Qi do Fígado, e o pavor, que pode fazer descer e afundar o Qi do Rim. O excesso de preocupações e pensamentos pode dificultar a circulação do Qi do Baço e a tristeza pode levar à constricção do Qi do Pulmão[3].

O Qi comanda o Sangue e o Sangue é a "mãe" do Qi. O Sangue vai para onde o Qi vai, de forma que, em estados patológicos nos quais ocorrem as alterações na circulação do Qi, o Sangue também irá apresentar distúrbios em seu fluxo.

Na MTC, o Sangue é o fruto da transformação da essência dos alimentos pelo Qi do Baço e do Estômago e também pelo Qi do Coração, do Rim e do Fígado. O Sangue deve circular ininterruptamente e isso acontece graças à ação coordenada do Qi dos órgãos Coração, que dá a força motora base, do Baço, que permite que este seja contido nos vasos, do Pulmão, que permite sua difusão em todas as partes do corpo, e do Fígado, que o armazena e libera sua circulação em determinadas áreas em maior ou menor grau de acordo com as necessidades.

O Sangue é também a base material para as atividades mentais do homem: "*Quando o Sangue circula bem nos vasos, o Espírito está bem lúcido*", Su Wen cap. 26, Ling Shu cap. 22. Eis porque "Sangue em estado de vazio" e "Calor no Sangue" podem suscitar modificações patológicas relativas à mente.

Os Líquidos Orgânicos Jin Ye são produtos da essência dos alimentos e espalham por todo o corpo, e sua maior parte circula nos vasos, no interior do corpo e alimenta as articulações, a medula, o cérebro e os orifícios somáticos e lubrifica os olhos, a boca, o nariz etc. Sua parte mais fluida é difundida pelo Zang Pulmão e alcança a superfície e alimenta a pele e seu tecido subjacente, e, sendo Yin, dá suporte à energia Yang de defesa, formando o Wei Qi.

Segundo a teoria da MTC, existe uma rede de meridianos por onde fluem o Qi, o Sangue e o Jin Ye, conectados entre si e que alcançam todas as estruturas do corpo humano. Estes meridianos são alimentados dessas substâncias vitais pelas vísceras Zang Fu. Fatores externos da natureza, como o vento, o frio ou o calor e traumas físicos, e mais frequentemente, as emoções e o estilo de vida do indivíduo, podem interferir no fluxo dessas substâncias vitais nos meridianos, causando dores, adormecimentos, câimbras e adoecimentos[1,2,5-8].

Seguindo o axioma de que o inteiro é maior que a simples soma das partes, a MTC faz uma abordagem de forma holística com foco no indivíduo como um todo[5,9]. Todas as técnicas de tratamento e de promoção de saúde da MTC, como a meditação, práticas corporais, tuiná, dieta, acupuntura, moxabustão e administração de ervas medicinais, tem o objetivo de manter a matéria fundamental Qi em livre fluxo no organismo, harmonizar e equilibrar o indivíduo de acordo com seus conceitos milenares. Assim, a MTC não objetiva somente eliminar os sintomas, mas também trata as diferentes estruturas envolvidas no processo do adoecimento, incluindo o aspecto das condições mentais e emocionais do indivíduo e a sua relação com o meio ambiente, os quais fazem desta uma medicina verdadeiramente de abordagem holística e integrativa.

ACUPUNTURA

A acupuntura é um dos ramos da medicina tradicional chinesa e refere-se às descobertas feitas gradual e minuciosamente colecionadas pelos antigos médicos chineses. Achados arqueológicos permitem supor que o início de tais descobertas remonta há, pelo menos, 30 ou 40 séculos. Certamente, as primeiras descobertas foram casuais, mas os antigos médicos chineses, interessados naqueles efeitos terapêuticos, foram, aos poucos, acrescentando novos conhecimentos sobre regiões estimuladas e seus efeitos corporais, por séculos e séculos. A partir da segunda metade do século XX – com a assimilação dessa metodologia de tratamento pela medicina contemporânea, e graças às pesquisas científicas empreendidas pelos próprios médicos chineses atuais e por pesquisadores ocidentais – os efeitos relacionados à acupuntura encontraram sua explicação em uma linguagem e conceitos próprios de nossa época, passando a ser compreendidos seus fundamentos terapêuticos, pelos conhecimentos atuais da neurologia, da imunologia e da endocrinologia; além disso, e graças a essa compreensão por meio desses fundamentos científicos, a prática médica da acupuntura aumentou enormemente sua potência de ação, sua segurança e sua especificidade de indicações clínicas.

Os estudos das últimas décadas vêm passo a passo desvendando os mecanismos pelos quais a acupuntura exerce seus efeitos terapêuticos. Sabe-se hoje que, por meio de determinados estímulos em regiões do corpo – com penetrações de agulhas – pode-se obter resultados de melhora ou desaparecimento de dores, inflamações e um variado número de disfunções orgânicas, como consequência do restabelecimento do funcionamento adequado de unidades musculoesqueléticas e de órgãos corporais, inclusive de glândulas endócrinas e do sistema nervoso autônomo, bem como do sono, humor e atividades intelectuais – enfim, efeitos que, conjuntamente, também acabariam por resultar em melhora global da qualidade de vida. Apesar de a palavra acupuntura, etimologicamente, significar "o ato de inserir agulhas na superfície corporal", do latim *acuns* (agulha) e *punctura* (puntura), esse termo engloba outras formas de estimulação físico-químicas, como a passagem de corrente elétrica através da agulha (eletroacupuntura), o uso dessa corrente por via transcutânea utilizando eletrodos, o uso de calor ou a injeção de substâncias farmacológicas nos pontos de acupuntura.

Mecanismo de ação

Os efeitos da acupuntura vêm sendo estudados e são explicados por princípios e mecanismos fisiológicos: os estímulos, feitos em regiões específicas do corpo, os chamados pontos de acupuntura, por meio da rede neural periférica, alcançam o sistema nervoso central (SNC). Dessa maneira, provocam um fenômeno de neuromodulação em três níveis – local, espinhal e supraespinhal – resultando na liberação de variadas substâncias (principalmente neurotransmissores) e na normalização de funções motoras, sensoriais, autonômicas, neuroendócrinas, de controle e expressões emocionais, além das corticais cerebrais. Os neurotransmissores, como os peptídeos opioides (encefalina, dinorfina e betaendorfina) e as monoaminas (serotonina, noradrenalina) configuram-se nas substâncias mais importantes para a ação da acupuntura.

Foi a partir de 1965, quando Melzack e Wall[10] propuseram a "teoria do portão da dor", que os mecanismos de ação da acupuntura começaram a ser mais bem compreendidos. Nessa teoria, os autores propuseram que existia uma forma de controle da dor no corno posterior da medula. Segundo eles, quando fibras mais grossas (mais mielinizadas) eram estimuladas, inibiam o efeito da dor gerada por fibras mais finas.

Para melhor compreensão desse processo, é bom lembrar que existem cinco tipos básicos de fibras: fibra C, fibra A delta, fibra A beta, fibra alfa e fibra gama. Dessas, as três primeiras são aferentes e responsáveis pela condução de estímulos como dor, tato e temperatura, da pele, músculos e articulações para o SNC. As fibras C são amielínicas, mais finas e, portanto, transmitem os estímulos de forma mais lenta; as fibras A delta são mielinizadas e transmitem o estímulo com maior rapidez que as fibras C; as fibras A beta, responsáveis pelo tato, são bem mais grossas e, portanto, transmitem informações de forma bem mais rápida. A fibra A delta é responsável pela primeira dor, dor aguda, rápida; a fibra C, por sua vez, responde pela segunda dor, lenta, crônica.

Voltando à teoria do portão da dor, que diz que fibras mais grossas, quando estimuladas, inibem a sensação dolorosa oriunda de fibras mais finas, vamos imaginar uma situação: pessoas com dor em determinada localização tendem instintivamente a levar a mão a essa região e massageá-la; ao fazer isso, se está promovendo uma neuromodulação que fecha o portão da dor e minimiza a sensação dolorosa. Como isso acontece? Vimos que a segunda dor, que é uma dor que já dura algum tempo, surge e é mediada pelas fibras C, que são amielinizadas, finas e lentas. E é essa fibra que responde pela quase totalidade das dores existentes. Ao massagearmos essa região, estamos estimulando prioritariamente as fibras A beta (responsáveis pelo tato), que são mielinizadas, grossas e rápidas. O estímulo gerado por essas fibras vai do músculo massageado até o corno posterior da medula; lá chegando, induz a produção de um neurotransmissor inibitório, chamado ácido gama aminobutírico (GABA), que, indo agir no local de maior concentração das fibras C (lâmina V de Rexed), inibirá a ação dessas fibras, não permitindo que a informação dolorosa progrida do corno posterior da medula até o córtex, sensitivo. Ou, seja, a fibra grossa (beta), inibe a progressão do estímulo através da fibra C. De uma forma bastante simplória, esse exemplo mostra como funciona o portão da dor. Portanto, a sensação de dor seria dependente da ação dominante das fibras C, em relação às fibras A, e a analgesia seria o oposto.

E o que acontece quando se insere uma agulha de acupuntura? A ação da acupuntura acontece por meio de uma série de reações neuro-hormonais e se dá em vários níveis:

Mecanismo periférico: em decorrência da lesão tecidual desencadeada pela inserção da agulha de acupuntura, ocorre, nesse nível, uma série de reações químicas, algumas delas determinantes do efeito periférico da acupuntura: 1) estímulo à liberação de óxido nítrico periférico[11], promovendo vasodilatação local e a consequente melhora da sintomatologia dolorosa; 2) diminuição da liberação do fator de necrose tumoral (TNF) e outras substâncias pró-inflamatórias responsáveis pela iniciação e manutenção dos sinais inflamatórios locais[12]; 3) o aumento da concentração extracelular de adenosina em decorrência de estímulos gerados através da acupuntura promove efeito analgésico local[13].

- Mecanismo segmentar espinhal: é bem parecido com o relatado anteriormente sobre o portão da dor, com algumas pequenas diferenças. A sequência é: inserção da agulha, estímulo sobre a fibra A delta, corno posterior da medula (lâminas 1 e 2 de Rexed), produção de encefalina (neurotransmissor inibitório), que através de interneurônios ou por difusão migra para a lâmina V de Rexed (maior concentração de sinapses da fibra C), inibição da subida do estímulo no sentido do córtex cerebral[14].
- Controle do sistema nervoso autônomo segmentar: sabe-se, hoje, que a acupuntura exerce uma ação relevante sobre o sistema nervoso autônomo. Essa ação responde pelos efeitos benéficos sobre as funções digestivas, geniturinárias e cardiovasculares[15].
- Mecanismo suprassegmentar ou supraespinhal: efeito suprassegmentar é aquele que envolve o tronco encefálico, o diencéfalo e o telencéfalo. Ele é responsável pelos efeitos mais elaborados, sistêmicos e duradouros da acupuntura. Divide-se em: mecanismo suprassegmentar serotoninérgico, noradrenérgico e de controles inibitórios difusos a partir de agentes nocivos (DNIC).
- Mecanismo suprassegmentar serotoninérgico: os receptores aferentes A delta, além de se projetarem para a substância gelatinosa na lâmina II de Rexed, no corno posterior da medula, onde desencadeiam o mecanismo segmentar ou espinhal descrito anteriormente, também se projetam para as células marginais ou neurônios nociceptivos específicos, de onde, através do trato espinotalâmico, alcançam o tálamo em seu núcleo ventral pos-

terolateral (NVPL). Daí, lançam-se para a zona somestésica primária do córtex cerebral, onde a sensação de ferroada da agulha se torna consciente. A partir desse momento, tem início a ativação do mecanismo inibitório descendente da dor, na seguinte sequência:

- O estímulo é percebido pelo córtex pré-frontal que, através de grandes interneurônios, envia uma mensagem ao hipotálamo e daí à hipófise.
- O hipotálamo e a hipófise produzem um opioide endógeno chamado betaendorfina.
- Esse opioide é direcionado à substância cinzenta periaquedutal (SCPA).
- Acionada, a SCPA produz a neurotensina.
- A neurotensina aciona fibras que enviam uma mensagem excitatória[16,17] ao núcleo magno da rafe (NMR).
- Acionado, esse núcleo envia, através de fibras descendentes serotoninérgicas, uma informação até o funículo dorsolateral da medula espinhal para os interneurônios encefalinérgicos da substância gelatinosa na lâmina II de Rexed[18], onde existe o "portão da dor".
- A chegada desse estímulo aciona a produção de encefalina pelos neurônios encefalinérgicos que, por ser um neurotransmissor inibitório, bloqueia a informação nociceptiva que chega pelos aferentes primários C, impedindo a subida da mensagem excitatória do corno posterior da medula até o SNC.

▪ Mecanismo suprassegmentar noradernérgico: até a substância cinzenta periaquedutal, esse mecanismo segue a mesma dinâmica do anterior. A partir daí, o estímulo vai ao lócus cerúleo, que produz noradrenalina e desce através de fibras noradrenérgicas até o corno posterior da medula. A noradrenalina produzida se difunde através das lâminas de Rexed. Ao chegar à lâmina V, age sobre receptores alfa 2, impedindo a subida do estímulo oriundo das fibras C do corno posterior da medula para o SNC[19].

A MEDICINA HERBAL CHINESA COMO MEDICINA INTEGRATIVA

Assim como todos os povos, os antigos chineses também começaram seus conhecimentos sobre as plantas medicinais a partir da exploração do meio ambiente à procura de alimentos para sua subsistência. Obviamente os antigos não sabiam identificar as substâncias químicas das plantas, mas as reconheciam pelos seus aspectos morfológicos, pelo sabor, consistência, cheiro etc. Perceberam que determinadas plantas/substâncias causavam sensações de frio ou de calor quando em contato com a pele ou a boca ou mesmo no estômago, após sua ingestão, e identificaram essa característica como temperatura ou essência da planta. Fizeram também associações de algumas plantas, que quando ingeridas, causavam o aparecimento de alterações no corpo, como a diarreia ou a constipação intestinal, dormências e palpitações entre outros sintomas, e assim também identificaram alguns elementos tóxicos. No início essas informações eram transmitidas oralmente de geração em geração, mas após a sistematização da escrita, que ocorreu na China há mais de 3.500 anos, passaram a ser gradativamente registradas em ossos ou carapaças de tartarugas, madeiras, pergaminhos e em tecidos.

Essa forma de identificação e associação com os efeitos que as substâncias desencadeavam no corpo foram empiricamente observadas e aprimoradas no decorrer dos milênios, sendo utilizadas até o momento na Medicina Herbal Chinesa (MHC).

Os sabores reconhecidos e utilizados como caracterização das substâncias são o doce, acre, azedo, amargo e salgado. As substâncias que não apresentam nenhum destes sabores de forma evidente são denominadas insípidas ou suaves. As plantas/substâncias foram também reconhecidas e classificadas quanto à sua temperatura ou essência quente, morna, neutra, fresca e fria. O sabor e a essência são duas características fundamentais das substâncias e estas praticamente já definem os seus efeitos terapêuticos[7].

Os antigos chineses também descobriram que os efeitos de determinadas plantas e substâncias seguiam direções distintas dentro do corpo quando ingeridas: para cima ou para baixo, para o profundo ou para a superfície do corpo. Descobriram também que algumas substâncias aromáticas clareavam a mente e aguçavam as percepções mais sutis[7].

Ao longo de séculos e milênios, os chineses relacionaram e catalogaram as plantas, distinguindo suas partes e os efeitos que estas causavam no corpo quando ingeridas ou aplicadas na sua pele. E assim conseguiram descobrir, de forma totalmente empírica, a relação entre as características das ervas e seus efeitos terapêuticos. Essas correlações norteiam o tratamento das doenças pela MHC até os dias de hoje[7].

No extenso território chinês, o conhecimento sobre as ervas nem sempre cruzou os caminhos do desenvolvimento da teoria da MTC. A fusão desses dois conhecimentos de enorme envergadura começa a ocorrer no período do neoconfucionismo, logo após a atualização do livro *Clássico de Medicina Interna* (Huang Di Nei Jing), entre os séculos X e XIV. Os conhecimentos sobre as características e propriedades das plantas e substâncias foram meticulosamente correlacionados com a teoria da MTC em um imenso trabalho que perdurou por quatro séculos. A cada uma das características foram atribuídos os conceitos de Yin e Yang e também foram estudados e esclarecidos os meridianos de entrada preferencial de cada planta ou substância[7].

Os sabores acre, doce e neutro são de natureza Yang e o azedo, amargo e salgado são de natureza Yin. As plantas de estrutura leve tendem a ascender, então são de qualidade yang e as de estruturas mais pesadas descendem, então são de qualidade Yin. As substâncias que quando ingeridas tendem a subir e aquelas que vão para a superfície do corpo são de natureza Yang. As substâncias que tendem a ir para baixo e aquelas que vão para o interior do corpo são de natureza Yin[7].

Além do conhecimento de suas propriedades e seus efeitos terapêuticos, registraram também a toxicidade, a dose terapêutica ideal, a correlação entre a região territorial e geográfica e a qualidade das plantas que ali crescem, época ideal para a colheita, formas de limpeza e processamento, armazenamento e modo de preparo. O número de substâncias catalogadas também foi aumentando. O livro *Chinese Materia Medica*, publicado em 2002, apresenta 9 mil substâncias da MHC[7].

Os cinco sabores e suas ações predominantes são:

- O sabor acre dispersa os fatores patogênicos externos como o vento frio e o vento calor; promove o fluxo de Qi e elimina as dores; harmoniza o jiao médio; ativa o fluxo de Qi e elimina a estagnação de sangue.
- O sabor doce tonifica o Qi, o sangue e o Yin; harmoniza e pode também umedecer.
- O sabor azedo adstringe, previne ou reverte extravasamentos anormais de fluidos ou energia; adstringe o suor; alivia a tosse; trata a diarreia e a espermatorreia.
- O sabor amargo purga; seda o fogo; regula o intestino; descende o Qi e seca a umidade fria e a umidade calor.
- O sabor salgado purga e é laxativo; amacia massas duras; elimina tumores e nódulos e trata a fleuma estagnada.

O insípido ou suave não apresenta um sabor específico e tem a habilidade de drenar a umidade e promover a diurese.

O aromático é uma característica mais relacionada à essência e que tem a habilidade de penetrar através do turvo e reavivar tanto a função digestiva do baço como a cognitiva da mente e abrir os orifícios sensoriais[7].

Características da temperatura das plantas/substâncias e seus efeitos:

- Quente e morno são ambos de natureza Yang, diferem entre si apenas na intensidade. Dispersam o frio, aquecem o interior, reabastecem o Yang e têm ações estimulantes e fortalecedoras. Também fazem parte da categoria as chamadas de levemente mornas. Tratam as síndromes do frio, diarreia aquosa, dores abdominais causadas pelo frio etc.

- Frio, fresco e levemente fresco são de natureza Yin, diferem entre si apenas na intensidade. Limpam o calor, eliminam substâncias tóxicas, aliviam a inflamação, acalmam os nervos e tonificam o Yin. Tratam doenças de calor, diarreia de natureza quente, processos inflamatórios, irritabilidade, febre etc.
- As ervas/substâncias neutras, apesar do adjetivo, têm uma leve tendência ou para o frio ou para o calor. Podem ser usadas para tratar as doenças causadas pelo frio, assim como as causadas pelo calor[7].

Quando as ervas/substâncias entram no organismo, estas podem seguir as direções ascendente ou descendente e flutuante ou de submersão:

- As de direções ascendente e flutuante movem-se primordialmente para cima e para fora e ascendem o Yang.
- As substâncias ascendentes movem o Qi para cima, tratam doenças com manifestações descendentes como diarreias, metrorragias e prolapso de órgãos.
- As substâncias flutuantes tratam doenças com manifestações na superfície do corpo, como a sudorese inadequada. Tratam também as doenças decorrentes da invasão de agente patogênico na superfície, como gripes, resfriados e algumas alergias, através da sua ação dispersiva.
- As de direções descendente e de submersão movem-se primordialmente para baixo e para o interior.
- As substâncias descendentes movem o Qi para baixo e tratam condições como refluxo gastroesofágico, vômitos e podem acalmar a tosse.
- As substâncias de submersão previnem a flutuação do Yang vazio para cima causada pela deficiência do Yin.

O conjunto de propriedades de uma planta ou substância define seus efeitos terapêuticos[7].

Exemplos de substâncias de prescrição da MHC, suas propriedades e efeitos terapêuticos

Raiz de alcaçuz ou *gan cao*

- Descrição mais antiga como erva medicinal: *Divine Husbandman's Classic of Materia Medica* (séc. VI)
- Nome farmacêutico: *Radix glycyrrhizae*
- Família: Fabaceae
- Espécie: *Glycyrrhiza uralensis* Fisch.; *Glycyrrhiza inflata* Bat.; *Glycyrrhiza glabra* L.

- Dose diária para adultos: 1,5 a 9 g, podendo-se utilizar 15 a 30 g em casos de maior necessidade
- Propriedades: sabor doce; essência neutra
- Meridianos de entrada preferencial: principalmente no Coração, Pulmão, Baço/Pâncreas e Estômago, mas entra também em todos os demais meridianos

Efeitos terapêuticos:

- Com seu sabor doce e entrando no meridiano do Baço/Pâncreas, tonifica o Qi desse órgão.
- Sendo doce, neutra e entrando no meridiano do Pulmão, alcança o órgão, nutre seu Yin e o umedece[7].

Pericarpo do trigo antes de formar o grão ou fu xiao mai

- Descrição mais antiga como erva medicinal: *Treasury of Words on the Materia Medica* (dinastia Ming, 1368-1644)
- Nome farmacêutico: *Fructus tritici levis*
- Família: Gramineae
- Espécie padrão: *Triticum aestivum* L.
- Dose diária para adultos: 15 a 30 g
- Propriedades: sabor doce, levemente salgado; essência fresca; é uma erva leve
- Meridiano de entrada preferencial: Coração

Efeitos terapêuticos:

- Com seu sabor doce, aumenta o Qi do Coração.
- Com sua essência fresca, elimina o calor por deficiência de Yin do Coração.
- Sendo leve, ascende e alcança a superfície do corpo e, com seu frescor, limpa o calor dos poros e dos interstícios e cessa a sudorese espontânea e a noturna.
- Sendo uma substância de característica seca, inibe o excesso de umidade no Coração[7].

Jujube ou da zao

- Descrição mais antiga como erva medicinal: *Divine Husbandman's Classic of Materia Medica* (séc.VI)
- Nome farmacêutico: *Fructus jujubae*
- Família: Rhamnaceae
- Espécie padrão: *Ziziphus jujuba* Mill.
- Dose diária para adultos: 3-12 g

- Propriedades: sabor doce; essência morna
- Meridianos de entrada preferencial: Baço/Pâncreas e Estômago

Efeitos terapêuticos:
- Com seu sabor doce e morno e penetrando no meridiano do Baço/Pâncreas, tonifica o Qi e o Sangue e harmoniza o órgão.
- Com seu sabor doce e penetrando no meridiano do Estômago, gera fluidos nessa víscera e tonifica seu Qi[7].

Fórmulas da medicina herbal chinesa

Assim como as palavras individuais raramente são usadas fora de seu contexto em uma frase, as ervas da MHC também não são habitualmente prescritas de forma isolada. Geralmente fazem parte do contexto de uma fórmula elaborada para determinada doença com a função de atuar não somente sobre os sintomas, mas sim sobre os vários aspectos imbricados em sua fisiopatologia.

A associação de ervas também é requerida objetivando a potencialização dos efeitos terapêuticos e ainda, em alguns casos, a redução dos efeitos colaterais dos componentes. Algumas ervas também fazem parte da composição, conhecidas como ervas mensageiras, que têm a função de direcionar as ações dos principais constituintes até as vísceras ou estruturas onde se encontra o foco do tratamento.

As primeiras formulações registradas foram encontradas em manuscritos do século III da era cristã, muitas em uso até os dias de hoje, conforme sua descrição original[5,7].

Exemplo de formulações da medicina herbal chinesa

As três ervas anteriormente citadas *Radix glycyrrhizae*, *Fructus tritici levis* e F*ructus jujubae* são os constituintes da fórmula Gan Mai Da Zao Tang, descrita no livro *Jin Gui Yao Lue* (*Essentials from the Golden Cabinet*), do ano 2205.

Esta fórmula foi elaborada para o tratamento de doenças em que a pessoa se apresenta com o seguinte quadro clínico[5]:
- Ataques frequentes de melancolia e crises de choro, podendo se mostrar desorientada.
- Inabilidade para se controlar.
- Sono agitado, podendo apresentar episódios de sudorese noturna.
- Frequentes ataques de bocejo.
- Em casos graves, pode apresentar falas ou comportamentos anormais.
- Pode referir secura na língua.

Pela MTC, esse quadro é entendido como "distúrbio de órgão inquieto", uma condição de manifestações principalmente do âmbito comportamental e geralmente decorrente de estados de preocupação excessiva, muitos pensamentos, tristeza, medo e ansiedade, que desequilibram a relação Yin Yang dos órgãos Zang Coração, Fígado e Baço/Pâncreas. Tais pacientes frequentemente apresentam eventos de perdas recentes de Sangue, ou recorrentes como as menstruações com fluxo excessivo em mulheres, e que levam à deficiência dessa substância vital que favorece o desequilíbrio da relação Yin Yang[2,5].

O Coração é a morada do Shen, a consciência ou a atividade mental ou ainda o espírito do indivíduo. O Sangue é o suporte material da consciência. Essa situação de excessiva atividade mental, que é Yang, fere o Sangue e o Yin do Coração. Yang em maior proporção do que o Yin gera calor, que pode perturbar o sono, e o Yin deficiente pode levar à sudorese noturna[2,5].

Sem a sua base material, a consciência ou o espírito não consegue se estabilizar e o indivíduo pode se mostrar gravemente desorientado e depressivo, com choros incontroláveis[2,5].

Emoções, preocupações e pensamentos em excesso também interrompem o fluxo livre de Qi do Fígado que, por sua vez, pode afetar o Qi do Baço/Pâncreas. O Baço/Pâncreas pode também ser prejudicado pelo excesso de pensamentos[5].

Este tipo de estado patológico também pode ser decorrente da lesão do Yin do Fígado, que pode ocorrer em indivíduos com frustrações crônicas. As frustrações crônicas podem causar um estado persistente de amargura, alimentado por emoções como raiva e tristeza e povoado de pensamentos recorrentes e sem perspectiva. É um estado de atividade mental e emocional, ambos de qualidade Yang, excessiva e persistente, que pode levar à formação de calor com lesão do Sangue e do Yin dos Zang Coração e Fígado. Pela Teoria dos 5 Elementos da MTC, o órgão Zang Fígado é "mãe" do órgão Zang Coração. A "mãe" Fígado, entrando no estado de carência de Sangue e de Yin, tampouco consegue nutrir de forma adequada o seu "filho" Coração, que por sua vez se torna também deficiente de Sangue e de Yin favorecendo o seu desequilíbrio Yin Yang, persistindo assim o quadro sem solução. O excesso de pensamentos pode também prejudicar o Zang Baço/Pâncreas[5].

Ações da fórmula Gan Mai Da Zao Tang

A erva imperial (erva principal da fórmula) fu xiao mai penetra no meridiano do Coração e, alcançando o órgão, reduz o calor com o seu frescor e, com o seu doce nutre o Qi e o Yin do Coração.

A erva ministerial (erva que auxilia as ações da erva principal) gan cao, com o seu doce, nutre o Qi e o Sangue do Coração. Junto com sua erva parceira, *da zao*, nutre o Qi e harmoniza o Baço/Pâncreas e o Estômago e umedece a secura interior.

O Coração, sendo "filho" do Fígado, agora nutrido e livre de calor pela deficiência, é capaz de garantir a situação da "mãe" Fígado.

A erva imperial (erva principal da fórmula) *fu xiao mai*, sendo leve, ascende e alcança a superfície do corpo e com seu frescor limpa o calor dos poros e dos interstícios e, com o reestabelecimento do equilíbrio Yin e Yang dos órgãos, cessa a sudorese noturna[2].

Juntas, as três ervas tonificam suavemente o Coração, Baço/Pâncreas e o Fígado e são muito eficientes em tratar essa doença envolvendo distúrbios emocionais, do sono e físicos, como palpitações e secura na língua.

REFERÊNCIAS BIBLIOGRÁFICAS

1. Hsing WT, Tsai AWW, Rohde CBS. Acupuntura e medicina tradicional chinesa. Série Manual do Médico-Residente do HCFMUSP. São Paulo: Atheneu; 2019.
2. Auteroche B, Navailh P. O diagnóstico na medicina chinesa. São Paulo: Andrei: 1992.
3. Wan LG, Pai HJ. Tratado contemporâneo de acupuntura e moxibustão. São Paulo: Ceimec; 2005.
4. Wang B. Princípios de medicina interna do Imperador Amarelo. Tradução de José Ricardo A. Souza. São Paulo: Ícone; 2001.
5. Bensky D, Barollet R. Formulas & Strategies. Seattle: Eastland Press; 2009.
6. Wen TS. Manual terapêutico de acupuntura. Barueri: Manole; 2008.
7. Bensky D, Clavey S, Stogger E. Chinese herbal medicine: Materia medica. Seattle: Eastland Press; 2004.
8. Sun P. Tratamento de dor por meio de fitoterapia chinesa e acupuntura. São Paulo: Roca; 2008.
9. Lin J, Hsu HY. Chinese herbal formulas for women's wellness. Long Beach: Oriental Healing Arts Institute; 2002. Melzack R, Wall P. Pain mechanisms: a new theory. Science. 1965;150(699):971-9.
10. Tsuchiya M. Sato EF, Inoue M, Asada A. Acupuncture enhances generation of nitric oxide and increases local circulation. Anesth Analg. 2007;104(2):301-7.
11. Kavoussi B, Ross BE. The neuroimmune basis of anti-inflammatory acupuncture. Integr Cancer Ther. 2007;6(3):251-7.
12. Golman N, Chen M, Fugita T, Xu Q, Peng W, et al. Adenosine A1 receptors mediate local anti-nociceptive effects of acupuncture. Nat Neurosci. 2010;13(7):883-8.
13. Sugiura Y, Lee CL, Perl ER. Central projections of identified, unmyelinated (C) afferent fibers innervating mammalian skin. Science. 1986;234(4774):358-61.
14. Haker E, Egekvist EH, Bjerring PJ. Effect stimulation (acupuncture) on sympathetic and parasympathetic activities in healthy subjects. J Auton Nerv Syst. 2000;79(1):52-9.
15. Beitz AJ. The sites of origin brain stem neurotensin and serotonin projections to the rodent nucleus raphe magnus. Neurosci. 1982;2(7):829-42.
16. Beitz AJ, Clements JR, Mullett MA, Ecklund LJ. Differential origin of brainstem serotoninergic projections to the midbrain periaqueductal gray and superior colliculus of the rat. J Comp Neurol. 1986;250(4):498-509.
17. Glazer EJ. Axons which take up [3H] serotonin are presynaptic to enkephalin immunoreactive neurons in cat dorsal horn. Brain Res. 1984;298(2):386-91.
18. Takeshige C, Sato Mera T, Hisamitsu T, Fang J. Descending pain inhibitory system involved in acupuncture analgesia. Brain Res Bull. 1992;29:617-34.

8
Ayurveda

Luiz Guilherme Corrêa Neto

INTRODUÇÃO

Ayurveda é uma ciência originada na Índia há 5.000 anos. Faz parte de uma tradição civilizatória conhecida como cultura védica. Essa tradição tem como referência os Vedas, os assim chamados livros do conhecimento, cuja origem remonta a 3.000 a.C. Os temas apresentados nesses textos, considerados sagrados pelos hindus, foram posteriormente revisitados pelos sábios da antiga Índia. Desse esforço, originaram-se diversas escolas de pensamento filosófico, bem como várias artes e ciências, entre elas o Ayurveda[1].

O Ayurveda é considerado um Upa Veda (uma ramificação) do 4º Veda, chamado Atharva Veda. Esse livro consiste em um manual de poções e encantamentos voltados ao tratamento de diversos males que afligem o ser humano. Portanto, em sua origem o Ayurveda é uma ciência cujo propósito seria promover o alívio do sofrimento humano. Para esse fim, o Ayurveda se define como a ciência que estuda a vida com o objetivo de oferecer as ferramentas para que todos possam alcançar Sukkha (felicidade). A vida, o objeto de estudo dessa ciência, é aqui definida como: "A manifestação cósmica resultante da combinação de: Atma (alma), Satwa (inteligência), Indriya (sensibilidade) e Sarira (corpo), limitadas em Kala (tempo) e Dik (espaço). Trata-se, portanto, de um fenômeno tetradimensional: físico, emocional, intelectual e espiritual. A integração harmônica desses quatro componentes promove equilíbrio e nos permite alcançar a felicidade[2]".

Para que isso aconteça, as necessidades de cada uma dessas quatro dimensões da vida precisam ser atendidas. Sarira, o corpo, precisa de Artha, a prosperidade, ou seja, o atendimento de suas necessidades de alimento, abrigo, agasalho, proteção e conforto. Nossa dimensão emocional demanda Kama, a saber, experiências prazerosas, belas e harmônicas. Nossa inteligência exige o Dharma, a ação consciente, benéfica a todos nela envolvidos. Nossa alma, por sua vez, busca Moksha, a liberação que nos permite conhecer, pela consciência expandida, a essência da nossa natureza: o Purusha (ser). Desse modo, o Ayurveda se consagra como uma ciência voltada para a felicidade e autorrealização. Porém, para que possamos ser felizes, é condição indispensável que tenhamos saúde (Swasthya). Ninguém, experimentando a dor, o sofrimento físico ou mental, a miséria, pode se sentir ou se dizer feliz[2,3].

Por isso, o Ayurveda se transforma em uma ciência da saúde, pré-requisito fundamental para a felicidade. Uma vez saudáveis e felizes, o que mais podemos desejar? Que essa condição perdure ao longo do maior tempo possível. Desse modo, o Ayurveda torna-se também a ciência da longevidade. Em resumo, a partir dessas considerações podemos definir Ayurveda como: "A ciência milenar originária da Índia que se propõe a estudar a vida e a natureza para nos oferecer as ferramentas necessárias para que alcancemos uma vida longa, saudável e feliz"[1,3].

NATUREZA

Ayurveda ensina que a natureza (Prakrit) caracteriza-se pelo movimento permanente. A única coisa que existe de permanente na natureza é sua impermanência. A única coisa da qual podemos ter certeza é que amanhã nada será igual ao que foi hoje ou ao que era ontem. Esse movimento é chamado de Parinama Nityaya ou o eterno devir do mundo. Ele tem algumas características[4]:

- É incoercível, ou seja, uma vez iniciado, não pode ser interrompido.
- É direcional, indo sempre do estado mais sutil da matéria para seu estado mais denso.
- É ondulatório, não linear, portanto, pode ser definido por sua amplitude e frequência.

Há três padrões básicos desse movimento. Esses padrões são chamados Gunas. São eles[4]:

- Satwa: equilíbrio entre amplitude e frequência, gerando um movimento harmônico.
- Rajas: maior frequência e menor amplitude, gerando um movimento acelerado.
- Tamas: menor frequência e maior amplitude, gerando um movimento lentificado.

No homem, que no Ayurveda é visto como um epítome do universo, um microcosmo, essas Gunas modulam sua atividade psíquica. Satwa representa o equilíbrio, Rajas, a excitação e Tamas, a depressão. Dada a natureza ondulatória do permanente movimento da natureza, pode-se afirmar que o universo é vibracional (Prasand), consistindo em um infinito entrelaçamento de ondas de diferentes padrões[2,4].

A PSIQUÊ HUMANA

O Ayurveda utiliza-se de um modelo tridimensional para descrever a psiquê humana. O aparelho psíquico é chamado Antah-karana e é constituído por três estratos[5,6]:

- Budhi: consciência, intelecto e discernimento.
- Ahamkara: Eu, desejo, determinação, amor-próprio.
- Manas: mente, processamento das percepções, construção dos pensamentos e registro das experiências.

Pelos sentidos, recebemos informações sobre os objetos do mundo. Essas informações são processadas por Manas, gerando conceitos que são oferecidos a Ahamkara que deles se apropria e os direciona para Buddhi. Em Buddhi é feita a análise e emitido o juízo sobre o conceito. Esse juízo é devolvido a Ahamkara, que dele se apropria e o transforma em desejo, o qual vai impulsionar Manas para a ação. Portanto, de acordo com esse modelo, a vida é constituída por uma ininterrupta sequência de experiências geradas pela percepção dos objetos do mundo, que são processadas psiquicamente e vão dar origem às ações produzidas na realidade. Esse circuito opera ininterruptamente quando estamos em estado de vigília. No sono, os sentidos se desconectam do mundo externo, ocorrendo apenas atividade onírica ou sono profundo[6].

A qualidade da atividade psíquica depende da Guna predominante no momento da experiência. Se Satwa for predominante, o juízo correto transforma-se em desejo e a forte determinação impulsiona a ação correta. O que foi decidido pela consciência não é esquecido pela mente, o que permite a permanência na ação correta. Se Rajas ou Tamas são predominantes, o juízo tende a ser incorreto, o desejo pervertido, não há força de vontade para sustentar a decisão e a mente dela se esquece. Portanto, para termos saúde mental, devemos cultivar Satwa[1,5].

OS CINCO ELEMENTOS[3,4]

De acordo com o Ayurveda, toda a realidade física do mundo é resultado da combinação de 5 princípios cósmicos pré-atômicos, chamados de Pancha Mahabuthas ou cinco elementos. São eles Akash (éter), Vayu (ar), Agni (fogo),

Ap (água) e Prithvi (terra). Todos os entes do Universo, animados ou inanimados, têm seus corpos formados pela combinação desses cinco elementos em diferentes combinações. Todos os átomos contêm os cinco elementos, e o que os distingue uns dos outros é apenas o modo como esses elementos estão combinados[4].

A presença dos elementos em um corpo lhe confere certas qualidades. Assim:

- Éter: sutileza, fineza, sonoridade, transparência, adaptabilidade, maleabilidade.
- Ar: movimento, instabilidade, leveza, secura, aspereza, rigidez.
- Fogo: energia, calor, cor, brilho, luminosidade, convergência, intensidade.
- Água: coesão, frio, liquidez, oleosidade, viscosidade, umidade, peso, lentidão.
- Terra: estabilidade, dureza, densidade, compactação, dureza, resistência, imobilidade.

A partir da análise das qualidades de um corpo, podemos inferir a presença dos cinco elementos nele. Assim, um tecido fino, delicado e transparente tem a predominância do éter. Um corpo leve, móvel e seco tem a predominância do elemento ar. Uma substância quente, colorida e brilhante tem a predominância do fogo. Material frio, viscoso e úmido indica a predominância do elemento água, enquanto um corpo imóvel, compacto e duro manifesta essas qualidades pela predominância do elemento terra. A partir das qualidades manifestas, podemos inferir a composição elementar de qualquer corpo ou substância. Isso permite, por exemplo, identificar na natureza quais substâncias contêm os elementos que podem suprir uma deficiência no corpo humano[3,4].

Cabe ressaltar, mais uma vez, que todos os corpos são formados pelos cinco elementos, e as qualidades por eles manifestadas dependem da proporção e da predominância dos Pancha Mahabuthas em sua composição.

O CORPO HUMANO

O corpo humano também é formado pelos cinco elementos[1]. Todas as substâncias que nele existem são classificadas em três categorias, a saber: Dosha, Dhatu e Mala. Doshas são substâncias envolvidas na preservação da homeostase do sistema biológico. Promovem a coordenação e a integração das atividades das células, a manutenção da composição dos líquidos do corpo. Os Doshas estão envolvidos com a geração de energia para a realização do trabalho celular e garantem a integridade estrutural do organismo.

Dhatus é o nome dado aos tecidos do corpo, responsáveis pelas seguintes funções:

- Rasa (plasma): promover satisfação.
- Rakta (sangue): promover motivação.
- Mamsa (músculo): promover proteção.
- Meda (gordura): promover lubrificação.
- Asthi (ossos): promover estabilidade.
- Majja (tecido nervoso): promover autonomia.
- Sukra (tecido reprodutivo): promover continuidade.
- Malas: subprodutos do metabolismo que devem ser continuamente eliminados do corpo na medida em que são produzidos. Exemplos: fezes, urina, suor, unhas, cabelos, bile, muco, gases intestinais, lágrimas, cera dos ouvidos.

A teoria Tridosha

Como tudo na natureza está em atividade e movimento – a vida é um fenômeno inerentemente instável –, manter um organismo complexo como o corpo humano estável é tarefa das mais difíceis e que exige grande inteligência. Afinal, são bilhões de unidades celulares independentes que necessitam ser integradas e ter suas atividades coordenadas para que o organismo funcione como tal. Para além da regulação interna do sistema biológico, deve-se considerar que vivemos em um ambiente em mutação, o que exige respostas adaptativas eficientes para fazer frente às constantes mudanças do meio. Essa tarefa exige igualmente um alto grau de inteligência embarcada no organismo vivo. Conclui-se, daí, que a vida depende da inteligência. Os comandos para o funcionamento dos sistemas biológicos derivam dessa inteligência e dela dependem a estabilidade, a manutenção e a sobrevivência do organismo[2].

Coloca-se aqui uma questão: sendo a inteligência um fenômeno abstrato, como ela pode ser transmitida a entidades concretas, físicas, como as células? Para responder a essa pergunta o Ayurveda apresenta um modelo teórico chamado de Tridosha. De acordo com essa teoria, comandos inteligentes são transmitidos por meio de substâncias químicas que funcionam como carreadores de mensagens a serem transmitidas às células com as quais entram em contato através de receptores específicos. Essas mensagens estão inscritas no ordenamento atômico dessas moléculas, bem como em sua estrutura estereotáxica.

Essas moléculas, em conjunto, são chamadas Doshas. Há três categorias de Doshas definidos pelo molecular e pela função da molécula[4,6]:

- Vata: baixo peso molecular e responsáveis pela coordenação da atividade celular e por sua integração.

- Pitta: médio peso molecular e responsáveis pela produção de energia para o funcionamento celular, bem como pela manutenção da composição dos líquidos corporais.
- Kapha: alto peso molecular e responsáveis pela manutenção da integridade estrutural do organismo.

Essas substâncias são produzidas sob demanda, a qual varia ao longo do tempo e de acordo com as necessidades de ajustamento homeostático do organismo. Como substâncias formadas pelos cinco elementos, os Doshas possuem qualidades e sua presença promove efeitos coerentes com esses atributos. Assim:

- Vata: predominância de ar e éter, por isso móvel, leve, instável, seco, áspero, rígido, frio e amargo. Produz todos os movimentos voluntários ou involuntários, regula todos os fluxos, controla a sensopercepção, responsável pela coordenação, cinestesia, eliminação, exsudação, absorção, assimilação, secreção, formação das estruturas fetais, planejamento da síntese dos tecidos, regulação da umidade do organismo e produção da fala. Produzido no intestino grosso, concentra-se na região pélvica e seus órgãos, nos membros inferiores, na coluna lombossacral, nos ossos, na pele, nos ouvidos e no sistema nervoso. É metabolizado e eliminado na forma dos gases intestinais.
- Pitta: predominância de fogo e água, por isso quente, colorido, ativo, levemente oleoso, penetrante, irritante, de sabor pungente e cheiro intenso, que lembra carne crua. Produz digestão, visão, calor, fome, sede, brilho, raiva, coragem, inteligência, maciez. Produzido no intestino delgado, concentra-se no sangue, no fígado, no baço, na vesícula biliar, nos olhos, nas glândulas endócrinas. É metabolizado e eliminado na forma de bile.
- Kapha: predominância de água e terra, por isso frio, pesado, lento, estável, denso, grosseiro, turvo, inativo, firme, suave, oleoso, viscoso, doce e branco. Produz imunidade, vigor, força física, estabilidade, lubrificação, compactação, firmeza, massa, peso, paciência, contentamento, persistência e generosidade. Produzido no estômago, concentra-se na cabeça, pescoço, garganta, língua, tórax, coração, tecido gorduroso, músculo, plasma, pâncreas endócrino. É metabolizado e eliminado na forma de muco.

Os Doshas atuam sempre juntos, apoiando qualquer função do organismo: Kapha oferecendo a estrutura, Pitta, a energia, e Vata, a ação. Eles são produzidos em cada indivíduo segundo um padrão congênito/hereditário modulado pelas necessidades adaptativas do organismo, tanto endógenas como as relacionadas a fatores externos. O equilíbrio funcional desse sistema de biorregulação é imprescindível para a manutenção do bom funcionamento do organismo e a preservação de sua integridade ao longo do tempo.

AS DOENÇAS E SUAS CAUSAS

Para que uma doença aconteça, segundo o Ayurveda, quatro causas são necessárias:

- O corpo ou a parte dele onde a doença vai se instalar. Para que a doença ocorra, esse corpo ou sua parte precisam ser suscetíveis aos fatores causais da doença e, nesse caso, são chamados de Dusya.
- Uma causa externa que provoque os Doshas de modo a agravá-los, ou seja, transformá-los em fatores mórbido-endógenos.
- Os Doshas serem agravados pelos fatores patogênicos externos.
- Dosha-Dusya Samurchana, ou o encontro dos fatores mórbidos internos com os tecidos suscetíveis.

Portanto, para que as doenças aconteçam, o sistema interno de biorregulação (Tridosha) tem de necessariamente ter sido perturbado, o que ocorre pela exposição intensa e/ou prolongada a fatores capazes de desequilibrar Vata, Pitta ou Kapha. O desequilíbrio dos Doshas pode ocorrer por sobrecarga sensorial, comportamental ou ambiental. No primeiro caso, por exemplo, a exposição a sons muito altos pode perturbar Vata. No segundo caso, o comportamento sedentário pode desequilibrar Kapha, por exemplo. E no terceiro caso, podemos dar como exemplo a exposição prolongada ao sol escaldante, o que produzirá uma agravação de Pitta[5].

Uma vez que os Doshas são provocados, eles aumentam em quantidade (Sanchaya) e, posteriormente, se agravam (Prakopa), ou seja, tornam-se disfuncionais. Se não houver intervenção terapêutica no tempo correto (Krya Kala), os Doshas agravados deixam suas sedes e circulam pelo corpo. Ao encontrar um tecido suscetível (Dusya), nele se localizam e acontece o fenômeno patológico que desencadeia a doença: Dosha-Dusya Samurchana. Uma vez que isso acontece, torna-se mais difícil tratar a doença. O prognóstico passa a depender mais da natureza da doença e da condição orgânica do paciente do tratamento. Por isso, o Ayurveda preconiza o tratamento precoce aos primeiros sinais e sintomas de desequilíbrio, de modo a evitar a manifestação final da doença, condição em que o resultado do tratamento é incerto[3].

De acordo com o grande médico da antiguidade Susruta, Ayu, a vida, e Roga, a doença, são dois fenômenos que não possuem inerência (Samavaya) e sim se relacionam por combinação (Samyoga). Isso implica que podemos separar a doença da vida quando estão combinadas, o que se faz pela terapêutica (Chiktisa). Significa também que é possível que essa combinação não ocorra, de modo que se possa viver toda a vida livre de enfermidades[6].

DIAGNÓSTICO

Segundo o Ayurveda, a mesma doença em indivíduos diferentes tem curso diferente, por isso devemos diagnosticar não apenas a doença, mas também aquele que a hospeda, o doente. Dois métodos separados permitem estabelecer os diagnósticos do doente e da doença. Do doente precisamos conhecer:

- Prakrit: padrão constitucional que determina a fisiologia do indivíduo. Ela é descrita em termos da predominância dos Doshas, ou seja, Vata, Pitta, Kapha e combinações possíveis entre eles.
- Vikrit: identificação dos Doshas em desequilíbrio, o que se faz pela análise de sinais e sintomas.
- Estado nutricional.
- Estrutura do corpo.
- Resiliência.
- Tonicidade.
- Equilíbrio mental.
- Capacidade metabólica.
- Capacidade física.
- Idade biológica.

A análise dessas variáveis nos permitirá não apenas definir o melhor tratamento para a doença, mas também estabelecer o prognóstico mais provável para o caso em questão. A doença é, por sua vez, estudada a partir dos seguintes critérios:

- Etiologia.
- Fisiopatologia.
- Manifestação clínica.
- Localização.
- Doshas envolvidos em sua gênese.

O estudo desses aspectos permitirá ao clínico chegar ao diagnóstico preciso da doença e prescrever o tratamento mais adequado.

TRATAMENTO

O Ayurveda usa apenas métodos naturais em seus tratamentos. Os medicamentos são preparados a partir de plantas, minerais purificados e produtos de origem animal. Podem ser fitoterápicos simples ou fórmulas complexas, com muitos elementos. Seus medicamentos têm suas fórmulas registradas desde a mais remota antiguidade, assim até hoje são usados remédios mencionados nos tratados escritos há 2.500 anos. Além dos medicamentos, o Ayurveda enfatiza o papel da alimentação, da atividade física e do sono, com pilares da manutenção e da promoção da saúde[7].

A mente também é fator decisivo no tratamento. Técnicas de relaxamento profundo e meditação são frequentemente prescritas ao longo dos tratamentos. Trabalho sobre o corpo do paciente também é realizado na forma de diversos tipos de massagem e aplicações locais em diferentes partes dele. Em linhas gerais, o Ayurveda propõe dois tipos de tratamento: o de nutrição (Brimhana) e o de redução (Langhana). O primeiro, como o próprio nome já diz, visa suprir o organismo daquilo que ele está deficiente. O segundo pretende, por sua vez, reduzir aquilo que está em excesso no organismo, sejam Doshas, tecidos, excretas ou toxinas. A redução é feita por dois caminhos: pacificação (Shamana) ou purificação (Shodhana). No primeiro caso, busca-se apenas atenuar o efeito dos Doshas agravados no organismo, um tratamento de caráter paliativo. No segundo caso, o objetivo é remover os Doshas agravados, excretas e toxinas, de modo a purificar todo o sistema. Esse tratamento tem um caráter curativo[6].

São cinco os métodos purificatórios que o Ayurverda propõe (Pancha Karmas): Vamana, VoreChana, Basti, Nasya e Rakta Mokshana. Cada um desse métodos está relacionado a um dos Doshas ou a uma parte ou tecido do corpo, os quais serão por ele purificados.

AUTOCUIDADO

De todos os métodos terapêuticos, o mais valorizado pelo Ayurveda é o cuidado com a saúde no cotidiano (Dinacharya). Nada é mais relevante para a manutenção e promoção da saúde e para a prevenção das doenças do que os cuidados diários que devemos ter com a alimentação, o sono e a atividade (física e mental). O cuidado consciente desses três aspectos (Tri Upasthambas) promove a saúde e garante uma vida longa, livre de enfermidades[1,4].

O Ayurveda estuda a influência dos ciclos da natureza nos entes biológicos e propõe usar esse conhecimento para harmonizar os ritmos biológicos aos ritmos naturais, de modo a promover a maior eficiência funcional do organismo com o menor gasto de energia. Manter uma rotina de hábitos saudáveis, promovendo ritmo e regularidade em nossas ações, conduz ao estado de saúde e à liberdade das enfermidades.

A PRÁTICA DO AYURVEDA NO BRASIL E NO MUNDO

O Ayurveda é considerado pela Organização Mundial da Saúde (OMS) um sistema de medicina tradicional que tem valor e aplicabilidade para mundo contemporâneo. Por isso, favorece e incentiva sua disseminação e aplicação em todos os países. O Ayurveda é praticado na Índia há 5 mil anos. Hoje está bastante institucionalizado nesse país com o ensino acadêmico em mais de 150 instituições, formando anualmente médicos que, em programas de graduação de 5 a 6 anos, recebem o diploma de bacharel em Ayurveda médico-cirúrgica (B.A.M.S., do inglês *Bachelor of Ayurveda, Medicine, and Surgery*), que lhes permite o pleno exercício da medicina ayurvédica.

Além disso, as fórmulas tradicionais foram padronizadas e sua produção, regulamentada, trazendo confiabilidade para seu uso. Laboratórios modernos fabricam os medicamentos tradicionais, bem como investem em pesquisa usando os princípios dessa ciência para produzir novas fórmulas adequadas ao tratamento de novas doenças do mundo moderno. Nas universidades incentiva-se a confrontação do Ayurveda aos métodos da moderna pesquisa científica com o intuito de assegurar sua validação e permitir que o Ayurveda seja mais bem aceito nos países do Ocidente.

Hoje, além da Índia, o Ayurveda é praticado de forma oficial ou com regulamentação parcial no Sri Lanka, África do Sul, Austrália, Estados Unidos, Alemanha e Reino Unido. Em muitos países, é praticada informalmente dentro do universo da chamada medicina alternativa. No Brasil, a medicina ayurvédica está incluída dentro do conceito de práticas integrativas e complementares (PIC), fazendo parte dessa política desde 2017 e tendo, a partir daí, sua utilização autorizada no Sistema Único de Saúde (SUS). Seu ensino não está ainda formalizado, sendo ministrado por meio de cursos particulares ou em instituições acadêmicas na forma de pós-graduação *lato sensu,* como disciplina do campo da Medicina Integrativa, como disciplina optativa em curso de Medicina ou como matéria obrigatória em curso de Naturologia.

O horizonte para a prática do Ayurveda no Brasil é promissor, visto o número crescente de interessados tanto em estudá-la como em experimentar seus métodos de cuidados com a saúde e de tratamento das doenças. Para isso, falta ainda um movimento que melhor discuta sua inserção em nosso país, sobretudo em relação à formalização de seu ensino e de sua prática. Com o tempo, certamente essas dificuldades serão superadas e o Ayurveda será, sem dúvida, uma grande alternativa para aqueles que prefiram ou desejem cuidar-se com um sistema de medicina natural.

REFERÊNCIAS BIBLIOGRÁFICAS

1. Sharma RK, Dash B. Caraka Samhita. Varanasi: Chowkhamba Sanskrit Series; 1983.
2. Radhakrishnan S. Indian philosophy. Oxford: Oxford University Press; 2009.
3. Sankaranarayana M. Roga Vijnana & Vikriti Vijanana. Varanasi: Chowkhamba Sanskrit Series; 2014.
4. Sastry JLN. Dravyaguna Vijnana. Varanasi: Chaukhamba Orientalia; 2018.
5. Acharya GS. Panchakarma illustrated. Delhi: Chaukhamba Sanskrit Pratishthan; 2006.
6. Lakshmipathi A. Mind in health and disease. Delhi: Chaukhamba Sanskrit Pratishthan.
7. Byadgi PS, Pandey AK. A text book of Kayachikitsa. New Delhi: Chaukhamba; 2013.

9
Medicinas tradicionais europeias

Rosari Kingston
Tradução: Ciro Blujus dos Santos Rohde

A compreensão sobre saúde e doença, bem como os meios para sua manutenção e tratamento, são mediados pela cultura em que se vive e as ideias que dão forma a essa cultura. As escolhas funcionais que as pessoas fazem sobre cuidados em saúde e as práticas que escolhem paralelamente ao cuidado biomédico convencional são construídas a partir de suas próprias observações e a "a partir de regras e valores compartilhados, frequentemente tácitos"[1] de sua sociedade. A forma como se entende e se vê as coisas depende não apenas da visão de mundo da sociedade em que se vive, mas também dos pequenos grupos sociais a que se pertence dentro daquela sociedade, seja um sindicato, um partido político, afiliações religiosas ou esportivas. Essas crenças, e as teorias que as embasam, formam a base do conhecimento e habilidades necessárias e usadas na vida diária, incluindo aquelas utilizadas para a "manutenção da saúde e prevenção, diagnóstico, melhora ou tratamento de doenças físicas e mentais"[2]. Todas as tradições médicas evoluem, transformam-se, eventualmente morrem, e seu destino é geralmente ligado a mudanças de paradigmas culturais, tecnológicos e econômicos, como a biomedicina hoje com seu crescente aumento de confiança na tecnologia.

Até a Revolução Industrial, a medicina tradicional na Europa era dominada pela tradição grega, sistematizada por Hipócrates no IV século a.C. e posteriormente desenvolvida por Dioscorides (40-90 d.C.) e Galeno (129-*c.* 200/*c.* 216 d.C.) nos séculos que se seguiram. Ainda que o Império Romano tenha sucumbido ao ataque das invasões bárbaras, a medicina grega continuou a ser desenvolvida por médicos persas como Rhazes (854-925) e Avicenna (980-1037). Atualmente, essa medicina desenvolvida pelos persas é conhecida como medicina unani e ainda é muito praticada em países da região da antiga Pérsia (Irã), Paquistão, Índia, África do Sul e Inglaterra.

Quando as comunidades médicas de Salerno, Montpellier e Bolonha inicialmente introduziram essa forma de medicina nos séculos XI e XII, foi um primeiro movimento no sentido de se afastarem da medicina baseada no completo empirismo para uma abordagem baseada em teorias. Essa mudança do empirismo para prática baseada em teorias médicas ocorreu graças à presença de uma forte comunidade médica em Salerno a partir de 950, bem como da importante presença da Abadia de Montecassino, próxima à cidade, como centro de tradução. A abadia foi encorajada em seu trabalho pelo arcebispo de Salerno, Alphanus, e um dos monges de Montecassino, Constantino "o africano", que foi provavelmente o mais importante tradutor na história da medicina. Importantes textos árabes e gregos foram traduzidos para o latim entre 1060 e 1080. Valussi[3], entretanto, defende que foi apenas por volta do ano 1150 que a comunidade médica de Salerno entrou "em contato com esta coletânea de traduções (mais tarde conhecido como Articella)". A descoberta dessa coletânea teve consequências importantes já que fundiu a análise racional de Aristóteles com a medicina galênica, transformando a medicina da época. A partir de então, a medicina tornou-se mais conceitualizada e o médico, através da teoria dos humores, pôde começar a examinar a relação entre o ser humano (microcosmo) e o mundo à sua volta (macrocosmo).

O médico persa Avicenna ficou muito conhecido por seu trabalho *Al-Qanun fi al-Tibb* (O cânon de Medicina), texto este que, após sua tradução para o latim no século XII, tornou-se o texto médico base das universidades europeias até a metade do século XVII, dando início à formação médica em universidades na Europa.

As medicinas tradicionais grega, chinesa e ayurvédica são similares no sentido que buscam atingir equilíbrio fisiológico através de forças opostas, porém complementares, na constituição de uma pessoa. Esses sistemas médicos são baseados na experiência empírica, com sua fundamentação teórica baseada na observação do mundo e seus fenômenos naturais. De acordo com a visão de mundo grega, o corpo é composto por quatro elementos, a terra, ar, fogo e água, e os agentes metabólicos desses quatro elementos são os quatro humores – melancólico, sanguíneo, colérico e fleumático. O objetivo do médico é garantir que esses quatro humores estejam sempre em equilíbrio em seu paciente. Uma pessoa precisa estar internamente em harmonia, mas também em harmonia com o cosmos. O ser humano nunca foi percebido como separado de seu ambiente. Esses quatro humores também influenciam o temperamento do indivíduo; por exemplo, se alguém se apresenta muito impetuoso ou irritado, essa pessoa pode apresentar um excesso do humor colérico, já uma pessoa em depressão pode sofrer de um excesso de humor melancólico.

A Figura 1 apresenta as associações entre as estações do ano, os pontos cardeais, os humores e a prevalência de determinados tipos de doença. No hemisfério norte, o ano começa com o inverno e isso produz um aumento na fleuma, por conta do tempo frio e úmido. Isso, por sua vez, produz doenças como resfriados, gripes e outras condições respiratórias associadas à umidade e ao frio. Conforme o clima começa a aquecer, ainda há muita umidade no ar e a seiva aumenta nas plantas. No verão, é quente e seco, e no outono a temperatura volta a esfriar e todo o movimento de crescimento volta para a terra. Esses quatro estágios também se repetem durante o dia, que pode ser dividido em quatro períodos de 6 horas, com o primeiro iniciando à meia-noite. Pode-se observar, ainda, esse movimento ao longo da vida de uma pessoa, em que a primavera corresponde à infância, o verão à juventude, o outono à idade adulta e a idade avançada ao inverno.

Similar à medicina tradicional chinesa, a medicina grega também tem seu conceito de polaridades, com a descrição de calor e frio e de umidade e secura, em que calor e secura referem-se à polaridade yang e frio e umidade referem-se à polaridade yin. em termos modernos, podem-se descrever essas polaridades em relação aos sistemas simpático e parassimpático.

Os quatro humores também estão presentes no sangue e são criados no fígado durante o segundo estágio da digestão. O estágio "gástrico", que é o primeiro, ocorre no trato gastrointestinal em que o alimento é transformado em uma massa que é então levada ao fígado, onde, conforme mencionado, as en-

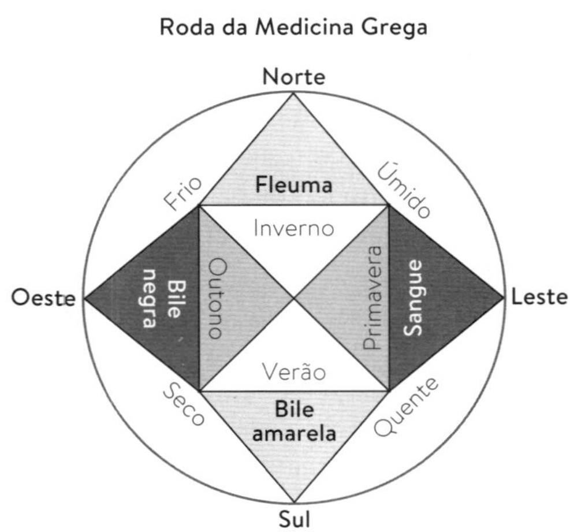

Figura 1 Associações entre as estações do ano, os pontos cardeais, os humores e a prevalência de determinados tipos de doença.

zimas hepáticas a transformam em sangue, incluindo os quatro humores. O produto residual do estágio gástrico são as fezes e o produto residual do estágio hepático é excretado via bile, urina e suor. O sangue agora se move para os grandes órgãos do corpo, sendo este o terceiro estágio da digestão; o quarto estágio ocorre quando da chegada do sangue aos demais tecidos, nutrindo-os e encerrando assim o ciclo de digestão e absorção de nutrientes conforme a medicina grega.

Os humores também afetam a pessoa psicologicamente, uma pessoa sanguínea geralmente se apresenta divertida e otimista. A pessoa colérica tende a ser irritável, propensa à raiva, até mesmo invejosa, mas também pode exibir muita coragem, enquanto uma pessoa de personalidade fleumática é associada à passividade e letargia. A pessoa melancólica tende a ser prudente e cautelosa em sua abordagem à vida, além de frequentemente se retirar e se isolar. Quando os humores estão desequilibrados a doença mental ou física aparece. A Tabela 1 ilustra como os quatro humores correspondem aos elementos, estações, locais de formação e temperamento resultante[4].

Tabela 1 Relação entre humores e elementos, estações, locais de formação e temperamento resultante

Humor	Estação	Idade	Elemento	Órgão	Qualidades	Temperamento
Sangue	Primavera	Infância	Ar	Fígado	Quente e úmido	Sanguíneo
Bile amarela	Verão	Juventude	Fogo	Vesícula biliar	Quente e seco	Colérico
Bile negra	Outono	Adultos	Terra	Baço	Frio e seco	Melanólico
Fleuma	Inverno	Idade avançada	Água	Cérebro e pulmões	Frio e úmido	Fleumático

Para o diagnóstico, deve-se deduzir o que está fora de balanço e como reintegrar os humores formando um todo harmonioso.

Antes da era da tecnologia, o médico precisava confiar em seu olhar clínico e naquilo que lhe era dito pelo paciente. A variedade de técnicas diagnósticas na medicina grega inclui a anamnese, inspeção da pele, face, voz e marcha, ausculta, palpação e percussão. O diagnóstico pelo pulso é uma habilidade afiada pelo passar dos anos; o diagnóstico das fezes e da urina também faz parte essencial do arsenal do médico. O diagnóstico pela urina é particularmente importante e envolve o exame da urina eliminada na metade do jato da primeira urina do dia. Antes da coleta da urina o paciente não deve se alimentar ou manter atividade sexual. A urina é coletada em recipiente limpo, seco e transparente. O médico então examina a urina por 6 horas, a respeito de sua cor, transparência, sedimentação, consistência, espuma e odor. Esses parâmetros dirão ao médico se os humores estão em desequilíbrio e de que forma se dá esse desequilíbrio. Chishti explica da seguinte forma:

> "A urina saudável tem consistência média; tem coloração leve, tendendo a cor de palha; tem odor moderado, não ofensivo. Se tiver sedimentos, deverão ser brancos ou claros.
> A urina se altera com a progressão dos estágios da vida. Na primeira infância, ela é praticamente sem cor. Na segunda infância, começa a ficar mais espessa e grosseira. Na adolescência, há mais fogo na constituição, portanto a urina fica com a cor mais forte. Na idade adulta, tende a ser branca e tênue, mas também mais espessa devido à quantidade excessiva de matéria sendo ejetada. Na idade avançada ela fica branca novamente. Se ficar muito espessa, pode indicar a formação de pedras.
> A urina das mulheres é mais espessa, esbranquiçada e clara em comparação à dos homens. Se a urina do homem é agitada em um recipiente, ela se torna turva, o que ascende para a parte superior do recipiente. A urina das mulheres, quando agitada, geralmente forma uma espuma circular no topo. Se amostras de urina de um homem e uma mulher são misturadas, uma rede de finos filamentos se forma quase de imediato, o que também é verdadeiro sobre amostras de urina colhidas imediatamente após o intercurso."[5]

Se a urina se tornar opaca após ser deixada parada por algum tempo, isso significa que os poderes digestivos não estão processando a comida completamente. A digestão está incompleta. Para a digestão ser eficiente, a urina deve ficar clara, e ainda que no começo esteja opaca, os sedimentos devem rapidamente cair para o fundo. O exame da urina é importante, pois ajuda a acessar o estado do fígado, o trato urinário e os vasos sanguíneos. Está além do escopo deste texto se aprofundar no significado de cada aspecto possível de se observar no exame da urina, mas recomenda-se a leitura sobre o assunto nos livros *A practise of western holistic medicine*, de Tobyn Culpeper[6], e *The traditional healer's handbook*, de G. M. Chisthi[5].

A dieta é uma parte importante do plano terapêutico, devendo-se tomar o cuidado de garantir que o aparelho digestório seja capaz de processar a dieta recomendada. A medicina grega não favorece o consumo de alimentos processados e dá importância aos horários de alimentação. O desjejum (café da manhã) rompe o período de jejum das últimas 8 a 10 horas e pode ser uma refeição substancial. A medicina grega segue o antigo ditado, que diz: "Faça o desjejum como um rei, almoce como um príncipe e jante como um mendigo". O café da manhã não deve acontecer muito tarde no dia, e deve ocorrer após os rituais da manhã como o banho. O momento do almoço é após o meio-dia e é importante observar que, para a maioria das pessoas, o horário das 12h00 não é o ponto mais alto do sol. É interessante estabelecer o horário do dia em que o sol está a pico para a região onde o paciente mora, pois o almoço deve ocorrer logo após esse momento. A medicina grega sugere uma pequena sesta após o almoço, especialmente se esta for a principal refeição do dia. Novamente, a recomendação sobre a refeição da noite ocorrer logo após o pôr do sol não se aplica aos extremos do norte e do sul. Assim, recomenda-se ao menos que toda a alimentação do dia esteja completa em até 2 horas antes do repouso do sono. Uma outra consideração que merece futura reflexão e pesquisa é a de que as refeições devem ser sincronizadas com as estações do ano e com o ritmo circadiano. É fácil esquecer-se de que a contagem padronizada das horas no dia a dia teve início apenas no final do século XIX com o advento das ferrovias e não era usual para todos até o início do século XX. A vida diária seguindo a padronização das horas do dia ainda não é sequer um piscar de olhos na história da humanidade, e seus efeitos sobre a saúde ainda não foi objeto de estudos extensos.

Líquidos e sucos são encorajados, e estes não devem ser nem quentes, nem frios. Sopas são úteis para aqueles que estão debilitados e o uso de sopas e purês como uma escolha dietética terapêutica tem uma longa história na medicina unani. Líquidos não são encorajados durante a refeição, pois se considera que eles diluem o suco gástrico, mas, se a pessoa estiver com sede, sugere-se um pouco de água fresca após a refeição. O consumo de laranjas após a refeição é recomendado, pois auxiliam a digestão e saciam a sede. Um chá carminativo, como o de hortelã, é sugerido cerca de 30 minutos após a refeição. Um exercício leve, como uma caminhada, pode ser encorajado após a alimentação.

Ervas são utilizadas em conjunto com a dieta e devem ser prescritas de forma a restaurar os humores e seu equilíbrio natural. As ervas prescritas devem se opor à natureza da doença, portanto se a afecção é quente, então, devem-se usar ervas de natureza fria. De forma similar, uma condição seca necessita de ervas que umedecem o corpo. Também é importante saber quando parar de prescrevê-las, pois o uso prolongado pode afetar o paciente de forma deletéria, por exemplo, o uso prolongado de uma erva quente causará secura na constituição do paciente. Ervas nutricionais são a primeira escolha para o tratamento, seguidas por ervas simples, e, por fim, fórmulas compostas podem ser utilizadas. A terapia proposta é:

- Para evacuar algo do corpo, como ao usar a senna.
- Para prevenir a evacuação, como ao usar o marmelo.
- Para modificar a temperatura, como ao usar água fria durante a febre[5].

- Ervas também são usadas externamente, por quatro razões:
  - Para reduzir a carne, o que é principalmente alcançado com cáusticos, não ervas.
  - Para aumentar a carne, como ao usar ervas que promovem crescimento.
  - Para parar eliminações, como ao usar hemostáticos, que param o fluxo de sangue, ou
  - Para modificar a temperatura, como ao usar água fria aplicada sobre o corpo durante a febre[5].

Quando alguém está tratando um paciente com ervas, é importante determinar a qualidade das ervas, bem como sua quantidade. O médico também deve se certificar de ter escolhido as ervas corretas para o tratamento, de usá-las apropriadamente e no tempo correto.

De forma geral, a medicina grega e unani formam um extenso, abrangente e holístico sistema médico. Ele não separa a doença do paciente, ou o paciente de seu ambiente. Muitas de suas ferramentas diagnósticas poderiam ser úteis ao profissional de saúde de hoje, pois poderiam aumentar seu repertório diagnóstico além dos aparatos tecnológicos, ampliando suas habilidades.

Medicina indígena

Existe uma suposição equivocada de que, antes da reintrodução da medicina hipocrática e galênica na Europa, não havia medicina ou instalações médicas[7]. Esta é uma suposição errada, já que o ser humano sempre buscou formas de curar a si e ao próximo e desenvolveu formas para fazê-lo dependendo de seu ambiente. Na Europa sempre existiram medicinas populares ou indígenas, e muitos dos medicamentos hoje utilizados pela biomedicina, como a metformina que é derivada da *Galega officinalis*, e a digoxina, encontrada na *Digitalis lanata*, tiveram seu uso originalmente descrito por essas medicinas ancestrais. Também é incorreto supor que houve um grande distanciamento entre os médicos treinados em universidades e outros tipos de médicos e curandeiros da época. Valussi[3] descreve a situação de forma acurada:

> "O aumento da educação universitária levou à estratificação dos praticantes de medicina nos séculos XII-XIII, com o médico formado na universidade ocupando a posição mais alta[8]. Esta estratificação, porém, não fazia uma divisão acurada dos papéis como nós usamos na sociedade moderna. Pelo menos até o século XIII ainda havia muitos médicos que não consideravam a medicina acadêmica como algo necessário à adequada atividade profissional[9]. Além disso, as definições do que era de fato um médico eram fluidas, e as autoridades

> civis licenciavam médicos para a prática sem um diploma universitário. É provável que as universidades educassem médicos, cirurgiões, clínicos empíricos, herbalistas, curandeiros e provedores de medicina doméstica, todos pertencendo a um *continuum* de cuidado médico com limites mal definidos entre eles. Todos os praticantes provavelmente trabalhavam em um mercado sobreposto, com mútua colaboração e respeito, bem como competição. De fato, a medicina "doméstica", desenhada sob crenças tradicionais assim como sob versões simplificadas e antiquadas das teorias ensinadas aos estudantes médicos [...] Na maioria dos casos havia um pequeno senso de competição entre a medicina doméstica e a medicina professional, já que a primeira era para doenças menores ou doenças crônicas, enquanto a segunda era para as agudas."[10]

Para ilustrar algumas das características da medicina indígena (nativa) europeia referir-se-á principalmente à Irlanda, onde ela ainda é praticada, ainda que se tenha herdado tanto a tradição erudita quanto as tradições orais e galênicas. A tradição médica oral irlandesa estava nas mãos de famílias médicas tradicionais, transmitida em caráter hereditário, e o médico ficava sob o patrocínio do chefe da localidade. Sua única obrigação era manter a saúde das pessoas e a eles era dada propriedade em terras, cuja renda lhes permitia se concentrarem em sua atividade médica. Leis relacionadas à tradição oral podem ser encontradas na *Bretha Crólige*, e na *Bretha Dianchecht,* datadas do século VIII[11,12]. De acordo com a *Bretha Dianchecht,* existem três erros no cuidado de um paciente: falta de cuidados médicos ou de enfermagem, falta de uma dieta adequada, e falha ao prover um rendimento aos dependentes do doente[13]. Esse sistema médico desapareceu com a passagem da antiga ordem gaélica no início do século XVII. A tradição galênica foi introduzida pelos médicos, que trouxeram esse conhecimento de Salerno e Montpellier para as escolas médicas irlandesas, entre os séculos XIV e XVI, e deixaram com um grande corpo de manuscritos médicos, dos quais apenas dois foram traduzidos do irlandês para o inglês.

A cultura de um povo indígena ou nativo é geralmente governada por diversos fatores, incluindo uma forte conexão com o meio ambiente, tradições orais, um repositório vivo de lendas e mitos, e a crença em um mundo espiritual. O primeiro destes, a forte conexão com o meio ambiente, significa que o médico tem um conhecimento único sobre plantas disponíveis para cura. Esse conhecimento inclui não apenas quais plantas utilizar, e qual parte, mas também o momento correto para seu cultivo e processamento. O médico também sabe como extrair o potencial terapêutico da planta e a melhor forma para administrá-la para obtenção da máxima eficácia. Suas habilidades, portanto, envolvem botânica, horticultura, farmácia e farmacologia. Isso não é de forma alguma fácil, o que explica a necessidade de iniciar o treinamento já na infância, geralmente por volta dos 3 a 5 anos de idade. Normalmente assume-se que a pedagogia oral é, de alguma forma, relaxada, mas Ruddle[14], em seu trabalho no Delta do Orinoco, descobriu que o aprendizado oral é altamente estruturado, partindo de conhecimentos simples para complexos em etapas claramente definidas. A progressão não é permitida até que as tarefas anteriores sejam completamente dominadas. Isso também é verdadeiro entre os curandeiros na Irlanda. Nenhum curandeiro herbalista ou de manipulação (uma forma de quiropraxia e massoterapia) já iniciou seus atendimentos sozinho até que tivesse pelo menos chegado aos 20 anos de idade.

O repositório de lendas e mitos de um povo permite a assimilação e transmissão do potencial terapêutico do contar de histórias de forma regular. Terapeuticamente, o contar de histórias gera uma sensação de identidade e pertencimento. Ninguém pode interromper enquanto a história é contada, e cada vez que se ouve uma história, uma parte diferente daquela história ressoa na mente do ouvinte. As histórias de origem são particularmente relevantes, pois envolvem o mundo espiritual e encontros estranhos, permitindo assim ao ouvinte abraçar a possibilidade de se comunicar e participar dessas experiências. A aceitação de um mundo com seres espirituais se estende às doenças, que podem ter causas naturais ou uma origem sobrenatural. Patologias como "*changeling*", o "*fairy stroke*" (golpe de fada) e o "mau olhado" (esta compartilhada com o imaginário brasileiro e outras culturas) são variações de uma mesma doença[15,16]. Da mesma maneira, ainda que curandeiros venham a receber seu dom de cura através de rotas bem definidas, ele também pode receber suas curas do mundo sobrenatural[17].

O alcance terapêutico incorpora plantas medicinais, manipulação osteomuscular, encantamentos, preces e rituais. O primeiro é autoexplicativo, mas um detalhe importante do tratamento com plantas é a administração da cura no momento correto do ciclo da doença. Um curandeiro, que tem um tratamento para câncer de pele, afirma assim: "se ela [a lesão] não estiver madura o suficiente, não irá absorver [o medicamento]"[18]. Manipulação física inclui o reparo de fraturas e o alinhamento de ossos quebrados. Logan, um médico generalista, acredita que "consertadores de ossos" desenvolveram considerável habilidade e *expertise*; ele considera que "fraturas entre a população comum eram provavelmente tratadas pelos consertadores de ossos", enquanto os ricos eram tratados por médicos regularmente treinados. Nessa situação, ele continua: "a vantagem provavelmente estava com o povo comum"[19].

Rituais, encantamentos e preces são o tipo de cura que a maioria das pessoas, que colocam sua "fé" na medicina moderna, tem mais dificuldade em compreender, e geralmente atribuem isso a uma era que se foi há muito tempo, uma era caracterizada pela superstição e crenças quase mágicas. Roper define encantamentos orais como "uma forma de palavras em que se acredita ser capaz de afetar diretamente o mundo, geralmente de forma protetiva ou curativa [...] pretende-se com elas [...] trazer mudanças ao mundo em que se vive"[20]. A diferença entre uma prece e um encantamento é que a prece é um pedido, enquanto o encantamento é um comando. Existem vários tipos utilizados na Irlanda, sendo o mais comum um utilizado para parar sangramentos. Ambos, Buckley[21] e Millane[22], descrevem curandeiros com uma cura para parar sangramentos em que a pessoa sequer precisa estar presente para o encantamento ser efetivo. Aparentemente, não há uma explicação racional para o porquê de um encantamento como esse funcionar. Nolan considera que isso possa ser porque a "medicina tradicional irlandesa não localiza a doença no biológico ou no patológico, mas sim no cultural"[23]. É nesse espaço cultural que se precisa também olhar para o significado dos rituais. Sims e Stephens denominam a estruturação deliberada da ação e do tempo em um ritual como "uma moldura intangível"[24] e essa "moldura é o que separa os rituais dos eventos ordinários [...] sua função é alertar as pessoas sobre o significado da ação dentro dela"[24]. Os rituais então se tornam "expressões externas ou encenações de valores, atitudes e crenças internas". Buckley observa a importância da repetição na *performance* do ritual e a proeminência do número três, que ele entende como uma relação simbólica com a Trindade[21].

Não é possível separar as diferentes modalidades terapêuticas do calendário anual irlandês, em que cada quarto começa com diferentes atividades para reconhecer a estação que se aproxima. *Samhain*, na véspera de 1º de novembro, agora conhecido como *Halloween* (dia das bruxas), é na verdade um momento para celebrar os mortos e antepassados. *Imbolc*, véspera de 1º de fevereiro, é uma data em que se coloca, entre outras atividades, uma peça de roupa do lado de fora da casa para que Santa Brígida a abençoe. Essa peça de roupa é então usada ao longo do ano em caso de doença, especialmente dores de cabeça, e ela é colocada envolvendo a cabeça. Tanto o *Bealtain*e (1º de maio) quanto o *Lughnasa* (1º de agosto) são associados à alegria e reuniões sociais.

A medicina é, assim, uma profissão multifacetada. Na Europa, é possível se observar diferentes linhas e sistemas desenvolvidos através dos séculos, incluindo a antroposofia e a homeopatia, com algumas terapias e métodos diagnósticos caindo em desuso enquanto outros são refinados e desenvolvidos. Provavelmente, o ponto mais importante a ser lembrado é que a medicina sempre estará lá enquanto o ser humano se tornar doente. Cabe a todos examinar as diferentes linhagens que formam a herança e continuar a desenvolvê-las, aprofundando o seu conhecimento.

REFERÊNCIAS BIBLIOGRÁFICAS

1. Blair O'Connor B. Healing traditions: alternative medicine and the Health Professions. University of Pennsylvania; 1995.
2. World Health Organization. WHO Traditional medicine strategy 2014-2023. 2014. Disponível em: http://www.who.int/medicines/publications/traditional/trm_strategy14_23/en/.
3. Valoussi M. A translation and discussion of one recipe in a 14th century Italian Antidotarium. Not known.
4. Lewis-Anthony J. Circles of thorns: hieronymus bosch and being human. Bloomsbury; 2008.
5. Chishti GM. The traditional healer's handbook: a classic guide to the medicine of Avicenna. Roschester, Vermont: Healing Arts Press; 1988.
6. Tobyn G. Culpeper's medicine. a practise of western holistic medicine. Dorset: Element; 1997.
7. Allen D, Hatfield G. medicinal plants in folk tradition: an ethnobotany of Britain & Ireland. Cambridge: Timber Press; 2004.
8. Siraisi NG. Medieval and early renaissance medicine: an introduction to knowledge and practice. Chicago: UCP; 1990.
9. Garcia-Ballister L. Practical medicine from Salerno to the black death. Cambridge: CUP; 1994.
10. Park K. Doctors and medicine in early renaissance Florence. Princeton, New Jersey: Princeton University Press; 1985.
11. Binchy DA. Bretha Crólige. Ériu. 1938;12:1-77.
12. Binchy DA. The Leech in Ancient Ireland. In: Doolin W, Fitzgerald O, editores. What is past is prologue a retrospect of irish medicine. Dublin: Monument Press; 1952.
13. Kelly F. Medicine and early Irish Law. Irish J Med Science. 2001;170(1):71-6.
14. Ruddle K. The transmission of traditional ecological knowledge. In: Inglis JT, editor. Traditional Ecological Knowledge: Concepts & Cases. Ottawa: International Program on Traditional Ecological Knowledge and International Development Research, Canadian Museum of Nature; 1993.
15. Munroe JU. The invisible made visible: the fairy changeling as folk articulation of failure to thrive in infants and children. In: Narváez P, editor. The Good People. Kentucky: University Press; 1991.
16. Wilde S. Ancient legends, mystic charms, and superstitions of Ireland. (1971 ed.). 1971 ed. London: Ward & Downey; 1888.
17. Logan P. The Old Gods: the facts about irish fairies. Belfast: Appletree Press; 1981.
18. S. W. Skin cancer. Speaking to R. Kingston; 2016.
19. Logan P. Irish country cures. Belfast: Appletree Press; 1981.
20. Roper J. English verbal charms. Finnish Society of Sciences and Letters; 2005.
21. Buckley A. Unofficial healing in Ulster. Ulster Folklife. 1980;26:15-34.
22. Millane R. The healers. Dingle: Brandon; 1995.
23. Nolan PW. Folk medicine in rural Ireland. Folk Life Studies. 1989;27:44-56.
24. Sims MC, Stephens M. Living folklore. Utah: Utah State University Press; 2011.
25. Eliade M. The myth of hte eternal retunr or, cosmos and history. Princeton University Press; 1954.

10
Medicinas tradicionais das Américas

Natalia Sofía Aldana-Martínez
Ninoska Flores
Paulo Cáceres Guido
Margarita Sáez Salgado
Vivian Camacho
Martha Villar
Hernán García
Marco Andrade
Cecilia Plaza

INTRODUÇÃO

A região das Américas caracteriza-se por um território onde se encontra uma rica diversidade cultural, racial e étnica, incluindo a população nativa identificada como grupos indígenas, assim como afrodescendentes e ciganos. Esses grupos étnicos representam dentro das Américas uma presença importante, que consegue manter e cuidar de aspectos culturais próprios significativos, assim como seus próprios modelos de saúde[1,2].

Infelizmente, em razão da discriminação e exclusão secundárias às desigualdades sociais e econômicas associadas a processos políticos, históricos e culturais, tem-se observado que esses grupos étnicos vivem com maior frequência em situação de marginalização e pobreza, com desigual acesso à saúde e saneamento básico, o que impacta sua qualidade de vida e estado de saúde. Apesar de se reconhecer sua presença importante na região, observam-se uma subidentificação nos censos e uma baixa representatividade e inclusão nos processos de tomada de decisão[1,4]. Em alguns países, as organizações de indígenas e afrodescentes têm listado os povos e grupos étnicos, apresentando censos que diferem daqueles apresentados pelas autoridades nacionais e internacionais*, a que se associam o acesso a sistemas de saúde, entre outros direitos[1,2]. Segundo

---

* Ver BVS MTCI Américas: https://mtci.bvsalud.org/listado-de-pueblos-indigenas-de-los-paises-de-america-latina/ e grupos étnicos na América por CEPAL: https://www.cepal.org/es/publicaciones/3616-pueblos-indigenas-afrodescendientes-fuentes-datos-experiencias-america-latina.

a Comissão Econômica para a América Latina e o Caribe (CEPAL), em 2018 estimava-se que a população indígena das Américas era cerca de 58 milhões de pessoas, enquanto a população de afrodescendentes na América Latina em 2015 foi estimada em cerca de 130 milhões de pessoas[3,4].

Em consideração à situação descrita e no contexto das Metas de desenvolvimento sustentável[†], a Estratégia de Cobertura e Saúde Universal[‡], a Agenda de Saúde Sustentável para as Américas 2018-2030 (CSP29/6)[§] e a Política sobre Etnicidade e Saúde[1], organizações e diferentes países da região, em aliança com representantes de grupos étnicos, têm desenvolvido medidas multifacetárias coerentes para a construção de equidade e inclusão dessas populações[2], abrangendo políticas públicas e legislação que promovam o reconhecimento desses povos e o compromisso de garantir o acesso à saúde e direitos fundamentais, compreendendo e também valorizando os diferentes modelos de medicinas tradicionais de cada etnia. Porém, em muitos países da região, esses grupos étnicos ainda encontram dificuldades quanto a sua igualdade e inclusão verdadeira[1-4].

Em cada país da região das Américas, a legislação e o reconhecimento de grupos étnicos são diferentes, assim como a articulação das medicinas tradicionais ancestrais aos sistemas de saúde. Em países como a Bolívia, Peru, Argentina, México, Colômbia e Chile, entre outros, os modelos de saúde têm um núcleo intercultural e, em alguns países, foram criadas unidades dentro dos ministérios de saúde que desenvolvem e implementam temáticas a respeito das medicinas tradicionais e ancestrais[5,¶] Entretanto, apesar de alguns países terem feito progresso na articulação entre as medicinas tradicionais e os sistemas de saúde, nem todos os países da América Latina fizeram avanços nesse sentido.

O presente capítulo tem como objetivo apresentar uma breve descrição da situação das medicinas tradicionais dos grupos étnicos de alguns países da região, valorizando as diversas práticas culturais em um marco de igualdade e respeito mútuo.

---

† Agenda para el Desarrollo Sostenible. Organização das Nações Unidas (ONU). Disponível em: https://www.un.org/sustainabledevelopment/es/development-agenda/

‡ Estratégia para o acesso universal à saúde e à cobertura universal de saúde. CD53/5. 66.a Seção do Comitê Regional da OMS para as Américas. Organização Panamericana de Saúde. https://www.paho.org/hq/dmdocuments/2014/CD53-5-s.pdf

§ Agenda de Saúde Sustentável para as Américas 2018-2030 (CSP29/6), Organização Panamericana de Saúde). Disponível em: https://iris.paho.org/handle/10665.2/49169.

¶ As denominações da medicina tradicional diferem em cada país, segundo reflexões politcas e culturais. Algumas incluem somente o termo medicina tradicional; outras incluem medicina tradicional ancestral.

MEDICINAS TRADICIONAIS NA ARGENTINA

Na Argentina, país com uma enorme diversidade étnico-social, existem mais de 30 povos indígenas diferentes. Entre eles, os Mapuche, Kolla, Toba, Wichí, Diaguita, Calchaquí e Guaraní são os mais numerosos, seguidos pelos Mocoví, Huarpe, Comechingón, Tehuelche e Rankulche, entre outros. No total, quase 800 mil pessoas formam esse coletivo diverso e, em geral, fortemente apegado a seus costumes ancestrais[6,7].

Além das tradições religiosas, culturais e sociais desses povos, tudo o que relaciona com o cuidado de sua saúde desde tempos antigos, assim como sua articulação com os sistemas de saúde modernos da Argentina, é extremamente relevante. O sistema médico ancestral das populações indígenas argentinas, desde sua concepção mais associada aos estados de ânimo e a inter-relação com o ambiente, é entendido como um conceito natural gerado a partir de um estado de equilíbrio corporal e/ou emocional. Também se observam a teoria de contágio por males através do ar, a classificação das doenças e remédios em quente e frio e princípio de maior vulnerabilidade das crianças, entre outros aspectos[8].

Desde o começo do século XVI, a medicina tradicional da maioria das comunidades indígenas da Argentina se viu afetada, através da conquista espanhola, pelo cristianismo europeu. Assim, as técnicas terapêuticas-ritualísticas mais comuns incluem encantamentos ("cura pela palavra" ou "cura pelo segredo"), o diagnóstico e a terapêutica a partir da água e do azeite para curar o "mal de olho" (mal-estar e dor de cabeça, por influência externa), a utilização de um pano vermelho para o sarampo, a medida para o "empacho" (mal-estar geralmente gastrointestinal ou abdominal), a tinta chinesa para o herpes, o recorte de pé em uma folha de figueira (*Ficus carica*) ou de tuna (*Opuntia ficus-indica*) para as hemorroidas, entre outros procedimentos que usualmente se combinam com os encantamentos. Essas fórmulas são secretas e somente se transmitem em datas especiais, como a sexta-feira santa, véspera de natal ou uma véspera de São João. Normalmente, quem ensina transmite oralmente o conhecimento sobre as formulações e o aprendiz guarda-as na memória. As referências à vida de Cristo, à Virgem e à Santíssima Trindade são muito frequentes e normalmente necessárias[8].

Desde a formação do Estado-Nação, os povos indígenas têm sido objeto de diversas políticas, poucas das quais tenham se tornado de fato visíveis. Para o Estado argentino, historicamente, o manejo respeitoso da diversidade cultural constitui-se em um problema. Recentemente, a noção de interculturalidade se configurou como conceito-chave nas discussões de especialistas e administradores relacionados com as políticas de saúde, assim como também para as políticas de educação, legislativas e territoriais[9].

A partir do ponto de vista legislativo e oficial, a Argentina conta, desde 1985, com o Instituto Nacional de Assuntos Indígenas e com a Lei 23.302 de Comunidades Aborígenes[10]. Tanto esse instituto quanto a lei têm entre seus objetivos a proteção à saúde de seus integrantes, apesar de também tratar de questões associadas ao acesso à propriedade de terras e ao fomento à produção agropecuária, questões florestais, mineração, industrial e artesanal e a preservação de suas pautas culturais e planos de ensino. Essa lei determina especificamente a implementação de planos intensivos de saúde e saneamento ambiental nas áreas onde se assentam as comunidades indígenas[10,11]. Apesar desse marco legal, em parte uma forma de resguardar os direitos das populações indígenas, incluindo aspectos relacionados a sua saúde, a distância entre a legislação e o que ocorre na realidade é muito grande[12].

Ainda que algumas instituições acadêmicas e sanitárias, tais como hospitais e universidades, assim como alguns profissionais, busquem respeitar a diversidade cultural, a formação dos médicos e demais profissionais da saúde geralmente não se aprofundam em aspectos relacionados às tradições associadas à saúde das populações indígenas. Na prática cotidiana, essa problemática também é vista em indivíduos que, apesar de viverem em ambientes modernos em vilas e cidades da Argentina, ainda mantêm tradições de atenção à saúde profundamente arraigadas às práticas ancestrais.

MEDICINAS TRADICIONAIS NA BOLÍVIA

O atual processo histórico-social boliviano resultou no reconhecimento das 36 nações camponesas indígenas, consubstanciado na nova Constituição Política do Estado Plurinacional da Bolívia CPE de 2009, em seu artigo 1(13): sendo os Aymaras, Quechuas e Guaranis os três povos indígenas com maior população. Da mesma forma, o CPE em seu artigo 8º, inciso I, dispõe que: "O estado assume e promove como princípios ético-morais da sociedade plural: *ama qhilla, ama llulla, ama suwa (não seja fraco, não seja mentiroso nem seja ladrão), suma qamaña (viver bem), ñandereko (vida harmoniosa), teko kavi (vida boa), ivi maraei (terra sem mal) e qhapaj ñan (caminho ou vida nobre)*".

O Estado Plurinacional da Bolívia, em processo de transformação social, política, histórica e particularmente cultural, pela vontade dos movimentos sociais e dos povos indígenas camponeses, tem por objetivo eliminar a exclusão na saúde e reduzir as barreiras culturais que segregam os serviços de saúde de sua população, projetando-se no Sistema Único de Saúde e no modelo de Saúde Familiar Comunitária Intercultural (SAFCI), amparado pela Política Nacional de SAFCI[14]. Essa mudança de política em saúde é baseada no Plano Nacional de Desenvolvimento para "Viver Bem" e no Plano de Desenvolvimento Setorial PDS 2010-2020, mobilizado pelo direito à saúde e à vida.

O reconhecimento e acesso à medicina tradicional ancestral e à interculturalidade na Bolívia está estabelecido no artigo 42 da Constituição Política do Estado, na Lei 459 e no Regulamento DS 2435[15]. Se esse reconhecimento se tornou oficial em 2009, vale destacar que na Bolívia ele foi aceito oficialmente pela medicina indígena já em 1984. O objetivo da lei e de seu regulamento é regular o exercício, a prática e a articulação da tradição boliviana, em uma tentativa de incorporação da medicina tradicional no sistema de saúde boliviano. Da mesma forma, os provedores de medicina tradicional são reconhecidos de acordo com sua especialidade, tais como: médicos tradicionais, guias espirituais, parteiros e naturopatas[15].

Dentro da estrutura organizacional do sistema de saúde da Bolívia, com o Decreto Supremo 28.631, o Vice-Ministério de Medicina Tradicional Ancestral e Interculturalidade[16] é criado para desenvolver políticas, planos e projetos de interculturalidade em saúde e a revalorização da medicina tradicional, com o objetivo de facilitar o acesso a programas e projetos de saúde para povos indígenas, camponeses e afro-bolivianos, à atenção à saúde equitativa por meio de uma rede de unidades básicas de saúde com adaptação e enfoque intercultural, dentro do direito fundamental a uma vida digna. Atualmente, pelo Decreto Supremo 4.393, o Vice-Ministério passa a ser Direção-Geral da Medicina Tradicional, no âmbito do Vice-Ministério da Promoção, Vigilância Epidemiológica e Medicina Tradicional[17], dando continuidade aos objetivos e orientações estabelecidos, para continuar a implementar e promover o respeito pela saberes ancestrais, para um Sistema Único de Saúde com enfoque intercultural.

MEDICINAS TRADICIONAIS NO CHILE

Muitos se perguntam por que o Chile tem uma história a partilhar entre a saúde e os povos indígenas, justificado pelo conceito de uma polêmica interculturalidade na saúde, dado que a população indígena chilena representa apenas uma pequena porcentagem da população nacional. Como se entende, então, que o país tenha mais de 20 anos de trabalho com os povos indígenas na saúde, um orçamento previsto em lei e tem podido desenvolver tantas experiências conhecidas[18]? Sem dúvida, uma das respostas pertinentes a essa questão é a presença ativa das medicinas tradicionais ou ancestrais, cuja sobrevivência através de séculos de perseguição aflorou-se com força nas últimas décadas, apesar de uma forte negação dos direitos dos povos indígenas pelo Estado. É notável o fato de que no Chile os povos indígenas ainda não têm reconhecimento constitucional, diferentemente da maioria dos países da América Latina.

Em 2000, iniciaram-se os trabalhos de formulação de uma Política de Saúde e Povos Índigenas, que resultou na elaboração de um documento oficial em 2006. Entre as diretrizes centrais estão o reconhecimento, a proteção e o fortalecimento dos conhecimentos e práticas dos sistemas médicos dos povos indígenas, entendidos como um conjunto de saberes, práticas, tecnologias e especialistas fundamentados na sabedoria ancestral e comunitária, organizados em uma visão de mundo particular e legitimados por suas próprias comunidades[19,20]. Como estratégias, indica: valorizar e respeitar os diferentes especialistas em saúde ancestral e suas comunidades; favorecer a troca de conhecimentos e experiências entre especialistas de saúde ancestral e suas comunidades; facilitar iniciativas para fortalecer os sistemas de saúde ancestrais; revisar e modificar o Código de Saúde com base no reconhecimento dos sistemas médicos originais; favorecer o desenvolvimento de centros de saúde em que a medicina oficial seja complementada com a medicina ancestral e em que se fortaleçam a autogestão das comunidades e as organizações indígenas nesses processos.

Os anos passam com heterogeneidade no desenvolvimento dos processos em cada território; o Programa Nacional vem sendo desenvolvido com a participação dos povos indígenas, articulando ações e levando atendimento de especialistas em medicina indígena para alguns centros de saúde ou a domicílio, por encaminhamentos[21,22]. A aposta era que as definições de o que fazer, como fazer e por quanto tempo fossem definidas pela população do território. A complementariedade dos sistemas de saúde não se constitui em uma relação obrigatória.

O modelo dominante biomédico prevalece e as mudanças institucionais são lentas, mas significativas. Em 2012, o "reconhecimento jurídico e proteção dos conhecimentos tradicionais dos povos indígenas em matéria de saúde" tem reconhecimento expresso na Lei 20.584, que "Regulamenta os Direitos e Deveres das Pessoas em Relação às Ações Relacionadas à sua Saúde"[22]. Essa lei constitui uma oportunidade histórica, uma vez que exige que os regulamentos sejam operativos e, nesse caso, quando se referir aos povos indígenas, eles devem ser consultados. A referida lei establece em seu artigo 7º:

> "Nos territórios com alta concentração de população indígena, os provedores institucionais públicos devem assegurar o direito das pessoas pertencentes aos povos indígenas a receber cuidados de saúde com relevância cultural, o que se expressará na aplicação de um modelo intercultural de saúde validado junto às comunidades indígenas, que deve conter, no mínimo, o reconhecimento, a proteção e o fortalecimento dos saberes e práticas dos sistemas de cura dos povos indígenas; a existência de facilitadores interculturais e sinalização em língua espanhola e dos indígenas correspondentes ao território, e o direito de receber assistência religiosa específica de sua cultura".

Entre os anos de 2015 e 2017 realizou-se uma consulta nacional que contou com a participação efetiva dos povos indígenas, encerrando-se em abril de 2017, com duração de 18 meses. Nesse período ocorreram 430 reuniões em nível nacional, das quais participaram 9.018 representantes de povos indígenas distribuídos em 1.551 organizações indígenas[23].

O regulamento estabeleceu um conjunto de definições conceituais que explicam o artigo 7º da Lei 20.584 e indicam as diretrizes que os provedores institucionais públicos devem cumprir para implementar cuidados de saúde com relevância cultural. Este foi entregue aos diversos órgãos públicos que devem revisar e aprovar oficialmente o texto. Entrou em trâmite em 2017 e até a data de elaboração deste texto ainda não foi resolvido. As mudanças políticas sem dúvida têm um impacto sério na resolução desse assunto, já que se mudam os paradigmas e, claro, mudam-se as vontades.

MEDICINAS TRADICIONAIS NA COLÔMBIA

Na Colômbia, são reconhecidos como grupos étnicos os povos indígenas, a comunidade cigana, os palenqueros, os afrodescendentes e os rayzales. De acordo com o último censo, 3,43% da população colombiana pertence aos 102 povos indígenas reconhecidos (mais 13 em processo de reconhecimento), 10,62% são reconhecidos como negros, afro-colombianos ou Rayzal Palenquera e 0,01% pertencem ao povo cigano[24,25].

Como nos demais países da região, as culturas se misturam e há troca de conhecimentos entre os povos nativos (indígenas) e os povos que chegaram com a conquista e colonização do continente, da África e da Europa. Nesse contexto, os saberes e práticas da medicina tradicional foram mantidos adaptando-se às situações políticas, culturais, sociais e históricas de um país que, depois da colônia e da república, sofreu guerras civis e um conflito armado de 60 anos[24,26,27].

Em 1991 a Colômbia foi declarada, pela constituição, como um estado pluriétnico e multicultural, o que permitiu o reconhecimento da tradição de vários povos e a geração de um quadro legislativo para proteger sua cultura, seu conhecimento, autonomia, bem como o cuidado com seus territórios, reservas e modelos de saúde[24]. Nesse marco regulatório, a medicina tradicional ou ancestral é chamada de "medicina dos grupos étnicos da Colômbia (ciganos, povos indígenas e comunidades negras, afro-colombianas, raizales e palenqueras)" e as medicinas tradicionais de outros continentes são consideradas dentro do grupo de Medicinas e Terapias Alternativas e Complementares[24,26].

Na Lei do Talento Humano em Saúde (Lei n. 1.164 de 2007), no artigo 20, é estabelecido garantir "o respeito às culturas médicas tradicionais das diversas etnias, que só podem ser praticadas por quem seja reconhecido em cada uma de suas culturas de acordo com seus próprios mecanismos de regulação social". Assim, o Ministério da Saúde vem criando diversos espaços regulatórios, a exemplo da Lei Estatutária da Saúde (Lei n. 1.751 de 2015) e da Lei n. 1.438 de 2011: "a construção de mecanismos que integrem a diversidade na atenção à saúde da população é promovida por meio do reconhecimento de saberes e práticas tradicionais e complementares no processo de atenção integral à saúde, sob o princípio da interculturalidade em saúde e Atenção Básica à Saúde"[24,26,28]. Da mesma forma, reconhece e garante "o direito fundamental à saúde integral dos povos indígenas e demais etnias de nosso país", levando em consideração a voz dos povos e baseada no respeito às suas cosmovisões e práticas ancestrais, articulando a própria saúde desses povos no Sistema Geral de Previdência Social em Saúde da Colômbia por meio do Sistema Indígena de Saúde Própria e Intercultural[24,26,28]. Por fim, recentemente, desenvolveram-se as "Diretrizes para a elaboração do enfoque intercultural nos processos de formação de talentos humanos em saúde, para a atenção à saúde dos povos indígenas na Colômbia"[24,26], que buscam avançar na disponibilidade de talentos humanos em saúde para responder às necessidades de saúde intercultural dos povos.

Entretanto, apesar das iniciativas governamentais, da existência de grupos de pesquisa e de acadêmicos que atuam na interculturalidade em saúde e nas questões relacionadas às medicinas tradicionais de etnias, a sensabilidade da população civil sobre esse assunto ainda é pequena. Na formação em saúde, faltam disciplinas e cadeiras que se dediquem ao reconhecimento e valorização do tema, assim como a transmissão de conhecimento e tomada de consciência sobre a realidade das comunidades e de seus próprios modelos de saúde.

Por sua vez, as comunidades definiram o termo "saúde própria", como "a harmonia e o equilíbrio de acordo com a visão de mundo de cada povo indígena, fruto das relações da pessoa consigo mesma, com a família, a comunidade e o território. Compreende processos e ações voltadas à promoção, proteção e recuperação da saúde"[26]. Embora cada etnia tenha uma visão de mundo própria, eles compartilham alguns conceitos vitais na sua forma de ver a vida e a saúde, entendendo cada indivíduo como parte de um todo, de uma comunidade, de um mundo e, portanto, assumindo a conexão que possuem com seu território e a relação direta entre uma relação harmônica com seu entorno, com sua comunidade e consigo mesmo como base para um estado de saúde e de "viver bem". Por isto, a medicina tradicional e ancestral representa as raízes históricas, culturais e sociais dos grupos étnicos do país[24,26,27,29].

MEDICINAS TRADICIONAIS NO EQUADOR

O Equador é constituído por uma diversidade étnica considerável e, por isso, por uma grande riqueza cultural em permanente interação. Essa característica se reflete na constituição do país por ser um Estado intercultural em reconhecimento à diversidade. Por outro lado, é também um estado plurinacional, o que se refere sobretudo ao reconhecimento dos direitos dos povos indígenas e à pluralidade, que se relaciona às diferentes dimensões da vida social e cultural e, obviamente, com a saúde. Tanto a interculturalidade quanto a plurinacionalidade são princípios organizadores do Estado e das políticas públicas, por isso é um mandato estruturante que prevê o cumprimento dos direitos fundamentais, entre os quais está a saúde. Na constituição do Equador, a saúde ocupa um lugar especial, pois é uma condição fundamental para alcançar o Bem Viver ou, na língua Kichwa, "Sumak Kawsai".

Devido ao princípio e direito da interculturalidade e plurinacionalidade, no Equador os povos indígenas são reconhecidos com a categoría de nacionalidades indígenas, dentro da qual é feita uma distinção entre os povos índigenas em um esforço de reconhecer as diversidades específicas dentro de uma mesma matriz cultural[30]. A população indígena representa cerca de 7% da população total do país e estima-se que em 2020 será de mais de 1 milhão e 100 mil pessoas[31]. Além dos povos indígenas, existem também afro-equatorianos, montúbios, mestiços e outras diversidades étnicas, produto de migrações recentes.

Todas as nacionalidades e povos indígenas e não indígenas praticam a medicina tradicional, porém, no caso das nacionalidades indígenas e de seus povos é necessário distingui-las como medicinas ancestrais, pois são produto de saberes e práticas milenares que, no entanto, têm sido transformadas ao longo do tempo devido ao contato e à interação com outras culturas médicas e de saúde. É por isso que, de certa forma, são medicinas ancestrais mas também tradicionais por suas transformações ao contato com outras racionalidades em saúde e pelo seu caráter de transmissão oral do conhecimento e continuidade no tecido social.

O reconhecimento das medicinas ancestrais e tradicionais está inscrito no mandato constitucional[32] que indica que as pessoas têm o direito de usufruir dos conhecimentos ancestrais (artigo 25) e atribui um capítulo (IV) aos direitos coletivos das nacionalidades e dos povos indígenas que devem "manter o desenvolvimento e fortalecer livremente sua identidade, senso de pertencimento, tradições ancestrais e formas de organização social e manter, proteger e desenvolver o conhecimento coletivo; suas ciências, tecnologias e conhecimentos ancestrais; recursos genéticos que contêm diversidade biológica e agrobiodiversidade; seus medicamentos e práticas de medicina tradicional, incluindo o direito de recuperar, promover e proteger locais de rituais sagrados, bem como plantas, animais, minerais e ecossistemas em seus territórios; e conhecimento dos recursos e propriedades da fauna e da flora" (art. 57 *literales* 1 e 12) e proíbe toda forma de apropriação indevida sobre seus conhecimentos, inovações e práticas. Este último é regulado pelo *Código Orgánico de la Economía Social del Conocimiento*, e também pela adesão a vários tratados internacionais, entre eles o Protocolo de Nagoya.

No âmbito da saúde, esse mandato exprime-se em cinco vertentes fundamentais que se relacionam com o desenvolvimento de políticas públicas, baseando-se no reconhecimento das medicinas ancestrais, no seu fortalecimento, articulação e complementariedade, tudo no âmbito da interculturalidade e no diálogo de saberes. Nesse cenário, a medicina ancestral faz parte do Sistema Único de Saúde[16] e seu exercício é garantido pela Constituição e pela legitimidade das comunidades e usuários da medicina ancestral. O uso de medicinas ancestrais em estabelecimentos de saúde públicos ou privados é garantido por normas aprovadas pelo Ministério da Saúde, o que significa que, se um usuário, de qualquer identidade étnica mas em especial as indígenas, desejar ser cuidado por profissional especialista em medicina tradicional, poderá fazê-lo, sendo este um aspecto formal da articulação e complementariedade dos sistemas médicos. A área com articulação e complementariedade mais desenvolvida no país tem sido com a obstetrícia ancestral, a partir da implementação na atenção à saúde da abordagem intercultural da atenção à saúde materna e neonatal, o que teve um impacto positivo na redução da mortalidade materna.

Na década de 1980, foi publicada uma importante investigação denominada "Enfermidade, dano e ideologia"[33] em que se demonstra que as medicinas ancestrais e tradicionais derivam de várias tradições culturais e seus contextos históricos. Nesse sentido, pode-se afirmar que no Equador coexistem essas medicinas com diferentes influências e proximidade com as medicinas ancestrais propriamente ditas. Na Amazônia e nas nacionalidades indígenas do litoral são onde mais se conserva a ancestralidade, sendo os povos Tagaeri Taromenane os que conseguiram mantê-la plenamente conservada em razão de sua condição de isolamento, mas este é um caso único e excepcional. Na região andina, devido à forte influência de diversas tradições culturais distintas, a medicina praticada pelos grupos étnicos alinha-se mais ao conceito de medicina tradicional.

Em qualquer caso, as medicinas tradicionais e ancestrais têm lugar importante na saúde, pois são praticadas de forma regular e ampla, fazem parte do sistema de saúde e há avanços relevantes na institucionalização para protegê-las e promovê-las. Para além do referido, essas medicinas são uma parte fundamental da cultura e organização das nacionalidades indígenas, uma vez que sua identidade e existência está fortemente associada a esse contexto e, nesse sentido, tem continuidade na medida da própria existência dessas populações e sua cultura.

MEDICINAS TRADICIONAIS NO MÉXICO

No México são reconhecidos 68 povos nativos, conhecidos como povos indígenas[34]. Também se identifica a presença de grupos étnicos afrodescendentes, reconhecidos como afro-mexicanos; esses grupos estão presentes em todo o território nacional, em contextos urbanos e rurais. Dois critérios foram descritos para determinar se uma pessoa pertence a grupos indígenas: o primeiro é linguístico, ou seja, falar uma língua indígena, e cerca de 7 milhões de pessoas no México são identificadas segundo esse critério. O segundo critério, utilizado nos últimos censos, baseia-se na autoidentificação, por meio de formulação da pregunta dirigida ao pesquisado, se este se considera parte de uma comunidade ou povo indígena. Sob esse último critério, foram identificados cerca de 25 milhões de indígenas, o que constitui 21% da população total do país. Em relação à população afro-mexicana, 1.381.853 pessoas se identificam como tal[35].

Para a população indígena, a medicina tradicional desempenha um papel importante. Por esse motivo, em 2002 foi criada a Direção de Medicina Tradicional e Desenvolvimento Intercultural (DMTDI), localizada na Direção Geral de Planejamento e Desenvolvimento em Saúde do Ministério da Saúde. Em 2003, a Subdireção de Sistemas Complementares foi incorporada para coordenar a política de medicina tradicional e medicinas complementares, em resposta à estratégia da Organização Mundial de Saúde (OMS) para a Medicina Tradicional 2002-2005.

Em 2006, o reconhecimento da medicina tradicional indígena foi alcançado com a Lei Geral da Saúde, considerando o artigo 6º da fração VI Bis como um dos objetivos do Sistema Único de Saúde, promovendo o conhecimento e o desenvolvimento da medicina tradicional indígena e sua prática em condições adequadas. Atualmente, as Direções supracitadas têm, entre suas atribuições, previstas no artigo 25, inciso XIX do Regimento Interno do Ministério da Saúde, "Desenhar, desenvolver e promover a política nacional de medicinas tradicionais, alternativas e complementares no Sistema Único de Saúde". Desde 2015, suas linhas de ação estão alinhadas com a Estratégia da OMS para medicinas tradicionais, integrativas e complementares 2014-2023.

É reconhecido que a medicina tradicional é um sistema de saúde completo, com uma racionalidade diferente do modelo convencional, valorizando a totalidade das coisas, a relação entre as pessoas e demais seres vivos com a natureza, as divindades e o cosmo, o equilíbrio entre os diferentes elementos e conceitos que se manifestam fisicamente no corpo e seus processos de frio ou calor. A medicina tradicional indígena no México é identificada e reconhecida: as contribuições da fitoterapia tradicional, com as propriedades medicinais das plantas, adequadas para a pessoa e sua condição de saúde; massagem tradicional indígena em a níveis musculoesquelético, circulatório, sistêmico e emocional; contribuição de temazcal para doenças de pele, circulação, aparelho respiratório e reprodutor (banho de vapor tradicional); contribuição das estratégias tradicionais para problemas de saúde mental e emocional e o modelo tradicional de obstetrícia são exemplos de recursos reconhecidamente eficazes para o tratamento a que se propõem.

Com todos esses elementos, foi desenvolvida uma política de medicina tradicional orientada para o reconhecimento e a relação intercultural entre os serviços de saúde e os terapeutas tradicionais, reconhecendo suas contribuições para o fortalecimento dos serviços de saúde. Essa política é desenvolvida no guia de implementação intitulado *Fortalecimento dos serviços de saúde com a medicina tradicional*[36], que define a incorporação da medicina tradicional nas redes de serviços de saúde, em espaços específicos das unidades de saúde, resgata as contribuições da obstetrícia tradicional e propõe condições de segurança para sua participação no cuidado à mulher no trabalho de parto, o que constitui um dos direitos constitucionais dos povos indígenas. Além disso, propõe as “farmácias verdes” como espaços de oferta de fitoterápicos produzidos por terapeutas tradicionais, atividade reconhecida no marco regulatório.

No México existe ainda uma grande dificuldade para que os serviços estaduais de saúde cumpram o marco legal e favoreçam o direito das mulheres indígenas de receber medicamentos tradicionais. Por isso, em 2018, um documento de diretrizes foi entregue a todas as secretarias estaduais de saúde[37]. Nesses 17 anos, toda a legislação acerca do tema possibilitou o desenvolvimento de uma serie de ações e produtos sistematizados por meio de uma metodologia denominada recuperação histórica, que facilita a identificação de aprendizagens nessa área[38].

MEDICINAS TRADICIONAIS NO PERU

A medicina tradicional do Peru é resultado da contribuição de muitos povos que se desenvolveram há mais de 3 mil anos, como os Caral, Chavín de Huantar, Paracas, Nazca, Moche-Chimú entre outros, que deram origen à cultura Inca, que se desenvolveu em uma extensa parte da América do Sul. O centro do seu governo era em Cusco, por eles chamada de Cosqo, que em linguagem quíchua significa "centro do mundo". As trepanações cranianas, a anestesia com o uso de coca (*Erythroyilum coca*), as curas comunitárias, a importancia da alimentação, as danças e o uso de plantas medicinais eram conhecidas práticas em saúde, para o que se denominava "viver bem" (allí kaway) e "estar bem" (alli kawsay)[39].

A medicina tradicional peruana baseia-se na cosmovisão andina, caracterizada por seu caráter vitalista (tudo o que existe é vivo), sua integralidade (a parte é integrada ao todo e este é integrado à parte), seu vínculo (tudo está interligado e é interdependente), a dualidade (masculino e feminino, quente e frio, etc.), a reciprocidade ou Ayni (saber dar, receber e retribuir), o agrocentrismo e o espaço-tempo (ou Ayllu) onde todos são cuidados e cuidadores[40].

Atualmente, 25,8% da população peruana é indígena, com 55 etnias distintas e 47 línguas indígenas, dos quais 100% fazem uso da medicina tradicional, ou seja, o Peru é um país multicultural. Em um estudo realizado em hospitais de Lima, observou-se que 76% dos pacientes ambulatoriais utilizam, também, algum tratamento oriundo da medicina tradicional.

A constituição do Peru aceita o direito à cultura e etnia e conta com a Lei Geral de Saúde[41], que se refere ao interesse preferencial do Estado na promoção da medicina tradicional e o reconhecimento de seus produtos e recursos. Além disso, existem normas relacionadas à obstetrícia tradicional e aos serviços de relevância cultural[42].

Os agentes da medicina tradicional se dividem de acordo com as suas competências: fitoterapeutas, parteiras, *huesero* e *sobador* (uma forma de quiropraxia aliada a conhecimentos e procedimentos em ortopedia) e curandeiros. Outras categorias de curandeiros tradicionais, como os callahualas, os pampamisayoc e os hampymisayoc, ainda se fazem presentes também. Os recursos utilizados são as plantas medicinais; as plantas mestras (ayahuasca, san pedro, coca) são aquelas que produzem estados alterados de consciência, e as plantas comuns (geralmente classificadas como quentes ou frias), além de metais, argilas e animais. As alterações de saúde são conhecidas como síndromes culturais, classificadas de acordo com sua origem natural, divina e humana.

CONSIDERAÇÕES FINAIS

Na região das Américas coexiste uma riqueza de saberes, conhecimentos e práticas em saúde, assim como tem-se avançado o reconhecimento político e legislativo sobre as medicinas ancestrais e tradicionais. Em varios países o modelo de saúde já inclui um eixo intercultural e, adicionalmente, essas medicinas convergem com a medicina complementar e integrativa junto ao modelo biomédico em vigência, criando um pluralismo médico na região. No entanto, o caminho para garantir uma articulação harmoniosa das medicinas tradicionais e ancestrais nos sistemas de saúde dos 35 países da região ainda precisa ser percorrido por todos os atores dos diferentes setores: academia, grupos de pesquisa, associações profissionais, indígenas e organizações afrodescendentes e autoridades de saúde, todos alinhados com as diferentes estratégias dos organismos internacionais relacionadas com a saúde das etnias, as medicinas tradicionais e direitos humanos, em um esforço de fazer-se ouvir a voz dos povos.

REFERÊNCIAS BIBLIOGRÁFICAS

1. Organización Panamericana de la Salud. CD57/13, Rev. 1. 71.a sesión del Comité Regional de la OMS para las Américas. Estrategia y plan de acción sobre etnicidad y salud 2019-2025. OPS 2019. (OMS)
2. Organización Panamericana de la Salud. Sociedades justas: equidad en la salud y vida digna. Resumen ejecutivo del Informe de la Comisión de la Organización Panamericana de la Salud sobre Equidad y Desigualdades en Salud en las Américas. Washington, DC: OPS; 2018 [acesso em 20 maio 2019]. Disponível em: http://iris.paho.org/xmlui/ handle/123456789/49505.
3. Comisión Económica para América Latina y el Caribe (CEPAL)/Fondo para el Desarrollo de los Pueblos Indígenas de América Latina y el Caribe (FILAC), "Los pueblos indígenas de América Latina - Abya Yala y la Agenda 2030 para el Desarrollo Sostenible: tensiones y desafíos desde una perspectiva territorial", Documentos de Proyectos (LC/TS.2020/47), Santiago, 2020.
4. Comisión Económica para América Latina y el Caribe (CEPAL). Situación de las personas afrodescendientes en América Latina y desafíos de políticas para la garantía de sus derechos [Internet]. Santiago (Chile): CEPAL; 2017. Disponível em: https://repositorio.cepal.org/bitstream/handle/11362/42654/1/S1701063_es.pdf.
5. Red MTCI Américas. Regulaciones y políticas en MTCI en Américas. Biblioteca Virtual en Salud en Medicinas Tradicionales, Complementarias e Integrativas – BVS MTCI Américas. Disponível em: https://mtci.bvsalud.org/regulaciones-y-politicas-en-mtci/.
6. INDEC. Mapa Pueblos Originarios [acesso em 30 ago. 2020]. Disponível em: https://www.argentina.gob.ar/derechoshumanos/inai/mapa.
7. INDEC. Encuesta Complementaria de Pueblos Indígenas (ECPI) 2004-2005, Complementaria del Censo Nacional de Población, Hogares y Viviendas 2001 [acesso em 30 ago. 2020]. Disponível em: https://www.indec.gob.ar/micro_sitios/webcenso/ECPI/pueblos/ampliada_index_nacionales.asp?mode=00.
8. Idoyaga Molina A, Sarudiansky M. Las medicinas tradicionales en el noroeste argentino: Reflexiones sobre tradiciones académicas, saberes populares, terapias rituales y fragmentos de creencias indígenas. Argumentos. 2011;24(66):315-37.
9. Hecht AC, Enriz N, García Palacios M. Reflections on the concept of interculturality in the current educational debate in Argentina. Intercultural Education. 2016;27(3):231-44.
10. Ley de Comunidades Aborígenes. Ley 23.302/1985. Disponível em: http://servicios.infoleg.gob.ar/infolegInternet/anexos/20000-24999/23790/texact.htm.
11. Instituto Nacional de Asuntos Indígenas (INAI). Ministerio de Justicia y Derechos Humanos. Presidencia de la Nación. Disponível em: https://www.argentina.gob.ar/derechoshumanos/inai.
12. Quiroga F. Los derechos de los pueblos indígenas en Argentina. ¿Una realidad tangible o un reconocimiento formal? DEHUIDELA. Revista de Derechos Humanos. 2008;18(9):38-51. Disponível em: https://repositorio.una.ac.cr/bitstream/handle/11056/7912/losderechos_Fquiroga.pdf?sequence=1&isAllowed=y.

13. Constitución Política del Estado Plurinacional de Bolivia. Asamblea Nacional 7 de Febrero de 2009. [Internet]. Disponível em: https://www.presidencia.gob.bo/images/Autonomia/documentos/DGA/NormativaVigente/Consitucion%20Politica%20del%20Estado.pdf .
14. Política de Salud Familiar Comunitaria Intercultural SAFCI [Internet]. Disponível em: http://www.sipi.siteal.iipe.unesco.org/sites/default/files/sipi_intervencion/safci.pdf.
15. Ley de Medicina Tradicional Ancestral Boliviana y su Reglamento [Internet]. Ley 459/2013 de 19 de diciembre. DS 2436/2015 de 1 de julio. Disponível em: https://www.paho.org/bol/index.php?option=com_docman&view=download&alias=79-ley-de-medicina-tradicional-y-su-reglamento&category_slug=publications&Itemid=1094.
16. Decreto Supremo 28631 [Internet]. DS 28631/2006 del 8 de marzo. Disponível em: http://pueblosindigenas.bvsp.org.bo/php/level.php?lang=es&component=19&item=19.
17. Decreto supremo 4393 [Internet]. DS 4393/2020 de 13 de noviembre. Disponível em: https://www.minsalud.gob.bo/viceministerios/vice-promocion-epidemiologia.
18. Sáez M, Jélves I, editores. En el libro de Memoria Primer Encuentro Nacional Salud y Pueblos Indígenas: hacia una política nacional intercultural en salud. Servicio de Salud Araucanía y Programa Salud y Pueblos Indígenas, Comuna de Saavedra-Región de la Araucaria. Ministerio de Salud; 1996 noviembre 4-8.
19. Ministerio de Salud. Política de Salud y Pueblos Indígenas. Programa de Salud y Pueblos Indígenas. Resolución Exenta n. 91/2006.
20. Ministerio de Salud. Norma Administrativa n. 16, sobre Interculturalidad en los Servicios de Salud, Resolución Exenta n. 261/2006, (28-04-2006).
21. Sáez M. Interculturalidad en salud: de la teoría a la práctica. In: Estudios de bioética social. Prioridades en CIEB. Universidad de Chile, Centro de Colaboración en Bioética OMS; 2007. p 163-70.
22. Derechos y Deberes de las Personas en su Atención de Salud. Ley 20.584/2012 de 13 de abril. Biblioteca del Congreso Nacional de Chile (24-04-2012).
23. Sáez M. La práctica de la interculturalidad en salud: el caso de Chile. In: Campos Navarro R. Antropología médica e interculturalidad. México: Mc Graw Hill Interamericana; 2016. p. 432-41.
24. Aldana-Martinez N, Benitez L, Diaz I, Romero J. Medicina tradicional y complementaria en el contexto colombiano: una breve mirada. In: Sousa IMC, Gallego DP, Guimarães MBL. Experiências e reflexões sobre medicinas tradicionais, complementares e integrativas em sistemas de saúde nas Américas. São Paulo: Hucitec; 2021 (no prelo).
25. Departamento Administrativo Nacional de Estadística- DANE. Colombia una nación multicultural. 2007. Disponível em: http://www.dane.gov.co/files/censo2005/etnia/sys/colombia_nacion.pdf .
26. Ministerio de Salud y Protección Social. Lineamientos Incorporación del enfoque intercultural en los procesos de formación del talento humano en salud, para el cuidado de la salud de pueblos indígenas en Colombia. Bogotá; 2017.
27. Diaz I, Garay G. Aportes hacia una Terapeuta Neural y hacia la Terapia Neural de un agente de salud popular. Estudio de caso. (Curanderismo urbano). Universidad Nacional de Colombia; 2013.
28. Ministerio de Hacienda, Ministerio de Salud y Protección Social. Ley 1438 de 2011 [Internet]. 1438 Ministerio de Salud y Protección Social; 2011 p. 51. Disponível em: https://www.minsalud.gov.co/Normatividad_Nuevo/LEY 1438 DE 2011.pdf.
29. Vásquez-Londoño C, Restrepo-Calle S, Matapí-Yucuma U, Melendez-Santacruz I, Pérez-Salinas M, García-Moreno C, et al. Plantas y territorio en los sistemas tradicionales de salud en Colombia [Internet]. Disponível em: http://repository.humboldt.org.co/bitstream/handle/20.500.11761/32555/482.pdf?sequence=1;Plantas%0Ahttp://repository.humboldt.org.co/bitstream/handle/20.500.11761/32555/482.
30. Instituto Nacional de Estadística y Censos. La población indígena de Ecuador: Análisis de estadísticas socio-demográficas. Quito: INEC; 2006. p. 14.
31. IGWIA. El mundo indígena 2020. Lima: Dwayne Mamo 34 Ed.; 2020. p. 409. Disponível em: https://iwgia.org/images/yearbook/2020/IWGIA_El_Mundo_Indigena_2020.pdf.

32. Constitución de la República del Ecuador. Asamblea Nacional 2008. Disponível em: https://www.asambleanacional.gob.ec/sites/default/files/documents/old/constitucion_de_bolsillo.pdf.
33. Muñoz Bernand Carmen. Enfermedad, daño e ideología. Antropología médica de los Renacientes de Pindilig. 2. ed. Quito: Abya Yala; 1999. Disponível em: https://digitalrepository.unm.edu/cgi/viewcontent.cgi?article=1473&context=abya_yala.
34. INPI-INALI. Atlas de los pueblos indígenas de México. 2020 [acesso em ago. 2020] Disponível em: http://atlas.inpi.gob.mx/.
35. INEGI. Encuesta intercensal, Principales resultados 2015. Disponível em: https://www.inegi.org.mx/contenidos/programas/intercensal/2015/doc/eic_2015_presentacion.pdf.
36. Dirección de medicina tradicional y desarrollo intercultural. Guía de Implantación. Fortalecimiento de los sistemas de salud con Medicina Tradicional. México: 2013. Disponível em: https://www.gob.mx/cms/uploads/attachment/file/38485/ModeloFortalecimientoMedicinaTradicional.pdf.
37. Secretaria de Salud. Fortalecimiento de los servicios de salud en la atención de las mujeres indígenas con parteras tradicionales. México: 2017 [acesso em ago. 2020]. Disponível em: https://www.gob.mx/cms/uploads/attachment/file/338175/LINEAMIENTOS_SOBRE_FORT_DE_LOS_SS_CON_PARTER_A_TRADICIONAL_18_06_18.pdf.
38. Secretaria de Salud. Recuperación histórica del programa de medicina tradicional. México: 2018 [acesso em ago. 2020]. Disponível em: https://www.gob.mx/cms/uploads/attachment/file/426953/RECUPERACI_N_HIST_RICA_MEDICINA_TRADICIONAL_S.pdf.
39. Lastres J. Historia de la medicina peruana en el siglo XX. Primer tomo. Capítulo I Medicina Inka. 1. ed. Lima: Editorial Universidad Nacional Mayor de San Marcos; 1951.
40. Alvarado D. Una comprensión andina del cuerpo. 1. ed. Perú: Editorial Multigrafik S.A.C.; 2019.
41. Ley General de Salud. Ley 26842/1997 de 9 de julio. Disponível em: http://www.essalud.gob.pe/ietsi/pdfs/tecnologias_sanitarias/1_Ley_26842-1997-Ley-General-de-Salud-Concordada.pdf.
42. Cabieses F. Apuntes de Medicina Tradicional Peruana, la racionalización de lo irracional. 3. ed. Lima: Editorial Universidad Científica del Sur; 2019.

11
Aspectos das medicinas indígenas brasileiras

Eliana Rodrigues
Hemerson Pataxó Hãhãhãi
Aniraldo Xavier de Oliveira Pataxó Hãhãhãi
Juvenal Payayá
Marta Xavier de Oliveira Pataxó Hãhãhãi
Ricardo Naraiamat Suruí
Vitor Peruare Bakairi*
Priscila Matta

A MEDICINA TRADICIONAL

Segundo a Organização Mundial da Saúde (OMS)[1], a medicina tradicional (MT) tem uma longa história. É a soma de todos os conhecimentos, habilidades e práticas baseadas em teorias, crenças e experiências de povos e comunidades tradicionais, podendo ser aplicada ou não, usada para manutenção da saúde e do bem-estar, bem como na prevenção, diagnóstico e tratamento de doenças físicas e mentais.

Enquanto as MT chinesa e ayurveda são exemplos reconhecidos mundialmente, a MT brasileira – representada pelas medicinas indígenas – não goza do mesmo reconhecimento e prestígio, permanecendo pouco conhecida até os dias atuais. Um exemplo disso é o fato de o Sistema Único de Saúde (SUS) do Brasil oferecer de forma integral e gratuita 29 práticas integrativas e complementares (incluindo as MT chinesa e ayurveda), sem considerar o que estamos denominando MT brasileira. As medicinas populares brasileiras, envolvendo a afro-brasileira, caiçara, ribeirinha amazônica, sertaneja, caipira, entre tantas outras, será abordada em outro capítulo deste livro.

---

* Nosso querido Vitor Bakairi (19/04/1951-01/06/2021) que curiosamente nasceu no "dia do índio", faleceu após a escrita deste capítulo, foi mais uma vítima da Covid-19 em nosso país. Ele era mestre em Desenvolvimento Sustentável para Povos Indígenas e Populações Tradicionais pela Universidade de Brasília (UnB), mas era sobretudo uma pessoa valiosa por sua humanidade, seu respeito a todos os povos indígenas e não indígenas. Deixamos aqui nosso muito obrigado pela oportunidade da convivência com esse ser especial.

OS POVOS INDÍGENAS NO BRASIL

Existem mais de 305 povos indígenas no Brasil, que possuem mais de 180 línguas e dialetos. Em soma, os povos indígenas são constituídos por 896.917 pessoas, ou seja, 0,47% da população brasileira. Desses, 57,7% vivem em terras indígenas; 36,2% em áreas urbanas e 7% em áreas rurais, segundo o último censo realizado, em 2010, pelo Instituto Brasileiro de Geografia e Estatística (IBGE)[2] (Figura 1). As 723 terras indígenas ocupam 13,8% do território brasileiro[3].

Segundo uma revisão conduzida por Rodrigues et al.[4], publicada em 2006, dos 305 povos, 26 tiveram conhecimentos e práticas de suas medicinas registradas durante estudos realizados, predominantemente, por pesquisadores estrangeiros e poucos registraram tais medicinas com detalhes (Figura 2). Esses estudos publicados em literatura científica somam 358 plantas utilizadas em sintomas relacionados ao sistema nervoso central e apenas 43,8% foram alvo de estudos que garantissem sua eficácia e/ou segurança, até o momento, pela ciência acadêmica[4].

Em uma revisão recente[5], observa-se que, além dos 26 povos mostrados na Figura 2, outros oito povos indígenas do Brasil tiveram algum tipo de registro sobre suas medicinas. São eles: Kayapó, Pankararé, Makuxi, Tapeba, Desana, Kambiwá, Tuxá e Mbyá-Guarani, totalizando 34 povos.

Há toda uma riqueza cultural ainda desconhecida pela sociedade não indígena e também existe uma diversidade biológica de extrema relevância quando se considera a medicina indígena, pois, sem as 55 mil plantas superiores[6], 103.870 animais[7] e 13.800 fungos[8] presentes no território brasileiro, como tais medicinas poderiam existir? E, consequentemente, como tais povos poderiam ter sobrevivido durante tantos séculos?

É de suma importância o registro das demais medicinas tradicionais (cerca de 270), que até o momento não foram alvo de estudo, seja por pesquisadores, seja pelos próprios indígenas. A Etnobotânica e a Etnofarmacologia são disciplinas científicas que têm como objetivo, entre outras missões, registrar as medicinas tradicionais e populares. Richard Evans Schultes foi um pesquisador dedicado a essas áreas e realizou grande parte dos estudos científicos entre indígenas da região amazônica, tendo registrado centenas de plantas utilizadas por povos indígenas no século XX[9-13]. Schultes[13] alerta para o fato de que algumas plantas amazônicas, reconhecidas nas práticas medicinais dos povos indígenas, poderiam e deveriam estar sendo investigadas em doenças relacionadas às demências senis. Em seu estudo, o autor registrou 25 plantas utilizadas em medicinas tradicionais colombianas para tratamentos de sinais e sintomas de demência senil, administradas a idosos sobretudo durante distúrbios mentais e motores, incluindo tremores, falta de memória, entre outros.

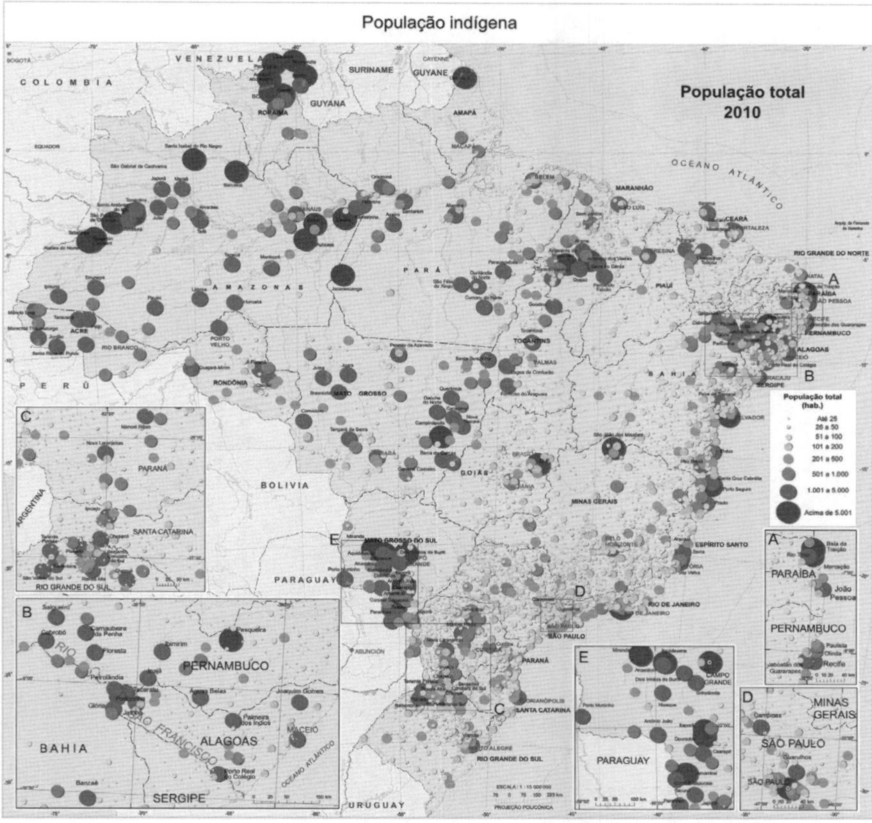

Figura 1 Distribuição geográfica dos indígenas no território brasileiro.
Fonte: Instituto Brasileiro de Geografia e Estatística, 2010[2].

Estudos recentes conduzidos pelo Centro de Estudos Etnobotânicos e Etnofarmacológicos (CEE) da Universidade Federal de São Paulo (Unifesp) têm demonstrado que a capacitação de comunidades tradicionais e populares permite que elas próprias possam registrar seus conhecimentos, inclusive os medicinais, de preferência em sua língua nativa, considerando seu direito à propriedade intelectual e tomada de decisão sobre o que fazer com esses conhecimentos milenares[14]. Isso porque a importância em conhecer e registrar as medicinas indígenas advém do fato de que, atreladas a elas, existem questões de diversas ordens: culturais, de saúde, tecnológicas, ambientais, econômicas, entre outras, cabendo a cada povo indígena decidir sobre o impacto que quer atingir em cada uma delas.

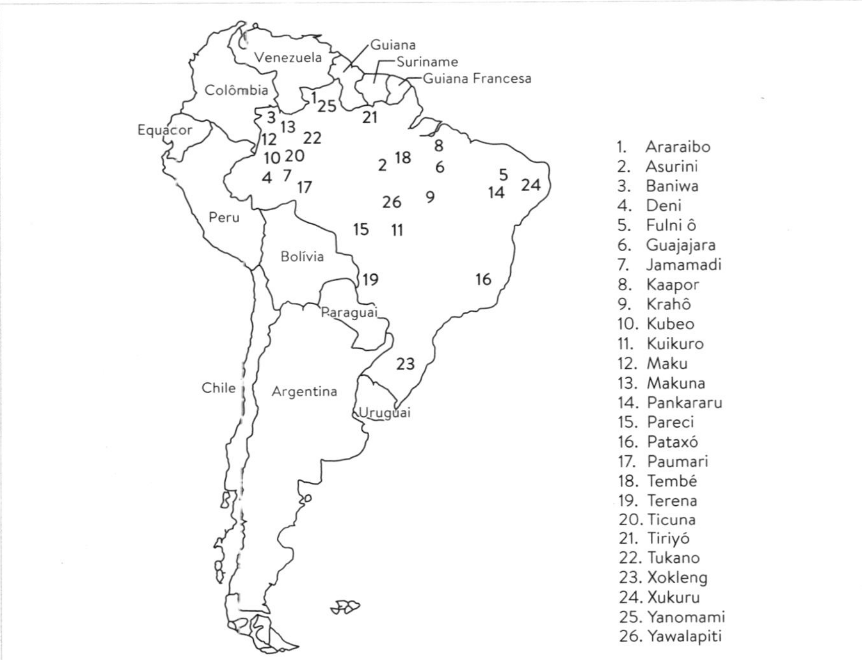

Figura 2 Os 26 povos indígenas no território brasileiro cujas medicinas foram registradas e publicadas em literatura científica.

Fonte: Rodrigues et al.[4].

AS MEDICINAS INDÍGENAS DO BRASIL

Não seria possível traduzir neste capítulo toda a pluralidade de técnicas e características envolvidas nas diversas medicinas indígenas encontradas no universo dos 305 povos do Brasil. Em primeiro lugar porque, conforme explicitado anteriormente, apenas 34 deles foram alvo de estudos e publicações até o momento. Em segundo lugar porque cada povo tem sua própria forma de praticar a medicina, não cabendo aqui, portanto, generalizações.

A proposta deste capítulo é contribuir para uma aproximação entre a visão do não indígena e algumas dessas medicinas tradicionais do Brasil. Para tanto, vamos conhecer cinco delas a partir de relatos dos coautores deste capítulo e de colaboradores dos povos Krahô† (estado do Tocantins), Payayá (Bahia), Pa-

† Embora nenhum representante do Povo Krahô conste como coautor deste capítulo, os trechos apresentados sobre esse povo são resultado de uma pesquisa de doutorado realizado pela coau-

taxó Hãhãhãi (Bahia), Paiter Suruí (Rondônia) e Bakairi (Mato Grosso). Além disso, a partir da literatura científica, informações sobre as medicinas de outros povos indígenas serão apresentadas.

XAMANISMOS E XAMÃS: PRATICANTES DAS MEDICINAS INDÍGENAS

O xamanismo até algumas décadas atrás era considerado uma instituição arcaica, imbuída de práticas mágicas e tradicionais. Atualmente denota variantes em realidades diversificadas compostas por agentes, agenciamentos, experiências e expressões muito heterogêneas. O xamanismo se configura em sistemas cosmológicos múltiplos e por isso deve ser tratado de forma plural. Essa manifestação ultrapassa a dicotomia entre magia e religião, bem como a noção de tradição, e abarca a incorporação de novos elementos, não se reduzindo a uma única definição e a conhecimentos e práticas estáticos. Termo de origem siberiana e centro-asiática, foi no século XX estendido a diversos contextos etnográficos, práticas e especialistas de várias partes do mundo.

Da mesma maneira, xamã é um termo polissêmico que denota uma capacidade xamânica, podendo não se referir a uma aptidão exclusivamente humana que, embora muitas vezes seja atribuída como uma forma de propiciar saúde e proteção, em alguns contextos etnográficos pode apenas se referir a um narrador que circula pelo mundo e conta o que observou. O xamã atua na articulação e comunicação entre mundos e se configura como um experimentador[15]. Comumente esse termo também se aplica a indivíduos conhecidos como *medicine men*, feiticeiro, curador, assim como pajés (termo este de origem tupi-

---

tora Eliana Rodrigues, na qual oito representantes Krahô forneceram seus conhecimentos sobre sua medicina. São eles : Johê Krahô, Hônpé Krahô, Kupõ Krahô, Cuvac`y Krahô, Haw`yt Krahô, Kr`yitep Krahô, Akrei Krahô e Vitô Krahô.

Este estudo foi aprovado pelo Comitê de Ética da Universidade Federal de São Paulo (Comitê de Ética da UNIFESP na Pesquisa n. 056/00). Os conhecimentos tradicionais desses indivíduos referidos neste texto são protegidos nos termos da Convenção das Nações Unidas sobre a Diversidade Biológica (CDB), em vigor internacional desde dezembro 1993. Qualquer indivíduo ou entidade pública ou privada que deseja conduzir investigações científicas ou tecnológicas acerca dos conhecimentos tradicionais referidos neste texto devem observar os requisitos estabelecidos pelos artigos 8 (j) e 15 da CDB, bem como os requisitos estabelecidos pela Medida Provisória n. 2.186-16/2001, que regulamenta o acesso a recursos genéticos, proteção e acesso a conhecimento tradicional e o compartilhamento de benefícios decorrentes do seu uso e dos recursos biológicos brasileiros. O uso não autorizado desses conhecimentos é um ato de apropriação indébita e sujeita os infratores a penalidades administrativas, civis e criminais no Brasil.

-guarani), entre muitos outros. Cada povo indígena possui sua forma própria de denominar seu xamã, conforme indicado a seguir:

- *Kuiã* (povo Bororo).
- *Wajacá* (povo Krahô).
- *Paye* (povo Kamayurá).
- *Xapiri thëpë* (povo Yanomami).
- *Wãwãhey* (povo Paiter Suruí).
- *Pyage* (povo Bakairi).
- *Piaçã* (povo Makuxi).
- *Wayangà* (povo Kayapó).
- *Rezador* (povo Pataxó Hãhãhãi).
- *Raizeiro e cultivador de folha* (povo Payayá).

O termo xamã está longe de ser apenas uma tradução, ou um genérico que resume uma plêiade de termos locais. Ele aparece em contextos em que seus predecessores nativos nunca apareceram e designa um protagonista de primeira importância no diálogo com a população não indígena[15].

Para alguns povos indígenas, os xamãs possuem duplo papel: o de curador e o de feiticeiro, sendo geralmente do sexo masculino. Embora tenham esse duplo papel, serão referidos neste capítulo como "praticantes de cura" pois, com os "entendidos em remédios" e outros praticantes, contribuem para prática médica local, conforme podemos observar entre vários povos.

Observa-se entre os Pataxó Hãhãhãi uma forte influência do elemento não indígena em sua medicina, sendo o curador denominado *rezador*, não recebendo uma denominação própria em sua língua nativa, a maxakali. Isso porque, na década de 1940, ocorreu uma grande expulsão desses indígenas de seus territórios, em virtude da invasão de grileiros, que destruíram as matas para fazer pastagens, reduzindo assim as espécies nativas dessa região, as quais faziam e fazem parte do modo de vida desse povo, a exemplo da alimentação e medicina. Nesse processo, os indígenas foram obrigados a aprender a conviver com os não indígenas e renunciar a sua identidade para sobreviver nas cidades. Ao retornarem às suas terras, no início da década de 1980, muitos deles trouxeram suas famílias (agora compostas por indígenas e não indígenas) e outros aprendizados, com novos costumes, crenças e formas de tratar as doenças. Como parte do processo de fortalecimento e revitalização da medicina tradicional dos Pataxó Hãhãhãi, um de seus integrantes está fazendo um curso de doutorado, durante o qual ele, junto aos anciões das suas aldeias, registrará as práticas medicinais e medicamentos pertencentes a esse povo. Algo semelhante é observado entre os Payayá, cujo xamã local é denominado raizeiro e cultivador de folha, como apontado anteriormente. Entre os Payayá, houve, historicamente, enorme dispersão cultural. Os remanescentes atuais não aprenderam os segredos dos ritos de passagem de seu povo. A geração contemporânea do povo Payayá esforça-se, hoje, em desempenhar um papel fundamental de recuperação de nomes, funções, segredos e usos das plantas e partes de animais com funções curativas e terapêuticas.

A partir desses dois exemplos, fica clara a complexidade e as diversas formas que compõem as medicinas dos povos indígenas no Brasil. Em alguns casos, observa-se um rico intercâmbio de conhecimentos que demonstra que não há fronteiras rígidas que separam práticas e conhecimentos indígenas dos elementos da medicina popular e da própria biomedicina; enquanto outros povos não demonstram tais intercâmbios, sobretudo pelo seu isolamento em relação a essas outras medicinas. Alguns exemplos são apresentados a seguir para complementar esta reflexão.

O *wajaca* é o indivíduo reconhecido pelo povo Krahô como detentor de conhecimentos sobre o uso de remédios do mato e de processos de cura; o xamã local. Além disso, é um estabilizador das relações sociais, moderador dos desesperos causados por doenças ou mesmo por qualquer coisa que seja desconhecida. É o grande conselheiro, tido como sábio e líder, visto com respeito pelas pessoas, sendo suas palavras consideradas até mesmo pelo cacique. Durante os processos de cura, recebem instruções e ajuda de seus respectivos *pahis* (guias espirituais, em geral, são representados por espíritos de animais, plantas, falecidos, minerais ou mesmo de objetos). Nesse processo, os *wajacas* utilizam métodos variados, embora muitos sejam comuns entre eles (mais detalhes no item "Formas de tratamento").

Além dos *wajacas,* na medicina Krahô existem também os entendidos em remédios. Apesar de em menor escala, eles também são referência para algumas curas. Diferentes dos *wajacas*, os entendidos em remédios não recebem ajuda de espíritos no processo terapêutico que executam. Eles obtêm os conhecimentos a respeito dos remédios de seus pais e avós. Os Krahô explicam a diferença entre o *wajaca* e o entendido em remédios: o primeiro é o equivalente ao médico na sociedade não indígena e o segundo, ao farmacêutico, pois, apesar de entender dos remédios, não tem a capacidade de curar. "(...) os entendidos em remédios só conhecem os remédios, não conseguem ver a doença. É como o farmacêutico e o médico, o *wajaca* é o médico, e o entendido em remédios, o farmacêutico". Da mesma forma que na medicina Krahô, os Kayapó distinguem os praticantes de cura em *wayangà* (xamã verdadeiro) e *me kutè pidjã mari* (aquele que conhece sobre os remédios)[16].

Ainda, entre os Bakairi existem duas categorias de xamãs (*pyages*) envolvidos com práticas de cura. São eles:

- O *pyage*: de uma forma simplista, são os xamãs mais poderosos, ou seja, aqueles que entram em contato com os espíritos para fazer diagnóstico, chupar a doença, materializá-la em seu organismo (estômago) e em seguida desmaterializá-la (encaminhar para os espíritos guias). Segundo depoimento, "Esse *pyage* retira o material do corpo do paciente". Depois disso, ele receita plantas para o tratamento da doença. "O *pyage* trabalha no escuro e desmaia", ou seja, ele geralmente realiza a cura à noite, evita o dia, variando de *pyage* para *pyage*.
- O *pyage chupador*: este xamã possui poder terapêutico inferior quando comparado ao *pyage*. Guia-se pela intuição, e não pelas conversas com os espíritos, como o *pyage*. Orienta-se pelos aspectos observados no sangue do paciente (observa a consistência, odor, sabor, se está doce ou salgado etc.). "Só sugar, às vezes, não é suficiente para curar, nesse caso tem que procurar o *pyage* verdadeiro". Os *pyages chupadores* conseguem fazer o diagnóstico através do sabor da saliva quando chupam um determinado local "doente" do paciente. Por exemplo, se tiver alguém com dor de cabeça, o *pyage chupador* chupa a testa e, pela saliva, consegue saber como está o sangue da pessoa. Se estiver doce, é porque comeu muito doce. Depois de fazer o diagnóstico, receita as plantas que devem ser preparadas para a pessoa usar.

Os Bakairi explicam a diferença entre os tipos de xamãs da seguinte maneira: "É como se o *pyage* fosse o médico e o *pyage chupador* fosse o enfermeiro, da biomedicina". Segundo outras explicações: "O *pyage* vê a doença e o *pyage chupador* a prevê". Explicaram que "...Ambos *pyages* devem fazer o curso (para tornar-se xamã), só que estes (os chupadores) não aguentam os espíritos...".

Os *pyages* podem ou não receber pagamento pelos seus serviços. Podem pedir algo de que precisam, ou de que o espírito precisa. O pagamento não é uma condição para o tratamento. "O *pyage* pede algodão para os espíritos...". Nenhum deles prepara o remédio para o paciente: eles apenas indicam, e a família é que busca a planta na mata e prepara para o paciente.

Entre os Payayá, houve, durante séculos, uma medicina baseada no uso das folhas, das raízes, da pajelança, do banho das águas claras. Essa tradição foi combatida pelo colonizador europeu conforme o relato de Frei Serafim: "...O Pajé era uma espécie de malfeitor, enganador e de aparência desagradável". Somente no final do século XX, novos esforços foram realizados para resgatar esse conhecimento, em especial na Chapada Diamantina e no Vale do Paraguaçu, na Bahia.

Para os Pataxó Hãhãhãi, os praticantes de cura são os espíritos encantados de luz, que possuem sabedoria sobre os remédios e ensinam os índios mais velhos (*rezadores*) a prepará-los aos doentes.

Segundo Diniz[17], para os Makuxi:

> "Um bom xamã (*piaçã*) é aquele que tem largo conhecimento sobre plantas medicinais... o valor de um *piaçã* vai além de médico, de curador, de feiticeiro e de controlador de entidades sobrenaturais. Ele se evidencia também pelos remédios miraculosos que pode fazer um indivíduo deixar de ser '*panema*' (infeliz) e tornar-se '*marupiara*' (feliz)."

O *piaçã* recebe remuneração pelas suas curas, podendo receber rede, pano, sal, tabaco, fósforos, galinha, porco, carneiro etc, conforme as possibilidades do paciente beneficiado pelo seu trabalho.

Segundo Posey e Elisabetsky[18], para os Kayapó várias doenças são causadas pela invasão de espíritos no corpo do paciente, as chamadas doenças espirituais, mas nem todas o são. As doenças não espirituais podem ser tratadas por especialistas em cura, denominados *me kute pidjà* (conhecedores de plantas medicinais); eles não são xamãs. Eles são consultados, em primeiro lugar, no caso de doenças amenas. No advento de seus tratamentos não surtirem efeito, assume-se que a doença está sendo causada por um espírito e o *wayangà* (xamã Kayapó) deve ser consultado. Nessa busca por descobrir qual espírito é o culpado pela doença, mais de um *wayangà* pode ser consultado. O conhecimento de várias doenças e suas práticas de cura é de domínio comum entre os indivíduos desse povo, podendo ser transmitido a qualquer um da sociedade.

De modo geral, os xamãs podem ser especialistas, ou seja, curam doenças específicas, tendo habilidade de curar um ou dois tipos de doenças, ou podem conhecer sobre todas as doenças do arsenal terapêutico local. Entre os Krahô, cada *wajaca* é especialista em uma ou mais doenças, como febre, picadas de cobra, diarreia; pode também ser especialista na busca das almas do moribundo ou em antagonizar feitiços.

Os conhecimentos para a cura de doenças e a busca por medicamentos nas práticas terapêuticas indígenas não são estáticos, são dinâmicos. Não é incomum ouvir um xamã, ou um entendido em remédios, dizer que está "estudando" determinada planta, ou seja, utilizam uma série de métodos para testar suas hipóteses correlacionando as plantas (podendo ainda tratar-se de animais, fungos e minerais) às doenças, malefícios e infortúnios. Uma das formas de aquisição do conhecimento abordada por Lévi-Strauss[19] é a busca por "pistas sensoriais", que, aliada à Doutrina das Assinaturas preconizada por Paracelso (1493-1541), admite que seja possível reconhecer, pela aparência externa, as peculiaridades e virtudes de cada planta por sua "assinatura" (forma, cor, cheiro, sabor). As "pistas sensoriais", citadas anteriormente, referem-se aos estímulos sensoriais (obtidos ainda na infância, ao brincar na mata com flores, frutos, insetos – dissecando-os, cheirando-os, lambendo-os, na pretensão de entender seu funcionamento), que, somados à curiosidade investigativa desses povos, inicia a elaboração de correlações entre certas particularidades (morfológicas e organolépticas) de uma planta e outros recursos e seus usos potenciais. Assim, quando necessitam de um novo remédio, é como se consultassem seu "banco de memórias sensoriais" para correlacionarem uma necessidade à determinada particularidade de uma planta e outros recursos.

Entre outros atributos, a intuição – forma de aquisição de conhecimento que se dá pelo inconsciente, na forma de *insights*, sonhos e premonições – é de extrema importância na busca de novos medicamentos entre esses povos, já que esses indivíduos possuem personalidade intuitiva, amplamente abordada por Carl Gustav Jung, e são parte de um ambiente composto por seres que estão interligados biologicamente, favorecendo tais conhecimentos.

Na busca por novos medicamentos e formas de cura, os povos indígenas e seus especialistas podem ainda observar o comportamento de alguns animais após o consumo de certas plantas, outros animais e fungos: se ficam mais agitados, mais calmos ou sonolentos e afins. Essas observações servem como "pistas" quando decidem experimentar/estudar alguma planta.

Nesse sentido, seria uma abordagem simplista reduzir o conhecimento tradicional àquele que é apenas passado "de geração em geração", conforme se preconiza, pois esses conhecimentos se formam e se transformam a cada dia, por meio dos mais variados "métodos" adotados pelos diferentes povos. Portanto, as curiosidades, as observações e experimentações que evidenciam um verdadeiro espírito científico, conforme demonstra Lévi-Strauss[19], somadas à disponibilidade de uma rica fonte de plantas e animais, acabam possibilitando a geração de novas práticas a serem testadas no momento em que se mostrarem necessárias. Nesse sentido, ao testarem as plantas/animais, não o fazem totalmente "ao acaso", conforme é usual se banalizar, mas sim seguindo os "métodos" acima detalhados.

Observa-se muitas vezes que os métodos de escolha das plantas/animais para anular certas doenças remetem ao sistema homeopático. Assim, as folhas de certas plantas repletas de galhas (crescimentos anormais nas plantas induzidos por organismos estranhos, muitas vezes em formas que lembram "verrugas") são utilizadas topicamente para antagonizar a pele acometida por verrugas. Em outros momentos, observa-se o oposto: utilizam-se elementos opostos considerando medicamentos e aspectos da doença/órgãos acometidos. Assim, a casca da manga (fruto da mangueira), que é extremamente lisa, é utilizada para antagonizar a pele acometida por protuberâncias (rugosas). Ou ainda, utilizam-se partes avermelhadas de plantas e/ou animais para "dar sangue", em casos de anemia, remetendo ao sistema alopático. Portanto, ambos sistemas médicos preconizados por Hipócrates são utilizados nas medicinas indígenas do Brasil: homeopático e alopático.

Deve-se considerar, portanto, que o conhecimento envolvendo o arsenal terapêutico de um povo indígena é constantemente incrementado com novos elementos (plantas, animais medicinais e/ou técnicas), podendo ser passado às próximas gerações. Uma parte dele é, geralmente, a parte da medicina que deve ser difundida e muitas vezes é altamente disseminada para evitar abortos e intoxicações entre idosos e crianças. Assim, por exemplo, conhecimentos que o xamã tenha sobre plantas que provocam aborto ou que podem trazer alguma adversidade a idosos e crianças são disseminados na sua comunidade (ver mais detalhes no item "Medicamentos com restrição de uso"). Já os conhecimentos que envolvem feitiços e seus agentes antagonizantes são geralmente particulares e restritos ao xamã.

A partir das discussões apresentadas, é possível verificar que o xamã é um dos praticantes nos sistemas de cura que formam as medicinas tradicionais indígenas, e não o único. Observa-se que outros atores, além do xamã, contribuem com práticas medicinais, autodenominando-se "conhecedores de remédios", ou comparando-se a "enfermeiros" e "farmacêuticos" ao traçarem um paralelo com a biomedicina.

TORNAR-SE XAMÃ

Há uma grande diversidade de práticas, arranjos e modos para se constituir como um xamã nas terras baixas da América do Sul, como transmissões hereditárias por redes de parentesco, vocações e "chamamentos" individuais revelados por alguma situação adversa pessoal que pode ir de uma doença grave a um encontro com uma sucuri. Nesse caminhar, alguns passam por rituais de passagem, outros por sonhos recorrentes ou restrições alimentares e sexuais; enfim, são pulverizadas as formas para se tornar um xamã. "O xamã, com toda a sua diversidade de técnicas e objetivos, detém uma capacidade além do comum de enxergar ação e desígnio de sujeitos lá onde outros enxergariam matéria inerte, e de agir sobre isso tudo não como um médico, mas como um diplomata..."[15].

Os rituais de passagem foram abordados de modo brilhante por van Gennep[20], segundo o qual estão relacionados às mudanças sociais e individuais, sejam elas casamento, morte, nascimento ou passagem para a adolescência. Pela concepção mágico-religiosa dos povos "primitivos", tais mudanças causariam conflitos de papéis no grupo. Para amenizá-los, seria necessária a prática de um ritual pelo indivíduo/grupo em mudança, baseado em uma sequência de três fases: "separação da situação vigente", "marginalização" em relação aos demais e "nova condição". Pode-se utilizar essa abordagem na passagem de um indivíduo à condição de xamã, sendo as três fases: a de separação (morte simbólica do indivíduo), incorporação ou transição (isolamento social do indivíduo) e, finalmente, o renascimento (o indivíduo torna-se xamã). Para os Paiter Suruí, para tornar-se um *wãwãhey* é preciso primeiro morrer e depois ressuscitar. "Os espíritos da floresta ressuscitam ele", seguindo as três fases do ritual citado acima. Outros dois exemplos a seguir também envolvem estas três fases: situação inicial, isolamento da sociedade e renascimento como xamã.

O indivíduo decide ser xamã e para isso passa por uma preparação durante meses, recebendo orientações do mundo sobrenatural: índios Bakairi

Entre os Bakairi, as dietas necessárias para o aprendizado de tornar-se xamã (*pyage*) são muito severas, desestimulando, assim, a formação de novos *pyages*. Os Bakairi explicam que antigamente era mais fácil seguir essas dietas, pois não havia acesso a tantos alimentos como hoje: açúcar, sal, doces etc. As dietas são de vários tipos: alimentares (não pode comer sal, açúcar, carne, beber álcool e café nem fumar cigarro), só pode comer mingau de arroz (*pôgo*), polvilho ou mandioca e água; e a dieta sexual, não podendo ter relações sexuais nesse período, que pode durar anos. Além disso tudo, durante o período de aprendizagem aparecem muitas tentações para tirar a pessoa de seu objetivo. Aparecem diversos animais, principalmente à noite: eles vêm atacar o *pyage* e, se ele tentar matá-los, eles falam e agonizam. A atividade de tornar-se *pyage* não se dá por sonhos, vocação ou herança familiar, mas sim pela vontade e determinação da pessoa. O melhor período para se preparar para ser *pyage* é durante o nascimento de um filho. Quando nasce um filho, geralmente os pais devem ter uma série de cuidados e condutas/normas de comportamento, preestabelecidas pela cultura, sobretudo a reclusão. Se transgredirem essas normas, os pais (principalmente o pai) colocam em risco a saúde de seu filho recém-nascido. Algumas dessas normas coincidem com as dietas necessárias para "tornar-se" *pyage* (ver mais detalhes no item "Resguardo após o nascimento de um filho").

O preparo para se tornar *pyage* serve para que o espírito da pessoa fique fraco e deixe entrar o espírito de luz que vai trabalhar na cura. A pessoa faz dieta e fica fraca: "É como aprender a andar, demora um pouco e é penoso... Mas um dia o espírito entra nele e aí ele pode parar as dietas, pois já recebeu o espírito...".

Antigamente, os pais e parentes Bakairi orientavam e estimulavam a pessoa a tornar-se *pyage*. Hoje isso não é mais uma preocupação, seja pela dificuldade já mencionada, seja por disporem, ainda que com certos limites, do suporte da biomedicina.

O indivíduo torna-se xamã pelo "convite" de um ser sobrenatural, tendo de passar por um estado de doença anterior que pode durar meses: índios Krahô

Entre os Krahô, embora cada xamã (*wajaca*) tenha uma história diferente para relatar o início de seu "trabalho de cura", todos têm em comum uma mesma sequência de acontecimentos para contar como foi o processo de se tornar um *wajaca*. Tudo começa com um interesse inicial em conhecer as plantas e seus usos com pais, avós e tios (durante caminhadas, pescarias, caçadas etc.). Se acontecer de o aprendiz consumir durante muito tempo uma planta que "mexa com sua cabeça" (geralmente em forma de cigarro), acaba recebendo a revelação de um *pahi* (guia espiritual) que lhe confere o poder de "trabalhar", ou seja, curar ou matar outrem, agir como um *wajaca* ou feiticeiro, respectivamente: "(...) um dia eles (referindo-se aos guias espirituais) começam a falar com você". Segundo relatos dos *wajacas*, quando adolescentes eles recebem a visita, geralmente durante suas atividades na roça e depois de consumirem alguma planta que altera sua percepção, de uma entidade metade homem metade planta, ou animal ou pedra; esta será seu *pahi*. O *pahi* o convida a ser *wajaca* e, nesse momento, ao aceitar o convite, o adolescente cai desmaiado no chão. Ao acordar, vai para casa e lá fica doente por meses/anos, sendo tratado com plantas que a mãe/esposa lhe traz por orientações que ele recebe de seu *pahi*. Passado esse tempo, o doente recebe a visita do *pahi*, que o cura e diz "de agora em diante você tem ambos os poderes: de curar e de matar". Segundo alguns relatos, "é bom e ruim receber essa dádiva", ou seja, ser introduzido no mundo dos *wajacas*, pois a pessoa pode ser "curador ou matador", dependendo de sua função e de como os outros a veem e explicam: "Tem *wajaca* que só trabalha para o bem e têm muitos que só trabalham para o mal e têm os que trabalham para os dois". Explicam, ainda, que praticamente não existem mais feitiços, pois houve um extermínio pelos próprios Krahô de *wajacas* que os promoviam no passado.

Como apontado, existem diversas formas de iniciação para tornar-se um xamã. Durante essas iniciações os xamãs devem passar por provações, jejuns alimentares e sexuais, ficam isolados da sociedade e usam plantas que alteram sua percepção, promovendo a comunicação entre o xamã e o mundo sobrenatural, os mundos "dos outros". Esse contato permite a aquisição de conhecimento sobre o repertório terapêutico a ser utilizado durante os processos de cura e diversas técnicas relacionadas.

DOENÇAS: PREVENÇÕES, DIAGNÓSTICOS E CAUSAS

Prevenções

Nas medicinas tradicionais indígenas no Brasil, observam-se diversas práticas associadas ao uso de plantas na prevenção das doenças. Os Krahô, por exemplo, três dias antes de um ritual, bebem chás preparados com algumas plantas, no lugar da água, o dia todo. Segundo eles, esses chás servem para "manter o corpo forte e não adoecer após o ritual". Os rituais requerem grandes esforços físicos, pois costumam durar vários dias e, geralmente, as pessoas da comunidade ficam noites inteiras acordadas dançando e cantando ao som do maracá. Essas atividades promovem estresse físico que, segundo alguns indígenas, é amenizado pelo uso dos referidos chás.

Entre os Pataxó Hãhãhãi, algumas plantas previnem a gripe "...E mesmo se a gripe vier, ela não vem forte". Outras plantas previnem problemas na próstata: "...Você não vai ter o problema, e se seu corpo estiver nutrido com alimentos e vários remédios, mesmo se a doença vier, ela não fica...". Explicam que esses remédios preventivos devem ser consumidos com regularidade durante certo período para que possam fazer efeito, e não de forma aguda. Ainda, como parte das práticas preventivas, nesse povo, costuma-se fazer orações, pelo menos semanais, associadas aos remédios, pedindo para que as doenças fiquem longe deles.

Os Bakairi costumam desenhar círculos feitos com tinta de urucum pelo corpo de crianças, para evitar doenças ou ainda em recuperação de doenças para espantar os espíritos ruins que quiserem se aproximar da criança doente ou fraca. Com essa mesma finalidade, as mães penduram um cordão vermelho no pescoço contendo três saquinhos de pano também vermelhos. Um dos três saquinhos contém alho e os outros dois contêm fumo. Alguns cordões vermelhos são amarrados nos tornozelos e pulsos também.

Resguardo após o nascimento de um filho: prevenção de doenças

Durante o resguardo após o nascimento de um filho, período conhecido como couvade, realizado por alguns povos indígenas, como Krahô, Xavante, Xerente, Apinajé e Canela, certos comportamentos chamam a nossa atenção, pois implicam interdições e ritos que afetam a fabricação do corpo e a saúde da criança, dado que ela faz parte do mesmo grupo de substância de seus pais.

Segundo alguns Krahô, após o nascimento do primeiro filho, o casal fica separado, em reclusão, cada qual na casa de sua mãe. A mãe amamenta o bebê, mas é a avó materna que cuida dele nesse período. Esse período pode variar em meses, mas geralmente o casal só passa a morar junto e se relacionar novamente quando o filho começa a engatinhar ou andar. O casal não pode se ver nem ter relações sexuais nesse período. Nos primeiros dois meses, a alimentação dos pais baseia-se em duas batatas-doces e uma mão cheia de grãos de milho de pipoca. Essa é a única alimentação que se tem diariamente. Ainda segundo outros entrevistados, apenas milho e frutos de macaúba e buriti são permitidos. Devem beber apenas um ou dois copos de água por dia, até as cinco horas da tarde. Explicam que a água "pesa" muito no corpo. Depois desses dois meses, alguns alimentos começam a ser permitidos aos poucos: arroz, beiju, entre outros.

Além da alimentação e da reclusão, explicam que os pais ficam muito quietos e tristes nesse período, quase não falam com as pessoas da casa da respectiva mãe, permanecem deitados na rede a maior parte do tempo, com a cabeça coberta por um pano/lençol. Nos cinco primeiros dias de reclusão não podem tomar banho. Para os homens, esse período de reclusão é importante para pensar, refletir sobre a vida e como agir, mas o mais importante é a vontade que se ganha de voltar a realizar algumas práticas quando o período termina, como caçar, dançar e conversar. Todas essas regras fazem parte de um comportamento que, segundo eles, protege seus bebês de doenças. Essa conduta deve ser seguida apenas no nascimento do primeiro filho, embora alguns Krahô tenham relatado que realizaram esse ritual para todos os seus filhos (até cinco vezes em alguns casos). A partir do segundo filho, não é necessária a reclusão, explicam outros, pois já sabem quais os comportamentos que devem adotar para evitar doenças nos recém-nascidos. Quando o resguardo acaba, a criança e os pais são batizados: cortam o cabelo, pintam o corpo com jenipapo (*Genipa americana* L.) e urucum (*Bixa orellana* L.) e preparam o paparuto (comida de alguns povos indígenas à base de carne enterrada na areia/terra, assada mediante a produção de uma fogueira acima).

A partir das observações mencionadas, sugerimos uma possível correlação entre os comportamentos dos participantes desses rituais a uma diminuição nos níveis de serotonina no cérebro. Um trabalho que reforça essa hipótese é o de Young[21], uma publicação que aborda o tema sobre como aumentar os níveis de serotonina no cérebro sem o uso de medicamentos. Embora controverso, o autor observa que o assunto merece atenção e conclui que o consumo de alimentos com altos níveis de triptofano e outros aminoácidos é uma alternativa à melhoria da saúde mental que deve ser explorada. O autor relata que diferentes estudos mostram uma relação positiva entre consumo de milho e homicídio e uma associação negativa entre dieta com altos níveis de triptofano e taxas de suicídio. Segundo o mesmo autor, além da dieta pobre em triptofano, os três fatores a seguir podem influenciar positivamente a depressão: falta de contato social, falta de atividade física e falta de exposição solar, que também estão ausentes nos rituais de nascimento de um filho, em que tanto o pai quanto a mãe ficam reclusos durante meses em casa, sem tomar sol, sem fazer exercícios físicos e sem contato social, além de se alimentarem exclusivamente de milho e batata. É sabido, há décadas, que dietas baseadas em alimentos com pouco triptofano, como o milho, podem alterar o funcionamento do sistema nervoso tanto periférico (SNP) quanto central (SNC), interferindo na produção de vitaminas e no comportamento humano, respectivamente. No SNP, o triptofano atua como precursor da niacina (vitamina B3) e, no SNC, do neurotransmissor serotonina, o qual regula principalmente o humor. Um exemplo de alteração no organismo causado pela carência de triptofano e, consequentemente, de niacina em decorrência de dieta exclusiva ou baseada no milho, é uma doença denominada pelagra. Esta é conhecida popularmente como "doença dos três Ds", por seu conjunto de sintomas que afeta tanto o SNC (demência) quanto o SNP (dermatite e diarreia). Uma das maneiras de reverter o quadro da pelagra é uma dieta balanceada com altos níveis de triptofano[22].

Dessa forma, o estado apático e triste descrito durante esses rituais poderia ser explicado pela dieta e reclusão, pelos baixos níveis de triptofano e outros compostos bioquímicos no milho e pela falta de contato social, luz solar e atividade física. A influência de algum outro componente cultural não pode ser descartada em razão da fase da vida desses indivíduos. Uma possível explicação cultural para esse comportamento é a de que o momento do ritual é um momento de mudança e, portanto, de fragilidade. Sobretudo durante o ritual de nascimento, quando todo o cuidado à prole deve ser tomado. Pode ainda ser uma forma de controle de natalidade, uma vez que o casal deve ficar separado por cerca de um ano, ou ainda uma forma de controle de caça, pois nesse período é proibida a caça, ou ainda uma forma de autoconhecimento/reflexão, uma vez que passam muito tempo isolados e refletindo sobre a nova condição de "ser pai" e de "ser mãe".

A prevenção de doenças está, portanto, relacionada a um amplo sistema sociocultural que abarca rituais, sistemas alimentares, medicamentos, terapêuticas e xamânicos, entre outras formas de agir sobre o corpo e o cosmos.

Conceitos de saúde e doença

Cada povo possui seus conceitos próprios de saúde e doença, de acordo com sua cosmovisão, que inclui conhecimentos sobre as causas, tratamentos das enfermidades, sistemas terapêuticos e seus praticantes, além das relações entre mundos que envolvem tais regimes. Para os Paiter Suruí, uma pessoa é considerada doente "....quando está triste, não quer fazer nada e quer ficar sozinha....", enquanto a pessoa saudável deve estar alegre, motivada para qualquer uma das atividades cotidianas (caçar, pescar e várias outras atividades).

Posey e Elisabetsky[18] descreveram os conceitos dos índios Kayapó acerca dos aspectos envolvidos em sua medicina tradicional de forma profunda e detalhada, raramente descrita em estudos dessa natureza. Assim, segundo os autores, para esse povo a doença é o resultado do desequilíbrio de energia e a saúde é caracterizada pelo equilíbrio harmonioso de todas as energias cósmicas, nos remetendo às práticas da MT chinesa e ayurveda. O xamã Kayapó, *wayangà*, é o portador das relações entre essas energias; é o mediador entre o sobrenatural e a sociedade. Explicam que a natureza do ser humano é composta pela parte física, *kà*, (ou casca) e a parte espiritual, *karô* (ou bola de energia). Esta pode deixar o *kà* em várias ocasiões (durante sustos, sonhos, quedas, transes, partos ou doenças) e, quando isso acontece, o *kà* é deixado "vazio" e pode ser invadido por energias "alienígenas de animais" (*mry karô*), de xamãs maléficos (*wayangà karô*) ou de pessoas mortas (*me karô*). No caso desses *karô* não serem expelidos, o espírito poderá ser parcial ou totalmente perdido e, assim, a pessoa adoecerá ou morrerá. No ritual de cura, o *wayangà* deve em primeiro lugar evitar que o espírito fique muito distante do *kà*, em um segundo momento deve reconhecer qual dos possíveis *karô* invadiu o corpo e, então, expelir a energia alienígena e ajudar o espírito perdido a retornar ao seu hospedeiro. Finalmente, os autores explicam que, para esse povo, as plantas têm a capacidade de mudar o estado do *kà*, modificando sua resistência e ataques de espírito e doenças, ou ainda pode auxiliar a reencapsular o espírito que está vagando. Elas podem, ainda, repelir entidades espirituais indesejáveis. Portanto, as plantas são utilizadas para reestabelecer a harmonia da natureza, eliminando o desequilíbrio entre os espíritos humanos e animais.

Para os Pataxó Hãhãhãi:

> "Se a pessoa acordou, tomou seu café, cuscuz, batata e parte para o trabalho! Ela está bem! Se ela (a pessoa) estiver assim todo dia comendo bem, ela está bem de saúde. Mas se pela manhã acordou sem disposição, tarde ou fora da rotina ou do habitual, tem que saber como foi a sua noite, se a pessoa não dormiu bem, se a indisposição da manhã foi por uma noite maldormida ou se dormiu bem e mesmo assim acordou sem disposição, aí pode ser um sinal de que a pessoa não está bem de saúde... Então, o amanhecer da pessoa já diz se ela não está bem de saúde. Tem pessoas que tem um 'ver' (observar) espiritual, um 'dom' que Deus deu a ele e que consegue, apenas olhando, dizer como está a saúde da pessoa."

Ainda, segundo relatos de representantes do mesmo povo:

> "Se a pessoa cair né, não conseguir fazer as tarefas, no andar, na conversa... a gente conhece, na fala da pessoa a gente vê que está doente... se tiver meio para baixo, desorientado, semblante diferente, recaído... Quando a pessoa está com saúde, está alegre, andando e conversando... O humor também. Quando a pessoa está estressada conseguimos enxergar, pois o estresse também é uma doença!"

Segundo Elisabetsky e Posey[16], os Kayapó distinguem as doenças entre as próprias (*me bengôkre kanê*) e as trazidas pelos "homens brancos" (*kuben kanê*). O mesmo é observado entre os Krahô, e para as últimas nem sempre dispõem de medicamentos, embora busquem ativamente por eles.

As doenças podem ter inúmeras causas; as que os Krahô acreditam vir com o vento e oriundas de picadas de cobra geralmente são especialidades dos *wajacas*. Já as que acreditam vir do chão, da água ou da comida são mais habilmente tratadas pelos entendidos em remédios, não recebendo ajuda espiritual para sua prática de cura. A morte, para o Krahô, pode ocorrer em razão de feitiço, doença ou acidente. O acidente refere-se às mortes repentinas. A distinção entre doença e feitiço é feita pelo *wajaca*, que geralmente está apto a reverter ambas as eventualidades. O feitiço consiste na introdução de uma substância estranha no corpo da vítima, causado por malévolo intento de um *wajaca*, enquanto a doença refere-se à saída e permanência do *karõ* (alma) fora do corpo do paciente.

Cabe ressaltar que existem diferenças expressivas entre alma e espírito[‡] nas medicinas indígenas. Para os Paiter Suruí, a alma é algo vivo, que está no dia a dia com as pessoas. É o que faz estarem vivos. Quando um Paiter morre, sua alma vai junto com ele, deixando de existir. O espírito é algo que tem poder de fazer as coisas acontecerem e que tem domínio sobre a natureza. O espírito está sempre acompanhando e cuidado dos *wãwãhey* (xamãs Paiter Suruí) e guerreiros. Para os Pataxó Hãhãhãi, "...O Espírito é um e alma é outro... O espírito tem do mal e do bem, o Espírito de Luz é do bem... e a alma é o suspiro da pessoa, o 'fôlego'".

Para os Payayá, há uma rígida separação entre alma e espírito: "...A alma existe enquanto há vida no corpo; enquanto o espírito pertence ao campo superdimensional ...que se dá após a passagem (morte), apesar que não podemos generalizar a toda a população o domínio do conhecimento espiritual".

---

‡ Embora exista um grande repertório de teorias antropológicas relativas a este tema, elas não foram abordadas neste capítulo; optou-se por oferecer, de maneira original, a visão dos próprios indígenas sobre estes dois conceitos.

De modo geral, o que se pode concluir pelo relato dos coautores deste capítulo é que, para os Paiter Suruí, os Payayá e os Pataxó-Hãhãhãi, a alma é o que acompanha o ser vivo e o espírito refere-se ao universo sobrenatural, que auxilia os xamãs, entre outras coisas.

Diagnósticos

O diagnóstico pode ser realizado de diversas formas, seja por meio dos "olhos" dos xamãs, conforme relatado anteriormente pelos Pataxó Hãhãhãi, seja por meio de chás com plantas/fungos, como no caso do chá preparado com os esporos do fungo *pjejapac* entre os índios Krahô, para que se tenha uma ampliação no número de sonhos e para que sejam adivinhatórios e se possa sonhar com a planta e/ou com o diagnóstico do paciente nos casos em que não se consegue realizar essas escolhas conscientemente. Essas plantas e fungos podem ser considerados oneirogênicos, pois ampliam o número de sonhos. Outros povos indígenas brasileiros também dispõem de plantas oneirogênicas, entre eles os Makuxi, os Bakairi e alguns xinguanos.

Entre os Paiter Suruí, o diagnóstico de uma certa doença é realizado pelos *wãwãhey*, tanto considerando os relatos dos sintomas pelo próprio doente quanto pela ajuda de espíritos. Segundo Emmerich e Senna[23], os pajés Yawalapiti utilizam o fruto da planta *Licania humilis* Cham. & Schlecht. para preparar um colar no momento da pajelança, bem como para passar uma massa preparada com os frutos no corpo (braços, cabeça e peito), e, ao mastigarem e engolirem o fruto, adquirem o poder de "ver longe", provavelmente favorecendo o diagnóstico da doença.

A fumaça é um elemento comum entre as diversas medicinas indígenas. Por meio dela, acredita-se que a comunicação entre mundos seja estabelecida. No Quadro 1, é possível observar diversas plantas utilizadas no momento do processo de diagnóstico entre os Krahô, cujas fumaças servem para "assoprar o paciente" e auxiliam na "diluição da doença no corpo do doente", de modo a facilitar sua identificação pelo *wajaca*[24]. Elas possuem efeitos superiores ou inferiores ao experimentados com o uso da *Cannabis sativa* L. (maconha) – controle positivo utilizado para que se pudesse ter dimensão da potência relativa dessas plantas.

Depois de utilizar as fumaças dessas plantas durante o diagnóstico, caso indique uma doença, o *wajaca* deve recuperar o *karõ* ("alma" segundo os Krahô, traduzido também como princípio vital que habita o corpo de humanos e não humanos) do paciente e reintroduzi-lo. O diagnóstico é realizado pelo *wajaca*, mas sempre com o auxílio de seu respectivo *pahi* (guia espiritual).

Quadro 1 Esquema da relatividade entre as sensações obtidas pelo fumo das plantas utilizadas no processo de diagnóstico e cura dos wajacas (índios Krahô), comparadas à maconha

"Grau" de referência	"Graus" de sensações	Plantas que alteram a percepção
++ (maconha)	++++	Pjejapac I
	+++	Pjejapac II
	++	Cumxê
	++	Ahkrôré III
	++	Caprãnkohiréhô kohihti iamhô
	+	Caprãnkohiréhô I
	+	Caprãnkohiréhô II
	+	Mãputréhô I
	+	Mãputréhô II
	+	Ahkroré I
	+	Ahkroré II
	+	Tingui
	+	Ahkrô I
	+	Ahkrô II
	+	Ahkrô III
	+	Carãjatxy

Fonte: Rodrigues e Carlini[24]

Formas de tratamento

Para alguns povos, como os Bakairi, Krahô e Apinajé, o processo de cura envolve dois momentos. A primeira fase do processo de cura – geralmente ocorre à noite – envolve a remoção do objeto do corpo do paciente e/ou a aquisição da alma do doente de volta para o mundo dos vivos. Plantas que alteram a percepção são usadas enquanto "assopram o corpo" e "chupam a doença" do paciente utilizando suas fumaças. No segundo momento, geralmente na manhã seguinte, são oferecidas plantas medicinais pelos xamãs aos pacientes.

Na primeira fase do processo de cura o xamã Krahô, o *wajaca*, remove o "objeto" presente no corpo do doente. Durante esse processo, o *wajaca* pode fumar todas as plantas citadas no Quadro 1. Para isso, dispõe de um cachimbo especial, denominado *cót*. O ato de fumar pode ter algumas funções, dependendo de quem o pratica: auxiliar a comunicação com o *pahi* ou fornecer mais força no momento da cura. A fumaça exalada serve tanto para realizar o diagnóstico (conforme detalhado anteriormente) quanto para "juntar" o feitiço que está espalhado no corpo do paciente em um único ponto para, em seguida, ser "chupado". Alguns *wajacas*, após "chuparem" o feitiço com a boca, materializam-no em forma de um objeto que é mostrado aos familiares do doente como prova da cura realizada, ou seja, "extraem" o objeto introduzido pelo feiticeiro no corpo do paciente. A maior parte dos *wajacas* prefere realizar essa prática à noite. Tanto a extração do objeto introduzido pelo feiticeiro quanto a reintrodução do *karõ* consistem no início do processo de cura. Na manhã seguinte ao diagnóstico, com exceção dos casos que requerem uma certa pressa pelo estado do paciente, o *wajaca* elege uma ou mais plantas a serem utilizadas no tratamento. Ele sai na mata em busca da planta e a prepara para, em seguida, ministrar ao paciente. Naquele dia, volta várias vezes à casa do paciente para acompanhar os efeitos do remédio.

Para os Krahô, uma pessoa é a composição de corpo e alma (*karõ*) e há remédios diferentes para cada uma dessas "partes" doentes. Apenas alguns *wajacas* demonstram habilidade em curar doenças que estejam relacionadas com a saída da alma. Em certos casos, o *wajaca* precisa ser muito "forte" para buscá-la a fim de restabelecer a saúde do doente. Nas cerimônias de cura, muitas vezes os espíritos de falecidos disputam a alma do paciente com o *wajaca*; nesse momento, é travada uma luta em que este é socorrido por dois *wajacas* auxiliares que devem estar presentes, para que "vençam a batalha". Quando a pessoa está próxima da morte, a alma sai do corpo e é impossível trazê-la de volta.

Diversas plantas são utilizadas, possibilitando a comunicação dos xamãs com o mundo espiritual durante os rituais de cura. Os Waiká, por exemplo aspiram um pó que altera sua percepção através de longos talos vegetais que são introduzidos nos orifícios nasais. Antes de inalarem o pó, reúnem-se e cantam evocando os espíritos de *Hekula*, com os quais os xamãs se comunicam durante o transe. Esse pó, preparado com as sementes da espécie *Anadenanthera peregrina* (L.) Speg., é denominado *yopo* e seus princípios ativos são derivados da triptamina, conforme Schultes e Hofmann[12]. Quanto à outra preparação, utilizam a resina de várias espécies de *Virola*: *V. calophylla* Warb., *V. calophylloidea* Markgr., *V. elongata* (Spr. ex Benth.) Warb. e *V. theiodora* (Spr.) Warb. para a confecção de um rapé conhecido por *ebena*, *nakwana*, *ukuna*, *yato*, *paricá*, *epená* e *yakee*. As substâncias ativas dessas espécies também são as triptaminas[10].

Segundo Emmerich e Senna[23], os pajés Yawalapiti utilizam um cigarro denominado *airi* – constituído por plantas *Nicotiana* sp. – que é envolvido pelas folhas aromáticas da planta *Ocotea aciphylla* (Nees) Mez, conhecida por *airipana*; alguns pajés adicionam as cinzas do fruto de *Vanila* sp., com a finalidade de alterar a concentração do cigarro. As mesmas autoras contam que esse cigarro, utilizado por diversos povos do Alto Xingu, tem papel importante na pajelança, quando o pajé o fuma e sopra a fumaça sobre o doente.

Os *wajacas* (xamãs Krahô) quase nunca misturam duas plantas. Quando o fazem, é para ampliar o efeito sinérgico de ambas, mas sempre com muito cuidado, pois expressam receio nas interações indesejáveis que podem ocorrer entre as plantas. Já os Kaingang, para aumentar os efeitos de seus medicamentos associam duas plantas, chamando-as de parceiras, conforme Silva[25].

Para os Payayá, "...o rapé está bem desenvolvido com diversas folhas e raízes escolhidas pelo perfume e pela ação terapêutica, o rapé constitui uma forma de aspirar o dom que há nas substâncias sagradas das plantas produzindo remoção de impurezas pelas vias nasais, que podem estar acumuladas em outras partes do corpo e que são pelo espirro expelidas". Ainda segundo uma das entendidas em remédios, é necessário primeiro curar a alma para depois trabalhar a cura do corpo. "...A cura da alma se dá pelo espirro, pela meditação e pela alimentação. Os intestinos serão limpos do consumo de carnes e álcool e de outros alimentos, especialmente conservas e seres viventes que servem de alimento ao homem..." Segundo os entendidos em remédios, "...o 'ser' bem alimentado reage às impurezas causadas pela interferência do mundo exterior".

Entre os Pataxó Hãhãhãi, muitas vezes as plantas medicinais são associadas a orações. O *rezador* tem o "saber espiritual e consegue exergar o externo e o interno". Ao preparar um remédio a partir de uma planta ou animal para o paciente, o *rezador* volta várias vezes na casa do paciente durante aquele dia, para observar se a doença está regredindo; caso não esteja, deve mudar o medicamento.

A seguir, um relato sobre uma cerimônia de cura entre os Bakairi vivenciada pela coautora Eliana Rodrigues acompanhada pelo coautor Vitor Bakairi 1999, que se assemelha ao ritual de cura dos Krahô, anteriormente descrito:

> "Durante uma visita à Aldeia Kaiahoalo, acompanhei três pessoas doentes que iam buscar ajuda com o *pyage*. Quando chegamos no local, o *pyage* estava sentado do lado de fora da casa apenas de shorts, sem camisa; ele fumava um cigarro (tabaco enrolado com palha de milho). Entramos na casa, que estava completamente escura. Na penumbra era possível observar dois ambientes, cada um tinha redes onde cada um dos três pacientes se deitou. No silêncio e no escuro o *pyage* entrou por uma porta do fundo do quarto (pela penumbra dava para ver que estava agachado). Peregrinou pelas três redes (onde estavam deitados os pacientes), permanecendo um tempo ao lado de cada uma delas. Percorria o corpo do paciente emitindo sons repetidos de sucção e expiração como se estivesse chupando ar; em alguns momentos esses sons parecem que se transformavam/mesclavam em grunhidos de onças. Feito isso durante uns 10 minutos, ele saiu pela mesma porta que entrou. Após um silêncio, ele voltou a entrar pela porta do fundo (agachado) e deitou-se em uma quarta rede onde permaneceu imobilizado, como se estivesse desmaiado. De repente ele começou a emitir alguns sons e fazer movimentos que lembravam convulsões; também tossia e vomitava. Nesse momento um ajudante veio ao lado da rede e colocou um pedaço de papel onde o *pyage* cuspiu alguns objetos (um de cada

vez) que saíram junto com o "vômito". Depois disso, ele se deitou novamente e só após alguns minutos voltou a si, como se estivesse voltado de um "transe". Então o assistente acendeu uma lanterna sobre o papel que continha os objetos. Nesse momento o *pyage* se aproxima de cada uma das três redes para explicar a quem corresponde cada objeto "vomitado" e o que cada paciente deverá tomar para se curar. Explicou que naquele momento as doenças já estavam fora dos pacientes, pois cada objeto pertencia a um doente."

Segundo alguns relatos, o *pyage* "tem um remédio nos olhos" e por isso "enxerga a doença". O papel do *pyage* é extrair a doença do paciente através de sucções e então materializá-la em seu estômago para depois regurgitá-la e mostrar ao paciente que a doença agora está fora dele: ele está curado, portanto.

Para os Makuxi, segundo Diniz[17], um dos objetivos do xamanismo é a recuperação da saúde física, explica que o ritual de cura é feito "numa casa de moradia, à noite, em plena escuridão, com a presença de outras pessoas, sendo uma sessão demorada. O xamã usava folhas, infusão de água e tabaco numa cabaça... para tirar um objeto estranho do corpo do paciente...". O mesmo autor relata uma prática de cura Makuxi, a seguir: "...São feitas em lugares fechados e na escuridão, durante a noite. Primeiro o *piaçã* sentado em um pequeno banco, 'bate folha' de mororó (planta local), bebe infusão de tabaco com água e fuma cigarros. No correr da sessão, conta aos parentes a doença que aflige o paciente e revela de quem e como foi adquirida. Para isso o *piaçã* deve falar com o 'bicho' (nome dado aos sobrenaturais malignos) que fez o mal. O processo de cura durante a sessão, consta de sopros no lugar afetado, balbuciando, alternadamente, palavras ininteligíveis para os assistentes". O autor relata que "quando um xamã receita algum chá, de acordo com a doença, ele faz 'benefício' na bebida, isto é, sopra e também 'reza', ou seja, diz palavras balbuciadas".

Nota-se que, dependendo do povo, a cerimônia de cura pode ou não envolver o uso de plantas oferecidas aos pacientes. No entanto, alguns elementos parecem estar muito presentes em diversas práticas, entre elas o uso da fumaça de plantas e/ou consumo de plantas pelos xamãs – plantas essas que alteram sua percepção, promovendo a comunicação com o mundo dos espíritos. Além disso, a maior parte dessas práticas de cura ocorre à noite e com a participação de outros indivíduos da sociedade onde é praticado, e consiste na retirada de um "objeto" do corpo do doente.

Os medicamentos

Os medicamentos na terapêutica indígena podem ser compostos por plantas, animais, fungos, minerais, seus derivados (secreções, exsudados vegetais) ou uma mistura deles. São utilizados de diversas formas, considerando as várias vias de administração, doses e duração de uso. Nota-se um vasto conhecimento sobre todas essas particularidades envolvidas na escolha, preparo e administração do medicamento ao paciente.

Alguns trabalhos chamam atenção pela riqueza no relato dos medicamentos utilizados na medicina indígena. Cavalcante e Frikel[26] descreveram 171 plantas medicinais, suas classificações e formas de uso pelos índios Tiryó. Milliken e Albert[27] descreveram 113 plantas e fungos observados na medicina dos índios Yanomami. Rodrigues e Carlini[24] descreveram 138 plantas na medicina tradicional dos índios Krahô, sobretudo as plantas utilizadas em contextos rituais e relacionadas ao SNC, entre outros estudos.

Para além das plantas e fungos, Lima e Santos[28] registraram 51 animais usados na medicina tradicional dos Pankararu, indicados para o tratamento de 25 enfermidades diagnosticadas localmente. Os animais listados distribuem-se em cinco categorias taxonômicas: insetos, aves, mamíferos, répteis e anfíbios. Ainda, Costa-Neto[29] registrou 49 espécies utilizadas na medicina tradicional dos índios Pankakaré.

Dependendo do grau de isolamento geográfico de um determinado povo indígena em relação aos atendimentos médicos convencionais, percebe-se um grande repertório de plantas com finalidades analgésicas e antitérmicas, sobretudo entre aqueles que são habitantes da região amazônica, onde existem muitas doenças tropicais cujos sintomas incluem febre (malária, febre amarela, leishmaniose, entre outras). É comum observar o uso de fortificantes, que pos-

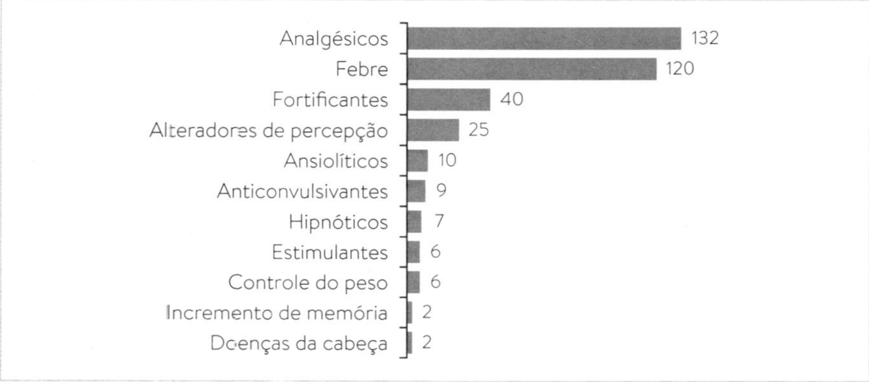
Analgésicos
132
Febre
120
Fortificantes
40
Alteradores de percepção
25
Ansiolíticos
10
Anticonvulsivantes
9
Hipnóticos
7
Estimulantes
6
Controle do peso
6
Incremento de memória
2
Doenças da cabeça
2

Figura 3 Número de plantas indicadas para as categorias de doenças relacionadas ao sistema nervoso central pelos 26 povos indígenas que tiveram sua medicina registrada em literatura científica.

Fonte: Rodrigues et al.[4].

sibilitam serem "campeões de corrida", sendo esse um *status* muito importante dependendo do povo indígena; e alteradores de percepção, que promovem, sobretudo, a comunicação com o sobrenatural nos rituais de cura. É comum também o uso de ansiolíticos, plantas para distúrbios do sono, incremento de memória, processos inflamatórios, controle do peso, estimulantes, depurativos e muitos outros, conforme a Figura 3, que mostra o número de plantas envolvidas em sintomas relacionados ao SNC pelos 26 povos indígenas que tiveram sua medicina registrada na literatura científica.

Os fortificantes utilizados pelos Yawalapiti foram registrados por Emmerich e Valle[30]. As autoras explicam que os fortificantes utilizados no ritual de passagem do menino, durante sua reclusão, pelas mulheres e por toda a comunidade, são divididos em dois tipos: os *ataya* e os *ihanala*. Os primeiros são aqueles que logo após sua ingestão são regurgitados (eméticos) e os demais fortificantes são classificados em *ihanala*. Eles são utilizados em contextos rituais e despertaram a atenção dessas autoras e do médico da Escola Paulista de Medicina, Dr. Roberto Baruzzi, em artigo[31] publicado em 1990, que relata casos de intoxicação de 470 jovens que passaram pelo ritual de puberdade entre 17 povos indígenas do Alto Xingu. Destes, 242 eram meninos e 133 deles tinham passado pela reclusão pelo menos uma vez, dos quais 24 apresentaram casos de intoxicação. As plantas utilizadas nesses rituais são *Dioclea erecta* e *Dalbergia latifolia* e seu antídoto, segundo os indígenas: a planta *Pterocarpus michelli*; todas são usadas durante o período de reclusão no ritual de passagem de puberdade dos meninos.

Além disso, nas medicinas indígenas brasileiras existem plantas consideradas medicamentos que fogem ao conceito de doença pela biomedicina. Por exemplo, entre os Krahô existem plantas que definem o sexo de um filho, plantas contraceptivas temporárias ou definitivas, para separar casais, para se casar, para ter apenas uma relação sexual, abortivos, entre outras. Entre os Yawalapiti, diversas plantas foram registradas por Emmerich e Valle[32] com indicações para aborto (*Ouratea margaretae* Sastre, *Sawagesia erecta* L., *Rourea induta* Planchon), como anticoncepcionais (*Passiflora coccinea* Aubl., *Siparuna cujabana* (Mart.) A. DC.), como conceptiva e sexo-determinante (*Curculigo scorzonerifolia* [Lam.] Benth.).

Os Bakairi também usam plantas para controle de natalidade. Segundo relatos, uma mulher que há dez anos ingere um preparado a partir de uma planta durante o ciclo menstrual não engravida. E explicam que, se um dia ela quiser engravidar, terá de ingerir outro remédio ("fertilizante") para anular o efeito da primeira planta (a contraceptiva temporária). Utilizam, ainda, plantas para dar fertilidade, nos casos em que se deseja engravidar sem sucesso. Algumas das plantas utilizadas pelas mulheres como contraceptivos são utilizadas também em cães, com a mesma finalidade.

Para além das vias de administração mais usadas nas diferentes formas de medicamentos do cotidiano (chás, emplastros, inalações e xaropes), existe uma prática peculiar denominada escarificação, utilizada por diversos povos indígenas. Nessa prática, os Bakairi passam um instrumento arranhador denominado *paihó* (pedaço de cabaça onde são aderidos vários dentes afiados de um peixe local) nos braços, seguido da aplicação tópica de sumos de plantas, buscando efeito analgésico quando carregam muito peso, por exemplo, na colheita de mandioca. Os vasos superficiais expostos a partir desse instrumento absorvem diretamente as substâncias presentes nos sumos das folhas, tendo efeito rápido. Entre os Bakairi, deve-se passar três fileiras desse arranhador em cada braço, perfazendo toda a área desde o ombro até o punho. Depois disso, o sangue começa a escorrer. A pessoa que está aplicando o remédio examina atenciosamente a textura, a concentração e o odor do sangue e, dependendo da conclusão atingida (que pode ser sangue muito fraco/forte e diluído/grosso), opta por passar o sumo/chá de uma determinada planta. A aplicação deve ser feita duas vezes ao dia, durante alguns dias, dependendo do caso. Essa via de administração pode ser utilizada para casos de dor, como depurador do sangue. "Se a pessoa come muito açúcar, o sangue fica doce e com o sal é a mesma coisa, precisa regular" e, ainda, para fortalecer – aumentar a musculatura de braços e pernas – promovendo estética adequada a esse povo.

Entre os Payayá, de sua antiga tradição restou apenas a lembrança dos mais velhos, que se reuniam para debater não somente a cura, mas também a convivência. Tomavam chás de ervas nativas e cantavam, depois recebiam a recomendação da(o) mais velha(o). Atualmente os novos *raizeiros* Payayá têm se esforçado na identificação e registro de mais de 60 plantas medicinais na Chapada Diamantina (Bahia), com base na lembrança dos mais velhos, na transmissão oral individual e valendo-se da literatura especializada.

Os nomes dos medicamentos podem revelar atividades biológicas

Algumas plantas podem ser "batizadas" com nomes que remetem ao seu uso. Assim, por exemplo, planta denominada pelos Krahô, em sua língua nativa, a timbira, como *amcokor`yjrehhô* (ou seja, *folha de carne*), era utilizada para aumentar os músculos (carne) dos jovens meninos que passavam pelo ritual de puberdade (hoje esse ritual não é mais realizado). Os braços e pernas do menino eram escarificados diariamente pela mãe, que, em seguida, aplicava o sumo das folhas dessa planta para que ele "virasse homem mais rápido, desenvolvendo músculos" e pudesse sair do ritual apto a ser forte o suficiente para cultivar roças, caçar, pescar e constituir uma família (casar-se). Daí o significado do nome da planta *folha de carne*, pois se trata de uma planta que fornece músculo ao seu consumidor. Além disso, entre o povo Krahô encontram-se plantas denominadas *caprãnkohiréhô*, que em português significa: *caprãn* (tartaruga), *kohiré* (vértebra) e *hô* (folha/planta), ou seja, plantas cujos efeitos remetem à lentidão de uma tartaruga. De fato, essas plantas são utilizadas na forma de cigarro em busca de efeitos ansiolíticos por esses indígenas. O mais interessante sobre essas plantas é a forma de aquisição de conhecimento sobre seus efeitos pelos indígenas. Eles observaram que o veado, um dos animais mais velozes do Cerrado, ao consumir a planta demonstrava um comportamento contrário ao natural, tornando-se mais "lento". Nesse sentido e por terem feito essa observação, passaram a experimentar a planta de diversas formas, até chegarem no cigarro, que apresentou o efeito relaxante e ansiolítico. Essas plantas constam no Quadro 1, pois muitas vezes são utilizadas durante os rituais de cura, seja pelos efeitos relatados, seja por alterar a percepção dependendo de sua dose.

Entre os Paiter Suruí, a tradução do nome da planta *guerih* é "tranquilizador da pessoa", sendo utilizada com essa finalidade, enquanto a planta *sobageyxaborgag* traduz-se como "para dar um filho homem", sendo utilizada quando se deseja ter um filho do sexo masculino. Esses são apenas alguns dos muitos exemplos que se pode observar entre os nomes das plantas medicinais que fazem parte da medicina indígena.

Para a classificação das plantas, os Krahô seguem como referência seu padrão de organização social. Esse povo se divide em vários pares de metades, um deles é o par *wakmĕye* (verão) e *katamye* (inverno), determinado pela sazonalidade anual. Essas divisões são caracterizadas por uma série de atos rituais e simbólicos que distinguem os membros da metade de cada par:

- A metade *wakmĕye* cujos símbolos são: dia, estação seca, verão, oriente do pátio da aldeia, palhas para enfeite de cor clara, listras verticais da pintura corporal e periquito.
- A metade *katamye* tem como simbologia: noite, estação chuvosa, ocidente, periferia da aldeia, palhas para enfeite de cor escura, listras corporais horizontais e cobras do tipo sucuriju.

O principal critério utilizado para pertencer a uma ou outra metade reside no nome pessoal que um indivíduo recebe ao nascer. Da mesma maneira, classificam os vegetais e animais como pertencentes a uma ou outra metade sazonal, dependendo da simbologia que cada um representa. Assim, as plantas que florescem ou frutificam no verão pertencem à metade *wakmĕye* e aquelas que florescem ou frutificam no inverno pertencem à *katamye*. Explicam que as plantas que pertencem à metade do verão são "remédios mais poderosos" que as do inverno, pois a água da chuva, frequente no inverno, dilui a "força" dessas plantas. Alguns resultados de investigações acadêmicas demonstraram que os efeitos negativos no teor dos princípios ativos devem-se mais ao excesso de água que à sua falta no que concerne às plantas medicinais. Pesquisas demonstram que algumas espécies vegetais, quando submetidas ao estresse hídrico, tendem a produzir mais metabólitos secundários como resposta adaptativa à alteração de seu ambiente. Esse é um dos exemplos em que é possível observar a convergência entre os conhecimentos científicos indígena e acadêmico, apesar de possuírem diferentes metodologias, conforme explica Lévi-Strauss[19].

Medicamentos com restrição de uso: o outro lado das plantas medicinais

Para além do conhecimento sobre a eficácia desses recursos, observa-se um amplo conhecimento sobre sua segurança – suas restrições de uso, contraindicações a gestantes e idosos, doses diferenciadas a crianças e idosos, partes venenosas, interações medicamentosas, vias de administração que podem trazer efeitos indesejáveis ou até mesmo a morte, entre diversos povos indígenas.

Os dados dos estudos publicados por Rodrigues[33] e Rodrigues e Barnes[34] mostram que os conhecimentos desses povos sobre as plantas transcendem seu caráter medicinal, uma vez que conhecer e reconhecer essas especificidades e diversas aplicações é tão ou mais importante do que conhecer suas propriedades curativas.

Entre os Krahô, por exemplo, a raíz da planta *harejarê* é utilizada para dor nas pernas, mas "se a água da raiz for bebida, a pessoa morre", conforme explicam alguns *wajacas*. Outro exemplo refere-se à planta *caxàtrê*: os *wajacas* orientam os idosos a usarem outras plantas em caso de diarreia, pois, embora essa planta seja um ótimo remédio para essa doença, ela é muito forte para idosos e, portanto, deve ser evitada por pessoas nessa condição. Por outro lado, os conhecimentos que garantem a segurança da sua comunidade, por exemplo, que podem antagonizar feitiços, não são partilhados nem mesmo com suas esposas, explicam alguns *wajacas* Krahô.

Da mesma forma, entre os Pataxó Hãhãhãi, as plantas amargas não podem ser usadas por gestantes e crianças pequenas. Crianças, por exemplo, não podem tomar mastruz (*Dysphania ambrosioides* L.), pois pode apresentar toxicidade elevada para essa faixa etária. Por sua vez, "Gestantes não podem tomar babosa (*Aloe vera* L.) ou marcela (*Achyrocline satureioides* L.), por exemplo, pois são remédios que amargam". Além disso, distinguem entre os remédios/doses para adultos e crianças de modo parcimonioso.

CONSIDERAÇÕES FINAIS

Conforme pode-se observar, a partir das referências etnográficas descritas neste texto, não é possível referir-se às medicinas tradicionais do Brasil no singular, muito menos estabelecer generalização a partir daquelas que foram registradas até o momento. A pluralidade de conceitos e práticas (tipos de praticantes de cura, como se tornam xamãs, aspectos preventivos, causalidade das doenças, formas de diagnóstico e tratamento, rituais de cura, aquisição de conhecimentos sobre os medicamentos, entre outros elementos) relacionados aos aspectos de saúde e doença demonstra não ser possível simplificar a complexidade dessas medicinas.

Para além dos conhecimentos sobre a eficácia dos medicamentos e dos diversos regimes de cura utilizados nessas medicinas, os conhecimentos envolvendo restrições de uso de plantas que se observam entre diversos povos são preciosos, uma vez que podem contribuir para o conhecimento científico sobre toxicidade e/ou reações adversas de plantas na fitoterapia, podendo ser um instrumento complementar à farmacovigilância de fitoterápicos, na medida em que ampliam o conhecimento científico sobre o "lado ruim" das plantas.

Embora este texto traga exemplos concretos a partir de práticas xamânicas, terapêuticas e estudos etnobotânicos sobre o potencial medicinal das plantas utilizadas nesses contextos, o registro científico detalhado sobre estas medicinas tradicionais do Brasil está muito distante do desejado: apenas 34 de 305 povos tiveram algum tipo de registro até o momento (com relação aos estudos etnobotânicos), sendo a maior parte realizada por pesquisadores não brasileiros.

Espera-se que estudos participativos – em que os pesquisadores capacitam os povos a registrarem suas medicinas por meio de métodos da antropologia, botânica e zoologia – possam contribuir para o aumento desses números e a ampliação da possibilidade de cada povo registrar seus conhecimentos, de preferência nas suas línguas nativas. Dessa forma, seria garantido o direito à propriedade intelectual de cada povo em relação ao seu arsenal terapêutico e, ao mesmo tempo, poderiam existir formas mais adequadas de estabelecer colaborações entre as medicinas tradicionais e a biomedicina, em busca de medicamentos e práticas terapêuticas.

REFERÊNCIAS BIBLIOGRÁFICAS

1. Organização Mundial da Saúde (OMS) – World Health Organization (WHO), Traditional medicine strategy: 2014-2023. Geneva: World Health Organization; 2013.
2. Instituto Brasileiro de Geografia e Estatística (IBGE). Indígenas. 2010 [citado em 25 fev. 2021]. Disponível em: https://indigenas.ibge.gov.br/.
3. Instituto Socioambiental (ISA). [online]. [citado em 23 jan. 2020]. Disponível em: https://www.socioambiental.org/pt-br.

4. Rodrigues E, Mendes FR, Negri G. Plants indicated by Brazilian Indians for disturbances of the central nervous system: a bibliographical survey. Cent Nerv Syst Agents Med Chem. 2006;6(3):211-44.
5. Yazbek P, Sauini T, Machado FCS, Negri G, Rodrigues E. Plants used for central nervous system disorders by Brazilian Indians. In: Martinez JL, Muñoz-Acevedo A, Rai M, orgs. Ethnobotany: Application of medicinal plants. California: CRC Press; 2018. p. 56-68.
6. Giulietti AM, Harley RM, Wanderley MGL, Van Den Berg C. Biodiversidade e conservação das plantas no Brasil. Megadiversidade. 2005;1(1):52-61.
7. The Biodiversity Finance Initiative (BIOFIN). [citado em 18 jan. 2020]. Disponível em: https://www.biodiversityfinance.net/brazil.
8. Lewinsohn TM, Prado PI. Quantas espécies há no Brasil. Megadiversidade. 2005;1(1):36-42.
9. Schultes RE. Drogas alucinógenas de origem vegetal. Cienc Cult. 1973;25(6):526.
10. Schultes RE. Indícios da riqueza etnofarmacológica do noroeste da Amazônia. Acta Amazon. 1979;9(1):209-15.
11. Schultes RE. The virgin field in psychoactive plant research. Bol Mus Par Emílio Goeldi, sér. Bot. 1990;6(1):7-82.
12. Schultes RE, Hofmann A. Plantas de los dioses: orígenes del uso de los alucinógenos. Ciudad de México: Fondo de Cultura Económica; 1993.
13. Schultes RE. Plants in treating senile dementia in the northwest Amazon. J Ethnopharmacol. 1993;38(2-3):129-35.
14. Rodrigues E, Machado FC, Conde BE, Cruz C, Barreto E, Santos G, et al. Participatory ethnobotany and conservation: insights from Quilombola communities in Brazil's Atlantic Forest. J Ethnobiol Ethnomed. 2020;16(2):1-12.
15. Sáez OC. Xamanismo nas terras baixas: 1996-2016. BIB. 2018;87(3):15-40.
16. Elisabetsky E, Posey DA. Use of contraceptive and related plants by the Kayapo Indians (Brazil). J Ethnopharmacol. 1989;26(3):299-316.
17. Diniz, ES. O xamanismo dos índios Makuxi. J Soc Am. 1971;60:65-73.
18. Posey D, Elisabetsky E. Conceito de Animais e seus espíritos em relação a doenças e curas entre os indíos Kayapó da aldeia Gorotire, Pará. Bol Mus Par Emílio Goeldi, série Antropol. 1991;7(1):21-36.
19. Strauss CL. O pensamento selvagem. Campinas: Papirus; 1989.
20. Gennep A Van. Os ritos de passagem. Petrópolis: Vozes; 1978.
21. Young SN. How to increase serotonin in the human brain without drugs. J Psychiatry Neurosci. 2007;32(6):394-9.
22. Hegyi J, Schwartz RA, Hegyi V. Pellagra: dermatitis, dementia, and diarrhea. Int J Dermatol. 2004;43(1):1-5.
23. Emmerich M, de Senna LM. Estudos de etnobotânica no Parque Indígena do Xingu. II. Dois componentes essenciais de pajelança, o cigarro e a semente do pajé. Bradea. 1985;4(26):170-5.
24. Rodrigues E, Carlini EA. Ritual use of plants with possible action on the central nervous system by the Krahô Indians, Brazil. Phytother Res. 2005;19(2):129-35.
25. Silva SB. Dualismo e Cosmologia Kaingang: o xamã e o domínio da floresta. Horiz Antropol. 2002;8(18):189-209.
26. Cavalcante PB, Frikel P. A farmacopéia Tiriyó: estudo étno-botânico. Bol Mus Par Emílio Goeldi. 1973;24.
27. Milliken W, Albert B. The use of medicinal plants by the Yanomami Indians of Brazil. Econ Bot. 1996;50(1):10-25.
28. Lima JR, Santos CA. Recursos animais utilizados na medicina tradicional dos índios Pankararu no nordeste do estado de Pernambuco, Brasil. Etnobiologia. 2010;8:39-50.
29. Costa-Neto EM. Recursos animais utilizados na medicina tradicional dos índios Pankararé que habitam no nordeste do estado da Bahia, Brasil. Actual Biol. 1999;21(70):69-79.

30. Emmerich M, Valle LS. Estudos de etnobotânica no Parque Indígena do Xingu: VI – os fortificantes. Bradea. 1990;5:364-75.
31. Pinto NR, Baruzzi RG. Male pubertal seclusion and risk of death in Indians from Alto Xingu, central Brazil. Hum Biol. 1991;63(6):821-34.
32. Emmerich M, Senna-Valle L. Estudos de etnobotânica no parque indígena do Xingu VII – Plantas abortivas, anti-concepcionais, conceptivas e sexo-determinantes. Bradea. 1991;6(2):13-20.
33. Rodrigues E. Plants of restricted use indicated by three cultures in Brazil (Caboclo-river dweller, Indian and Quilombola). J Ethnopharmacol. 2007;111(2):295-302.
34. Rodrigues E, Barnes J. Pharmacovigilance of herbal medicines: the potential contributions of ethnobotanical and ethnopharmacological studies. Drug Saf. 2013;36(1):1-12.

12
Medicina tradicional brasileira

Ulysses Paulino de Albuquerque

INTRODUÇÃO

Quando falamos de medicina tradicional brasileira* (MTB), na verdade deveríamos nos referir às medicinas tradicionais brasileiras. Usualmente nos referimos à MTB como resultado, ou combinação, de elementos das medicinas indígenas, europeias e africanas. Esses elementos se amalgamaram para formar um corpo de conhecimento que constitui hoje as práticas médicas tradicionais que formam os chamados sistemas médicos locais. Os sistemas médicos locais se referem a um conjunto de conhecimentos que envolvem a identificação e o tratamento de doenças com o engajamento de diferentes atores sociais[3]. Obviamente que a esses sistemas agrega-se o sistema de crenças dos grupos humanos que os mantêm. Em adição aos sistemas médicos locais tem-se o sistema biomédico, representado pela medicina moderna. E quais seriam esses atores sociais que sustentam e reproduzem a MTB? Considerando sua pluralidade, temos desde os chamados "médicos/médicas" tradicionais, como as benzedeiras, rezadeiras, curandeiros, xamãs e pajés, até os "doutores de ervas" (pessoas que se especializaram no aconselhamento do uso de remédios à base de plantas)[4].

No Brasil coexistem e se retroalimentam diferentes sistemas médicos locais ao lado do sistema biomédico, gerando um cenário de pluralismo médico. Embora ao falar da MTB tenhamos a tendência de caracterizar cada uma de suas contribuições separadamente, não raro as pessoas recorrem a diferentes formas de tratamento para prevenir ou debelar uma enfermida-

* Uma abordagem clássica do assunto pode ser vista em Camargo[1] e Luiz da Câmara Cascudo[2].

de. Ao transitar por diferentes formas de tratamento, baseado em sistemas de crenças distintos, o indivíduo transita nesse cenário de pluralismo ou, como denominam alguns, entre zonas de intermedicalidade (p. ex., usar um medicamento oriundo da medicina oficial e recorrer a uma rezadeira). Isso é muito comum no Brasil e torna a MTB pluralista. Particularmente, com referência a esses cenários de pluralismo cultural, prefiro usar o termo hibridização – mas que não sugere mistura e homogeneização, e sim coexistência[5]. Dependendo do contexto local, geográfico e cultural, desenvolvem-se diferentes formas de coexistência. Esse é um processo dinâmico que não parou com a colonização e o tráfico negreiro, mas é engendrado hoje em dia com cada vez novas práticas – de diferentes origens culturais –adicionadas ao rico cenário brasileiro.

A forma como esses diferentes sistemas médicos se relacionam depende também do contexto histórico. Por exemplo, a influência da medicina europeia foi muito mais forte nos primeiros séculos de fundação do Brasil, diferente do que é hoje. Nesse período, as práticas indígenas e qualquer outra não autorizada pelo colonizador era considerada como inferior ou até mesmo demoníaca. Entre os séculos XVIII e XIX, muitos monastérios espalhados pelo Brasil também funcionavam como hospitais, atendendo a população local, e cujos receituários eram dominados por remédios e plantas, por exemplo, da tradição europeia[6]. O que sobrevive hoje, na maioria dos casos, são plantas medicinais que foram incorporadas na tradição brasileira mantendo as indicações originais (europeia) ou sofrendo adições e reinterpretações, como no caso da planta camomila. Aliás, isso é o que de mais comum acontece. Muitas plantas, animais ou até mesmo minerais, que são empregados na fabricação de remédios por uma determinada cultura, podem sofrer modificações e reinterpretações em outras culturas.

No contexto urbano, vamos encontrar um cenário muito rico para a compreensão da MTB: os mercados públicos e feiras livres. Esses espaços, considerados vitrines da biodiversidade de uma região[4], reproduzem toda a riqueza da MTB nas plantas e animais medicinais que comercializam e contam com atores sociais para reproduzir esses conhecimentos. Fora desses contextos, no Brasil rural, onde muitas vezes o acesso aos recursos da biomedicina é restrito ou inexistente, o uso de plantas medicinais e o aconselhamento dos chamados "médicos/médicas" tradicionais torna-se, muitas vezes, a única alternativa. Assim, a MTB é um fenômeno cultural complexo que vem sendo estudado sob diferentes perspectivas acadêmicas. Compreender, então, como ela se organiza em torno de diferentes crenças e percepções, é essencial para uma aproximação, mesmo que sutil, de seu funcionamento no Brasil moderno.

RAÍZES AFRICANAS†

O Brasil é um país afro-luso-americano[8]. Marcadamente africano pela profunda influência que se pode sentir pela assimilação dos costumes, tradições, religião, culinária e folclore africanos que foram elemento-base no desenvolvimento da economia agrícola e minéria no período colonial e que imprimiu suas marcas no Brasil ao longo do tempo. Visto por outro ângulo, a influência africana é fortemente sentida nos sistemas médicos tradicionais, por sua história de convívio com a natureza e os recursos que nela buscavam para suas preparações medicamentosas. Em razão disso, registra-se uma história botânica das trocas entre os povos africanos e os americanos.

A cultura Iorubá forneceu um grande contingente de africanos escravizados para o Brasil, originários da Costa dos Escravos[9]. Muitos grupos genericamente conhecidos no Brasil por Nagô vieram do sul e do centro do Daomé (de onde provém a maior parte dos Nagôs brasileiros) e do sudoeste da Nigéria[8]. Dos africanos de origem Bantu vieram populações do Congo, Angola e Moçambique, que, chegados ao Brasil no período colonial, foram localizados nos atuais estados do Rio de Janeiro, São Paulo, Espírito Santo e Minas Gerais, enquanto os sudaneses (Jeje de Daomé e Nagô), que incluíam os grupos da África Ocidental (Nigéria, Benin), foram instalados nas zonas urbanas das principais capitais do Norte e Nordeste do país, como Salvador e Recife[8].

Assim, para entender a influência africana na MTB, precisamos buscar os espaços que reproduzem culturalmente suas práticas, como no candomblé. O candomblé, como modelo de religião e congregação das sobrevivências étnicas da África, encontrou no Brasil campo vasto para disseminação e reinterpretação de acordo com a região em que se desenvolveu[10]. A organização dos modelos (nações) em função de similitudes linguísticas permite apresentar o candomblé com o seguinte quadro: Nação Ketu-Nagô (Iorubá), Nação Jeje (Fon), Nação Angola (Bantu), Nação Angola-Congo (Bantu), Nação de Caboclo (modelo afro-brasileiro)[10].

O uso de plantas no candomblé, por exemplo, sem sombra de dúvidas constitui uma peculiaridade da vida social e religiosa das pessoas que se congregam nessas comunidades e uma grande influência na MTB. Ao longo dos anos houve um grande esforço acadêmico para compreender o papel das plantas nos rituais afro-brasileiros e sua influência na sociedade abrangente[11-23]; de modo que esse conhecimento, além de ser reproduzido nos espaços religiosos, encontra-se em reprodução em espaços urbanos, como mercados públicos[4].

† Alguns trechos deste tópico são uma versão atualizada e revisada dos que aparecem em Albuquerque[7].

No sistema de crenças das religiões afro-brasileiras, as plantas representam o papel de mediadoras entre os dois planos de existência onde se firmam as criaturas e todas as coisas: o *ayié*, mundo dos vivos e das representações físicas; e o *orún*, mundo sobrenatural onde habitam os eguns (espíritos dos mortos, ancestrais) e as divindades (orixás). Uma peculiaridade que permeia as práticas médicas afro-brasileiras é que não existem distinções entre o natural e o sobrenatural, visto que esses dois planos de existência se encontram interconectados. Uma doença pode ter uma causa material (p. ex., um agente infeccioso), espiritual, ou ambas. Portanto, o remédio, dependendo do caso, pode passar pelo consumo de um chá de uma dada planta e/ou uso de banhos ou defumações.

Assim, o estabelecimento dos povos africanos no Brasil, aqui chegados em condição de escravidão absoluta, contribuiu para a formação de uma nova realidade cultural. O contato dos africanos com as terras brasileiras, com seus saberes, práticas, crenças e plantas, influenciou decisivamente no contexto florístico e cultural do Brasil, concomitantemente à elaboração de um processo de trocas recíprocas. Os contatos com índios e europeus foram decisivos no intercâmbio de plantas e na adaptação do africano ao Novo Mundo. As práticas e rituais essenciais à manutenção e a sua sobrevivência étnica tiveram de se processar à custa de substituições por plantas nativas do Brasil, já que aqui não encontraram os recursos do continente africano. Então, nesse processo, imaginemos que plantas brasileiras foram incorporadas às práticas africanas e, do mesmo modo, plantas africanas foram incorporadas à MTB.

Para entender como o conhecimento africano, não só suas plantas, se difundiu em práticas diversas na MTB, precisamos contextualizar as diferentes práticas em que esses recursos se inserem[24]:

- *Rituais ligados às várias fases do ciclo de vida do indivíduo, desde o nascimento à morte, especialmente os de iniciação ao culto e de instalação dos deuses ou dos santuários* – nesta primeira classe de rituais encontram-se as plantas empregadas em ritos iniciáticos, na indispensável utilização nas lavagens de cabeça (amacis, boris) e de contas (colares trazidos junto ao corpo), cujo objetivo principal é fortalecer o "ori" (cabeça) do crente e na fixação do axé (força vitalizadora das divindades) nos objetos que o iniciado trará junto ao seu corpo. Algumas plantas são muito utilizadas, como o algodão e o manjericão, ambas de origem africana, ou as originárias de regiões tropicais, como a mangerioba e o bem-me-quer. Os banhos cumprem um papel não só na iniciação, mas também em vários outros momentos com finalidades distintas. No Nordeste do Brasil, por exemplo, é muito comum indicar banho com folhas de colônia para amenizar o estado febril em crianças.

- *Práticas periódicas de propiciação dos deuses ou das almas dos antepassados em datas fixas ou ocasionalmente, quando se deseja sua assistência ou interferência benévola para a solução de problemas pessoais* – nesta classe encontram-se as plantas alimentícias com as quais se prepara o alimento votivo dos orixás, alimentos esses condicionados a circunstâncias ritualísticas especiais, devendo atender a determinadas normas e preceitos. As plantas condimentícias, como as diversas pimentas e o dendê, têm uma função muito especial. O dendê integra vários pratos da culinária africana, sendo uma planta muito especial nos cultos[25]. Árvore africana, encontrou aqui um sucedâneo, na produção do azeite de dendê. No amalá de Xangô (prato preferido dessa divindade, feito com milho), por exemplo, é indispensável o emprego do quiabo, planta africana prescrita nos mitos dessa divindade. Com a influência indígena, os cultos afro-brasileiros assimilam a mandioca nos seus pratos. Em certo sentido, os alimentos rituais têm, além de uma função propiciatória, a função de catalisadores de energias distribuídas entre os participantes do repasto comunal, como uma espécie de profilaxia espiritual.
- *Rituais de proteção individual contra magia, de simples renovação de energias sobrenaturais ou magia ofensiva* – aqui se torna claro o uso de plantas nos diversos banhos, benzeduras e defumadores, cujo papel é neutralizar uma magia ofensiva ou qualquer influência espiritual maligna, bem como prover o indivíduo de um halo de proteção energética. Relacionam-se, nesta classe, diversas plantas, principalmente as de propriedades aromáticas. Combinam-se em diversas situações, associando-se em número variável, para provocarem um estado qualquer, seja alívio expresso em uma sensação de bem-estar, seja pelo descarrego das energias negativas, seja para o tratamento de uma enfermidade. Os banhos com plantas aromáticas encontram-se muito difundidos na MTB.
- *Práticas divinatórias destinadas a manter o indivíduo acautelado contra os desígnios do destino ou apercebido das disposições dos deuses ou entidades outras* – nesta classe, as plantas são usadas em rituais divinatórios de modo a conhecer os desejos ou conselhos das divindades. Empregam-se, por exemplo, o obi, diversas pimentas e frutos de dendê. Os frutos do obi são usados na prática divinatória à semelhança de outros objetos, como os búzios, dos quais se aguarda uma resposta do orixá, ou sendo mastigado com a pimenta pelo babalaô com o intuito de fortalecer suas palavras[26]. O obi éuma planta originária da África, produto de comércio entre os continentes, à qual se reportam propriedades estimulantes e tonificantes[26].
- *Ritos festivos de celebração, com cânticos, danças e possessão ritual pelos orixás* – por fim, aqui se encontram tanto as plantas ornamentais como as uti-

lizadas em beberagens. O emprego de plantas ornamentais está associado a circunstâncias ritualísticas, em que o simbolismo da cor é dominante, uma vez que cores, como as plantas, estão associadas às divindades cultuadas no candomblé. Quanto às beberagens, nas quais mais fortemente se evidencia uma influência indígena, plantas de diferentes procedências culturais podem ser empregadas. Talvez o caso mais notável seja o da jurema-preta[27]. A jurema-preta é uma planta que ocorre em todo o Nordeste brasileiro e é usada na forma de um vinho (o vinho da jurema) por povos indígenas de toda a região. Esse vinho, que dependendo da forma de preparo pode ter propriedades alucinógenas[27], é usado em práticas ritualísticas dos povos indígenas nordestinos para diversas finalidades: aconselhamentos de guerra e orientações para desafios comunitários, bem como aconselhamento terapêutico. O contato entre indígenas e africanos promoveu uma troca de experiência de tal forma que em alguns cultos afro-brasileiros existem rituais e usos específicos para a jurema.

O elenco de plantas que hoje compõem o quadro da botânica afro-brasileira resulta de transformações sofridas ao longo do tempo, para as quais se conjugam fatores fitogeográficos, florísticos e culturais.

> O Brasil, possuidor de uma extensa e diversificada flora, com zonas de vegetação bastante diferenciadas colocaram o escravo diante de um universo misterioso que era necessário dominar para que ele pudesse sobreviver física e culturalmente. A adaptação ao novo habitat e às novas condições sociais deu lugar a substituições indispensáveis das plantas que não foram aqui encontradas. A procura e a identificação de espécies vegetais objetivaram a manutenção de aspecto primordial de sua cosmovisão e, portanto, a sobrevivência de uma identidade enquanto negro e africano[28].

Tanto o Brasil quanto a África encerram uma grande heterogeneidade florística e de ecossistemas. Portanto, dependendo da procedência do africano e de sua destinação em terras brasileiras, as influências recíprocas recebidas se elaboraram regionalmente. O que isso quer dizer? Que existem conjuntos distintos de plantas empregadas nos cultos afro-brasileiros de diferentes regiões, mesmo com as migrações interiores que transportaram plantas e aplicações.

Desse modo, em matéria das influências gerais, contornando o problema da adaptação do africano ao Novo Mundo em termos de flora, tem-se[29,30]:

- Espécies cosmopolitas ou pantropicais, ocorrendo tanto no Velho como no Novo Mundo.

- Assimilação de espécies americanas julgadas equivalentes pelo africano e recebendo o mesmo nome.
- Importação, antiga ou recente, de espécies africanas.
- Adoção de espécies americanas sem equivalentes africanos.

Como consequência, ocorreu uma africanização da flora brasileira, pela importação de espécies nativas africanas, bem como uma americanização dos cultos africanos[30]. Além disso, pode-se ainda acrescentar outro fenômeno aliado à regionalização: a europeização dos cultos, pela adoção ou imposição de espécies provindas de uma cultura colonizadora, fenômeno que envolveu não só os cultos africanos, mas toda a cultura brasileira.

Como se pode ver, ao chegar no Brasil um forte processo de hibridização se processou, de modo que influências recíprocas se operaram. De um lado, a MTB ganhou novos componentes, representados por plantas africanas que foram trazidas ao Brasil e suas diferentes formas de utilização, bem como novas utilizações para as plantas que aqui já se encontravam. De outro lado, os cultos afro-brasileiros também sofreram um processo semelhante de reelaboração de suas práticas, com enriquecimento de seu repertório de tratamentos.

REFERÊNCIAS BIBLIOGRÁFICAS

1. Camargo MTLA. As plantas medicinais e o sagrado: a etnofarmacobotânica em uma revisão historiográfica da medicina popular no Brasil. São Paulo: Ícone; 2014.
2. Cascudo LC. Tradição, ciência do povo – pesquisas na cultura popular do Brasil. São Paulo: Perspectiva; 1971.
3. Ferreira Júnior W, Santoro FR, Albuquerque UP. Nossa história evolutiva – plantas medicinais e a origem e evolução da medicina. Recife: Nupeea; 2018.
4. Albuquerque UP, Monteiro JM, Ramos MA, Amorim EL. Medicinal and magic plants from a public market in northeastern Brazil. J Ethnopharmacol; 2007.
5. Ladio A, Albuquerque UP. The concept of hybridization and its contribution to urban ethnobiology. Ethnobio Conserv. 2014;3:6.
6. Medeiros MFT, Albuquerque UP. The pharmacy of the Benedictine monks: The use of medicinal plants in Northeast Brazil during the nineteenth century (1823-1829). J Ethnopharmacol. 2007;139:280-6.
7. Albuquerque UP. O dono do segredo – o uso de plantas nos cultos afro-brasileiros. Recife: Nupeea; 2012.
8. Santos JE. Os nagôs e a morte: pàdè àsèsè e o culto égun na Bahia. Petrópolis: Vozes; 1993.
9. Ramos A. As culturas negras no Novo Mundo. São Paulo: Nacional; 1979.
10. Lody R. Candomblé: religião e resistência cultural. São Paulo: Ática; 1987.
11. Pagnocca TS, Zank S, Hanazaki N. "The plants have axé": investigating the use of plants in Afro-Brazilian religions of Santa Catarina Island. J Ethnobiology Ethnomed. 2020;16:20.
12. Camargo MTLA. Plantas medicinais e de rituais afro-brasileiros II: estudo etnofarmacobotânico. São Paulo: Ícone; 1998.
13. Voeks RA. Spiritual flora of Brazil's African diaspora: ethnobotanical conversations in the black Atlantic. J Study Religion Nature Culture. 2013;6(4).

14. Albuquerque UP. The use of medicinal plants by the cultural descendants of African people in Brazil. Acta Farm Bon. 2001;20(2):139-44.
15. Albuquerque UP. A little bit of Africa in Brazil: ethnobiology experiences in the field of Afro-Brazilian religions. J Ethnobiol Ethnomed. 2014;10:12.
16. Voeks RA. African medicine and magic in Americas. Geogr Rev. 1993;83(1):66-78.
17. Voeks RA. Sacred leaves of Candomblé: African magic, medicine, and religion in Brazil. Austin: University of Texas Press; 1997.
18. Fonseca FN, Balick MJ. Plant-knowledge adaptation in an urban setting: Candomblé Ethnobotany in New York City. Economic Botany. 2018;72:56-70.
19. Serra O, Velozo E, Bandeira F, Pacheco L. O mundo das folhas. Feira de Santana: Universidade Estadual de Feira de Santana; 2002.
20. Barros JFP. A floresta sagrada de Ossaim: o segredo das folhas. Rio de Janeiro: Pallas; 2014.
21. Albuquerque UP, Andrade LHC. Etnobotánica del gênero *Ocimum* L. (Lamiaceae) en las comunidades afrobrasileñas. Anales Jard Bot Madrid. 1998;56:107-18.
22. Voeks RA, Rashford J. African ethnobotany in the Americas. New York: Springer; 2013.
23. Rodrigues E, Carlini ELA. Levantamento etnofarmacológico realizado entre um grupo de quilombolas do Brasil. Arq Bras Fitomed Cientif. 2003;1(2):80-7.
24. Ribeiro R. Cultos afro-brasileiros do Recife: um estudo de ajustamento social. Recife: Instituto Joaquim Nabuco de Pesquisas Sociais; 1978.
25. Lody R. Tem dendê, tem axé: etnografia do dendezeiro. Rio de Janeiro: Pallas; 1992.
26. Verger P, Anthony M. Gùn: Plantes à action tonifiante et stimulante chez les Yoruba en Afrique et au Brésil. In: Li-Anthony M. Essai sur les plantes et les remèdes des cultures afro-brésiliennes. Strasbourg: Université des Sciences Humaines de Strasbourg; 1993.
27. Mota CN, Albuquerque UP. As muitas faces da jurema: de espécie botânica à divindade afro-indígena. Recife: Bagaço; 2002.
28. Barros JFP. O segredo das folhas: sistema de classificação de vegetais no Candomblé Jêje-Nagô do Brasil. Rio de Janeiro: Pallas/UERJ; 1993.
29. Li-Anthony M. Oògùn: la notion de remède dans la tradition yoruba en Afrique et au Brésil. In: Li-Anthony M. Essai sur les plantes et les remèdes des cultures afro-brésiliennes. Strasbourg: Université des Sciences Humaines de Strasbourg; 1993.
30. Li-Anthony M. Essai sur les plantes et les remèdes des cultures afro-brésiliennes: conclusions, perspectives. In: Li-Anthony M. Essai sur les plantes et les remèdes des cultures afro-brésiliennes. Strasbourg: Université des Sciences Humaines de Strasbourg; 1993.

13
Homeopatia

Lucas Franco Pacheco

A HOMEOPATIA: ESPECIALIDADE MÉDICA, VETERINÁRIA, FARMACÊUTICA E ODONTOLÓGICA

A homeopatia é especialidade regulamentada pelo Conselho Federal de Medicina (CFM) – Resolução n. 1.000/1980, Conselho Federal de Medicina Veterinária (CFMV) – Resolução n. 625/95, Conselho Federal de Farmácia (CFF) – Resolução n. 232/92, Conselho Federal de Odontologia (CFO) – Resolução n. 160/2015.

ORIGENS DA MEDICINA HOMEOPÁTICA

A menção mais antiga que se tem a respeito do tratamento pela lei dos semelhantes foi encontrada em um papiro de 1500 a.C. A obra de Hipócrates (médico grego da escola de Cós considerado pai da medicina, 460-350 a.C.) foi um marco da ciência médica, pois introduziu a avaliação metódica dos sinais e sintomas como base fundamental para o diagnóstico. Em termos de tratamento, descrevia que três métodos terapêuticos poderiam ser utilizados com sucesso[1,2]:

- Cura pelos contrários (*contraria contrariis curantur*), consolidada por Galeno (Escola de Cnido, 129-199 d.C.) e Avicena (980-1037), que é a base da medicina alopática, em que os sintomas são tratados diretamente com medidas contrárias a eles, geralmente suprimindo e bloqueando sintomas.
- Cura pelos semelhantes (*similia similibus curantur*), "O que provoca a tosse que não existe cura a tosse que existe" (Hipócrates), reavivada no século

XVI por Paracelso (1493-1591) e consolidada pelo médico alemão Samuel Hahnemann, quando este criou a homeopatia em 1796, em que a doença é debelada pela aplicação de medidas semelhantes à doença.

- Cura natural (*vis medicatrix naturae*), em que se favorecem as eliminações e se restabelece o equilíbrio assistindo aos esforços curativos do organismo sem prejudicá-lo.

MEDICINA MECANICISTA *VS.* MEDICINA VITALISTA

Dois eixos percorreram a história na medicina: os mecanicistas viam o homem como uma máquina, a doença como um defeito da máquina e a tarefa do médico era consertar a máquina. Tal visão tem seu ápice na filosofia cartesiana e na física newtoniana. Os vitalistas, por sua vez, conservaram a visão de totalidade do ser vivo e viam a doença como um desequilíbrio da força imaterial que mantém a vida. No período do Renascimento, destaca-se Paracelso (1493-1541 d.C.), que aceitava a força vital conforme o ensinamento de Hipócrates. Com sua doutrina das assinaturas, Paracelso administrava substâncias que tivessem características (cor, forma, odor e sabor) semelhantes aos sintomas e órgãos afetados dos doentes. Outro médico vitalista, Thomas Sydenham (1624-1689), chamado de Hipócrates britânico, também defendia a observação da natureza como base para a medicina. O dever do médico, para Sydenham, era ajudar a força vital a manter o equilíbrio, por isso os tratamentos que usava eram as orientações higiênico-dietéticas, tal como Hipócrates fazia dois mil anos antes[3].

No século XVIII passaram a predominar os tratamentos mecanicistas, que visavam retirar, suprimir ou bloquear no organismo aquilo que estaria causando a doença. Geralmente eram empregados a sangria, catárticos, irritativos sobre a pele, antitussígenos, entre outros métodos alopáticos. O final do século XVIII e o início do século XIX são marcados pelo nascimento da homeopatia com o médico vitalista Dr. Samuel Hahnemann.

Quadro 1 Escolas médicas

Escola médica de Cós	Escola médica de Cnido
· Princípios hipocráticos	· Princípios galênicos
· Temperamento e constituição	· Transtorno local
· Importância ao doente	· Ênfase na doença
· Holística	· Analítica
· Lei dos semelhantes	· Cura pelos contrários
· Animista e vitalista	· Mecanicismo e biologicismo

DR. SAMUEL HAHNEMANN – FUNDADOR DA HOMEOPATIA

Christian Friedrich Samuel Hahnemann nasceu em 10/04/1755 em Meissen (Alemanha) e faleceu em 02/07/1843 em Paris (França). Filho de um casal de artesãos da porcelana, aos 20 anos dominava fluentemente mais de oito idiomas. Em 1774, aos 19 anos, iniciou seus estudos de medicina em Leipzig – onde estudou medicina baseada no vitalismo e organicismo, encontrou grande desenvolvimento teórico da ciência médica, porém pouca prática. Em 1777 mudou-se para Viena, onde na faculdade abordava uma compreensão mais humanitária, prática e racional da medicina, aproximando-se das doenças e dos doentes. Em 10 de agosto de 1779 obteve o grau de doutor em medicina na Universidade de Erlangen. Seu tratado de matéria médica, que versava sobre as propriedades medicinais das drogas, tornou-se o manual oficial da época. Sistematizou a farmacopeia alemã[4].

Entre 1779 e 1789 Hahnemann residiu em várias cidades, consolidando sua clientela com sucesso como médico e farmacologista. Exerceu a profissão até os 34 anos, quando decide abandonar a carreira por insatisfação com os efeitos nocivos e iatrogênicos da prática médica. Nessa época teceu várias críticas à medicina, que se apoiava em sangrias, fórmulas complexas e medicamentos tóxicos para o tratamento das doenças. Dr. Samuel Hahnemann abandonou a medicina também por julgá-la muito empírica:

> "Para mim, foi uma agonia estar sempre no escuro quando tinha que curar o doente e prescrever de acordo com esta ou aquela hipótese arbitrária... Renunciei à prática da medicina para não mais correr o risco de causar danos à saúde alheia e dediquei-me exclusivamente à química e as ocupações literárias."[10]

Assim, passou a exercer a função de tradutor, enfrentando muitas dificuldades financeiras.

A AUTOEXPERIMENTAÇÃO COM A *CHINA OFFICINALIS* MARCA O INÍCIO HISTÓRICO E CIENTÍFICO DA HOMEOPATIA

Em 1790 ao traduzir a *Materia medica* do Dr. William Cullen (médico escocês), Hahnemann discordou do fato de o autor atribuir a eficiência terapêutica da droga *China off.* ao seu efeito tônico sobre o estômago do paciente acometido de malária, e resolveu fazer experiências ingerindo duas doses diárias de 4 dracmas da droga. Para sua surpresa, passou a apresentar uma série de sintomas típicos da malária. Ao suspender o uso da droga, sua saúde voltava à normalidade. Esse experimento chamou a atenção de Hahnemann para o princípio hipocrático *Si-*

milia similibus curantur (segundo Hipócrates, "...a doença é produzida pelos semelhantes e pelos semelhantes que a produziram... O paciente retorna da doença à saúde... Desse modo, o que provoca a estrangúria que não existe, cura a estrangúria que existe... A tosse, como a estrangúria, é causada e curada pelo mesmo agente"), ou seja, uma droga eficiente no tratamento da malária era capaz de produzir sintomas semelhantes aos da malária em um indivíduo sadio: "O que provoca a febre intermitente que não existe, cura a febre intermitente que existe".

Entre 1790 e 1796, Hahnemann passou a realizar experimentos com outras drogas, catalogando seus efeitos no organismo sadio. A partir da compilação dos sinais e sintomas que essas substâncias provocavam no homem sadio, decidiu fazer novas observações no indivíduo doente, para confirmar se o Princípio da Similitude funcionava na prática ao atender pacientes, e obteve bons resultados. Com a finalidade de diminuir os efeitos tóxicos e nocivos das drogas, adotou as doses infinitesimais (grandes diluições) no tratamento de seus doentes.

NASCIMENTO DO SISTEMA MÉDICO HOMEOPÁTICO

Os resultados dessas primeiras pesquisas foram anunciados ao mundo em 1796 em uma publicação denominada *Ensaio sobre um novo princípio para descobrir as virtudes curativas das substâncias medicinais,* seguido de alguns comentários a respeito dos princípios aceitos na época atual, que marcou o nascimento do sistema médico que Hahnemann denominou homeopatia (em alemão, *homoopathie*, do grego: *homoios*- semelhante + *pathos*- sofrimento).

ORGANON DA ARTE DE CURAR

Hahnemann dedicou toda a sua vida ao desenvolvimento de um método clínico e terapêutico racional, sistêmico, humano, ético e eficiente. Em 1810, após realizar a experimentação de diversos medicamentos, observou e coletou dados, formulou hipóteses e, ao verificá-las na aplicação da prática da terapêutica confirmando a descoberta da lei dos semelhantes, publicou a primeira edição do livro *Organon da arte de curar*[5].

A HOMEOPATIA SE BASEIA EM QUATRO PILARES

Lei dos semelhantes

Em 1796, o médico alemão Dr. Samuel Hahnemann fundamentou a homeopatia apoiando-se na observação experimental que vinha realizando desde 1790, concluindo que "Para a obtenção de uma cura rápida, fácil e duradoura deve-se escolher um medicamento que seja capaz de produzir uma doença similar àquela que se deseja curar (*similia similibus curantur*)". Para sua aplicação, é necessário saber antecipadamente o que cada droga é capaz de provocar nos indivíduos sadios (experimentadores), daí advém o segundo pilar da homeopatia:

Patogenesia (experimentação em homens sãos)

Conjunto de sinais e sintomas, objetivos (físicos) e subjetivos (emocionais e mentais), que um organismo sadio apresenta ao experimentar determinada substância medicinal. Para que o organismo sadio produza os sintomas patogenéticos, é necessário que a dosagem da substância testada seja forte o bastante para promover seu desequilíbrio e o organismo tenha um alto grau de sensibilidade à substância testada.

> "§ 108 (*Organon*) – [...] não há outro caminho para averiguar os efeitos peculiares dos medicamentos sobre o estado do homem... que administrá-los em doses moderadas a pessoas sãs a fim de descobrir que mudanças, sintomas e sinais produzem na saúde física e mental...".

A patogenesia foi um grande salto de inovação dos métodos de pesquisa. Para realizar a patogenesia, Hahnneman teve de sistematizar um protocolo clínico. Dessa forma, determinou que em cada experimentação deveria ser estudada uma única substância diluída segundo o método homeopático, administrá-la repetidamente a um grande número de indivíduos saudáveis de ambos os sexos, observar e anotar as alterações que daí surgissem no estado físico e mental dos participantes[5].

As descrições minuciosas de todas as alterações (sintomas) provocadas pela substância experimentada são chamadas patogenesias. As patogenesias são compiladas em livros, que são as matérias médicas homeopáticas, em que também são incluídos os sintomas extraídos dos livros de toxicologia.

Doses mínimas

"Tudo é veneno, não há nada que não seja veneno. Depende tão somente da dose" (Paracelso). Hahnemann inicialmente não utilizava doses diluídas ou dinamizadas, porém isso causava agravação inicial dos sintomas e abandono da terapêutica homeopática por parte dos pacientes. Em um segundo momento, Hahnemann testou doses pequenas diluindo o medicamento com água ou álcool, em determinadas proporções, e verificou que dessa forma não ocorriam agravações dos sintomas, porém também eram incapazes de promover satisfatoriamente a reação orgânica no paciente. Foi então que Hahnemann passou a, além de diluir os medicamentos, imprimir agitações no frasco medicamentoso, chamadas por ele de sucussões. Notou que, além da diminuição da agravação dos sintomas e dos efeitos tóxicos das altas doses, ocorria um aumento da reação orgânica. Então foi criado o conceito de dinamização: processo farmacotécnico em que ocorre a diluição do insumo ativo, sempre intercalada pelas sucussões, promovendo uma diminuição de sua concentração química e um aumento de sua ação dinâmica, que estimula a reação do organismo na direção da cura.

Hahnemann, em 1816, afirmou que:

> "Não foi em virtude de uma opinião preconcebida nem por amor à excentricidade que me decidi a favor de doses tão fracas... Cheguei aí depois de experiências e observações frequentemente repetidas, e elas me demonstraram que maiores quantidades de medicamentos, mesmo em caso em que fazem bem, agem com intensidade maior do que a necessária para obter a cura. Por isso diminuí-as, e como continuei a observar os mesmos efeitos, embora em grau menor, desci até as mais ínfimas doses, que me parecem suficientes para exercerem uma ação salutar, sem agirem com violência capaz de retardar a cura."[10]

Medicamento único

Pelo princípio da similitude, apenas um medicamento homeopático deve cobrir a totalidade dos sintomas apresentados pelo doente (medicamento denominado *simillimum*).

> "§ 273 (*Organon*) – Em nenhum caso sob tratamento é necessário administrar a um paciente mais de uma única e simples substância medicinal de uma vez. Não deve haver a menor dúvida quanto ao que é mais de acordo com a natureza e mais racional, prescrever um único, simples medicamento de cada vez em uma doença, ou o acréscimo de diversas drogas de ação diferente. Não é absolutamente permissível, em homeopatia, dar ao paciente duas substâncias medicinais diferentes de cada vez".

FUNDAMENTOS DA HOMEOPATIA PARA A PRÁTICA CLÍNICA

Hahnemann, nos dois primeiros parágrafos do *Organon*, descreve qual a missão do médico[5,6]:

"§ 1 – A mais alta e única missão do médico é restabelecer a saúde nos doentes, que é o que se chama curar".

"§ 2 – O ideal máximo da cura é o restabelecimento rápido, suave e duradouro da saúde, ou a remoção da doença em toda a sua extensão, da maneira mais curta, mais segura e menos nociva, agindo por princípios facilmente compreensíveis".

No sexto parágrafo, sobre o binômio saúde-doença: o doente deve ser observado em sua totalidade sintomática:

"§ 6 – O observador sem preconceitos não faz argumentações metafísicas que a experiência não possa confirmar. Ele deve considerar apenas sinais e sintomas que são perturbações do antigo estado são do paciente, os quais este mesmo sente, as pessoas de seu ambiente percebem e o próprio médico nele observa. Todos esses perceptíveis representam a doença em toda a sua extensão e formam, juntos, o quadro verdadeiro e único que se pode imaginar da doença".

No 12° parágrafo, Hahnemann descreve sobre a causa das doenças. Para ele, a causa dos fenômenos mórbidos sempre será oculta, mas é revelada para o médico através dos sentidos, o que ele necessita saber para conhecer de toda a mudança interna (doença):

"§ 12 – As doenças são o resultado de alterações na força vital, e sinais e sintomas expressam, ao mesmo tempo, toda a mudança interna, isto é, toda a perturbação mórbida do dinamismo interno e são reveladores de toda a doença; além disso, o desaparecimento, pelo tratamento, de todos os fenômenos mórbidos e de todas as alterações mórbidas que diferem das funções vitais no estado de saúde, necessariamente acarreta o restabelecimento da integridade do princípio vital e, portanto, a recuperação da saúde de todo o organismo".

No 13° parágrafo, faz uma crítica à visão materialista da medicina alopática:

"§ 13 – Por isso, a doença (que não constitui objeto da cirurgia), sendo considerada pelos alopatas como algo separado do todo vivo, do organismo e sua força vital animadora, e oculta em seu interior, como se fosse algo de natureza tão sutil, é um absurdo somente imaginado por mentes materialistas, que durante milênios têm dado ao sistema de medicina predominante todos aqueles impulsos perniciosos que a tornaram uma arte (não curativa) verdadeiramente nociva".

No 18° parágrafo, Hahnemann orienta que o guia para a escolha do medicamento mais indicado deve ser a totalidade sintomática do paciente:

"§ 18 – [...] deduz-se inegavelmente que a soma de todos os sintomas e condições perceptíveis em cada caso individual de enfermidade deve ser a única indicação, o único guia que nos leve à indicação do remédio.

A LEI DE ARNDT-SCHULTZ

O farmacologista alemão Hugo Schulz descreveu o fenômeno hormese em 1888, que foi acoplado ao trabalho do médico alemão Rudolph Arndt, dando origem à lei de Arndt-Schulz: inversão da ação das drogas de acordo com as doses (descrição realizada um século antes por Hahnemann)[6]: "Excitações fracas despertam, as médias aumentam, as fortes deprimem e as exageradas anulam a atividade vital."

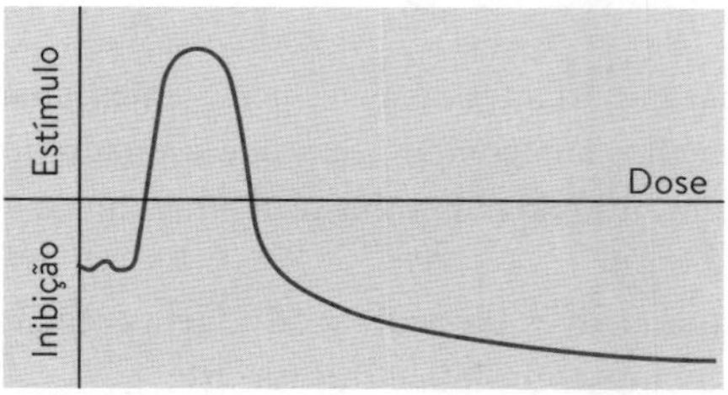

Figura 1 Lei de Arndt-Schultz.

AÇÃO PRIMÁRIA E SECUNDÁRIA DO MEDICAMENTO

Hahnemann, no § 63 do *Organon*, descreve que cada agente que atua sobre a vitalidade, cada medicamento afeta mais ou menos a força vital, e causa certa alteração na saúde do indivíduo, por um período mais longo ou mais curto. Isso se chama ação primária. Embora sendo, conjuntamente, um produto das forças vital e medicinal, pertence principalmente à segunda, isto é, ao elemento externo e químico que foi introduzido. A essa ação, a força vital procura opor sua própria energia. Essa ação resistente, chamada ação secundária, refere Hahnemann, é uma propriedade, uma ação automática do próprio poder de preservação da vida[5].

Sobre a atuação de medicamentos alopáticos que possuem efeito meramente paliativo (medicamentos de ação enantiopática ou antipática, que atuam pelo efeito primário do medicamento) Hahnemann afirma:

"§ 57 – A fim de pôr em prática este método antipático (ou enantiopático), o médico comum dá, para um único sintoma incômodo, entre os muitos sintomas da moléstia que lhe passam despercebidos, um único remédio que se sabe produzir o oposto exato do sintoma que se tenta eliminar, isto de acordo com a regra seguida há mais de 15 séculos pela antiga escola (*contraria contrariis*), do qual ele pode esperar alívio mais rápido...".

Após uma ligeira melhora (supressão) dos sintomas com o medicamento alopático (antipático), seguem-se um retorno e piora dos sintomas:

"§ 58 – [...] após esta ligeira melhora antipática, segue-se uma piora, em todos os casos, sem exceção...".

Hahnemann afirma, no 59º parágrafo, que o medicamento alopático (supressor) não realiza cura: simplesmente palia os sintomas, que retornam agravados (mais intensos) após o efeito medicamentoso:

"§ 59 – Os sintomas importantes de males persistentes jamais foram tratados com tais paliativos, remédios antagônicos, sem que o estado oposto, uma recaída, na verdade sensível agravação do mal, voltasse algumas horas mais tarde...".

A homeopatia atua através da ação secundária (reação do organismo), levando o organismo à cura completa e duradoura:

"§ 64 – [...] Se não houver na natureza um estado que seja exatamente o oposto da ação primária (por exemplo, no caso de um estímulo energético), isto parece indistinto (mesmo assim, a força vital) liberta o seu poder superior na extinção da mudança que nele se operou de fora (por meio do medicamento), restabelecendo o seu estado normal, a ação secundária curativa".

A ação secundária (reação do organismo) às doses mínimas é curativa:

"§ 66 – Contudo, uma ação secundária certa, como se conclui facilmente, não se deverá notar na ação de doses homeopáticas mínimas dos agentes perturbadores no corpo são. Uma pequena dose de cada uma delas produz, certamente, uma ação primária que é perceptível ao observador suficientemente atento (patogenesia). Mas o organismo vivo emprega contra ela somente a reação (ação secundária) que for necessária para o estabelecimento do estado normal".

LEI DE CURA HERING-VITHOULKAS

Dr. Constantin Hering observou que uma evolução de cura é favorável se[7]:

- Os sintomas desaparecem na ordem inversa ao aparecimento: os últimos são os primeiros a desaparecer.
- Dos planos mais profundos aos mais superficiais.
- Dos planos superiores aos inferiores.
- Com reaparecimento passageiro de sintomas antigos.

Do ponto de vista holístico, as leis de Hering são incompletas, já que só se aplicam ao aspecto físico do ser. Elas são dualistas e não permitem compreender as relações entre os sintomas físicos e psíquicos. A representação antropo-

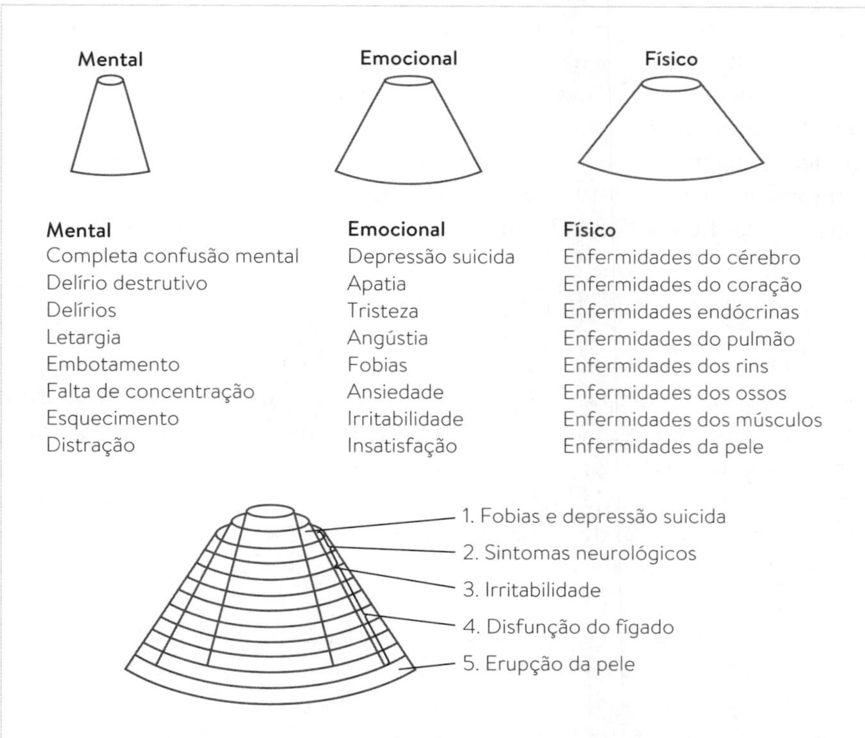

Figura 2 Representação antropológica elaborada por George Vithoulkas (o homem tridimensional). Fonte: adaptado de Vithoulkas[7].

lógica elaborada por George Vithoulkas (o homem tridimensional) permite a aplicação das leis de Hering ao homem integral. Vithoulkas representa esses planos como troncos de cones imbricados uns nos outros, o mental no centro e o físico no exterior. A importância hierárquica vai do centro ao exterior, tendo o mental prioridade sobre o físico e sendo o emocional o intermediário. Cada plano é, por sua vez, dividido em camadas horizontais que representam funções de importância crescente de baixo para cima[7]:

Segundo Vithoulkas, há uma hierarquia prontamente identificável na construção do ser humano. Essa hierarquia é basicamente caracterizada por três níveis: 1. Mental/espiritual; 2. Emocional/psíquico; 3. Físico. Esses níveis não são, na realidade, separados e distintos; pelo contrário, há uma interação completa entre eles. Não obstante, o grau de saúde ou de doença do indivíduo pode ser avaliado por um exame dos três níveis. Essa é uma determinação crucial para a capacidade de qualquer profissional da saúde, pois é essencial na avaliação do progresso do paciente.

Naturalmente, existem também hierarquias dentro desses três planos básicos. Em uma representação simplificada de uma ou duas dimensões, o plano mental é visto como o mais central, o mais alto na hierarquia, pois nesse nível estão as funções mais cruciais da expressão do indivíduo como ser humano; o nível físico, embora importante, é, não obstante, registrado como o mais periférico (o menos significativo) na hierarquia. A Figura 2 é uma solução de continuidade das funções individuais. Dentro de cada plano há uma hierarquia adicional das funções do indivíduo.

PROGNÓSTICO CLÍNICO DINÂMICO

O médico homeopata tem como finalidade encontrar um medicamento que estimule o organismo a reagir, fazendo com que o indivíduo caminhe em direção à cura. Na compreensão homeopática do processo saúde-doença, a verdadeira cura não significa o simples desaparecimento dos sintomas, mas sim que a pessoa tenha atingido um ótimo processo de equilíbrio dinâmico, que o leva a um estado de perfeitas sensações e funções, assim como nos ensinou Dr. Samuel Hahnemann:

> "§ 9 – No estado de saúde, a força vital imaterial, que dinamicamente anima o corpo material, reina com poder ilimitado e mantém todas as suas partes em admirável atividade harmônica, nas suas sensações e funções, de maneira que o espírito dotado de razão que reside em nós possa livremente dispor desse instrumento vivo e são para atender aos mais altos fins de nossa existência".

Após a consulta à matéria médica para confirmar o medicamento escolhido pela repertorização, o médico homeopata realiza a primeira prescrição. Em seguida, deve tratar das várias possibilidades de evolução dos pacientes, fazendo uma abordagem sintética das observações prognósticas (do grego *pro+gnosis*, que significa conhecer antes) – Quadro 2.

Quadro 2 As 12 observações prognósticas de Kent[8]

1ª observação	Prolongada agravação seguida de aniquilamento final do doente (incurável)
2ª observação	Longa agravação, mas seguida de lenta melhora (lesional grave)
3ª observação	Agravação imediata, curta e forte, seguida de rápida melhoria do paciente (lesional leve)
4ª observação	Ocorrem curas muito satisfatórias sem agravações (paciente funcional)
5ª observação	Melhora seguida de agravação (paliação, paciente incurável, obstáculo à cura)
6ª observação	Alívio demasiadamente curto dos sintomas (medicamento ou dose inadequados, obstáculo à cura)
7ª observação	Melhoria total dos sintomas, sem alívio para o paciente (incurável só pode ser paliado, medicamento inadequado, obstáculo à cura)
8ª observação	Comprovação ou reexperimentação do medicamento (paciente hipersensível, medicamento similar)
9ª observação	Ação dos medicamentos sobre os experimentadores (patogenesia)
10ª observação	Aparecimento de novos sintomas (medicamento ou potência inadequados, paciente hipersensível)
11ª observação	Retorno de sintomas antigos (lei de cura de Hering)
12ª observação	Sintomas tomam a direção errada (metástase mórbida, ou medicamento não atuou e houve progressão natural da doença)

Dr. Masi Elizalde recomenda que, após a anamnese e o exame físico, seja feita uma classificação clínica do paciente (Quadro 3) antes da primeira prescrição, o que ajuda na compreensão e estabelecimento da classificação do prognóstico clínico-dinâmico[9].

Quadro 3 Classificação clínica do paciente

Paciente funcional	Melhora sem agravação, apresentando sensação de bem-estar geral (BEG)
Lesional leve	Agravação curta e rápida seguida de melhora rápida com BEG.
Lesional grave	Agravação prolongada e recuperação lenta, com BEG
Incurável	Não agrava, paliação dos sintomas, pode ter BEG
13º observação	(Complementando as observações de Kent): melhora do paciente com persistência de alguns sintomas, alcançando um novo equilíbrio (paciente incurável, mas pode obter BEG)

DOENÇAS CRÔNICAS[10]

Hahnemann estava procurando o motivo pelo qual os casos crônicos recaíam após terem se beneficiado do tratamento homeopático. Desenvolveu então a teoria dos miasmas, entendida como uma perturbação da força vital que antecede e é mais fundamental que a doença atual do paciente, portanto, o trabalho do médico é tentar entender o todo da verdadeira doença e não apenas sua manifestação atual. Para isso, segundo Hahnemann, o médico deve "descobrir tanto quanto possível toda a extensão de todos os acidentes e sintomas pertencentes à doença primitiva desconhecida".

TEORIA DOS MIASMAS[10]

Os miasmas constituem o fundamento dinâmico das doenças, um estado anterior a elas. Tal estado pode ser sentido pela pessoa e reconhecido pelo médico; é o nível da profundidade do sofrimento e de gravidade da enfermidade do indivíduo, é a predisposição ao adoecimento, e deve ser o objetivo verdadeiro e definitivo de tratamento. Os miasmas foram divididos primeiro por Hahnemann em três miasmas crônicos (psora, sicose e sífilis) e um miasma agudo:

- Psora: excitabilidade, hiperatividade, sofre com conflitos, apresenta exonerações, atividade mental rápida, medos, sempre com eliminações e sintomas funcionais.
- Sicose: disfunção, proliferação degenerativa, perversão, sofre com exaltação, lesões proliferativas (condiloma, verrugas, tumores); desconfiado, egoísta, ressentido, ódio, sarcasmo, ironia.
- Sífilis: destruição, inibição, lentidão. sofre com sentimentos destrutivos, úlceras, lesões em ossos, cérebro, déficit intelectual, embotamento, apatia, afasta-se da vida, melancólico, ideias suicidas.

Assim como as leis de cura de Hering-Vithoulkas e os prognósticos clínico-dinâmicos de Kent e Elizalde, o entendimento dos miasmas (doença primordial) ajuda o médico homeopata a prevenir, curar e entender melhor a evolução após o tratamento. A correta seleção do medicamento homeopático para cada caso necessita da compreensão do diagnóstico miasmático do paciente.

Outros médicos homeopatas ampliaram a teoria dos miasmas[11]:

- Hahnemann: miasma agudo; psora; sicose; sífilis.
- Foubister: câncer.
- Vithoulkas: tuberculose.

- Sankaran: tifoide, tinea, malária.
- Vakil: lepra.

A MISSÃO DO MÉDICO SEGUNDO A HOMEOPATIA

A doença não apresenta um fator puramente biológico: o ser humano possui uma dinâmica vital que tem significado e sentido no processo de enfermar-se. Nesse sentido, Dr. Samuel Hahnemann descreve, em seu livro *Doenças crônicas*[10]:

> "Se nós, médicos, através do medicamento homeopático, aos poucos obrigamos e compelimos a força vital instintiva a aumentar gradualmente suas energias, cada vez mais, e, finalmente, a alcançar um tal nível que se torne bem mais poderosa do que a doença original. (...) Se nós, médicos, entendermos de que modo manter sua integridade nos períodos de saúde, encaminhando os homens para um modo de vida saudável, e de que modo invocá-lo na doença, através de um medicamento homeopático.

O propósito do médico é curar de forma segura e eficaz, a doença em sua totalidade (e não apenas local), isto é, sua expressão sintomática e a afecção mórbida da força vital:

> "§§ 190 e 191 – O verdadeiro tratamento deve ser dirigido contra o todo e realizar a cura da doença geral mediante remédios internos sem a ajuda de medicamento externo".

Quando a força vital obstruída não consegue curar uma doença crônica, instintivamente ela desenvolve uma afecção local, geralmente na parte externa:

> "§ 201 – A afecção local nada mais é do que uma parte da doença geral, transferida para um local (externo) menos perigoso do organismo, a fim de amenizar o padecimento interno".

ANAMNESE HOMEOPÁTICA

Em homeopatia se realiza a famosa pergunta: Como você é? (nesse instante, desencadeia no paciente um processo muito importante, no sentido do autoconhecimento, o que vai permitir a aplicação da lei da semelhança e encontrar o medicamento *simillimum*). Pode-se denominar "não interrogatório homeopático", adotando-se atitude de franca empatia, com o médico sendo afetuoso, interessado e atento ao sofrimento do paciente, procurando sempre abordá-lo de forma geral, ampla, indireta, de maneira que o enfermo manifeste com liberdade e autenticidade o que mais o perturba.

TOMADA DO CASO

A tomada do caso tem por significado a abrangência total e individualizada do paciente através dos sintomas por ele manifestados. Hahnemann, no *Organon* do § 84 a § 91, descreve cronologicamente as etapas a serem abordadas:

- O paciente fala em linguagem comum.
- Amigos e familiares agregam e complementam.
- O médico anota tudo (na linguagem do paciente).
- O médico escuta e não interrompe.
- Em suas anotações, utiliza uma linha para cada novo sintoma ou circunstância.
- O médico volta a cada sintoma, o relê e interroga características e modalidades.

Além disso, Hahnemann orienta que o médico não deve ditar ou sugerir respostas. O médico complementa com perguntas amplas e gerais de maneira a obrigar o paciente a entrar em detalhes espontaneamente. Se interrogam alguns outros elementos e realiza-se observação direta (exame físico), devendo sempre sublinhar os sintomas relevantes.

OS SINTOMAS EM HOMEOPATIA

No parágrafo 153 do *Organon*, Hahnemann descreve que os sintomas mais singulares, extraordinários e característicos são os mais importantes que conduzem à individualização do quadro, ao diagnóstico constitucional do doente:

> "§ 153 – [...] deve-se ter em mente, precípua e exclusivamente, os sinais e sintomas do caso de doença que forem mais fortes, singulares, incomuns e peculiares (característicos); pois é principalmente e quase que só a estes que, na relação dos sintomas do medicamento escolhido, devem corresponder os que são muito semelhantes, a fim de constituir o mais conveniente para efetuar a cura".

Os sintomas são definidos como o reflexo externo da desarmonia interna da força vital manifestado através da alteração das sensações e funções do organismo, de forma tanto objetiva como subjetiva. Eles são a evidência da moléstia, podendo ser percebidos pelo próprio doente, pelo médico ou outras pessoas. Segundo Dr. Wright, "sintoma para os homeopatas é a linguagem do corpo expressando sua desarmonia e pedindo o seu remédio *simillimum*".

Deve-se dar atenção especial: ao estado da sua mente; a suas sensações; às funções dos seus órgãos; aos órgãos em si; às modalidades.

Como totalidade sintomática, entende-se o grupo de sintomas apresentados pelo paciente que caracteriza sua individualidade, isto é, a totalidade característica dos sintomas, e não a soma aleatória de parte ou de todos os sintomas do caso, e muito menos a soma dos sintomas que definem o quadro nosológico, que individualizam a doença e não o doente.

Os sintomas em homeopatia podem ser classificados segundo sua localização, em:

- Mentais: através do estado mental percebemos se um indivíduo está saudável ou doente. Sintomas imaginativos. Dados da história biopatográfica. Alterações do intelecto, da afetividade e da vontade.
- Gerais: representam o organismo como um todo. Refere-se ao doente e não à doença, como no caso da sensibilidade a determinada temperatura ou sensação de fraqueza, transpiração, sede, apetite, sono, febre, calafrio etc.

Locais modalizados: demonstram apenas um setor do todo na sua desarmonia sem necessariamente uma repercussão patente no estado geral do organismo.

- Os sintomas podem também ser classificados, segundo sua frequência, em:
- Comuns: aparecem em grande número de pessoas.
- Patognomônicos: característicos a uma dada enfermidade.
- Característicos: caracterizam ou individualizam o doente dentro da totalidade sintomática, sendo, em geral, associados a modalidades reacionais de agravação ou de melhora.
- Peculiares: fazem parte dos "característicos", possuindo modalidades bem pouco frequentes, sendo, como diz o nome, "peculiares" a alguns medicamentos.
- Raros: aparecem em pouquíssimas patogenesias e raramente são descritos pelos pacientes.

- *Keynote* ou sintoma-chave: o tom fundamental ou ideia predominante que sintetiza a totalidade do caso. O *keynote* do medicamento é o "gênio do remédio", significa influência dominante ou princípio essencial do remédio.

HIERARQUIZAÇÃO

Hahnemann escolhia os sintomas físicos e gerais raros, estranhos e peculiares, e prescrevia de acordo com o temperamento do paciente. Considerava os sintomas mentais como os mais importantes:

> "§ 210 – [...] em todos os casos de doença que devem ser curados, o estado psíquico deve concorrer como um dos mais notáveis no conjunto característico dos sintomas, se quisermos traçar um quadro fidedigno da doença, a fim de, a partir daí, poder tratá-la homeopaticamente, com êxito".
> "§ 211 – Isso possui um tamanho alcance, que o estado psíquico do doente, muitas vezes e principalmente, determina a escolha do medicamento homeopático...".

Hahnemann também dava importância aos sintomas locais característicos (externos). Dizia que se esses forem removidos, fica difícil escolher o medicamento mais semelhante:

> "§ 199 – Se o medicamento perfeitamente homeopático para a doença não tiver ainda sido encontrado quando o sintoma local foi eliminado por medicamento externo secativo ou cáustico ou pela excisão, o caso se torna, então, muito mais difícil, porque os sintomas ainda remanescentes são demasiadamente imprecisos (não característicos) e inconstantes, pois aquilo que poderia conduzir e determinar a escolha do medicamento mais adequado e seu emprego interno, até o ponto de extinção completa da doença, isto é, o sintoma externo principal, é afastado de nossa observação".

A importância dos sintomas acessórios antigos como sinalizadores na escolha do medicamento:

> "§ 95 – [...] os doentes estão tão acostumados aos longos padecimentos que prestam pouca ou nenhuma atenção aos pequenos fatos acessórios, muitas vezes muito ricos em sinais (característicos) e decisivos na procura do meio de cura. Eles consideram tais padecimentos como uma parte de sua natural condição, cuja verdadeira noção eles praticamente esqueceram ao longo dos mesmos, que muitas vezes vêm de quinze ou vinte anos, dificilmente acreditando que estes sintomas acessórios, estes

desvios maiores ou menores do estado de saúde possam estar relacionados ao seu mal principal".

REPERTORIZAÇÃO

Representa o método por meio do qual o homeopata, após ter selecionado e localizado no repertório os sintomas mais importantes de um caso, os reúne e, pela comparação dos medicamentos relacionados em cada um desses sintomas, na forma de rubrica repertorial, busca chegar a um denominador comum constituído por um número limitado de medicamentos[12].

HOMEOPATIA BASEADA EM EVIDÊNCIAS

Muitos estudos de alta qualidade que têm sido publicados em conceituadas revistas médicas e científicas, incluindo a *Lancet*, *BMJ*, *Pediatrics*, *The Pediatric Infectious Disease Journal*, *Chest* e muitas outras. A maioria das pesquisas clínicas realizadas sobre os medicamentos homeopáticos publicada em revistas científicas tem mostrado resultados clínicos positivos[13-22], especialmente no tratamento de alergias respiratórias[23,24], gripe[25], fibromialgia[26-28], artrite reumatoide[29,30], diarreia infantil[31], doenças cardíacas[32], recuperação pós-cirúrgica[33], alcoolismo[34], dependência de cocaína[35], terapia intensiva[36,37], entre outros.

Dr. Luc Montagnier (Prêmio Nobel de Medicina por descobrir o HIV) investigou as ondas eletromagnéticas que emanam do DNA altamente diluído de vários patógenos e descreveu: "O que descobrimos é que o DNA produz mudanças estruturais na água, que persistem em diluições muito altas, e que levam a sinais eletromagnéticos ressonantes que podemos medir. Nem todo DNA produz sinais que podemos detectar com o nosso dispositivo. Os sinais de alta intensidade são provenientes de DNA bacteriano e viral". Suas descobertas foram publicadas em 2009[38].

Importante estudo preliminar sobre o efeito do tratamento homeopático coadjuvante em pacientes internados na enfermaria de pediatria de um hospital universitário constatou uma tendência na redução no tempo de internação nos pacientes que receberam tratamento homeopático coadjuvante em relação ao grupo controle, que recebeu somente tratamento convencional. A média de redução do tempo de internação em pacientes com bronquiolite ou pneumonia que receberam medicação homeopática coadjuvante foi de 23,08% e 7,53%, respectivamente[39].

A homeopatia tem um grande acervo de publicações de casos clínicos. Em recente publicação de relato de caso, uma paciente diagnosticada com síndrome mielodisplásica recebia transfusões sanguíneas e quelante de ferro de 2003 até 2015, ano em que iniciou o tratamento homeopático coadjuvante, após o qual se constatou retomada da hematopoiese, que evoluiu com melhora hematológica sem necessidade transfusional, com consequente suspensão do tratamento com hemotransfusão e alta do ambulatório de hematologia, 4 meses após iniciar a terapêutica homeopática[40].

Em estudo na Toscana (Itália), foi demonstrada a integração da homeopatia no sistema de saúde pública. Os autores compararam as condições clínicas antes e após o tratamento homeopático e observou-se melhora em 88,8% dos pacientes de medicina geral. Em pacientes com câncer com tratamento homeopático e integrativo, uma melhora foi observada para todos os sintomas durante a terapia, particularmente para ondas de calor, náusea, depressão, astenia e ansiedade[41].

Pesquisas científicas envolvendo homeopatia e câncer, *in vitro*, *in vivo* e *ex vivo* têm evidenciado que medicamentos homeopáticos modulam o sistema imunológico, ativam macrófagos e induzem a liberação de citocinas. Estes e outros efeitos podem fortalecer o organismo na luta contra o câncer[42]. O efeito citotóxico dos remédios homeopáticos pareceu similar à atividade do paclitaxel, o fármaco quimioterápico comumente usado em tratamento de câncer[43]. A homeopatia foi a terapia complementar ao câncer mais utilizada na Bélgica e entre as cinco mais utilizadas em seis outros países (Turquia, República Checa, Suécia, Itália, Espanha e Grécia)[44]. Relatório clínico chegou à conclusão de que a homeopatia pode ter efeitos positivos no tratamento do câncer[45]. Pesquisadores evidenciaram a eficácia do tratamento homeopático em erupções cutâneas durante a radioterapia em pacientes com câncer de mama (radiodermatite aguda)[46] e em outra pesquisa atingiu-se 85% de melhora[47]. Sobreviventes do câncer de mama que sofrem de sintomas da menopausa experimentaram uma melhora geral na qualidade de vida ao utilizar homeopatia[48]. Animais tratados com medicamento homeopático apresentaram redução do crescimento de tumores[49]. Foram demonstrados os efeitos positivos do medicamento homeopático em melanoma altamente agressivo inoculado em camundongos[50]. Oitenta e cinco por cento de pacientes com adenoma de próstata, tratados com homeopatia, obtiveram redução da noctúria e melhor fluxo de urina e em 89% dos pacientes com queixa de urgência miccional, o sintoma desapareceu[51]. Em pesquisa envolvendo o tratamento com quimioterapia e o uso de tamoxifeno (antineoplásico antiestrogênico) para o câncer de mama, após uso da homeopatia, houve melhora significativa na ansiedade, depressão e qualidade de vida, evidenciando que a abordagem homeopática é clinicamente útil no tratamento de sintomas de abstinência de estrogênio em mulheres com câncer de mama com ou sem uso de tamoxifeno[52].

Os medicamentos homeopáticos podem ser uma alternativa viável aos medicamentos convencionais utilizados para asma, entre eles corticosteroides e broncodilatadores. Eles podem ser administrados tanto como um tratamento agudo (na crise) quanto na prevenção e cura do tratamento crônico. Pacientes asmáticos que receberam cuidados usuais e homeopatia individualizada produziram efeitos significativamente melhores que o tratamento usual e placebo, indicando que a homeopatia é superior ao placebo[53]. Em outra pesquisa, evidenciaram efeitos positivos no controle de episódios agudos de asma, reduzindo a frequência e a intensidade de episódios subsequentes e o desmame de broncodilatadores e outras drogas[54].

Pesquisa evidenciou a eficácia da homeopatia no tratamento de adultos com depressão grave, fobia social ou transtorno de pânico[55]. Outro estudo evidenciou efeito ansiolítico da preparação homeopática de *Pulsatilla nigricans* comparável ao encontrado com um medicamento padrão (diazepam)[56].

Em julho de 2017, o Departamento de Otorrinolaringologia da Universidade Federal de São Paulo (EPM-Unifesp) publicou um estudo que evidenciou a eficácia da homeopatia nas crianças com amigdalites recorrentes, quando comparada ao placebo, excluindo 78% das crianças da indicação cirúrgica[57].

Estudo sobre o uso da terapia homeopática nos sintomas angustiantes do climatério e sobre as mudanças nos níveis dos hormônios folículo-estimulantes (FSH) e perfil lipídico das mulheres depois do tratamento homeopático constatou que a terapia homeopática foi considerada útil no alívio dos sintomas menopausais e os níveis de colesterol, triglicérides e VLDL diminuíram significativamente[58]. Em outra pesquisa, os autores evidenciaram uma redução significativa na frequência dos fogachos e uma redução no desconforto diário causado por eles; 90% das mulheres informaram desaparecimento dos sintomas menopausais[59].

Em pesquisa envolvendo crianças afetadas com transtorno do déficit de atenção com hiperatividade (TDAH), aqueles que receberam medicamentos homeopáticos mostraram um comportamento significativamente menor do TDAH do que aquelas que receberam placebo. Quando avaliadas em uma entrevista de acompanhamento dois meses após o final do estudo, 57% das crianças que apresentavam melhora com homeopatia continuaram a melhorar, apesar de terem descontinuado os medicamentos homeopáticos; 24% apresentaram recaída no momento do acompanhamento e os 19% restantes continuaram a apresentar resultados positivos, mas apenas ao tomar os medicamentos homeopáticos[60]. Em outro estudo, dessa vez comparando homeopatia com metilfenidato para TDAH, também evidenciou resultado favorável à homeopatia[61]. Em outra pesquisa, crianças foram divididas em dois grupos e receberam homeopatia ou placebo. Os autores concluíram que existem evidências científicas da eficácia da homeopatia no tratamento do TDAH, particularmente nas áreas de funções comportamentais e cognitivas[62]. Pesquisa randomizada controlada por placebo demonstra evidência para apoiar os efeitos terapêuticos de medicamentos homeopáticos em crianças TDAH[63].

Por mais de três anos o National Health and Medical Research Council (NHMRC) da Austrália se recusou a divulgar seu relatório de 2012 sobre homeopatia. Após pedidos de liberdade de informação, o NHMRC divulgou seu primeiro relatório sobre homeopatia e, como esperado, as conclusões foram que "há evidências encorajadoras de que a homeopatia funciona para cinco condições médicas"[64].

AUTISMO E HOMEOPATIA: A TERAPIA CEASE E *HOMEOPATHIC DETOX THERAPY*

Após ter bons resultados com mais de 300 casos de pacientes autistas, Dr. Tinus Smits desenvolveu um método eficaz para tratamento de pacientes diagnosticados com transtorno de espectro autista (TEA), denominado Cease (*complete elimination of autistic spectrum expression*) *therapy*.

Nessa terapia, todos os possíveis fatores causais são eliminados com substâncias homeopaticamente preparadas. O tratamento é feito com suporte ortomolecular + homeopatia clássica + isoterapia (desintoxicação de fatores causais)[65].

Ton Jansen desenvolveu a *homeopathic detox therapy* (HDT), em que conduz o tratamento com sequências de desintoxicação com medicamentos isopáticos em potências ascendentes, tratamento miasmático, remédios homeopáticos de equilíbrio e suplementos nutricionais, além de intervenções dietéticas e no estilo de vida. Desenvolveu também a hierarquia das camadas (quais devem ser tratadas primeiro) e hierarquia das substâncias tóxicas (aquelas que mais afetam o organismo em ordem de toxicidade)[66].

Foi notado efeito terapêutico significativo de acoplamento entre a terapia ABA (*applied behavior analysis*) e a medicina homeopática, revelando característica ativadora da medicina homeopática na terapia ABA. Os medicamentos homeopáticos trazem uma melhora significativa nos sintomas autísticos individuais. Foi demonstrado que a redução das características autistas e a reabilitação da criança na sociedade convencional podem ser alcançadas por meio da homeopatia clássica. O tratamento homeopático é uma abordagem promissora para ajudar crianças com distúrbios do espectro do autismo a atingir um nível ótimo de funcionamento e para ajudá-las a integrar-se ao sistema. Houve melhoras significativas na interação social, contato visual, redução da hiperatividade e birras, além de melhora na habilidade de comunicação em crianças autistas que estavam em tratamento homeopático. O tratamento homeopático é uma modalidade de tratamento capaz de provocar uma mudança no paradigma de tratamento do autismo, com o princípio homeopático da remoção da causa. O tratamento com homeopatia ajuda a trazer uma rápida recuperação de desordens leves do TEA e oferece um vislumbre de esperança até mesmo para o extremo mais grave do espectro[67].

REFERÊNCIAS BIBLIOGRÁFICAS

1. Dudgeon RE. O princípio homeopático antes de Hahnemann. Rev Homeopatia – APH. 1994;59:2.
2. Vannier L. A idéia da homeopatia na história. In: Médecine officielle et médecins hérétiques. Plon; 1945. Republicado na Rev Homeopatia – APH. 1994;59:1.
3. Barbosa Neto RM. Bases da homeopatia. Campinas: Appris; 2018.
4. Hammond C. Todo sobre la homeopatía. Barcelona: Libros Cupula; 1996.
5. Hahnemann S. Organon da arte de curar. 6. ed. São Paulo: Robe; 1996.
6. Pustiglione M. Organon da arte de curar de Samuel Hahnemann para o século XXI. São Paulo: Organon: 2010.
7. Vithoulkas G. Homeopatia, ciência e cura. Tradução Sônia Regis. São Paulo: Cultrix; 1980.
8. Kent JT. Lições de filosofia homeopática. 3. ed. Tradução Célia Regina Barollo. São Paulo: Organon; 2014.
9. Elizalde AM. Actas do Instituto de Altos Estudios Homoeopáticos James Tyler Kent. Buenos Aires: Club de Lectores; 1988. n. 3. p. II33-40.
10. Hahnemann S. Doenças crônicas. 2. ed. São Paulo: Bom Texto; 1999.
11. Morrison R. Miasma. Journal of the California Homeopathic Medical Society, 2008.
12. Ribeiro Filho A. Conhecendo o repertório e a semiologia homeopática. 2. ed. São Paulo: Organon; 2008.
13. Mathie RT, Ramparsad N, Legg LA, Clausen J, Moss S, Davidson JR, et al. Randomised, double--blind, placebo-controlled trials of non-individualised homeopathic treatment: systematic review and meta-analysis. Syst Rev. 2017;6:63.
14. Mathie RT, Van Wassenhoven M, Jacobs J, Oberbaum M, Frye J, Manchanda RK, et al. Model validity and risk of bias in randomised placebo-controlled trials of individualised homeopathic treatment. Complement Ther Med. 2016;25:120-5.
15. Linde L, Clausius N, Ramirez G, Melchart D, Eitel F, Hedges LV, et al. Are the clinical effects of homoeopathy placebo effects? A meta-analysis of placebo-controlled trials. Lancet. 1997;350:834-43.
16. Lüdtke R. The conclusions on the effectiveness of homeopathy highly depend on the set of analyzed trials. J Clin Epidemiol. 2008 61(12):1197-204.
17. Mathie RT, Van Wassenhoven M, Rutten ALB, Klein-Laansma CT, Eizayaga J, Pla I Castellsagué A, et al. Model validity of randomised placebo-controlled trials of individualised homeopathic treatment. Homeopathy. 2015;104(3):164-9.
18. Mathie RT, Clausen J. Veterinary homeopathy: systematic review of medical conditions studied by randomised trials controlled by other than placebo. BMC Vet Res. 2015;11:236.
19. Mathie RT, Clausen J. Veterinary homeopathy: systematic review of medical conditions studied by randomised placebo-controlled trials. Vet Rec. 2014;175(15):373-81.
20. Mathie RT, Lloyd SM, Legg LA, Clausen J, Moss S, Davidson JR, Ford I. Randomised placebo-controlled trials of individualised homeopathic treatment: systematic review and meta-analysis. Syst Rev. 2014;3:142.
21. Hahn RG. Homeopathy: meta-analyses of pooled clinical data. Forsch Komplementmed. 2013;20:376-81.
22. Nuhn T, Lüdtke R, Geraedts M. Placebo effect sizes in homeopathic compared to conventional drugs – a systematic review of randomised controlled trials. Homeopathy. 2010;99(1):76-82.

23. Taylor MA, Reilly D, Llewellyn-Jones RH, McSharry C, Aitchison TC. Randomised controlled trial of homoeopathy versus placebo in perennial allergic rhinitis with overview of four trial series. BMJ. 2000;321:471-6.
24. Ullman D, Frass M. A review of homeopathic research in the treatment of respiratory allergies. Altern Med Rev. 2010:15,1:48-58.
25. Vickers AJ, Smith C. Homoeopathic Oscillococcinum for preventing and treating influenza and influenza-like syndromes. Cochrane Reviews. 2009;(3):CD001957.
26. Bell IR, Lewis DA 2nd, Brooks AJ, Schwartz GE, Lewis SE, Walsh BT, Baldwin CM. Improved clinical status in fibromyalgia patients treated with individualized homeopathic remedies versus placebo. Rheumatology. 2004:1111-5.
27. Fisher P, Greenwood A, Huskisson EC, Turner P, Belon P. Effect of homoeopathic treatment on fibrositis (primary fibromyalgia). BMJ. 1989;299(6695):365-6.
28. Boehm K. Homeopathy in the treatment of fibromialgia – a comprehensive literature-review and metaanalysis. Complement Ther Med. 2014;22(4):731-42.
29. Jonas WB, Linde K, Ramirez G. Homeopathy and rheumatic disease. Rheum Dis Clin North Am. 2000;1:117-23.
30. Gibson RG. Homeopathic therapy in reumatoid arthritis: Evaluation by double-blind clinical therapeutic trial. Br J Clin Pharmacol. 1980;9(5):453-9.
31. Jacobs J, Jonas WB, Jiménez-Pérez M, Crothers D. Homeopathy for childhood diarrhea: Combined results and metaanalysis from three randomized, controlled clinical trials. Pediatr Infect Dis J. 2003;22:229-34.
32. Tenzera L, Djindjic B, Mihajlovic-Elez O, Pulparampil BJ, Mahesh S, Vithoulkas G. Improvements in long standing cardiac pathologies by individualized homeopathic remedies: A case series. SAGE Open Med Case Rep. 2018;6:2050313X18792813.
33. Barnes J, Resch KL, Ernst E. Homeopathy for post-operative ileus: A meta-analysis. J Clin Gastroenterol. 1997;25:628-33.
34. Biju SG. A pilot study of effectiveness of homoeopathic treatment in management of alcoholism. Disponível em: www.drbijuonline.com/a-pilot-study-of-effectiveness-of-homoeopathic-treatment-in-management-of-alcoholism/ Acesso em: 11 maio 2020.
35. Adler UC. Double-blind evaluation of homeopathy on cocaine craving: A randomized controlled pilot study. J Integr Med. 2018;16(3);178-84.
36. Frass M, Linkesch M, Banyai S, Resch G, Dielacher C, Löbl T, et al. Adjunctive homeopathic treatment in patients with severe sepsis: a randomized, double-blind, placebo-controlled trial in an intensive care unit. Homeopathy. 2011;100(1-2);95-100.
37. Frass M. Influence of potassium dichromate on tracheal secretions in critically ill patients. Chest. 2005;127(3);936-41.
38. Montagnier L. Electromagnetic signals are produced by aqueous nanostructures derived from bacterial DNA sequences. Interdiscip Sci Comput Life Sci. 2009;1:81-90.
39. Pacheco LF, et al. Estudo transversal preliminar sobre o efeito do tratamento homeopático coadjuvante em pacientes internados na enfermaria de pediatria do HUGG. 70th Congress of The Liga Medicorum Homeopathica Internationalis, PO – 006 - Poster session 26/08/2015, Rio de Janeiro, 2015. Disponível em: http://icongresso.itarget.com.br/useradm/anais/?clt=lmh.2&ing=1. Acesso em: 11 maio 2020.
40. Pacheco LF. Síndrome mielodisplásica e resposta ao tratamento homeopático: Relato de caso. Rev Homeopatia. 2018;81(3/4).
41. Rossi E, Di Stefano M, Picchi M, Panozzo MA, Noberasco C, Nurra L, Baccetti S. Integration of homeopathy and complementary medicine in the Tuscan public health system and the experience of the homeopathic clinic of the Lucca Hospital. Homeopathy. 2018;107(2):90-8.
42. Cesar B, Abud AP, de Oliveira CC, Cardoso F, Bernardi RP, Guimarães FS, et al. Treatment with at homeopathic complex medication modulates mononuclear bone marrow cell differentiation. Evid Based Complement Alternat Med. 2011;2011:212459.

43. Frenkel M, Mishra BM, Sen S, Yang P, Pawlus A, Vence L, et al. Cytotoxic effects of ultra-diluted remedies on breast cancer cells. Int J Oncol. 2010;36(2):395-403.
44. Molassiotis A, Fernández-Ortega P, Pud D, Ozden G, Scott JA, Panteli V, et al. Use of complementary and alternative medicine in cancer patients: a European survey. Ann Oncol. 2005;16(4):655-63. Epub 2005 Feb 2.
45. Banerji P, Campbell DR, Banerji P. Cancer patients treated with the Banerji protocols utilising homoeopathic medicine: a Best Case Series Program of the National Cancer Institute USA. Oncol Rep. 2008;20(1):69-74.
46. Balzarini A, Felisi E, Martini A, De Conno F. Efficacy of homeopathic treatment of skin reactions during radiotherapy for breast cancer: a randomised, double-blind clinical trial. Br Homeopath J. 200089(1):8-12.
47. Schlappack O. Homeopathic treatment of radiation-induced itching in breast cancer patients. A prospective observational study. Homeopathy. 2004;93(4):210-5.
48. Milazzo S, Russell N, Ernst E. Efficacy of homeopathic therapy in cancer treatment. Eur J Cancer. 2006;42(3):282-9. Epub 2006 Jan 11.
49. MacLaughlin BW, Gutsmuths B, Pretner E, Jonas WB, Ives J, Kulawardane DV, Amri H. Effects of homeopathic preparations on human prostate cancer growth in cellular and animal models. Integr Cancer Ther. 2006;5(4):362-72.
50. Guimarães FS, Andrade LF, Martins ST, Abud APR, Sene RV, Wanderer C, et al. *In vitro* and *in vivo* anticancer properties of a *Calcarea carbonica* derivative complex (M8) treatment in a murine melanoma model. BMC Cancer. 2010;10:113.
51. Vozianov AF, Simeonova NK. The late results of treatment with homeopathic agents in patients with prostatic adenoma. Vrach Delo. 1990;(7):93-5.
52. Thompson EA, Reilly D. The homeopathic approach to the treatment of symptoms of oestrogen withdrawal in breast cancer patients. A prospective observational study. Homeopathy. 2003;92(3):131-4.
53. Qutubuddin M, Singh SM, Nayak C, Koley M, Saha S. Efficacy of individualized homeopathy in bronchial asthma in adults: Double-blind, randomized, placebo-controlled, clinical trial in the context of usual care. Adv Integr Med. 2019;6(2):58-65.
54. Boushey HA, Sorkness CA, King TS, Sullivan SD, Fahy JV, Lazarus SC, et al. Daily versus as-needed corticosteroids for mild persistent asthma. N Eng J Med. 2005;352(15):1519-28.
55. Davidson JR, Morrison RM, Shore J, Davidson RT, Bedayn G. Homeopathic treatment of depression and anxiety. Altern Ther Health Med. 1997;3(1):46-9.
56. Lakshmipathy Prabhu R, Ruckmani A, Venkatesan D, Madhusudhanan N, Pavithra R. Anxiolytic effect of homeopathic preparation of Pulsatilla nigricans in Swiss albino mice. Homeopathy. 2012;101(3):171-4.
57. Furuta SE, Weckx LLM, Figueiredo CR. Estudo clínico, duplo-cego, randomizado, em crianças com amigdalites recorrentes submetidas a tratamento homeopático. Rev Homeopatia. 2017;80(1/2):2017.
58. Nayak C, Singh V, Singh K, Singh H, Gupta J, Lamba CD, et al. Management of distress during climacteric years by homeopathic therapy. J Altern Complement Med. 2011;17(11):1037-42.
59. Bordet MF, Colas A, Marijnen P, Masson J, Trichard M. Treating hot flushes in menopausal women with homeopathic treatment – results of an observational study. Homeopathy, 2008;97(1):10-5.
60. Lamont J. Homoeopathic treatment of attention deficit hyperactivity disorder. Br Homeopath J. 1997;86(4):196-200.
61. Frei H, Thurneysen A. Treatment for hyperactive children: homeopathy and methylphenidate compared in a family setting. Br Homeopath J. 2001;90(4):183-6.
62. Frei H, Everts R, von Ammon K, Kaufmann F, Walther D, Hsu-Schmitz SF, et al. Homeopathic treatment of children with attention deficit hyperactivity disorder: a randomised, double blind, placebo controlled crossover trial. Eur J Pediatr. 2005;164(12):758-67.

63. Oberai P, Gopinadhan S, Varanasi R, Mishra A, Singh V, Nayak C. Homoeopathic management of attention deficit hyperactivity disorder: A randomised placebo-controlled pilot trial. Indian J Res Homeopath. 2013;7(4):158-67.
64. Homeopathy Reseach Institute. The Australian Report. Disponível em: www.HRI-Research.org/Australian-Report. Acesso em: 11 maio 2020.
65. Smits T. Autism, beyond despair: homeopathy has the Answers – CEASE Therapy. Netherlands: Tim Owen; 2010.
66. Jansen T. Combatendo fogo com fogo (homeopatia detox). Florianópolis: Homeopatia Integrativa; 2019.
67. Pacheco L. Evidências científicas de autismo e homeopatia. Disponível em: http://doutorlucashomeopatia.com.br/2020/04/04/evidencias-cientificas-de-autismo-e-homeopatia/. Acesso em: 11 maio 2020.

14
Medicina antroposófica

Ricardo Ghelman
Iracema de Almeida Benevides
Jorge Kioshi Hosomi

INTRODUÇÃO

No amplo panorama formado por sistemas médicos complexos, medicinas tradicionais e abordagens integrativas e complementares, a medicina antroposófica pode ser considerada a mais jovem integrante e é possível afirmar que ela ainda está em desenvolvimento. As bases conceituais e os princípios orientadores para a prática clínica surgiram na Europa, no início do século XX, como uma ampliação do conhecimento acadêmico na área da saúde a partir de princípios baseados na antroposofia[1,2]. Nesse sentido, apresenta um modelo para compreensão do ser humano como ser físico, vital, anímico e espiritual, a partir do qual orienta tanto o diagnóstico como o tratamento[3-5]. Uma das características mais marcantes desse sistema médico é a transdisciplinaridade e a organização multiprofissional do trabalho em saúde. A medicina antroposófica compreende uma gama variada de abordagens terapêuticas, que atuam de forma integrada e que compartilham um mesmo conjunto de referências epistemológicas[6]. Atualmente a medicina antroposófica está presente em mais de 60 países, nos diferentes níveis do sistema: ambulatórios, consultórios e clínicas (atenção primária em saúde), hospitais de pequeno, médio e grande porte (secundário e terciário) – públicos e privados. Está presente também no currículo acadêmico de algumas universidades e acumula um extenso número de investigações científicas[5,7].

A expressão medicina antroposófica é utilizada, no sentido estrito, como referência para a atuação dos profissionais médicos que exercem essa abordagem em sua prática clínica, possibilidade aberta tanto a médicos generalistas quanto aos especialistas. Um dos critérios de elegibilidade para a formação em medicina antroposófica no âmbito mundial é a graduação em medicina e a obtenção do registro como médico no conselho de medicina do país. A formação do médico antroposófico consiste em um programa de pós-graduação com 1.000 horas teóricas e práticas. No Brasil, o órgão responsável pela formação dos médicos antroposóficos é a Associação Brasileira de Medicina Antroposófica[8,9].

O sistema da medicina antroposófica é formado por outras profissões da área da saúde e por modalidades terapêuticas específicas, cada uma delas com competências e habilidades específicas do campo profissional. Entre as profissões de saúde que ampliam sua prática a exemplo da medicina, estão a farmácia, a enfermagem, a psicologia e a odontologia. Modalidades terapêuticas específicas são massagem rítmica, outras terapias corporais antroposóficas, terapia artística antroposófica, cantoterapia, musicoterapia e euritmia terapêutica. O aconselhamento biográfico é uma área do desenvolvimento organizacional antroposófico que vem sendo aplicada ao campo da saúde como um recurso para complementar o autoconhecimento[6,9,10].

A medicina antroposófica foi considerada uma racionalidade médica, ou sistema médico complexo, preenchendo todas as categorias desse conceito[11]. Racionalidade médica é definida como um conjunto integrado e estruturado de práticas e saberes composto de cinco dimensões interligadas: uma morfologia humana, uma fisiologia, um sistema de diagnose, um sistema terapêutico e uma doutrina médica, todos embasados em uma sexta dimensão implícita ou explícita: uma cosmologia. Sua doutrina médica desenvolve um sistema diagnóstico e uma proposta terapêutica coerente com o conceito multidimensional de sistemas e organizações de forças que coordenam a morfologia, a fisiologia, a bioquímica e o estado de saúde e doença. A metodologia de investigação se baseia na fenomenologia de Goethe que busca perceber em profundidade os arquétipos dos fenômenos, seja uma planta medicinal empregada na terapêutica, seja uma doença que exige uma compreensão mais qualitativa e fenomenológica.

Um dos princípios norteadores do cuidado ampliado pela antroposofia é considerar o paciente como centro do cuidado e um agente de sua própria saúde. Esse aspecto está presente em muitas outras práticas integrativas e complementares em saúde (PICS) e abordagens integrativas e torna-se um elo de identidade do campo[12,13]. Um aspecto diferencial é o significado que o conceito de individualidade tem para a medicina antroposófica, influenciando de maneira decisiva o modelo de cuidado[14,15]. As diferentes profissões e terapias antroposóficas oferecem muitas possibilidades de cuidado que podem ser integradas aos tratamentos convencionais, com resultados consistentes[3,16,17]. Elas têm em comum a imagem do ser humano proposta pela antroposofia, que será apresentada neste capítulo.

No Brasil, a medicina antroposófica teve seu início na década de 1950, apresentando crescente desenvolvimento em todas as suas áreas e campos de atuação. Desde 2006 integra a Política Nacional de Práticas Integrativas (PNPIC), inicialmente na qualidade de observatório das experiências de medicina antroposófica no Sistema Único de Saúde (SUS). Em 2018, houve uma ampliação dos atributos da medicina antroposófica na PNPIC. A expressão antroposofia aplicada à saúde é utilizada no Brasil para a definição desse modelo de cuidado integrativo que se encontra implantado no SUS, em serviços e instituições de ensino e pesquisa de destaque[10,18].

Ainda no âmbito da institucionalização, é importante destacar que, no Brasil, a farmácia antroposófica constitui uma especialidade junto ao Conselho Federal de Farmácia (CFF) e os medicamentos antroposóficos estão regulamentados pela Agência Nacional de Vigilância Sanitária (ANVISA). A odontologia antroposófica também foi reconhecida pelo Conselho Federal de Odontologia (CFO) como área de atuação[17].

A PERSPECTIVA INTEGRATIVA E O MODELO DE CUIDADO NA MEDICINA ANTROPOSÓFICA

A medicina antroposófica integra e amplia a medicina convencional, tendo como ponto de partida a concepção antroposófica do ser humano[3,4]. A abordagem médica segue os princípios da medicina convencional, em relação ao encontro clínico (anamnese e exame físico), à utilização de métodos de diagnóstico e também de medicamentos alopáticos, quando necessários. Entretanto, cada uma dessas dimensões recebe ampliação a partir da perspectiva antroposófica.

A anamnese antroposófica inclui perguntas específicas, capazes de gerar informações sobre dimensões como vitalidade, autorregulação, relação sono-vigília, fisiologia dos diferentes sistemas orgânicos, temperamentos, aspectos psicossomáticos, da personalidade e do momento biográfico, entre outros[19].

No exame físico, além da avaliação antropométrica, dados vitais e exame dos sistemas, busca-se avaliar a integração saudável de organizações que se interpenetram: física, líquida, aérea e calórica[3]. Os exames laboratoriais e de imagem contribuem para a construção do diagnóstico ampliado. A construção do plano terapêutico considera aspectos farmacológicos e não farmacológicos. A conduta terapêutica farmacológica pode ser ampliada pela prescrição de medicamentos fitoterápicos, homeopáticos, homotoxicológicos e antroposóficos. De maneira geral, a terapêutica é composta por substâncias naturais que visam estimular mecanismos de autocura do indivíduo[6,10].

Em relação às medidas não farmacológicas, estão disponíveis muitas modalidades terapêuticas antroposóficas (Quadro 1). Elas são complementadas também por medidas de autocuidado, autoeducação, orientações alimentares, ritmo de vida, aconselhamento biográfico, leituras e várias estratégias para mu-

Quadro 1 Principais modalidades do sistema da medicina antroposófica

Modalidade	Profissional, pré-requisitos para a formação e certificação	Formação e atuação
Medicina antroposófica	Médicos com inscrição no CRM ou acadêmicos dos últimos períodos	Pós-graduação. Abordagem médica convencional ampliada pelos conceitos antroposóficos. Ensino e pesquisa.
Enfermagem antroposófica	Enfermeiros com inscrição no COREM	Pós-graduação. Abordagem de enfermagem convencional ampliada pelos conceitos antroposóficos. Ensino e pesquisa.
Farmácia antroposófica	Farmacêuticos habilitados pelo CFF	Pós-graduação. Concepção, desenvolvimento e produção de medicamentos antroposóficos. Ensino e pesquisa.
Odontologia	Cirurgiões-dentistas habilitados pelo CFO	Pós-graduação. Abordagem odontológica convencional ampliada pelos conceitos antroposóficos. Ensino e pesquisa.
Psicologia	Psicólogos habilitados pelo CFP	Pós-graduação. Psicologia e psicoterapia ampliadas pela antroposofia. Ensino e pesquisa.
Massagem rítmica	Profissionais com formação na área da saúde	Pós-graduação. Aplicação dos princípios e recursos da massagem rítmica. Ensino e pesquisa.
Terapia artística antroposófica	Profissionais com formação artística ou médica prévia e, também, candidatos à formação exclusiva em terapia artística antroposófica	Pós-graduação ou formação básica. Aplicação dos princípios e recursos da terapia artística antroposófica. Ensino e pesquisa.
Cantoterapia	Profissionais com formação musical ou em musicoterapia	Pós-graduação. Aplicação dos princípios e recursos da cantoterapia antroposófica. Ensino e pesquisa.
Musicoterapia	Profissionais com formação musical ou em musicoterapia	Pós-graduação. Aplicação dos princípios e recursos da musicoterapia antroposófica. Ensino e pesquisa.
Euritmia terapêutica	Ensino médio completo	Formação completa. Aplicação dos princípios e recursos da euritmia terapêutica. Ensino e pesquisa.
Nutrição antroposófica	Nutricionistas habilitados pelo CFN e médicos habilitados	Pós-graduação. Abordagem nutricional/ nutrológica convencional ampliada pelos conceitos antroposóficos. Ensino e pesquisa.

CRM: Conselho Regional de Medicina; COREM Conselho Regional de Enfermagem; CFF: Conselho Federal de Farmácia; CFO: Conselho Federal de Odontologia; CFP: Conselho Federal de Psicologia; CFN: Conselho Federal de Nutrição.

danças de estilo de vida e para o desenvolvimento de autonomia e autoconhecimento na prevenção e no enfrentamento de doenças[19,20,21].

A doença é compreendida como um desequilíbrio entre forças anabólicas e catabólicas, entre as quatro dimensões formativas e os três sistemas morfofuncionais, ou ainda, aspectos mais específicos da biografia individual. O estado de adoecimento, ainda que agudo, pode vir a ser o resultado de um processo mais longo de desequilíbrio. A análise detalhada e individualizada dos processos e das situações que geraram essa condição patológica é de grande importância para o diagnóstico e a terapêutica. Frequentemente, envolve o aprofundamento na pesquisa de aspectos biográficos[22,23].

A abordagem da dimensão psíquica (desejos, emoções, sentimentos, pensamentos) e espiritual faz parte do encontro clínico antroposófico de rotina e são fundamentais para que seja possível alcançar a visão do todo: corpo, alma e espírito. Os relacionamentos são avaliados como fontes protetivas e geradoras de resiliência ou como potenciais geradores de doenças. Os desequilíbrios e as patologias nessa área podem exigir abordagem especializada pela psicologia e psiquiatria antroposófica.

Algumas abordagens estão reunidas sob a denominação de terapias corporais antroposóficas. Elas compreendem um conjunto de massagens terapêuticas (como massagem rítmica, massagem de acordo com a dra. Ita Wegman, massagem terapêutica de acordo com o dr. Simeon Pressel); aplicações externas como hidroterapia (banhos de dispersão de óleo de acordo com Werner Junge, banhos de movimento rítmico); terapias de movimento (como dinâmica espacial) e aplicação de movimentos sobre a superfície corporal (quirofonética). No Brasil foi desenvolvida a reorganização neurofuncional a partir do método Padovan, que também tem o movimento como terapia.

A perspectiva antroposófica leva em consideração, também, as relações do paciente com seu ambiente social e natural, enfatiza responsabilidade consigo mesmo, e sua participação ativa no processo de cura. A autonomia do paciente é um aspecto central no modelo de cuidado da medicina antroposófica.

CONCEITOS BÁSICOS PARA A VISÃO DO SER HUMANO

A antroposofia resgata o conceito do ser humano como microcosmo que vive em íntima relação com o macrocosmo. A partir do resgate de conceitos desenvolvidos na Grécia antiga, propõe-se a existência de um ser humano constituído por quatro forças formativas, organizadas em três sistemas morfofuncionais. O processo de desenvolvimento e amadurecimento acontece em ciclos de sete anos, que refletem metamorfoses na interação corpo-alma-espírito[2,3,23,24].

Quatro elementos constituintes do universo e de todas as criaturas:

- Terra – elemento físico, inorgânico. Estrutura. Dimensão espacial.
- Água – elemento líquido, fluidez. Vida. Dimensão temporal.
- Ar – elemento gasoso, difusão, movimento. Dimensão do movimento.
- Fogo – elemento calor, permeação pelo calor (condução). Dimensão da identidade.

Cada um dos elementos constitui "um reino" da natureza: mineral (minerais, metais), vegetal (plantas), animal e humano. O ser humano apresenta-se, nessa perspectiva, como o quarto reino da natureza, possuindo qualidades e características de todos os três anteriores, mas formando um reino com qualidades diferenciadas como será explicado a seguir.

Assim, ser humano, à luz da antroposofia, é considerado composto por quatro diferentes organizações ou "corpos", ampliando o conceito de corpo de forma quadrimensional:

- Organização física ou corpo físico: formada por forças subjacentes às substâncias físicas, minerais, inorgânicas. Responsável por dar estrutura, sustentação e peso. Ocupa o espaço (dimensão espacial). Os minerais e metais são os representantes desse reino.
- Organização vital ou corpo etérico: formada por forças subjacentes aos líquidos. Possui fluidez e é capaz de "dissolver" os minerais. Responsável pela vida e pelos processos de crescimento e regeneração. Organismo biológico com funções vegetativas. Esses processos acontecem em uma dimensão temporal. Os vegetais são os representantes desse reino.
- Organização anímica ou corpo astral: formada pelo elemento gasoso. Permeia as dimensões física e vital e cria espaços internos. Representa movimento e consciência, criando espaço interior e exterior. Simpatia e antipatia. Responsável pela vida sensorial, psíquica e emocional. A comunicação entre o espaço interno e o externo cria movimento. Os animais ao longo de sua filogênese são representantes desse reino. A dimensão psíquica de natureza animal está relacionada ao tônus neuromuscular, à sensibilidade em direta interação com a psique e, diretamente, à natureza leve do ar e da gordura, indistinguíveis pela radiografia em decorrência de sua baixa densidade. É muito importante reconhecer a natureza lipídica dos hormônios sexuais, assim como dos cerebrosídeos e da mielina.
- Organização calórica ou organização do Eu: formada pelo elemento do calor, é responsável pela individualização de cada ser humano, pela dimensão da identidade e da autoconsciência. Representa o pensar ló-

gico, a criatividade e a dimensão da espiritualidade. Os seres humanos são representantes desse reino. Esta dimensão humana é promotora da identidade biológica em nível celular e molecular por meio do sistema imune que integra e delimita o organismo biológico através do calor. O Eu humano atua como um maestro que rege a si mesmo e às outras três organizações, criando uma unidade e o eixo central da psique e do corpo.

Quadro 2 Quadrimembração – as quatro organizações constituintes do ser humano e os quatro reinos da natureza

Reino mineral	Reino vegetal	Reino animal	Ser humano	
				Individualidade ou organização do "Eu"
				Organização anímica ou corpo astral
				Organização vital ou corpo etérico
				Corpo físico, mineral

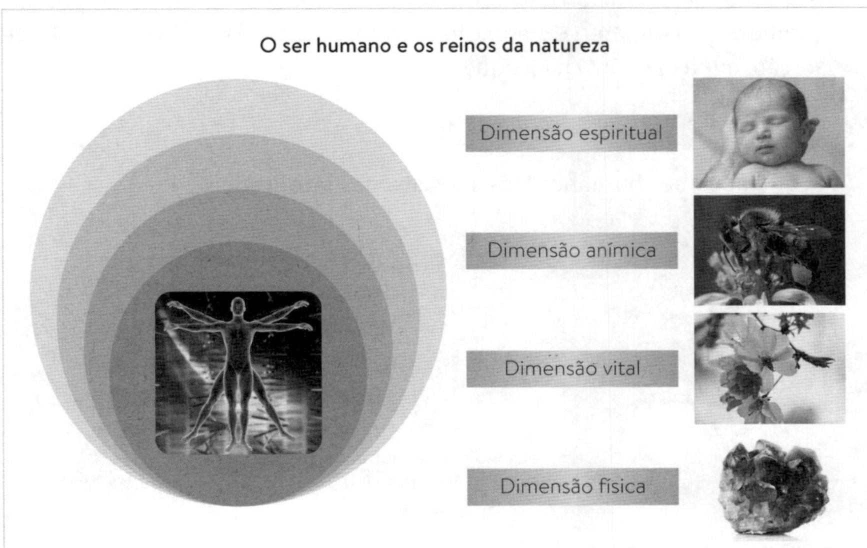

Figura 1 Quadrimembração – as quatro organizações constituintes do ser humano e os quatro reinos da natureza. Reino mineral unidimensional, reino vegetal bidimensional, reino animal tridimensional e reino humano quadrimensional. Imagens: Freepik. Fonte: Girke, 2020[3].

Um segundo grupo de conceitos fundamentais da visão antroposófica do ser humano consiste na organização morfofuncional ternária, também conhecida como trimembração. A existência de três grandes regiões corporais aponta para sistemas de forças dinâmicas, que atuam imprimindo diferentes qualidades:

- Região da cabeça – sistema neurossensorial
  - Predomínio da forma esférica. Configura o polo "frio" do organismo humano.
  - Através dos órgãos dos sentidos e das transmissões nervosas o mundo externo é assimilado. No âmbito da psique (alma) essa é a região que possibilita a existência do pensar.
- Região do tórax – sistema rítmico
  - Alternância entre forma esférica e radiada. Alternância entre contração e expansão. Equilíbrio entre "quente" e "frio". Coração e pulmão são órgãos em permanente motilidade, com ritmo: contração e expansão, sístole e diástole, inspiração e expiração. No âmbito da psique esta região é responsável pelo sentir.
- Região do abdome e membros – sistema metabólico-motor
  - Predomínio das forças centrífugas e da forma radiada (membros). Polo "quente".
  - A região do abdome e da pelve concentram os órgãos digestórios e reprodutivos, caracterizados por elevada vitalidade. Os membros possibilitam o movimento e a atuação no mundo. Esse é o polo da ação (volição, querer) dentro da psique.

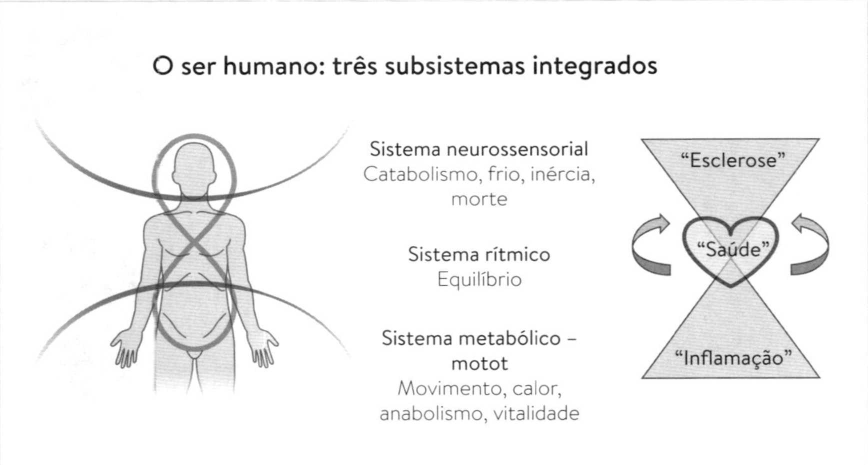

Figura 2 Diagrama da trimembração: organização morfofuncional trimembrada. Fonte: Girke, 2020[3]; Rohen 2016[73].

O impulso neurossensorial (cabeça) está ligado à vigília e às atividades da consciência. Ele leva ao desgaste das forças da vitalidade. Assim, o excesso de impulso neurossensorial pode levar à perda da vitalidade e a doenças esclerosantes e degenerativas. O impulso metabólico é anabolizante e gera vitalidade, calor e movimento em detrimento dos processos de consciência.

O sistema rítmico, com os impulsos da respiração e da circulação, atua equilibrando e compensando essas polaridades.

A singularidade de cada ser humano é um princípio central na concepção antroposófica do ser humano. A individualidade manifesta-se na biografia, na história de vida individual. O desenvolvimento humano acontece em ciclos de 7 anos (setênios), que possui leis comuns. Os três primeiros setênios são voltados para o desenvolvimento da corporalidade (0 a 7 anos), do arcabouço para a vida afetiva (7 a 14 anos) e da capacidade para atuação autoconsciente (14 a 21 anos)[20,21]. Ao longo destes 21 anos as quatro organizações são formadas, com ênfase na formação física na gestação, da organização vital no primeiro setênio, da organização anímica no segundo setênio e na organização do Eu no terceiro.

Entre os 21 e os 42 anos, de maneira geral, acontecem a principais realizações: profissão, relacionamentos, mudanças, caracterizando um grande desenvolvimento psíquico. Após 42 anos, o amadurecimento biográfico passa a ser acompanhado por declínio das forças vitais. Com o processo do envelhecimento, a curva anímica pode ter trajetória ascendente (a), estável (b) ou descendente (c), conforme o processo de desenvolvimento da individualidade (Figura 3)[22,23]. Este período após os 42 anos é comandado pelas forças do Eu que determinam a trajetória biográfica baseada na resiliência como expressão deste Eu ou *self*.

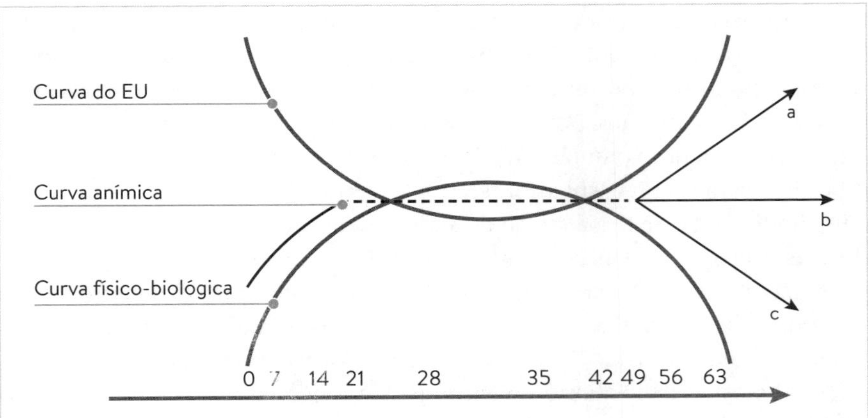

Figura 3 Diagrama da curva biográfica apresentando três curvas sobrepostas e suas trajetórias ontogenéticas ao longo dos setênios.

No sentido de objetivar o diagnóstico em medicina antroposófica, foi elaborada uma ficha clínica antroposófica no Núcleo de Medicina Antroposófica da Universidade Federal de São Paulo[19] que apresenta quatro diagnósticos fundamentais:

- Do sistema tríplice (sistemas neurosensorial, rítmico e metabólico).
- Do sistema quádruplo (das quatro organizações ou dimensões).
- Do sistema sétuplo (das sete tipologias relacionadas aos arquétipos da medicina clássica antiga).
- Da biografia humana baseada em períodos de 7 anos (setênios) com ênfase nos 3 primeiros até 21 anos.

Uma importante concepção sistêmica antroposófica considera que o ser humano possui três sistemas morfofuncionais psicossomáticos, que se interpenetram – o sistema neurossensorial (SNS) se torna mais ativo na vida adulta após os 42 anos, o sistema rítmico (SR) mais ativo no meio da vida entre 21 e 42 anos e o sistema metabólico-motor (SMM) mais ativo na infância e adolescência, centrados na cabeça, no tórax e no abdome/membros, respectivamente. Estes três sistemas estão relacionados e se manifestam desde o início do desenvolvimento, respectivamente, no estabelecimento dos três folhetos embrionários – ectoderma, mesoderma e endoderma. O SNS, associado ao ectoderma, embora centrado na cabeça, estende sua atuação sobre todas as células, tecidos, sistemas e aparelhos relacionados à percepção e consciência, ou seja, até o tato nas falanges. Este sistema se caracteriza pela disposição anatômica simétrica direita-esquerda e pela situação periférica dos ossos cranianos. Funcionalmente possui baixíssima vitalidade, manifesta na pouca capacidade de regeneração nervosa, que se acentua em situações de excesso de exigência da atividade nervosa, como na síndrome de privação de sono. O SNS está relacionado à consciência, sua função é potencializada no frio e está vinculado à musculatura estriada esquelética voluntária de disposição simétrica. A inervação somática, específica para esta musculatura referida e para os órgãos sensoriais, tem vínculo direto com o SNS. Na região do abdome e dos membros, o SMM, associado ao endoderma e ao mesoderma, possui seu centro de atuação que se estende por todas as atividades metabólicas não sensoriais até a nutrição neuronal por parte das células da glia. Morfologicamente cria formas assimétricas, órgãos ímpares (fígado, vesícula biliar, pâncreas, baço), formas espiraladas (intestino, mielina) e ossos de localização central (ossos longos dos membros). Funcionalmente apresenta capacidade regenerativa intensa e potencialização funcional no calor. Tanto a musculatura lisa, involuntária, vincula-se a este sistema metabólico motor, como a inervação visceral ou autônoma.

Entre os dois sistemas opostos, manifesta-se o sistema de equilíbrio chamado de sistema rítmico (SR), associado ao mesoderma e ao endoderma. O SR se responsabiliza pela conciliação entre as atividades da percepção e as atividades da movimentação e excreção, no ritmo de contração e expansão tão bem representada na atividade cardiorrespiratória, centrada na caixa torácica e que se expande por todo território corporal. Até mesmo os ossos dessa região resolveram o problema de integrar a reta e a curva, o dentro e o fora, assim como a musculatura cardíaca representa uma incrível síntese das duas musculaturas em uma forma mista no centro do sistema rítmico[2,3,24-26].

A pediatria antroposófica se especializa neste primeiro ciclo de 21 anos de vida, quando o SMM se destaca com suas atividades anabólicas e calóricas. De forma quase oposta, a clínica médica e a geriatria se ocupam nas atividades catabólicas e de consciência, típicas do SNS. No meio da vida, entre os 21 e os 42 anos de idade, existe um equilíbrio entre os dois sistemas através do SR, especialmente entre os 28 e os 35 anos de idade. Nesta fase mediana da vida acontece uma condição de saúde e homeostase interna que só é abalada por acidentes, homicídios e infarto agudo do miocárdio por uma vida demasiada arrítmica, razão pela qual epidemiologicamente encontramos menos doenças.

Com base nesta psicossomática antroposófica, consideramos o adoecimento orgânico como a manifestação da hiperatividade e/ou hipoatividade de um dos dois sistemas polares. O predomínio do sistema metabólico-motor termogênico gera as doenças inflamatórias agudas, típicas da infância, enquanto o predomínio do sistema neurossensorial conduz ao desenvolvimento das doenças crônico-degenerativas, de caráter inflamatório crônico e esclerótico, típico da segunda metade da vida.

No entanto, este padrão inflamatório típico do adulto, vem acometendo cada vez mais precocemente as populações humanas, de forma que verificamos um incremento paulatino de processos inflamatórios crônicos como alergia e síndrome metabólica em crianças e adolescentes.

O conceito de individualidade ou *self* corresponde a uma das dimensões do ser humano, que é compreendido pela antroposofia com um ser multidimensional que se apresenta como um constructo evolutivo integrando diversas naturezas.

Em termos gerais, o *self* ou a individualidade se refere à natureza noética, transcendental, imaterial, espiritual e existencial do ser humano que interage com a natureza corporal, material, biológica, incluindo o componente genético, familiar e filogenético. A partir da interação entre estes dois universos surge a psique. A parte da psique em contato direto com a dimensão mais imaterial e existencial adquire características de exatidão e maior consciência – a cognição, o pensamento, mais associado ao SNS. A porção da psique mergulhada no corpo biológico possui características mais inconscientes, inexatas – a volição, vontade, mais mergulhada no metabolismo, na serotonina visceral extracraniana (95%) e dos membros. No centro da psique, o afeto, os sentimentos ocupam um local semiconsciente flutuante, diretamente relacionado ao SR.

O conceito expandido de corpo, pela antroposofia, amplia o conceito de parto para quatro partos, considerando que cada uma destas quatro dimensões amadurece a cada setênio até os 21 anos de idade necessitando de quatro nascimentos. Após 9 meses de estruturação física e solidificação a partir do ambiente líquido intrauterino, nossa dimensão estrutural nasce e chegamos à gravidade, ao redor de 7 anos nossa dimensão vital nasce com grandes marcos biológicos, ou seja, o término do processo de mielinização do sistema nervoso, da formação de alvéolos pulmonares, da formação de novos lipócitos e com a troca dos dentes. A puberdade representa o terceiro parto de natureza hormonal, quando nossa dimensão anímica nasce junto ao dismorfismo sexual e aos 21 anos nascemos em nossa quarta dimensão humana com a maioridade, percebida como capacidade de autoconsciência, autodeterminação, autonomia promovidas pelo *self*.

FENOMENOLOGIA DE GOETHE E APLICAÇÃO DA METODOLOGIA NA PRÁTICA CLÍNICA

A fenomenologia de Goethe é a metodologia fundamental para o desenvolvimento tanto dos medicamentos como da visão de saúde e doença. Rudolf Steiner aos 18 anos se tornou aluno de Franz Brentano (1838-1917) na Academia Politécnica de Viena, assim como Edmund Husserl (1859-1938) e Sigmund Freud (1856-1939). Brentano apresentou a estes jovens brilhantes a obra de Johann Wolfgang von Goethe (1749-1832). Estes três jovens criaram anos depois suas próprias teorias: a antroposofia, a fenomenologia e a psicanálise, respectivamente. Steiner desenvolveu a partir de Goethe uma metodologia que foi incorporada ao desenvolvimento de antroposofia aplicada à saúde.

Na prática, esta metodologia apresenta quatro passos, sistematizados por alguns autores como Jocken Bockemühl, tutor na Suíça e na Escócia, e por outros autores na Holanda e pela nossa experiência brasileira. Esta nomenclatura pode ser resumida em quatro etapas como se fossem quatro olhares sobre o fenômeno aplicáveis de forma sistemática e sequencial[27]:

- Percepção sensorial exata: atividade eminentemente descritiva.
- Percepção do desenvolvimento e das conexões: estudo do fenômeno como processo temporal e das inter-relações internas e externas (metamorfoses).
- Percepção empática ou contemplativa: aproximação com a esfera qualitativa e arquetípica
- Percepção intuitiva: etapa criativa fundamentada nos três passos anteriores.

Estes quatro olhares de Goethe estão relacionados a quatro arquétipos muito importantes – os quatro reinos da natureza – e aos quatro elementos[9]. Desta forma, podemos dizer que:

- O olhar mineral enxerga tudo como se fosse estático e mensurável.
- O olhar vegetal enxerga tudo numa rede de inter-relação fluida temporal.
- O olhar animal enxerga a qualidade interna das realidades e fenômenos com sentimento.
- O olhar humano realiza criativamente a partir das percepções anteriores.

A partir do olhar comparativo fluido que busca polaridades, podemos enxergar a morfologia, a fisiologia e as patologias sob um novo ângulo. Por exemplo, a polaridade entre o cérebro com áreas especializadas e o fígado caracterizado pela falta de especialização dos hepatócitos, entre o padrão inflamatório agudo e quente promovido pelos linfócitos T-*helper* padrão 1 (TH1) e o padrão inflamatório crônico e frio promovido pelos linfócitos T-*helper* padrão 2 (TH2), entre o sistema nervoso simpático (que acorda o SNS gerando estado de alerta e estresse e imobilidade do SMM) e o parassimpático (promotor de relaxamento do SNS e atividade do SMM), entre a infecção aguda febril e a alergia crônica fria, entre a cefaleia tensional muscular simétrica e a enxaqueca assimétrica vascular, entre o Parkinson com paralisia da musculatura facial e tremores periféricos e a esclerose múltipla com paralisia dos movimentos periféricos e mobilidade da mímica facial, entre a pneumonia com hepatização pulmonar e a asma com encefalização pulmonar na doença pulmonar obstrutiva crônica (DPOC). A lista é infindável e permite um ressignificado da forma como enxergamos a saúde humana como equilíbro de polaridades.

Um exemplo prático de mudança de concepção é a febre reumática. Segundo a visão corrente a "causa" seria um distúrbio imunológico por um processo fisiopatológico denominado imunidade cruzada, em que o sistema imune confundiria a capsula da bactéria *Streptococus* com vários órgãos aleatórios (tecido sinovial, cartilagem do coração, cérebro) e geraria um processo inflamatório localizado cruzado. Segundo a visão sistêmica fenomenológica da medicina antroposófica, restos proteicos não eliminados fisiologicamente pelo *turnover* e carregados de uma vitalidade dos primeiros 7 anos da infância, provenientes ainda do organismo materno, que deveriam ter sido excretados na forma de exantemas pela pele ou por secreções e excreções cutaneomucosas ou ainda catabolizados, geram no segundo setênio um processo inflamatório que se manifesta na região metabólica-motora na forma de artrites migratórias, podendo se aprofundar no terceiro setênio na região rítmica na forma de cardite reumática e, posteriormente, na região neurossensorial na forma de coreia reumática. O *Streptococcus* continua existindo na mucosa como fator desencadeante de algumas crises, mas deixa de ocupar o papel de agente causal desta enfermidade. As consequências destas duas visões são completamente diversas, no primeiro caso da teoria de imunidade cruzada, a estratégia é a antibioticoterapia (penicilina benzatina intramuscular) buscando reduzir a população da bactéria causal; e no segundo caso a estratégia é a condução adequada da inflamação, especialmente dos exantemas, e ajuda pedagógico-terapêutica no processo de individualização do proteoma na fase de amadurecimento imunológico do timo ao redor de 6 a 7 anos.

ASPECTOS TERAPÊUTICOS NA MEDICINA ANTROPOSÓFICA

A abordagem terapêutica na medicina antroposófica é bastante diversificada e extensa, incluindo incontáveis recursos terapêuticos que variam de acordo com a modalidade, podendo incluir desde o uso de produtos naturais e medicamentos até práticas de meditação antroposófica. Em cada ação terapêutica, as três esferas que constituem o indivíduo – o *self*, a psique e o corpo – são contemplados como uma unidade noo-psicossomática.

Do ponto de vista da constituição humana, as terapias corporais antroposóficas atuam predominantemente no binômio físico-vital, mais corporal e menos consciente do ponto de vista do paciente. Diversas modalidades atuam no âmbito psíquico, com maior atividade do paciente em interação psicossomática, desde a psicoterapia antroposófica até as modalidades artísticas, como a terapia artística antroposófica, como desenho, pintura, escultura, a cantoterapia, musicoterapia e a terapia da fala (*speech therapy*). Em especial, a euritmia terapêutica possui características complexas como terapia do movimento associada a uso de fonemas específicos incorporando toda uma série de conceitos próprios do sistema médico antroposófico, enxergando o paciente como microcosmos. O aconselhamento biográfico, técnica empregada pelo *couching* antroposófoco, é utilizado como abordagem promotora de autodesenvolvimento, exigindo uma participação mais ativa do paciente.

Um dos exemplos mais relevantes para o modelo de cuidado em saúde pública, no Brasil, são as terapias externas antroposóficas (TEA), em geral exercidas pela enfermagem mas também pela fisioterapia, que podem ser empregadas tanto no nível ambulatorial na atenção primária como no ambiente de alta complexidade hospitalar[18]. As TEA são aplicações na pele ou mucosa de substâncias naturais oleosas ou aquosas e toques especiais, com temperaturas diferentes, e podem ser agrupadas em três terapias específicas: aplicações externas, massagem rítmica e banhos medicinais.

Segundo o conceito das quatro dimensões corporais, o ser humano compartilha simultaneamente as dimensões mineral, vegetal, animal e humana, que se manifestam nos quatro estados da matéria – sólido, líquido, gasoso e calórico. Estas quatro dimensões – organização física, vital, anímica e do eu – manifestam-se de forma variada em processos inflamatórios. No processo inflamatório agudo, existe uma intensificação simultânea das quatro dimensões gerando os quatro sinais flogísticos, respectivamente: rubor, tumor, dor e calor. Na inflamação crônica, muitas vezes a ação da dimensão humana (calórica) está deficiente na região corporal e, nestes casos, o calor externo desempenha um papel preponderante para reestruturar o equilíbrio.

As terapias externas não terminam com a aplicação da terapia, os cuidados posteriores complementam seu sucesso: cobrir o paciente após o procedimento, mantê-lo em posição confortável em ambiente tranquilo e deixá-lo repousar no mínimo por 20 minutos[19].

As aplicações externas podem ser distintas nos seguintes subgrupos: compressas, cataplasmas, emplastros, escalda-pés ou pedilúvio, envoltório ou enfaixamento.

Na Tabela 1 destacam-se os tipos de compressas não oleosas usualmente empregados na antroposofia, considerando o tipo de insumo, o local de aplicação, a temperatura e suas principais indicações.

Tabela 1 Terapias externas antroposóficas descrevendo as compressas não oleosas e suas indicações

Substância	Local de aplicação	Temperatura	Indicação
Sumo de *Zingiber officinale* (gengibre)	Região renal, entre L2 e L4	Quente	Pacientes nervosos, inquietos, com forte tendência a intelectualização excessiva, para quadros de hipotensão
Ricota de leite fresco de vaca	Local da afecção	Morna (temp. corporal)	Processos inflamatórios desencadeados por bronquite, furúnculo, mastite, acne e erisipela
Fatias de *Solanum tuberosum cozida* (batata)	Tórax	Morna	Bronquite e tosse sem expectoração
Arnica montana solução hidroalcoólica a 20%	Punho	Morna 1-2°C acima da temperatura corporal	Para crises hipertensivas ou taquicardia
Achillea millefolium (mil folhas)	Fígado	Fria	Esgotamento e dificuldade digestiva
Essência de 20% de *Cuprum sulfuricum*	Região lombar	Quente, aplicada pela manhã	Tratamento renal ou danificação dos rins por diabetes

(continua)

Tabela 1 Terapias externas antroposóficas descrevendo as compressas não oleosas e suas indicações (*continuação*)

Substância	Local de aplicação	Temperatura	Indicação
Essência de 20% *Oxalis acetosella* (azedinha)	Região abdominal	Quente, feita após as refeições	esgotamento ou distúrbios na digestão
Triturado de *Brassica nigra* (mostarda)	Região renal	Morna, (temperatura corporal)	Ataque de pânico ou para ajudar no adormecer
Allium cepa (cebola) picada	Ouvido, articulações	Fria	Otite aguda e inflamação em articulações
Solução de *Arnica off.* a 20%	Local afetado com ferimentos ou contusões	Lesão recente – fria; lesão antiga – morna ou quente	Cicatrizante
Sementes cozidas de *Linum usitatissimum* (linhaça)	Seio frontal e pescoço	Fria	Sinusite, torcicolo
Solução de combudoron – Weleda (*Arnica montana e Urtica urens*)	Local afetado	Fria	Para queimadura, picada de insetos, prurido, herpes zóster e urticária
Sumo de *citrus* (limão)	Panturrilha, tórax e pescoço	Quente 1-2°C abaixo da temperatura corporal	Estados febris, bronquite, amigdalite
Infusão de calêndula	Local afetado	Fria (gelada)	Ferimentos
Infusão de *Matricaria chamomilla* (camomila)	Região gástrica ou bochechos	Fria	Distúrbios de estômago, infusão em inalação e para dor de dente
Infusão de *Equisetum ssp* (cavalinha)	Região renal	Quente	Cólica renal, nefrite

Exemplos comuns de compressas com insumos oleosos e suas indicações são expressos na Tabela 2.

Tabela 2 Terapias externas antroposóficas descrevendo as compressas oleosas e suas indicações

Óleos	Indicações
Aconitum napelus (acônito)	Nevralgias e outras algias
Eucalyptus (eucalipto)	Relaxante e anti-inflamatório, indicado na região da bexiga
Matricaria recutita (camomila)	Aquece e relaxa, indicado na região abdominal
Lavandula officinalis (lavanda)	Relaxante e expectorante, indicado nas afecções pulmonares

O escalda-pés ou pedilúvio é uma terapia muito indicada em que o paciente mergulha os pés e as panturrilhas em um recipiente com água quente, podendo ou não conter uma substância terapêutica. A troca de calor acontece pelo mecanismo de convecção, ou seja, transferência de calor por condução e movimentação de massa, características dos fluidos. Pode-se fazer o escalda-pés inicialmente com uma temperatura de 35°C e progressivamente aumentar para 40°C. Sua duração varia entre 15 e 20 minutos para permitir uma elevação térmica sistêmica. O escalda-pés pode ser terapêutico apenas empregando água, mas algumas substâncias quando acrescentadas à água potencializam o efeito, conforme a Tabela 3.

Tabela 3 Terapias externas antroposóficas descrevendo os tipos de insumos empregados nos escalda-pés ou pedilúvio e suas indicações

Substância	Ação terapêutica
Lavandula officinalis	Aquecimento, relaxamento e harmonia
Rosmarinus officinalis (alecrim)	Ativação da circulação, indicada pela manhã
Brassica nigra (mostarda negra)	Melhora sintomas de gripe, sinusite e amigdalite (especialmente à noite)
Sal marinho	Auxilia nos quadros de hiperidrose
Melissa officinalis (capim-cidreira)	Qualidade energética, relaxa, acalma e descongestiona

O enfaixamento ou envoltório é uma técnica que utiliza dois lençóis de algodão aquecidos no vapor e embebidos ou não com óleos essenciais. O paciente se deita sobre os lençóis e tem seu corpo todo envolvido pelos lençóis por cerca de 40 minutos. A aplicação do enfaixamento produz calor corporal e relaxamento. Pela fisiopatologia antroposófica por ação do calor, existe um afastamento da organização anímica, permitindo uma maior atuação da organização vital e da organização do Eu, com efeito por exemplo analgésico.

Há também a possibilidade de realizar enfaixamentos em partes específicas do corpo seguindo a técnica de embebimento dos tecidos com óleos medicinais (Tabela 4).

Tabela 4 Terapias externas antroposóficas descrevendo os tipos de insumos empregados nos enfaixamentos e suas indicações

Componente	Local	Indicação
Brassica nigra (mostarda)	Tórax	Pneumonia e bronquite
Allium cepa (cebola)	Tórax	Bronquite com muita tosse
Carvum carvi (alcarávia)	Abdômen	Meteorismo e cólicas
Brassica oleracea (repolho)	Articulações Feridas	Artrite e reumatismo Cicatrização
Citrus (limão)	Pescoço Panturrilha	Anti-inflamatória Antitérmica
Óleo de Viscum album	Área afetada	Pacientes oncológicos

Os banhos medicinais conforme suas indicações podem ser classificados em nutritivo, lemniscata, de escova, com óleo de dispersão, hipertérmico e de fricção.

Considerando os óleos para fricções e banhos de dispersão de óleo, listamos abaixo os principais óleos, sua ação, aplicação e indicações.

O MEDICAMENTO ANTROPOSÓFICO

Os medicamentos são seguros e demonstraram eficácia e efetividade para uma ampla gama de quadros clínicos. No Brasil, estão regulamentados pela ANVISA, por meio da RDC n. 26/2007 e, em 2018, foram revisados e detalhados nos documentos regulatórios RDC 238/18; IN 25/18, IN 26/18 e 27/18[16-18,30].

Os princípios da farmácia antroposófica, conforme descritos pela Associação Internacional de Farmacêuticos Antroposóficos, consideram que:

- O ser humano e a natureza estão estreitamente relacionados em sua origem e por isso substâncias e forças dos reinos da natureza podem vir a ser remédio para o ser humano.
- A farmácia antroposófica dedica-se à compreensão destas substâncias e forças naturais e do desenvolvimento de processos farmacêuticos específicos que possibilitem a confecção de medicamentos que possam auxiliar o ser humano na recuperação da saúde e manutenção do bem-estar.

Os medicamentos antroposóficos são produzidos de forma magistral ou industrial, de acordo com as especificações das farmacopeias. Os medicamentos são desenvolvidos a partir do trabalho científico conjunto entre médicos e farmacêuticos, tendo como meta a imagem do processo patológico e a con-

Tabela 5 Terapias externas antroposóficas descrevendo os tipos de óleos empregados nos banhos medicinais e/ou fricções e suas indicações

Óleo	Ação	Aplicação	Indicação
Rosmarinus off (alecrim)	Ativa o organismo calórico, aquece o metabolismo, ativa a circulação	Banhos e fricções	Anemias, estados de esgotamento e diabetes
Lavandula off. (lavanda)	Tonifica os nervos, acalma, indutor de sono	Banhos ou fricções	Portadores de doenças degenerativas do sistema nervoso
Thymus vulgaris (tomilho)	Ativa o organismo calórico	Fricções no tórax e abdome ou banhos	Secreção brônquica persistente, coqueluche, gastrite e cólicas abdominais
Sálvia officinalis L.	Domina e aquece o organismo onde há liquefação, configurando e estruturando tecidos; expectorante	Gargarejos, vaporizações e banhos	Incide nas glândulas e funciona como anti-inflamatório
Origanum majorana L (manjerona)	Aquece o organismo e os órgãos genitais	Banhos	Inflamações e debilidades dos órgãos genitais
Melissa officinalis (melissa)	Aquece o organismo e os órgãos genitais, melhora a digestão e acalma	Banhos e fricções	Ansiedade, insônia, dismenorreia e flatulência
Matricaria chamomilla (camomila)	Aquece o metabolismo	Banhos e fricções	Anti-inflamatório e relaxante
Calendula officinalis	Antisséptico natural e ajuda na reconstrução de tecidos	Banhos	Processos inflamatórios na pele
Aconitum nap	Anticongestiva, analgésica	Fricções locais	Nevralgia do trigêmeo e neurites
Arnica montana com extrato de *Bétula alba*	Anti-inflamatória e cicatrizante	Fricção no local da dor ou em banhos	Contusões e hematomas
Citrus (limão)	Os óleos essenciais da casca exercem força de contenção nos processos líquidos; expectorante	Banhos e fricções	Problemas digestivos, reumatismo, câimbra, asma e nos estados gripais
Equisetum spp (cavalinha)	Diurético	Banhos e enfaixamento	Distúrbios dos rins, bexiga
Eucalyptus officinalis (eucalipto)	Expectorante	Banhos ou fricção na região torácica	Bronquite com muita tosse ou em problemas respiratórios
Affinis rubiginosa (rosa)	Promove harmonia, revigorante	Banhos e fricções	Esgotamento e convalescença
Betula Alba	Vitalizante e anti-inflamatória	Banhos e fricções	Doenças articulares, artrose e reumatismo
Hipericum perforatum	Antidepressivo	Banhos e fricções	Fraqueza constitucional, enurese, distúrbio do sono, depressão e câncer

traimagem curativa, presente na natureza. A formação e os requisitos para o exercício da farmácia antroposófica foram abordados no Quadro 1.

A terapêutica medicamentosa é realizada exclusivamente por médicos e dentistas, que prescrevem de acordo com o diagnóstico individualizado, constitucional e baseado em protocolos, associando diferentes farmacopeias com boa segurança. Existem três farmacopeias prescritas em um modelo integrativo antroposófico. A farmacopeia antroposófica corresponde a um subgrupo de medicamentos dinamizados regulamentados pela ANVISA. Esses medicamentos desenvolvidos a partir da metodologia fenomenológica goetheana empregam farmacotécnicas específicas aos produtos naturais minerais, vegetais e animais, isentos de pesticidas e fertilizantes inorgânicos. Geralmente são dinamizados em diluição decimal muitas vezes em doses ponderais associadas a doses imponderais que ultrapassam o número de Avogadro. Como exemplos de farmacotécnica antroposófica clássica temos o processo de obtenção de metais puros a partir da evaporação e condensação de metais no modelo denominado *mettalicum praeparatum*. Também existe a linha dos metais e minerais vegetabilizados que são incorporados ao metabolismo de plantas medicinais por cultivo, como por exemplo o *Bryophillum* argento culta, *Chelidonium* ferro culta, *Equisetum silicea* culta, *Chamomilla cupro* culta e *Hypericum auro* culta. Ainda são muito usados os fitoterápicos, como segunda farmacopeia, sejam na forma de tinturas de extrato alcoólico (tintura mãe), infusão aquosa ou em formato fitoquímico industrializado com marcadores e princípios ativos definidos. É importante salientar que os medicamentos alopáticos, como terceira farmacopeia de medicamentos sintéticos, como anti-inflamatórios, antibióticos, hormônios, são empregados de forma complementar segundo a necessidade clínica em 30-40% dos medicamentos prescritos.

A indicação de medicamentos dinamizados antroposóficos injetáveis, em geral na forma subcutânea, são:

- Princípio ativo inativo no trato digestivo: p. ex. *Viscum album* em oncologia e imunodepressão.
- Pacientes graves impossibilitados de medicação por via oral: p. ex. *Arnica* D20 em traumatismos cranianos.
- Pré, per e pós-operatórios eletivos e de urgência.
- Pacientes com síndromes disabsortivas.

Necessidade de intensificar efeito do medicamento, por exemplo *Aurum met prap D10/Ferrum sidereum D10* em casos de depressão leve e moderada.

Quando a medicina antroposófica começou a se estruturar, houve a necessidade de que um laboratório farmacêutico atendesse às suas designações.

Dessa forma, em 1921, Steiner e Wegman criaram a Weleda e os primeiros produtos medicinais antroposóficos começaram a ser produzidos. Sua sede se estabeleceu em Arlesheim, Suíça. Em 1935, o químico Rudolf Hauschka, tendo também como base os fundamentos da antroposofia de Steiner, criou o laboratório Wala que produz medicamentos para uso injetável subcutâneo, glóbulos sublinguais e produtos de uso tópico. Em 1971, a Abnoba foi fundada na Alemanha para produzir e comercializar especificamente preparações de *Viscum album*. Na tentativa de melhorar a eficácia dos preparados de *Viscum album*, membros da Verein für Leukämie and Krebstherapie (Sociedade para o Tratamento da Leucemia e Câncer) desenvolveram em 1972 o medicamento Helixor, em Stuttgart, Alemanha. Como a demanda foi crescente, em 1975 foi fundado o laboratório Helixor, que atualmente também produz *Helleborus niger*. No Brasil, o casal de farmacêuticos Marilda e Flávio Milanese desenvolveu a farmácia magistral Sirimim a partir de 1998, produzindo novos medicamentos antroposóficos. Seus medicamentos não usam álcool, mas sim glicerinado a 70% para tornar sua assimilação mais fácil, além de glóbulos e cremes[31].

CONTRIBUIÇÃO DA MEDICINA ANTROPOSÓFICA PARA TEMAS RELEVANTES DA ATUALIDADE

As contribuições da medicina antroposófica na área da pediatria[10] e oncologia, duas áreas proeminentes, estão descritas nos capítulos destas especialidades médicas.

Um dos grandes problemas de saúde pública atuais é o uso irracional de antibióticos e anti-inflamatórios, empregados de forma abusiva na prática clínica. Este tipo de uso de antibióticos aumenta a resistência antimicrobiana, além de ser um fator de risco para asma, eczema atópico e doença inflamatória intestinal crônica, enquanto em ensaios clínicos randomizados, os antibióticos têm apenas efeitos pequenos ou insignificantes a curto prazo sobre as infecções de vias aéreas superiores[32-36]. A Comissão Europeia propôs recentemente um plano de ação contra as crescentes ameaças decorrentes da resistência antimicrobiana, que é estimada em 25.000 mortes humanas ao ano, bem como custos adicionais de saúde e perdas de produtividade de pelo menos 1,5 milhões de euros por ano. As estratégias para reduzir o uso de antibióticos incluem intervenções educacionais para médicos e pacientes, testes rápidos de antígenos para identificar doenças virais, adiamento intencional na prescrição de antibióticos e, neste contexto, o uso da medicina antroposófica pode contribuir para a redução da antibioticoterapia em casos bem indicados.

Entre as doenças crônicas de alta prevalência com boa resposta a tratamento antroposófico, temos a alergia. Andriashvili et al. avaliaram em 2007 a eficiência do tratamento antroposófico da asma brônquica em crianças. Os autores conduziram um estudo com 92 pacientes de 3 a 15 anos com asma brônquica durante 2 anos, comparando 60 crianças tratadas com remédios antroposóficos com 32 crianças tratadas pelo esquema clássico (grupo controle). Conclui-se que os remédios antroposóficos tornaram a doença mais suave e com aumento do período de remissão entre as crises. Concluíram que os remédios antroposóficos como tratamento complementar tornaram o tratamento mais eficaz e permitiram reduzir e/ou substituir os remédios sintéticos[37]. Hamre et al. avaliaram em 2009 pacientes ambulatoriais iniciando tratamento antroposófico para asma em condições de rotina na Alemanha. Foram incluídos 90 pacientes (54 adultos e 36 crianças). As modalidades de tratamento antroposóficas utilizadas foram medicamentos (88% dos doentes); terapia com euritmia (22%); arteterapia (10%); terapia de massagem rítmica (1%). O número médio de sessões de euritmia/arte/massagem foi de 12, com duração média da terapia de 120 dias (84-184). Desde o início até o acompanhamento de 12 meses, todos os resultados melhoraram significativamente ($P < 0,001$ para todas as comparações. As melhorias foram redução na gravidade média da asma, da tosse, da dispneia, dos sintomas induzidos por esforço, da frequência de ataques de asma, do despertar da asma, da pontuação geral do questionário de vida no módulo de asma e do KINDL (do alemão, *Kinder Lebensqualität Fragebogen*). Todas as melhorias foram mantidas até o último acompanhamento após 24 meses. Como conclusão, os pacientes com asma sob tratamento antroposófico apresentaram melhora a longo prazo dos sintomas e da qualidade de vida[37,38].

ONCOLOGIA E *VISCUM ALBUM*

Existem duas premissas básicas na concepção de ser humano que devem ser consideradas como base na medicina antroposófica para explicar a visão do câncer, ou seja, o conceito da organização tríplice do ser humano: sistema ou polo neurossensorial, sistema rítmico salutogênico e sistema ou polo metabólico-sexual-locomotor e o conceito da organização quádrupla: organização física (espacial), organização vital (temporal), organização anímica (psíquica) e organização do eu (individualidade). Os quatro níveis de organização correspondem a campos de forças que ordenadamente, no caso da saúde, e desordenadamente, no caso das doenças, distribuem-se de forma peculiar nos três sistemas mencionados.

No câncer, o comportamento celular se manifesta no incremento da velocidade de mitoses, associado a um processo de desdiferenciação celular e surgimento, não infrequentemente, de marcadores embrionários como o antígeno carcinoembrionário (CEA) e alfa-feto-proteína. Estas alterações, segundo o entendimento do mecanismo de ação dos campos de forças, representam uma intensificação das forças vitais que se expressam nos processos de crescimento, rejuvenescimento e desdiferenciação celular, comportamento análogo à fisiologia vegetal. A razão desta alteração se deve ao intenso enfraquecimento e afastamentos da atuação da organização anímica, responsável fisiologicamente pelos processos de envelhecimento, oxidação e diferenciação celular, e da organização do eu, responsável pela identidade celular mediada pelo sistema imunológico e pela apoptose. Uma vez que consideramos cada paciente uma organização noo-psicossomática, cada fenômeno molecular, morfológico, anatomopatológico e fisiopatológico pode ser considerado dentro de uma intrincada rede de relações que envolvem, no caso do câncer, de um lado uma complexa e dramática biografia repleta de perdas nos adultos, em muitos casos, e por outro lado uma constituição que, principalmente nos casos de câncer na infância, apresenta uma predisposição genética. O fato fundamental é que todas estas condições culminam na expressão isolada, em nível somático, das forças vitais desprovidas da natural contenção das forças anímicas e do eu. Obviamente o papel da resiliência é fundamental para que as adversidades psíquicas possam ou não afetar biologicamente o paciente.

Cada paciente visto individualmente apresenta sua história singular, sua carga genética singular, porém vivemos em uma época singular repleta de poluentes e contradições. Muitos pacientes referem uma "certa anestesia" frente à vida, descrições totalmente condizentes com esta condição de afastamento de si mesmo, de sua própria individualidade e, portanto, imunodepressora e enfraquecedora da resiliência. Certamente esta condição não se refere a todos os pacientes, no entanto, para estes pacientes esta condição propicia a criação de um ponto cego para o sistema imune que não enxerga o processo de mutação e de carcinogênese.

O tratamento pela medicina antroposófica não se caracteriza por uma proposta alternativa, mas muito pelo contrário, por uma proposta complementar dentro dos princípios da medicina e oncologia integrativa[15,39].

Concebemos que a despeito da dificuldade de individualização do tratamento medicamentoso, o tratamento em um sentido mais amplo pode caminhar para uma individualização que abrange o trabalho de toda uma equipe. A necessidade de ampliar o tratamento do paciente envolvendo toda sua realidade noo-psicossomática exige que trabalhemos coordenadamente. As contribuições a estes pacientes têm se tornado visivelmente benéficas dentro de um contexto realmente holístico, antroposófico e amoroso em equipe, que busca melhorar a qualidade de vida e a chance de remissão e sobrevida livre de doenças. A dimensão física estrutural do câncer é tratada pela cirurgia e pelas terapias antimitóticas como quimioterapia e radioterapia. A dimensão da vitalidade é abordada pela orientação nutricional, terapias externas, massagem rítmica e medicamentos dinamizados de suporte. A dimensão psíquica é cuidada pelas terapias artísticas, musicoterapia e a dimensão do Eu pelo aconselhamento biográfico e meditação.

O tratamento medicamentoso com *Viscum album*

O *Viscum album* (*Mistletoe*) foi introduzido como fitopreparado no tratamento do câncer pela medicina antroposófica em 1917 e se tornou um dos principais recursos terapêuticos. A terapia com *Viscum album* é um dos tratamentos oncológicos mais frequentemente prescritos nos países de língua alemã, até 77% (variando entre 30,6% para pulmão e 77,3% para câncer de mama) aplicam explicitamente esta terapia complementar no contexto de abordagens oncológicas integrativas[40-42]. Atualmente existem vários estudos sobre o *Viscum album,* empregado especialmente por via parenteral, indicando-o em terapia oncológica complementar, cujo mecanismo de ação envolve indução a apoptose, imunoestimulação via elevação do *natural killer* e efeito antiangiogênico. Os princípios ativos do *Viscum album* (lectinas, viscotoxinas e triterpenos) apresentam propriedades tanto citotóxica e citostática em altas concentrações como propriedades imunoestimulantes e estabilizadoras de DNA em baixa concentração[43]. Uma meta-análise bem criteriosa em 1994 elegeu quatro tipos de neoplasias nas quais foram demonstrados benefícios significativos: carcinoma brônquico, câncer colorretal e dois estudos de carcinoma de mama[44]. Atualmente os estudos para câncer de mama, de pâncreas e osteossarcoma têm demonstrado benefícios não apenas na melhora da qualidade de vida como no aumento de sobrevida livre de doença[45,46]. Recentemente a terapia complementar com *Viscum album* foi endorsada pela Society of Integrative Oncology (SIO)[47].

DESENVOLVIMENTO DE PESQUISAS E GERAÇÃO DE EVIDÊNCIAS

Desde seu desenvolvimento na década de 1920 e no início dos anos 30, a medicina antroposófica tem sido associada com extensas atividades de pesquisa. Durante os últimos 30 anos, as atividades de pesquisa têm crescido constantemente, incluindo estudos pré-clínicos, clínicos ensaios e estudos observacionais, epidemiológicos, avaliações de segurança, análises econômicas, avaliações da perspectiva dos pacientes, revisões sistemáticas, meta-análises e relatórios de avaliação da saúde-tecnologia (HTA)[16]. Centros de pesquisa foram criados em hospitais e universidades antroposóficas. Atualmente, a pesquisa está particularmente focada na avaliação do sistema total da medicina antroposófica e, por outro lado, de abordagens terapêuticas individualizadas e personalizadas.

Segurança

Em geral, a tolerabilidade das terapias antroposóficas é boa. As reações adversas são pouco frequentes e, na maioria das vezes, leves a moderadas em severidade. Três tipos de reações adversas a medicamentos antroposóficos são comumente descritos: reações locais de aplicação tópica, hipersensibilidade sistêmica incluindo casos muito raros de reações anafiláticas e agravamento de sintomas preexistentes em pacientes sensíveis. Em uma análise de segurança detalhada do estudo AMOS, a incidência de reações adversas confirmadas a medicamentos antroposóficos foi de 3% dos usuários e 2% dos medicamentos utilizados; reações adversas em terapia eurítmica, terapia artística e massagem rítmica foram relatadas em 3%, 1% e 5% dos pacientes, respectivamente, e não foram encontradas reações adversas graves[48-50].

Eficácia e eficácia clínica

Como revisão mais abrangente da eficácia clínica e da eficácia dos tratamentos antroposóficos, um relatório HTA e sua atualização identificou 265 estudos. Desses estudos 38 eram ensaios controlados aleatórios, 36 eram estudos prospectivos e 49 eram estudos controlados retrospectivos não randomizados. Os 142 estudos restantes foram observacionais, sem um grupo de comparação. Os estudos investigaram um amplo espectro de tratamentos antroposóficos em uma multiplicidade de doenças: 38 avaliaram todo o sistema de saúde antroposófico, 10 examinaram terapias não farmacológicas, 133 foram dedicados a extratos de *Viscum album* antroposófico em câncer, e 84 outros tratamentos com medicamentos antroposóficos. Dos 265 estudos, 253 (incluindo 32 dos 38 ensaios randomizados) descreveram um resultado positivo para tratamentos antroposóficos – significando um resultado comparável ou melhor do que com o tratamento convencional ou uma melhoria clinicamente relevante da condição, frequentemente em doenças crônicas e após tratamentos convencionais mal sucedidos. Doze estudos não encontraram nenhum benefício, um deles com uma tendência negativa para câncer de bexiga[16,51].

Pesquisa no Brasil

As experiências acadêmicas na Escola Paulista de Medicina da Universidade Federal de São Paulo (UNIFESP) geraram estudos pré-clínicos em toxicologia reprodutiva com os medicamentos *Viscum album* (mistletoe)[52] e *Bryophyllum pinnatum* (kalanchoe)[53], muito empregados em oncologia e saúde mental, respectivamente, pela medicina antroposófica. O instrumento de avaliação da empatia clínica foi validado para a língua portuguesa[54]. A experiência de ensino e pesquisa pelo Núcleo de Medicina Antroposófica (NUMA) do Departamento de Obstetrícia da UNIFESP foram relatados mais amplamente[55,56]. No Departamento de Neurologia e Neurocirurgia foi desenvolvido o ensaio clínico fase 2 aleatório, longitudinal, prospectivo, duplo-cego controlado por placebo, com intervenção paralela de quatro grupos do estudo. O objetivo primário era testar a eficácia do tratamento com antroposofia aplicada à saúde na dor em pacientes com síndrome pós-poliomielite (SPP). Cada grupo com 12 pacientes, totalizando um número de 48 pacientes, recebeu ao longo de 12 semanas a intervenção composta pelo uso diário de terapia medicamentosa tópica na forma de gel transdérmico para dor ou gel placebo. O gel transdérmico a 10% continha a composição *Arnica montana* D3, *Atropa belladonna* D3, *Aconitum napelus* D4, *Mandragora officinalis* D3, *Rhus toxicodendrum* D4 e *Hypericum perforatum* D3 e *Apis mellificum* D3. As terapias não medicamentosas foram aplicadas em dois grupos em 12 sessões semanais (terapia artística antroposófica, terapia externa antroposófica e método Padovan de reorganização neurofuncional) seguidas de 9 sessões semanais de aconselhamento biográfico para elevar a resiliência em relação a dor. O tratamento antroposófico multimodal apresentou segurança e eficácia como analgésico nos grupos que receberam as terapias não farmacológicas como uma intervenção independente, mas exibiu estas propriedades muito mais cedo quando associado ao gel transdérmico verdadeiro (GTV) em comparação com o gel placebo. Nos grupos que utilizaram o GTV, especialmente quando associado às terapias, houve uma melhoria tanto na qualidade de vida como no grau de resiliência. A utilização multimodal deste tratamento antroposófico, que combina terapia farmacológica tópica com não farmacológica, correspondeu ao padrão de melhor eficácia neste estudo, tanto para a redução da dor como para a melhoria da qualidade de vida e da resiliência. Embora este estudo tenha uma pequena amostra, o tamanho do efeito da amostra permitiu demonstrar o benefício desta abordagem complementar com ênfase na dor, na resiliência e na qualidade de vida[57]. O mesmo gel transdérmico mostrou benefícios no controle da dor na síndrome do túnel do carpo em estudo clínico no Departamento de Neurologia da UNESP de Botucatu[58].

Avaliações do sistema médico complexo antroposófico

Os maiores estudos clínicos sobre medicina antroposófica foram duas avaliações de sistemas, juntas consistindo em mais de 2.700 pacientes. O Estudo de Resultados da Medicina Antroposófica (*Anthroposophic Medicine Outcome Study* – AMOS) é um estudo de coorte observacional de pacientes ambulatórios alemães tratados por doenças mentais, musculoesqueléticas, respiratórias e outras condições crônicas. Participaram 150 médicos antroposóficos qualificados, 275 terapeutas e 1.631 pacientes de 1 a 75 anos de idade[59]. Na entrada do estudo, os pacientes tinham estado doentes por 3 anos (mediana) ou 6,5 anos (média). Após o tratamento antroposófico (terapia artística, massagem rítmica, euritmia terapêutica, aconselhamento médico, medicamentos antroposóficos), foram observadas melhorias substanciais e sustentadas dos sintomas da doença e da qualidade de vida. As melhorias foram encontradas em adultos e crianças em todos os grupos de modalidade de terapia e em todos os grupos de diagnóstico avaliável (distúrbios de ansiedade, asma, distúrbio de déficit de atenção/hiperatividade, depressão, dores lombares baixas, enxaqueca), e os efeitos foram mantidos após 4 anos. As melhorias na qualidade de vida foram pelo menos da mesma ordem de grandeza que as melhorias após outros tratamentos (não antroposóficos)[60].

Custo

Várias análises econômicas avaliaram os custos da medicina antroposófica. Elas apontam para uma estrutura de custos favorável e encontraram economia de custos em parte por causa de menores custos dos medicamentos, menos indicações de especialistas e menos dias de internação. Isso não pode ser explicado por uma redução da gravidade da doença – ao contrário, na maioria dos estudos, os pacientes tratados pela medicina antroposófica são mais severamente afetados ou têm estado doentes por um período mais longo antes de iniciar a terapia[61-65].

MEDICINA TRADICIONAL CHINESA, HOMEOPATIA E MEDICINA ANTROPOSÓFICA: CONSTRUINDO PONTES

A medicina tradicional chinesa (MTC) foi desenvolvida ao longo de muitos séculos. Já a homeopatia, com pouco mais de dois séculos de existência, foi formulada por Samuel Hahnemann e a medicina antroposófica (MA), que em 2020 celebra um século de existência, tem como base os trabalhos de Rudolf Steiner. Embora de origem diversa, essas medicinas têm elementos de convergência e somação.

Uma concepção vitalista (princípio vital responsável pela manutenção da saúde e da vida) pode ser identificada no *qi* ou *chi* da MTC, na força vital da homeopatia e no corpo etérico (ou organização vital) da MA[66].

A abordagem multidisciplinar da MA combina intervenção convencional, alguns produtos homeopáticos e fitoterápicos e medicamentos e terapias antroposóficos[67]. Em relação aos medicamentos, a MA e a homeopatia utilizam técnicas de dinamização e diversas matérias-primas em comum; porém, a atuação e a indicação da terapêutica medicamentosa são diferentes[68]. Tanto a MA como a MTC utilizam terapias não medicamentosas. Por exemplo, a massagem rítmica e os movimentos de euritmia na MA e o tuiná, shiatsu, qigong e tai chi na MTC[69].

Além da MTC, homeopatia e MA, sistemas médicos complexos como a ayurveda, unani e naturopatia também apresentam pontes entre si[69]. Dentre as similitudes que conectam essas medicinas, têm-se o tratamento individualizado e a promoção da saúde tanto curativa como preventiva[69]. E a inclusão da medicina complementar e alternativa no sistema de saúde tem sido objeto de avaliação, principalmente na redução de custos da assistência à saúde[70], assim como na redução de uso de antibióticos pelas estratégias de prevenção e tratamentos[71].

Portanto, a implementação, o acesso e o uso das práticas integrativas no sistema de saúde[72] poderão, a médio prazo, fornecer dados que evidenciem benefícios para os usuários e estimular os gestores a incluírem essas práticas em seus serviços.

CONSIDERAÇÕES FINAIS

A medicina antroposófica como terminologia internacional, e a antroposofia aplicada à saúde como terminologia do Ministério da Saúde no Brasil, incluindo sua natureza multiprofissional, é um exemplo de um sistema de tratamento multimodal baseado em um sistema médico complexo e um paradigma holístico do organismo, da doença e do tratamento – que pode ser totalmente integrado à medicina convencional nas práticas médicas em atenção primária e nos hospitais. Sua abordagem oferece grande ênfase à saúde individualizada e ao desenvolvimento global noo-psicossomática do paciente, empregando uma metodologia fenomenológica na compreensão do processo saúde-doença-tratamento. As pesquisas revelam grande aplicação prática nas áreas de oncologia, saúde da criança, saúde da mulher, saúde mental, imunologia, alergia e promoção da saúde demonstrando altos índices de segurança e uma boa relação custo-eficiência. A literatura internacional sobre regulamentação, pesquisa, capacitação assim como a representação oficial do movimento global da área está acessível no website da International Federation of Anthroposophic Medical Associations (IVAA) – https://www.ivaa.info. Como literatura em português o curso gratuito do Ministério da Saúde "Introdução às práticas integrativas e complementares: antroposofia aplicada à saúde", apresenta os conceitos fundamentais de forma acessível na plataforma de Ambiente Virtual de Aprendizado do SUS (AVASUS) que visa capacitar profissionais de saúde sobre a abordagem antroposófica e auxilia a inserção da Antroposofia aplicada à saúde nos serviços na Rede de Atenção à Saúde do SUS. Desde que foi lançado este curso de 80 horas, em março de 2016, mais de 9500 alunos se inscreveram, gerando mais de 8500 discussões e mais de 3.500 avaliações (https://avasus.ufrn.br; digitar "antroposofia" no campo de busca de cursos). Convidamos o leitor interessado na formação e na educação continuada deste importante sistema médico complexo – medicina antroposófica – a manter contato com a Associação Brasileira de Medicina Antroposófica, para maiores informações (http://abmanacional.com.br).

REFERÊNCIAS BIBLIOGRÁFICAS

1. Steiner R, Wegman I. Elementos fundamentais para uma ampliação da arte de curar segundo os conhecimentos da ciência espiritual, 4.ed. São Paulo: Antroposófica; 2015.
2. Kienle G, Albonico H, Baars E, Hamre HJ, Zimmermann P, Kiene H. Anthroposophic medicine: an integrative medical system originating in europe. Glob Adv Health Med. 2013;2(6):20-31.
3. Girke, M. Medicina interna. Fundamentos e conceitos terapêuticos da medicina antroposófica. 2. ed. Belo Horizonte: Associação Brasileira de Medicina Antroposófica; 2020.
4. Heusser, P. Anthroposophy and science: an introduction. New York: Peter Lang; 2016.
5. Baars EW, Kiene H, Kienle GS, Heusser P, Hamre HJ. An assessment of the scientific status of anthroposophic medicine, applying criteria from the philosophy of science. Complementary Therapies in Medicine. 2018;40:145-50.
6. Vagedes, J. Anthroposophic medicine: a multimodal medical system integrating complementary therapies into mainstream medicine. Complementary Therapies in Medicine. 2019;47:102151.
7. International Federation of Anthroposophic Medical Associations (IVAA). The system of anthroposophic medicine. Brussels: IVAA; 2014; 56p.
8. Benevides, I. Resultado do estudo de campo: a medicina e o médico antroposófico nas vozes de quatro gerações brasileiras distintas. In: Luz MT, Afonso VW, organizadores. Medicina Antroposófica como Racionalidade Médica e prática integral de cuidado à saúde. Juiz de Fora: UFJF; 2014, 195 p.
9. ABMA. Currículo internacional: Diretrizes para programas de pós-graduação em medicina antroposófica. Revista Arte Médica Ampliada. 2018;38(1).
10. Ghelman R. Abordagem da antroposofia na pediatria. J Manag Prim Health Care [Internet]. 2018;8(2):233-65.
11. Luz MT, Afonso VW (orgs.). Medicina antroposófica como racionalidade médica e prática integral de cuidado à saúde. Juiz de Fora: UFJF; 2014, 195 p.
12. Barros NF. A construção da medicina integrativa: um desafio para o campo da saúde. São Paulo: Hucitec; 2008.
13. Baars EW, Hamre HJ. Whole medical systems versus the system of conventional biomedicine: a critical, narrative review of similarities, differences and factors that promote the integration process. Evid Based Complem Altern Med. 2017:2017.
14. Kienle GS, Hamre HJ, Kiene H, Ostermann T. Methodological aspects of integrative and person-oriented health care evaluation. Complementary Medicine Research. 2017;24:23-8.
15. Kienle GS, Mussler M, Fuchs D, Kiene H. Individualized integrative cancer care in Anthroposophic medicine: a qualitative study of the concepts and procedures of expert doctors. Integr Cancer Ther. 2016;15(4):478-94.

16. Kienle G, Albonico HU, Baars E, Hamre HJ, Zimmermann P, Kiene H, et al. Anthroposophic medicine: effectiveness, utility, costs, safety. Stuttgart: Schattauer Verlag; 2006.
17. Kienle G, Glockmann A, Grugel R, Hamre HJ, Kiene H. Klinische Forschung zur Anthroposophischen Medizin–Update eines Health Technology Assessment- Berichts und Status Quo. Forschende Komplementärmedizin. 2011;18(5): 269-82.
18. Benevides I de A, Cazarin G, de Lima SFF. Antroposofia aplicada à saúde em dez anos da Política Nacional de Práticas Integrativas e Complementares: aspectos históricos e considerações para sua implementação. J Manag Prim Health Care [Internet]. 22° de agosto de 2018 [citado 2° de agosto de 2020];8(2):266-77.
19. Ghelman R, Hosomi, JK, Yaari, M, Castro, AV, Junior MP, Costa LAN, et al. Ficha clínica antroposófica do núcleo de medicina antroposófica da universidade federal de São Paulo – Escola Paulista de Medicina. Revista Arte Médica. 2012;32(1).
20. Burkhard G. Novos caminhos de alimentação, volumes 1, 2, 3 e 4, 2.ed. São Paulo: Antroposófica; 2019.
21. Moraes WA. Salutogêneses e autocultivo. Belo Horizonte: Associação Brasileira de Medicina Antroposófica; 2015.
22. Burkhard, G. Tomar a vida nas próprias mãos, 7ª ed. São Paulo: Antroposófica; 2019.
23. Justo AA, Burkhard G. Biografia e doença: abordagem biográfica de pacientes com doenças crônicas. São Paulo: Antroposófica; 2014.
24. Moraes WA. Medicina antroposófica: um paradigma para o século XII. Belo Horizonte: Associação Brasileira de Medicina Antroposófica; 2015.
25. Wolff O. A imagem do homem como base da arte médica: esboço de uma medicina orientada pela ciência espiritual –patologia e terapêutica vol II. São Paulo: Associação Beneficente Tobias/Associação Brasileira de Medicina Antroposófica; 1984. p. 611-21.
26. Bott V. Medicina ampliada: princípios da antroposofia nos cuidados integrativos em saúde. São Paulo: AAER/Ad Verbum; 2018
27. Ghelman R. Fenomenologia de Goethe aplicada. In: Dissociação entre o homem e natureza, reflexos no desenvolvimento humano. Anais da IV Conferência Brasileira de Agricultura Biodinâmica, USP. São Paulo: Antroposófica; 2001. p. 260-71.
28. Dam JD. O papel das aplicações externas na medicina moderna. Arte Med Ampl. 2008;28(1,2):22-5.
29. Pugliesi VEM, Ghelman R. Terapias externas antroposóficas: definições e revisão literária. Arte Médica Ampliada. 2017;37(3).
30. Hamre HJ, Glockmann A, Heckenbach K, et al. Use and safety of anthroposophic medicinal products: an analysis of 44,662 patients from the EvaMed Pharmacovigilance Network. Drugs – Real World Outcomes. 2017;4:199-213.
31. Gardin NE, Schleier R. Medicamentos antroposóficos: vademecum. São Paulo: João de Barro; 2009.
32. Meropol SB, Chen Z, Metlay JP. Reduced antibiotic prescribing for acute respiratory infections in adults and children. British Journal of General Practice. 2009;59(567):321-8.
33. Petersen I, Johnson AM, Islam A, Duckworth G, Livermore DM, Hayward AC. Protective effect of antibiotics against serious complications of common respiratory tract infections: retrospective cohort study with the UK General Practice Research Database. Brit Med J. 2007;335(7627):982-4.
34. Wise R, Hart T, Cars O. Antimicrobial resistance. Brit Med J. 1998;317(7159):609-10.
35. Schmitt J, Schmitt NM, Kirch W, Meurer M. Early exposure to antibiotics and infections and the incidence of atopic eczema: a population-based cohort study. Pediatric Allergy and Immunology. 2010;21(2):292-300.
36. Shaw SY, Blanchard JF, Bernstein CN. Association between the use of antibiotics in the first year of life and pediatric inflammatory bowel disease. Am J Gastroenterol. 2010;105(12):2687-92.
37. Andriashvili L, Karseladze R, Ulrich B. Anthroposophic aspects of bronchial asthma treatment in childhood. Georgian Med News. 2007;(144):43-8.

38. Hamre HJ, Witt CM, Kienle GS, Schnürer C, Glockmann A, Ziegler R, et al. Anthroposophic therapy for asthma: a two-year prospective cohort study in routine outpatient settings. J Asthma Allergy. 2009;2:111-28.
39. Greenlee H, DuPont-Reyes MJ, Balneaves LG, Carlson LE, Cohen MR, Deng G, et al. Clinical practice guidelines on the evidence-based use of integrative therapies during and after breast cancer treatment. Cancer J Clin. 2017;67:194-232.
40. Templeton AJ, Thurlimann B, Baumann M, Mark M, Stoll S, Schwizer M, et al. Cross-sectional study of self-reported physical activity, eating habits and use of complementary medicine in breast cancer survivors. BMC Cancer. 2013;13:153.
41. Schad F, Thronicke A, Merkle A, Steele ML, Kroz M, Herbstreit C, et al. Implementation of an integrative oncological concept in the daily care of a German certified breast cancer center. Complementary Medicine Research. 2018;25(2):85-91.
42. Büssing A. Induction of apoptosis by the mistletoe lectins: a review on the mechanisms of cytotoxicity mediated by Viscum album L. Apoptosis. 1996;1:25-32.
43. Kleijnen J, Knipschild P. Mistletoe treatment for cancer: review of controlled trials in humans. Phytomedicine. 1994;1:255-60.
44. Tröger W, Zdrale Z, Tisma N, Miodrag M. Additional therapy with a mistletoe product during adjuvant chemotherapy of breast cancer patients improves quality of life: an open randomized clinical pilot trial. Evidence-Based Complementary and Alternative Medicine. 2014;2014:9.
45. Longhi A, Reif M, Mariani E, Stefano F. A randomized study on postrelapse disease-free survival with adjuvant mistletoe versus oral etoposide in osteosarcoma patients. Evidence-Based Complementary and Alternative Medicine. 2014;2014:9.
46. Tröger W, Galun D, Reif M, Schumann A, Stanković N, Milićević M. *Viscum album* [L.] extract therapy in patients with locally advanced or metastatic pancreatic cancer: a randomised clinical trial on overall survival. European Journal of Cancer. 2013;49(18):3788-97.
47. Lyman GH, Bohlke K, Cohen L. Integrative therapies during and after breast cancer treatment: ASCO Endorsement of the SIO Clinical Practice Guideline Summary. J Oncol Pract. 2018;14(8):495-9.
48. Hamre HJ, Witt CM, Glockmann A, Ziegler R, Willich SN, Kiene H. Eurythmy therapy in chronic disease: a four-year prospective cohort study. BMC Public Health. 2007;7:61.
49. Hamre HJ, Witt CM, Glockmann A, Ziegler R, Willich SN, Kiene H. Anthroposophic art therapy in chronic disease: a four-year prospective cohort study. Explore NY. 2007;3(4):365-71.
50. Hamre HJ, Witt CM, Glockmann A, Ziegler R, Willich SN, Kiene H. Rhythmical massage therapy in chronic disease: a 4-year prospective cohort study. J Altern Complement Med. 2007;13(6):635-42.
51. Hamre HJ, Witt CM, Glockmann A, Tröger W, Willich SN, Kiene H. Use and safety of anthroposophic medications in chronic disease: a 2-year prospective analysis. Drug Saf. 2006;29(12):1173-89.
52. Ghelman R, Nakamura MU, Kulay J. Ação do *Viscum album* sobre a prenhez da rata albina (Rattus norvegicus albinus, Rodentia mammalia). Genetics and Molecular Biology. 2005;28:278.
53. Hosomi JK, Ghelman R, Quintino MP, de Souza E, Nakamura MU, Moron AF. Effects of chronic Bryophyllum pinnatum administration on Wistar rat pregnancy. Forsch Komplementmed. 2014;21(3):184-9.
54. Brooke MS, Nakamura MU, Hosomi JK, Ribeiro MC, Sass N. Translation and validation of Warmometer, a tool for assessing warmth in patient-provider relationships, for use in Brazilian Portuguese. Sao Paulo Med J. 2018;136(3):192-9.
55. Barreto AF, Ghelman R, Barros NF, Pelizzoli ML, Cavalcanti F, Augusto A, et al. Práticas integrativas em saúde: Proposições teóricas e experiências na saúde e educação, vol. 1, 1. ed. Recife: UFPE, 2014. 345p.

56. Nakamura MU, Hosomi JK, Morais MM, Follador E, Benevides I. Assistência pré-natal multimodal com orientação integrativa: a experiência de 10 anos do Núcleo de Medicina Antroposófica da Universidade Federal de São Paulo. Journal of Management & Primary Health Care. 2017;8(2):162-80.
57. Ghelman R, Akiyama IY, de Souza VT, Falcão J, Orgolini V, Hosomi JK, et al. A twelve-week, four--arm, randomized, double-blind, placebo-controlled, phase 2 prospective clinical trial to evaluate the efficacy and safety of an anthroposophic multimodal treatment on chronic pain in outpatients with post polio syndrome. Brain Behav. 2020;10(4):e01590.
58. Resende LSRE, Luvizutto G, Ghelman R, Oliveira ASB. Anthroposophical medicine for treating carpal tunnel syndrome. J Neuroscience and Neurological Surg. 2020;6:1-6.
59. Hamre HJ, Becker-Witt C, Glockmann A, Ziegler R, Willich SN, Kiene H. Anthroposophic therapies in chronic disease: the Anthroposophic Medicine Outcome Study (AMOS). Eur J Med Res. 2004;9(7):351-360
60. Hamre HJ, Glockmann A, Tröger W, Kienle GS, Kiene H. Assessing the order of magnitude of outcomes in single-arm cohorts through systematic comparison with corresponding cohorts: an example from the AMOS study. BMC Med Res Methodol. 2008;8:11.
61. Hamre HJ, Witt CM, Glockmann A, Ziegler R, Kienle GS, Willich SN, et al. Health costs in patients treated for depression, in patients with depressive symptoms treated for another chronic disorder, and in non-depressed patients: a two-year prospective cohort study in anthroposophic outpatient settings. Eur J Health Econ. 2010;11(1):77-94.
62. Hamre HJ, Witt CM, Glockmann A, Ziegler R, Willich SN, Kiene H. Health costs in anthroposophic therapy users: a two-year prospective cohort study. BMC Health Services Research. 2006;6:65.
63. Studer HP, Busato A. Comparison of Swiss basic health insurance costs of complementary and conventional medicine. Forsch Komplementmed. 2011;18(6):315-20.
64. Studer HP, Busato A. Development of costs for complementary medicine after provisional inclusion into the Swiss basic health insurance. Forsch Komplementmed. 2011;18(1):15-23.
65. Kooreman P, Baars EW. Patients whose GP knows complementary medicine tend to have lower costs and live longer. Eur J Health Econ. 2012;13(6):769-76.
66. Teixeira MZ. Vitalist medical anthropology: a broadening to the understanding of the human illness process/Antropologia medica vitalista: uma ampliação ao entendimento do processo de adoecimento humano. Rev Med (São Paulo). 2017;96(3):145-58.
67. IVAA. The system of anthroposophic medicine [Internet]. IVAA, editor. Brussels; 2014. 57 p. [citado em 23 fev. 2021]. Disponível em: https://www.ivaa.info/fileadmin/user_upload/pdf/brochures_and_books/The_system_of_Anthroposophic_Medicine_2014.pdf
68. Magalhães JC, Gardin NE, Nakamura MU. Medicamentos antroposóficos e homeopáticos: semelhanças e diferenças. Arte Med Ampl. 2018;38(2):67-79.
69. Baars EW, Hamre HJ. Whole medical systems versus the system of conventional biomedicine: a critical, narrative review of similarities, differences, and factors that promote the integration process. Evid Based Complement Altern Med. 2017;2017:4904930.
70. Baars EW, Kooreman P. A 6-year comparative economic evaluation of healthcare costs and mortality rates of Dutch patients from conventional and CAM GPs. BMJ Open. 2014;4:e005332.
71. Baars EW, Zoen EB Van, Breitkreuz T, Martin D, Matthes H, Schoen-Angerer T Von, et al. The contribution of complementary and alternative medicine to reduce antibiotic use: a narrative review of health concepts, prevention, and treatment strategies. Evid Based Complement Altern Med. 2019;2019:5365608.
72. Ruela LO, Moura CC, Gradim CVC, Stefanello J, Iunes DH, do Prado RR. Implementation, access and use of integrative and complementary practices in the unified health system: A literature review. Cienc Saúde Coletiva. 2019;24(11):4239-50.
73. Rohen JW, Yokochi C, Lutjen-Drecoll E. Anatomia humana: atlas fotográfico de anatomia sistêmica e regional, 8.ed. Barueri: Manole; 2016.

SEÇÃO III

PRÁTICAS INTEGRATIVAS E COMPLEMENTARES NÃO FARMACOLÓGICAS: PRÁTICAS MENTE-CORPO

15
Relações entre corpo e mente

Renata Fáro Guerra (Akhila)
Cíntia Bloise Hochmüller (Dayita)

INTRODUÇÃO

Neste capítulo, abordaremos sobretudo a relação entre corpo e mente, apoiada nas evidências dessa profunda interconexão, ampliando a necessidade de um olhar mais integrado para o ser humano em uma perspectiva biopsicossocioespiritual. A unidade corpo-mente é o fio condutor para investigarmos o elevado grau de inteligência e sabedoria que o ser humano tem dentro de si. Entende-se "corpo" aqui referindo-se às sensações corporais e emoções; mente referindo-se aos pensamentos e processos cognitivos, como Damásio[1] sugere: duas manifestações aparentemente separadas de um organismo que é integrado. O coração, para além de um órgão essencial à nossa vida, com seus quatro circuitos elaborados de conexões fazem a comunicação entre coração e cérebro: neurológico – através de impulsos nervosos; bioquímico – com neurotransmissores e produção de hormônios; biofísico – através da pressão e ritmo cardíaco; e energético – via campo eletromagnético. Corpo e mente, coração e cérebro interagem entre si e se afetam mutuamente. Mais do que interligados, acreditamos que são mais bem compreendidos quando considerados também formando a unidade funcional corpo-coração-mente.

A cultura tem grande influência na percepção de si e da realidade que nos cerca. Em uma época mais remota, quando éramos caçadores-coletores, tínhamos muito mais necessidade de estarmos conectados e atentos às nossas sensações internas e aos nossos sentidos por uma questão básica de sobrevivência. Nessa época era necessária uma aguçada percepção das sensações corporais e sentidos. Saber se o fruto era venenoso, o que era comestível, estar atento ao mínimo barulho suspeito no ambiente determinavam a sobrevivência. A evolução para a era agrícola e depois industrial nos forneceu a capacidade de evolução para as grandes cidades e a sociedade atual, com mais proteção e comodidade.

Na era atual, temos oferta abundante de comida e de tudo o que é importante para a sobrevivência. Mas o que perdemos nesse caminho? O quanto a falta de estarmos conectados profundamente aos sinais internos do nosso corpo e externos do ambiente nos deixa a amarga herança de desconexão, isolamento e a construção de um estilo de vida antinatural? Certamente essa perda de acesso ao que é nosso referencial interno, nossa bússola mais confiável, nos levou a um caminho que excluiu nossa capacidade instintiva inata e deflagrou um ser humano cada vez mais desconectado de si mesmo, resultado de uma sociedade adoecida. E isso é mais agravado hoje que estamos vivendo a era do imediatismo, das relações momentâneas, do consumo compulsivo, em um ritmo desenfreado e desumano. Tudo isso nos leva, mais cedo ou mais tarde, ao vazio existencial. Estamos aprisionados em nossos corpos, já não somos mais livres e espontâneos, e, para retomar a estrada de volta, precisamos trilhar o caminho da autoconsciência, que nos direciona para o sentido da vida, para a qualidade de presença, percepção de si e do senso subjetivo de realidade do mundo que nos cerca, melhorando nossa capacidade de conexão e de construir relacionamentos íntimos.

HISTÓRICO

A relação corpo-mente vem sendo discutida desde a Antiguidade. Pensadores importantes para a humanidade destinaram sua atenção para este tema. Hipócrates (460 a 370 a.C.) defendeu a ideia do ser humano como uma unidade funcional, em que a psique teria uma função reguladora sobre o corpo. Já Platão foi precursor do dualismo, abrindo o caminho para Descartes (século XVII), que trouxe a visão do corpo como uma máquina, fazendo a separação enfática do pensamento *versus* matéria. Em seguida, Johann Heiroth (século XVIII), durante a corrente do Vitalismo, cunhou os termos psicossomático (1818), que aponta para adoecimento da mente causando sintomas somáticos, e somatopsíquico (1828), trazendo a visão de que o corpo também pode influenciar a mente[2]. Sigmund Freud (1856-1939), pai da psicanálise, trouxe as emoções como peça central de sua investigação dos estados psicopatológicos e, embora tenha observado que o primeiro ego a se formar é um ego corporal[2], a intervenção proposta por ele foi exclusivamente mental. O pensamento dualista que separa corpo e mente dominou a cultura ocidental, principalmente após Descartes, e ainda percebemos suas marcas na nossa cultura atual. Recentemente, com os avanços da neurociência e da ciência contemplativa, alguns elementos já muito conhecidos pela cultura oriental, como meditação e a utilização de práticas de integração corpo-mente para manutenção da saúde, começaram a abrir caminho para a visão mais integrada do ser humano, que o considera um ser inteiro constituído de suas várias dimensões, assumindo o contexto biopsicossocioespiritual.

CONSCIÊNCIA CORPORAL

E como desenvolver a percepção dos sinais do corpo? A maneira mais eficaz parece ser aprimorar a consciência corporal, que pode ser compreendida como um aspecto da percepção sensorial dos estados fisiológicos do corpo (abarcando emoção e dor), um conjunto interativo originado por múltiplos fatores como: crenças, experiências passadas e memórias, expectativas, ações (incluindo movimento), atenção, interpretação, avaliação, condicionamentos, atitudes e afetos, moldados pelo contexto social e cultural de cada indivíduo[4].

Um dos recursos da consciência corporal é a sensopercepção. Podemos lembrar facilmente de sentirmos um "frio na barriga", por exemplo em situações de medo ou quando estamos apaixonados. Como afirma Peter Levine, a sensopercepção é o meio pelo qual você pode ouvir sua voz instintiva[5]. Ouvir essa voz nos ajuda a tomarmos melhores decisões de forma mais rápida e simples, antes mesmo de pensarmos amplamente sobre a situação em questão.

Nessa mesma linha, Antonio Damásio trouxe a teoria do marcador somático, que defende que a emoção é parte integrante do processo de escolha e marca certos aspectos de uma situação ou certos resultados de possíveis ações. Tal marcação nos fornece uma informação que podemos perceber como "intuição" ou "instinto". A capacidade que temos de reconhecer sinais internos do corpo está intimamente associada à autorregulação do comportamento nas diversas situações do cotidiano, acompanhada de alterações somáticas e fisiológicas que dão origem aos "marcadores somáticos". Essa visão coloca sobretudo a evidente importância de nossa intuição para as tomadas de decisões com as qual deparamos, especialmente em situações de incerteza, diante de vários cenários, em que somos convidados a decidir de acordo com nosso livre arbítrio[6]. Dentre os múltiplos fatores que influenciam na percepção do corpo, das emoções e da forma como vemos o mundo, os eixos coração-cérebro e cérebro-intestino no sistema já têm muitas evidências científicas e podem contribuir para elucidação da rica interação corpo-mente.

Eixo coração-cérebro

O coração, além de atuar como uma bomba que garante o bombeamento de sangue para o corpo, também é considerado um centro de processamento de informações altamente complexo e sensível às emoções, possui seu próprio "cérebro funcional", tem comunicação e influencia o cérebro através do sistema nervoso. Essa comunicação bidirecional entre coração e cérebro tem sido chamada de eixo coração-cérebro. As influências do coração afetam a função cerebral, como a cognição e o comportamento humano.

Dentre os diversos parâmetros da função cardíaca que foram testados como marcadores de saúde ou doença, a variabilidade da frequência cardíaca (VFC) parece ser o mais fidedigno. A baixa VFC está associada ao aumento do risco de inúmeras causas de mortalidade e tem sido proposta como marcador de doença[7], assim como uma VFC mais alta está associada a maior resiliência, melhor autorregulação e cognição[8]. As entradas neuronais ascendentes do coração em estruturas cerebrais subcorticais (emocionais) e corticais (cognitivas) modulam a função cortical, afetam a experiência emocional e a capacidade de autorregulação. Pelos padrões dos ritmos do coração (VFC) são transmitidas informações que comunicam os estados emocionais do momento. Emoções positivas, mesmo que intencionalmente ativadas, têm influência positiva na VFC e na capacidade de autorregulação[9]. A VFC está relacionada à atividade do córtex pré-frontal[10] e este foi inversamente associado à atividade em estruturas subcorticais como a amígdala[11].

Eixo intestino-cérebro

Recentemente foi descoberto que há cerca de 500 milhões de neurônios no intestino, além de cerca de 100 trilhões de bactérias, quantidade dez vezes superior ao número de células do corpo. A comunicação bidirecional entre o cérebro e o trato gastrointestinal, chamada "eixo cérebro-intestino", baseia-se em um sistema complexo, incluindo o nervo vago, sistemas imunológico, endócrino e humoral, somados à influência da microbiota intestinal, a fim de regular a homeostase gastrointestinal e conectar áreas cerebrais emocional e cognitiva com funções intestinais[12-14]. A desregulação e as anormalidades no eixo cérebro-intestino, particularmente a microbiota prejudicada, contribuem para múltiplos distúrbios neurológicos, psiquiátricos e psicológicos, como para a patogênese da esquizofrenia e transtorno depressivo maior[15]. Vários sistemas somam-se para a construção da função que pode perceber o todo de forma integrada, ou seja, interagem a serviço de estruturar nossa consciência.

CONSCIÊNCIA

A consciência pode ser definida selecionando vários atributos inter-relacionados, como consciência autorreflexiva, atenção, memória, percepção e excitação, que foram ordenados em uma hierarquia funcional com o lobo frontal, área cerebral necessária para os atributos mais sofisticados.

O sulco central talvez seja a divisão funcional mais importante no neocórtex, pois separa o lobo frontal dos três córtices posteriores, o temporal, occipital e parietal, que serão referidos conjuntamente como TOP. As funções do TOP são principalmente percepção, aprendizado e memória. Além de todas as modalidades sensoriais, assimila as informações sensoriais decodificadas primeiro no córtex primário e é considerado a sede de armazenamento da memória de longo prazo, enquanto o lobo frontal não recebe entrada sensorial direta nem armazena memória de longo prazo. O córtex pré-frontal está envolvido na integração de informações perceptivas, na formulação de planos e estratégias para comportamento apropriado em cada situação[16]. Pode-se dizer que a consciência é um grande mistério. António Damásio questiona o que são as bases neurais do estado do corpo no cérebro e o que envolve e abarca o fenômeno da consciência. Para Damásio, a regulação da vida é perfeitamente possível sem a consciência. No entanto, a consciência nos dá a vantagem de aumentar nosso alcance no mundo e nos faz ser capazes de desenvolver o interesse em algo, sobretudo o autointeresse, além de permitir sair do automatismo por meio de reações inéditas e criativas para situações para as quais o organismo não foi preparado para se ajustar[1].

Estados alterados de consciência

Todo o sistema da essência do yoga e da meditação, por meio de seus conhecimentos milenares, busca gerar o entendimento do corpo-mente, atentando para algo que está além e é imutável. Desde o nascimento à morte, estamos acumulando conceitos, conteúdos psicossocioculturais que geram os padrões repetitivos que nos afastam desse entendimento. Ficamos identificados com estampas que sugerem quem somos e esquecemos que, se caminharmos em direção a esse espaço entre e além do self e do corpo-coração-mente, podemos abrir essa dimensão da consciência, que tem infinitas possibilidades.

Para muitos místicos, mestres espirituais, assim como para Osho, toda e qualquer mudança que podemos fazer é periférica; no nosso centro, o ser permanece o mesmo. Nada muda[17]. À medida que podemos olhar, experienciar algo maior que o nosso eu, somos apresentados a um estado de reverência e podemos entrar em estados alterados de consciência. Do ponto de vista neural, os estados alterados de consciência são relacionados à desregulação transitória do córtex pré-frontal. Podemos considerar exemplos de estados alterados de consciência: sonho, meditação, hipnose e estados induzidos por drogas. Esses estados alterados compartilham características cuja regulação é exercida pelo córtex pré-frontal, como desinibição de restrições sociais, distorções no tempo ou alteração na atenção focada. Dietrich propôs que a diferença fenomenológica entre os estados alterados de consciência está relacionada à ativação dos diferentes circuitos do córtex pré-frontal dorsolateral[16].

Durante o trabalho corporal, a respiração consciente com maior quantidade de ar também pode levar a um estado alterado de consciência. Assim como a conexão consigo dentro do contexto meditativo, pode levar a um senso de união e conexão, que transcende o senso de unidade do eu, que, por ser transitório, não caracteriza uma condição patológica e sim uma vivência de contato com o transcendente.

INTERVENÇÕES CORPO-MENTE

Os avanços científicos têm possibilitado verificar inúmeros benefícios dos tratamentos integrados entre a medicina convencional e as práticas integrativas e complementares. Em 2017[18], foram inseridas mais 14 práticas integrativas no Sistema Único de Saúde (SUS), dentre elas a bioenergética, que citamos aqui, com a terapia corporal meditativa (TCM), trabalho desenvolvido pelas autoras, para explorarmos a interação corpo-mente.

Bioenergética

Wilhelm Reich (1897-1957), analista austro-húngaro, desenvolveu a técnica de análise do caráter baseada na observação de aspectos corporais integrados aos padrões de comportamento do paciente, inaugurando a terapia corporal. A partir desse legado, apoiado também nas observações físicas, Alexander Lowen criou a análise bioenergética, um método que compreende a personalidade humana a partir do corpo e de seus processos energéticos.

O processo terapêutico da análise bioenergética considera e investiga o histórico de vida do sujeito desde a infância, para uma melhor compreensão de si mesmo, principalmente daquilo que foi anulado ou mal elaborado, conectado às informações que estão registradas e podem ser sentidas e percebidas no corpo[19]. Utiliza exercícios corporais para resgatar o livre fluxo das sensações, a naturalidade da expressão nos movimentos, em uma manifestação de um corpo-mente gracioso, expressivo e saudável. Os componentes básicos da bioenergética são a respiração, os sentimentos e emoções, o *grounding*, as vibrações corporais e o aprofundamento dessas vibrações para que subam pelo corpo todo[20].

O propósito da bioenergética também é trabalhar as tensões corporais, denominadas couraças, que interrompem o fluxo natural da energia no corpo e, de forma integrada, expressar e compreender os processos psíquicos que estão condicionados nessa rigidez, direcionando o resultado dessa abertura para a tomada de consciência e crescimento[21].

A rigidez e tensão muscular crônica, provenientes de situações emocionais mal resolvidas, reduzem a vitalidade da pessoa, rebaixando sua energia. Todo estresse produz um nível de tensão corporal que pode resultar em um endurecimento muscular que bloqueará algum movimento natural e espontâneo[22].

Podemos dividir em três passos o caminho da autodescoberta proposto pela terapia bioenergética: a autopercepção consciente, em que o indivíduo possa sentir seu corpo e perceber as sensações que vem dele; a autoexpressão, em uma liberdade de livrar-se das repressões, descarregando e reelaborando; e o autodomínio, em que o estar em contato verdadeiro consigo, percebendo o que sente, comunicando de forma apropriada, permite a autoaceitação e um verdadeiro resgate do seu ser[23].

Grounding

Uma das maiores contribuições dessa terapia corporal, além de dar mais ênfase para a medicina psicossomática, é ter se desenvolvido no eixo vertical – do chão para cima.

O *grounding* é um processo energético em que há um fluxo de excitação ao longo do corpo, da cabeça aos pés. Esse fluxo de excitação está intimamente ligado à respiração, que, quando solta e profunda, permite que essa excitação flua livremente, trazendo sensibilidade para seu corpo, sua sexualidade e para o chão ao qual você está apoiado. E quando esse fluxo está bloqueado ou é restrito, a pessoa não é capaz de sentir esse fluxo de excitação que pulsa da cabeça aos pés e como um pêndulo voltando para cima dos pés à cabeça, excitando os segmentos corporais: cabeça, coração, órgãos genitais e pernas. Estar em *grounded* também revela o grau de maturidade e independência, e da mesma forma a posição ereta simboliza uma posição mais adulta do que a deitada em uma cama, que traz uma qualidade mais infantil[23]. Quando estamos em conexão com o chão, estamos em contato com a terra que é a fonte desse enraizamento e sustentação. Nessa perspectiva, é possível dizer que a pessoa que está em *grounded* passa a pensar e sentir com o seu corpo inteiro[20].

Exercício bioenergético

Exercício básico de vibração e *grounding*

Nesse exercício você deve ficar em pé, com os pés afastados e os dedos levemente voltados para dentro, alongando a musculatura das nádegas (Figura 1). Incline-se à frente encostando as pontas dos dedos das suas mãos no chão. Não coloque nenhum peso nas mãos; deixe que o peso fique totalmente nos pés. A cabeça deve ficar suspensa, sem tensão. Respire vagarosa e profundamente pela boca. Inicie com os joelhos levemente flexionados e,

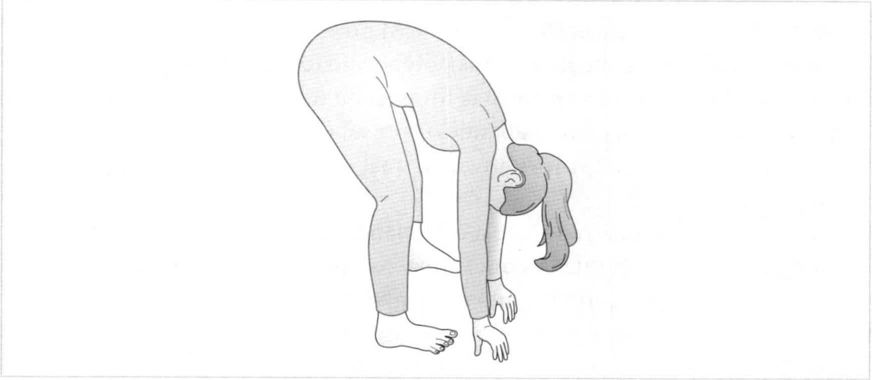

Figura 1 Vibração e *grounding*[22].

lentamente, permita ir estendendo as pernas, investigando a sensação das vibrações. Lembre-se de não esticar e travar os joelhos, empurrando-os para trás. Você pode ficar nessa posição por 1 minuto. Observe se a sua respiração está acontecendo com naturalidade, se você sente alguma vibração nas pernas e qual a qualidade dela.

A bioenergética trouxe uma enorme contribuição para a compreensão e intervenções corpo-mente, promovendo o resgate da vitalidade e equilíbrio da saúde global. Nessa mesma linha, a TCM traz a bagagem dessa intervenção e inclui novas dimensões para o cuidado integral do ser humano.

Terapia corporal meditativa

A TCM é um trabalho terapêutico que está ancorado na bioenergética de Alexander Lowen e avança integrando o contexto meditativo e o olhar atual da neurociência, com destaque para a interocepção sobre a relação corpo-mente. A TCM utiliza exercícios corporais terapêuticos dentro de uma atmosfera e intervenção meditativa, ou seja, explora o relaxamento, a observação e o não julgamento durante todo o processo. O indivíduo é guiado para a percepção das sensações corporais, estimulado a respirar de forma consciente, a expressar qualquer tipo de emoção que esteja vivenciando e, com a condução do terapeuta, é convidado a relacionar as informações oriundas do corpo-coração-mente, com os padrões de comportamento e postura diante da vida. Esse processo, que acontece dentro de um ambiente seguro e acolhedor, dá suporte para o indivíduo incorporar recursos que lhe auxiliam no enfrentamento dos conflitos psíquicos internos e externos. A TCM visa à promoção da saúde de forma integral, com ênfase nos âmbitos da intimidade, sexualidade, criatividade e transcendência.

Partindo da consciência corporal, a TCM pode ser uma potente ferramenta para além do reconhecimento de suas potencialidades e dificuldades, avançando também para encontrar respostas íntimas de transformação para abertura de mais espaço interno, com qualidade de presença que pode dar acesso ao que chamamos de consciência meditativa, na qual é possível a desidentificação do corpo-coração-mente.

Estudos têm demonstrado que a consciência corporal ajuda na melhor tomada de decisão, conceituada como uma competição entre processos cognitivos e emocionais no cérebro, que pode acontecer de forma mais integrada. Estar conectado com os sinais do corpo, com a intuição, com a interocepção, nos ajuda na escolha de opções mais vantajosas[24,25].

Por meio de estudos experimentais controlados, também foram observadas alterações fisiológicas durante e após intervenções corpo-mente, como melhora do tônus vagal cardíaco e função cardiovascular, modulação de respostas neuroendócrinas, respostas imunes e respostas inflamatórias. Esses resultados são consistentes com a ideia de que essas terapias favorecem a homeostase e a saúde de uma forma mais ampla. Em nível cerebral, as intervenções corpo-mente atuam em uma rede cortical funcional de estruturas frontotemporais que inclui o córtex cingulado anterior, o córtex pré-frontal e ínsula, representando o principal substrato neurofisiológico que envolve autorregulação fisiológica e controle cognitivo[26].

A consciência corporal é composta por três dimensões principais: a propriocepção (capacidade em reconhecer a localização espacial do corpo, percebendo as articulações e tensões musculares), a interocepção (percepção dos sinais vindos da parte interna do corpo, das vísceras, que também incluem o toque afetivo e o frio na barriga, por exemplo) e atenção plena (atenção no momento presente sem julgamentos)[4]. A TCM pode promover melhorias em cada uma dessas dimensões. Dessa forma, pode contribuir e incrementar a regulação afetiva por meio do que podemos chamar de "cognição corporificada", a percepção do reflexo das crenças, pensamentos e emoções no corpo. Há uma relação recíproca entre a percepção corporal e a forma como a informação emocional é processada[4]. Perceber quais sensações físicas são o aspecto sensorial de cada emoção pode ajudar a lidar com elas de forma mais inteligente.

Corpo e emoções

As emoções, quando bem reguladas, dão o tom de cada momento da nossa vida, têm a função de assegurar nossa sobrevivência e nosso bem viver. As tensões musculares crônicas que restringem nossa vitalidade e expressão se desenvolvem na infância, em virtude do controle da expressão de emoções com intensidade forte, como medo, tristeza, raiva, desejo sexual, assim como alegria e prazer, sempre que o contexto a sua volta for desfavorável. Ao reprimirmos os sentimentos, também diminuímos nossa força vital.

O processo emocional ativa áreas cerebrais relacionadas ao controle motivacional, memória, cognição, sistema nervoso autônomo e homeostase. As emoções em geral acontecem com respostas endócrinas, autônomas e motora-esqueléticas que preparam o corpo para agir[27].

Cada emoção tem suas peculiaridades e age no nosso corpo-mente de um jeito singular, alterando a fisiologia e promovendo contração de grupos musculares específicos que culminam em uma atitude ou postura corporal. Poder perceber essas alterações somáticas pertencentes a cada emoção amplia a consciência e permite melhor regulação emocional. Além disso, auxilia na abordagem terapêutica, contribuindo para a observação, o entendimento e a ação que visa restaurar a saúde do paciente.

Apresentamos como cada emoção atua no corpo-coração-mente do ponto de vista bioenergético e cerebral, mas esse fenômeno ainda está distante de ser totalmente compreendido.

Alegria

A emoção alegria nos convida a "sair do chão". Muitas vezes podemos nos sentir flutuando, ou simplesmente termos a vontade de pular ou dançar. A alegria é muito natural de ser observada, por exemplo, nas crianças pequenas e nos filhotes de animais. Essa emoção é mais facilmente experienciada em um corpo que possui liberdade interior, ou seja, com a livre expressão das emoções e circulação do fluxo energético. A capacidade de autoexpressão está diretamente relacionada com nossa possibilidade de sentir prazer e alegria. Quando essa capacidade está restringida, a própria potência de vivenciar essa emoção também fica comprometida[19].

Um estudo mostrou que a alegria induzida, ou seja, provocada pela identificação de expressões faciais de felicidade, de prazer sexual, de imagens agradáveis ou recordação de momentos felizes, provocou a ativação dos gânglios basais, incluindo putâmen e estriado ventral. É importante lembrar que os gânglios basais são ricamente inervados por neurônios dopaminérgicos do sistema mesolímbico (relacionado à geração de prazer) e do sistema dopaminérgico do núcleo do estriado ventral. A dopamina atua através de receptores opioides e gabaérgicos no córtex orbitofrontal, no estriado ventral e na amígdala[28].

O processo da terapia corporal "abre caminho" para a autoexpressão, principalmente pelo resgate dos movimentos corporais espontâneos e expressão da voz/sons, assim como demonstração de sentimentos, pensamentos e escolhas verdadeiras de cada um, permitindo assim a experimentação da alegria e prazer de forma plena. A alegria é uma emoção da inocência. Resgatar o caminho da alegria pode nos levar a uma sensação de ascensão, trazendo uma conexão com o sentimento de unidade, na qualidade do que é transcendente.

Tristeza

A expressão mais comum da tristeza é o choro. O ato de chorar relaxa o corpo, aliviando as tensões, e facilita que a respiração se torne mais profunda e plena; ajuda no descongelamento emocional e na abertura para a vida. No entanto, na nossa cultura, uma livre expressão do choro muitas vezes é entendida como demonstração de fraqueza ou de imaturidade.

A tristeza ativa áreas centrais, como os giros occipitais medial e inferior, giro fusiforme, giro lingual, giros temporais póstero-medial e superior e amígdala dorsal, ressaltando-se, também, a participação do córtex pré-frontal dorsomedial, além de desativação do córtex pré-frontal direito e parietal inferior e diminuição do metabolismo da glicose no córtex pré-frontal. Apesar de a tristeza ser uma emoção muito comum ao estado depressivo, a primeira é considerada fisiológica, enquanto a segunda é patológica, e dessa forma, se manifesta de forma diferente no sistema nervoso central. Um estudo mostrou importante ativação do córtex cingulado subcaloso, principalmente na região cingulada anterior subgenual/ventral após a indução de tristeza nos indivíduos normais (não deprimidos), ao passo que, nos pacientes com depressão clínica, notou-se hipometabolismo ou hipoperfusão no córtex cingulado subcaloso[27].

O julgamento negativo e/ou uma ação repressora sobre o ato de chorar podem ter um efeito sobre o corpo, deixando-o contraído e com respiração curta, acompanhado de uma tensão diafragmática importante que dificulta a livre expressão do choro que vem do "fundo da barriga". Umas das tarefas fundamentais do processo terapêutico corporal é ajudar o paciente nessa entrega de chorar plenamente.

Durante as sessões de terapia corporal meditativa, podemos observar claramente os resultados de quando essas necessidades da liberação natural da emoção tristeza e dor foram mal elaboradas, reprimidas e bloqueadas. Nesse caso, o corpo-coração-mente foi condicionado para não sentir. Identificamos pessoas com alto grau de resistência, comprometidas a manter protegidos os núcleos mais profundos dos seus sentimentos. Muitas dessas pessoas podem apresentar comportamentos compulsivos alimentares e em algumas podemos perceber camadas de gordura nos seus corpos, escondendo e abafando suas emoções. Geralmente estão estagnadas em algum ponto da vida que não conseguem ter ou manter a vitalidade necessária para agir. A intervenção terapêutica corporal, principalmente por meio dos exercícios que trabalham com a respiração, tem auxiliado as pessoas a expressar e acolher esses sentimentos. E quando há a permissão para os sentimentos de dor e tristeza virem à tona, percebemos claramente a volta dos movimentos mais graciosos no corpo, que ficam mais relaxados, abertos, olhos mais vivos e presentes, com mais disponibilidade para o riso e o prazer.

Medo

O medo é uma emoção essencial para nossa sobrevivência, com a função de nos proteger do perigo e nos manter em segurança. No entanto, quando ficamos cronicamente com medo, nosso corpo-mente pode entrar em uma espécie de congelamento que nos impede de sentirmos as demais emoções em sua totalidade. Todo músculo cronicamente tenso é um músculo que contém medo. Podemos notar um corpo amedrontado pela contração do maxilar para frente, olhos arregalados, ombros erguidos e rigidez do corpo todo[19].

Do ponto de vista cerebral, sabe-se que amígdala e hipotálamo estão estreitamente relacionados à emoção de medo. A amígdala é uma estrutura que recebe informações de todos os sistemas sensoriais e se conecta com várias áreas do córtex cerebral; ela está especialmente relacionada a detecção, geração e manutenção do medo, assim como reconhecimento da fácies de medo e gerência de respostas apropriadas às situações de ameaça e perigo. No entanto, sabe-se que a amígdala também é ativada em contextos de emoções positivas, levando a crer que está relacionada a estímulos de relevância emocional, em situações tanto desagradáveis quanto agradáveis[28].

Na nossa prática terapêutica, ao trabalharmos com o medo, temos observado pessoas com seus corpos contraídos, normalmente sem força, olhos sem brilho, pescoço enrijecido, como se estivessem dissociadas do corpo, e que expressam sensações muito desconfortáveis de encolhimento. Em seus históricos de infância, temos crianças em situações que se sentiam apavoradas, bloqueando seu instinto natural de ação. Esses núcleos somatizados de medo no corpo comprometem principalmente sua capacidade de confiar em si, nos outros e na vida.

Embora o medo possa ser observado externamente por outra pessoa, é possível que o indivíduo amedrontado não o perceba. Somente quando a pessoa adquire a consciência do medo e da tensão, com uma maneira de aliviá-los, é que é possível liberar o sistema dessa emoção. É possível resgatar a confiança em sua habilidade de autorregular sua postura de abertura e fechamento mediante as situações da vida. A raiva é o principal antídoto para o medo.

Raiva

A raiva, assim como o medo, é uma emoção imprescindível para nossa sobrevivência e está a serviço de proteger e manter a integridade física e psicológica do indivíduo. Para Reich, quando o indivíduo é frustrado no ato de ir em busca do prazer, acontece uma retração do impulso, ocasionando uma perda da integridade do indivíduo. Tal integridade pode ser resgatada principalmente pela mobilização da raiva e sua expressão. Do ponto de vista bioenergético, a raiva atua em um fluxo energético ascendente, que sobe pelas costas que se arqueiam preparando-se para o ataque e desce pelos braços, que ficam em prontidão para brigar. O fluxo energético atinge o topo da cabeça e caninos que ficam prontos para morder. Esse fluxo tem a direção oposta ao fluxo de excitação do medo, que é descendente. Dessa forma, se uma pessoa é incapaz de ficar com raiva, acaba ficando presa em uma condição de medo, assim como o estado de congelamento decorrente do medo pode ser transformado pelo calor da raiva[19].

O comportamento agressivo representa a principal forma de expressão da raiva. Essa expressão pode ser pela voz, pelas palavras ou através do olhar. Somente quando a raiva é sentida no corpo inteiro ela atinge a região dos olhos. Em estudos com animais, foram descritos dois tipos de expressão: agressão predatória, que tem por finalidade a busca de alimentos, provocada pela estimulação lateral do hipotálamo; e agressão afetiva, que tem por objetivo a exibição para animais ou para as fêmeas da redondeza, provocada pela estimulação medial do hipotálamo. É também uma emoção influenciada pelas funções da amígdala em virtude de suas conexões com o hipotálamo e outras estruturas[27]. O neurotransmissor mais envolvido na modulação de raiva e agressão parece ser a serotonina, mas também é modulada pelo núcleo *accumbens* através dos sistemas dopaminérgicos e glutamatérgicos[29].

De uma forma geral, a raiva parece ser a emoção mais relacionada com a tentativa do indivíduo de recuperar sua integridade psicológica após um insulto ou ataque. O trabalho terapêutico corporal ajuda a pessoa a se reconectar com sua agressividade e resgatar sua integridade em um ambiente seguro, sem atuar de forma reativa em seu contexto atual. Em nossa prática terapêutica, observamos o quanto essa emoção é mal compreendida, por termos sido condicionados à sua negação desde a infância, gerando muito esforço para contê-la. Vemos corpos com os músculos rígidos, cheios de tensões, de peitos enrijecidos como camadas protetoras que escondem pessoas de corações sensíveis. Dessa forma, sua capacidade de amar de forma plena e viver sua sexualidade ficam prejudicadas. Ressaltamos que, ao bloquearmos a raiva, impedimos que o amor flua. O amor também é uma emoção que vai do núcleo mais interno para fora, quente, e, quando verdadeiramente sentido, há um transbordamento que gera movimento e vontade de compartilhá-lo. Restaurar a capacidade do indivíduo de sentir, expressar e integrar a raiva é também abrir passagem para resgatarmos nossa maior capacidade como humanos, de sermos seres amorosos e compassivos.

Experimente este exercício da TCM: Movendo a sua Pélvis

Sentado, de olhos fechados, traga a atenção para a região da sua pélvis e experimente inspirar pela boca, deixando o ar chegar na sua barriga e descer preenchendo a sua pélvis, e expire pela boca soltando o ar e toda e qualquer tensão que você sinta no seu corpo. Toda vez que você inspirar e expirar, você fará um movimento pélvico para cada fase da respiração, que pode ser: pélvis para frente, para trás, para a direita, para a esquerda, movimentos circulares, sempre num ritmo confortável para você. Permita também qualquer outro movimento espontâneo do corpo, se isso acontecer naturalmente e lhe ajudar. Permaneça conectando sua respiração com o movimento, observando as sensações, e talvez alguma outra informação que possa chegar no seu corpo-mente. Acolha sem julgamento qualquer emoção e tudo o que possa aparecer. Explore o movimento junto com a respiração durante 10 minutos. Você pode marcar o tempo no relógio, ou colocar uma música.

Após esse período, pare por alguns minutos. Respire naturalmente, permanecendo sentado confortavelmente, mantendo a coluna ereta e relaxe. Sinta o fluxo da energia circulando no seu corpo, acompanhe sem julgamento e observe principalmente a sensação. Veja se ela traz mais alguma informação (pensamento, imagem, sentimento). Quando você sentir suavemente, abra os olhos e registre de forma meditativa o que o corpo está contando para você, dando um significado para essa experiência vivenciada.

Sugerimos também compartilhar o que foi vivenciado no seu processo terapêutico.

Em uma sessão de TCM, durante os exercícios corporais terapêuticos, normalmente são feitas intervenções pelo terapeuta.

CONSIDERAÇÕES FINAIS

A compreensão de que corpo e mente não são dissociados e, na verdade, formam uma unidade, é de imensa relevância para o cuidado global com a saúde e para o entendimento do ser humano em seu contexto biopsicossocioespiritual. É necessário manter e ampliar o resgate da visão integrada corpo-mente, assim como permitir maior acesso às intervenções corporais de maneira interdisciplinar com as opções oferecidas pela medicina convencional.

REFERÊNCIAS BIBLIOGRÁFICAS

1. Damásio A. O mistério da consciência: do corpo e das emoções ao conhecimento de si. São Paulo: Companhia das Letras; 2015.
2. Ganhão BM. Contributo à compreensão de uma patologia incompreendida: a fibromialgia na perspectiva psicanalítica da psicossomática [dissertação]. Lisboa: Universidade de Lisboa; 2009.
3. Freud S. O ego e o id. In: Freud S. Edição brasileira das obras psicológicas completas de Sigmund Freud. Rio de Janeiro: Imago; 1976. v. 19, p. 13-83 (artigo original publicado em 1923).
4. Mehling W, Wrubel J, Daubenmier J, Price C, Kerr C, Silow T, et al. Body awareness: a phenomenological inquiry into the common ground of mind-body therapies. Philos Ethics Humanit Med. 2011;6:6.

5. Levine PA, Frederik A. O despertar do tigre: curando o trauma. Tradução Sonia Augusto. São Paulo: Summus; 1999. (Novas Buscas em psicoterapia, v. 57).
6. Damásio AR. O erro de Descartes: emoção, razão e o cérebro humano. São Paulo: Companhia das Letras; 2012.
7. Thayer JF, Lane RD. The role of vagal function in the risk for cardiovascular disease and mortality. Biol Psychol. 2007;74:224-42.
8. Berntson GG, Norman GJ, Hawkley LC, Cacioppo JT. Cardiac autonomic balance versus cardiac regulatory capacity. Psychophysiology. 2008;45(4):643-52.
9. Thayer JF, Brosschot JF. Psychosomatics and psychopathology: Looking up and down from the brain. Psychoneuroendocrinology. 2005;30:1050-8.
10. Lane RD, McRae K, Reiman EM, Chen K, Ahern GL, Thayer JF. Neural correlates of heart rate variability during emotion. Neuroimage. 2009;44:213-22.
11. Davidson RJ, Lane RD, Nadel L. The functional neuroanatomy of affective style. Cognitive neuroscience of emotion. New York: Oxford University Press; 2000. p. 106-28.
12. Hagemann D, Meier JJ, Gallwitz B, Schmidt WE. Appetite regulation by ghrelin – a novel neuro-endocrine gastric peptide hormone in the gut-brainaxis]. Z Gastroenterol. 2003;41:929-36.
13. Carabotti M, Scirocco A, Maselli MA, Severi C. The gut-brain axis: interactions between enteric microbiota, central and enteric nervous systems. Ann Gastroenterol. 2015;28:203-9.
14. Breit S, Kupferberg A, Rogler G, Hasler G. Vagus nerve as modulator of the brain-gut axis in psychiatric and inflammatory disorders. Front Psychiatry. 2018;9:44.
15. Mayer EA, Kningt R, Sakis KM, Cryan JF, Tillisch K. Gut microbes and the brain: Paradigm shift in neuroscience. J Neurosci. 2014;34(46):15490-6.
16. Dietrich A. Functional neuroanatomy of altered states of consciousness: The transient hypofrontality hypothesis. Conscious Cogn. 2003;12:231-56.
17. Osho International Foundation, Switzerland. Espiritualidade de A a Z. Cascais: Pergaminho; 2005.
18. Brasil. Ministério da Saúde. Portaria n. 849, de 27 de março de 2017. Inclui a Arteterapia, Ayurveda, Biodança, Dança Circular, Meditação, Musicoterapia, Naturopatia, Osteopatia, Quiropraxia, Reflexoterapia, Reiki, Shantala, Terapia Comunitária Integrativa e Yoga à Política Nacional de Práticas Integrativas e Complementares. Diário Oficial da União. 2017;60.
19. Lowen A. Alegria: a entrega ao corpo e à vida. São Paulo: Summus; 1997.
20. Lowen A. Uma vida para o corpo: autobiografia de Alexander Lowen. Tradução Maria Silvia Mourão Netto. São Paulo: Summus; 2007.
21. Lowen A. Bioenergética. São Paulo: Summus; 1982.
22. Lowen A, Lowen L. Exercícios de bioenergética: o caminho para uma saúde vibrante. São Paulo: Ágora; 1985.
23. Lowen A. Alegria: a entrega ao corpo e à vida. São Paulo: Summus; 1997.
24. Dunn BD, Galton HC, Morgan R, Evans D, Oliver C, Meyer M, et al. Listening to your heart. How interoception shapes emotion experience and intuitive decision making. Psychol Sci. 2011;21:1835-44.
25. Kirk U, Downar J, Montague PR. Interoception drives increased rational decision-making in meditators playing the ultimatum game. Front Neurosci. 2011;5:49.
26. Taylor AG, Goehler LE, Galper DI, Innes KE, Bourguignon C. Top-down and bottom-up mechanisms in mind-body medicine: development of an integrative framework for psychophysiological research. Explore (NY). 2010;6(1):29-41.
27. Esperidião-Antonio V, Majeski-Colombo M, Toledo-Monteverde D, Moraes-Martins G, Fernandes JJ, Bauchiglioni de Assis M, et al. Neurobiology of emotions: an update [published correction appears in Int Rev Psychiatry. 2017;29(3):e1.
28. Phan KL, Wager T, Taylor SF, Liberzon I. Functional neuroanatomy of emotion: a meta-analysis of emotion activation studies in PET and fRMI. Neuroimage. 2002;16:331-48.
29. Lara DR, Akiskal HS. Toward an integrative model of the spectrum of mood, behavioral and personality disorders based on fear and anger traits: II. Implications for neurobiology, genetics and psychopharmacological treatment. J Affect Disord. 2006;94(1-3):89-103.

16
O tai chi chuan e os desafios da vida moderna

Maria Ângela Soci

"O maior erro que um homem pode cometer é sacrificar a sua saúde a qualquer outra vantagem."

Arthur Schopenhauer

"A felicidade e a saúde são incompatíveis com a ociosidade."

Aristóteles

TAI CHI CHUAN

Tai chi = supremo último, o ilimitado (conceito metafísico pertencente à escola do yin e do yang).

Chuan = box, punho, conflito.

As artes corporais chinesas com funções para a saúde têm origens ancestrais milenares, mas um famoso médico, Hua Tuo, que viveu durante a Dinastia Han (206 a 220 d.C.), marcou seu tempo. Além de médico e especialista na medicina chinesa utilizando acupuntura, dentre outros métodos, ele desenvolveu o que ficou conhecido como o Jogo dos Cinco Animais, exercícios baseados nos movimentos do tigre, veado, urso, macaco e grou. Ele tinha a convicção de que, se o ser humano imitasse os movimentos de animais, poderia ter grandes benefícios! Os efeitos na saúde dessa sequência de movimentos visam principalmente ao sistema digestório e à circulação geral do corpo, além do fortalecimento energético. A prática desses exercícios é popular em toda a China e atualmente em todo o mundo.

Na própria China, já em 475 de nossa era, chegou àquele país o grande mestre Ta-Mo (Bodhidharma), 28º patriarca da transmissão do budismo, vindo da Índia, que se instala no mosteiro Shaolin. Nesse mosteiro os monges se dedicavam incessantemente a meditar em busca da iluminação. Bodhidharma, com seu conhecimento profundo de artes corporais indianas, meditação e práticas que levam o ser humano à superação de seus potenciais, introduz no mosteiro Shaolin séries diversificadas de exercícios com o objetivo importante de melhorar a saúde física dos monges, além de revitalizar sua energia. As práticas de Bodhidharma não se limitavam à questão corporal, mas incluíam o desenvolvimento mental e espiritual. É esse o berço do que conhecemos hoje como o Shaolin Chuan – o box do mosteiro Shaolin.

Foi então que por volta de 1200 d.C. o monge taoísta Chang San-feng, além de ter sido bibliotecário no mosteiro Shaolin (como referenciado pelos mestres de tai chi chuan da família Yang), passa a viver em um templo nas montanhas Wudang, localizadas na província de Hubei, para se dedicar ao treinamento de meditação taoísta visando ao supremo desenvolvimento da vida humana.

Mestre Chang aplicou os ensinamentos da escola do yin-yang (ou a escola dos naturalistas, criada no ano de 249 a.C.), como um meio de melhorar as habilidades físicas e mentais, incluindo em seus ensinamentos o treinamento das energias internas que circulam em nosso organismo, já que o conhecimento relacionado à energia nesse contexto visa à conservação da saúde física e emocional do ser humano, proporcionando também calma mental. Chang San-feng é referenciado como o criador da arte do tai chi chuan, aquela que se fundamenta nos princípios metafísicos do *I Ching: o livro das mutações*, em que se desenvolvem os conceitos tai chi: supremo último, o ilimitado; yin e yang: combinação de aspectos opostos e complementares; Cinco Movimentos: os cinco elementos (terra, madeira, fogo, metal e água), além de aspectos morais e filosóficos compostos por princípios taoístas, confucionistas e budistas.

O magnífico fundamento da arte do tai chi chuan a coloca em um patamar que transcende a simples atividade física, mas não a negligencia, pois compreende a importância da morada do espírito. Abrange a vitalidade energética do ser e a sustenta, por meio da nutrição constante com processos de respiração profunda e calma mental. Equilibra as emoções conflitivas como base da integração de todos os aspectos envolvidos na prática do corpo e da mente que trabalham em conjunto e em harmonia. Abre caminho para o desenvolvimento dos melhores potenciais humanos, quando incentiva a prática das virtudes fundamentadas no conhecimento dos grandes sábios. E, finalmente, conduz ao contato com o próprio espírito quando o praticante se entrega de corpo e alma ao estudo e à prática que envolvem seus conteúdos!

A sabedoria do mestre Chang San-feng e sua generosidade ao deixar para o mundo seu legado máximo nos proporciona oportunidades infinitas de desenvolvimento! E como meu mestre Yang Jun, detentor atual da transmissão do tai chi chuan da família Yang no mundo, menciona em suas aulas, "nossa arte é como um grande oceano a ser descoberto por partes, com paciência, perseverança, humildade e constância! A cada passo que damos, nossa compreensão se amplia e em direção ao 'ilimitado', transcendemos e ampliamos as limitações de cada etapa".

Quando o tai chi chuan foi desenvolvido, as condições de vida eram extremas e, portanto, a compreensão sobre a importância de práticas que contemplem o ser humano desde o ponto de vista integral parecia ser o mais natural e correto. Os criadores desses sistemas levavam em conta as necessidades de ter um corpo forte e robusto, para enfrentar as adversidades climáticas; manter as emoções sob controle para enfrentar as diferentes e constantes situações de confronto; conquistar uma mente clara e serena, para a tomada de decisões rápidas em meio às complexidades e mudanças da época; e cultivar o espírito em profundidade, já que a vida frágil e efêmera era a única certeza que se fazia presente. Algo parecido com o que vivemos hoje?

Parece que, por mais que o tempo passe, essas condições persistem na vida de todos nós e neste momento, após uma grande volta relativa ao que compreendemos ser verdadeiramente necessário para vivermos bem, há uma retomada aos princípios mais básicos e naturais. Que sejam bem-vindos os eternos desafios! Por meio deles, testamos nossas capacidades e com certeza evoluímos sempre.

Nos diversos estudos sobre a saúde humana, há indícios fortes e científicos de que uma das causas da má saúde em que a humanidade se encontra reside no aumento das emoções aflitivas como a depressão e falta do desenvolvimento da energia vital. Nosso sistema de vida atual, por mais tecnologia que tenhamos disponível, acumula conflitos de forma persistente e a evolução civilizatória parece não oferecer soluções.

Além disso estamos sendo testemunhas de transformações drásticas como Zygmunt Bauman afirma com suas frases contundentes: "Os tempos são líquidos porque tudo muda tão rapidamente", "Nada é feito para durar, para ser sólido", "Vivemos numa "sociedade líquida"[1].

Todos os padrões, sejam eles éticos, morais, religiosos, sociais ou econômicos, estão sendo questionados o tempo todo, e desde a década de 1960, os conceitos relacionados à saúde e ao atendimento oferecido aos pacientes estão constantemente sendo transformados, em virtude das mudanças epidemiológicas com predominância das doenças crônico-degenerativas, aumento da expectativa de vida e novas exigências que surgem no decorrer desses processos. Surge, então, o que conhecemos hoje como medicina integrativa e suas práticas.

> "O movimento de busca das práticas alternativas intensifica-se na década de 1960, motivado por vários outros fatores, como mudança do perfil de morbimortalidade, com a diminuição das doenças infectocontagiosas e aumento das doenças crônico-degenerativas em alguns países; aumento da expectativa de vida; crítica à relação assimétrica de poder entre médicos e pacientes, em que o profissional não fornece informações suficientes sobre o tratamento e cura do paciente; consciência de que a medicina convencional é deficiente para solucionar determinadas doenças, especialmente as crônicas; insatisfação com o funcionamento do sistema de saúde moderno, que inclui grandes listas de espera e restrições financeiras; informação sobre o perigo dos efeitos colaterais dos medicamentos e das intervenções cirúrgicas"[2].

O tai chi chuan no Brasil começa a ser amplamente difundido a partir de 1978, apesar de que, no seio da comunidade chinesa, a arte já era praticada pelos imigrantes que chegaram ao Brasil dede 1812 e posteriormente em maior número a partir da década de 1950. Principalmente na década de 1980, os grandes difusores dessa arte por aqui foram o mestre Liu Pai Lin, com seu Instituto Pai Lin, e o professor Roque Enrique Severino, fundador da Sociedade Brasileira de Tai Chi Chuan e Cultura Oriental. Nessa época o público brasileiro era desconhecedor dos conceitos filosóficos e espirituais da arte, o que motivou o professor Roque a criar o primeiro curso formal para a formação de instrutores de tai chi chuan da Família Yang com a finalidade de ensinar suas técnicas e os conceitos científicos, filosóficos e espirituais, colocando sua ênfase na profunda influência que essa arte exerce sobre a saúde humana. No processo de desenvolvimento da difusão do tai chi chuan, em 2004, houve inclusive o interesse por parte do Prof. Dr. Wilson Jacó, diretor do Departamento de Geriatria do Hospital das Clínicas, em inserir a modalidade como parte de seu programa de benefícios aos idosos, e com isso foram desenvolvidos projetos de aplicação e pesquisa na busca de comprovação científica dos efeitos da prática do tai chi chuan na saúde. Desta feita, foram elaborados alguns trabalhos e dentre eles um em especial que mereceu premiação na revista *Einstein* no ano de 2009, com publicação em 2010, intitulado "Efeitos da prática de tai chi chuan na cognição de idosos com comprometimento cognitivo leve"[3].

O trabalho árduo e desafiador de apresentar o tai chi chuan como sistema integral de saúde no Brasil culminou com a elaboração, no ano de 2015, do primeiro curso de pós-graduação nas práticas corporais da medicina tradicional chinesa com foco no tai chi chuan, certificado pela Universidade de São Paulo (USP), já com ampla aceitação da pertinência dessa modalidade como prática integrativa. Cabe destacar, porém, que mesmo antes de iniciarmos o curso de pós-graduação, os instrutores que não possuíam formação acadêmica superior e participaram da formação técnica, percebendo o alcance importante da arte para o benefício da saúde, tomaram a iniciativa de buscar complementos acadêmicos nas áreas de fisioterapia, educação física, psicologia e até medicina.

A aprovação da Política Nacional de Práticas Integrativas e Complementares (PNPIC), com a portaria de 03 de maio de 2006[4], incentivou grandemente os profissionais envolvidos no ensino e difusão dessa arte e abriram portas para sua inserção coadjuvante aos tratamentos realizados com a medicina tradicional chinesa, participando como práticas corporais chinesas, utilizadas como sistema preventivo e terapêutico dentro do Sistema Único de Saúde em Unidades Básicas de Saúde em todo o Brasil.

Retomo aqui nosso tema, refletindo um pouco mais sobre os "desafios da vida moderna". Podemos compreender que em verdade os desafios acompanham o ser humano em todos os tempos e o histórico da humanidade não permite um descanso contínuo... Nossas aspirações, desejos, necessidades, busca de solução de problemas, criatividade para manter o conforto, desenvolvimento tecnológico e conflitos que decorrem de todos esses processos sempre nos colocam em uma situação desafiadora!

A cada tempo, mestres e seres iluminados nos oferecem seu conhecimento e dedicam suas vidas ao desenvolvimento de métodos que colaborem para que o ser humano consiga aprofundar a compreensão da própria existência, adquira condições para superar seus conflitos, inspire-se para conviver com seus pares e encontrar um pouco de paz, mesmo enfrentando contradições às vezes irreconciliáveis durante sua vida.

O tai chi chuan surge em torno a condições de conflito extremo em seu tempo e se consolida como ensinamento válido e altamente necessário no mundo contemporâneo.

Sua composição, como já mencionado, que unifica diversos pensamentos como o taoísmo, o confucionismo, o budismo e o conhecimento do *I Ching: o livro das mutações* na base da teoria do yin do yang e dos cinco movimentos, além do profundo conhecimento da medicina tradicional chinesa, vem a ser uma grande dádiva e oferece ao ser humano de ontem, de hoje e do futuro, ferramentas para a autorregulação física e energética, desenvolvimento do autoconhecimento e principalmente a capacidade de administrar conflitos com ética e responsabilidade, e, de forma muito importante, o desenvolvimento de sua espiritualidade.

São crescentes na atualidade trabalhos científicos que comprovam a eficácia da aplicação do tai chi chuan na saúde humana, no aspecto tanto físico como emocional e mental. O desenvolvimento da neurociência tem sido de grande valia para que conceitos e aplicações milenares ganhem espaço hoje, como aliados importantes do pensamento científico.

Esperamos que estudos continuem a ser realizados nessa direção e que o diálogo entre mestres tradicionais, estudiosos, praticantes e cientistas seja cada vez mais intenso, de forma que os benefícios dessa arte possam atingir de maneira ampla e irrestrita todos que se aproximem de sua prática.

Sou profundamente grata por poder contribuir para esta obra, que abre caminhos para este diálogo tão importante!

REFERÊNCIAS BIBLIOGRÁFICAS

1. Frases de Zygmunt Bauman. Pensador [Internet] [citado em 01fev. 2020]. Disponível em: https://www.pensador.com/frases_zygmunt_bauman/.
2. Otani AP, Barros NF. A Medicina Integrativa e a construção de um novo modelo na saúde. [citado em em 01 fev. 2020]. Disponível em: http://www.scielo.br/pdf/csc/v16n3/16.pdf.
3. Kasai JYT, Busse LA, Magaldi MR, Soci MA, Rosa PM, Curiati JA, Jacob W. Efeitos da prática de Tai Chi Chuan na cognição de idosas com comprometimento cognitivo leve. Einstein. 2010;8(1Pt):40-5.
4. Brasil. Ministério da Saúde. Portaria n. 971 de 03 de maio de 2006. Aprova Política Nacional de Práticas Integrativas e Complementares (PNPIC) no Sistema Único de Saúde. [citado em 13 dez. 2019]. Disponível em: http:/bvsms.saude.gov.br/bvs/saudelegis/gm/2006/prt0971_03_05_2006.html.
5. Amorim MS, Oliveira NM, Fernandes DM. A imigração chinesa para a América Latina e Brasil: o perfil do imigrante chinês no Sudeste brasileiro. Anais da Associação Brasileira de Estudos Populacionais. Disponível em: http://www.abep.org.br/publicacoes/index.php/anais/article/download/2772/2665.
6. Conheça Hua Tuo: um cirurgião pioneiro na antiga China. Epoch Times [Internet] [citado em 04 fev. 2020]. Disponível em: https://www.epochtimes.com.br/conheca-hua-tuo-cirurgiao-pioneiro-antiga-china/.
7. Liao W. Clássicos do tai chi chuan. São Paulo: Pensamento; 2003.
8. Severino RE. O espírito das artes marciais. Edição Ampliada. Joinville: Clube de Autores; 2016.
9. Severino RE. O universo do tai chi chuan. Joinville: Clube de Autores; 2015.
10. Severino RE. Tai chi chuan a arte da meditação no movimento. Joinville: Clube de Autores; 2019.

17
Yoga e saúde

Djanira Ribeiro da Silva
Ciro Blujus dos Santos Rohde

INTRODUÇÃO

O yoga ou ioga é uma prática corporal muito conhecida e que vem ganhando cada vez mais adeptos no Brasil. Sua prática foi criada e difundida na Índia.

Neste capítulo, nos aproximaremos mais do Oriente, mas antes vamos apresentar um panorama do ioga no Brasil e no mundo, exploraremos juntos sua história, sua filosofia e traremos à luz estudos científicos recentes que mostram os benefícios que essa prática corporal proporciona à saúde física, mental e emocional.

Para isso, apresento alguns dados sobre o ioga; estimativas mostram que há pelo menos 300 milhões de praticantes de ioga no mundo, e um em cada dez americanos o pratica, e um em cada três já experimentou a prática, segundo dados do *The National Health Interview Survey*. No Brasil, em pesquisa de 2011, de acordo com a Associação Brasileira de Ioga, o ioga já era praticado por cerca de 500 mil pessoas, com tendência ao crescimento, e eles estavam certo: uma pesquisa de 2019 da Ekomat, fabricante de produtos e acessórios para ioga no país, identificou mais de 1 milhão de praticantes no Brasil. Um dado importante para ressaltar e não se orgulhar é que o Brasil atualmente carrega o recorde global de país mais ansioso do mundo e, não por acaso, também por aqui cresce a chamada invasão *mindfull*[1,2].

A partir desse panorama mundial, podemos verificar que há uma busca crescente por atividades físicas de relaxamento para melhorar a qualidade de vida e/ou o bem-estar, na medida em que se comprovam cientificamente os benefícios dessas práticas.

ATHA YOGA NUSASANAM

Essa frase em sânscrito pode ser traduzida como: agora começa o yoga.

Este é o primeiro aforismo da primeira parte dos *Yoga Sutras* de Patanjali[3]. Patanjali foi um sábio hindu que viveu em algum momento entre 200 a.C. e 200 d.C e ficou conhecido por ter compilado toda tradição do conhecimento oral do ioga no tratado escrito anteriormente referido. Entretanto, a literatura védica sugere que o ioga é bem anterior aos *Yoga Sutras* de Patanjali[4].

Sua filosofia tem como princípio fundamental facilitar a conexão do corpo com a mente, entendidos como uma coisa única.

O ioga é filho da cultura oriental, onde nasceu como uma prática filosófica. Subdivide-se em vários ramos, e no Ocidente o *hatha yoga* é o ramo mais conhecido. Aquela prática que comumente chamamos de ioga no Brasil, na verdade é na maior parte das vezes o *hatha*, a abordagem física dessa filosofia.

Ioga é uma palavra masculina que provém da raiz sânscrita *yuj* e pode ser compreendida como união, junção, integração e conexão. Como qualquer outra palavra, assume significados diferentes de acordo com o contexto em que é empregada. Pode ser entendido como a união da alma individual com o Absoluto e como um estilo de vida apoiado em uma concepção filosófica e permeado por um conjunto de técnicas que conduzem o praticante a esse estado de integração e conexão[5].

Quando buscamos pesquisar as raízes do ioga, nos sentimos estudando as origens da cultura indiana e consequentemente dos *Vedas*, os mais antigos textos sagrados hindus escritos há alguns milênios de anos. *Veda* vem de *ved*, que significa ver e refere-se "àquilo que foi visto", ao conhecimento acumulado pelos seres humanos. Tais escrituras são a base da cultura indiana e a mitologia sugere que os *Vedas* não têm idade certa, já que eles sempre existiram.

Kupfer[4] sugere que os *Vedas* não são apenas a forma de literatura mais antiga da Índia, mas também de toda a humanidade. Tais documentos sagrados não versam apenas sobre religião, mas sobre todos os assuntos que envolvem uma sociedade e uma cultura, como a divisão do trabalho em diferentes categorias: *brahmane* (os professores e estudiosos das escrituras); *kshatrya* (os administradores, defensores e protetores do país); *vysya* (os comerciantes, agricultores e protetores das vacas); *sudhra* (os trabalhadores manuais e serviçais). Os *Vedas* dão suporte a toda tradição e cosmogonia indiana, dando origem ao bramanismo, hinduísmo, yoga etc.

É uma tarefa árdua estudar a origem do ioga ao longo do tempo, já que é certamente muito mais antigo que todos os registros que dele se conhecem. Falar sobre suas origens é tão complicado e obscuro quanto tentar explicar a origem do próprio homem. Para isso, neste capítulo buscaremos apresentar um panorama de sua história e cronologia de forma didática e suas principais técnicas de aplicação. Muitos dos nomes dessa tradição são difíceis de memorizar, ainda mais se você não é um praticante ou estudioso do ioga, mas siga firme e com paciência, como os estudos filosóficos sugerem.

Dividiremos a história do ioga em diferentes períodos: proto-yoga; yoga pré-clássico; yoga clássico; yoga pós-clássico etc.

O período correspondente ao proto-yoga, também chamado de período do ioga arcaico ou védico, estaria ligado aos *Vedas* e aos fragmentos históricos encontrados durante escavações, como pedras com gravuras e estatuetas. Além dos *Vedas*, as *Upanishads* merecem destaque nesse período e na literatura sagrada hindu. *Upanishad* significa "sentar aos pés do mestre" para ouvir seus ensinamentos.

A distinção essencial entre o ioga dos *Vedas* e *Upanishads* é justamente o caráter prático que este último assume. A *Katha Upanishad*, por exemplo, apresenta uma linguagem simbólica na qual o homem é visto como o cocheiro que precisa controlar uma carruagem puxada por cavalos:

> "Saiba que o Ser é o passageiro; o corpo, a carruagem, que o intelecto é o cocheiro, e que a mente são as rédeas. Os sentidos, dizem os sábios, são os cavalos; as estradas por onde passam os labirintos do desejo. Quando todos os sentidos estão imóveis, quando a mente está em repouso, quando o intelecto não treme – esse, dizem os sábios, é o estado mais elevado. Essa serenidade dos sentidos e da mente foi definida como ioga. Aquele que a obtém liberta-se da ilusão."[5,6]

Somos capazes de observar que, nessa cena em que o corpo físico surge como a carruagem, a consciência como o condutor, a mente como as rédeas e os cavalos como os cinco sentidos, segundo Kupfer[4], se as rédeas estiverem frouxas ou o cocheiro desatento, (o homem) não chegará a seu destino.

Um bom momento para reflexão, não acham?

Assim, além dos *Vedas* e *Upanishads*, o conhecimento sobre ioga provém também de outros textos. É importante destacar o papel dos grandes épicos, como *Ramayana* e o *Mahabharata*, com o famoso *Bhagavad Gita*, escrito por volta de 2000-1500 a.C. Esses épicos contêm ensinamentos de *karma* (ação), *jnana* (discernimento – caminho do olho) e *bhakti* (devoção – caminho do coração) e caracterizam o segundo período, chamado de yoga pré-clássico.

Após o momento pré-clássico, em que destacamos esses épicos textos, é inaugurado o período do yoga clássico, o tempo da literatura *Smriti*, que se refere à memória. É composta por textos que foram memorizados ao longo dos milênios. Estudos apontam que tal período foi marcado pela definição do que é ainda hoje a base do hinduísmo e da moderna nação indiana[4].

O período pré-clássico é marcado também pelo *Yoga Sutra* de Patanjali, sábio conhecido como pai do ioga. A despeito de receber tal título, podemos constatar, através da história, que Patanjali não criou o ioga, mas foi o responsável por sua compilação.

Importante observar (e sua história nos confirma) que o diferencial do ioga é o fato de apresentar-se como um caminho que busca, através de princípios técnicos, reintegrar o Ser ao *Purusha*, a unidade original. Para isso, o ioga apresenta técnicas que exigem do *yogi* disciplina e paciência.

A primeira parte do *Yoga Sutras* é chamada de *Krya Yoga* ou ioga preliminar. O objetivo dessa parte é purificar o ser e para isso Patanjali sugere a prática de: *tapas* (austeridades), *swadhyaya* (autoestudo) e *isvara pranidhana* (entrega a deus). A segunda parte é chamada de *Ashtanga Yoga* ou ioga dos oito membros e esse método de autorrealização é composto pelos seguintes passos:

- *Yamas* – ética, restrições.
- *Nyamas* – disciplina, deveres.
- *Asanas* – posturas, domínio psicofísico.
- *Pranayama* – técnicas respiratórias, domínio da energia vital ou *prana*.
- *Pratyahara* – abstração ou recolhimento dos sentidos.
- *Dharana* – concentração.
- *Dhyana* – meditação.
- *Samadhi* – êxtase; iluminação ou estado de supraconsciência[4,5].

Saindo do período clássico, da literatura *Smriti*, seguiu-se o pós-clássico, caracterizado por textos tântricos como *Ágamas*, *Tantras* e *Shastras*; pelas *puranas*, enciclopédias da sabedoria tradicional, como o *Bhagavata-Purana, Shiva Purana* e outros; e por textos de *hatha yoga: Hatha Yoga Pradipika, Gheranda Samhita* e *Shiva Samhita*, entre outros.

O *tantra* foi um grande influenciador do *hatha*, a contar da "descoberta" do corpo; no *tantra*, elabora-se uma série de técnicas que se apoiam nele para alcançar o estado de transcendência, transformando o corpo humano em um microcosmo, como sugere, de forma metafórica, o *Gandhara Tantra*[4].

É no período pós-clássico que o *hatha*, o ioga mais conhecido no Ocidente, aparece nas escrituras, e o esforço corporal torna-se um atalho para a autorrealização do Ser.

Em seguida, alguns estudiosos consideram a existência do período do yoga moderno. Siegel[7] apresenta como exemplos *Raja Yoga*, de Swami Vivekananda, *Yoga Integral*, de Sri Aurobindo, dentre outros. A autora sugere ainda a existência do yoga pós-moderno, que comporta outros "subtipos do ioga", os quais se observa que excluem elementos fundamentais da filosofia, como a supressão do sentido espiritual da prática e da observância dos *yamas* e *nyamas*. Pode-se dizer que são desdobramentos do ioga, mas não o ioga em si[7].

Antes de finalizar a caminhada pelas origens do ioga, importante relembrar a complexidade que é tratar das raízes dessa filosofia milenar, seja por sua ancestralidade, seja pelo caráter de oralidade dos seus primeiros textos. Espero que, com essa base de informações, a sede de conhecer-se, no mais profundo e absoluto sentido da palavra, inunde o leitor. A recompensa dessa ação será o *moksa*, que significa liberdade suprema. Segundo Kupfer[4], esta práxis (união dialética entre teoria e prática) nasce do inconformismo, da sede de transcender a miséria existencial inerente a todo ser humano, e de eliminar os intermediários entre si próprios e o sagrado.

Mas como iniciar essa caminhada ao encontro de si mesmo?

A PRÁTICA DO YOGA

No ioga existem ferramentas para alcançar esse tipo de percepção e transcendência. É importante ressaltar que não há uma sequência de técnicas que consideremos correta; todos esses aspectos serão trabalhados em algum momento da aula, porque diferentes escolas têm sequências diferentes, como:

- *Ásana* – posições físicas altamente elaboradas para proporcionar alongamento muscular, flexibilidade articular e força. À primeira vista não passam de meros exercícios corporais, entretanto, em uma análise mais profunda, provocam mudanças psicológicas profundas, alterando o comportamento, desenvolvem consciência corporal, noção dos pontos fortes e fracos, autocontrole, força de vontade, autopercepção e uma infinidade de efeitos subjetivos, visando preparar o praticante para as técnicas mais introspectivas, partindo da premissa de que, se você não controla nem mesmo suas funções motoras, como pode ter o mínimo de equilíbrio para lidar com questões emocionais ou quiçá a mente?
- *Pránáyáma* – são mais conhecidos como exercícios respiratórios, mas como tudo no ioga, isso é apenas uma visão superficial da técnica. O que ela proporciona na maior parte do tempo é o controle da energia corporal com grande influência sobre o equilíbrio emocional. Catalisa uma enorme quantidade de alento para propiciar o desenvolvimento de um inacreditável vigor, o despertar da *kundaliní*.
- *Mantra* – exercícios vocais elaborados segundo uma métrica precisa para ativação de percepções interiores levando a interiorização, concentração e meditação.
- *Yoganidrá* – método desenvolvido para conduzir um dedicado praticante ao estado intermediário entre o sono e a vigília. Usado geralmente em

ocasiões que pedem um recondicionamento total da mente ou apenas um relaxamento profundo visando recuperar as energias.

- *Mudrá* – gestos geralmente executados com as mãos para alteração do comportamento, produzindo reações que vão da agitação à introspecção. Esses gestos atuam como senhas ou códigos de acesso ao subconsciente e inconsciente.
- *Samyama* – nome usado para designar três técnicas que são geralmente feitas em sequência. Primeiro, concentração, a *dháraná*; depois meditação, a *dhyána* e, por último, o estado de iluminação interior, a *samádhi*. Todo o ioga se baseia em torno desse exercício para oferecer tanto apoio quanto infraestrutura.

Dentro do ioga, também há a adoção de técnicas de limpeza orgânica (as *kriyás*), honra às tradições ancestrais (denominada *pújá*) e um código de conduta pessoal e social (as *yamas* e *niyamas*), que servem de alicerce da evolução junto ao ioga[8].

A melhor forma de terminarmos esta singela aula de história só poderia ser com a expressão *Namaste*, uma interjeição de saudação muito usada na Índia que significa: o Deus que habita em mim saúda o Deus que habita em você. Pode ser tanto um cumprimento formal, como cultural ou um ato de devoção. Reconhecendo essa unidade com o encontro das palmas das mãos, saudamos com a cabeça curvada à divindade na pessoa que encontramos[5].

De agora em diante, ingressaremos na ciência moderna em conjunto com as técnicas milenares do ioga, apresentando a vocês estudos sobre seus benefícios em vários âmbitos relacionados à saúde.

OS BENEFÍCIOS DO YOGA PARA A SAÚDE

A prática do yoga traz uma série de benefícios à saúde mental e física de seus adeptos e praticantes. Melhora do humor, do sono, da ansiedade, dores osteomusculares, doenças metabólicas e cardiovasculares têm seus sintomas tratados pelo yoga de forma gentil e consistente. Além disso, a prática assídua do yoga pode prevenir ou retardar o surgimento de diversas doenças[9].

Para compreendermos como o yoga influencia a saúde, primeiro devemos observar sua atuação sobre o nosso corpo. Durante uma sessão de yoga, o praticante é submetido, por assim dizer, a três práticas físicas distintas: exercícios de respiração, alongamento e exercícios de força resistiva (trabalho muscular sem movimentação ativa). Essa combinação promove uma série de benefícios que se combinam para a promoção de boa saúde física e mental[10]. O trabalho muscular resistivo, em combinação com o alongamento do músculo, permite seu fortalecimento e relaxamento, ambos fatores essenciais para o tratamento de qualquer doença dolorosa[11].

O conjunto de meditação, prática respiratória e atividade física tem efeitos interessantes sobre o sistema nervoso central. A prática constante do ioga promove regulação do eixo hipotálamo-hipófise-adrenal (HHA), essencial para o controle do estresse e, consequentemente, de doenças cardiovasculares e metabólicas como diabetes e dislipidemia[10,12]. Os praticantes de ioga experimentam redução da pressão arterial, redução da glicemia (quando alterada), melhora do índice de massa corporal (IMC) e redução das taxas de colesterol[13].

Além de seu efeito sobre o eixo HHA, a prática regular do ioga melhora e regula a expressão de serotonina, dopamina e ácido gama-aminobutírico (GABA), neurotransmissores envolvidos diretamente na fisiopatologia da depressão e da ansiedade. A regulação desses fatores promove melhora clínica notável nos pacientes com depressão, estresse, ansiedade e outros transtornos psiquiátricos relacionados[10,12,13].

CONSIDERAÇÕES FINAIS

Antiga arte oriunda da Índia, o ioga é uma prática corporal que integra cuidados com o corpo e com a mente. Sua prática oferece diversos benefícios à saúde, como redução de dores, doenças metabólicas, ansiedade e depressão. A integração de atividade muscular, exercícios respiratórios e meditação representa a medicina integrativa de forma exemplar e muito efetiva, sendo o ioga uma prática segura e poderosa.

REFERÊNCIAS BIBLIOGRÁFICAS

1. Bagdadi S. Ioga já tem 500 mil praticantes no Brasil. Exame. Publicado em 07 out. 2011. [citado em 01 out. 2020]. Disponível em: https://exame.com/brasil/ioga-ganha-cada-vez-mais-praticantes-no-brasil/.
2. Penteado C. Saúde global: a humanidade rumo à desaceleração. Época Negócios. Publicado em: 13 set. 2019. [citado em 01 out. 2020]. Disponível em: https://epocanegocios.globo.com/colunas/Marketplace-ideias-e-inovacao/noticia/2019/09/saude-global-humanidade-rumo-desaceleracao.html#:~:text=Uma%20pesquisa%20da%20Ekomat%2C%20fabricante,milh%C3%A3o%20de%20praticantes%20no%20Brasil.
3. Feuerstein G. A Tradição do yoga – história, literatura, filosofia e prática. Tradução Marcelo Brandão Cipolla. 11. ed. São Paulo: Pensamento; 2006.
4. Kupfer P. História do yoga. 2. ed. Florianópolis: Fundação Dharma; 2000.
5. Cavalari TA. Yoga: caminho sagrado [tese de doutorado]. Campinas: Faculdade de Educação, Universidade Estadual de Campinas; 2011.
6. Packer MLG. A Senda do yoga – filosofia, prática e terapêutica. 2. Ed. Blumenau: Nova Letra; 2009.
7. Siegel P. Yoga e saúde: o desafio da introdução de uma prática não convencional no SUS [tese de doutorado]. Campinas: Faculdade de Ciências Médicas, Universidade Estadual de Campinas; 2010.

8. De Rose A. As técnicas de Yoga. Yoga Nataraja. Publicado em: 30 out. 2015. [citado em 01 out. 2020]. Disponível em: https://www.yoganataraja.com.br/as-tecnicas-de-yoga/#:~:text=Samyama%20nome%20usado%20para%20designar,oferecer%20apoio%20quanto%20infra%2Destrutura.
9. Sharma KNS, Choudhary NR, Subramanya P. Evidence base of yoga studies cardiovascular health: a bibliometric analysis. Int J Yoga. 2019;12(2):162-71.
10. Cramer H, Lauche R, Langhorst J, Dobos G. Yoga for depression: a systematic review and meta-analysis. Depress Anxiety. 2013;00:1-16.
11. Sharan D, Manjula M, Urmi D, Ajeesh PS. Effect of yoga on the myofascial pain syndrome of neck. Int J Yoga. 2014;7(1):54-9.
12. Pascoe MC, Thompson DR, David R, Chantal F. Yoga, mindfulness-based stress reduction and stress-related physiological measures: a meta-analysis. Psychoneuroendocrinology. 2017;86:152-68.
13. Divya TS, Vijayalakshmi MT, Mini K, Asish K, Pushpalatha M, Suresh V. Cardiopulmonary and metabolic effects of yoga in healthy volunteers. Int J Yoga. 2017;10(3):115-20.

18
Meditação

Isabel Cristina Weiss de Souza
Vicente Faggion de Alencar
Renata Fáro Guerra (Akhila)
Cíntia Bloise Hochmüller (Dayita)

MEDITAÇÃO E SAÚDE

Muito se fala hoje sobre meditação como complementar aos tratamentos de saúde. Em 2018, esta e outras práticas foram, inclusive, incluídas entre as Práticas Integrativas e Complementares (PIC) no Sistema Único de Saúde (SUS) no Brasil[1]. Mas o que são essas práticas e como efetivamente podem ajudar?

É amplo o espectro de práticas meditativas, que envolvem uma gama enorme de tipos e tradições. Muitas delas têm origem em tradições religiosas, como no budismo. No entanto, meditação baseada em *mindfulness*, que vem sendo testada e aplicada como protocolo adjunto a tratamentos na saúde, é uma terapia secular que já nasceu com forte evidência científica em universidades de renome mundo afora[2].

Definir *mindfulness* é desafiador, uma vez que se trata de um amplo constructo que envolve uma ideia, um estado, uma técnica, uma habilidade, estilo de vida, e acima de tudo uma característica da mente humana definida por "presença", essencialmente. O termo é advindo da língua *pali*, a língua da qual os textos de Buda foram traduzidos, e não cabe uma única tradução, conforme já dito[2]. Com sua chegada ao Ocidente, principalmente por intermédio de programas ligados à recuperação de doenças como depressão, ansiedade, comportamentos compulsivos, estresse, dores crônicas, insônia, recuperação de pacientes com câncer e hipertensão, dentre outras, *mindfulness* inicialmente se confundiu com uma técnica a mais, algo que pudesse ser aplicado aos pacientes simplesmente, como tantas outras ferramentas da psicologia cognitivo-comportamental[3].

Essa história de levar meditação para os protocolos de tratamento ganhou força com os trabalhos de Jon Kabat-Zinn, no Centro Médico da Universidade de Massachusetts, no final da década de 1970, nos Estados Unidos, apesar de ter sido antecedida por movimentos como o da Associação Psiquiátrica Americana, que já sugeria estudos envolvendo meditação desde o início daquela década[2].

Meditação *mindfulness* e intervenções baseadas em *mindfulness* incluem uma gama variada de práticas de meditação propriamente dita e intervenções psicológicas. Guardam uma proximidade com o budismo no sentido de sua intenção de ajudar o praticante a se ver livre do sofrimento e da insatisfação e desenvolver alegria genuína, pautada na libertação de padrões, tendências e hábitos mentais latentes associados com o nascimento e a manutenção de emoções normalmente ditas como destrutivas, em contraposição a sentimentos de felicidade e compaixão, generosidade e pertencimento[4].

Compreendida como a habilidade de sustentar a mente no momento presente, recebeu o nome de atenção plena no Brasil, apesar de o termo não esgotar seu significado. Pode ser treinada, permitindo ao praticante desenvolver uma posição em perspectiva em relação à sua mente, observando como ela funciona, percebendo suas tendências, por exemplo, de ir para o passado ou futuro, por meio de pensamentos e imagens[3].

As últimas décadas se caracterizaram por uma busca pelos efeitos da meditação baseada em *mindfulness* no funcionamento cerebral e cognitivo, principalmente pelos efeitos que ela exerce sobre nossos comportamentos impulsivos ou reativos, que são muitas vezes destrutivos e automáticos, relativos a padrões aprendidos ao longo de uma vida. A impulsividade é compreendida como um construto multidimensional relacionado a diferentes déficits cognitivos, como dificuldade em sustentar a atenção, em inibir impulsos prepotentes, em esperar e planejar um comportamento. Muitos estudos vêm demonstrando que níveis de *mindfulness* são inversamente correlacionados com níveis de traços de impulsividade, ou seja, quanto maiores os níveis de *mindfulness*, menores são traços de impulsividade[5].

Exercícios simples como o *check-in* podem ajudar na ampliação da consciência em um nível que permita a calibração emocional por meio do acesso a informações privilegiadas relativas à fala interna que nos conduz a todos a padrões hiperaprendidos automáticos e disfuncionais. Seria como acessar nossa tendência natural de luta pela sobrevivência, ou seja, nossos mecanismos aprendidos de lidar com os desafios, que podem variar desde a esquiva até a luta propriamente, tendo estes sido certamente adaptativos em alguma etapa da vida, mas que se tornam obsoletos à medida que não nos atentamos às mudanças frequentes e inevitáveis, levando muitas vezes ao adoecimento psíquico e físico.

"Pare, alinhe a coluna, apoie os pés no chão, feche os olhos se quiser, conecte-se com sua respiração por alguns segundos, acompanhe sua inspiração e expiração apenas, sem modificar sua respiração, entre em contato com sua experiência atual, sem se apegar a nada. Tome consciência e deixe ir (*let it go*)." Eis o *check-in*.

MINDFULNESS: COMO ISSO ESTÁ RELACIONADO À SAÚDE?

A forma como o sistema nervoso reconhece, sente, interpreta e integra sinais originários do corpo, provenientes de uma espécie de mapeamento interno em níveis conscientes e inconscientes, refere-se a um processo chamado de interocepção, que está relacionado aos reflexos, impulsos, sentimentos, respostas adaptativas, respostas automáticas, experiências cognitivas e emocionais, orientadas à homeostase, regulação corporal e sobrevivência[6].

O processamento da informação a respeito do estado de todos os sistemas internos do corpo (cardiovascular, pulmonar, gastrointestinal, geniturinário, nociceptivo, quimiossensorial, osmótico, termorregulador, visceral, imune e sistemas autonômicos) é um importante componente de diferentes condições de saúde mental e está relacionado a ansiedade, depressão, transtornos alimentares e aditivos em geral, assim como com diversos sintomas em diversas doenças somáticas, apesar de acontecer fora da esfera consciente[6].

No entanto, o desenvolvimento da habilidade, por parte do paciente, de entrar em contato com seu mundo interno exige dedicação, persistência e vontade de se envolver e, para tal, muitas vezes dizemos que a meditação escolhe a pessoa e não ao contrário. Ou seja, parece que somente você sabe a melhor hora para começar a meditar. Silenciar a mente e se deparar com seu mundo interno de uma forma diferente da que está habituado é desafiador.

O que motiva as pessoas a tomarem essa atitude é muito diverso. Alguns decidem buscar a meditação por estarem se sentindo desconectados com o mundo a sua volta, outros se decidem em razão de uma doença, problemas emocionais, estresse ou simplesmente por não conseguirem mais viver em harmonia com tantas demandas sociais, no trabalho e cobranças pessoais, além da busca por um sentido em suas vidas.

A mente tagarela cria muitas historinhas, o tempo todo, e nos tornamos reféns dessas histórias, que passam a adquirir o peso de realidade, aprisionando aqueles que não estão conscientes do caráter eventual dos pensamentos. As práticas de *mindfulness* são um convite a ampliar a consciência da experiência, libertando-se em boa parte dessas armadilhas da mente que acabam por limitar a observação, a compreensão, a exploração e a abertura para novas aprendizagens.

Nas últimas três décadas, o interesse pelas pesquisas científicas envolvendo as práticas de *mindfulness* no tratamento de transtornos mentais tem sido crescente. Um dos principais motivos desse crescimento tem sido o fato de que tais práticas têm se mostrado uma "carta curinga", que se aplica a múltiplas comorbidades e diagnósticos, sendo considerada, portanto, transdiagnóstica. O segundo motivo diz respeito a ser uma ferramenta baseada em evidências científicas, na qual pacientes que muitas vezes não se adequam a tratamentos convencionais acabam por aderir, talvez pelo fato de que não se trata de nenhum protocolo rígido que se deva seguir (é autoexploratório), do qual se espera um resultado específico (p. ex., abstinência na dependência de drogas)[7].

Metaconsciência refere-se à capacidade do sujeito de monitorar os conteúdos e processos da mente, permitindo-se desvincular dos devaneios e distrações, e retornar para o presente, após ter tomado consciência, inclusive dos estados afetivos envolvidos naquela experiência, podendo sustentar o foco no momento atual, favorecendo a autorregulação emocional[7].

Essa consciência centrada no momento presente também facilita o atendimento às necessidades e percepções sensórias, como da respiração, sendo um caminho viável à reorientação das ações a partir de estímulos interoceptivos, como mencionado anteriormente. Isso favorece a diminuição da reatividade, pela suspensão da avaliação afetiva habitual que se faz dos conteúdos da experiência, reduzindo a evitação aos estímulos internos (orientadores) e facilitando a adoção de uma postura *mindful*: de curiosidade, aceitação e não julgamento, os três pilares para o distanciamento psicológico ou descentramento, essencial para que o indivíduo não se defina pela experiência (p. ex., cometer um erro, sentir medo, vergonha, dor etc.), reconhecendo seu caráter eventual[7].

Os estudos envolvendo a interocepção ainda são incipientes, mas já se sabe que uma precisão interoceptiva prejudicada está relacionada a não planejamento e impulsividade, de modo que indivíduos com melhor capacidade de distinguir entre sinais internos (corporais) e externos manifestam níveis mais baixos de não planejamento e impulsividade característica. Essas descobertas abrem caminho para novas intervenções em potencial visando melhorar as habilidades de planejamento com uma melhor discriminação interoceptiva[8].

A pouca (ou nenhuma) percepção dos estados fisiológicos pode conduzir a pessoa ao estresse ou mesmo a estados como *burnout*, em decorrência da sobrecarga. Intervenções que permitam à pessoa o acesso a estados não conceituais, ligados aos sinais corporais que denunciam nosso estado fisiológico associado a estados afetivos, podem ampliar a capacidade de decisão, promovendo escolhas mais adaptativas[8].

Mindfulness está muito relacionado a isto: desenvolvimento de uma metaconsciência que permita observar e descrever a experiência de forma não avaliativa, mas descritiva, trazendo em seu bojo a indicação de necessidades e do que pode ou não ser "negociado" (p. ex., horas de sono, desrespeito no ambiente de trabalho, insatisfação no relacionamento etc.).

ALGUMAS BASES CIENTÍFICAS

Estudos de neurociência confirmam que a mente que vagueia é infeliz, o que se correlaciona com a ativação de áreas do cérebro associadas ao processamento autorreferencial, conhecidas como rede de modo padrão (*default-mode network*), que por sua vez se encontra negativamente associada com outras redes cerebrais ligadas à atenção[9].

Essa rede se mostra associada com processos que variam desde lapsos de atenção até ansiedade e outros distúrbios clínicos, como déficit de atenção e hiperatividade e doença de Alzheimer. Considerando a inter-relação entre a rede de modo padrão, divagações e infelicidade, estudos indicam que *mindfulness* está relacionado à: manutenção da atenção imediata; manutenção de uma atitude de aceitação em direção a essa experiência, que está vinculada à diminuição da ativação da rede de modo padrão; e diminuição das divagações, promovendo melhora no funcionamento global[9].

Mindfulness, assim como yoga e outros tratamentos baseados em meditação, estão relacionados ao desenvolvimento da consciência metacognitiva, favorecendo as conexões mente-corpo por sistematicamente estimularem a atenção às sensações da respiração, cognições e outros estados corporais. Encontra-se listado entre os atuais tratamentos relevantes ligados à interocepção (que, por sua vez, está intimamente relacionada às condições de saúde mental), juntamente com a terapia cognitivo-comportamental e o uso de medicamentos como propranolol, benzodiazepínicos, alguns opioides e estimulantes[6].

Especificamente os transtornos de humor e ansiedade têm sido associados a falhas na antecipação adequada de mudanças nos estados interoceptivos. Transtornos alimentares e adição às drogas têm circuito neural sobreposto e respostas anormais a sinais interoceptivos, assim como outros distúrbios mentais. As condições que têm um componente psiquiátrico incluem fibromialgia, síndrome de fadiga crônica, síndrome do intestino irritável e distúrbios funcionais na medicina (p. ex., dor no peito não cardíaca, disfagia funcional), bem como certos distúrbios médicos (p. ex., refluxo gastroesofágico, asma)[6].

Como já mencionado, estudos que investiguem essa correlação entre *mindfulness* e estados interoceptivos ainda estão começando, mas há indícios muito fortes de que mudanças nessa relação mente-corpo estão ligados a essa via.

Para finalizar, gostaria de trazer um exemplo de minha pesquisa do doutorado, que envolveu a adaptação do Programa *Mindfulness-Based Relapse*

Prevention (MBRP) para a realidade brasileira. Tratou-se de um ensaio clínico randomizado que comparou um grupo de pacientes tabagistas que recebeu o tratamento padrão do SUS, baseado em abordagem cognitivo-comportamental, medicamentos e reposição de nicotina (grupo controle) com pacientes que, além do tratamento padrão, receberam oito sessões do MBRP (grupo intervenção). Foram feitas análises quantitativas e qualitativas, que já se encontram publicadas.

Um retorno de uma das pacientes que recebeu o MBRP talvez possa contribuir para a compreensão, mesmo que em parte, do que observamos que muda nessa relação mente-corpo a partir dos sinais que antes serviam como gatilho para a recaída no tabaco:

> "Eu considero que o treinamento de meditação foi ótimo... sou cheia de problemas no ombro, na coluna, no corpo inteiro assim na parte da ortopedia... acho que tenho problema psicológico também, porque sou muito ansiosa. *Pra* mim, meditação era o limite, pensei que eu não ia conseguir ficar parada, repousando e tentar não pensar em nada, mas é o contrário, né? A meditação é na consciência, é conscientizar e não desligar! Então, na hora que eu estou meditando, eu vejo que meu pensamento vai *pra* outro lugar e eu tento trazer ele de volta... eu gosto muito porque, se eu *tiver* com alguma dor, ou muito nervosa, me acalma e fico o dia todo sem dor. E antes eu não levava desaforo *pra* casa. E tudo isso me ajudou no cigarro, porque paro, vejo que estou com vontade de fumar, minha boca fica até seca, mas não caio mais nessa, já sei que a vontade dá e passa. (RN, 40 anos, era fumante de 1 maço de cigarros/dia antes de se tratar e se abster)[10]."

MEDITAÇÃO ATIVA

Na atualidade, somos bombardeados com estímulos variados que capturam nossa atenção para "fora", em uma sequência quase ininterrupta ao longo do dia. No entanto, a maioria desses estímulos é totalmente dispensável para nossa evolução e bem-estar. A vida moderna impõe um ritmo desenfreado e demanda cada vez mais respostas praticamente instantâneas a essas necessidades externas, criando uma contingência na qual precisamos estar em prontidão para responder a exigências antinaturais e exaustivas, que geram estresse e tensões no corpo-mente e nos afastam de estarmos presentes no aqui-agora.

A presença, que é a conexão com o momento presente e o senso subjetivo da realidade do mundo e do eu dentro do mundo[11], funciona como uma espécie de GPS, nos dando a direção certa de onde estamos e para onde precisamos ir. Em contrapartida, sem a presença nos sentimos desconectados e perdidos. Do ponto de vista cerebral, estar distraído não significa que o cérebro está menos ativo, e sim ativado na rede de modo padrão. Essa rede está vinculada com pensamentos do passado ou do futuro; é como uma base neurológica para o "eu" e para o pensamento sobre os outros[12]. A ativação dessa rede está diretamente relacionada com a infelicidade. Estarmos distraídos, angustiados com o passado ou ansiosos com o futuro nos subtrai a possibilidade de interação direta com a realidade, seja interna com nossas emoções e necessidades, seja externa com o mundo que nos cerca. E assim, em estado de tensão, agitação ou ansiedade, pode parecer impossível sentar-se em silêncio para uma prática meditativa. E talvez seja mesmo.

Para atender à necessidade do homem moderno, de um funcionamento mental acelerado, ansioso e ocupado com multitarefas, o mestre indiano Osho (1931-1990) integrou o conhecimento milenar da meditação do Oriente com os avanços científicos e conhecimentos das terapias do Ocidente.

Osho praticou e comentou os 112 métodos de meditação descritos no *Vigyan Bhairav Tantra* – a ciência milenar da transformação da mente, e resgatou as três chaves primordiais, que são a base de qualquer método de meditação e dão o suporte para o estado meditativo: relaxamento, observação e não julgamento[13].

Osho também criou suas próprias técnicas de meditação ativa na Índia, em Poona, nas décadas de 1960 e 1970. Em sua trajetória, Osho conduziu inicialmente grupos de meditação em uma pequena escola de meditação na Índia utilizando o relaxamento direto, e observou que não era tão fácil para as pessoas entrarem em meditação simplesmente ao sentar-se em silêncio, como era para ele. Posteriormente essas técnicas foram disseminadas em vários países de diferentes continentes[14].

Osho trouxe um novo olhar sobre as práticas meditativas e revolucionou os conceitos tradicionais sobre meditação. Desvinculou a meditação da religião e apresentou um contexto mais leve para a prática, em que o resgate do êxtase, do prazer e da alegria são indispensáveis para a reconexão à essência. Osho também utiliza como recurso nas técnicas o canto e a dança, em uma atmosfera de celebração que prepara o indivíduo para experimentar a dimensão do silêncio e ir além do corpo-mente, como caminho de transcendência. Para Osho, a meditação precisa ser experimentada além da técnica, sendo também compreendida como parte da vida, em que, uma vez criado o estado meditativo, ele possa ser desfrutado no dia a dia. É nesse estado de consciência relaxada que podemos desenvolver nossa capacidade de não nos identificarmos com o corpo, com a mente e seus pensamentos, e com as emoções. Assim, é possível criarmos um espaço interno de não reação, que permite responder à vida momento a momento, de forma mais integrada[15].

As técnicas de meditações ativas combinam movimentos, expressão de sons e/ou técnicas de respiração, principalmente nos estágios iniciais, auxiliando na diminuição do estresse e relaxamento do corpo-mente, facilitando o acesso ao estado meditativo propriamente dito, de auto-observação e silêncio. Em geral, as técnicas são divididas em estágios e têm cerca de uma hora de duração. A maioria contém músicas específicas que apoiam e orientam cada etapa, e grande parte foi criada por músicos sob a direção de Osho. É importante ressaltar que Osho também criou uma série de meditações curtas para o dia a dia e que, além das meditações catárticas mais intensas, existem técnicas de meditação ativa de Osho suaves e sutis.

Uma das principais contribuições de Osho foi a meditação dinâmica, uma técnica que promove o despertar da energia vital, realizada ao nascer do sol, quando toda a natureza está acordando. Ele introduziu a catarse – livre expressão de emoções e sentimentos, dentro do contexto meditativo. Para ele, uma limpeza do sistema corpo-mente é necessária para auxiliar a quebrar os padrões dos condicionamentos negativos do corpo-mente e resgatar a espontaneidade, a alegria e o relaxamento, conduzindo o praticante para um estado de percepção mais alerta e relaxado e, em consequência, mais próximo do estado natural de ser.

No Brasil, Hochmüller e Fontes[16] realizaram um estudo pioneiro em meditação ativa de Osho, que está publicado, e na revisão bibliográfica identificaram poucas publicações relacionadas a esse tema. Os estudos encontrados foram com a meditação dinâmica de Osho e mostraram os diversos benefícios dessa técnica. Uma das pesquisas foi realizada para investigar variáveis clínicas e corporativas dentro de um período de sete dias. Verificaram-se decréscimos significativos em variáveis psicopatológicas e corporativas. Os autores sugerem que a meditação dinâmica de Osho pode ser usada como um tratamento psicoterapêutico de intervenção para questões clínicas e corporativas[17]. Iqbal et al.[18] verificaram um grupo experimental, que foi submetido a um treinamento de 21 dias dessa mesma técnica, obtendo melhor pontuação que o grupo controle na integração de personalidade, autonomia e domínio ambiental e diminuição da ansiedade[19]. Os tamanhos dos efeitos da meditação dinâmica nessas dimensões da saúde mental foram robustos.

Essa pesquisa[16] também avaliou qualitativamente 80 indivíduos que participaram de um programa de oito semanas de prática de meditação ativa, e verificou efeitos positivos que relatam aumento da percepção subjetiva da saúde de forma integral, em todas as categorias estudadas. No âmbito físico-energético: alívio das dores, reequilíbrio da energia vital, maior disposição e ânimo; no âmbito mental: ampliação da atenção, concentração e foco, resultando em um estado de mais presença no aqui-agora; no âmbito emocional: diminuição da ansiedade, melhora da percepção e forma de lidar com as emoções e sentimentos, despertando mais centramento, alegria e vontade de viver; no âmbito espiritual: sensações de pertencimento, de unidade, de amor universal e acesso à essência, trazendo o contato com o transcendente. Ressaltamos a ênfase das respostas na categoria espiritual, seguida da emocional, mental e físico-energética, corroborando a metodologia do criador do método e inferindo que iniciar a prática pelo corpo relaxa e expande a percepção do corpo-mente, promove uma limpeza do coração e possibilita a reconexão com o transcendente. A pesquisa também cruzou os achados com a epistemologia dos cuidados integrativos, traçando uma interface com os três pilares pedagógicos – autoconhecimento, alteridade e transdisciplinaridade – e constatou efeitos positivos que promoveram e potencializaram esses aspectos, ampliando melhorias relevantes na relação do sujeito consigo, com o outro e com o mundo. A meditação ativa, por intermédio de sua metodologia vivencial, de abordagem sistêmica, ancorada na visão multidimensional do ser e na salutogênese, é essencialmente integrativa e pode ser considerada um autêntico cuidado integrativo[16].

Atualmente temos resultados da aplicação do questionário da Escala de 5 Facetas de *Mindfulness*[20] antes e depois do programa de oito semanas de iniciação à meditação ativa, em cerca de 60 indivíduos saudáveis, que está em fase de apuração e análise dos dados para futura publicação.

Outro estudo mostrou redução significativa nos níveis plasmáticos de cortisol, hormônio utilizado como marcador de estresse, quando os participantes foram testados após 21 dias de meditação, concluindo que a meditação dinâmica de Osho produz efeitos regulatórios positivos[21].

Técnica de meditação ativa de Osho

Técnica: meditação Gibberish[22]

Instrução:

- A meditação tem 2 estágios e dura 30 minutos.
- Primeira etapa: 15 minutos.
  - Feche os olhos e comece a dizer sons sem sentido – Gibberish. Expresse tudo o que precisa ser expresso dentro de você; jogue tudo fora. A mente sempre pensa em termos de palavras, e o Gibberish ajuda a quebrar esse padrão de verbalização contínua. Sem suprimir seus pensamentos, você pode jogá-los fora – pelo Gibberish. Deixe que, da mesma maneira, seu corpo seja expressivo.
- Segunda etapa: 15 minutos.
  - Deite-se com a barriga para baixo e sinta como se você estivesse se fundindo com a mãe terra. A cada expiração, sinta que você está se fundindo com o chão sob você.

- Recomendamos, para auxiliar sua prática, que você utilize um alarme para marcar o tempo e a troca dos estágios.

Biomeditação Ativa®*

Inspirada nas meditações ativas de Osho, na nossa longa trajetória de prática meditativa e trabalho terapêutico corporal meditativo, recentemente criamos técnicas de meditação ativa denominadas Biomeditação Ativa®. As técnicas estão ancoradas nos fundamentos e princípios milenares da meditação, nos conceitos e exercícios da Bioenergética de Alexander Lowen, e inova ao acrescentar as novas descobertas da neurociência sobre a relação corpo-mente, com ênfase na interocepção. Um estágio inicial chamado de mapeamento convida o indivíduo à observação das sensações corporais, iniciando pela planta dos pés até o topo da cabeça, e depois retornando da cabeça aos pés. Esse recurso amplia a percepção das sensações corporais, libera pontos de tensão ou de relaxamento no corpo. No mapeamento são permitidos, se necessário, movimentos espontâneos lentificados e respiração consciente, que somados à observação promovem a autorregulação, a presença e o enraizamento. Esse mesmo estágio é realizado novamente ao final da prática, quando também é possível perceber e integrar as possíveis mudanças captadas pela consciência. As técnicas principais duram em torno de 50 minutos e são compostas por estágios demarcados por tempo e música específica que apoia energeticamente cada etapa, guiando o meditador na prática. Iniciam sempre pelo mapeamento, passam por um exercício corporal que está associado a cada um dos sete principais chacras e segmentos bioenergéticos, terminando com um estágio de silêncio meditativo e novo mapeamento. Cada técnica principal é acompanhada de uma meditação curta, em que o tempo da prática é reduzido.

Prática da Biomeditação Ativa®

- Técnica: Biomeditação Ativa® Lótus Laranja – meditação curta.

Para praticar a meditação curta sugerida, utilize um alarme para marcar o tempo e a troca dos estágios.

Instrução:

- Esta técnica tem duração de 14 minutos. Mantenha os olhos fechados durante toda a prática.

---

* Biomeditação Ativa® é marca registrada de propriedade de Lótus – Terapias e Meditação Ltda.

- Mapeamento (2 minutos): em pé, traga a atenção para as sensações corporais iniciando pelas plantas dos pés e vá subindo sua percepção lentamente até o topo da cabeça. Em seguida, vá descendo a percepção até encontrar novamente a planta dos pés. Mantenha essa observação em uma atmosfera de aceitação e não julgamento, acolhendo tudo. Nesse caminho, se você perceber algum ponto de tensão, permita movimentos de forma lentificada, junto à respiração consciente, para auxiliar a relaxar a região.
- Movimento pélvico (5 minutos): em pé, movimente livremente o seu corpo, permitindo total liberdade para a sua expressão. Permita se movimentar para acordar a sua energia, principalmente liberando os movimentos da sua pélvis para frente, para trás, para os lados, movimentos circulares, ou como você desejar. Mantenha a atitude meditativa de total aceitação e não julgamento.
- Silêncio meditativo (5 minutos): sente-se confortavelmente e relaxe. Mantenha a coluna ereta, permanecendo em silêncio, quieto e imóvel. Mantenha a observação de tudo o que acontece dentro e fora de você sem julgamento.
- Novo mapeamento (2 minutos): fique novamente em pé e repita o primeiro estágio e perceba o que você sente diferente em relação ao primeiro mapeamento.

A prática da meditação ativa pode mexer com aspectos emocionais e fisiológicos. As técnicas aqui apresentadas pressupõem que você está apto para essa prática. Se tiver dúvidas consulte o seu médico ou um profissional especializado.

MEDITAÇÃO TAOÍSTA E A SAÚDE

Na era moderna, o mundo Ocidental mantém uma curiosidade imensa em relação a culturas longínquas da Índia, China, do Sudoeste Asiático, entre outras. O taoismo, disciplina original da China, tem dito destaque no Ocidente: a acupuntura e o tai chi são amplamente praticados. Na nossa cultura, no entanto, a matriz dessas práticas, a religião e pensamento taoísta, tem menor destaque que o budismo.

O taoismo é uma escola de pensamento que teve sua origem na religião primitiva dos chineses, há aproximadamente três mil anos. Essa religião era muito próxima de outras formas de xamanismo que observamos até hoje. Apesar de ainda existirem manifestações desse xamanismo primitivo entre os chineses, essa religião evoluiu segundo a história da civilização chinesa. Com a formação de uma sociedade mais organizada, rica e intelectualizada, o taoismo adquiriu uma face mais próxima da filosofia ocidental e da ciência moderna. Desenvolveu-se por meio da metafísica e do estudo da natureza: produziu a medicina chinesa, artes marciais e formas de pensamento *sui generis*, caracterizando a cultura chinesa até hoje. Sua utilidade para nós, ocidentais, não advém apenas de sua semelhança com o pensamento moderno. O taoismo é um tremendo reservatório de conhecimento sobre a natureza humana e suas relações consigo mesma e com o Universo. Uma fonte de magia ou de psicologia? Colocá-la em prática pode tornar nosso mundo moderno menos ordinário, menos cinza, menos insípido.

Os manuais taoístas antigos se referem a meditação taoísta, ioga taoísta, alquimia ou *qi gong* taoísta. Citam a transformação de metais vis em ouro e a obtenção da imortalidade. Considerando a sofisticação da cultura chinesa, acho razoável interpretar essas expressões como metáforas. Os próprios livros taoístas contam histórias de figuras famosas que, na busca pela imortalidade ou riqueza, tiveram um destino terrível ingerindo pílulas áureas. Mas então a que essas metáforas se referiam?

Primeiro, a transformação dos metais vis em ouro. O homem é possuidor de vícios (metais vis) e virtudes (ouro), e o método taoísta fornece um caminho para transmutar os vícios em virtudes. As virtudes desencadeiam atos virtuosos e fatos históricos memoráveis, são assimilados à cultura e produzem, nesse sentido, uma imortalidade do que é humano. Como o ouro, a virtude resiste ao teste do tempo e mantém seu brilho.

Desde tempos imemoráveis, a humanidade buscou drogas capazes de perpetuar a beleza, a saúde e o vigor da juventude. Os taoístas não foram exceção, mas com isso também tinham outro objetivo: a evolução espiritual. Criaram inúmeros remédios e tratamentos, como a acupuntura e a fitoterapia, hoje validados pelo método científico e usados também no Ocidente. O taoismo nesse sentido não despreza o corpo nem o avanço da ciência, mas busca uma vida longa e aprazível.

Evolução espiritual, virtude, saúde, artes marciais, conhecimento dos fenômenos naturais, tranquilidade de espírito: eis uma lista longa de objetivos. O taoismo tomou essa amplitude e profundidade porque tem dois pressupostos:

- A indivisibilidade e identidade entre espírito e matéria.
- As leis da natureza agem de maneira idêntica em todos os níveis (do micro ao macrocosmo) e em todas as formas possíveis do ser.

O Tao

Considerando essa visão metafísica do mundo, a que se refere a palavra *tao* (ou *dao* em mandarim)? Uma tradução direta seria caminho. De maneira mais elaborada, *tao* é a unidade de três elementos: o caminho, o caminhante e o caminhar.

O caminho se refere ao mundo: diante de infinitos caminhos que podemos tomar, com frequência descobrimos que diferentes caminhos levam ao mesmo lugar ou que um único caminho pode nos levar a lugares diferentes. Há uma unidade, algo que atravessa todos os caminhos que trilhamos: um Grande Caminho ou uma única origem, talvez o *Big Bang*, a origem material do universo. A essência material do Universo pode ser chamada *jing*, no taoismo.

O caminhante se refere ao ser humano, definido por sua vitalidade. Uma ou várias energias, desejos e pulsões o impulsionam pelos caminhos da vida, mesmo que às vezes contra sua própria vontade. Essa vitalidade inerente, ou *qi*, permeia os seres vivos e é responsável pelo dinamismo de tudo que é biológico.

O verbo caminhar: ora, para caminhar basta se deixar levar pela vitalidade, não é mesmo? A resposta é não. O caminhar aqui se refere a dois elementos. Um elemento é a consciência ou espírito humano que, ao caminhar, conhece o mundo e transforma a si própria. No fim das contas, o que fazemos nos define. Nossa experiencia e nosso conhecimento podem prender nossa mente em calabouços de pânico e depressão, ou podem estender nosso espírito para lugares cada vez mais distantes e improváveis. O espírito cresce, muda. Os chineses usam *yi ching* (como do livro) para expressar essas transformações. Na língua chinesa, usa-se a palavra *shen* para espírito.

Há, entretanto, um segundo elemento para definir o caminhar: o *tao* nesse sentido é o método específico de treinamento desenvolvido pelos taoístas. Esse treinamento tem como objetivo obter a saúde física e mental, assim como desenvolver um espírito capaz de perceber a verdade. Esse pequeno espírito humano que percebe a verdade do universo, aos poucos vai buscando verdades cada vez maiores desse universo, se integrando e se identificando com ele. Até atingir o vazio. Sim, o vazio. Pois para algo, ou o universo existir, precisaríamos de espaço vazio primeiro. Essa origem ou suprema verdade se identifica com a ideia de céu ou aspecto *yang*. Não se pratica esse caminho sem estar sob orientação de um mestre legítimo da tradição taoísta.

Yin-Yang

Essa visão metafísica do mundo é também composta por opostos que se opõem e ao mesmo tempo se complementam: *yin* e *yang*. *Yang* pode ser representado pelo céu, pelo aspecto dinâmico, ou funcional, da realidade. E *yin* pode ser representado pela terra, ou aspecto estático, ou material, da realidade. Seria impossível aqui abordar toda a profundidade da teoria *yin-yang*. Podemos sintetizar que são forças opostas, complementares e interdependentes que produzem o equilíbrio dinâmico da natureza. Podemos entender que o homem nasce cheio de energia e dinamismo; basta observarmos as crianças para verificar esse aspecto *yang*. E, ao se aproximar do aspecto *yin*, o homem envelhece e morre. Quase todo mundo com mais de quarenta anos já teve um doloroso episódio de "travar as costas": eis a realidade *yin*, material e rígida, se manifestando. Um cadáver endurece e apodrece.

A ideia de "imortalidade" é se reconectar com a essência *yang*.

Método taoísta

O pensamento dual *yin-yang* produziu o seguinte aforismo: "o exterior se movimenta e o interior fica parado, o interior se movimenta enquanto o exterior fica parado". Quando se pratica tai chi ou qualquer exercício de *qi gong*, o corpo se movimenta e mantém-se o espírito focado no exercício, ou seja, a mente fica parada. Quando se pratica meditação, o corpo fica parado, mas o espírito se movimenta. A meditação aqui pode ser entendida como contemplação mesmo, no mesmo sentido da filosofia: pensar sobre algo: uma obra de arte, um texto, uma conversa com o mestre – enquanto reflitam, é claro, elementos taoístas.

Meditação também pode ter o sentido específico do treinamento taoísta. O primeiro estágio: em pé ou sentado, de pernas cruzadas ou na beirada de um banco. Permaneça imóvel, mas com o corpo sem tensões. A mente foca na região chamada *dantian*, de 3 a 5 centímetros abaixo da cicatriz umbilical. O exercício repetido diariamente torna-se hábito e o tempo deve ser aumentado gradualmente: 5, 10, 15 minutos ou mais. Quanto tempo é necessário para aprender? Somente um discípulo honesto consigo mesmo pode dizer. O bom mestre obriga o discípulo a se manter honesto. O foco no *dantian* permite perceber nossa essência material, *jing*. Se jing brota da realidade *yin*, a meditação habitual nos leva a perceber o aspecto sutil de *jing*. Seu aspecto *yang*. Sente-se um peso na região inferior do abdome.

Vale a pena lembrar que, para mantermos o corpo em equilíbrio, precisamos evitar os excessos do sexo, da alimentação e dos exercícios físicos, e manter sempre uma mente serena.

Avança-se para o cultivo da vitalidade. A cultura chinesa é única no que tange a esses exercícios, chamados de *qi gong*. O sopro da respiração já deve ter sido notado no estágio anterior. A respiração profunda desce ao *dantian*, mas retorna espontaneamente para cima. A respiração como fenômeno da matéria é um sopro pelas narinas, pressão que se espalha pelo tórax e abdome. O hábito de exercitar a respiração conduz a percepção de um *qi* mais sutil, o *yang qi*. Calor é produzido internamente: um sinal que a vitalidade. Essa "energia" corre pelos meridianos de acupuntura. Sentado em meditação ou se movimentando como no tai chi, percebe-se a ligação do *yang qi* com os movimentos do corpo. As vísceras dentro do corpo, como os músculos, também se movem. O coração bate. Impossível detalhar aqui todos os exercícios respiratórios: superficial e profunda, de cima para baixo, de dentro para fora ou vice-versa. A mente está focada no centro de "energia" do tórax. Cuidado: não se deixe levar pelos impulsos do *qi*. O impulso vital, como a respiração e as emoções, não é completamente controlável. Mas a tranquilidade de espírito se mantém.

O cultivo do *shen* (espírito)

> "Meu pensamento não se volta para fora,
> Nem há, por dentro, guaridas para ele;
> As miríades de coisas se aquietam em repouso
> E meu ser inteiro no nada se dissolve!"

Agora que temos o corpo equilibrado e o coração revitalizado, o foco passa para o cultivo da mente. Esse estágio é muito semelhante à meditação zen ou *ch´na* do budismo. A mente mundana ou *shen* grosseiro comanda o corpo; é o centro de faculdades de observação, discernimento, aversões e desejos. Seu maior foco são os objetos exteriores e o sentido da visão. Enquanto a mente grosseira se ocupa de objetos transitórios do conhecimento, é necessário controle e discriminação dos fenômenos. Mas no universo há uma infinidade de fenômenos e a mente se perde em confusão tentando discriminá-los. Nesse momento temos a ansiedade, a depressão, o pânico. O espírito deixa de brilhar quanto está atulhado de miríades de fatos e o conhecimento do mundo se torna uma barreira para a luz do espírito.

Há um ditado que diz "alimentar o *shen* é mais importante que alimentar o corpo". Alimentamos essa mente mantendo-a fixa no próprio corpo. Quando a mente se concentra no corpo, toma consciência da respiração. A respiração concentra o *Qi* e a vitalidade aumenta. A vitalidade reforça *jing*, a essência material. Isso retroalimenta positivamente todo o treinamento. Por isso alguns mestres, principalmente os que estão sob a escola budista, dão ênfase a essa etapa de treinamento. Por outro lado, mestres taoístas argumentam que as etapas anteriores são essenciais para o sucesso na etapa de alimentar o espírito, para o ser humano médio.

> "Quando o *shen* do conhecimento cessa, nasce a grande sabedoria."

Durante o treinamento, o corpo se mantém parado, mas relaxado. A mente também relaxa. No início, ela livre e espontaneamente irá fixar-se e reagir. É necessário esforço para mantê-la focada no corpo. Mantendo o corpo como único objeto da consciência, evitam-se os pensamentos e abandonam-se os desejos. A mente mundana se corrige e o *shen* sutil, *yang shen*, se consolida: surge uma mente límpida e serena. O *yang shen* reflete os fenômenos externos como um espelho limpo e polido. O espírito se livra das preocupações e da escravidão dos pensamentos: estes se tornam pequenas ondas na superfície de um lago tranquilo. A mente, sem esforço, brilha como sol sobretudo. De onde vem essa luz do espírito?

A luz parece brotar da região entre as sobrancelhas. O *yang shen* mora nessa região da cabeça. No entanto, não parece ser a origem da iluminação. A luz vem de uma fonte pura e indiferenciada. Difícil percebê-la, é como olhar para o Sol. Será essa fonte, a Fonte? O *Tao*? Assim o espírito sútil é compreendido, ou melhor, sentido como uma centelha divina. Ele faz parte de algo maior, puro e misterioso. Algo sentido como um céu. O espírito individual é sentido como uma gota no oceano e, no entanto, o espírito individual não desaparece, mas se identifica e cresce. Parece tomar as dimensões infinitas desse oceano – situado acima, e não abaixo.

Para além dessas etapas da meditação taoísta, há uma busca, uma aspiração sincera pelo que é inato e verdadeiro. Poucos chegam a esse nível, e seria difícil para mim descrever algo que conheço pouco. Praticantes desse nível geralmente deixam o convívio da sociedade e se isolam de alguma forma. Talvez uma vida monástica, para focar no treinamento espiritual e poder controlar os desejos. Posso apenas mencionar que, nesse adestramento do espírito, o excesso de consciência e zelo leva ao fracasso. Ao mesmo tempo, ao não tomar consciência suficiente, também não há progresso espiritual. É algo muito difícil, chamado de "Caminho do Meio" pelos budistas, e equilíbrio ou moderação, entre os taoístas. Cultiva-se a consciência pura sem objeto. O *yang shen* se transforma em vazio. Mas o que é o *shen* esvaziado? Significa o espírito livre da servidão aos sentidos e aos pensamentos, livrar-se do maniqueísmo. A empatia transcende o egoísmo kantiano e o comportamento ético prevalece. O corpo continua onerado pelas necessidades individuais, entretanto acredita-se que o praticante de alto nível ganha alguma independência dos sofrimentos mundanos: "Montam dragões e voam pelo céu".

O *Tao* gera o Um
O Um gera o Dois
O Dois gera o Três
O Três gera todas as coisas.
Atrás de todas as coisas há escuridão
E elas tendem para a Luz,
E o fluxo da força dá-lhes harmonia.

O que os homens detestam
É o abandono, a solidão, a insignificância.
E mesmo assim príncipes e reis
Escolhem esses termos para se descreverem.
Porque as coisas ou são aumentadas pela diminuição
Ou diminuídas pelo exagero.
Eu, também, ensino o que os outros ensinam:
"Os fortes não morrem de morte natural."
Disso eu quero fazer o ponto de partida do meu ensinamento

(Tao-te-king, Verso 42)

Serenidade/tranquilidade em toda as etapas; a busca pelo *yang-shen* é composta de três elementos distintos, mas interdependentes:

- *Jing*: essência, refere-se à substância material ou a moléculas que compõem o corpo.
- *Qi*: sopro, vitalidade ou energia, refere-se à capacidade de movimento e de transformação dos seres.
- *Shen*: mente, consciência ou espírito, refere-se ao elemento mais sutil da existência humana.

MEDITAÇÃO CHAN

Durante curso de meditação, a monja Miaohan, do Templo Zu Lai, ensina que "meditamos em primeiro lugar para: promover o desapego e vivermos mais felizes; felicidade nos dá criatividade para resolver problemas e tomar decisões mais conscientes".

A meditação budista *chan* tem sua origem no termo *dhyana*, do sânscrito, relacionado ao treinamento para produzir uma mente calma e clara, luminosa. Provavelmente era a principal prática de meditação na origem do budismo. O termo *dhyana* foi inicialmente traduzido para *chan-na* em chinês e evoluiu depois para o termo *chan*. Em sentido estrito, *dhyana* se refere a níveis de concentração durante a prática da meditação chamados *rupas* e *arupas*. Entretanto, na medida em que esse treinamento foi incorporado como uma prática essencial do budismo Mahayama, tomou um sentido mais amplo, incluindo outras práticas. A escola Soto Zen busca esvaziar a mente por meio da meditação. A escola Rinzai usa meditação a respeito de enigmas chamados *koans*. A escola Shaolin associa a prática de kung fu à meditação.

Há, entretanto, diferenças fundamentais entre diversas práticas de meditação difundidas no Ocidente e a meditação chan. A meditação tibetana baseada em mantras e a meditação hindu transcendental são distintas do *chan*. Além das diferenças entre as escolas tradicionais de meditação, o que na verdade mais se pratica no Ocidente são meditações adaptadas a um contexto moderno. Academias de yoga, escolas de meditação e consultórios de psicoterapia misturam elementos tradicionais com aspectos novos. Essa mistura tem uma eficácia duvidosa, pelos olhos de praticantes tradicionais. Dentro de sua tradição contemplativa, um praticante tradicional enxerga séculos de uma responsável, empática e cuidadosa experimentação entre mentes.

O *mindfulness* foi um caso de sucesso que mostrou eficácia em ensaios clínicos modernos contra a ansiedade e sintomas depressivos, tendo sucesso no prazo de dois a três anos de estudo. Outros estudos sobre práticas tradicionais de meditação mostram pouca eficácia no contexto de ensaios clínicos. Talvez o insucesso dos estudos em demonstrar benefício da meditação tradicional budista esteja associado à busca por efeitos mais imediatos. Sabe-se que o treinamento *chan* pode durar três, cinco e até dez anos. Outro motivo para o insucesso durante esses estudos seria que os cientistas insistem em dissociar os elementos relacionais e morais da prática de meditação *chan*. Como uma mente atormentada pela culpa ou pelo ressentimento pode encontrar paz durante a meditação?

De fato, as práticas tradicionais analisadas em estudos acabam sendo adaptadas da mesma maneira que as novas práticas meditativas. Dois elementos fundamentais ao budismo são subtraídos: a íntima relação entre mestre e discípulo e os preceitos budistas. Podemos aqui explicar os preceitos budistas e as instruções básicas do método de meditação *chan*. Quem deseja se aprofundar, deve buscar um mestre de uma linhagem tradicional de meditação *chan*.

Os preceitos budistas fundamentais são as quatro Nobres Verdades e o Caminho Óctuplo.

As quatro Nobres Verdades:

- A verdade do sofrimento: o mundo é repleto de sofrimento, e a velhice, a doença e a morte são inevitáveis.
- A verdade da causa do sofrimento: a causa do sofrimento humano se encontra nos desejos do corpo físico e nas ilusões das paixões mundanas. Incluem o desejo associado aos prazeres dos cinco sentidos e ao prazer intelectual, o desejo de existir para além da morte e o desejo de deixar de existir.
- A verdade da extinção do sofrimento: se o desejo é a raiz de todas as paixões mundanas, então se esse desejo puder ser removido, consequentemente o sofrimento humano será extinto.

- A verdade do Nobre Caminho para a extinção dos desejos: para atingirmos um estado de tranquilidade em que não há desejo nem sofrimento, busquemos realizar as oito etapas do Nobre Caminho.

O Nobre Caminho consiste, resumidamente, em:

- Percepção correta: aceitar as quatro nobres verdades e, considerando a teia infinita de causas e efeitos, não se deixar levar pelos desejos e aparências.
- Pensamento correto: não perpetrar atos nocivos em pensamento. Não nutrir cobiça, ódio, ganância.
  - A percepção correta e o pensamento correto permitem obter sabedoria por meio da introspecção.
- Fala correta: evitar palavras falsas, inúteis, abusivas ou ambíguas.
- Ação correta: não destruir a vida, não roubar, não cometer adultério. Não mentir. Não se intoxicar.
- Meio de vida correto: evitar uma vida vergonhosa e imoral.
  - Fala, Ação e Meio de Vida corretos produzem uma conduta ética.
- Esforço correto: dar o melhor de si, com diligência, para realizar nobres ações.
- Atenção correta: manter a mente pura e atenta.
- Concentração correta: buscar compreender a pura essência da mente, mantendo-a correta e tranquila.
  - Esforço, atenção e concentração corretas produzem a concentração mental.

Os preceitos citados, sob o olhar vigilante de um bom professor, somam-se à prática da meditação. A prática da meditação *chan* pode ser resumida em sete instruções para a meditação sentada (*zuochan*):

- Sentar-se em lótus completo ou meio-lótus: o pé direito se apoia sobre a coxa esquerda e o pé esquerdo, sobre a coxa direita. A posição pode ser invertida ou, no meio-lótus, pode-se cruzar apenas um dos pés, e a outra perna fica embaixo. Sentar-se ajoelhado ou em uma cadeira é aceitável.
- A coluna vertebral mantém-se ereta, nem para frente nem para trás, nem para os lados. A lombar ereta e o queixo para dentro mantêm uma postura estável.
- As mãos formam o mudra universal: mão esquerda sobre a direita, próximo a região do *tantien*, região do abdome aproximadamente três centímetros abaixo da cicatriz umbilical.
- Os ombros ficam relaxados, de forma que os braços e mãos não produzam sensações.

- A língua se posiciona tocando o céu da boca, tocando de leve os dentes frontais.
- A boca fica fechada e respira-se pelo nariz.
- Os olhos ficam semicerrados e o olhar é direcionado a um ângulo de 45° para baixo, à frente.

Mantendo-se em uma postura digna, dessa forma, o praticamente sente o fluxo de ar da respiração. Passa então a controlar respiração, contando o tempo de inspiração ou de expiração: inicia-se com o tempo de um segundo e vai aumentando para dois, três, até dez segundos. Retoma-se a respiração pelo tempo de um segundo, e o ciclo reinicia. Essa prática simples já traz grande benefício.

O praticante foca no corpo físico, pois, afinal, onde estaria a mente se não no corpo? Por outro lado, o corpo nem sempre responde aos comandos da nossa mente. Prova disso é a posição do lótus, que pode ser difícil e dolorosa. Então, a verdade estará na mente? Mas a mente também não responde às nossas intenções. Pensamentos aleatórios atrapalham a contagem da respiração. É preciso esforço para manter a concentração no exercício e não reagir física ou mentalmente aos pensamentos. Aos poucos, o hábito de se concentrar permite que entremos em um estado de tranquilidade da mente, em que o foco se mantém no momento presente. O desejo por se alimentar, dormir e fazer sexo se atenua. Nasce um "tipo" de "prazer" associado a um sentimento de paz interior. Nesse nível o apego, a ansiedade e o sofrimento diminuem e o praticante consegue maior relaxamento, mais energia em suas atividades cotidianas. Há uma experiência muito difícil de ser explicada, em que surge uma "nova mente" dentro da nossa mente cotidiana. Pode ser chamada de "mente verdadeira" ou "mente iluminada", mas que é explorada apenas em níveis avançados de treinamento. Não faz sentido abordá-la aqui.

Nessa época de pandemia de Covid-19, vale a pena refletir sobre aspectos mais profundos dessa prática de meditação budista. A Biomedicina explora cada vez mais as causas e condições das doenças. O avanço da ciência é inegável, mas não conseguimos uma solução para o coronavírus. Apesar do isolamento social, as pessoas continuam a espalhar medo, confusão, *fake news* e ódio pelas redes sociais. Como vamos sair dessa quarentena? Basta um bom escudo para nos defendermos de flechas envenenadas, mas como nos proteger dos venenos de nossa própria mente? O budismo, por meio da prática de meditação chan, aborda essas questões. Segundo a monja Miaohan, "Em um nível mais profundo, meditamos para extrair as três sementes do mal de nossa alma: cobiça, ódio e ignorância e desenvolver compaixão". Vejamos o efeito dessas três "sementes" ou três "venenos" na saúde: a cobiça é o desejo excessivo. O desejo excessivo de comer leva a obesidade, diabetes, colesterol elevado e finalmente a problemas cardíacos. O ódio faz os vasos sanguíneos se contraírem e causa hipertensão arterial, o que também prejudica o coração. A ignorância durante uma doença leva à busca por uma solução rápida e duvidosa ou por um profissional inadequado, e a doença avança quando poderia ser contida. Assim, segundo a tradição budista, "A cobiça, a ira e a tolice são, portanto, as fontes de todas as aflições humanas. Para se livrar dessas fontes de aflição, deve-se: ter uma conduta ética para remover as impurezas da cobiça; praticar a concentração mental para remover as impurezas do ódio e ter sabedoria para remover as impurezas da ignorância".

> "Em uma vida futura, quando da minha iluminação, se houver seres atormentados pela doença, sem esperança de eliminação ou alívio de seu sofrimento, sem cuidados médicos ou acesso a medicamentos, sem cuidadores que os ajudem... juro que, uma vez penetrando o som de meu nome em seus ouvidos, a enfermidade desaparecerá e eles encontrarão sereno contentamento no corpo e na mente. Serão cercados de pessoas que os assistam e tudo o que lhes havia faltado anteriormente se tornará disponível em abundância até que seu estado de Buda se realize (sétimo voto do Buda da Medicina)."

REFERÊNCIAS BIBLIOGRÁFICAS

1. Valadares C. Ministério da Saúde inclui 10 novas práticas integrativas no SUS [Internet]. Brasília, DF: Ministério da Saúde; 12/03/2018 [atualizado em 16 mar. 2018; citado em 15 mar. 2020]. Disponível em: https://www.saude.gov.br/noticias/agencia-saude/42737-ministerio-da-saude-inclui--10-novas-praticas-integrativas-no-sus.
2. Demarzo M, Campayo JG. Manual prático Mindfulness: curiosidade e aceitação. São Paulo: Palas Athena; 2015. 248 p.
3. Weiss de Souza IC (org.). *Mindfulness* e terapia cognitivo-comportamental. Barueri: Manole; 2020. 208 p.
4. Chiesa A, Malinowski P. Mindfulness-based approaches: are they all the same? J Clin Psychol. 2011;67(4):404-24.
5. Korponay C, Dentico D, Kral TRA, Ly M, Kruis A, Davis K, et al. The effect of mindfulness meditation on impulsivity and its neurobiological correlates in healthy adults. Nature. 2019;9:11963.
6. Khalsa SS, Adolphs R, Cameron OG, Critchley HD, Davenport PW, Feinstein JS, et al. Interoception and Mental Health: A Roadmap. Biol Psychiatry Cogn Neurosci Neuroimaging. 2018;3(6):501-13.
7. Wielgosz J, Goldberg SB, Kral TRA, Dunne JD, Davidson RJ. Mindfulness meditation and psychopathology. Annu Rev Clin Psychol. 2019;15:285-316.
8. Herman AM, Era CL, Critchley HD, Duka T. Interoceptive accuracy predicts nonplanning trait impulsivity. Psychophysiology. 2019;56:e13339.
9. Brewer JA, Worhunsky PD, Grayb JR, Tang YY, Weber J, Kobera H. Meditation experience is associated with differences in default mode network activity and connectivity. Proc Natl Acad Sci. 2011;108(50), 20254-9.
10. Weiss de Souza IC, Noto AR. Tratamentos em grupo baseados em mindfulness. In: Neufeld CB, Rangé B (orgs.). Terapia cognitivo-comportamental em grupos: das evidências à prática. Porto Alegre: Artmed; 2017. p. 283-300.

11. Brown KW, Ryan RM. The benefits of being present: mindfulness and its role in psychological well-being. J Pers Soc Psychol. 2003;84(4):822-48.
12. Andrews-Hanna JR. The brain's default network and its adaptive role in internal mentation. Neuroscientist. 2012;18(3):251-70.
13. Rajneesh BS. O livro dos segredos. Tradução Carmem Ruth Souto Montenegro (Ma Mohani). São Paulo: Maha Lakshmi; 1982. v. 1.
14. Osho International Foundation. Autobiografia de um místico espiritualmente incorreto. São Paulo: Pensamento-Cultrix; 2000.
15. Hochmüller CB (Dayita). Meditação ativa de Osho sob a luz dos cuidados integrativos: relato de experiências [monografia]. São Paulo: Universidade Federal de São Paulo; 2015. 138 p.
16. Hochmüller CB, Fontes SV. Meditação ativa de Osho à luz dos cuidados integrativos. Rev Neurociênc. 2017;25:1-25.
17. Vyas A. Effects of seven-day Osho dynamic study: A pilot study. In: Fanti KA. Psychological science: Research, theory and future directions. Athens: Atiner; 2007. P. 1-19.
18. Iqbal N, Singh A, Aleem S. Effect of dynamic meditation on mental health. J Relig Health. 2016;55(1):241-54.
19. Iqbal N, Singh A, Aleem S, Bano S. Effects of dynamic meditation on anxiety. IJHW. 2014.
20. Baer RA, Smith GT, Hopkins J, Krietemeyer J, Toney L. Using self-report assessment methods to explore facets of mindfulness. Assessment. 2006;13(1):27-45.
21. Bansal A, Mittal A, Seth V. Osho dynamic meditation's effect on serum cortisol level. J Clin Diagn Res. 2016;10(11):CC05-CC08.
22. Rajneesh BS. O livro orange. São Paulo: Soma; 1982.
23. Gouveia K. Portais Búdicos: o caminho na natureza da mente. São Bernardo do Campo, SP: Garcia Edizioni; 2016.
24. Kyokai BD. A doutrina de Buda. Tradução Jorge Anzai. São Paulo: Martin Claret; 2005.
25. Yün H. Sutra do Buda da Medicina. Tradução Luciano Franco Piva. São Paulo: Editora de Cultura; 2018.

19
Imposição de mãos

Julio Wilson Vigorito

INTRODUÇÃO

As ciências e as religiões são áreas do conhecimento humano que se desenvolvem há muito tempo em rumos paralelos, separados, que dificultam muito o entendimento de certos fenômenos que ocorrem nas relações humanas. Nas religiões, as crenças são apoiadas na fé, em dogmas, no amor e tantas outras coisas sem explicação ou comprovação científica, enquanto nas ciências tudo deve ser entendido, constatado e provado racionalmente. Essa situação está se modificando gradualmente: há mais evidências científicas do que constatações em laboratórios e a ciência ainda não dispõe de meios e equipamentos adequados para contribuir eficientemente na explicação deste ou daquele fenômeno místico ou paranormal. Por enquanto, temos de acreditar em evidências e percepções. Isso é um tanto difícil, e requer boa vontade ou vivência nas experiências. Por outro lado, temos de enfatizar que os fenômenos místicos ou de energias ocorrem no microcosmo, em nível quântico, onde a ciência encontra-se em um estágio do conhecimento ainda primário. Assim, vamos ver alguns estudos sobre a imposição de mãos e entender seus efeitos como método coadjuvante na medicina integrativa, na promoção da saúde e na cura dos males físicos.

REVISÃO DA LITERATURA E CONSIDERAÇÕES

A expressão "imposição de mãos" origina-se do termo latino *impositio manuum*. Trata-se de uma manobra religiosa relatada desde tempos primordiais. Assim, temos no Novo Testamento da Bíblia cristã que Jesus e seus apóstolos ministravam curas utilizando a imposição de mãos. A imposição de mãos é utilizada em todas as vertentes cristãs em diversos rituais, como ordenações, orações e sacramentos, assim como na Igreja Messiânica Mundial[1], na doutrina espírita (passe espírita) e em outras crenças, como no xamanismo, igrejas neopentecostais, taoismo, budismo esotérico, hinduísmo e xintoísmo, com a intenção de purificar o espírito e proporcionar a felicidade e o fortalecimento físico. Algumas terapias de âmbito não religioso, como o Reiki, desenvolvido por Mikao Usui[2] no Japão, a terapia Karuna Reiki, proposta por William Lee Rand[3], nos Estados Unidos da América e a cura reconectiva, preconizada por Eric Pearl[4], são destaques de eficiência curativa, utilizando-se a imposição de mãos. Destacam-se também o toque terapêutico[5], o *jin shin jyutsu*[6] e o *qi gong*[7].

A literatura científica é muito restrita e os artigos publicados deixam muito a desejar, em decorrência dos métodos científicos utilizados e das amostras insuficientes em número e qualidade, além de frequentemente não considerarem o efeito placebo. Dessa maneira, citaremos uns poucos trabalhos científicos da nossa livre escolha, objetivando o entendimento do que acontece quando se utiliza a imposição de mãos no corpo de um paciente, visando à cura dos males físicos. Na verdade, trata-se de uma manobra terapêutica coadjuvante em medicina tradicional.

Vigorito[8] afirma que o ser hominal é constituído por: consciência ou espírito (ser inteligente), campos bioenergéticos e corpo físico. O campo bioenergético serve como meio de ligação entre a consciência e o corpo físico e por ele transitam as informações, em nível quântico, relativas às emoções, à mente (pensamentos) e ao psiquismo, promovendo ou não a integração bioenergética de todo o ser. Nesse campo de energia, estão presentes canais de energias ou meridianos e vórtices de energias (chacras), absorvendo ou repulsando energia, promovendo a saúde e o bem-estar, porém às vezes podem estar bloqueados ou estagnados, constituindo fatores potenciais de doenças e males físicos. Esses vórtices de energia estão presentes em todo o corpo físico, aos milhares. Mas, na prática, apenas uma ou duas dezenas deles são consideradas nos campos bioenergéticos. São conhecidos sete vórtices de energias principais e outros secundários, dentre eles aqueles situados nas mãos e dedos, muito importantes nos procedimentos de imposições de mãos e que podem ser ativados utilizando-se o pensamento, emanando das mãos os fluidos promotores da saúde holística do ser.

A imposição de mãos pode ser feita a distância ou com toque. Preferimos a manobra sem toque, muito embora o toque das mãos possa desempenhar um bom papel na transmissão de energia ao nível do sistema nervoso central[9].

Choi et al.[10], estudando a emissão de biofótons por meio das mãos constataram, 34% mais biofótons (300-650 nanômetros) provenientes das mãos de

20 voluntários saudáveis do que se poderia esperar se os biofótons resultassem apenas das emissões naturais do ambiente. Confirmaram também que os biofótons não eram consequência de radiação térmica ou calor do corpo. Não observaram diferenças significativas nas emanações biofotônicas entre a palma e o dorso das mãos, bem como dependência da idade ou gênero, talvez porque o tamanho da amostra tenha sido insuficiente. Certas condições em que são feitas as medições, como as do fotomultiplicador (CR120, Hamamatsu, Pequim) e fatores ambientais podem interferir nos resultados.

Voeikov[11] define biofóton como uma radiação eletromagnética coerente e ultrafraca capaz de modular as atividades fisiológicas das células e dos sistemas vivos de ordem superior. A partir desse ponto de vista, os biofótons são pacotes de ondas que contêm valor informacional, o qual é revelado pelos seus efeitos regulatórios sobre os sistemas vivos, que são justamente os receptores das mensagens transportadas pelos biofótons.

Popp[12] teoriza que essas emissões biofotônicas poderiam estar no controle do metabolismo do corpo. Moléculas não são capazes de regular a si mesmas; elas têm de ter um campo de energia (eletromagnético) e os fótons devem ser os portadores da informação que é necessária para regular o metabolismo. Popp testou sua teoria com pessoas saudáveis e com doentes. O que descobriu foi intrigante. As células de pessoas saudáveis emitiam luz coerente e as doentes emitiam luz "embaralhada", isto é, as células emitiam luz coerente demais ou de menos. Todos os organismos vivos, incluindo as células, se comunicam através de campos eletromagnéticos, emitindo fótons de luz.

Em outra pesquisa, Van Wijk e Van Wijk[13] verificaram diferenças na emissão de biofótons pelas mãos de pessoas de diferentes faixas etárias, sendo maior nos idosos. Esse resultado foi atribuído ao aumento do estado oxidativo das proteínas do estrato córneo na pele dos idosos.

Rubik e Jabs[14], avaliando emissões de biofótons das mãos de curadores, verificaram que: a emissão diminui significativamente após a aplicação de energia; as emissões de biofótons mostraram padrões únicos durante algumas das sessões de cura; e as emissões sofrem mudanças dependentes de estados mente-corpo, mostrando correlações significativas com a intenção de produzir mais biofótons.

Oliveira[15], avaliando os efeitos da prática de impostação de mãos sobre os sistemas hematológico e imunológico de 60 camundongos machos e sadios, concluiu que a manobra produziu as seguintes alterações fisiológicas que puderam ser constatadas com significância estatística: elevação na contagem do número de monócitos (células de defesa imunológica) ($p < 0,05$); diminuição na contagem do número de plaquetas ($p < 0,05$); elevação da citotoxicidade de células não aderentes com atividade NK e LAK ($p < 0,005$). Os grupos controle e controle-luva tiveram resultados semelhantes entre si e não mostraram nenhuma alteração fisiológica significante. A diferença dos resultados obtidos entre os grupos controle e o grupo impostação de mãos não sugerem que as alterações fisiológicas encontradas sejam decorrentes de condicionamento dos animais ou efeito placebo.

Oliveira[16], estudando os efeitos da prática do Reiki (imposição de mãos) sobre aspectos psicofisiológicos e de qualidade de vida de idosos com sintomas de estresse (estudo controlado com placebo e randomizado), concluiu que houve redução dos níveis de estresse, de ansiedade e depressão, da percepção de tensão muscular e elevação da percepção de bem-estar. O autor verificou elevação dos níveis de qualidade de vida referentes aos aspectos espirituais, religiosos e crenças pessoais, físico e psicológico. Verificou ainda elevação da temperatura periférica da pele, redução da tensão muscular do músculo frontal e condutância elétrica da pele.

O método Reiki[17] é um sistema natural de harmonização e reposição energética que mantém ou recupera a saúde. Reiki é um sistema próprio para despertar o poder que habita dentro de nós, captando, modificando e potencializando energia. Funciona como instrumento de transformação de energias nocivas em benéficas. A energia Reiki atua na totalidade do ser, nos corpos físico, emocional, mental e espiritual. O uso da energia Reiki mantém e recupera a saúde física, emocional, mental e espiritual. O tratamento geralmente é executado com imposição de mãos sobre os sete chacras ou vórtices principais. O método Reiki exige uma "iniciação" ou "sintonização" aos interessados e só pode ser transmitido por um mestre de Reiki devidamente habilitado. Hoje, no Brasil, a terapia Reiki integra os procedimentos terapêuticos aprovados pelo Sistema Único de Saúde (SUS).

Outra terapia de energia poderosa é a Karuna Reiki[18], que utiliza a imposição de mãos sobre o corpo físico. Os símbolos do karuna são aplicados nos chacras e a energia alcança os locais necessitados através dos meridianos ou canais de energia. Os símbolos do Karuna Reiki trabalham como "chaves" que ativam as diferentes frequências das energias de cura. Tanto na terapia Reiki como na terapia Karuna Reiki são utilizados símbolos e mantras, além da imposição de mãos, para promover a regulação das energias espirituais e físicas em uma pessoa, promovendo-se saúde e bem-estar.

Bem, penso que estas poucas linhas podem estimular o leitor a novos estudos e experiências acerca deste tema de fundamental importância, isto é, da imposição de mãos, da intenção e do pensamento ativando a emanação de energias para a prevenção das doenças e como coadjuvante na medicina integrativa, na cura dos males físicos, emocionais, psíquicos e espirituais. Está comprovado cientificamente que há emanação de energia biofotônica das mãos de curadores nas ações com imposição de mãos. Essas emanações de energia podem ser ativadas por meio da intenção ou vontade do curador, bem como pelo pensamento, e podem promover mudanças significativas na saúde do corpo físico e nos corpos bioenergéticos, removendo-se os bloqueios nos vórtices de energias, e na harmonização emocional, psíquica e mental. Curas ocorrem, sem dúvida. Inúmeras tradições espiritualistas acreditam que as doenças ocorrem em decorrência de bloqueios de energia nos campos bioenergéticos, portanto, a remoção deles é importante na prevenção[19]. Por outro lado, é importante que os profissionais da saúde estejam convenientemente preparados e credenciados para o trabalho com imposição de mãos, pois, utilizando-se o método, ocorre perda de energia física no curador após a sessão de tratamento e é necessário que o profissional esteja habilitado para a reposição das energias perdidas. Esse é outro aspecto a ser estudado. Infelizmente, ainda não temos pesquisas suficientes nesse sentido. O tema é intrigante, está aberto e carente de constatações em bases científicas.

REFERÊNCIAS BIBLIOGRÁFICAS

1. Canter PH, Brown LB, Greaves C, Ernst E. Johrei family healing: a pilot study. Evid Based Complement Altern Med. 2006;3(4):533-40.
2. Usui M, Grimm CM. The original Reiki handbook of Dr. Mikao Usui: The traditional Usui Reiki Ryoho treatment positions and numerous reiki techniques for health and well-being. eBook Kindle. Twin Lakes, WI: Lotus Press; 1999.
3. Rand WL. Reiki: The healing touch – first and second degree manual. Southfield: Vision; 1991.
4. Pearl E. A reconexão: cure os outros, cure a si mesmo. São Paulo: Pensamento; 2012.
5. Monzillo E, Gronowicz G. New insights on therapeutic touch: a discussion of experimental methodology and design that resulted in significant effects on normal human cells and osteosarcoma. Explore (NY). 2011;7(1):44-51.
6. Burmeister A, Monte T. The touch of healing. New York: Bantam Books; 1997. 183 p.
7. Chu DA. Tai Chi, Qi Gong and Reiki. Phys Med Rehabil Clin N Am. 2004;15(4):773-81.
8. Vigorito JW. Manual sobre evolução intelectual, evolução espiritual e qualidade de vida. São Paulo: Julio Wilson Vigorito; 2016.
9. McGlove F, Reilly D. The cutaneous sensory systems. Neurosci Biobehav Rev. 2010;34(2):148-59.
10. Choi C, Woo WM, Lee MB, Yang JS, Soh KS. Biophoton emission from the hands. J Korean Phys Soc. 2002;41:275-8.
11. Voeikov VL, Asfaramov R, Bouravleva EV, Novikov CN, Vilenskaya ND. Biophoton research in blood reveals its holistic properties. Indian J Exp Biol. 2003;41:473-82.
12. Popp FA. Properties of biophotons and their theoretical implications. Indian J Exp Biol. 2003;41:391-402.
13. Van Wijk R, Van Wijk EPA. An introduction to human biophoton emission. Forsch Komplementärmed Klass Naturheilkd. 2005;12:77-83.
14. Rubik B, Jabs H. Effects of intention, energy healing, and mind-body states on biophoton emission, Cosmos and History: The Journal of Natural and Social Philosophy. 2017;13:228-47.

15. Oliveira RMJ. Avaliação de efeitos da prática de impostação de mãos sobre os sistemas hematológico e imunológico de camundongos machos [dissertação de mestrado]. São Paulo: Faculdade de Medicina da Universidade de São Paulo; 2003.
16. Oliveira RMJ. Efeitos da prática do Reiki sobre aspectos psicofisiológicos e de qualidade de vida de idosos com sintomas de estresse: estudo placebo e randomizado [tese de doutorado]. São Paulo: Faculdade de Medicina da Universidade Federal de São Paulo; 2013.
17. Petter FA, Rand WL. The original Reiki handbook of Dr. Mikao Usui: The traditional Usui Reiki Ryoho treatment positions and numerous Reiki techniques for health and well. Twin Lake: Lotus Press; 1999.
18. Rand WL, Gaia LS. The book on Karuna Reiki: Advanced healing energy for our evolving world. Hartsel: Infinite Light Healing Studies Center; 2001.
19. Van der Vaart S, Gijsen VM, de Wildt SN, Koren G. A systematic review of the therapeutic effects of Reiki. J Altern Complement Med. 2009;15(11):1157-69.

20

Auriculoterapia francesa e Auriculomedicina

Fernando Mendes Sant'Anna
Lucas Bonacossa Sant'Anna
Mariana Bonacossa Sant'Anna

INTRODUÇÃO

O que é a auriculoterapia (AT)? Auriculoterapia é a utilização de pontos nas orelhas para tratamento de diversos sinais e sintomas comuns em diferentes doenças. Trata-se de um microssistema da acupuntura e esses pontos podem ser tratados por agulhas (o mais comum), sementes, cristais, laser, moxa, infravermelho etc.[1]. A AT, tal como a acupuntura, atua no âmbito físico, mental e emocional do paciente.

As origens da auriculoterapia se perdem na noite dos tempos e fica difícil determinar de onde vieram os primeiros registros. Os egípcios acalmavam algumas dores pela estimulação de pontos no pavilhão auricular. Hipócrates relatou curas de impotência por sangrias na orelha[1]. Os chineses a usavam dentro da medicina tradicional chinesa (MTC), com seus pontos sido mapeados por diferentes profissionais que deram origem às cartografias chinesas hoje conhecidas, que contemplam aproximadamente 200 pontos auriculares de tratamento localizados em ambas as faces da orelha.

Mas foi somente em 1951 que um médico francês, de nome Paul Nogier[2], residente em Lyon, começou a sistematizar a técnica que no Brasil passou a ser conhecida por auriculoterapia francesa, após receber em seu consultório uma paciente que havia ficado curada de uma dor ciática após a cauterização de um ponto da orelha, na região da anti-hélice[3,4]. Dono de espírito empreendedor e investigativo, Nogier passou a pesquisar sistematicamente em seu consultório e, a partir da localização desse primeiro ponto, descobriu que toda a coluna vertebral estava representada naquela região da orelha. Nogier publicou então várias cartografias, cada vez mais aperfeiçoadas, a última em 1987, na qual menciona mais "zonas" que "pontos"[5].

Os pontos da escola francesa se baseiam na reflexologia e em um feto de ponta-cabeça (Figura 1), um microssistema que pode refletir todas as mudanças fisiológicas do corpo humano[6]. Nesse caso, quando ocorre uma desarmonia em qualquer parte do corpo, essa desarmonia é refletida na orelha com reações de caráter e localidade específicos, relacionada a cada enfermidade em particular. A escola francesa está amparada pelos fundamentos da neurofisiologia, mais recentemente confirmados por estudos de ressonância magnética funcional[3].

Portanto, a grande diferença entre a escola francesa e a escola chinesa é sua cartografia, ou seja, seus mapas auriculares são diferentes, pois foram criados baseados em diferentes premissas. A escola francesa também se diferencia da escola chinesa por não utilizar métodos mais agressivos, como a sangria e a perfuração profunda da pele com agulhas de acupuntura. Ademais, a escola francesa usa para tratamento agulhas convencionais, agulhas semipermanentes (ASP), infravermelho, *laser*, massagens auriculares etc., enquanto a chinesa utiliza mais sementes, cristais e as próprias agulhas.

Tanto o diagnóstico da auriculoterapia chinesa quanto o da francesa são específicos. A escola francesa utiliza para diagnóstico do ponto a ser tratado a palpação dolorosa com apalpador de pressão calibrado (250 g/mm^2), o detector

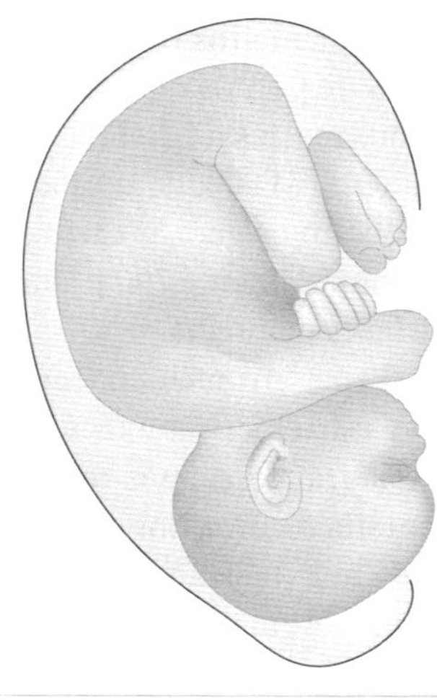

Figura 1 A imagem que percorreu o mundo: o feto de cabeça para baixo representado na orelha.

elétrico diferencial (os pontos de acupuntura são pontos de baixa resistência elétrica cutânea) e o pulso de Nogier, também conhecido como RAC (reação autonômica circulatória)[3,5]. Na escola chinesa, é mais utilizada a inspeção da orelha de acordo com os padrões e princípios da MTC.

A escola francesa advoga só tratar pontos que estejam detectáveis por algum dos métodos já citados[3]. A escola chinesa trata quaisquer dos pontos que se julga estarem relacionados à desarmonia apresentada pelo paciente segundo a MTC.

Em 1990, em uma reunião em Lyon (França), a Organização Mundial de Saúde (OMS) reconheceu a AT francesa como um microssistema da acupuntura e sistematizou 43 pontos auriculares, tendo homenageado seu criador, Paul Nogier, ainda em vida e em sua cidade natal[1,3,5]. Em 1996, o velho mestre veio a falecer, mas deixou, a nós todos, esse maravilhoso método terapêutico que tanto tem feitos pelos pacientes – a auriculoterapia, o mais completo microssistema da acupuntura já descoberto.

ANATOMIA E INERVAÇÃO DA ORELHA

Existem algumas estruturas importantes para reconhecer na orelha, pois são referência topográfica para a localização dos pontos. Podemos visualizá-las nas Figuras 2 e 3, juntamente com seus nomes. Quando da reunião da OMS em 1990 em Lyon[1,3,5], essas regiões tiveram sua nomenclatura sistematizada, sendo todas precedidas pela sigla MA (*microsystem of acupuncture* – microssistema de acupuntura), seguidas por um traço e pela abreviatura da região da orelha correspondente, por exemplo: MA-HX (hélice), MA-AH (anti-hélice), MA-TG (tragus) etc.

A orelha recebe uma inervação rica e múltipla[1]. Os principais nervos envolvidos são:

- Trigêmeo (V par craniano), através do nervo auriculotemporal (NAT), 1º ramo da divisão mandibular (V3) do trigêmeo – inerva ramo ascendente da hélice, parte de sua raiz, fossa triangular, pré-face e uma pequena parte do antitragus.
- Ramo auricular do nervo vago (RANV), X par craniano – inerva concha (superior e inferior) e a maior parte da anti-hélice (muro).
- Grande nervo auricular (GNA), formado pelas raízes de C1-C2-C3 (plexo cervical superficial) – inerva o lóbulo, fossa escafoide, todo o restante da hélice e a maior parte do antitragus.

O primeiro e o terceiro têm predominância simpática, enquanto o RANV é essencialmente parassimpático. De uma forma inconstante, os nervos facial (VII par craniano) e glossofaríngeo (IX par) também participam da inervação

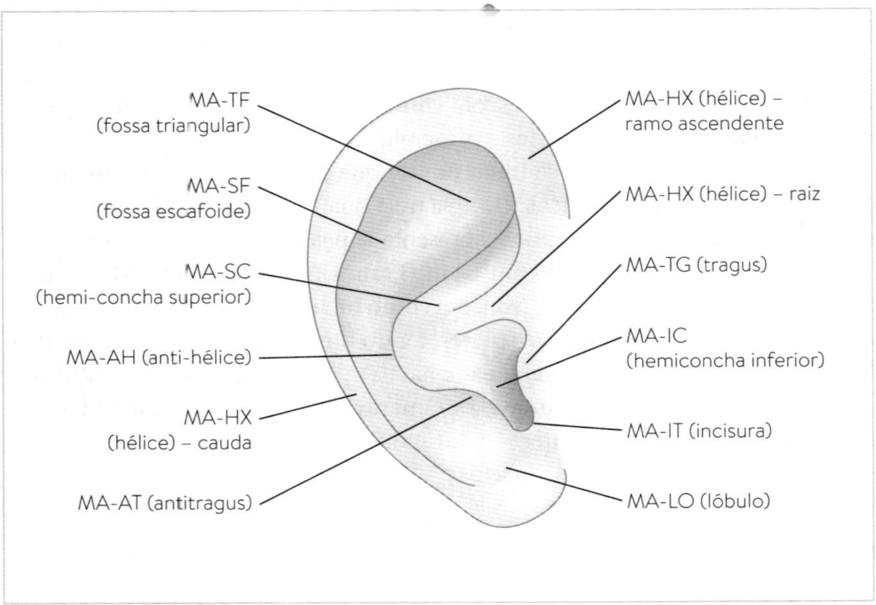

Figura 2 Nomenclatura da parte anterior da orelha.

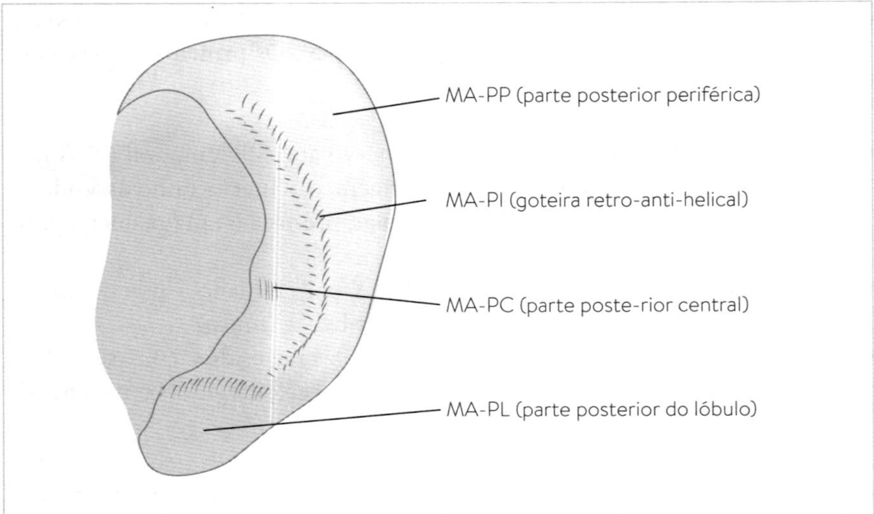

Figura 3 Nomenclatura da parte posterior da orelha.

da orelha[3], o VII na concha e sob o tragus, e o IX sobre o tragus. Ambos apresentam um tônus parassimpático. A parede posterior (medial) da orelha é inervada, em seu terço superior, pelos nervos occipital menor e GNA; em seu terço médio, pelo GNA, RANV e nervo occipital menor; e em seu terço inferior, pelo GNA e, em percentual menor, pelo RANV.

Toda essa inervação, particularmente as áreas do trigêmeo e os nervos cervicais, frequentemente se confunde e seus limites são variáveis.

Em virtude dessa intensa e variada inervação, que envolve a participação de quatro pares cranianos e do plexo cervical superficial (que termina por convergir no núcleo espinhal caudal do trigêmeo), a orelha apresenta ligações densas e próximas com o tronco cerebral, o que explica sua ação rápida e eficaz em muitas situações.

O estudo de Peuker et al.[7], que envolveu dissecção de 14 orelhas de 7 cadáveres, evidenciou o curso completo de sua inervação. Seus resultados podem ser vistos na Tabela 1.

Tabela 1 Padrão de inervação da superfície lateral da orelha

	RANV	GNA	NAT
Ramo ascendente da hélice	20%	-	80%
Joelho da hélice	-	9%	91%
Cauda da hélice	-	100%	-
Fossa escafoide	-	100%	-
Anti-hélice	73%	9%	18%
Antitragus	-	100%	-
Tragus	45%	46%	9%
Concha cimba (superior)	100%	-	-
Concha cava (inferior)	45%	55%	-
Lóbulo	-	100%	-

GNA: grande nervo auricular; NAT: nervo auriculotemporal; RANV: ramo auricular do nervo vago.

O mais importante, em termos de inervação da orelha, é reter que:

- Recebe inervação de quatro pares cranianos e do plexo cervical superficial.
- A concha, principalmente a superior, recebe inervação de um ramo do vago (RANV), e esse é o único local do organismo em que o vago se exterioriza.
- O restante está dividido principalmente entre o trigêmeo (divisão mandibular – V3 – nervo auriculotemporal) e o plexo cervical superficial (grande nervo auricular, raízes de C1-C3).
- Apresenta, por esse motivo, íntima relação com o tronco cerebral.

MECANISMOS DE AÇÃO DA AURICULOTERAPIA

Muito se tem estudado, nos últimos anos, sobre os mecanismos de ação da auriculoterapia. Didaticamente, para melhor compreensão dos leitores, resolvemos dividi-los em quatro tópicos. Sendo assim, os efeitos da auriculoterapia podem ser compreendidos com base nas seguintes características:

- Inervação da orelha.
- Ação reflexa subcortical.
- Ação no sistema nervoso central (SNC) e *feedback* hormonal.
- Neuromodulação vagal.

Vejamos, a seguir, cada um desses mecanismos.

Inervação da orelha

Em relação à inervação da orelha, o item anterior, sobre anatomia e inervação da orelha, já deixou bem claro que a rica inervação e sua íntima relação com o tronco cerebral através dos pares cranianos explicam sua ação suprassegmentar mais rápida e intensa, assim como sua ação no sistema nervoso autônomo (SNA)[1,3].

Ação reflexa subcortical

Os professores Durinian (Moscou) e Bossy (França) chamaram a atenção para a importância da formação reticular (FR) para explicar os efeitos da auriculoterapia[3,8]. Jean Bossy, famoso professor de anatomia e neuroanatomia de diversas universidades, falecido em 2009, dizia[9]: "Não é possível dar uma explicação para a atuação dos microssistemas de acupuntura, para a auriculoterapia, a partir da organização dos centros primários. É indispensável recorrer também aos centros suprassegmentares. A formação reticular parece ser o único centro que nos permite compreender esses mecanismos de ação".

Moskovets e Durinian[8] estudaram, no gato, o nervo auricular, ramo do trigêmeo, pela medida de potenciais evocados (PE) e pela microscopia eletrônica. Eles constataram que as fibras A delta estão em número dominante nesse nervo. Mostraram ainda que a estimulação elétrica dos pontos de acupuntura auricular aumenta a atividade de populações de neurônios da substância cinza periaqueductal (SCPA), assim como seus PE (isso tem um efeito analgésico), enquanto esses mesmos PE são pouco aumentados pela estimulação elétrica de pontos somáticos. Outro achado interessante foi que esses estímulos apresentavam apenas efeito analgésico, não afetando o tato.

Arcos reflexos simples (cerebrospinais e autonômicos) explicam a ação sobre o território cérebro cefálico, tórax, ombros e membros superiores (núcleos do trigêmeo vão até o segmento C4 e apresentam conexões diretas com os segmentos de C8 a T4)[1,3]. A inervação da concha pelo vago (X par craniano) explica os efeitos toracoabdominais.

Para o restante, parece haver intervenção dos fenômenos de convergência na FR, possivelmente talâmicos ou de circuitos corticais[9,10], como mencionado anteriormente.

Ação no SNC e *feedback* hormonal

Os pontos de auriculoterapia se apresentam como complexos neurovasculares[11], compostos por um nervo, uma arteríola, uma vênula e um linfático, e apresentam os nervos e vasos bem próximos uns aos outros. Essa coexistência não é uma estrutura aleatória, e podemos observar a liberação de fatores hormonais após a estimulação dos pontos.

Dessa forma, podemos dizer que a auriculoterapia modula secreções bioquímicas, sinápticas e outras[1,3]:

- Endorfinas e encefalinas (analgésicos) – em 15 minutos.
- Neuromediadores: adrenalina, acetilcolina, serotonina, glutamato e outros.
- Regula os íons implicados na transmissão dos impulsos nervosos.
- Por intermédio da dupla hipotálamo-hipófise, regula a secreção hormonal, principalmente dos hormônios ligados ao estresse (hormônio liberador de corticotrofina, hormônio adrenocorticotrófico e cortisol) – em alguns dias.
- Tem ação importante sobre a secreção de imunoglobulinas (IgA, IgM e IgG), ação essa que se manifesta em algumas semanas.

Em resumo, a auriculoterapia atua em vários níveis, como se pode observar na Figura 4.

Neuromodulação vagal

Como essa é uma importante atuação da auriculoterapia, em virtude da inervação de parte da orelha pelo vago, esse mecanismo de ação merece uma menção especial.

Sabemos, por estudos experimentais, que macrófagos excitados por lipopolissacarídeos (LPS) liberam citocinas pró-inflamatórias (TNF-alfa, IL-1 beta e IL-6) que, por sua vez, sinalizam ao cérebro a ativação de mecanismos imunomoduladores. Essa imunomodulação central é alcançada pela via anti-in-

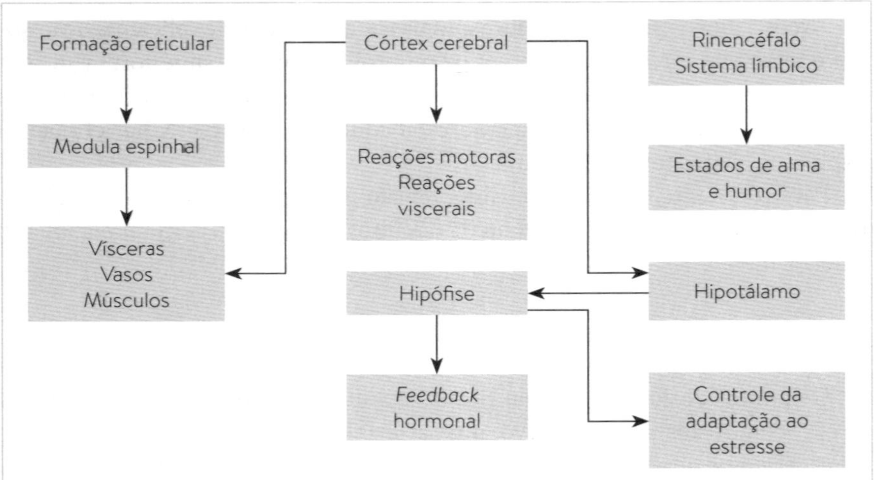

Figura 4 Ação no sistema nervoso central e no *feedback* hormonal.

flamatória colinérgica, pelo eixo hipotálamo-hipófise-adrenal e pelo sistema nervoso simpático, que diminuem o nível dessas citocinas[12]. Na via anti-inflamatória colinérgica, as aferências vagais, excitadas por essas citocinas, atingem estruturas importantes como o núcleo do trato solitário (NTS) no tronco cerebral (principal núcleo vagal do cérebro), fornecendo, assim, informações para o sistema nervoso autônomo quanto ao estado inflamatório periférico. O NTS envia informações a vários locais do tronco cerebral e cérebro, entre eles o núcleo dorsal motor do vago (DMN). Sinais compensatórios são transmitidos pelo nervo vago eferente e chegam ao local da inflamação, onde os neurotransmissores atuam sobre os macrófagos e outras células do sistema imune para atenuar a resposta inflamatória. Esse é o mecanismo anti-inflamatório colinérgico, também conhecido como reflexo inflamatório[13].

Alguns estudos mostraram que a estimulação transcutânea auricular do nervo vago (ta-VNS) poderia evocar atividades parassimpáticas semelhantes aos efeitos produzidos pela estimulação direta do nervo vago, que, como mencionado, modula a função imunitária através da via anti-inflamatória colinérgica. O estudo de Zhao et al.[14] mostrou que a ta-VNS em ratos afetados por endotoxemia suprimiu os níveis séricos de citocinas pró-inflamatórias, de forma menos intensa, porém similar à conseguida com a estimulação invasiva, e que a vagotomia suprimia esses efeitos.

Já o estudo de Frangos et al.[15], com ressonância nuclear magnética funcional em seres humanos, mostrou que a estimulação elétrica auricular estimula o núcleo espinhal caudal do trigêmeo, o NTS e o núcleo do hipoglosso, além de também ativar a substância cinzenta periaquedutal, o núcleo dorsal da rafe (libera serotonina, neuromediador envolvido nos mecanismos descendentes inibitórios da dor) e o *locus ceruleus*, fonte de adrenalina, outro dos neuromediadores responsáveis pelos mecanismos descendentes inibitórios da dor.

Logo, é razoável supor que, por ser a orelha o único local do organismo onde podemos acessar o vago direta e superficialmente, esta apresenta grande potencial em termos de pesquisa e atuação em várias doenças nas quais a neuromodulação vagal é fundamental. Na realidade, em praticamente todo o processo inflamatório, seja de que origem for, é interessante obter essa neuromodulação.

INDICAÇÕES E CONTRAINDICAÇÕES

A Agência Nacional de Acreditação e Avaliação em Saúde (ANAES), do governo francês, estabeleceu, em 2003 e 2004, as principais indicações para a acupuntura, as mesmas da auriculoterapia[1,5]. São elas:

- Dor, como tratamento coadjuvante, visando à analgesia.
- Distúrbios funcionais digestivos (náuseas, vômitos, inclusive pós-quimioterapia).
- Vícios, como o tabagismo.
- Auxílio na recuperação motora (pós-acidente vascular encefálico ou paralisia facial periférica).
- Doenças com componente alérgico (principalmente rinite alérgica).
- Ansiedade e depressão.
- Doença funcional urogenital.

Na realidade, se pensarmos na orelha como fonte de neuromodulação vagal e em todos os sistemas em que se podemos atuar através dela, essas indicações se expandiriam para praticamente todos os pacientes pois, não importa a doença que tenha, sempre é possível melhorar um ou outro aspecto do doente, que é o objeto principal de nosso interesse como médicos.

Raphaël Nogier expande, em seu último livro, essas indicações[16], para um numeroso grupo de doenças e síndromes nas quais, se não se pode obter cura, pode-se ao menos obter alívio. Entre elas, podem-se citar: dores neuropáticas de origens diversas, cefaleias (incluindo enxaquecas), esclerose múltipla (no controle e prevenção das crises), algodistrofia simpática reflexa, dor ciática, cervicobraquialgia, distúrbios posturais, artrose, colites, constipação, dispepsia, hemorroidas, soluços, alergias alimentares, zumbidos, odontalgias, eczema, urticária, irregularidades menstruais, tensão pré-menstrual, distúrbios da libido, infertilidade, calores da menopausa, metrorragia, incontinência urinária, efeitos colaterais da quimioterapia etc.

Não existem contraindicações absolutas, mas o bom senso deve prevalecer. O uso de anticoagulantes não contraindica a realização de uma sessão de auriculoterapia, mas se deve ter cuidado com o uso das ASP. Na gravidez, classicamente Paul Nogier recomendava não tratar os pontos do útero, ovário e hipotálamo[4], mas estudos mais recentes, intra-hospitalares, não confirmaram tais premissas. Uma palavra de prudência: em epiléticos, evitar a utilização de agulhas e, em asmáticos, evitar tratar o ponto do pulmão durante a crise[3,5].

DIAGNÓSTICO E TRATAMENTO DO PONTO NA ORELHA

O conceito da auriculoterapia está baseado no entendimento da natureza dos pontos. Parece haver, basicamente, dois tipos diferentes de pontos na orelha[6,11]:

- Pontos reflexos (diretamente ligados ao sistema nervoso): esses pontos são geralmente localizados com um apalpador de pressão e se tornam dolorosos quando o órgão (ou víscera, músculo, tendão, articulação) a ele relacionado está doente.
- Pontos neuro-humorais: são pontos detectados em geral eletricamente e formados por estruturas específicas, os complexos neurovasculares, compostos por uma arteríola, uma vênula, um linfático e um nervo.

Os pontos reflexos na orelha estão ligados às várias regiões do corpo através dos sistemas reticular e espinotalâmico. Se uma zona distante no corpo está acometida, o ponto correspondente a essa zona na orelha se torna sensível, ou melhor, doloroso quando pressionado. Isso é conhecido como sinalgia, que é uma dor localizada provocada por uma lesão dolorosa situada em outra região. Parece que tal fenômeno tem origem autonômica[17]. O médico Marco Romoli refez essa experiência aplicando capsacaína na polpa do polegar direito de 12 voluntários sadios durante 30 minutos. O ponto doloroso que aparecia na orelha não era exatamente o mesmo em todos, mas todos os pontos ficavam em uma mesma zona, e na orelha direita. Ele concluiu tratar-se de uma dermalgia reflexa experimental no pavilhão auricular[18]. Ou seja, um local do corpo não está representado exatamente no mesmo lugar em todos os indivíduos, mas sim em uma zona de probabilidade. Da mesma forma, as localizações de um mesmo órgão serão diferentes de acordo com a característica aguda ou crônica da doença que o atinge: a plasticidade cerebral nos fornece uma explicação plausível para essa observação[3].

O diagnóstico e exame da orelha são, da mesma forma que a anamnese e o exame físico do paciente, etapas importantes do tratamento. Paul Nogier[4,16] dizia que devíamos sempre começar pela inspeção e palpação manual das orelhas, observando: a forma, cor e implantação da orelha, seus sulcos, diferenças entre as orelhas esquerda e direita, zonas com alterações de coloração, despigmentação e/ou inflamações. A seguir, pela palpação manual, pode-se observar a consistência da cartilagem (se macia ou dura) e a presença de zonas dolorosas, dentro das quais, depois, são localizados os pontos a tratar.

Do ponto de vista prático, pode-se diagnosticar o ponto que necessita ser tratado na orelha por duas formas: com um apalpador de pressão calibrado para fornecer uma pressão de 250 g/mm^2 no ponto (detecta pontos reflexos, mais ligados à dor) e com um detector elétrico diferencial que vai detectar os complexos neurovasculares que são pontos de baixa resistência elétrica cutânea[1,3,6,16], o que foi demonstrado em 1963, na tese de doutorado do médico J. E. H. Niboyet*. Existem dois detectores atualmente mais utilizados: o Premio DT (SEDATELEC, Irigny, França) e o EL-30 Finder Aurículo Francesa (NKL Produtos Eletrônicos, Brusque, SC, Brasil). Esses equipamentos executam várias medidas da resistência elétrica cutânea do ponto (1 mm) e da área ao redor dele (2 mm^2) e as armazenam na memória, comparando suas médias. O valor normal deve ser 1. Caso esteja abaixo de 1, fala-se em baixa resistência elétrica; caso esteja acima de 1, alta resistência elétrica do ponto ou, se desejarmos, baixa resistência elétrica da área ao redor do ponto. Os pontos de acupuntura no corpo, demonstrou Niboyet, são frequentemente detectáveis, em baixa resistência, independentemente de existir ou não doença. No entanto, na orelha, esses pontos se tornam detectáveis apenas na presença de algum distúrbio ou patologia.

Quando se detecta um ponto na orelha e esse ponto está, de alguma forma, relacionado às queixas do paciente, deve-se tratá-lo. O tratamento pode ser feito de diversas maneiras[3,16]:

- Agulhas clássicas de acupuntura: no Brasil, costumamos usar mais a agulha de 0,25 × 15 mm, embora também possam ser utilizadas outras. Na França, usa-se mais a agulha de 0,30 × 15 mm.
- Agulhas semipermanentes (ASP): agulhas bem pequenas, medindo 1,2 mm, em forma de arpão, que são inseridas na orelha através de um dispositivo que as empurra, de uso único. Em geral elas ficam por alguns dias no local e caem espontaneamente. Apresentam a vantagem de ser um dispositivo que reforça o tratamento e, nas palavras do Dr. Yves Rouxeville[3], são um turbo em relação às agulhas convencionais. Como são dispositivos que

* La moindre résistance à l'électricité de surfaces punctiformes et de trajets cutanés concordants avec les points et méridiens base de l'acupuncture [thèse sciences]. Marseille; 1963.

permanecerão na orelha por alguns dias, uma rigorosa assepsia é necessária antes de seu implante e deve-se evitar colocá-las em áreas muito dolorosas. Se nos locais surgirem sinais de inflamação, dor intensa ou infecção, essas agulhas devem ser retiradas. Felizmente, é raro que isso aconteça.

- Sementes: embora os franceses não tenham por hábito utilizar as sementes (de mostarda, *Vaccaria*, cristais radiônicos), podem também ser usadas nos pontos e fixadas por uma pequena fita adesiva. Devem ser estimuladas por massagem.
- Massagem do ponto: método mais raro de ser utilizado. Os pontos podem ser tratados massageando-s, em pequenos círculos, por 30 segundos, com a ajuda de um bastonete de vidro, vigorosamente. Pode provocar pequenas lipotimias e por isso o paciente deve permanecer deitado por alguns minutos após a massagem[16].
- Cauterização do ponto: técnica antiga, porém muito eficaz, para tratar dores derivadas de compressões de raízes nervosas, como ciatalgia, cervicobraquialgia, cruralgia etc. Esquenta-se a extremidade de um clipe de papel ou de uma agulha mais calibrosa até que fique bem quente e se aplica no ponto doloroso pela palpação na cartilagem (p. ex., L5-S1 na dor ciática). É uma técnica levemente dolorosa no momento da aplicação, mas que não costuma provocar mal-estar. Depois o médico deve prescrever para o paciente uma pomada antibiótica local por 5 dias.
- Estimulação elétrica dos pontos: pode ser transcutânea, diretamente sobre a pele, com os equipamentos já mencionados anteriormente, durante 30 segundos, ou pode ser percutânea, técnica de eletroacupuntura clássica. Em geral, se escolhem baixas frequências (2-10 Hz) para tratar dor, ou se trata pelas frequências de Nogier, que serão mencionadas mais adiante.
- *Laser*: é um equipamento, como o *laser* Premio 32 (SEDATELEC, Irigny, França), que já vem equipado com programas para determinadas queixas (dor, contraturas musculares, inflamações etc.) e com as frequências de Nogier. Como é indolor, pode ser aplicado em qualquer um, principalmente nos pacientes que não aceitam agulhas. O laser mais utilizado tem um comprimento de onda de 905 nm (pouco refletido pela hemoglobina e quase não absorvido pela água), o que permite penetrar mais nos tecidos e músculos. Seu modo de emissão é pulsado (maior penetração) e a potência vai de 15 a 40 W.

A sessão de auriculoterapia deve ser repetida com a seguinte frequência:

- Dores agudas: semanal ou mesmo 2 vezes na semana, até se obter controle da dor.
- Dores crônicas: a cada 15 dias ou mesmo mensal, principalmente se forem usadas ASP.

- Distúrbios funcionais, doenças crônicas, doenças psicossomáticas: quinzenal ou mensal.

Complicações ligadas ao tratamento por auriculoterapia são raríssimas, sendo a mais comum a reação vaso-vagal, que costuma ocorrer se o paciente se levanta subitamente da maca com as agulhas na orelha[1,6]. Deve ser tratada deixando-se o paciente deitado e, eventualmente, elevando os membros inferiores. É muito raro se necessitar de medidas farmacológicas.

CARTOGRAFIAS

Os órgãos são representados de forma lógica na orelha. Segundo Raphaël Nogier, no seu livro *La santé par l'oreille*[16], publicado em 2018 (Figuras 5 e 6).

- Na orelha, o corpo é representado de cabeça para baixo, ou seja, cabeça para baixo e pés para cima. Lembremos sempre desse diagrama (ver Figura 1). A representação da cabeça é, portanto, encontrada no lóbulo, o tórax na concha inferior, o abdome na concha superior. O diagrama da orelha e do feto imaginado por Paul Nogier, mesmo que seja apenas uma imagem, fornece uma ideia geral bastante precisa da arquitetura das localizações na orelha.
- Representações de órgãos na orelha seguem as leis da embriologia. Os derivados do endoderma (órgãos abdominais e torácicos) estão no centro da orelha. Os derivados do mesoderma (aparelho locomotor) estão localiza-

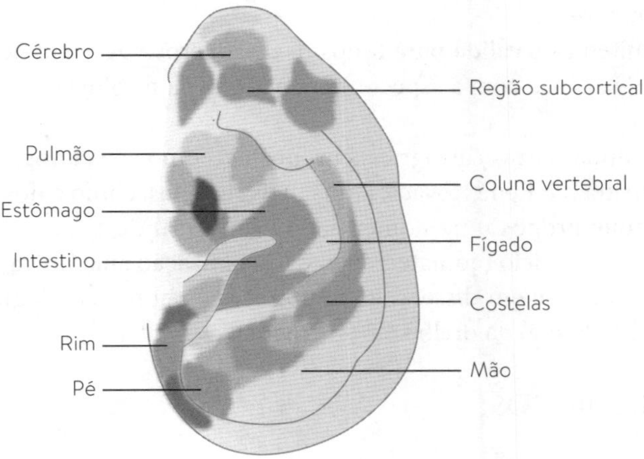

Figura 5 Representação das diferentes partes do corpo na orelha.

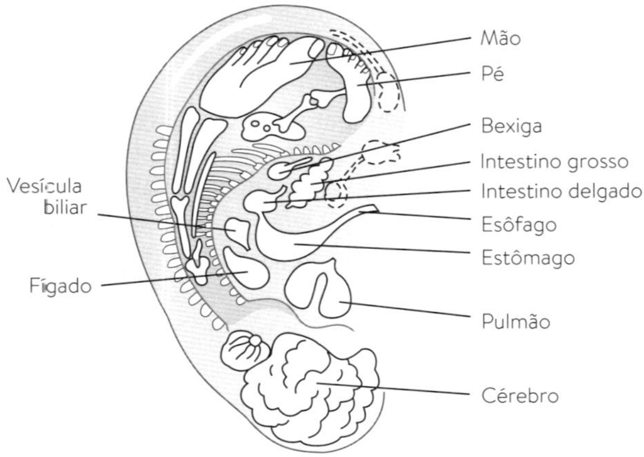

Figura 6 Esquema geral da orelha.

dos na parte intermediária do pavilhão (fossas escafoide e triangular) e os derivados do ectoderma (sistema nervoso) estão representados na borda e no lóbulo, ou seja, na parte mais externa.

- A aurícula se desenvolve do centro para a periferia. No centro está a concha com a localização das vísceras; na parte do meio, a anti-hélice e as fossas escafoide/triangular com a localização do sistema locomotor; na parte mais periférica, o sistema nervoso com a pele. No tragus estão os locais que correspondem às funções de lateralidade, funções que existem apenas nos seres humanos.
- Essa arquitetura é válida para todos os mamíferos. Os pavilhões da orelha diferem de acordo com a espécie, dependendo da fisiologia.

Existem ainda outras cartografias propostas, como as já antigas e abandonadas de Durinian e René Kovacs, até as mais recentes, como a do francês David Alimi[19], que propôs uma nomenclatura universal de auriculoterapia, que ele alega ser um modelo biomatemático da organização anatômica do cérebro, construído com base em dissecções anatômicas e neurorradiologia, com 189 áreas na porção lateral da orelha e 89 na medial.

ESTUDOS CLÍNICOS

É impossível colocar, em um só capítulo de livro, tudo o que se publicou e se publica em termos de pesquisa experimental e clínica sobre auriculoterapia.

Escolhi colocar aqui alguns estudos fundamentais e uma metanálise recente que dão respaldo ao método.

O primeiro estudo que merece menção foi conduzido pelo americano Terrence D. Oleson, na Unidade de Controle da Dor da Universidade da Califórnia, e publicado na revista *Pain*, em 1980[20]. Ele concebeu um estudo para comprovar a existência de uma somatotopia auricular. Quarenta pacientes foram examinados clinicamente para determinar áreas do corpo em que havia dor musculoesquelética. Cada paciente foi então coberto com uma folha para ocultar qualquer problema físico visível. O médico que conduzia o diagnóstico auricular não tinha conhecimento prévio da condição médica dos pacientes, mas simplesmente examinou suas orelhas em busca de áreas com elevada condutividade (baixa resistência) ou sensibilidade na pele. A concordância entre o diagnóstico médico estabelecido e o diagnóstico auricular foi de 75,2%. Tanto as leituras quantificadas do fluxo de corrente elétrica quanto as classificações subjetivas da sensibilidade dérmica foram estatisticamente significantes para chegar a um diagnóstico preciso. Esses resultados, portanto, sustentam a hipótese de que há uma organização somatotópica do corpo representada na aurícula humana.

O Dr. Richard Niemtzow, médico e coronel da Força Aérea americana, propôs em 2001 aquilo que ficou conhecido como *battlefield acupuncture* (acupuntura de campo de batalha) para tratamento rápido de soldados norte-americanos feridos em conflitos[21]. Ele utilizava cinco ASP colocadas em cinco pontos diferentes da orelha (em uma das orelhas) – giro cingulado, tálamo, ômega 2, ponto zero e *Shen men*. Esse estudo-piloto mostrou uma importante redução da dor em nove soldados recrutados aleatoriamente. Importante mencionar que nenhum desses pacientes havia respondido adequadamente às medicações convencionais para controle da dor. Tanto a técnica utilizada quanto a cartografia correspondem ao que se faz em auriculoterapia, pela escola de Nogier.

Alimi et al.[22,23] investigaram a eficácia da acupuntura auricular (AA) nas dores decorrentes do câncer, no Instituto Gustave Roussy, em Paris. No primeiro estudo[22], um piloto, eles investigaram a evolução de 20 pacientes insuficientemente aliviados da dor pela farmacoterapia convencional, nos quais seu índice médio permanecia 7/10 pela escala visual analógica (EVA). O tratamento foi realizado com ASP, uma única sessão, tendo havido 18 melhoras em 20 casos, com uma queda absoluta dos escores da EVA de 3,4 ± 2,2. Isso motivou um segundo estudo[23], esse sim randomizado, envolvendo 90 pacientes divididos em três grupos: um recebendo ASP em pontos detectados eletricamente, um recebendo agulhas em pontos não detectados e outro recebendo sementes em pontos não detectados. Cada grupo de pacientes recebeu duas sessões de tratamento. A EVA média da dor nos grupos era de 58 mm (em 100) e, após 2 meses, reduziu 36% no grupo com pontos que foram detectados e tratados e apenas 2% nos outros dois grupos (p < 0,0001).

Uma metanálise publicada em 2019 sobre a utilização da acupuntura auricular para dor crônica nas costas mostrou resultados interessantes[24] Cerca de 930 pacientes foram incluídos, 462 no grupo AA e 468 no grupo controle, em 15 estudos. Desses, três foram realizados com a cartografia de Nogier e sete tiveram seus pontos detectados eletricamente. Os desfechos avaliados foram: consumo de medicação, incapacidade física, qualidade da dor e qualidade de vida. Os pacientes receberam uma sessão de tratamento por semana, por um tempo médio de cinco semanas. Houve diferença estatisticamente significante em vários desses parâmetros, na maior parte dos estudos e a metanálise mostrou benefício da AA no controle das dores crônicas nas costas.

Em resumo, existem muitos estudos que apontam para a eficácia da auriculoterapia no tratamento de diversas condições, em especial no que diz respeito à dor, seja ela aguda ou crônica.

AURICULOMEDICINA

Continuando suas pesquisas, em 1966 Paul Nogier[25] descobriu um novo fenômeno, que ele chamou de RAC (inicialmente batizado de reflexo aurículo-cardíaco). Ele constata que a pressão exercida em certos pontos da orelha momentaneamente deforma o pulso radial. O ritmo do batimento cardíaco não muda, mas o pulso se torna mais ou menos tenso durante duas ou três pulsações. Esse fenômeno arterial, fino, delicado, difícil de estudar, manualmente perceptível na artéria radial, é então chamado de VAS (*vascular autonomic signal* – sinal autonômico vascular), pelo professor Pierre Magnin, amigo de Paul Nogier. Em francês, assim como em português, se manteve o RAC, agora significando reação autonômica circulatória. Não é preciso dizer que é necessário exercitar-se longamente para sentir essas pequenas variações no pulso.

Essa estranha descoberta levou Paul Nogier a estudar os efeitos de muitas estimulações na orelha[5,16]. Ao tomar o pulso de seus pacientes em busca do sinal vascular, ele estimula as áreas da orelha pelo toque, vibrações e ondas sonoras. Mas é acima de tudo a ação das ondas eletromagnéticas que ele estuda. Com dispositivos cada vez mais sofisticados, ele procura entender por que algumas ondas eletromagnéticas projetadas na orelha disparam um sinal vascular enquanto outras não. Ele compreende que os pontos da orelha são sensíveis a diferentes frequências e que funções precisas podem ser estimuladas através de certos aparelhos.

A originalidade da abordagem de Paul Nogier é esclarecer que a superfície da orelha pode ser dividida em sete zonas específicas que são sensíveis a sete tipos diferentes de frequências. Continuando seu ímpeto, Nogier estuda as propriedades das frequências que descobriu usando o sinal vascular:

- A frequência A (2,28 Hz) estimula o trabalho celular. É usada para tratar doenças inflamatórias e degenerativas.
- A frequência B (4,56 Hz) estimula funções multicelulares: coesão, coerência, reconhecimento celular. Ela é usada para tratar as doenças relacionadas à nutrição, ao sistema digestivo e à imunidade: alergias, doenças autoimunes.
- A frequência C (9,12 Hz) estimula a contração muscular. É utilizada nos espasmos, nas insuficiências esfincterianas, na doença de Parkinson.
- A frequência D (18,24 Hz) estimula a simetria e é utilizada principalmente nos problemas de locomoção.
- A frequência E (36,5 Hz) estimula o funcionamento da medula e é utilizada para os distúrbios dolorosos e algumas doenças da medula espinhal.
- A frequência F (73 Hz) estimula a região subcortical. Essa frequência é amplamente utilizada para o tratamento de distúrbios alimentares, distúrbios endócrinos, distúrbios menstruais, do ciclo, menopausa.
- A frequência G (146 Hz) estimula o córtex e ajuda a tratar as condições psicossomáticas.

Hoje, estamos falando de oito frequências. De fato, uma nova frequência, chamada L (276 Hz), tem sido destacada por atuar em distúrbios laterais e de aprendizagem: dislexia, disortografia, discalculia, gagueira. Essa frequência foi descrita, mais recentemente, por Raphaël Nogier[6,16]. Todas essas frequências podem ser usadas para tratar pontos da orelha.

Por vários anos, Paul Nogier conduziu trabalhos sobre essa questão. Cercado por uma equipe de colegas apaixonados, ele estabelece as bases para um método perfeitamente revolucionário que ainda hoje é confidencial, mas que será discutido em anos vindouros. Enquanto toma o pulso de seu paciente, o médico projeta em sua orelha luzes coloridas, frequências muito específicas, e observa quais induzem um sinal vascular. Essa técnica permite primeiro fazer diagnósticos e, em segundo lugar, propor um tratamento. É por isso que o termo auriculomedicina foi proposto para se referir a esse método. Esse termo, usado hoje, é ambíguo, porque sugere que essa técnica substitui a medicina, o que não é o caso. Paul Nogier, que no início aceitou o termo, se arrependeu no final de sua vida.

Assim, a auriculoterapia pode ser considerada uma medicina de correspondência; é a pesquisa dos pontos da orelha que estejam em correspondência com os órgãos doentes (joelho, vértebras, fígado, estômago etc.). Já a auriculomedicina é a pesquisa dos pontos em relação à sua fisiopatologia, que reflete uma reação autonômica inconsciente no plano vascular. O RAC/VAS é utilizado para encontrar um ponto de correspondência, presumidamente anormal e testemunho de uma doença, o que poupará ao médico bastante tempo em uma pesquisa por vezes cansativa.

REFERÊNCIAS BIBLIOGRÁFICAS

1. Rouxeville Y. Auriculotherapie: acupuncture auriculaire [Internet]. Paris: Springer; 2007 [citado em 09 de maio de 2018]. Disponível em: http://site.ebrary.com/id/10210895
2. Nogier PFM. Traité d'auriculothérapie. Sainte-Ruffine: Maisonneuve; 1973.
3. Rouxeville Y. Les clés de l'auriculothérapie: clinique et pratique. Bruxelles: Satas; 2016.
4. Nogier PMF. Introduction pratique à l'auriculothérapie. S.l.: Maisonneuve; 1980.
5. Rouxeville Y, Méas Y. Panorama de l'auriculothérapie et de l'auriculomédecine [Internet]. Paris, New York: Springer; 2011 [citado em 09 de maio de 2018]. Disponível em: http://site.ebrary.com/id/10494269
6. Nogier R, Nogier R. Auriculotherapy. Stuttgart, New York: Thieme; 2009. 176 p.
7. Peuker ET, Filler TJ. The nerve supply of the human auricle. Clin Anat. 2002;15(1):35-7.
8. Moskovets ON, Reshetniak VK, Durinian RA. Electroacupuncture inhibition of nociceptive responses in the caudal trigeminal nucleus. Biull Eksp Biol Med. 1980;89(1):7-9.
9. Bossy J, Prat-Pradal D, Taillandier J. Les microsystèmes de l'acupuncture. Paris: Masson; 1984.
10. Bossy J. Bases neurobiologiques des réflexothérapies. Paris: Masson; 1983.
11. Terral C. Douleur et acupuncture: de la recherche à la clinique. Montpellier: Sauramps Médical; 2009.
12. Pavlov VA, Wang H, Czura CJ, Friedman SG, Tracey KJ. The cholinergic anti-inflammatory pathway: a missing link in neuroimmunomodulation. Mol Med. 2003;9(5-8):125-34.
13. Rosas-Ballina M, Tracey KJ. Cholinergic control of inflammation. J Intern Med. 2009;265(6):663-79.
14. Zhao YX, He W, Jing XH, Liu JL, Rong PJ, Ben H, et al. Transcutaneous auricular vagus nerve stimulation protects endotoxemic rat from lipopolysaccharide-induced inflammation. Evid Based Complement Alternat Med. 2012;2012:627023.
15. Frangos E, Ellrich J, Komisaruk BR. Non-invasive Access to the Vagus Nerve Central Projections via Electrical Stimulation of the External Ear: fMRI Evidence in Humans. Brain Stimul. 2015;8(3):624-36.
16. Nogier R. La santé par l'oreille: comprendre et utiliser l'auriculothérapie. Paris: Mango; 2018.
17. Bourdiol RJ. Éléments d'auriculothérapie. Moulins-lès-Metz: Maisonneuve; 1980.
18. Romoli M. Auricular acupuncture diagnosis. Edinburgh, New York: Churchill Livingstone; 2010. 301 p.
19. Alimi D, Chelly JE. New universal nomenclature in auriculotherapy. J Altern Complement Med. 2018;24(1):7-14.
20. Oleson TD, Kroening RJ, Bresler DE. An experimental evaluation of auricular diagnosis: the somatotopic mapping or musculoskeletal pain at ear acupuncture points. Pain. 1980;8(2):217-29.
21. Niemtzow RC. Battlefield acupuncture. Medical Acupuncture. 2007;19(4):225-8.
22. Alimi D, Rubino C, Leandri EP, Brulé SF. Analgesic effects of auricular acupuncture for cancer pain. J Pain Symptom Manage. 2000;19(2):81-2.
23. Alimi D, Rubino C, Pichard-Léandri E, Fermand-Brulé S, Dubreuil-Lemaire M-L, Hill C. Analgesic effect of auricular acupuncture for cancer pain: a randomized, blinded, controlled trial. J Clin Oncol. 2003;21(22):4120-6.
24. Moura CC, Chaves E CL, Cardoso ACLR, Nogueira DA, Azevedo C, Chianca TCM. Auricular acupuncture for chronic back pain in adults: a systematic review and metanalysis. Rev Esc Enferm USP. 2019;53:e03461.
25. Nogier PFM, Magnin. De l' auriculothérapie à l'auriculomédecine. Paris: Maisonneuve; 1981.

21
Terapia da natureza

Lukas Blumrich
Ciro Blujus dos Santos Rohde

INTRODUÇÃO

O surgimento de nossa espécie, assim como de todas as outras, aconteceu em ambientes naturais. Quaisquer que sejam os caminhos tomados pela seleção natural nos mais diversos ambientes que originalmente habitávamos, nossos corpos foram lentamente moldados para garantir nossa sobrevivência neles. Mais recentemente, nossa transição para o ambiente urbano se deu de forma rápida[1-4], em poucas gerações, algo que certamente não foi acompanhado de mudanças biológicas abruptas. A urbanização promoveu um crescente afastamento de ambientes naturais[5-7], que não passou despercebido pela comunidade científica[8].

O renomado biólogo norte-americano Edward O. Wilson, no fim do século XX, formulou a hipótese de que humanos apresentam uma tendência inata de procurar conexões com a natureza e outras formas de vida, necessidade a que chamou "biofilia"[9]. Mais anteriormente, no século XIX, a teoria do miasma relacionava a saúde dos pacientes a seus ambientes e, como consequência, eram comuns prescrições de ambientes mais puros (isto é, ambientes naturais, em contraste com a densidade e sujeira das cidades)[10]. Também são conhecidas as terapias para tratamento de tuberculose baseadas na luz do sol ("helioterapia") e no deslocamento para ambientes de maior altitude[11]. Esta última se provou verdadeira por um motivo bastante simples: a menor velocidade de crescimento de *Mycobacterium tuberculosis* a baixas pressões de O_2, sendo até hoje um possível recurso terapêutico[12]. Do segundo quarto do século passado em diante, no entanto, o desenvolvimento de tecnologias e um conhecimento científico mais amplo desviaram as atenções dos médicos do ambiente natural e as práticas médicas passaram a se realizar exclusivamente nos hospitais[13]. A helioterapia foi substituída, por exemplo, por lâmpadas UV e ingestão de vitamina D[10]. É claro que, na falta de uma base científica clara para os benefícios da natureza, essa mudança foi totalmente justificável. No fim desse mesmo século, o interesse nesses mecanismos retornou e investigações mais rigorosas começam a ser empreendidas. Apesar da óbvia relação que estabelecemos entre natureza e bem-estar ao refletirmos sobre o tema considerando nossas próprias experiências, evidências robustas são necessárias para justificar a estruturação de programas de saúde coletiva e individual. As evidências mais recentes são discutidas a seguir.

O CONTATO COM A NATUREZA COMO PRÁTICA TERAPÊUTICA: TERAPIA DA NATUREZA

A natureza pode ser entendida como o conjunto de fenômenos do mundo físico que se opõe a humanos ou a criações humanas, incluindo aí plantas, animais, paisagens e microrganismos[14]. A chamada terapia da natureza é aqui o conjunto de práticas que tem como objetivo alcançar efeitos médicos preventivos pela exposição a estímulos naturais[15]. Dessa forma, existe grande variedade no que pode ser incluído nessas práticas, sendo as mais comuns o "banho de floresta", o contato (físico ou visual) com elementos naturais e a busca por ambientes naturais como pano de fundo para psicoterapia.

É sabido que viver em locais que oferecem acesso a ambientes naturais torna as pessoas mais saudáveis e satisfeitas com seu trabalho e vida em geral[16-19], com destaque para esse efeito na pressão sanguínea, colesterol e redução de estresse[16,20-28]. Mais do que isso, a exposição à natureza pode ser bastante valiosa no caso de doenças crônicas debilitantes. No caso da demência, por exemplo, os benefícios acontecem nos mais diversos campos: redução do estresse, agitação e raiva; saúde da pele; padrões de sono e alimentação; expressão verbal; memória e atenção; sensação de independência e controle e maiores interações sociais[29]. Essa associação não é linear, e mesmo pequenas exposições à natureza podem ser bastante valiosas[30]. No fim do século XIX e início do XX, a terapia da natureza era a cura da então conhecida neurastenia, ou fraqueza dos nervos, que tinha como sintomas a depressão, ansiedade, insônia e enxaquecas[31]. A chamada "cura do Oeste" consistia em trabalhar em fazendas afastadas dos centros urbanos, e seu grande benefício era o cenário rural[32-34]. Em particular, os benefícios sociais dos ambientes naturais são bastante grandes. Em comparação com esportes *indoor*, exercícios ao livre possibilitam um número e intensidade consideravelmente maiores de interações sociais[35], e sua realização promove maior percepção de aproveitamento e da frequência de atividades[36]. Mais interessante ainda, os ambientes naturais podem amenizar os efeitos de desigualdade de condições de saúde relacionadas à privação econômica[37].

A mera visualização da natureza por si só já apresenta grandes benefícios, como redução da ansiedade[38] e do estresse[20], menor frequência cardíaca[39], maior capacidade de direcionamento de atenção[40] e menor permanência em hospitais[41]. A visão de cenários naturais durante o processo de recuperação em vez de tijolos ou cenários urbanos também promove, além de uma recuperação mais rápida e menos complicações, melhor humor e mais atitudes positivas[41,42]. Prisioneiros em celas que permitiam uma visualização da natureza apresentaram menos sintomas de estresse[20], e comparação semelhante em estudantes resultou em melhores notas no primeiro grupo[40]. Dirigir em locais cuja paisagem é dominada por elementos naturais também parece permitir uma recuperação mais rápida do estresse[27]. O mecanismo responsável por esses achados é uma inibição do sistema simpático e estimulação do parassimpático, estimuladas pela visão de elementos naturais[22,42] que não precisam necessariamente ser paisagens complexas[43-45]. Uma conclusão importante nas aplicações desses achados é a de que as respostas provocadas pela visualização de ambientes naturais se repetiram em menor grau com a visualização desses mesmos ambientes como simulações virtuais realistas[46].

Os sons também parecem ter um papel bastante importante em nossa relação com ambientes naturais, principalmente por permitir uma sensação de ligação com um determinado local[47-49]. Os barulhos de ambientes urbanos, como buzinas e ruídos de construção, parecem provocar efeitos contrários aos originados da vivência em ambiente natural, estando relacionados a aumentos de pressão arterial, problemas de sono e memória e aumento de risco de infarto[50-55]. Por outro lado, são relatados desconforto e apreensão na ausência de sons em ambientes, e é possível que isso se dê pela identificação do silêncio como uma resposta de diversos animais à presença de predadores[14]. Odores e aromas também possuem grande importância em nossa resposta aos ambientes[56]. Pela ligação entre nossa capacidade de detectar odores e o sistema límbico[57,58], emoções e odores são conectados[59-61], havendo a possibilidade de desordens olfatórias se manifestarem como episódios depressivos[61]. O paladar também promove respostas emocionais, como é exemplificado pelas respostas de crianças aos diferentes sabores[62,63]. Como o paladar não é um componente frequente das práticas de terapias naturais, no entanto, não se sabe muito sobre sua aplicabilidade terapêutica.

O efeito do toque sobre o estado mental, pelo contrário, é bastante conhecido e estudado. Sabe-se que o toque entre humanos pode influenciar decisões, criar e fortalecer laços e reduzir a pressão arterial e o pulso[64,65]. O contato com materiais e animais também provoca respostas fisiológicas. Um estudo relatou que o ato de tocar em superfícies metálicas ou acrílicas aumentou a pressão arterial dos participantes em uma relação inversamente proporcional à temperatura do material[66], corroborando resultados anteriores de que materiais artificiais são capazes de alterar a pressão arterial quando tocados[67]. Tocar em animais possui efeitos ainda mais significativos, principalmente pela ação do sistema oxitocinérgico[68]. Essa ação tem efeitos cardiovasculares benéficos, com diminuição da pressão arterial, da frequência cardíaca e do cortisol circulante[69-73], que se consolidam com registros de maior saúde e expectativa de vida de donos de animais[74-77].

Uma prática bastante estabelecida e estudada é a de *shinrin-yoku*, ou o "banho de floresta", que significa a imersão total em um ambiente florestal[78]. Essa terapia é bastante popular em seu país de origem, o Japão, e contempla andar, sentar ou se deitar nesses ambientes, em associação com a respiração profunda[79]. A duração de cada sessão varia de 2 a 4 horas, e existem guias especializados para dirigir as experiências dos participantes[80]. Os benefícios dessa prática se encontram, principalmente, em um aumento da função imune, com destaque para o aumento de células *natural-killer* e na prevenção de diversos tipos de câncer; na prevenção da hipertensão, da doença arterial coronariana, do desenvolvimento de alergias, de doenças respiratórias, de transtornos de humor e do estresse e melhora nos sintomas da desordem de hiperatividade e déficit de atenção[78,79,81].

Outra prática é a busca do encontro com a natureza durante sessões de psicoterapia[82]. Sua principal característica é a busca de um local dinâmico que desafie o controle do terapeuta e promova experiências inesperadas como combustível para reflexões e criatividade por parte do paciente[8,83,84]. Dessa forma, incorpora elementos da terapia artística, Gestalt, ecopsicologia, psicologia transpessoal, terapia de aventura e práticas mente-corpo[82], e a escolha do local pode tanto partir de sugestões do terapeuta, com algum objetivo específico, como de sugestões do paciente, em local que lhe tenha significado ou interesse especial. A adição da natureza no processo de terapia, por possuir elementos incontroláveis, pode auxiliar no desenvolvimento de flexibilidade de pensamento e na habilidade de conexão entre imaginação e corpo[84]. Além disso, os fatos de a natureza ser cíclica e a morte e nascimento estarem frequentemente presentes no mesmo quadro natural podem desencadear sentimentos de aceitação e completude, relacionando a vida individual com algo maior[8,82].

As razões pelas quais esses efeitos são obtidos não são compreendidas em sua totalidade, e há fortes evidências que apontam para um papel do sistema imune como mediador. É sabido que os processos inflamatórios podem ser causa de uma diversidade de desordens psiquiátricas, e a neuroimunologia tem recebido bastante atenção da comunidade científica nos últimos anos[85]. A depressão, por exemplo, apresenta como fatores de risco ambientais e genéticos elementos pró-inflamatórios[86-88], e há evidências da ativação da micróglia em indivíduos deprimidos[89], além do maior risco de depressão quando pacientes são submetidos a tratamento com interferon-alfa[90]. Em busca de elucidar a origem dessa relação, foi proposta a "hipótese dos velhos amigos", ou "hipótese da higiene", segundo a qual a regulação do sistema imune depende da ação de diversos microrganismos e parasitas com os quais nossa espécie coevoluiu, mas que estão ausentes nos ambientes modernos[91-94]. Como a presença e colonização desses microrganismos era certeira nos milhões de anos em que nossos corpos evoluíram, acredita-se que uma parcela considerável de energia foi economizada em nosso desenvolvimento ao "terceirizar" certas ferramentas de regulação imune aos microrganismos e parasitas. A ausência deles, no entanto, pode levar a um estado de inflamação crônica, que por si só é causa de diversas afecções. O aumento da incidência das doenças alérgicas, como a asma, nos séculos XX e XIX, se relaciona com a menor exposição a infecções na infância[95]. O papel dos microrganismos no desenvolvimento de nossos órgãos e sistemas é conhecido[96], e há registros de que populações urbanas possuem mais desordens de humor que populações rurais[97], assim como registros de maior ansiedade e reatividade emocional em indivíduos que apresentam alergias[98-100]. O contato com a natureza, dessa forma, permite que nosso corpo seja colonizado por diferentes tipos de microrganismos que contribuem para a homeostase. Estudos experimentais também atestam para essa relação[95]. A exposição a *Mycobaterium vaccae* em ratos permitiu a identificação de neurônios serotoninérgicos com impacto no humor unicamente responsivos à ativação imune periférica[101] e a estimulação com lipopolissacárides (LPS) provocou efeitos semelhantes à administração de antidepressivos[102]. Mais ainda, essa relação não está restrita à ativação imune periférica, e os microrganismos que ingerimos em nossa alimentação também possuem funções de sinalização hormonal e imunológica[103]. A dieta moderna, composta em grande parte por alimentos industrializados e esterilizados, pode contribuir para um desequilíbrio da microbiota, com consequências sistêmicas[88].

A estimulação do corpo humano, no entanto, não é resultado apenas da ação de microrganismos ou parasitas. Compostos orgânicos chamados fitocidas são produzidos por plantas para proteção contra ataques de herbívoros e microrganismos, e sua ingestão pela inalação é comum em ambientes naturais[14]. Em modelos animais, reduzem a resposta ao estresse, diminuem a ansiedade e prolongam o sono[104,105], tendo sua ação associada a funções antimicrobianas e aumento da atividade do sistema imune[106,107]. Efeito semelhante também pode ser obtido com paredes de madeira em ambientes fechados[108]. Os íons presentes no ar também parecem participar dessa resposta[14]. São muito presentes em espaços naturais e surgem quando um elétron é retirado de uma molécula de gás e colocado em outra. A energia liberada pela radiação, raios cósmicos, ondas eletromagnéticas solares, cachoeiras e luz ultravioleta possui a capacidade de gerar essas partículas. Os efeitos de íons negativos, particularmente, são bastante interessantes, e envolvem aumento na sensação de conforto térmico[109]; diminuição de náusea, tonturas e dores de cabeça[109]; menor imunorreatividade durante o estresse[110]; melhora de sintomas de depressão, transtornos de humor e raiva[111]; aumento da atividade de células *natural-killer* e efeito antitumoral[112] e sensação de relaxamento[113,114].

CONSIDERAÇÕES FINAIS

Parte integrante da natureza, o ser humano desenvolveu-se por milênios em contato direto com o meio natural. Nossa relação com a natureza estende-se desde percepções sensoriais subjetivas até interações celulares complexas, influenciando diretamente nossa saúde física e mental. Durante o manejo dos pacientes, é importante abordar o contato com a natureza como parte integrante do tratamento. Outras formas de terapia, como psicoterapia, atividades físicas ou atividades em grupo podem e devem, sempre que possível, acontecer próximas ao ambiente natural, valendo-se de suas propriedades curativas.

REFERÊNCIAS BIBLIOGRÁFICAS

1. Glendinning C. Technology, trauma and the wild. In: Roszak T, Gomes E, Kanner AD, eds. Ecopsychology: Restoring the Earth, healing the mind. San Francisco: Sierra Club; 1995.
2. Roszak T, Gomes ME, Kanner AD. Ecopsychology: restoring the Earth, healing the mind. San Francisco: Sierra Club; 1995.
3. Suzuki D. The sacred balance: Rediscovering our place in nature. St. Leonards: Allen and Unwin; 1997.
4. Gullone E. The biophilia hypothesis and life in the 21st century: Increasing mental health or increasing pathology? J Happiness Stud. 2002;1(3):293-322.
5. Katcher AH, Beck AM. Health and caring for living things. Anthrozoos. 1987;1(3):175-83.
6. Beck A, Katcher A. Between pets and people: The importance of animal companionship. West Lafayette, Indiana: Purdue University Press; 1996.
7. Axelrod LJ, Suedfeld P. Technology, capitalism, and christianity: Are they really the three horsemen of the eco-collapse? J Environ Psychol. 1995;15(3):183-95.
8. Berger R, McLeod J. Incorporating nature into therapy: A framework for practice. J Syst Ther. 2006;25(2):80-94.
9. Wilson EO. Biophilia. Cambridge, MA: Harvard University Press; 1984.
10. Crnic M, Kondo MC. Nature RX: Reemergence of pediatric nature-based therapeutic programs from the late 19th and early 20th centuries. Am J Public Health. 2019;109(10):1371-8.
11. Eisen S, Pealing L, Aldridge RW, Siedner MJ, Necochea A, Leybell I, et al. Effects of ascent to high altitude on human antimycobacterial immunity. PLoS One. 2013;8(9).
12. Murray JF. Tuberculosis and high altitude worth a try in extensively drug-resistant tuberculosis? Am J Respir Crit Care Med. 2014;189(4):390-3.

13. Sellers C. To place or not to place: toward an environmental history of modern medicine. Bull Hist Med. 2018;92(1):1-45.
14. Franco LS, Shanahan DF, Fuller RA. A review of the benefits of nature experiences: More than meets the eye. Int J Environ Res Public Health. 2017;14(8).
15. Miyazaki Y, Song C, Ikei H. Preventive medical effects of nature therapy and their individual differences. Japanese J Physiol Anthropol. 2015;20(1):19-32.
16. Kaplan R, Kaplan S. The experience of nature: a psychological perspective. Exp Nat a Psychol Perspect. 1989.
17. Lee ACK, Maheswaran R. The health benefits of urban green spaces: a review of the evidence. J Public Health (Bangkok). 2011;33(2):212-22.
18. Takano T, Nakamura K, Watanabe M. Urban residential environments and senior citizens' longevity in megacity areas: The importance of walkable green spaces. J Epidemiol Community Health. 2002;56(12):913-8.
19. Cox DTC, Shanahan DF, Hudson HL, Fuller RA, Anderson K, Hancock S, Gaston KJ. Doses of nearby nature simultaneously associated with multiple health benefits. Int J Environ Res Public Health. 2017;14(2).
20. Moore EO. A prison environment's effect on health care service demands. J Environ Syst. 1981;11(1):17-34.
21. Hartig T, Mang M, Evans GW. Restorative effects of natural environment experiences. Environ Behav. 1991;23(1):3-26.
22. Ulrich RS, Simons RF, Losito BD, Fiorito E, Miles MA, Zelson M. Stress recovery during exposure to natural and urban environments. J Environ Psychol. 1991;11(3):201-30.
23. Kaplan R. The psychological benefits of nearby nature. In: Relf D, ed. Role of horticulture in human well-being and social development: A national symposium. Arlington, Virginia: Timber Press; 1992:125-33.
24. Rohde CLE, Kendle AD. Report to English nature: human well-being, natural landscapes and wildlife in urban areas: A review. English Nature Science. 1994;22.
25. Lewis CA. Green nature/human nature: The meaning of plants in our lives. Urbana, Chicago: University of Illinois Press; 1996.
26. Leather P, Pyrgas M, Beale D, Lawrence C. Windows in the workplace. Environ Behav. 1998;30(6):739-62.
27. Parsons R, Tassinary LG, Ulrich RS, Hebl MR, Grossman-Alexander M. The view from the road: Implication for the stress recovry and immunization. J Environ Psychol. 1998;18(2):113-40.
28. Shanahan DF, Bush R, Gaston KJ, Lin BB, Dean J, Barber E, Fuller RA. Health benefits from nature experiences depend on dose. Sci Rep. 2016;6(1):1-10.
29. naturalenglandorguk [Internet]. Natural England Commissioned Report NECR137: Greening Dementia - a Literature Review of the Benefits and Barriers Facing Individuals Living with Dementia in Accessing the Natural Environment and Local Greenspace; 2013 [citado em 24 maio 2020]. Disponível em: www.naturalengland.org.uk.
30. White PCL, Wyatt J, Chalfont G, Bland JM, Neale C, Trepel D, Graham H. Exposure to nature gardens has time-dependent associations with mood improvements for people with mid- and late--stage dementia: Innovative practice. Dementia. 2018;17(5):627-34.
31. Stiles A. Go rest, young man. Monit Psychol. 2012;43:32.
32. Bowler DE, Buyung-Ali LM, Knight TM, Pullin AS. A systematic review of evidence for the added benefits to health of exposure to natural environments. BMC Public Health. 2010;10(1):456.
33. Pearson DG, Craig T. The great outdoors? Exploring the mental health benefits of natural environments. Front Psychol. 2014;5.
34. Gill T. The benefits of children's engagement with nature: A systematic literature review. Child Youth Environ. 2014;24(2):10.

35. Rogerson M, Gladwell V, Gallagher D, Barton J. Influences of green outdoors versus indoors environmental settings on psychological and social outcomes of controlled exercise. Int J Environ Res Public Health. 2016;13(4):363.
36. Gladwell VF, Brown DK, Wood C, Sandercock GR, Barton JL. The great outdoors: How a green exercise environment can benefit all. Extrem Physiol Med. 2013;2(1):3.
37. Mitchell R, Popham F. Effect of exposure to natural environment on health inequalities: an observational population study. Lancet. 2008;372(9650):1655-60.
38. Ulrich RS. Visual landscapes and psychological weil-being. Landsc Res. 1979;4(1):17-23.
39. Laumann K, Gärling T, Stormark KM. Rating scale measures of restorative components of environments. J Environ Psychol. 2001;21(1):31-44.
40. Tennessen CM, Cimprich B. Views to nature: effects on attention. J Environ Psychol. 1995;15(1):77-85.
41. Ulrich RS. View through a window may influence recovery from surgery. Science. 1984;224(4647):420-1.
42. Matsunaga K, Park BJ, Kobayashi H, Miyazaki Y. Physiologically relaxing effect of a hospital rooftop forest on older women requiring care. J Am Geriatr Soc. 2011;59(11):2162-3.
43. Igarashi M, Aga M, Ikei H, Namekawa T, Miyazaki Y. Physiological and psychological effects on high school students of viewing real and artificial pansies. Int J Environ Res Public Health. 2015;12(3):2521-31.
44. Tsunetsugu Y, Miyazaki Y, Sato H. The visual effects of wooden interiors in actual-size living rooms on the autonomic nervous activities. J Physiol Anthropol Appl Human Sci. 2002;21(6):297-300.
45. Tsunetsugu Y, Miyazaki Y, Sato H. Physiological effects in humans induced by the visual stimulation of room interiors with different wood quantities. J Wood Sci. 2007;53(1):11-6.
46. Bishop ID, Rohrmann B. Subjective responses to simulated and real environments: a comparison. Landsc Urban Plan. 2003;65:261-77.
47. Schafer R. The soundscape: Our sonic environment and the tuning of the world. Rochester, VT, USA: Destiny Books; 1994.
48. Torigoe K. Insights taken from three visited soundscapes in Japan Okhotsk rumbling of the sea of Enshu. Proc Acoust Ecol Int Symp. 2003.
49. O'Connor P. The sound of silence: Valuing acoustics in heritage conservation. Geogr Res. 2008;46(3):361-73.
50. Gramann DJ. The effect of mechanical noise and natural sound on visitor experiences in units of the National Park System. All US Gov Doc (Utah Reg Depos.). 1999. [Internet] [citado em 24 maio 2020]. Disponível em: https://digitalcommons.usu.edu/govdocs/428.
51. Staples SL. Human response to environmental noise: Psychological research and public policy. Am Psychol. 1996;51(2):143-50.
52. Öhrström E. Longitudinal surveys on effects of changes in road traffic noise—annoyance, activity disturbances, and psycho-social well-being. J Acoust Soc Am. 2004;115(2):719-29.
53. Babisch W, Beule B, Schust M, Kersten N, Ising H. Traffic noise and risk of myocardial infarction. Epidemiology. 2005;16(1):33-40.
54. Stansfeld SA, Berglund B, Clark C, Lopez-Barrio I, Fischer P, Ohrström E, et al. Aircraft and road traffic noise and children's cognition and health: A cross-national study. Lancet. 2005;365(9475):1942-9.
55. Bluhm GL, Berglind N, Nordling E, Rosenlund M. Road traffic noise and hypertension. Occup Environ Med. 2007;64(2):122-6.
56. Davidson G. Concerning hallucinations of smell. Psychiatr Q. 1938:253-70.
57. Kay LM, Freeman WJ. Bidirectional processing in the olfactory-limbic axis during olfactory behavior. Behav Neurosci. 1998;112(3):541-53.
58. Zald DH, Pardo JV. Functional neuroimaging of the olfactory system in humans. Int J Psychophysiol. 2000;36(2):165-81.
59. Herz R, Cupchik GC. The emotional distinctiveness of odor-evoked memories. Chem Senses. 1995;20(5):517-28.

60. Kohler CG, Barrett FS, Gur RC, Turetsky BI, Moberg PJ. Association between facial emotion recognition and odor identification in schizophrenia. J Neuropsychiatry Clin Neurosci. 2007;19(2):128-31.
61. Soudry Y, Lemogne C, Malinvaud D, Consoli SM, Bonfils P. Olfactory system and emotion: Common substrates. Eur Ann Otorhinolaryngol Head Neck Dis. 2011;128(1):18-23.
62. Crook CK. Taste perception in the newborn infant. Infant Behav Dev. 1978;1(1):52-69.
63. Fox NA, Davidson RJ. Taste-elicited changes in facial signs of emotion and the asymmetry of brain electrical activity in human newborns. Neuropsychologia. 1986;24(3):417-22.
64. Moss H. Early environmental effects: Mother-child relations. In: Spencer T, Kass N, eds. Perspectives in child psychology. New York: McGraw Hill; 1970. p. 2-34.
65. Gallace A, Spence C. The science of interpersonal touch: An overview. Neurosci Biobehav Rev. 2010; 34(2):246-59.
66. Sakuragawa S, Kaneko T, Miyazaki Y. Effects of contact with wood on blood pressure and subjective evaluation. J Wood Sci. 2008;54(2):107-13.
67. Morikawa T, Miyazaki Y, Kobayashi S. Time-series variations of blood pressure due to contact with wood. J Wood Sci. 1998;44(6):495-7.
68. Beetz A, Uvnäs-Moberg K, Julius H, Kotrschal K. Psychosocial and psychophysiological effects of human-animal interactions: The possible role of oxytocin. Front Psychol. 2012;3.
69. Friedmann E, Katcher AH, Thomas SA, Lynch JJ, Messent PR. Social interaction and blood pressure influence of animal companions. J Nerv Ment Dis. 1983;171(8):461-5.
70. Grossberg JM, Alf EF. Interaction with pet dogs: Effects on human cardiovascular response. J Delta Soc. 1985;2(1):20-7.
71. Jenkins JL. Physiological effects of petting a companion animal. Psychol Rep. 1986;58(1):21-2.
72. Vormbrock JK, Grossberg JM. Cardiovascular effects of human-pet dog interactions. J Behav Med. 1988;11(5):509-17.
73. Barker SB, Knisely JS, McCain NL, Best AM. Measuring stress and immune response in healthcare professionals following interaction with a therapy dog: a pilot study. Psychol Rep. 2005;96(3 I):713-29.
74. Friedmann E, Katcher AH, Lynch JJ, Thomas SA. Animal companions and one-year survival of patients after discharge from a coronary care unit. Public Health Rep. 1980;95(4):307-12.
75. Anderson WP, Reid CM, Jennings GL. Pet ownership and risk factors for cardiovascular disease. Med J Aust. 1992;157(5):298-301.
76. Allen K, Blascovich J, Mendes WB. Cardiovascular reactivity and the presence of pets, friends, and spouses: the truth about cats and dogs. Psychosom Med. 2002;64(5):727-39.
77. Headey B, Grabka MM. Pets and human health in Germany and Australia: National longitudinal results. Soc Indic Res. 2007;80(2):297-311.
78. Song C, Ikei H, Miyazaki Y. Physiological effects of nature therapy: a review of the research in Japan. Int J Environ Res Public Health. 2016;13(8).
79. Hansen MM, Jones R, Tocchini K. Shinrin-yoku (Forest bathing) and nature therapy: a state-of--the-art review. Int J Environ Res Public Health. 2017;14(8).
80. Farrow MR, Washburn K. A review of field experiments on the effect of forest bathing on anxiety and heart rate variability. Glob Adv Heal Med. 2019;8:216495611984865.
81. Miyazaki Y, Lee J, Park BJ, Tsunetsugu Y, Matsunaga K. Preventive medical effects of nature therapy. Nihon Eiseigaku Zasshi. 2011;66(4):651-6.
82. Berger R. Being in nature: an innovative framework for incorporating nature in therapy with older adults. J Holist Nurs. 2009;27(1):45-50.
83. Berger R. Choosing the 'right' space to work in: reflections prior to a nature therapy session. J Outdoor Environ Educ. 2006;11(1):41-5.
84. Berger R. Using contact with nature, creativity and rituals as a therapeutic medium with children with learning difficulties: a case study. Emot Behav Difficulties. 2006;11(2):135-46.

85. A neuroimmune odyssey. Nat Rev Immunol. 2020;20(4):203.
86. Bufalino C, Hepgul N, Aguglia E, Pariante CM. The role of immune genes in the association between depression and inflammation: a review of recent clinical studies. Brain Behav Immun. 2013;31:31-47.
87. Raison CL, Miller AH. The evolutionary significance of depression in Pathogen Host Defense (PATHOS-D). Mol Psychiatry. 2013;18(1):15-37.
88. Rook GAW, Raison CL, Lowry CA. Microbial "old friends", immunoregulation and socioeconomic status. Clin Exp Immunol. 2014;177(1):1-12.
89. Setiawan E, Wilson AA, Mizrahi R, Rusjan PM, Miler L, Rajkowska G, et al. Role of translocator protein density, a marker of neuroinflammation, in the brain during major depressive episodes. JAMA Psychiatry. 2015;72(3):268-75.
90. Capuron L, Gumnick JF, Musselman DL, et al. Neurobehavioral effects of interferon-α in cancer patients: Phenomenology and paroxetine responsiveness of symptom dimensions. Neuropsychopharmacology. 2002;26(5):643-52.
91. Rook GAW, Brunet LR. Give us this day our daily germs. Biologist. 2002;49(4):145-9.
92. Rook GAW, Raison CL, Lowry CA. Can we vaccinate against depression? Drug Discov Today. 2012;17(9-10):451-8.
93. Hanski I, Von Hertzen L, Fyhrquist N, Koskinen K, Torppa K, Laatinkainen T, et al. Environmental biodiversity, human microbiota, and allergy are interrelated. Proc Natl Acad Sci U S A. 2012;109(21):8334-9.
94. Matthews DM, Jenks SM. Ingestion of Mycobacterium vaccae decreases anxiety-related behavior and improves learning in mice. Behav Processes. 2013;96:27-35.
95. Lowry CA, Smith DG, Siebler PH, Schmidt D, Stamper CE, Hassell JE Jr, et al. The microbiota, immunoregulation, and mental health: implications for public health. Curr Environ Heal Rep. 2016;3(3):270-86.
96. McFall-Ngai M, Hadfield MG, Bosch TCG, et al. Animals in a bacterial world, a new imperative for the life sciences. Proc Natl Acad Sci U S A. 2013;110(9):3229-36.
97. Peen J, Schoevers RA, Beekman AT, Dekker J. The current status of urban-rural differences in psychiatric disorders. Acta Psychiatr Scand. 2010;121(2):84-93.
98. Wright RJ. Stress and atopic disorders. J Allergy Clin Immunol. 2005;116(6):1301-6.
99. Buske-Kirschbaum A, Ebrecht M, Kern S, Gierens A, Hellhammer DH. Personality characteristics in chronic and non-chronic allergic conditions. Brain Behav Immun. 2008;22(5):762-8.
100. Blaiss MS. Pediatric allergic rhinitis: Physical and mental complications. Allergy Asthma Proc. 2008;29:1-6.
101. Lowry CA, Hollis JH, de Vries A, Pan B, Brunet LR, Hunt JRF, et al. Identification of an immune-responsive mesolimbocortical serotonergic system: Potential role in regulation of emotional behavior. Neuroscience. 2007;146(2):756-72.
102. Renault J, Aubert A. Immunity and emotions: Lipopolysaccharide increases defensive behaviours and potentiates despair in mice. Brain Behav Immun. 2006;20(6):517-26.
103. Grenham S, Clarke G, Cryan JF, Dinan TG. Brain-gut-microbe communication in health and disease. Front Physiol. 2011;94.
104. Cheng WW, Lin CT, Chu FH, Chang ST, Wang SY. Neuropharmacological activities of phytoncide released from Cryptomeria japonica. J Wood Sci. 2009;55(1):27-31.
105. Kawamoto M, Kawakami K, Otani H. Effects of phytoncides on spontaneous activities and sympathetic stress responses in Wistar Kyoto and stroke-prone spontaneously hypertensive rats. Shimane J Med Sci. 2008;25:7-12.
106. Li Q, Nakadai A, Matsushima H, Miyazaki Y, Krensky AM, Kawada T, Morimoto K. Phytoncides (wood essential oils) induce human natural killer cell activity. Immunopharmacol Immunotoxicol. 2006;28(2):319-33.

107. Li Q, Morimoto K, Kobayashi M, Inagaki H, Katsumata M, Hirata Y, et al. Visiting a forest, but not a city, increases human natural killer activity and expression of anti-cancer proteins. Int J Immunopathol Pharmacol. 2008;21(1):117-27.
108. Matsubara E, Kawai S. VOCs emitted from Japanese cedar (*Cryptomeria japonica*) interior walls induce physiological relaxation. Build Environ. 2014;72:125-30.
109. Hawkins LH. The influence of air ions, temperature and humidity on subjective wellbeing and comfort. J Environ Psychol. 1981;1(4):279-92.
110. Nakane H, Asami O, Yamada Y, Ohira H. Effect of negative air ions on computer operation, anxiety and salivary chromogranin A-like immunoreactivity. Int J Psychophysiol. 2002;46(1):85-9.
111. Goel N, Etwaroo GR. Bright light, negative air ions and auditory stimuli produce rapid mood changes in a student population: a placebo-controlled study. Psychol Med. 2006;36(9):1253-63.
112. Yamada R, Yanoma S, Akaike M, Tsuburaya A, Sugimasa Y, Takemiya S, et al. Water-generated negative air ions activate NK cell and inhibit carcinogenesis in mice. Cancer Lett. 2006;239(2):190-7.
113. Assael M, Pfeifer Y, Sulman FG. Influence of artificial air ionisation on the human electroencephalogram. Int J Biometeorol. 1974;18(4):306-12.
114. Sulman FG, Levy D, Lunkan L, Pfeifer Y, Tal E. Absence of harmful effects of protracted negative air ionisation. Int J Biometeorol. 1978;22(1):53-8.

22

A busca pelo autoconhecimento

Oswaldo Ferreira Leite Netto

Entre os seres vivos, nós, seres humanos, somos muito peculiares. A tal ponto que alguém entre nossos antepassados se considerou a obra mais importante de uma divindade que tivesse tido a iniciativa da criação. E assim se declarou à imagem e semelhança de algum ser superior.

Para sobreviver, nós nos constituímos, no mínimo, em grupos, cujo funcionamento é extremamente complexo, bem diferente do observado em muitos animais que vivem em bandos.

Está sempre presente a imaturidade ou a precocidade com que chegamos a este mundo, cada um de nós exigindo muito cuidado e atenção, revelando fragilidade e desamparo. O que pode um bebê humano? Portanto, dependência total, que se prolonga por certo tempo e que não existe entre outros animais.

Quem tem a oportunidade de observar animais no pasto ou animais domésticos procriando admira-se da rápida autonomia adquirida pelos filhotes. E, às vezes, da completa indiferença das mães, pois seus nenês assumem a iniciativa de se alimentar e de satisfazer outras necessidades fisiológicas, em completa autonomia, sem necessidade de vigilância e explicações.

Não é nosso caso, e a constituição do indivíduo humano até sua autonomia e independência é um longo, e por vezes penoso, processo – desgastante para o novo ser e para seus progenitores ou cuidadores. Mas aos poucos habilidades muito especiais e surpreendentes vão se instalando no novo ser. A fala, a capacidade de desenvolver uma linguagem e, portanto, uma comunicação eficaz com os semelhantes é muito superior ao que se verifica no restante do mundo animal.

Pensando nisso, gostaria de destacar a questão do aprendizado, que logo de saída se revela urgentemente necessário, e a noção de que todo conhecimento vem de fora, sendo administrado por quem acompanha o amadurecimento dos pequenos seres.

Também observamos como se vão formando laços entre os indivíduos da nossa espécie. O laço inicial habitualmente inclui os progenitores e os filhos que chegaram antes, em um círculo que envolve o indivíduo e, progressivamente, se amplia: família, vizinhança, bairro, tribo...

Na nossa cultura, estabeleceram-se instituições, como creche e escola; profissões, como babá, pajem, professor e instrutor; e habilidades que se tornam indispensáveis, como a escrita, a leitura e o domínio de outras línguas. A comunicação se amplia, havendo até a que depende de tecnologia cada vez mais sofisticada.

A vida em grupo, nos diferentes lugares e meios, parece ser vital para os humanos. Dependemos dos outros. Mesmo que no amadurecimento a dependência extrema do recém-nascido vá dando lugar a novas possibilidades, continuamos a conviver com pessoas e associando-nos a elas para desempenhar tarefas e realizar trocas. E a nossa capacidade de pensar, de refletir e – a mais curiosa e original de todas – de inventar/criar vai adquirindo importância cada vez maior.

Recebemos coisas que ficam tão internalizadas e arraigadas que nem sabemos mais, na vida adulta, de onde e como vieram e se instalaram em nós: nome, família, valores, hábitos, incluindo até preferências alimentares e modos de vestir.

Vamos descobrindo, nomeando e experimentando o que se denomina sentimentos. Sentimos, e logo conseguimos expressar medo, atração, vontade de ficar junto, saudade, raiva, muita raiva, ódio. Nós nos apaixonamos. Sofremos. Mas encontramos outras pessoas em outras situações, e os sentimentos mudam. Uns mais fortes, uns mais perturbadores.

Podemos nos atrapalhar bastante. No entanto, há outras pessoas, com certas habilidades e conhecimentos, que podem vir em nosso auxílio ou ser procuradas por nós.

Conversar e trocar ideias é algo que logo percebemos ser possível fazer com semelhantes. Essa troca pode trazer muita informação, e a maioria das habilidades são aprendidas por esta via: alguém apresenta algo para alguém, que ouve e tenta assimilar ou incorporar o apresentado.

Buscar conhecimento, aprender. Impulsionados pela experiência às vezes inquietante e perturbadora da curiosidade! Crianças das mais pequenininhas evidenciam esse interesse pelo que está ao seu redor: coisas, outras pessoas, partes ou pedaços de objetos, do seu próprio corpo ou do corpo de quem está próximo. Todos conhecemos situações engraçadas e por vezes constrangedoras criadas por esse impulso que parece tão natural! É frequente ver pais e cuidadores reprovando a curiosidade como inadequada, exagerada. Há até um provérbio, "A curiosidade matou o gato", que alude aos riscos e aos perigos de... querer saber.

Consideremos agora a função desempenhada por quem está fora, cuidando, observando – e, no caso das crianças, acima delas, olhando do alto. Logo se percebe uma diferença muito desvantajosa entre adultos e crianças, uma grande diferença de poderes. O adulto tem autoridade e tende a exercê-la. A criança é submetida a esse poder. Fica sob vigilância, dependente, esvaziada de responsabilidade. O adulto tende a reter toda a responsabilidade, que inclusive é estabelecida pelas leis que regem distintas formas de organização dos grupos humanos. É comum a ideia de maioridade, a qual atestaria uma maturidade que impõe uma carga de responsabilidade. Mas só a partir de determinado ponto da vida, de determinada idade cronológica, o indivíduo é considerado adulto, passando a ser dono do próprio nariz e a responder por seus atos, responsabilizar-se por eles. Outro ditado dá conta desse estágio que pesa: "Quem o fez que o pague".

Assim, o nosso desenvolvimento, esse processo de amadurecimento que procurei resumir, é uma construção que vai se assentando em fases, em períodos, uma estrutura que tende a se fixar. Princípios, ideias, normas, regras, às vezes bem rígidos e severos. Que ficam arraigados, são necessários, representam um eixo, como os alicerces em uma obra de engenharia. Mas ficam tão lá no fundo que, adultos, já não sabemos como se deu todo esse processo que começa muito cedo, no colo. Recebemos informações que vão nos constituindo, ficando guardadas e escondidas, causando efeitos. Estes parecem automáticos. E não parecem mais originais ou autênticos. Porque vamos ficando semelhantes, parecidos com nossos pais, com nossos irmãos, com nossos conterrâneos. Fulano é um típico mineiro. Ela é a própria carioca. Esse cara é um ZL típico. Bom, vocês sabem, seus avós vieram do Líbano. Ah, entendi, é baiano, os baianos são assim, muito falantes, gostam de tudo em um ritmo vagaroso...

Mas de repente observamos também individualidades. Os próprios pais diferenciam os filhos e se surpreendem. Para o bem e para o mal. A mesma criação! Nunca poderia imaginar que daria nisso! Comportamentos disruptivos, agressividade exagerada, uso de drogas. Escolhas eróticas impensadas na família. Virou gay! Mas que talento! Entrou na faculdade mais difícil e agora está indo fazer um doutorado em Harvard, nos EUA.

As pessoas mostram diferentes facetas, diferentes aspectos, e se observamos bem constatamos um fenômeno fascinante, maravilhoso e surpreendente: as pessoas não são iguais. A singularidade passa a ser uma importante característica dos seres humanos. Cada um é único. Em sua história, em seus atributos e em seu modo de existir.

A partir da Antiguidade, mais precisamente entre os gregos, começaram a surgir pessoas que passam a refletir sobre a vida e, em especial, sobre a condição humana. Que seres peculiares e interessantes! E o mundo que nos cerca? Quanta coisa para ser compreendida, investigada! Nasce a filosofia, com os pensadores que estruturariam os distintos campos do conhecimento e os distintos saberes – além da filosofia, as ciências naturais e humanas, a própria medicina. Os campos do conhecimento começam a se diversificar, se ampliar e se aprofundar.

A interrogação sobre o funcionamento dos nossos órgãos, a observação das diferenças de comportamento entre pessoas e grupos humanos, em suas manifestações expressivas, fazem surgir especulações e teorizações a respeito de que acontecimentos teriam importância na vida de cada um, direcionando o desenvolvimento.

Tendo apontado a origem da filosofia e das ciências, bem como sugerido a importância das instituições e da política na organização e na preservação da vida humana em sua complexidade, atendendo a suas necessidades, passo para as ciências da saúde e seu progresso altamente tecnologizado. Temos hoje incríveis recursos para examinar um corpo e buscar nele as causas das doenças, investigar o que pode estar causando o sofrimento e a dor em determinada pessoa que procura um médico. E as propostas e recursos no alívio, tratamento e cura desses transtornos são cada vez mais eficazes, agem mais rapidamente, salvam mais vidas.

Agora me desloco um pouco, tentando me aproximar do proposto no título deste artigo.

Vou a Viena, em 1900, e encontro o dr. Sigmund Freud, médico, neurologista, que pensou em ser filósofo. Portanto, alguém já mergulhado em um momento da história da humanidade em que se acumularam muitos avanços e muito conhecimento. Esse pesquisador inaugura e funda um campo ainda pouco explorado e investigado. Traz para o âmbito científico o mistério dos sonhos. Sim, nós humanos temos essas produções durante o sono. Intrigam. Sempre nos intrigaram. Premonições? Inspirações? De onde vêm? Revelam o quê, afinal? O futuro? Nosso destino? Freud passa a escutá-los, anotá-los e correlacioná-los com outros aspectos da vida dos pacientes que o consultavam. Atribui importância aos sonhos na compreensão de aspectos pouco valorizados da vida das pessoas que sofriam angústias, ou que tinham sintomas não explicáveis pelos recursos médicos. Inicia-se uma história de esclarecimento e desvendamento do que é possível designar como nosso mundo mental, nosso mundo interior – que poderia não estar tão à mão. Freud propõe a interpretação dos sonhos. Haveria a possibilidade de uma chave para adentrarmos em cada personalidade, uma zona pouco clara, pouco percebida em nossa vida cotidiana, em vigília, acordados. Postula a existência do inconsciente, que também pode descrever um modo de funcionarmos – inconscientes, a maior parte do tempo, de muitas forças que talvez ajam em nós, sem nos darmos conta, fazendo-nos sofrer, obstruindo a realização de nossas potencialidades: criatividade, liberdade, autonomia e emancipação.

Como psicanalista que sou, ocupo-me desse legado de Freud à humanidade. Cuido desse conhecimento e dessa prática e também os transmito, principalmente a estudantes de medicina e jovens médicos, residentes em psiquiatria, pois trabalho em um hospital-escola (Instituto de Psiquiatria do Hospital das Clínicas da Faculdade de Medicina da Universidade de São Paulo).

Considerada essa descoberta de Freud e tomados os seus conceitos como ferramentas para uma prática clínica, temos um profissional que o próprio Freud chamou de pastor de almas profano, porque não necessita ser médico nem sacerdote; um leigo, porque não converterá ninguém nem promoverá curas tão espetaculares como as da medicina, ao prescrever, por exemplo, o antibiótico adequado para alguém com uma infecção.

Nós, psicanalistas, podemos oferecer investigação, parceria na autorreflexão, que é busca de saber, de conhecer algo e de adquirir o que se pode chamar de sabedoria, ou o que popularmente se denomina jogo de cintura.

A partir da ideia de que não existem pessoas iguais, procuramos o que diferencia um indivíduo do outro, a singularidade de cada um, o que é próprio de cada ser. Isso traz independência, autoridade, responsabilidade e liberdade – a possiblidade de uma vida mais plena, que aproveita os momentos e se torna intensa.

Assim, a busca pelo autoconhecimento adquiriu sistematização principalmente com Freud, que propôs e lançou as bases para uma clínica da interioridade, ou da subjetividade, que faz uso dessa disposição inata do ser humano para buscar conhecimento, busca essa necessária para se estruturar como sujeito ou indivíduo e almejar potencialidades que se dirigem ao infinito. Sempre há o que aprender. Mas aprender sobre si mesmo é ir fundo na direção da liberdade, da autonomia e da capacidade de enfrentar o também grande desafio de viver em grupo.

REFERÊNCIAS BIBLIOGRÁFICAS

1. Arendt H. A condição humana. 13. ed. Rio de Janeiro: Editora Forense Universitária; 2016.
2. Calligaris C. Cartas a um jovem terapeuta. São Paulo: Planeta; 2019.
3. Freud S. O futuro de uma ilusão. Porto Alegre: L&PM; 2010.
4. Freud S. O mal-estar na cultura. Porto Alegre: L&PM; 2010.
5. Freud S. Observações sobre um caso de neurose obsessiva. São Paulo: Companhia das Letras; 2013.
6. Roudinesco E. Por que a psicanálise? Rio de Janeiro: Zahar; 1999.

23
Espiritualidade e saúde

Vicente Faggion de Alencar
Lai Yen Hung
Lai Hsin Yung

INTRODUÇÃO

O termo espiritualidade é controverso e, aplicado a uma área ampla e dinâmica como a saúde, pode gerar grande confusão. Neste breve texto, busco esclarecer um conceito de espiritualidade, sua origem, seus conflitos e como é aplicado hoje em dia. Depois, a partir de diferentes perspectivas, busco entender como esse conceito vem sendo usado e ouso comentar como poderia ser aplicado às práticas integrativas de saúde.

Primeiro, devemos lembrar que a espiritualidade pode ser vista tanto da perspectiva de um terapeuta de práticas integrativas à saúde quanto da perspectiva de um paciente. Nesse momento, é importante destacar a assimetria dessas perspectivas. O paciente se encontra em um momento de fragilidade. O terapeuta se encontra em uma posição de poder, em que pode ajudar ou até piorar a situação do paciente. O terapeuta, ao se responsabilizar pelo paciente, se implica no âmbito moral ou ético. E ética e moral têm muita relação com espiritualidade, ou, pelo menos, com a verdadeira espiritualidade. Os conceitos hipocráticos então estão valendo: não fazer o mal; ajudar quando possível; e manter o sigilo quanto às questões tratadas com o paciente.

À primeira vista, podemos entender que a crença de que "o bem vence o mal" é um elemento presente em muitas religiões e formas de espiritualidade. Mas o terapeuta não deve cair na armadilha de uma crença ingênua: pode ser sim que o bem vença o mal no final, mas nunca saberemos. E o terapeuta está inserido no contexto de doença e de sofrimento do paciente: como explicar a alguém que o bem prevalece no final, se essa pessoa está sofrendo diante da insuficiência do seu próprio corpo? O processo saúde-doença é em si mesmo um exemplo de impermanência. Se nosso corpo fraqueja, nossa mente também entra em agonia quando não vê sentido nem na vida, nem no sofrimento que enfrentamos.

A resposta talvez seja que o bem verdadeiro é fruto do amadurecimento, por intermédio do viver e do sofrer. Às vezes encontramos pessoas extraordinárias, que mesmo diante de extremo sofrimento ou da própria morte mostram uma atitude clara de esperança, coragem e compaixão. O medo da finitude e do mal nessas pessoas talvez seja balanceado pela criação de sentidos e pela capacidade de trazer ao mundo sentimentos de generosidade e amor em relação às coisas e às pessoas. Pode ser que o papel do terapeuta seja cultivar essa beleza que cresce em uma terra árida. Sua espiritualidade, caro terapeuta, está pronta? Conseguiremos amenizar o sofrimento e ajudar o paciente na busca da cura e na criação de sentido para a experiência de saúde-doença?

A ORIGEM DO TERMO

A espiritualidade é um termo que tem origem no cristianismo – era o termo usado no catolicismo francês do século XVII, que indicava uma vida cotidiana cujas práticas eram associadas a uma experiência mística, uma intimidade com Deus. Podemos dizer então que a espiritualidade inicialmente era uma experiência humana profunda ligada a instituições religiosas. A espiritualidade, na área da saúde, seria um desenvolvimento de religiosidade? Sim e não. Sim, o terapeuta deve estar atento para a religião e pela religiosidade expressa pelo paciente – são esses elementos sobre os quais o terapeuta trabalhará no sentido da espiritualidade. Por outro lado, pode ser necessário que o terapeuta, no âmbito profissional, e diante do compromisso moral com as necessidades do paciente, deixe sua própria religiosidade oculta. Essa atitude se justifica pelo risco de as religiosidades entrarem em conflito. Isso não é difícil de imaginar se lembrarmos que uma boa parte da história ocidental foi marcada pelas Cruzadas, conflito religioso entre o cristianismo e a religião islâmica. Outro exemplo mais atual são os conflitos entre evangélicos e praticantes de religiões de matriz africana. Entretanto, a religiosidade do terapeuta não é anulada. Ela pode ser expressa por meio da espiritualidade.

O que é a espiritualidade, nesse sentido, como algo separado das religiões ou instituições religiosas? Ela pode ser definida como dois sentimentos distintos, mas simultâneos: a presença de uma consciência divina ou de intuição sobre uma ordem superior das coisas, e uma consciência humana que percebe essa presença. É aquele aspecto que pensa além do cotidiano banal e que produz significado. Essa experiência peculiar de significado foi estudada por Rudolf Otto. Ele estudou a experiência psíquica em diferentes religiões e conceituou a experiência do numinoso como ponto comum entre elas. *Numen* é uma palavra latina que originalmente significava "aceno com a cabeça". Esse "aceno" seria uma forma de uma divindade manifestar aceitação em relação a uma ação humana. Pode ser entendida como presença ou poder divino. Em muitas tradições religiosas orientais, o inclinar a cabeça também é uma forma de reconhecimento e agradecimento ao seu mentor espiritual ou a uma divindade.

A EXPERIÊNCIA DO NUMINOSO

O terapeuta pode usar essa explicação de Otto para reconhecer em si mesmo e no paciente essa experiência do Numinoso, e assim iniciar um trabalho de espiritualidade. Otto explica essa experiência: um sentimento de criatura acompanhado de um temor assombroso, não o temor de algo mundano, mas algo majestoso. Algo que nos deixa estupefatos. Um mistério inquietante que arrepia a pele, estremece e invade a alma. O sentimento de criatura é um sentimento de dependência quando percebemos nossa pequenez diante do mundo e a presença de uma consciência maior, que nos transcende e permeia esse universo gigantesco. Essa presença produz assombro e mistério porque percebemos que o divino está além da nossa compreensão. É inefável e infinitamente maior que nós. Ao mesmo tempo, há o temor diante de uma força oculta imprevisível e incontrolável. Para quem não tem uma crença, esse aspecto pode ser sentido como o destino ou o acaso imponderável. Para quem crê: "quanto mais clara e desnuda ela reconheça a magnitude de Deus, mais nítida se lhe torna sua pequenez". É também uma paixão que ativa a psique e desperta a criatividade: um sentimento maior que o "eu", que impulsiona o indivíduo a ir além dos seus limites e superar dificuldades. Às vezes uma vivacidade e dinamismo que podem chegar ao heroísmo. Um acréscimo de energia e força de vontade toma conta do indivíduo. Outro aspecto essencial é o fascínio que essa experiência produz: uma sedução dionisíaca, um encanto do amor, da compaixão. Mas experiência do Numinoso não é apenas um sentimento moral relacionado a boas ações: é a caridade e a misericórdia.

UMA ORIENTAÇÃO

Em sua obra, Otto faz uma distinção relevante no contexto da saúde: a diferença entre magia e espiritualidade. Em momentos de sofrimento e doença, o ser humano se sente atraído pela experiência do Numinoso no sentido de ser um poder maior que si mesmo. Um poder que pode ser usado para o alívio do sofrimento, para o conforto ou para a solução de qualquer problema. Essa busca pelo divino, que envolve uma barganha por objetivos mundanos ou profanos, é chamada de magia. É importante identificar essa atitude no paciente, já que o terapeuta pode julgar com mais objetividade se essa barganha dará certo ou não. Tenho aqui um relato pessoal que pode trazer luz a este assunto:

uma vez, quando estudante de medicina, realizei o diagnóstico de uma trombose venosa profunda em um paciente. Diante de um quadro potencialmente grave, expliquei a necessidade de ficar internado. O paciente argumentou que a minha pouca experiência de vida, comparada com a dele, tinha pouco valor. E seu acordo com Deus o protegeria até chegar em casa. Ele acreditava que não precisava de internação. Diante dos meus apelos, gritou "Deus é mais!" e se evadiu do pronto-socorro sem nenhum tratamento. Horas mais tarde, tive a infelicidade de assistir pela televisão à notícia de seu falecimento. O já anunciado tromboembolismo pulmonar o atingiu na porta de sua casa. Com essa história quero dizer que o terapeuta pode intervir orientando o paciente para outro tipo de espiritualidade: quando objetivos profanos são deixados de lado e a busca pelo divino se torna um fim em si mesmo. Mateus 6.19-21: "não ajunteis tesouros na terra..., mas ajuntai tesouros no céu... porque onde estiver o vosso tesouro, aí estará também o vosso coração". A busca por um estado superior de consciência, uma purificação ou um amadurecimento é muito difícil de ser expresso em palavras, mas é possível ser experimentada. Uma salvação, uma chama interior que aquece e ao mesmo tempo pacifica o espírito para além de qualquer entendimento racional. Tranquilidade e encantamento do fundo da alma. No cristianismo, é representando nos movimentos de redenção da culpa, na conversão, na ressureição, na ideia de renascimento. No budismo, pode ser chamado de nirvana.

UMA SÍNTESE

A espiritualidade pode ser entendida como o vínculo entre a vida material do homem e elementos imateriais. A relação entre seu corpo e sua alma. Ou entre seu intelecto e seu coração[1]. A regra de São Basílio Magno é um exemplo desse conceito. São Basílio Magno era um monge cristão que compreendeu a espiritualidade em três dimensões: o coração, o intelecto e o corpo físico. Ele criou então a seguinte regra: a oração ou a contemplação de Deus; o estudo da literatura sagrada; e o trabalho físico. O cultivo do coração, do intelecto e o trabalho com o corpo estabelecem vínculos entre as partes de nossa vida. A experiência desse vínculo cria em nós a sensação de conhecermos o significado das coisas. Sentimentos e percepções profundas e impactantes resultam dessa experiência. Podemos chamá-los de transcendência, imanência, integração com nós mesmos ou com algo misterioso que é muito maior que nós. Pode ser também o encontro com a ordem das coisas no Universo, que acaba por nos elucidar qual o nosso lugar nessa ordem infinita. Para um paciente, saber seu lugar no mundo ou compreender o significado de seu sofrimento pode ter uma força curativa poderosa.

ESPIRITUALIDADE, SAÚDE E CIÊNCIA

Em paralelo ao paradigma religioso de São Basílio Magno e de Rudolf Otto, a revolução técnico-científica dos últimos séculos afetou a vida espiritual das pessoas. O paradigma newtoniano-cartesiano se tornou hegemônico no mundo moderno: o método de análise da matéria pelo método científico fundou uma biomedicina. Esta se distanciou da religião e do campo da subjetividade. Essa visão mais objetiva da realidade permitiu inúmeros avanços na cura de doenças e maior bem-estar ao ser humano. Há uma legitimidade substancial da biomedicina nesse sentido. No âmbito das práticas integrativas de saúde, como o próprio nome diz, não há espaço para esse conflito entre ciência e espiritualidade. O terapeuta tem o dever de apoiar o paciente na aplicação racional dos tratamentos da medicina moderna – acrescentando outras práticas e o aspecto da espiritualidade. Nesse sentido, além de sua habilidade específica, o terapeuta deve estar atualizado quando ao modelo biomédico e compreender a ciência como ferramenta. O método científico não é a expressão final da verdade, mas uma forma de explicar fenômenos e intervir na matéria para resolver problemas objetivos. Inclusive o terapeuta pode aplicar o método científico e legitimar sua prática por meio de pesquisas cientificas. O método científico permite a reprodutibilidade de experimentos: sua prática integrativa pode se expandir e se popularizar, beneficiando um número muito maior de pessoas.

Por outro lado, é possível refletir que os próprios cientistas Isaac Newton e Descartes eram homens extremamente religiosos. A espiritualidade deles se manifestou em seus escritos e motivou seus trabalhos. Recentemente observamos os assombrosos avanços tecnológicos produzidos pela ciência, a separação entre Estado e religião, e o avanço do ateísmo. Não obstante, a religião é retomada como manifestação popular espontânea. Um exemplo disso são os cultos neopentecostais no Brasil. Autores da área da saúde, como Merhy e Eymard, reconhecem a importância do tema da espiritualidade no mundo contemporâneo.

UM CONCEITO CONTEMPORÂNEO DE ESPIRITUALIDADE

O recente desenvolvimento da neurociência por meio da ressonância magnética funcional permitiu o mapeamento da atividade cerebral nas mais variadas situações. Este e outros avanços científicos dos últimos vinte anos embasam o pensamento do professor Vaillant em relação à espiritualidade[2]. Ele faz uma distinção entre religiosidade e espiritualidade, separando-as. Religiosidade refere-se aos aspectos interpessoais e institucionais resultantes do contato com a doutrina religiosa formal de um grupo, seus valores, tradições e membros. A espiritualidade seria para ele a experiência psicológica associada ao sentimento individual de conexão com algo transcendente, sentimentos de integração consigo mesmo, de espanto, gratidão, compaixão e perdão. Ambas, a religiosidade e a espiritualidade, têm um impacto importante no bem-estar psicológico, segundo seus estudos[3]. Apesar de verificar que percepções espirituais afetam positivamente todas as dimensões do bem-estar psicológico, ele conclui que alguns desses efeitos positivos estão ligados também a religiosidade, não sendo possível distingui-los completamente. Não há clareza, também, como o indivíduo chega a percepções espirituais sem a prática religiosa. Outra conclusão interessante desse autor é que a espiritualidade afeta o bem-estar psicológico das pessoas de maneiras diferentes, a depender de sua idade e de seu gênero.

Para além dos resultados de pesquisa, Vaillant tem uma elegante explicação para a espiritualidade e para a religiosidade, com base na evolução biológica e no desenvolvimento cultural das sociedades humanas. Sabemos pela neurociência atual que o tronco e o hipotálamo do cérebro humano têm muitas semelhanças com o cérebro dos répteis. Nessa região ocorre a regulação fisiológica do nosso corpo: de onde se originam nossos instintos básicos de fome, sede, resposta de luta e fuga e função reprodutora. Nela também há o controle da respiração, da pressão arterial etc. Podemos interpretar que essa parte do nosso cérebro está relacionada à sobrevivência individual, a um pensamento egoísta ou aos sintomas depressivos, de ansiedade ou de medo. Seguindo a evolução biológica, os mamíferos desenvolveram o sistema límbico. Este estabelece uma íntima relação com as estruturas "reptilianas" mais antigas e associa as sensações internas e externas ao corpo com a memória e conteúdos emocionais. Produz comportamento e motivação. Por exemplo, a ligação afetiva entre mãe e filho que cria o comportamento de cuidado, e o sentimento de empatia pelo sofrimento do outro associado ao comportamento altruísta. As emoções positivas do sistema límbico se contrapõem à liberação de adrenalina e à atividade simpática, promovendo a atividade parassimpática e a liberação de endorfinas, harmonizando as funções vitais. A espécie humana, por sua vez, desenvolveu nos últimos dois milhões de anos outra estrutura cerebral: o neocórtex. Esta estrutura está relacionada à inibição de sensações, instintos, emoções ou seu direcionamento por formas mais objetivas e racionais de pensamento. Está relacionada à produção da linguagem. As doutrinas religiosas, o pensamento lógico e analítico e a ciência são produtos desse novo desenvolvimento.

A interação dessas diversas estruturas contribuiu não só para a sobrevivência individual, mas também criou vínculos de afeto e grupos. E, por meio da competição interna e a cooperação, esses grupos humanos conseguiram sobreviver como espécie. Até hoje podemos verificar que a espiritualidade/sistema límbico é uma força importante na sociedade: os esforços comunitários, a criação de entidades como as Nações Unidas, a busca pela paz entre nações, as ações beneficentes. Se a religião em algum momento justificou crimes terríveis, por outro lado também serviu para o direcionamento de emoções positivas de um número incontável de pessoas.

Vaillant conclui que não há motivo para desconstruir as religiões, mas o entendimento delas por meio do conceito de espiritualidade e de evidências científicas pode contribuir para a formação de uma cultura contemporânea ecumênica em contraposição ao ateísmo niilista e ao fanatismo e sectarismo religioso.

No cuidado à saúde, as emoções positivas podem ajudar os pacientes paralisados pela depressão, ansiedade e ressentimento. Fé, esperança e amor diminuem a dor e aliviam o sofrimento – seja quando são facilitadas pela religião, seja por terapeutas ou por grupos de apoio como os Alcoólicos Anônimos (AA).

A atividade de grupos de apoio no modelo da AA[4] tem se mostrado eficaz mesmo quando comparada com psicoterapias e drogas modernas. O sucesso desse modelo de grupo de apoio chama a atenção por sua abordagem coerente com o conceito de espiritualidade que discutimos aqui. Refletindo sobre os doze passos da AA, podemos observar elementos que podem ser úteis ao terapeuta integrativo:

- A fragilidade e pequenez do ser humano diante do sofrimento, e a necessidade de humildemente admitir isso para iniciar um processo de cura.
- Dar um salto de fé e acreditar que além do sofrimento há um poder maior no Universo, Deus, que pode nos dar compreensão e força de vontade.
- A entrega a Deus só ocorre de maneira plena pela busca da verdade e do bem, e por uma autoavaliação profunda do nosso caráter moral.
- É preciso persistir no esforço de autoavaliação moral e tentar reparações a quem nós prejudicamos, exceto nos casos em que essa tentativa possa causar maior dano.
- Quando errar novamente, prontamente admitir seus erros e tentar repará-los.
- Por meio da oração, meditação e reflexão, aprimorar nosso contato consciente com Deus, pedindo apenas sabedoria e força de vontade para realizar seu plano divino que é misterioso para nós.
- Levar estes elementos da espiritualidade para quem precisa deles. A Caridade e a Misericórdia são elementos essenciais.

Diante dessa coleção de reflexões acerca da espiritualidade na saúde, reforço aos terapeutas integrativos: não se esqueçam da profunda assimetria mencionada no início do capítulo. Vocês terão um poder, uma luz. Usem-na com sabedoria.

> "Bodhisatva: aquele que, iluminado, voluntariamente permanece no mundo para ajudar os outros em vez de entrar direto no Nirvana."

O *TAO* E A BUSCA PELO CAMINHO

O *Tao* no cotidiano

A cultura chinesa impressiona os eruditos do Ocidente pelas suas teorias e aplicações, o que se deve à sua intima ligação com a formação do povo chinês. Várias são as etnias que formam a civilização; no passado, sempre houve grandes fluxos de intercâmbios comerciais e culturais com outros povos. A conservação da tradição ao longo de milênios permitiu acumular grande herança tanto na parte da ciência quanto na da literatura; porém, inegavelmente, toda essa preciosa herança transmitida por gerações deve-se à presença marcante do pensamento taoísta.

A influência do *Tao* pode ser amplamente encontrada em aspectos pessoais e coletivos, incluindo no estilo de pensar, viver e agir. A palavra *Tao*, ou *Dao* (fonética adotada oficialmente pela China) está presente nas artes como *huadao*, conhecida como *ikebana* – arte floral japonesa – ou no cerimonial do chá como *chadao*, cuja tradução é cerimônia do chá. Seu uso invoca uma concepção esotérica de completude. O *Tao* está na base da formação de todo conhecimento chinês, assim como no início da civilização chinesa, partindo de Fuxi, responsável pela codificação dos ensinamentos de *bagua* (os trigramas) e *Yin-Yang*. Ele foi o pai do povo emergente, ensinou como viver de modo civilizado e se tornou o primeiro imperador chinês.

Na medicina, podemos encontrar sua importância para a saúde; no exemplo dado por Qibo, no primeiro capítulo de *Princípios de medicina interna do Imperador Amarelo*: "Os antigos conheciam o *Tao* (ou Princípio em algumas traduções), por isso, seguiam o equilíbrio *Yin-Yang* para preservar a boa saúde[5]."

Na arquitetura, podemos observar a aplicação do *Tao* no uso do *feng shui* para harmonização e construção de casa na antiguidade, e inúmeras escolas se dedicaram a esse estudo. Sua base se fundamenta nos conceitos básicos de *Yin-Yang* e nos cinco movimentos para alcançar o *Tao*.

O que é *Tao*?

Muitos tentaram descrevê-lo, mas como o próprio sábio que firmou o uso do termo disse:

> "O *Tao* que pode ser expresso não é o *Tao* absoluto.
> O nome revelado não é o ente nomeado.
> O inominável é a origem do céu e da terra.

O nominável é a mãe de todas as coisas.
Portanto, o vazio permite a contemplação do misterioso Princípio;
a existência permite a contemplação de vestígios do Princípio.
Ambos procedem da mesma origem, porém têm nomes distintos.
A origem comum é o mistério,
é o mistério que gera mais mistérios,
portal onde se geram todas as maravilhas."[2]

Ou seja, no momento que você emitir uma definição ou delimitá-Lo, deixa de ser o verdadeiro *Tao*. Analogamente, ao definir fisicamente o infinito, este deixa de ser o infinito.

O sábio Laozi, em seu livro *Dao De Jing*, também aborda esse mesmo conteúdo com as seguintes palavras: "O *Tao* gera um, um gera dois e dois gera todos os fenômenos". Trata-se da descrição do processo de criação do universo: o *Tao* em manifestação gera um e, a partir do Um, o dois (*Yin e Yang*) é gerado.

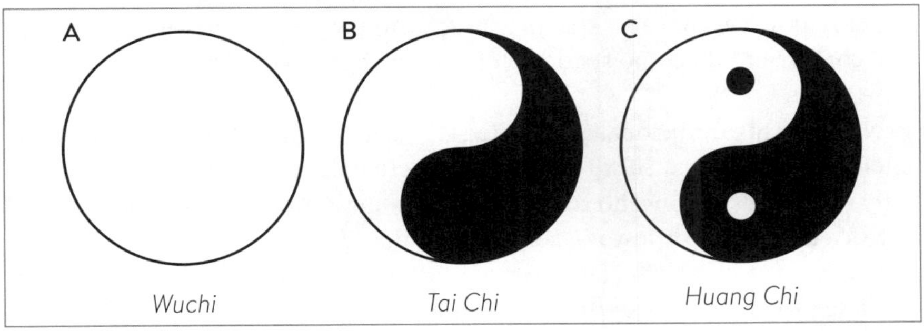

Figura 1 *Wuchi, Tai Chi e Huang Chi.*

- Figura 1A: é o *Tao* em manifestação, também denominado "um", Constitui-se no plano do vazio criador ou o plano do Princípio.
- Figura 1B: é o plano gerado pelo "um" denominado "dois". Constitui-se no plano energético de duas energias polares *Yin* e *Yang*.
- Figura 1C: representação de todas as criaturas, ou seja, o plano dos fenômenos. Esse gráfico mostra o resultado da interação das duas energias polares, onde no *Yang* encontra-se o *Yin*, e no *Yin* encontra-se o *Yang*. Esse gráfico não corresponde ao "três" mencionado por Laozi, pois todas as criaturas são geradas depois do "três". E o que seria o "três"? O "três" é uma fase intermediária entre o plano energético e o plano físico, o chamado de "número da energia", em que a matéria é delineada, porém não palpável ainda. É possível fazer uma analogia com o DNA que contém o mapeamento do

gene, onde existem todas as informações de um indivíduo, porém ainda não desenvolvido. O número de energia não se refere apenas ao ser humano; também pode ser aplicado em uma região ou país. Por exemplo, se alguém comentar que o lugar não tem um bom número de energia, isso significa que essa cidade está passando por alguma dificuldade.

Assim, todas as existências estão envolvidas com três níveis de manifestação:

- *Huang Chi* ou físico: significa que tem matéria ou corpo e ocupa espaço neste Universo, por isso você pode medir a altura, profundidade e largura. P. ex., uma pessoa pesa 70 kg e tem 1,70 m de altura.
- *Tai Chi* ou energético: não possui matéria ou corpo, mas é passível de mensurar como calor; a chama da vela é um exemplo. A temperatura de uma pessoa pode ser de 36°C, a pressão arterial pode ser de 120/80 mmHg, e assim por diante.
- *Wu Chi* ou absoluto: é o estado anterior à da existência que conhecemos. Não é possível conceber sua mensuração, todavia é passível de ser deduzido e compreendido como sendo o conceito de infinito ou de espírito.

Na medicina tradicional chinesa (MTC), podem ser comparáveis a *Jing* (essência), *Qi* (energia) e *Shen* (espírito), respectivamente.

Para resumir, o conceito de *Yin-Yang* abrange a manifestação energética e/ou física do *Tao*. São opostos e complementares: um não existe sem o outro. Se tem o alto, haverá o baixo. Se há o belo, então existe o feio. Dentro dessa dicotomia se expande toda essa concepção intelectual.

O que é o caminho do Tao?

O princípio de *Yin-Yang* é um conceito que nos ajuda a adquirir uma compreensão de modo mais íntegro pois, a olho nu, a visão humana é limitada, enxerga apenas o que está à sua frente e, ainda, com bastante restrição no seu campo visual. Quando vê fora, não enxerga dentro; quando vê o presente, não enxerga o passado nem o futuro; vê o que está à frente e não o que está por trás; vê o visível e não enxerga o invisível. Ao incorporar *Yin* e *Yang* no raciocínio, isso pode ajudar a ampliar e aprofundar o campo da visão. Ao ver o *Yang*, imediatamente o indivíduo vai se lembrar do conceito da existência do *Yin*. Exemplificando, se chegar uma paciente, magra, pálida, tímida, de pouca fala, com vestimenta além do normal, mesmo sem abrir a boca, pelo seu quadro de característica *Yin*, pode-se deduzir que seu quadro se encaixa no caso de deficiência de *Yang*; basta apenas confirmar sua observação pela investigação e pulsação.

Compreender a existência e interdependência de ambos nos livra de preconceitos diante de extremos. Para ilustrar melhor, sabemos que os exercícios são comumente classificados como uma atividade saudável, porém os excessos levam a lesões que observamos em atletas de alto rendimento; já o sedentarismo favorece muitas doenças modernas como hipertensão e diabetes. Quando se ouve que ginseng é tônico e dá ânimo para as pessoas de compleição deficiente, seu uso excessivo pode levar a palpitação, ansiedade ou insônia e, ao abdicar-se dele, perde-se a chance de corrigir limitações impostas pelo seu físico de nascença. Ao negligenciarmos o seu complementar e oposto, na verdade trilhamos para a desconstrução da própria existência. No conceito filosófico ou esotérico do *Tao*, seria o apego, que leva o homem a afastar-se de sua raiz. Afastar-se do *Tao* assemelha-se a uma árvore sem raiz: por quanto tempo se pode sobreviver sem ela?

O estudo do *Tao* é amplo e permite diversas abordagens, por isso há tantas escolas e correntes. Entretanto, só o caminho correto do *Tao* leva à origem e à plenitude de sua existência, propiciando alcançar a harmonia e a serenidade em sua vida.

REFERÊNCIAS BIBLIOGRÁFICAS

1. Pondé LF. Espiritualidade para corajosos: a busca de sentido no mundo de hoje. São Paulo: Planeta do Brasil; 2018.
2. Vaillant GE. Positive emotions, spirituality and the practice of psychiatry. In: Singh AR, Singh SA, eds. Medicine, mental health, science, religion, and well-being. Mumbai: Mens Sana Research Foundation, 6; 2008. p. 48-62.
3. Greenfield EA, Vaillant GE, Marks NF. Do formal religious participation and spiritual perceptions have independent linkages with diverse dimensions of psychological well-being? J Health Soc Behav. 2009;50(2):196-212.
4. Alcoólicos Anônimos. Os doze passos [Internet] [citado 15 mar. 2021]. Disponível em: https://www.aa.org.br/informacao-publica/principios-de-a-a/os-passos.
5. Wang B. Princípios de medicina interna do Imperador Amarelo. São Paulo: Ícone; 2001.
6. Tzu L. Tao Te King. Tradução: Rosana L. Ed. Tao; 2002.
7. Nanjing College of Traditional Chinese Medicine. Huangdi Neijing Suwen. Taiwan: Wenguang Books; 1994.
8. Li Y. Zhouyi e a medicina tradicional chinesa. Taiwan: Jianhong, 2002.
9. Tzu L. Tao Te King. São Paulo: Pensamento; 2013.
10. Tzu L. Tao Te King. Tradução: Wu Jyn Cherng. 2013, versão eletrônica.
11. Tzu L. Tao Te King. Tradução: Humberto Rodhen. São Paulo: Martin Claret; 2013.
12. Tzu L. Tao Te King. Tradução: Norberto de Paula Lima. São Paulo: Hemus; 2002.
13. Tzu L. Tao Te King. Tradução: Marcos Martinho dos Santos. São Paulo: Attar; 2001.
14. Wihelm R. I Ching. São Paulo: Pensamento; 1984.
15. Huaijin N. What Lao Zi He Said (Parte 1). Lao Gu Culture Publishing.

24
Musicoterapia

Gabriela Pelosi

INTRODUÇÃO

A musicoterapia consiste na utilização clínica da música por um profissional qualificado dentro de uma relação terapêutica para atender a necessidades de saúde, desenvolvimento e bem-estar. A música é uma expressão humana e, como tal, é direito de todos. Por isso, musicoterapeutas atuam em instituições de saúde, centros comunitários, escolas para pessoas com necessidades especiais e em consultórios particulares, levando a música para lugares onde ela talvez não existisse. No Brasil, a formação em musicoterapia dura no mínimo dois anos e inclui disciplinas das áreas da saúde, humanidades e artes com ênfase em música.

A musicoterapia é moderna e ancestral. Evidências mostram que o ser humano faz uso terapêutico da música desde os primórdios da civilização[1]. No entanto, como ciência ocidental, a musicoterapia começou a ganhar visibilidade na Europa e nos Estados Unidos apenas no século XIX, como alternativa aos agressivos métodos de tratamento psiquiátrico e para pessoas com deficiências. Já o reconhecimento como modalidade terapêutica[2] ocorreu durante o período pós-Segunda Guerra Mundial, nos Estados Unidos, quando a comunidade científica observou ganhos terapêuticos substanciais no tratamento psiquiátrico dos veteranos de guerra. Nas décadas seguintes, treinamentos e associações profissionais foram estabelecidas e, no Brasil, o primeiro curso de ensino superior em musicoterapia foi aberto na década de 1970, no Conservatório de Música do Rio de Janeiro. Atualmente é possível construir uma carreira acadêmica plena em musicoterapia e, com o aumento de publicações científicas, a área vem ganhando cada vez mais reconhecimento perante a sociedade.

Existem duas modalidades de musicoterapia[3]: a ativa, na qual paciente e terapeuta criam música ativamente, utilizando instrumentos, o corpo e a voz; e a receptiva, na qual o paciente escuta música ao vivo ou gravada. Em relação aos tipos de experiências musicais, as principais categorias são:

- Improvisação: expressão espontânea de sons e formas musicais.
- Composição: a consequência natural da improvisação, que acontece quando sons, melodias e letras ganham forma e são registrados para serem retomados no futuro.
- Recriação: interpretação de peças musicais existentes.
- Audição: escuta de sons e peças musicais.

ABORDAGENS E CONTEXTOS CLÍNICOS NA MUSICOTERAPIA

Existem diversas abordagens clínicas em musicoterapia, cada uma com bases científicas, corpo teórico e técnicas próprias. Para fins deste capítulo, ilustrarei apenas as abordagens com as quais tive maior contato em minha carreira profissional: a abordagem Nordoff-Robbins e o método Bonny. Para ambas as abordagens, a própria música é o principal agente da terapia, ou seja, mais do que uma ferramenta, a experiência musical é o núcleo da transformação terapêutica, e ganhos extramusicais – como ganhos motores e cognitivos – são entendidos como a consequência natural de uma experiência profunda e significativa.

- Musicoterapia Nordoff-Robbins: abordagem de musicoterapia ativa e que utiliza principalmente técnicas de improvisação e composição. Fruto do trabalho pioneiro de um compositor e de um educador musical, a abordagem surgiu em instituições para crianças com deficiências e transtornos psiquiátricos na Europa, no final da década de 1950. Trabalhando de forma empírica e experimental, a dupla de terapeutas percebeu que, ao participar de experiências musicais habilmente apoiadas, pacientes mostravam que poderiam ir muito além daquilo que se supunha. Desde sua concepção, e com o intuito de entender de forma profunda a musicalidade do paciente, todas as sessões são filmadas e analisadas. A abordagem Nordoff-Robbins é praticada por um terapeuta ou por uma dupla de terapeutas com funções específicas, e atualmente pode ser aplicada em pessoas e grupos em diversas condições de saúde e situações de vida[4].
- Método Bonny de imagens guiadas e música: abordagem receptiva de musicoterapia cuja concepção remonta às primeiras experiências com dietilamida do ácido lisérgico (LSD) e estados alterados de consciência na década de 1970. Embora a substância tenha sido proibida, os terapeutas perceberam que mesmo sem a droga era possível facilitar experiências terapêuticas

somente por meio da escuta musical apoiada. A sessão geralmente consiste em três momentos: 1. indução a um estado de relaxamento e foco; 2. escuta de peças de musicais selecionadas pelo terapeuta, ou "viagem", onde o cliente escuta e compartilha imagens e sensações com o terapeuta, que poderá dar suporte verbal durante a experiência; e 3. processamento da experiência, que pode ser verbal ou por meio de modalidades artístico-expressivas[5]. A finalidade da terapia é a exploração de imagens e sensações corporais com o objetivo de engajar processos fundamentais da psique e gerar *insights*.

Além das diferentes abordagens e suas especificidades e aplicações, para implementar um tratamento de musicoterapia, é preciso também considerar as características do contexto onde ela está inserida, e por esse motivo alguns teóricos preferem falar em musicoterapia hospitalar, musicoterapia em psiquiatria, musicoterapia pediátrica e assim por diante.

Ainda que uma descrição da aplicação da musicoterapia em cada uma dessas áreas fuja do escopo deste capítulo, vale ressaltar que mesmo dentro de cada área há inúmeros fatores a serem considerados. Tomemos como exemplo a inserção da musicoterapia no ambiente hospitalar. Em uma visão macro, podemos traçar alguns objetivos gerais, como resgate da identidade, sensação de pertencimento social e o equilíbrio de funções psicobiológicas. Já em um segundo momento devemos também considerar as especificidades de cada setor hospitalar, suas demandas e dinâmicas próprias. E, por fim, deparamos com o soberano fator humano, que é o paciente com sua história, potenciais e necessidades, assim como o terapeuta com seu estilo profissional.

BASES CIENTÍFICAS

A noção do que constitui uma base científica legítima em musicoterapia é um ponto de tensão entre clínicos e acadêmicos. Enquanto alguns advogam por uma prática baseada em rigorosas evidências científicas de cunho biológico e comportamental, outros defendem que esses métodos não são suficientes ou adequados e sugerem a aplicação de sistemas mais amplos[6].

Dada a diversidade da musicoterapia, a discussão fica ainda mais complexa, pois diferentes abordagens buscarão entendimento e validação por perspectivas distintas. Dentre as abordagens que defendem um paradigma científico mais tradicional, podemos citar a musicoterapia neurológica[7], cujas bases teóricas contemplam a relação entre estímulo sonoro-musical e complexo psicofísico, neurológico e motor. Dentro desse paradigma, uma vez que o foco está nos objetivos e a subjetividade é irrelevante, a análise quantitativa dos resultados é tida como suficiente.

Já para os profissionais que atuam com abordagens de cunho psicoterapêutico, como a musicopsicoterapia[8], cujo foco está tanto no processo quanto nos resultados, a quantificação parece ser insuficiente para abarcar a complexidade do fenômeno. Por essa razão, esses profissionais tenderão a optar por métodos de pesquisa qualitativa ou mista.

BENEFÍCIOS PARA A SAÚDE

Bata palmas. Bata os pés no chão. Dance, batuque, grite ou chore. Todos nós reagimos à música de formas diferentes, mas todos reagimos. A música tem o poder universal de nos alcançar e afetar nossos corpos, mentes e sentimentos, nos fazendo sentir diferentes e agir de maneira diferente. A música quebra as barreiras da doença ou da incapacidade, permitindo que as pessoas literalmente encontrem suas vozes.

Quando as pessoas estão sob os efeitos de alguma doença, incapacidade ou trauma, é comum encontrar dificuldades para se comunicar e tomar parte na vida do dia a dia. Nesses casos, a música constrói uma ponte para o contato social, transmitindo sensação de sermos parte de um todo e maiores que nossas limitações individuais. A música também pode despertar a criatividade, fortalecer recursos internos e nutrir aspectos saudáveis da personalidade. Por fim, o simples fato de escutar e ser escutado potencializa conexões humanas e facilita o contato com memórias e emoções.

CONSIDERAÇÕES FINAIS

A musicoterapia é arte e ciência; transdisciplinar, múltipla e complexa. Quaisquer simplificações, ainda que sirvam à didática, podem conduzir ao reducionismo; e uma vez que a clínica é soberana, técnicas deverão ser adaptadas para ir ao encontro das demandas de cada situação. Toda sessão é uma jornada única, na qual paciente e terapeuta conduzem o caminho a ser traçado.

REFERÊNCIAS BIBLIOGRÁFICAS

1. Rault L. Musical instruments. London: Thames & Hudson; 2000.
2. Wheeler B. Music therapy research. 3. ed. New Braunfels: Barcelona Publishers; 2016.
3. Bruscia K. Defining music therapy. 3. ed. New Braunfels: Barcelona Publishers; 2014.
4. Nordoff P, Clive R. Creative music therapy. 2. ed. Gilsum: Barcelona Publishers; 2007.
5. Bruscia K, Gricke D, eds. Guided imagery and music. 3. ed. New Braunfels: Barcelona Publishers; 2014.
6. Aigen K. The study of music therapy. New York: Routledge; 2014.
7. Thaut M, Volker H, eds. The handbook of neurologic music therapy. Oxford: Oxford University Press; 2014.
8. Bruscia K. The dynamics of music psychotherapy. Gilsum: Barcelona Publishers; 1998.

25

Naturologia

Caio Fabio Schlechta Portella

INTRODUÇÃO

A naturologia, conhecida internacionalmente como medicina naturopática, existe há séculos. A maior parte dos seus princípios teve origem na Alemanha e na Europa nos séculos XVI e XVII. Os primeiros naturopatas iniciaram seus trabalhos antes de 1900. Eles foram treinados por médicos europeus usando técnicas como hidroterapia, medicina herbal e outras formas tradicionais de cura. Atualmente, os países europeus consideram a naturopatia um sistema de saúde que evoluiu ao incorporar a medicina tradicional de cada país com os princípios, teorias, modalidades e tradições. Essas abordagens foram reunidas e organizadas principalmente na América do Norte, sendo, portanto, considerada o berço da naturopatia moderna. Embora a naturopatia descrita como sistema médico complexo seja o principal foco deste capítulo, as formas tradicionais de ensino e prática ainda são comuns nos países em que a naturologia é praticada[1].

A maioria das escolas norte-americanas é acreditada pelo governo e todas as regiões da América do Norte estão trabalhando para a regulamentação ou licenciamento (com 50% das províncias canadenses e 38% de todos os estados/regiões dos Estados Unidos regulamentados)[1].

Atualmente existem associações nacionais e regionais, grupos de pesquisa e periódicos científicos indexados para apoiar a prática da medicina naturopática em vários países.

A maior parte dessas entidades de representação é vinculada à World Naturopathic Federation, responsável por articular a expansão da naturopatia mundialmente, realizando ações em colaboração com a Organização Mundial da Saúde (OMS) e os governos dos países em prol da saúde[*].

---

[*] http://worldnaturopathicfederation.org/

A própria OMS publica *benchmarks*[2] específicos para elevar o nível da formação em naturopatia, atualizados por especialistas de forma estratégica.

O primeiro curso de nível superior no Brasil foi proposto em 1994, aberto na Faculdade de Ciências Biológicas e da Saúde Doutor Bezerra de Menezes, em Curitiba. O curso chamava-se Naturologia Aplicada em Terapias Naturistas. O objetivo era unificar diversas terapias e formar um profissional de nível superior adequado às necessidades de ordem social, econômica, de serviços e recursos humanos que existiam no mercado[3]. Ainda hoje a maior parte dos profissionais que atua com o título de "naturopata" ou "terapeuta naturista" o faz por meio de cursos livres, normalmente sem regulação e critérios de qualidade alinhados com as necessidades de formação de um profissional de saúde.

Os cursos de bacharel em naturologia da Universidade Anhembi Morumbi (criado em 2002) e da Universidade do Sul de Santa Catarina (criado em 1998) formaram a grande maioria dos naturólogos presentes no país[3]. A partir de 2019, mais universidades têm aberto o curso e a busca pela formação tem se expandido de forma significativa. As diretrizes curriculares indicam uma carga horária ideal de no mínimo 4 mil horas para a formação desse profissional no Brasil. Esses critérios seguem as orientações da Association of Accredited Naturopathic Medical Colleges (AANMC)[†]; apesar disso, ainda não há instituições brasileiras oficialmente acreditadas.

CONCEITOS

Como a medicina ocidental contemporânea, também conhecida como medicina biomédica, a naturopatia é um sistema complexo cujas bases filosóficas adotam princípios e fundamentos hipocráticos. Hipócrates foi um dos primeiros no Ocidente a falar sobre o "poder de cura da natureza", fundamento de todo o pensamento vitalista que embasa a naturopatia como sistema terapêutico.

Como todo sistema de medicina, a naturopatia foi se desenvolvendo e evoluindo com o tempo, suas bases conceituais foram avançando e novos elementos sendo incorporados. De fato, todas as grandes racionalidades possuem alguns pilares fundamentais, no entanto esses pilares não representam todas as possibilidades de teoria e prática do sistema, mas são guias que sustentam uma determinada cosmovisão a partir da qual o sistema evolui.

Apesar de a naturopatia possuir características únicas em cada país em que ela se estabelece como sistema terapêutico, há um consenso global sobre os princípios de base desse conhecimento.

[†] https://aanmc.org/

Segundo a World Naturopathic Federation (WNF)[1], os princípios orientadores da prática naturopática incluem sete princípios:

- Poder de cura da natureza (*vis medicatrix naturae*): visa fortalecer o poder de restabelecimento da saúde presente em cada indivíduo e organismo. Remete à filosofia do vitalismo.
- Tratar a pessoa de forma integral (*tolle totum*): por meio de um tratamento individualizado, considerando fatores físicos, mentais, emocionais, espirituais, genéticos, ambientais, histórico-culturais e sociais, dentre outros, que contribuem para o processo vida-saúde-doença (elementos da abordagem holística).
- Tratar as causas (*tolle causam*): em vez de simplesmente suprimir os sintomas.
- Primeiro, não fazer mal (*primum non nocere*): por meio do uso de métodos e substâncias que minimizem o risco de efeitos secundários prejudiciais, bem como do uso da menor força necessária para avaliar e tratar.
- O naturopata como mestre (*docere*): compartilhando conhecimentos com os indivíduos sobre um estilo, modo e condição de vida saudáveis e fazendo com que tenham autonomia e responsabilidade sob sua própria saúde, além de motivar para o autoconhecimento, a autorreflexão e o autocuidado.
- Promoção da saúde e prevenção de agravos e doenças: atuando como agente promotor de mudança de estilo, modo e condição de vida.
- Proporcionar bem-estar: independentemente da condição do indivíduo, proporcionar bem-estar por meio da abordagem do profissional e suas técnicas terapêuticas.

Claramente o sistema terapêutico da naturopatia hoje busca atuar de forma integrativa[4], ou seja, estabelecer as contribuições e os limites da abordagem biomédica, que é um elemento fundamental da formação de um naturólogo[‡] ou *naturopathic doctor*, e a abordagem vitalista.

NATUROPATIA NO BRASIL: NATUROLOGIA

A definição técnica mais atual utilizada no Brasil para denominar o sistema naturologia ou naturopatia é:

[‡] O termo naturologia é utilizado aqui no Brasil como sinônimo de naturopatia como formação superior. Para saber mais sobre consulte: Rodrigues DMO, et al. Afinal, Naturologia e Naturopatia são coisas distintas ou similares? Cad Naturologia Ter Complement. 2017;6(9).

> (...) um conhecimento da área da saúde embasado na pluralidade de sistemas terapêuticos complexos vitalistas, que parte de uma visão multidimensional do processo de saúde-doença e utiliza da relação de interagência e de práticas integrativas e complementares no cuidado e atenção à saúde[5].

A proposta é de um profissional com visão ampliada e multidimensional do processo vida-saúde-doença, considerando aspectos físicos, emocionais, mentais, ambientais, culturais, espirituais e sociais[6].

No Brasil existem dois temas que se desenvolvem com mais profundidade acerca da fundamentação do conhecimento naturológico: o diálogo entre racionalidades[6] como proposta epistemológica e o conceito de relação de interagência[7].

Neste sentido, pode-se dizer que esse referencial nasce da produção acadêmica brasileira[8] e esta faz sua contribuição para o crescimento orgânico da racionalidade naturopática em nível mundial.

A noção do conceito de interagência define uma forma de relação terapêutica dentro da naturologia diferente da noção de paciente ou cliente. Nesse referencial, chamamos de interagente o indivíduo cuidado, ao passo que reconhecemos a interdependência e a mútua influência de desenvolvimento em qualquer relação de cuidado. Dentro da fundamentação da interagência, o profissional trabalha com uma perspectiva do cuidado humanizado, da escuta acolhedora e do desenvolvimento de um tipo de vínculo terapêutico que preconiza a autonomia do sujeito.

Para compreender a proposta do princípio de interagência, vamos elencar seus componentes[7]:

- Presença.
- Empatia, interesse e não julgamento.
- Integralidade, olhar multidimensional e complexidade.
- Autonomia e educação em saúde.
- Corresponsabilidade e tomada de decisão conjunta.

O primeiro componente, presença, seria a base da interagência, o primeiro passo para atingir os outros componentes. Se o profissional não está presente, não percebe o outro com profundidade. Nessa perspectiva, sem uma visão clara do fenômeno, não há possibilidade de estabelecer uma relação empática, e sem empatia não há a noção de integralidade, pois a dimensão interna da perspectiva do indivíduo que está sendo atendido não é considerada. Sem integralidade não há autonomia, já que a fragmentação tende a gerar uma desconexão entre o indivíduo e as várias dimensões com a qual ele interage, prejudicando seu papel de sujeito diante do processo de adoecimento. Nesse ponto, um alguém que exerce sua autonomia é ativo no processo terapêutico, construído a partir de uma relação de corresponsabilidade. A tomada de decisão conjunta visa fortalecer esse poder do indivíduo sobre o próprio processo saúde-doença.

Algumas dessas várias dimensões percebidas no processo de cuidado com a naturologia são mostradas no Quadro 1[7].

Quadro 1 Dimensões percebidas no processo de cuidado com a naturologia

Dimensão	Manifestações
Física	Dor; sensações físicas
Metabólica	Informações sobre a qualidade da integração dos sistemas e seu funcionamento, como: características das exceções; características da circulação de sangue e linfa; características do funcionamento musculoesquelético
Vital	Ritmos (de respiração, cardíaco, sono, de eliminação das excreções); apetite; brilho nos olhos; capacidade de autorregeneração; relaciona-se aos conceitos de *jing* (medicina chinesa) e *ojas* (medicina ayurvédica)
Mental e emocional	Postura física (reflete a postura mental); atitudes e crenças mentais; pensamentos; emoções percebidas e a reação a elas
Espiritual	Reconhecimento e/ou busca de propósitos e significados para a própria vida, havendo ou não participação de religião formal
Sociocultural	Relações interpessoais (familiares, profissionais, afetivas etc.); aspectos como acesso à moradia, educação, transporte, saúde e lazer
Ambiental	Acesso a saneamento básico; água potável; exposição a poluição e outros contaminantes (agrotóxicos, metais pesados, dentre outros); exposição ao ambiente natural (passar tempo na natureza)

O segundo ponto de contribuição do Brasil é acerca de uma base teórica da complexidade e da transdisciplinaridade aplicada à saúde que tem produzido estudos que fazem diálogos sistemáticos entre as várias racionalidades[9]. Dessa forma, a naturologia transita em uma dimensão de produção de interface constante entre recursos do modelo biomédico e da perspectiva vitalista.

Um exemplo são as pesquisas que vêm sendo produzidas fazendo paralelos entre a visão diagnóstica da medicina chinesa e do ayurveda com o olhar biomédico, já que a graduação em naturologia é a única graduação em saúde pautada em mais de uma racionalidade desde o início da formação de forma estruturada[10]. Esse contato tem como objetivo criar pontes e religação de saberes a favor do modelo integrativo.

Na prática, o naturólogo inicia algo que podemos chamar de transracionalidade[6], ou seja, constrói um conhecimento fruto de um diálogo entre sistemas complexos como a medicina tradicional chinesa ou o ayurveda, e a visão biomédica, óticas diferentes, porém potencialmente complementares na abordagem da saúde humana.

PRÁTICAS NATUROLÓGICAS

De acordo com a OMS, as práticas terapêuticas variam de acordo com o contexto de cada país. Segundo a WNF, são sete as modalidades terapêuticas principais[1]:

- Aconselhamento alimentar.
- Produtos naturais e suplementos.
- Fitoterapia.
- Mudanças de estilo de vida.
- Hidroterapia.
- Homeopatia.
- Terapias corporais: incluindo ioga, massoterapia, práticas corporais chinesas etc.

No Brasil, a atuação do naturólogo não costuma incluir a homeopatia por motivos de regulação e de mercado, mas na maioria dos países é considerada uma prática comum entre os profissionais.

Os naturólogos aplicam várias outras práticas terapêuticas como componentes de intervenção alinhadas pelo olhar e pela estrutura teórica da naturologia que é predominantemente vitalista e visa atender aos princípios já mencionados.

De qualquer forma, é importante compreender que o que define a identidade do naturólogo não é a técnica que ele usa, mas o olhar que dirige a técnica, ou seja, o contexto em que ela é aplicada. É possível, e muito comum, por exemplo, um profissional de saúde atuar com recursos naturais de forma completamente sintomática, ignorando todos os princípios de uma racionalidade vitalista e de uma abordagem multidimensional e integrativa.

Do ponto de vista de aplicação, o naturólogo atua entre dois mundos, sabendo utilizar, por exemplo, recursos da fitoterapia a partir da lógica e de estudos fármaco-químicos, ao mesmo tempo que pode considerar no programa terapêutico elementos de uma avaliação constitucional de base vitalista, como os tipos de constituição presentes no ayurveda, e aplicar terapêuticas para melhorar a capacidade de resposta do organismo, o que pode não estar diretamente envolvido com os sintomas do interagente.

Essa abordagem focada em favorecer as condições necessárias para a expressão da capacidade intrínseca do organismo de manutenção vital é o princípio do *vis medicatrix naturae*, que é o fundamento-chave da abordagem terapêutica vitalista.

Nessa linha, uma das teorias mais difundidas representa uma pirâmide de ordem terapêutica[1] para a recuperação da saúde (Figura 1). Esta situa em uma hierarquia intervenções que vão de mudanças de hábitos de uma abordagem

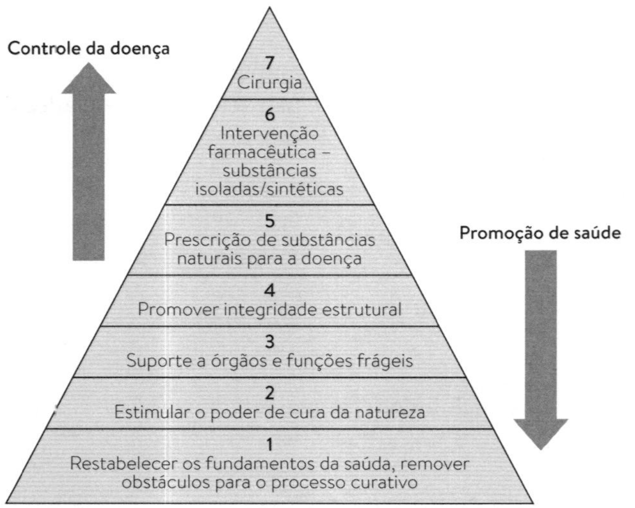
Controle da doença
7
Cirurgia
6
Intervenção farmacêutica – substâncias isoladas/sintéticas
5
Prescrição de substâncias naturais para a doença
4
Promover integridade estrutural
3
Suporte a órgãos e funções frágeis
2
Estimular o poder de cura da natureza
1
Restabelecer os fundamentos da saúda, remover obstáculos para o processo curativo
Promoção de saúde

Figura 1 Pirâmide de ordem terapêutica.
Fonte: adaptado de WNF, 2017[1].

vitalista ao extremo da abordagem biomédica. O naturólogo/naturopata procura atuar o máximo possível na base da pirâmide, respeitando o princípio de "utilizar a menor força necessária para diagnosticar e tratar", desdobramento do princípio *primum non nocere.*

A ordem terapêutica na abordagem naturológica segue o princípio de atuar o máximo possível na base da pirâmide, deixando as intervenções do topo (muitas vezes com mais efeitos colaterais e riscos) para os casos em que são absolutamente necessárias.

A seguir, alguns exemplos de condutas em cada nível da pirâmide de intervenção:

- Remover obstáculos à saúde – identificar elementos danosos na dieta, promover hábitos saudáveis, remover fatores que pioram a qualidade do sono, remover fatores estressantes, mudanças em ambientes não saudáveis e outros elementos que podem prejudicar a capacidade de adaptação e a resposta vital.
- Estimular a capacidade natural de cura do corpo usando terapias como nutrição, hidroterapia, homeopatia e acupuntura. Este nível inclui a harmonização da força vital (p. ex., pela lógica da medicina chinesa ou do ayurveda).

- Fortalecer sistemas, tecidos e órgãos enfraquecidos usando plantas medicinais ou derivados, nutracêuticos, probióticos, homeopatia e outras terapias naturais. Nesta fase os objetivos incluem o fortalecimento do sistema imunológico, a diminuição da toxicidade, a normalização das funções inflamatórias, a otimização das funções metabólicas, o equilíbrio dos sistemas reguladores e a melhoria da regeneração.
- Corrigir a integridade estrutural por meio de correção postural, exercícios, ioga, chi kung e outras terapias corporais.
- Utilizar substâncias naturais para restaurar e apoiar funções para o controle da doença. Como exemplo, a indicação de um fitoterápico ou probiótico específico para aquela condição de saúde e/ou sintomas apresentados.
- Encaminhar para indicação de substâncias sintéticas ou isoladas e outros profissionais especializados.
- Encaminhar para modalidades invasivas como: cirurgia, radiação, quimioterapia etc. Utilizar simultaneamente terapias de apoio para diminuir os efeitos colaterais e apoiar a recuperação.

Mundialmente existem várias outras teorias da tradição, algumas mais comumente utilizadas e outras menos, no entanto o foco deste capítulo é evidenciar apenas os principais conceitos e teorias naturopáticas.

BASES CIENTÍFICAS

Pesquisar a ação de sistemas complexos é um desafio[11], visto que muitas vezes se utiliza uma combinação individualizada de recursos terapêuticos não padronizados pelas doenças, mas pela combinação do quadro clínico apresentado com fatores como a constituição, o ambiente, a estação do ano e outras características consideradas em uma avaliação multidimensional[12].

Apesar da complexidade desse tipo de avaliação, existem estudos na literatura que testaram a eficácia da abordagem naturológica como sistema complexo, mesmo que em muitos casos de forma protocolar para atender a desenhos clássicos de pesquisa[11].

Herman et al.[13] procuraram determinar o custo-efetividade dos cuidados naturopáticos (acupuntura, exercícios de relaxamento, recomendações alimentares e um guia de cuidados com a coluna) em comparação com a educação fisioterapêutica padronizada. O estudo demonstrou que os cuidados naturopáticos são mais econômicos do que um regime de educação em fisioterapia padronizada no tratamento de dores lombares crônicas com eficácia semelhante.

Atualmente existem evidências sobre o uso da abordagem naturopática para diversos desfechos clínicos, como saúde mental[14,15] e doenças crônicas em geral[16,17].

Um estudo de revisão sistemática amplo[18], incluindo 33 pesquisas com mais de 9.800 pessoas na amostragem, conclui que a medicina naturopática multimodal, ou seja, com intervenções complexas, demonstra eficácia no tratamento de doenças cardiovasculares, dores musculoesqueléticas, diabetes tipo 2, síndrome do ovário policístico, depressão, ansiedade e outras condições crônicas.

Muitas dessas pesquisas são financiadas e apoiadas por universidades e centros de formação e pesquisa na área, a maioria deles concentrada nos Estados Unidos, Índia e Canadá.

Segundo a WNF, mundialmente existem 23 centros de pesquisa em naturopatia e 21 periódicos indexados dedicados diretamente ao tema, sendo um deles brasileiro.

No Brasil, a Sociedade Brasileira de Naturologia (SBNAT)[§] é o órgão de representação científica da profissão e responsável por cuidar da revista científica indexada *Cadernos de Naturologia e Terapias Complementares* e dos congressos científicos anuais. Até o ano de 2019 foram realizados 12 congressos nacionais e internacionais no país sobre o tema.

BENEFÍCIOS PARA A SAÚDE

Utilizar a naturologia como sistema de cuidado em saúde traz a possibilidade de uma abordagem integral e um modelo integrativo de leitura-intervenção do processo de adoecimento.

Um naturólogo não se centra apenas nos sintomas, nem no diagnóstico biomédico ou de saúde mental que um indivíduo recebe. Também não descarta a relevância dessas informações para o cuidado em saúde e considera apenas uma visão energética/constitucional ou vitalista em seus atendimentos. A proposta da naturologia é possibilitar um cuidado integrativo que respeite as ferramentas e contribuições que esses dois polos de abordagem, um focado no sintoma e na leitura biológica, outro focado na vitalidade e na leitura multidimensional, têm para oferecer.

Um estudo qualitativo avaliou qual seria a contribuição da naturologia no contexto de equipes de saúde coletiva no Sistema Único de Saúde e concluiu que o naturólogo ajuda a promover integralidade na perspectiva das equipes de saúde do serviço[19]. Dessa forma, profissionais com uma visão integrativa desde a formação de base conseguem realizar pontes entre modelos e atuar de forma integrativa com mais facilidade.

Uma das queixas principais em relação aos cuidados de saúde do modelo biomédico se dá em um nível de um cuidado com visão fragmentada, não

---

[§] www.naturologia.org.br

humanizada, em que não raramente quem é atendido não se sente ouvido e olhado em sua integralidade.

Uma abordagem multidimensional e transdisciplinar ajuda a preencher o que chamo de "lacuna da fragmentação", condição criada a partir da lógica de um sistema de saúde cujo individuo não consegue perceber que o processo de adoecimento ocorre ao mesmo tempo em todas as suas dimensões, e que o processo de recuperação da saúde precisa considerar essa integralidade para atingir o que se chama de "causa do adoecimento".

Nesse sentido, para a abordagem da naturologia, a "causa" do processo de adoecimento é uma configuração específica de vários elementos, em várias dimensões, com características particulares do interagente adoecido.

Assim, o processo terapêutico costuma promover autonomia na medida em que devolve para o interagente a consciência dessas várias dimensões e de suas características constitucionais e como elas se relacionam com o processo de vida-saúde-doença. Essa visão também ampliada costuma trazer o benefício de oferecer caminhos e possibilidades de cuidado para condições crônicas ou cujos recursos convencionais se esgotaram.

Na prática, um tratamento em naturologia costuma oferecer menores efeitos colaterais utilizando recursos menos invasivos tanto quanto possível, terapêuticas focadas na promoção de saúde, tratamentos individualizados que levam em conta aspectos constitucionais e autoconhecimento para o indivíduo cuidado.

CONSIDERAÇÕES FINAIS

A naturologia como racionalidade traz importantes contribuições para o campo da saúde coletiva. Além das ferramentas práticas que o naturólogo aplica em seu arsenal terapêutico, o desafio de transitar a visão do processo saúde-doença de uma perspectiva restrita para uma visão ampla e integrativa precisa muito de profissionais que contribuam para a sustentação de ações integrativas consistentes nos serviços de saúde.

A naturopatia é um sistema terapêutico com grande abrangência e que une recursos tradicionais com a lógica e a sistemática da medicina moderna, desafio absolutamente importante para as metas da OMS, representada em documentos como a Estratégia de Medicinas Tradicionais[20].

A busca por cuidado integrativo e humanizado tem ganhado cada vez mais espaço para o enfrentamento dos desafios contemporâneos de saúde que tem como desafio o modelo reducionista. É clara a necessidade de novos recursos e formas de pensar nos cuidados em saúde, desafios para os quais a naturologia contribui há décadas, inclusive no campo científico.

REFERÊNCIAS BIBLIOGRÁFICAS

1. World Naturopathic Federation. WNF White Paper: Naturopathic Philosophies, Principles and Theories. World Naturopathic Federation: 2017.
2. World Health Organization. Benchmarks for Training in Naturopathy. Geneva: WHO; 2010.
3. Sabbag SHF, Nogueira BMR, De Callis ALL, Leite-Mor ACMB, Portella CFS, Antonio RL, et al. Origem e desenvolvimento da Naturologia no Brasil: aspectos conceituais, históricos e políticos. Cad Naturologia Ter Complement. 2017;6(59).
4. Baars EW, Hamre HJ. Whole medical systems versus the system of conventional biomedicine: A critical, narrative review of similarities, differences, and factors that promote the integration process. Evidence-Based Complement Altern Med. 2017;1-13.
5. Sabbag SHF, Nogueira BMR, De Callis ALL, Leite-Mor ACMB, Portella CFS, Antonio RL, et al. A Naturologia no Brasil: avanços e desafios. Cad Naturologia Ter Complement. 2013;2(11).
6. Portella CFS. Naturologia, transdisciplinaridade e transracionalidade. Cad Naturologia Ter Complement. 2013;2(57).
7. Antonio RL. Princípios centrais da relação de interagência: uma contribuição para a clínica naturológica. Cad Naturologia Ter Complement. 2017;6:81-91.
8. Rodrigues DMO, Passos MA, Antonio RL, Portella CSF, Ceratti C, Hellmann F. Afinal, Naturologia e Naturopatia são coisas distintas ou similares? Cad Naturologia Ter Complement. 2017;6(9).
9. Silva AEM. Naturologia: prática médica, saberes e complexidade. Anais da V Jornadas de Investigación en Antropología Social, 2008, Buenos Aires.
10. Rodrigues DMO. Diretrizes curriculares nacionais do curso de graduação em Naturologia. Cad Naturologia Ter Complement. 2017;6:121-7.
11. Andrade FA, Portella CFS. Research methods in complementary and alternative medicine: An integrative review. J Integr Med. 2018;16:6-13.
12. Paley J, Eva G. Complexity theory as an approach to explanation in healthcare: A critical discussion. Int J Nurs Stud. 2011;48:269-79.
13. Herman PM, Szczurko O, Cooley K, Seely D. A naturopathic approach to the prevention of cardiovascular disease: Cost-effectiveness analysis of a pragmatic multi-worksite randomized clinical trial. J Occup Environ Med. 2014;56:171.
14. Sarris J. Herbal medicines in the treatment of psychiatric disorders: 10-year updated review. Phyther Res. 2018;32:1147-62.
15. Firth J, Rosenbaum S, Ward PB, Curtis J, Teasdale SB, Yung AR, Sarris J. Adjunctive nutrients in first-episode psychosis: A systematic review of efficacy, tolerability and neurobiological mechanisms. Early Interv Psychiatry. 2018;12:774-83.
16. Ryan Bradley EBO. Estimated effects of whole-system naturopathic medicine in select chronic disease conditions: A systematic review. Altern Integr Med. 2015;04.
17. Salmond SJ, George J, Strasser SI, Byth K, Rawlinson B, Mori TA, et al. Hep573 study: A randomised, double-blind, placebocontrolled trial of silymarin alone and combined with antioxidants to improve liver function and quality of life in people with chronic hepatitis C. Aust J Herb Naturop Med. 2019;31(12).
18. Myers SP, Vigar V. The state of the evidence for whole-system, multi-modality naturopathic medicine: a systematic scoping review. J Altern Complement Med. 2019;25:141-68.
19. Gohara RIFM, Portella CFS. Práticas integrativas e complementares: a contribuição do naturólogo como integrante de equipes de saúde no SUS. Cad Naturologia Ter Complement. 2017;6(11).
20. Organización Mundial de la Salud. Estrategia de la OMS sobre medicina tradicional 2014-2023. Organización Mundial de la Salud; 2013.

SEÇÃO IV

PRODUTOS NATURAIS

26

Alimentação baseada em plantas como primeira linha de defesa da saúde

Gary W. Stutte
Jacquelyn Nyenhuis
Tradução: Ciro Blujus dos Santos Rohde

INTRODUÇÃO

Futuros colonos de Marte encontrarão ausência de peso, isolamento e radiação cósmica em sua jornada para o planeta, e então viverão em um lugar em que um passo para fora do ambiente isolado resultará em morte certa – e eles deverão suportar isso tudo. Cada inspiração de ar consumirá oxigênio precioso e resultará na liberação do tóxico dióxido de carbono. A distância os separará de seus familiares e amigos. Esta será uma missão que vai expor seus tripulantes a estressores conhecidos e desconhecidos. Como serão enfrentados esses desafios mentais, físicos e espirituais?

Tanto a NASA quanto outras agências aeroespaciais entendem que a alimentação deve ser a primeira linha de defesa para a prevenção de estresse mental e físico durante o voo aeroespacial[1]. As refeições são preparadas para prover nutrientes devidamente balanceados, otimizar a boa saúde e minimizar o estresse associado ao longo tempo de duração do voo espacial. Composição fitoquímica e presença de agentes antioxidantes são o primeiro critério de seleção para escolha de plantas que serão utilizadas e cultivadas no espaço[2]. Frutas e vegetais com altas taxas de antioxidantes são medidas biológicas contra a exposição a altas doses de radiação em missões espaciais prolongadas[3,4]. A NASA está desenvolvendo frutas com alta composição de fitoquímicos para evitar a perda de massa óssea associada à falta de peso no espaço[5]. Além de a alimentação reduzir o impacto do ambiente no espaço sobre o corpo, os aspectos psicossociais da alimentação têm papel-chave na prevenção, manutenção e restauração da estabilidade e saúde mental[6,7].

Na Terra, a mente, o corpo e o espírito também são expostos a estressores extremos que podem causar todo tipo de desconforto, transtorno ou doença. A exposição a esses estressores pode ser intencional, como no caso dos astronautas vivendo no espaço; incidental, como no caso de acidentes, doenças comuns e o estresse diário do trabalho, família e comunidade; ou, ainda, inevitável, como desastres naturais, epidemias e traumas. Toda essa sorte de estresse é irrevogável na vida, mas seu impacto pode ser mitigado e reduzido através da dieta.

As próximas sessões apresentam uma visão geral do impacto da dieta sobre a saúde, descrição de plantas alimentícias fontes de fitonutrientes e seu papel na manutenção da saúde, algumas receitas para incorporar esses alimentos na dieta e, por fim, algumas orientações práticas de como incorporar a medicina culinária na prática clínica.

DESBALANÇO NUTRICIONAL

Definição

A comida ingerida afeta todos os aspectos da saúde física e mental. Desnutrição ocorre quando há um desbalanço decorrente tanto de uma deficiência nutricional quanto de um excesso de consumo de um único tipo de alimento. Considerando a crescente incidência de obesidade, eventualmente ambos os casos podem ocorrer dentro de uma mesma casa. O desbalanço nutricional é responsável por mais malefícios à saúde do que qualquer outra causa[8]. Esses impactos sobre a saúde acontecem quando há uma deficiência no consumo de calorias ou nutrientes, ou um consumo exagerado de calorias. Desbalanços nutricionais reduzem a qualidade de vida, número de anos vividos com saúde e expectativa total de vida. Além de questões individuais de saúde, desbalanços nutricionais impactam o desenvolvimento econômico e social de cidades, estados e países. Estima-se que o impacto econômico dos desbalanços nutricionais no mundo, em todas as suas formas, seja de cerca de US$ 3,5 trilhões por ano!

Desbalanços nutricionais são uma questão importante no ambiente clínico, com uma prevalência em pacientes hospitalizados de cerca de 21 a 54%[9], conforme a localidade. Pacientes malnutridos tendem a ser mais hospitalizados do que os bem-nutridos. Na América Latina, estudos mostram que pacientes malnutridos ficam cerca de 5 dias a mais internados quando precisam ser hospitalizados, do que aqueles bem-nutridos. Os malnutridos têm cinco vezes mais risco de morte, internações prolongadas e custos em saúde[10].

IMPACTO DA DESNUTRIÇÃO

Não é possível ter boa saúde sem boa nutrição. A desnutrição resulta da falta de alimentos suficientes para o desenvolvimento e causa problemas no crescimento de crianças, doenças associadas a falta de micronutrientes e baixo peso. Em situações mais graves, desnutrição leva a fome, inanição e morte. A Organização Mundial da Saúde (OMS) estima que mais de 460 milhões de adultos e 150 milhões de crianças são malnutridos. Desnutrição está implicada em cerca de 45% das mortes infantis abaixo dos 5 anos de idade[8]. Deficiências de vitaminas e minerais essenciais resultam em condições ameaçadoras à vida e, quando ocorrem durante a infância, podem ocasionar alterações mentais e cognitivas irreversíveis e aumentam a suscetibilidade a infecções bacterianas, virais e fúngicas[11]. Algumas das doenças crônicas e transtornos resultantes de deficiências de vitaminas e minerais são apresentadas na Tabela 1.

Tabela 1 Doenças e transtornos causados por deficiências nutricionais e fontes na dieta desses nutrientes para prevenir e tratar deficiências

	Doenças e sintomas	Fonte dietética
Vitamina		
A (retinol)	Baixa acuidade visual, cegueira noturna	Espinafre, cenoura, manteiga, manga
B1 (tiamina)	Fraqueza extrema, beribéri	Ovos, carne, leveduras
B2 (riboflavina)	Problemas de crescimento, transtornos da pele	Vegetais verdes, ovos, feijões, ervilhas, grãos fortificados, cereais e leite
B12 (cianocobalam na)	Anemia	Carne
C (ácido ascórbico)	Escorbuto, perda de dentes	Cítricos
D (calciferol)	Raquitismo, osteoporose	Leite fortificado, peixes, luz solar
K (filoquinona)	Sangramento excessivo, ossos frágeis	Folhas verdes
Mineral		
Cálcio (Ca)	Ossos frágeis, osteoporose	Leite, folhas verdes
Fósforo (P)	Perda de apetite, dor articular, fadiga	Feijões, cereais e leite
Ferro (Fe)	Anemia	Folhas verdes, leguminosas e carne
Iodo (I)	Gota, aumento tireoidiano	Sal ionizado, peixes
Cobre (Cu)	Redução do crescimento	Leguminosas, folhas verdes

Impacto da obesidade

Obesidade é um problema de saúde mundial e frequentemente resulta em desequilíbrios nutricionais e deficiência de nutrientes causados pelo consumo excessivo de calorias e desbalanço de nutrientes. A prevalência de sobrepeso em adultos está aumentando. Em 2016, aproximadamente 2 bilhões de adultos foram classificados com sobrepeso (38,9% da população mundial), com 13% da população sendo classificada como obesa[12]. Estar com sobrepeso aumenta o risco de desenvolvimento de diversas doenças não transmissíveis, como diabetes tipo 2, doença coronariana, acidente vascular cerebral, asma e câncer. Pesquisas recentes mostram que sobrepeso é associado a uma redução de 3 anos na expectativa de vida e a obesidade a uma redução de 6 a 10 anos[13]. Obesidade ocasiona, ainda, uma redução de 1 a 4 anos livres de doença na vida. Esse efeito ocorre independentemente de sexo, atividade física e nível socioeconômico.

Obesidade está se tornando um grande desafio à saúde na América Latina. Cerca de 57% (302 milhões) da população adulta da região (54% dos homens e 70% das mulheres) estão em sobrepeso, e 19% (100,8 milhões) são obesos (14,6% dos homens e 24% das mulheres)[15]. A expectativa é que em 2030 sobrepeso e obesidade afetem cerca de 50% dos homens e 60% das mulheres na América Latina[16].

Sobrepeso e obesidade são definidos como um acúmulo anormal ou excessivo de gordura gerando riscos à saúde. Uma forma de quantificar a obesidade é o índice de massa corporal (IMC). O IMC é definido como o peso da pessoa (em quilogramas) dividido pelo quadrado da altura (em metros).

$$\text{IMC} = \text{Peso (kg)}/[\text{Altura (m)}]^2$$

Uma pessoa com IMC de 25 ou maior é considerada genericamente com sobrepeso, e aqueles com IMC acima de 30 são considerados obesos. A Tabela 2 é útil para uma análise inicial do peso normal, sobrepeso e obesidade baseado no valor do IMC.

Obesidade é prevenível e reversível com modificações apropriadas de dieta e estilo de vida, levando à melhora de qualidade de vida, expectativa de vida e melhora da saúde em geral. Recomendações atuais para o tratamento baseiam-se na ingesta de dieta saudável (rica em frutas, vegetais e grãos e pobre em carne vermelha e álcool) e estilo de vida saudável, o que se demonstrou reduzir o risco de desenvolvimento de doenças[17].

Uma dieta planejada individualmente para restaurar o balanço nutricional ao mesmo tempo que mantém déficit calórico até que o peso planejado seja atingido é capaz de reduzir problemas de saúde ocasionados por uma dieta po-

Tabela 2 Índice de massa corpórea classificado entre normal, sobrepeso e obesidade de acordo com diferentes pesos e alturas

	Peso normal						Sobrepeso					Obesidade					
Valor do IMC	19	20	21	22	23	24	25	26	27	28	29	30	31	32	33	34	35
Altura (cm)	Peso do corpo (quilogramas)																
147	41	44	45	48	50	52	54	56	59	61	63	65	67	69	72	73	76
150	43	45	47	49	52	54	56	58	60	63	65	67	69	72	74	76	78
152	44	46	49	51	54	56	58	60	63	65	67	69	72	74	76	79	81
155	45	48	50	53	55	57	60	62	65	67	69	72	74	77	79	82	84
157	47	49	52	54	57	59	62	64	67	69	72	74	77	79	82	84	87
160	49	51	54	56	59	61	64	66	69	72	74	77	79	82	84	87	89
163	50	53	55	58	61	64	66	68	71	74	77	79	82	84	87	89	93
165	52	54	57	60	63	65	68	71	73	76	79	82	84	87	90	93	95
168	54	56	59	62	64	67	70	73	76	78	81	84	87	90	93	95	98
170	55	57	61	64	66	69	72	75	78	81	84	87	90	93	96	98	101
172	57	59	63	65	68	72	74	78	80	83	86	89	92	95	98	101	104
175	58	61	64	68	70	73	77	80	83	86	89	92	95	98	101	104	107
178	60	63	66	69	73	76	79	82	85	88	92	95	98	101	104	107	110
180	62	65	68	71	75	78	81	84	88	91	94	98	101	104	107	110	113
183	64	67	70	73	77	80	83	87	90	93	97	100	103	107	110	113	117
185	65	68	72	75	79	83	86	89	93	96	99	103	107	110	113	117	120
188	67	70	74	78	81	84	88	92	95	99	102	106	109	113	116	120	123
191	69	73	76	80	83	87	91	94	98	102	105	109	112	116	120	123	127
193	71	74	78	82	86	89	93	97	100	104	108	112	115	119	123	127	130
Altura (cm)	Peso do corpo (quilogramas)																
Valor do IMC	19	20	21	22	23	24	25	26	27	28	29	30	31	32	33	34	35
	Peso normal						Sobrepeso					Obeso					

bre. O aumento da atividade física acelera a perda de peso devido ao aumento de gasto de calorias. Atividade física regular reduz o risco de desenvolvimento de doenças cardiovasculares e diabetes de forma muito mais eficaz do que a perda de peso sem atividade física. Os efeitos da redução do sobrepeso e da obesidade para a saúde são mensuráveis e profundos. As evidências científicas mostram não só que a redução de peso aumenta expectativa de vida, mas também reduz o risco de doenças associadas a ela[18]. A redução de 1% no IMC já melhora significativamente a vida de milhões de pessoas e economizaria bilhões de dólares nas próximas décadas.

PLANTAS ALIMENTÍCIAS PARA A SAÚDE

Frutas e vegetais são componentes essenciais em uma dieta saudável. A OMS recomenda ingesta de 5 a 8 porções (400 a 600 g) diária de frutas e vegetais, o que reduz o risco de doença cardiovascular, câncer, prejuízo cognitivo e outras doenças relacionadas à dieta, assim como previne as deficiências de micronutrientes[19].

Uma grande parte dos benefícios à saúde de uma dieta baseada em plantas é resultado da atividade dos fitoquímicos, muitos dos quais têm atividade antioxidante significativa. Apesar de ser amplamente aceito que os fitoquímicos provenientes de frutas e vegetais frescos são essenciais à manutenção da boa saúde, testes clínicos são de difícil execução e as metanálises disponíveis apresentam resultados variáveis. Isso se deve à dificuldade de extrapolar resultados do uso de fitoquímicos isolados (como resorcinol do mirtilo ou a curcumina da cúrcuma) em ensaios clínicos para a grande variedade de fitoquímicos presentes na alimentação de fato. Por outro lado, é consenso crescente de que os antioxidantes presentes na alimentação são essenciais à saúde. A deficiência de antioxidantes é associada a doenças crônicas como doença pulmonar obstrutiva crônica e doença de Crohn[20]. Pesquisas promissoras indicam que os fitoquímicos oriundos da alimentação e plantas são capazes de reduzir efeitos de doenças e eventualmente auxiliar a reversão de doenças.

FITOQUÍMICOS

Fitoquímicos são compostos naturalmente produzidos pelas plantas. Em geral, referem-se a uma classe variada de compostos presentes em plantas considerados não essenciais à saúde, mas que promovem proteção contra doenças[21]. Os fitoquímicos são produzidos pelas plantas para se protegerem de ataques ambientais, insetos, micróbios e outros. Esses compostos são usualmente pigmentados, têm alto poder antioxidante, antibacteriano e antifúngico. Existem muitas categorias de fitoquímicos, mas as cinco mais estudadas são os carotenoides, compostos organossulfurados, curcumina, fitoesteroides e flavonoides[22,23].

CAROTENOIDES

Os carotenoides são pigmentos solúveis em gordura que dão a plantas, frutas e vegetais as cores laranja e vermelha[24,25]. Humanos são incapazes de sintetizar carotenoides e devem obtê-los através da alimentação. Embora não sejam sintetizados por seres humanos, têm uma variedade de funções para a saúde humana. Sua função primária é a antioxidante, mas alguns têm outros mecanismos de ação; por exemplo, beta-caroteno tem uma função pró-vitamina A, enquanto a luteína/zeaxantina constitui pigmento macular dos olhos. O benefício da luteína em reduzir a progressão de doença macular relacionada ao envelhecimento e catarata é bem estabelecida. Há evidências de que carotenoides, em adição aos benefícios à saúde ocular, melhora função cognitiva e saúde cardiovascular e pode ajudar a prevenir algumas formas de câncer[24]. Os carotenoides mais comuns nas fontes de dieta estão na Tabela 3.

Tabela 3 Carotenoides comuns e principais fontes alimentares

Carotenoide	Cor	Ação	Principais fontes na dieta
Beta-caroteno	Amarelo/laranja	Converte para vitamina A	Cenoura, manga, espinafre, brócolis, agrião
Alfa-caroteno	Amarelo/laranja	Converte para vitamina A	Pimentas, cenoura
Licopeno	Vermelho	Saúde ocular	Tomates, melancia
Luteína	Amarelo	Atrasa alterações maculares relacionadas ao envelhecimento	Folhas verdes

FLAVONOIDES

Flavonoides são uma classe de substâncias produzida por plantas que regulam e dão suporte a diversos processos essenciais para o crescimento e sobrevivência. Isso inclui a proteção às plantas contra patógenos, combate a doenças, prevenção de dano oxidativo e absorção de luz ultravioleta (UV) danosa. Isso significa que existem, literalmente, mais de 1.000 fitoquímicos em frutas e vegetais que apresentam propriedades antioxidante, antibacteriana, antifúngica e antineoplásica quando incluídas na dieta. Quando consumidos como comida, esses mesmos compostos afetam as respostas biológicas do corpo, o que inclui atividade antioxidante e anti-inflamatória, modulação de enzimas metabólicas-chave e expressão de genes. Ao aumentar o consumo de alimentos ricos em flavonoides, há uma redução no risco de desenvolvimento de doenças crônicas como diabetes, aterosclerose, câncer e doenças neurodegenerativas como a doença de Alzheimer e doença de Parkinson[26].

Antocianinas, pigmentos naturais pertencentes ao grupo dos flavonoides, são componentes comuns da dieta humana, já que estão presentes em uma grande variedade de alimentos como frutas e vegetais, mas especialmente em frutas classificadas como "*berries*" ou bagas (amora, framboesa, mirtilo, entre outras)[27]. As antocianinas agem como antioxidantes tanto no alimento em que são encontradas quanto nos produtos em que são incorporadas.

A eficácia das antocianinas como antioxidantes depende muito de sua estrutura química[28]. Por conta disso, algumas antocianinas podem ser utilizadas mais como um sinalizador visual, indicando a presença de flavonoides e, portanto, conteúdo antioxidante.

Tabela 4 Flavonoides comumente encontrados nos alimentos e suas fontes dietéticas

Classe de flavonoides	Principais flavonoides encontrados nos alimentos	Fonte dietética
Antocianinas	Cianidina, delphinidina, malvidina, pelargonidina, peonidina, petunidina	Frutas vermelhas (framboesa, morango, goji berry, etc.), mirtilo, amoras, uvas roxas
Flavan-3-ols	Catequinas	Chá verde, uvas, bagas e maçãs
	Proantocianidinas	Chá (*Camelia sinensis*), cacau, uvas, bagas e maçãs
	Theaflavins, thearubigins	Chá preto (*Camelia sinensis*)
Flavonóis	Isorhamnetin, kaempferol, myricetina, quercetina	Cebola, cebolinha, couve, brócolis, bagas, chá (*Camelia sinensis*)
Flavonas	Apigenina, luteolina, baicalein, crisina	Salsa, tomilho, aipo, pimentas
Flavononas	Eriodictiol, hesperetina, naringenina	Frutas cítricas
Isoflavononas	Daidzeína, genisteina, glciteina, biochanina a, formononetina	Grãos de soja, leguminosas

ANTIOXIDANTES

Antioxidantes são substâncias como a vitamina C ou E, que interrompem dano celular em células humanas. Esse dano celular, causado por agentes oxidativos chamados radicais livres, participa do desenvolvimento de doenças crônicas não transmissíveis como doenças cardíacas, asma, doenças gastrointestinais, doença de Alzheimer e, ainda, muitas das alterações fisiológicas do envelhecimento. Os radicais livres são regulados por fontes internas do corpo juntamente aos antioxidantes que ingerimos. O trabalho dos antioxidantes na luta contra o estresse oxidativo celular – seja no espaço ou no dia a dia – é importante para manter as células saudáveis e afastar os indesejáveis radicais livres e o dano oxidativo em nível celular, no DNA ou em outras moléculas humanas. As melhores fontes dietéticas de antioxidantes são alimentos ricos em vitamina C, vitamina E, rutina e fenóis. Os antioxidantes estão presentes em diversos alimentos e são medidos pela capacidade de absorção dos radicais oxigenados (ORAC, do inglês *oxygen radical absorbance capacity*). Acredita-se que quanto maior o ORAC, maior o fator de proteção para as células.

Tabela 5

Fonte dietética (crus/100 g)	ORAC
Sorgo, aveia	100.800
Pimenta preta	13.978
Nozes (frescas)	13.541
Manjericão (fresco)	4.805
Figo (fresco)	3.383
Cereja (fresca)	3.365
Damasco (seco)	3.234
Brócolis	3.083
Maçã (com casca)	3.082

ORAC: capacidade de absorção dos radicais oxigenados.

ALIMENTAÇÃO NA PREVENÇÃO DE DOENÇAS

A melhor dieta para a prevenção prove todos os nutrientes necessários em quantidade adequada. Gerações passadas tiveram, muitas vezes, dificuldades para conseguir a quantidade adequada de calorias e outros nutrientes. Para as gerações atuais, é mais provável enfrentarem uma dieta com excesso de calorias, porém deficiente de outros nutrientes. O fardo duplo de obesidade associada a insegurança alimentar é vista em todo o planeta e, eventualmente, na mesma família. A pirâmide alimentar abaixo (Figura 1) ilustra o que seria uma dieta adequada. O alicerce de uma dieta à base de plantas para a prevenção de doenças constitui-se de cereais integrais e leguminosas. Ao menos 5 a 6 porções de frutas e vegetais compõem a maior parte do prato. Estes são os grupos alimentares que contribuem com os macro e micronutrientes necessários, bem como polifenóis, probióticos, antioxidantes, prebióticos e fitoquímicos. O consumo reduzido dos demais alimentos é encorajado para prevenção de obesidade, diabetes, doenças cardíacas e outras doenças crônicas.

Pode ser desafiador mudar a própria dieta em razão da combinação de fatores genéticos, econômicos, sociais e culturais. A dificuldade em fazer recomendações abrangentes levou à criação de diversas pirâmides alimentares que refletem as preferências dietéticas e os alimentos disponíveis em regiões distintas. A pirâmide alimentar brasileira (Figura 1) é um excelente exemplo disso. Mesmo com essas diretrizes, a implementação de recomendações dietéticas na prática, em nível individual, é desafiadora.

Nas próximas sessões serão apresentados diversos exemplos de como incorporar fitoquímicos promotores de saúde na dieta, com explicações científicas por trás dos ingredientes. O objetivo é criar uma estrutura para incorporação de mudanças na alimentação de forma culturalmente aceitável e, ao mesmo tempo, saborosa.

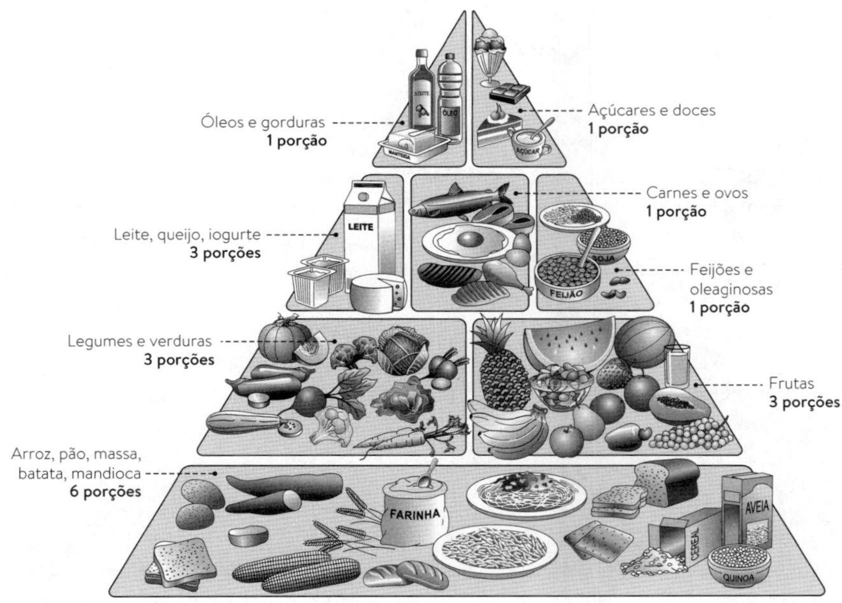

Figura 1 A pirâmide alimentar brasileira[29] é um excelente exemplo de recomendações adaptadas a alimentos acessíveis e preferências de uma cultura em particular.

ERVAS E ESPECIARIAS

Ervas e especiarias são parte importante da cultura alimentar em muitos locais. São utilizadas para temperar a comida e apreciadas por seus benefícios à saúde. Ervas e especiarias nativas de regiões específicas tornam-se facilmente temperos favoritos do local e frequentemente são associadas à alimentação da localidade. Por exemplo, a culinária da Índia inclui cravo, canela, cúrcuma e gengibre, que são algumas das melhores fontes de compostos fenólicos com forte atividade antioxidante[30]. Pessoas da região mediterrânea são famosas por sua longevidade, a que se atribui em grande parte seu estilo de vida e dieta. Ervas carregadas de antioxidantes como orégano, cravo, gengibre e canela são populares em suas receitas tradicionais. Atualmente, essas ervas e especiarias são encontradas em culinárias de todo o mundo, mas são especialmente associadas às regiões onde eram originalmente cultivadas. Za'atar é uma mistura de especiarias do Oriente Médio usada sobre vegetais assados. Existem benefícios sinérgicos da combinação de especiarias. Um exemplo é a pimenta preta: ela tem compostos que aumentam a capacidade antioxidante de outras especiarias. Outros bons exemplos são o azeite (óleo de oliva) e a vitamina C, que aumentam a absorção de diversos compostos benéficos presentes na maioria dos vegetais. A receita tradicional a seguir combina poderosos antioxidantes de ervas e especiarias e os saudáveis benefícios dos vegetais.

VEGETAIS ASSADOS COM ZA'ATAR

1 colher de sopa de tomilho seco (pode ser substituído por orégano)
1 colher de sopa de cominho em pó
1 colher de sopa de coentro em pó
1 colher de sopa de sumagre
1 colher de sopa de semente de gergelim
1 colher de sopa de hortelã seca
1/2 colher de chá de sal
1/4 colher de chá de pimenta preta
1/4 colher de chá de flocos de pimenta Aleppo
4 xícaras de brócolis, couve-flor, cenoura, mandioquinha ou outros vegetais

Misture todas as ervas e especiarias em uma tigela pequena. Coloque os vegetais em uma assadeira e tempere com um pouco de azeite e as ervas e especiarias. Asse a cerca de 200°C por 20 minutos ou até os vegetais ficarem macios.

A s-alil cisteína presente no alho (*Allium Sativum*) tem sido pesquisada como agente anti-hipertensivo e cardioprotetor[12]. O alho é uma das ervas mais antigas coletadas e usadas na alimentação de que se tem registro. Cresce em diferentes solos e, em cada solo em que ele é cultivado no mundo, oferece nutrientes distintos aos alimentos a que é acrescentado. Pode ser consumido em diferentes estágios de seu desenvolvimento; os primeiros brotos tenros, a flor e o bulbo podem ser utilizados, cada um apresentando diversos compostos protetores com potência variada. Os primeiros brotos tenros geralmente aparecem na primavera. Comestíveis enquanto jovens e macios, têm um sabor leve e simples do próprio alho. Em seguida formam-se as flores, e se forem bem picadas podem acompanhar saladas, sopas e entradas. Quando maduro, o bulbo do alho tem sabor intenso e é a parte da planta mais utilizada na culinária e também a mais pesquisada, sendo utilizada no tratamento de pacientes com diabetes, câncer, doenças cardíacas e no combate a doenças neurodegenerativas.

MOLHO DE ALHO ASSADO E VINAGRETE BRASILEIRO

1 cabeça inteira de alho (cerca de 6 ou mais dentes de alho)
1 cebola grande picada
5 tomates maduros picados
1 pimentão picado
1/3 xícara de salsinha picada
1/4 xícara de vinagre de vinho branco
1/2 xícara de azeite
Sal e pimenta a gosto

Corte o topo da cabeça do alho expondo os dentes. Jogue um pouco de azeite (2 colheres de sopa) sobre o alho. Embrulhe em papel alumínio e deixe assar a 200°C por cerca de 30 a 35 minutos ou até ficar macio. Retire do forno e amasse bem. Misture os demais ingredientes e junte o alho. Sirva com feijoada.

Dica: o alho pode ser usado cru nesta receita. O alho assado e o alho cru têm efeitos protetores distintos; o alho cru tem uma quantidade maior de compostos ativos, mas no alho assado eles são provavelmente mais facilmente absorvíveis pelo corpo.

A capsaicina tem sido estudada por suas propriedades sobre hiperglicemia pós-prandial e redução de lipídios no jejum[31]. É encontrada no fruto de pimentas jalapeño, pimenta caiena, entre outras. A capsaicina é o que dá às pimentas o seu sabor picante e a sensação de calor ou queimação, portanto, se a pimenta não tem sabor "quente", ela provavelmente contém baixa quantidade do composto. Por gerações, pimentas são secas e moídas até a forma de pó ou transformadas em pasta (molho) para facilitar seu uso alimentar. É possível fazer sua própria capsaicina na cozinha de casa. Quanto mais forte a picância, mais forte a capsaicina no produto final. Sugere-se começar com as pimentas com maior índice Scoville (uma forma de medir o "calor" em uma pimenta) ou com as pimentas mais fortes que tiver disponível.

CAPSAICINA EM PÓ

20 pimentas fortes, secas

Coloque as pimentas secas em uma assadeira. Asse-as a cerca de 180°C por 10 a 20 minutos ou até que estejam completamente secas e quebradiças. Espere esfriar. Remova os caules e sementes. Coloque as pimentas em um liquidificador, processador de alimentos ou pilão e processe até obter um pó fino. Reserve em local escuro e fresco, em pote de vidro ou outro material que mantenha o produto isolado. Use como tempero em sopas, ensopados ou na alimentação de forma geral.

O ácido rosmarínico, presente em ervas da culinária, apresenta possível atividade antidiabética, anti-inflamatória e antioxidante[30,32-34]. É encontrado na sálvia, tomilho, orégano, manjerona, menta, hortelã, alecrim e manjericão, entre muitos outros. Trata-se de um ácido fenólico e propõe-se que sua atividade antioxidante é capaz de prevenir dano celular reduzindo o risco de desenvolvimento de câncer e placas ateromatosas no coração. Um efeito sinérgico é observado do ácido rosmarínico em combinação com outros antioxidantes[35] como o licopeno. Licopeno é um antioxidante que inibe oxidação celular e inflamação, presente em tomates de cor vermelha e outros vegetais[36]. É relacionado à atividade protetora em doenças crônicas em que o estado inflamatório tem papel importante na gênese e manutenção da doença, como no câncer, doença coronariana e doenças neurodegenerativas[37]. O licopeno supre cerca de 80% dos antioxidantes provenientes da dieta em muitas culturas[12]. A maior atividade das propriedades do licopeno é vista quando a parede celular é destruída e calor é adicionado. Cozinhar utilizando tomates vermelhos, amadurecidos no tomateiro, é o primeiro passo para aumentar a quantidade tanto de ácido rosmarínico quanto de licopeno na dieta. O segundo passo é amassar (triturar) os tomates, o que torna o licopeno mais biodisponível. O licopeno fica ligado à parede celular e fica mais prontamente disponível quando o tomate é processado de alguma forma. Pesquisas indicam um terceiro passo para aumentar a atividade do licopeno, através de sua combinação com outros antioxidantes como o alho, alecrim, manjericão, vitamina E (azeite), vitamina C (cítricos) e outras ervas que contêm ácido rosmarínico. Tomates preparados com azeite têm maior biodisponibilidade de licopeno do que aqueles preparados com óleo de girassol[38]. Com toda essa atividade sinérgica, recomenda-se sempre o uso do tomate preparado em conjunto com o azeite para obtenção de efeitos máximos[39]. Uma receita de molho marinara é uma ótima forma de utilizar cada passo da combinação de antioxidantes. É interessante notar que esse molho marinara, tradicional da região mediterrânea, passa por cada um dos 3 passos anteriormente discutidos para melhorar a biodisponibilidade dos compostos protetores. Além disso, seus ingredientes são de muito fácil acesso. Tomates, alho e algumas ervas são encontrados facilmente em qualquer quintal ou mercado em qualquer parte do planeta, tanto quanto na própria região mediterrânea.

MARINARA DE ALECRIM

1/2 xícara de cebola picada
3 dentes de alho, amassados com 1/2 colher de chá de sal
1 colher de sopa de azeite
2 xícaras de purê de tomate
1 colher de sopa de alecrim fresco picado (ou 1 colher de chá de alecrim seco)
3 colheres de sopa de manjericão fresco picado (ou 3 colheres de chá de manjericão seco)
1 colher de sopa de tomilho fresco macerado (ou 1 colher de chá de tomilho seco)
1 colher de sopa de orégano picado (ou 1 colher de chá de orégano seco)
1 colher de sopa de raspas de laranja (ou 1 colher de chá de raspas de laranja seca)
1/4 xícara de vinho tinto (ou o suficiente para afinar o molho conforme desejado)

Refogue a cebola e o alho em azeite em uma molheira pequena até ficarem macios. Adicione os ingredientes restantes e cozinhe a fogo médio até os sabores se misturarem, por cerca de 15 a 20 minutos).

Há séculos o açafrão (cúrcuma) é utilizado para cura, agindo contra inflamação e oxidação celulares. O efeito protetor foi inicialmente creditado à curcumina, mas outros compostos individuais como o elemeno e as turmeronas também têm efeito protetor contra tumores, doenças inflamatórias e diabetes[40,41].

Uma dieta rica em frutas e vegetais é associada a boa saúde e seus benefícios são vistos em várias culturas pelo mundo. Os glucosinatos são encontrados em abundância nessas culturas tradicionalmente muito saudáveis. Glucosinatos são uma classe de compostos encontrados no brócolis, repolho, couve e outros vegetais crucíferos e mostram evidência protetora contra o desenvolvimento de câncer[42,43]. Os glucosinatos participam do odor e sabor sulfuroso dos vegetais. Cozinhá-los em pequenas quantidades de água, deixando a panela tampada, ajuda a preservar os glucosinatos. Outros fatores do método de cozimento também afetam a disponibilidade e absorção dos glicosinatos, especialmente o calor. O uso do forno de micro-ondas, por exemplo, ajuda a conservá-los, pois impede sua volatilização; apenas uma colher de água já é suficiente para preparar esses vegetais no forno de micro-ondas.

VEGETAIS E GRÃOS COM AÇAFRÃO

3 xícaras de grãos cozidos (arroz, quinoa, sorgo, entre outros)
1/2 cebola picada
2 dentes de alho fatiados
1 colher de sopa de azeite
1/2 colher de chá de açafrão
5 vagens de cardamomo, amassadas
1/2 colher de chá de sal
1/4 colher de chá de pimenta
2 colheres de sopa de endro fresco picado
1 xícara de edamame, com casca
1/2 xícara de semente de abóbora (pepitas) ou pinhões

Coloque a cebola e o azeite em uma frigideira e cozinhe até a cebola ficar macia. Adicione o alho e cozinhe por mais 1 minuto. Adicione açafrão e cardamomo, mexendo enquanto aquece para liberar os compostos aromáticos das especiarias. Misture os grãos cozidos ao preparado. Adicione os demais ingredientes mexendo sempre para fusão dos ingredientes por alguns minutos e sirva morno.

BRÓCOLIS DE FORNO DE MICRO-ONDAS COM LIMÃO EM CONSERVA E ERVAS

1 brócolis
2 fatias de limão em conserva, picadas
2 colheres de sopa de endro picado
Azeite para acompanhar

Lave o brócolis em água. A água apegando-se ao brócolis já é o suficiente para seu preparo no forno de micro-ondas e preservar os glucosinatos. Cozinhe o brócolis no micro-ondas por cerca de 3 a 4 minutos ou até que ele se torne verde claro. Seque e tempere com os demais ingredientes. Sirva morno ou frio.

PROBIÓTICOS E O MICROBIOMA

Probióticos são bactérias, vírus ou quaisquer micróbios que beneficiam o hospedeiro. Estima-se que existam cerca de 100 trilhões (1×10^{14}) de probióticos encontrados no corpo humano, e mais de 30 trilhões (3×10^{13}) deles residem no trato gastrointestinal. O tipo específico e número de microrganismos encontrados nos intestinos são intrinsicamente relacionados ao que se come, ao ambiente em que se vive e ao aparato genético. Diante da alimentação baseada em uma dieta essencialmente processada, em ambiente estéril, o microbioma do trato gastrointestinal se apresenta de forma muito distinta do que em uma alimentação com ampla variedade de grãos integrais, feijões, frutas e vegetais e ao se viver em uma região onde o acesso a alimentos frescos é fácil (principalmente aqueles vendidos ainda com um pouco de terra grudada a eles), ou em uma cultura em que o consumo de alimentos fermentados são uma parte normal da dieta. Todos esses fatores afetam o tipo de colonização de micróbios nos intestinos e, em última análise, a saúde do indivíduo.

Microrganismos na comida podem viajar através do trato gastrointestinal, trabalhando sobre prebióticos como feijões, grãos, frutas e vegetais. Probióticos podem ser tomados como suplementos, mas pesquisas mostram que os prebióticos também são necessários para que os probióticos tenham matéria sobre a qual possam trabalhar, portanto, a comida é a melhor fonte de probióticos. Pesquisa sobre a introdução proposital de probióticos externos no trato gastrointestinal mostrou que eles podem se tornar micróbios transientes ou permanentes. Micróbios transientes passam pelo trato gastrointestinal e aparentemente têm muito menos influência sobre a saúde do que já se teorizou. É difícil mudar o microbioma em longo prazo. O objetivo é aumentar os tipos e quantidades dos probióticos residentes no intestino, e não simplesmente aumentar probióticos transientes tomando suplementos. A acidez do intestino, o estresse, os tipos de medicação utilizados e a quantidade de prebióticos ingeridos são apenas alguns dos fatores pensados para criar microbiomas de probióticos transientes *vs.* residentes.

PAPEL E FONTE DOS PROBIÓTICOS

A saúde é muito influenciada pelos micróbios encontrados no trato intestinal. Os tipos e quantidade de probióticos afetam o nível de energia, a resposta imunológica, o bem-estar emocional e a resposta física ao estresse[44]. Quando quantidade e variedade suficientes estão presentes durante a digestão, mais energia é extraída de alimentos com alta concentração de fibras, nutrientes específicos são mais facilmente absorvidos e o estado nutricional do indivíduo é, consequentemente, melhorado. Alimentos frescos contêm micróbios espalhados em toda a sua superfície. O alimento em si é o prebiótico. Conforme se ingere o prebiótico, automaticamente se ingere junto os probióticos, que auxiliam a digestão e quebra de fibras longas vegetais, melhorando a mobilidade intestinal. O efeito sinérgico entre os prebióticos e os probióticos ilustra a importância da ingestão de alimentos integrais e frescos. Quando o alimento é submetido à pasteurização ou a outras formas de processamento, os probióticos são destruídos, e os prebióticos são reduzidos a tal ponto que os probióticos presentes no trato gastrointestinal não terão fibras suficientes com que trabalhar. Quando isso acontece, a microbiota intestinal tenta se adaptar à demanda reduzida para quebra de prebióticos. Por essa razão, conhecer um pouco sobre quais alimentos consumir é importante para manter a saúde intestinal e, em última análise, melhorar a absorção de vitaminas, minerais e fitonutrientes.

Alimentos fermentados são ótimas fontes de probióticos e têm proeminente papel na alimentação em culturas nas quais a refrigeração era limitada ou inexistente. A fermentação é um método de preservação para aumentar a durabilidade do alimento. Adicionar sal a um recipiente com repolho picado dá início ao trabalho microbiano para quebra das paredes celulares e à formação do chucrute. O leite, quando exposto à renina encontrada nas típicas bexigas de animais antigamente utilizadas para armazenamento de leite, reage com as bactérias encontradas na natureza e pode se transformar em iogurte, kefir, manteiga ou queijo. Vegetais preparados para fermentação tornam-se importantes fontes de probióticos e, quando ingeridos, provêm uma variedade muito saudável de micróbios para os intestinos, capazes de realizar a quebra de alimentos para melhora de obtenção de energia, vitaminas, minerais e outros nutrientes. Outros alimentos fermentados populares são boas fontes de probióticos, como kimchi, kombucha, picles, tempê, missô, peixe em conserva, limão em conserva e sourdough (fermento natural).

Probióticos nem sempre precisam estar presentes no intestino para serem importantes para a saúde; os probióticos encontrados no sourdough produzem benefícios à saúde de uma forma diferente de outros alimentos fermentados. Fermentos naturais são aqueles presentes na natureza e são os responsáveis pela possibilidade de criação dos primeiros pães, até a descoberta e comercialização das leveduras. Massas fermentadas iniciais (*sourdough starters*) contêm uma rica fonte de probióticos capazes de degradar o glúten durante seu longo processo de fermentação, que dura dias. A degradação do glúten faz com que os pães sejam mais facilmente digeridos, especialmente em pessoas sensíveis ao glúten. Os probióticos são destruídos quando aquecidos a acima de 60°C, portanto, nos pães feitos com levedura natural o trabalho dos probióticos é feito antes do momento da alimentação.

Uma combinação de vegetais crus e cozidos, grãos e feijões oferece uma variedade de benefícios à saúde. Primeiro, essa combinação oferece boa quantidade de ingesta e diversidade, o que reconhecidamente aumenta a quantidade de micróbios nos intestinos. Segundo, vegetais crus tipicamente são ricos em fibras e prebióticos para que a microbiota tenha alimento. O terceiro benefício da combinação de alimentos crus e cozidos é a biodisponibilidade de nutrientes. Alimentos crus têm maior quantidade de nutrientes, enquanto os cozidos têm micronutrientes mais facilmente absorvíveis. A combinação de vegetais crus e cozidos na dieta é vantajosa por muitas razões, algumas das quais se está apenas começando a entender.

UTILIZAÇÃO DA ALIMENTAÇÃO BASEADA EM PLANTAS NA PRÁTICA CLÍNICA

As melhores dietas para a boa saúde incluem uma variedade de alimentos com número diverso de prebióticos e probióticos, mas existe uma grande variedade interindividual e intraindividual. Isso pode ser notado ao se observar culturas com grande longevidade. Alguns dos primeiros estudos focaram nas pessoas da região do mediterrâneo e seu estilo de vida. Essa região geográfica, com um grande número de centenários, baseia sua alimentação em 11 tipos de alimento, a maioria dos quais são vegetais. Outras pessoas em regiões geográficas com alta longevidade também baseiam sua alimentação em plantas. Isso ilustra a variação intraindividual baseada na alimentação disponível, provendo o suficiente, mas não em excesso, assim como interações sociais contribuindo para a saúde emocional, atividade física para manter a musculatura forte e sólidos laços familiares promovendo fatores de estilo de vida que aliviam o estresse. Dentro de cada uma dessas culturas reconhecidas por sua longevidade e em cada diferente cultura do globo, existe também a variação interindividual. Isso pode ser visto ao se observar pessoas com boa saúde mesmo em idade avançada, enquanto outros lutam pela vida em idade jovem, ambos presentes em todas as diferentes culturas do planeta. Por essa razão, é importante, na prática clínica, abordar a dieta de cada pessoa individualmente.

Dietas individuais podem parecer muito diferentes entre si, mas promovem saúde de forma muito semelhante. Recomendações dietéticas individuais levam em consideração vários fatores. Um fator importante é a diferente resposta aos alimentos. Uma pessoa com síndrome do intestino irritável (SII) necessita de um aumento da ingesta de fibras e prebióticos para reduzir a motilidade do conteúdo intestinal. Esses pacientes usualmente recebem também prescrição para aumentar a ingesta de alimentos com alta densidade de nutrientes e salpicar temperos como pimenta preta – se tolerada – sobre sua comida, já que a SII prejudica a absorção de nutrientes e a pimenta preta melhora sua disponibilidade. Um aumento de probióticos na forma de iogurte e alimentos fermentados vai ajudar a restaurar a microbiota após crises de *dumping*. As diferentes respostas à alimentação são facilmente observáveis naqueles com anemia. Uma prescrição com alimentos ricos em ferro e outros compostos para torná-lo mais disponível e melhorar sua absorção é importante. Um exemplo seria a adição de um ácido, como suco de limão, no tempero de uma salada de espinafre. O espinafre é uma boa fonte de ferro, mas sua biodisponibilidade é baixa até que algum ácido seja acrescentado a ele.

Um segundo fator a se considerar nas recomendações de uma dieta individual é a respeito da genética do paciente, que pode ser acessada através de sua história familiar. Quando a história familiar inclui câncer, um aumento no consumo de antioxidantes oriundos das plantas é uma primeira linha de defesa. Por outro lado, se a história familiar mostra um histórico de doença cardíaca, a dieta DASH (*Dietary Approaches to Stop Hypertension* – abordagem alimentar para parar a hipertensão) é uma boa defesa. O plano dietético DASH tem sido extensivamente estudado e pode ser efetivo na prevenção de eventos coronarianos. Este é um plano baseado em alimentos integrais e vegetais, com a recomendação de ingestão de baixas quantidades de carne e proteínas magras. Uma história familiar de diabetes facilmente inspira uma dieta com redução de açúcares e carboidratos altamente processados. Todos podem mover em direção a uma saúde melhor ao aumentar o consumo de plantas alimentícias na dieta, reduzindo alimentos processados e aumentando os antioxidantes. Um fato importante a ser considerado, demonstrado em diversas pesquisas, é que é muito mais produtivo focar na mudança de um hábito de cada vez, do que tentar mudar todo o estilo de vida de uma vez só.

Um terceiro fator a se considerar em dietas individualizadas na prática clínica é a habilidade para cozinhar do paciente, recursos e acesso a alimentos específicos. Medicina culinária é uma ciência baseada em evidências que se dedica a ensinar habilidades para o preparo de alimentos integrais e usar menos alimentos processados para maximizar a nutrição. Pode ser vantajoso considerar ensino individual ou em grupos em cozinhas de ensino para o aprendizado de técnicas para o preparo de comida integral e como preservar nutrientes. Barreiras para uma dieta saudável costumam ser falta de tempo, dinheiro ou habilidades. Acessar essas dificuldades, especialmente em regiões mais pobres, é crítico para o sucesso de sessões individualizadas de nutrição. Receitas simples geralmente são mais fáceis para introduzir o uso de plantas alimentícias e alimentos integrais na dieta. Feijões, leguminosas e vegetais da estação podem ser boas opções para refeições econômicas.

CONSIDERAÇÕES FINAIS

O fator singular mais importante para controlar doenças é melhorar a dieta. Certificar-se da ingesta balanceada de calorias, nutrientes, vitaminas e fitoquímicos melhora a saúde de forma geral, aumenta a expectativa de vida e facilita a resolução de eventuais problemas de saúde. Intervenções para melhorar a dieta para combater desnutrição e obesidade são a primeira linha de defesa contra doenças agudas e crônicas. Acessar essas questões em nível de sociedade é complexo, mas relativamente fácil no nível individual. Garantir ingesta calórica adequada para idade e nível de atividade, bem como incorporar ampla variedade de frutas e vegetais na dieta, é essencial. Neste capítulo, foram apresentados pontos gerais sobre fontes de fitonutrientes para promoção de saúde e receitas para aumento do consumo de alimentos bioprotetores na dieta. Estas são recomendações gerais e facilmente adaptáveis para diferentes culturas e acessíveis aos diversos níveis socioeconômicos. Alimentação é, de fato, a melhor medicina.

REFERÊNCIAS BIBLIOGRÁFICAS

1. Smith SM, Zwart SR. Nutrition issues for space exploration. Acta Astronautica. 2008;63(5):609-13.
2. Massa GD, Newsham G, Hummerick ME, Caro JL, Stutte GW, Morrow RC, et al. Preliminary species and media selection for the VEGGIE space hardware. Gravitational and Space Res. 2013;95-106.
3. Rabin BM, Shukitt-Hale B, Joseph J, Todd P. Diet as a factor in behavioral radiation protection following exposure to heavy particles. Gravit Space Biol Bull. 2005;18(2):71-7.
4. Stutte GW, Mackowiak CL, Yorio NC, Wheeler RM. Theoretical and practical considerations of staggered crop production in a BLSS. Life Support Biosph Sci. 1999;6(4):287-91.
5. Graham T, Scorza R, Wheeler R, Smith Brenda J, Dardick C, Dixit AR, et al. Over-expression of FT1 in plum (*Prunus domestica*) results in phenotypes compatible with spaceflight: a potential new candidate crop for bioregenerative life support systems. Gravitational and Space Res. 2015;3(1):39-50.
6. Salas ET, Tannenbaum SI, Kozlawski SWJ, Miller CA, Mathieu JE, Vessey WB. Teams in space exploration. Current Directions in Phychological Science. 2015;200-7.
7. Bourland CT. The development of food systems for space. Trends in Food Science Technology. 1993;271-6.
8. Initiatives D. 2018 Global Nutrition Report: Shining a light to spur action on nutrition. 2018 [acesso em 7 mar. 2020]. Disponível em: https://globalnutritionreport.org/reports/global-nutrition-report-2018/.
9. Corkins MR, Guenter P, DiMaria-Ghalili RA, Jensen GL, Malone A, Miller S, et al. Malnutrition diagnoses in hospitalized patients: United States, 2010. JPEN J Parenter Enteral Nutr. 2014;38(2):186-95.
10. Vest MT, Papas MA, Shapero M, McGraw P, Capizzi A, Jurkovitz C. Characteristics and outcomes of adult inpatients with malnutrition. JPEN J Parenter Enteral Nutr. 2018;42(6):1009-16.
11. Ibrahim MK, Zambruni M, Melby CL, Melby PC. Impact of childhood malnutrition on host defense and infection. Clin Microbiology Rev. 2017;30(4):919-71.
12. NCD Risk Factor Collaboration (NCD-RisC). Worldwide trends in body-mass index, underweight, overweight, and obesity from 1975 to 2016: a pooled analysis of 2416 population-based measurement studies in 128·9 million children, adolescents, and adults. Lancet. 2017;390(10113):2627-42.

13. Lung T, Jan S, Tan EJ, Killedar A, Hayes A. Impact of overweight, obesity and severe obesity on life expectancy of Australian adults. Int J Obesity. 2019;43(4):782-9.
14. Nyberg ST, Batty GD, Pentti J, Virtanen M, Alfredsson L, Fransson EI, et al. Obesity and loss of disease-free years owing to major non-communicable diseases: a multicohort study. Lancet Public Health. 2018;3(10):e490-7.
15. Ng M, Fleming T, Robinson M, Thomson B, Graetz N, Margono C, et al. Global, regional, and national prevalence of overweight and obesity in children and adults during 1980-2013: a systematic analysis for the Global Burden of Disease Study 2013. Lancet. 2014;384(9945):766-81.
16. Aschner P. Obesity in Latin America. In: Ahima RS, editor. Metabolic syndrome: a comprehensive textbook. Cham: Springer; 2014. p. 1-8.
17. Liu Z, Ren Z, Zhang J, Chuang CC, Kandaswamy E, Zhou T, et al. Role of ROS and nutritional antioxidants in human diseases. Frontiers in Physiology, 2018;9(477).
18. Clinical guidelines on the identification, evaluation, and treatment of overweight and obesity in adults--The evidence report. National Institutes of Health. Obes Res. 1998;6(Suppl 2):51S-209S.
19. Diet, nutrition and the prevention of chronic diseases. World Health Organ Tech Rep Ser. 2003;916:i-viii, 1-149.
20. Sharma GN, Gupta G, Sharma P. A comprehensive review of free radicals, antioxidants, and their relationship with human aliments. Crit Rev Eukaryot Gene Expr. 2018;28(2):139-54.
21. González-Castejón M, Rodriguez-Casado A. Dietary phytochemicals and their potential effects on obesity: a review. Pharmacological Res. 2011;64(5):438-55.
22. Krzyzanowska J, Czubacka A, Oleszek W. Dietary phytochemicals and human health, in bio-farms for nutraceuticals: functional food and safety control by biosensors. In: Giardi MT, Rea G, Berra B, editores. Boston: Springer; 2010. p. 74-98.
23. Manach C, Hubert J, Llorach R, Scalbert A. The complex links between dietary phytochemicals and human health deciphered by metabolomics. Molecular Nutrition & Food Res. 2009;53(10):1303-15.
24. Eggersdorfer M, Wyss A. Carotenoids in human nutrition and health. Archives of Biochemistry and Biophysics. 2018;652:18-26.
25. Cooperstone JL, Schwartz SJ. 20 - Recent insights into health benefits of carotenoids. In: Carle R, Schweiggert RM, editores. Handbook on natural pigments in food and beverages. Woodhead; 2016. p. 473-97.
26. Yao LH, Jiang YM, Shi J, Tomás-Barberán FA, Datta N, Singanusong R, et al. Flavonoids in food and their health benefits. Plant Foods for Human Nutrition. 2004;59(3):113-22.
27. Khoo HE, Azlan A, Tang ST, Lim SM. Anthocyanidins and anthocyanins: colored pigments as food, pharmaceutical ingredients, and the potential health benefits. Food & Nutrition Res. 2017;61(1):1361779.
28. Smeriglio A, Barreca D, Bellocco E, Trombetta D. Chemistry, pharmacology and health benefits of anthocyanins. Phytotherapy Res. 2016;30(8):1265-86.
29. Philippi ST. Brazilian food pyramid. Nutrition Today. 2005;40(2):79-83.
30. Hinneburg I, Dorman HD, Hiltunen R. Antioxidant activities of extracts from selected culinary herbs and spices. Food Chemistry. 2006;97(1):122-9.
31. Yuan LJ, Qin Y, Wang L, Zeng Y, Chang H, Wang J, et al. Capsaicin-containing chili improved postprandial hyperglycemia, hyperinsulinemia, and fasting lipid disorders in women with gestational diabetes mellitus and lowered the incidence of large-for-gestational-age newborns. Clin Nutrition. 2016;35(2):388-93.
32. Alagawany M, Abd El-Hack ME, Farag MR, Gopi M, Karthik K, Malik YS, et al. Rosmarinic acid: modes of action, medicinal values and health benefits. Animal Health Rese Rev. 2017;18(2):167-76.
33. Nunes S, Madureira AR, Campos D, Sarmento B, Gomes AM, Pintado M, et al. Therapeutic and nutraceutical potential of rosmarinic acid—Cytoprotective properties and pharmacokinetic profile. Crit Rev Food Science and Nutrition. 2017;57(9):1799-806.

34. McCue PP, Shetty K. Inhibitory effects of rosmarinic acid extracts on porcine pancreatic amylase in vitro. Asia Pacific J Clin Nutrition. 2004;13(1).
35. Shixian Q, Dai Y, Kakuda Y, Shi J, Mittal G, Yeung D, et al. Synergistic anti-oxidative effects of lycopene with other bioactive compounds. Food Rev Int. 2005;21(3):295-311.
36. Martí R, Roselló S, Cebolla-Cornejo J. Tomato as a source of carotenoids and polyphenols targeted to cancer prevention. Cancers. 2016;8(6):58.
37. Saini RK, Rengasamy KRR, Mahomoodally FM, Keum YS. Protective effects of lycopene in cancer, cardiovascular, and neurodegenerative diseases: an update on epidemiological and mechanistic perspectives. Pharmacological Res. 2020;155:104730.
38. Lee A, Thurnham DI, Chopra M. Consumption of tomato products with olive oil but not sunflower oil increases the antioxidant activity of plasma. Free Radical Biol Med. 2000;29(10):1051-5.
39. Basu A, Imrhan V. Tomatoes versus lycopene in oxidative stress and carcinogenesis: conclusions from clinical trials. Eur J Clin Nutrition. 2007;61(3):295-303.
40. Anderson AM, Mitchell MS, Mohan RS. Isolation of curcumin from turmeric. Journal of Chemical Education. 2000;77(3):359.
41. Aggarwal BB, Yuan W, Li S, Gupta SC. Curcumin-free turmeric exhibits anti-inflammatory and anticancer activities: identification of novel components of turmeric. Molecular Nutrition & Food Research. 2013;57(9):1529-42.
42. Cartea ME, Velasco P. Glucosinolates in Brassica foods: bioavailability in food and significance for human health. Phytochemistry Reviews. 2008;7(2):213-29.
43. Verkerk R, Schreiner M, Krumbein A, Ciska E, Holst B, Rowland I, et al. Glucosinolates in Brassica vegetables: the influence of the food supply chain on intake, bioavailability and human health. Molecular Nutrition & Food Research., 2009;53(S2):S219.
44. Gerritsen J, Smidt H, Rijkers GT, de Vos WM. Intestinal microbiota in human health and disease: the impact of probiotics. Genes & Nutrition. 2011;6(3):209-40.

27
Fitoterapia e plantas medicinais

Ciro Blujus dos Santos Rohde
Athos Muniz Braña

INTRODUÇÃO

O uso de plantas medicinais pelo ser humano, com finalidades diversas, teve seu início já no período Paleolítico. Evidências antropológicas mostram que o homem de Neandertal, extinto por volta de 30.000 a 24.000 anos atrás, já fazia uso de plantas medicinais[1,2]. Além do uso alimentar das plantas, muito cedo o homem iniciou o uso de plantas para outros propósitos além de sua própria nutrição. Plantas medicinais eram usadas para fins adaptogênicos, ou seja, para causar melhora de funções mentais e orgânicas, para fins recreativos e para uso religioso ou ritualístico, buscando a indução de estados alterados da consciência. Essas variadas formas de utilização de plantas medicinais relacionam-se, de um jeito ou de outro, ao seu uso terapêutico[3].

Considerando as situações difíceis de sobrevivência no passado, o uso de ervas como conservante de alimentos teve papel fundamental na verificação de seus efeitos terapêuticos. Isso ocorreu, por exemplo, com o alho. Ao tentar usar o alho como conservante de alimentos, grandes quantidades eram aplicadas para tal fim. Como esse uso era claramente relacionado a algumas épocas do ano, logo tornou-se claro que o estado de saúde dos indivíduos que utilizavam o alimento conservado com alho era diferente daqueles que não o utilizavam (além, é claro, do óbvio efeito do consumo de alimentos mais bem conservados)[4]. O mesmo foi observado com o lúpulo, que, utilizado como conservante em cervejas, outras bebidas e alimentos, não só passou a fazer parte das receitas tradicionais daquelas, mas também se pôde observar alguns de seus efeitos medicinais[5].

Outra forma importante do desenvolvimento do uso não alimentar de plantas é o emprego religioso e ritualístico. Nas religiões ancestrais, em que havia um predomínio de práticas xamânicas, muitas vezes utilizavam-se plantas e outras substâncias com o intuito de conseguir contato com o mundo espiritual por meio de seu uso ritualístico. Plantas com efeito alucinógeno, sedativo, elativos do humor e euforizantes eram (e, em alguns lugares, ainda são) utilizadas com esses propósitos tanto pelo curandeiro quanto pelo seu paciente. É o caso, por exemplo, da psilocibina[6], encontrada em algumas espécies de cogumelos (*Psilocybe* spp) bastante utilizados na Europa e Américas Central e do Norte, e da ayahuasca[7], outrora proibidas, mas hoje revisitadas com vistas a seu potencial terapêutico em algumas condições psiquiátricas.

O uso das plantas com franco propósito terapêutico representa um marco na evolução médica por vários motivos. A administração de algo a um doente, com objetivo de curá-lo, significa uma preocupação legítima com sua sobrevivência e manutenção daquele indivíduo em sua comunidade. Essa preocupação demonstra o reconhecimento de que a vida em comunidade é essencial à sobrevivência humana e que, para termos uma comunidade fortalecida, é necessário que as pessoas que a constituem estejam saudáveis. Além disso, podemos considerar as plantas medicinais como a primeira forma de medicamento utilizada pelo homem. Ao administrar um preparado de plantas a um doente, temos aí uma medicação, semelhante às drogas que temos hoje, porém com a tecnologia da época. Interessante observar que em muitas sociedades as plantas medicinais eram tratadas já com o nome de "veneno" e era sabido que, em muitos casos, a diferença entre o efeito terapêutico e o efeito nocivo era apenas a dosagem[8].

Atualmente, o uso de plantas medicinais é a principal forma de tratamento entre tudo o que é considerado como parte das medicinas tradicionais, complementares e integrativas (MTCI). Além de ser a forma terapêutica mais utilizada, seguida de longe pela acupuntura e práticas meditativas, é também a que mais apresenta evidências científicas favoráveis ao seu uso[9]. Observamos na atualidade o uso de plantas medicinais desde sua administração interna ou externa conforme indicações simples da medicina popular, passando pelas MTCI até seu uso específico e controlado pela biomedicina moderna. Dessa forma, é necessário atentarmo-nos ao fato de que o uso de ervas e outras plantas medicinais deve ser estudado em detalhe e, apesar de seu uso popular em larga escala, sua prescrição deve ocorrer de forma séria e baseada no diagnóstico nosológico correto do paciente e de acordo com todo o conhecimento científico disponível sobre cada planta ou formulação[10].

PLANTAS MEDICINAIS *VERSUS* MEDICAMENTOS FITOTERÁPICOS

Primeiro, deve-se saber distinguir plantas medicinais de medicamentos fitoterápicos. A planta medicinal é a planta em si, conforme encontrada na natureza. Pode ser fresca ou seca, eventualmente triturada, macerada ou feita em pó, mas apresenta-se de forma livre e sem qualquer forma de controle farmacêutico. Podemos cultivá-las em casa, em jardins, hortas comunitárias, ou coletá-las diretamente no ambiente natural. Também podemos comprá-las em lojas de ervas, de produtos naturais, mercados, mercearias e algumas farmácias especializadas, entre outros.

O uso das plantas medicinais em sua forma natural é mais comum em contexto caseiro ou relacionado à medicina popular e tem grande serventia no tratamento de questões pontuais ou adaptogênicas. Seu uso, porém, não é recomendado no tratamento de doenças crônicas, tanto pela dificuldade de aquisição e manipulação diária, quanto pela dificuldade em manter concentração estável e adequada para o tratamento de condições crônicas[11].

A planta medicinal *in natura* sofre influências do genótipo, solo, clima, tempo de coleta, forma de processamento e armazenamento sobre sua composição química. Assim, não é possível prever com precisão a quantidade de substâncias que correspondem ao princípio ativo de cada planta quando seu uso é feito diretamente, sem passar por uma análise farmacêutica de sua composição. Sabemos, claro, a composição esperada para cada planta e uma média do que pode ser encontrado na planta medicinal não processada, mas a variação entre um exemplar e outro pode ser gigantesca, afetando diretamente a qualidade do tratamento. Além do mais, a forma de preparo também influencia na concentração dos princípios ativos. Por exemplo, em algumas plantas o principal efeito medicinal está em seus óleos aromáticos. Ao fazer uma decocção com essas plantas, uma grande parte dos óleos aromáticos evaporará com o vapor d'água e o efeito terapêutico será reduzido ou nulo caso o tempo de cozimento seja prolongado além do necessário[12].

Outro problema do uso direto das plantas medicinais *in natura* é a confusão entre plantas. Muitas plantas têm aparência, sabor e odor semelhantes, porém com efeitos terapêuticos completamente distintos. É o caso, por exemplo, da *Melissa officinalis*, também conhecida como erva-cidreira. A melissa contém substâncias com proeminente efeito sedativo e ansiolítico, sendo muito bem indicada para casos de ansiedade e insônia, por exemplo. Porém, seu odor e sabor é semelhante aos de diversas outras plantas, algumas com efeitos medicinais, e outras sem qualquer efeito. Apesar disso, popularmente muitas acabam recebendo a nomenclatura "cidreira", justamente por suas características aromáticas compartilhadas, podendo causar confusões no usuário no momento de selecionar a planta[13].

Outra confusão comum é sobre qual parte da planta deve ser utilizada. Por exemplo, o maracujá é famoso por seu efeito calmante e sedativo. Esse efeito é decorrente da presença de substâncias que se tornam disponíveis ao se fazer infusão ou decocto da folha do maracujá. Porém, é muito comum ouvirmos as pessoas dizerem que fazem suco da fruta do maracujá buscando esse efeito sedativo, o que não ocorrerá porque os princípios ativos que promovem a desejada sedação estão apenas na folha e não no fruto. Quando alguém diz que tomou um suco de maracujá e conseguiu se acalmar, devemos considerar o sabor do fruto, do açúcar adicionado, do ritual de preparar e ingerir o suco e do próprio efeito da expectativa em conseguir relaxar com a ingestão do suco, mas sabemos que, em termos de efeitos decorrentes de substâncias com efeito sedativo central, nada acontece ao ingerir o suco da fruta de maracujá[14].

Já os medicamentos fitoterápicos são aqueles produzidos de forma controlada em ambiente industrial ou em farmácias de manipulação. Chama-se medicamento fitoterápico aquele adquirido em farmácias, apresentado em cápsulas, pílulas, comprimidos, xaropes, tinturas, cremes e pastas, entre outros. Tem-se aqui um controle muito maior sobre a concentração de princípios ativos, possibilitando o uso controlado e seguro dos fitoterápicos. Além disso, o processo farmacêutico permite, em alguns casos, aumentar a concentração dos princípios ativos das plantas utilizadas, permitindo atingir concentrações mais interessantes para a eficácia clínica[15].

Os medicamentos fitoterápicos devem ser usados com cautela e seguindo adequado processo diagnóstico, a que se segue a intervenção terapêutica (no caso, a administração do fitoterápico) e acompanhamento do paciente. O uso de medicamentos fitoterápicos pode até seguir sugestão das medicinas populares ou MTCI, porém deve também sempre suprir as condições e evidências da ciência médica contemporânea, sendo absolutamente antiética e perigosa a indicação de fitoterápicos sem o conhecimento de seus princípios ativos, interações medicamentosas e efeitos adversos[12].

Dessa forma, reconhece-se que as plantas medicinais são utilizadas principalmente em um contexto popular, familiar, com efeito muito interessante no auxílio do tratamento de condições pontuais, agudas, ou para melhora do bem-estar e funcionalidade do sujeito, sendo seu uso relativamente seguro. A ancestralidade do uso das plantas medicinais *in natura* garante seu caráter promotor de qualidade de vida e segurança e sua administração pode ser incentivada em casos selecionados. Já os medicamentos fitoterápicos são a forma moderna das plantas medicinais, transformadas em remédio pelo processamento farmacêutico, o que facilita seu uso terapêutico, mas que demandam maiores cuidados e responsabilidade para com seu uso.

FITOQUÍMICA

Quando estudamos as formas tradicionais de medicina, podemos observar descrições farmacológicas sobre mecanismos de ação e efeitos esperados para cada erva. As indicações tradicionais, a depender do sistema, fazem as prescrições de plantas medicinais com base tanto em conceitos "mágicos" ou culturais quanto em indicações farmacológicas precisas (fundamentadas, claro, no conhecimento da época). No Ocidente, o estudo dos constituintes das plantas possibilitou o conhecimento cada vez mais detalhado sobre seus efeitos, permitindo a verificação da eficácia (ou não) dos produtos fitoterápicos[16].

Ainda que se prescreva uma planta a um paciente baseando-se em diagnóstico e indicação oriundos de conceitos das MTCI, é essencial que o prescritor conheça a constituição química e baseie-se nela para buscar o efeito terapêutico desejado, assim como para evitar interações medicamentosas ou efeitos adversos que prejudiquem o paciente e seu tratamento. A prescrição de plantas medicinais por profissional de saúde sem o conhecimento de sua constituição química fere a ética e deveria ser considerada criminosa. Ainda que o sistema de MTCI descreva o uso com base em características filosóficas, culturais, religiosas, ou que utilize linguagem poética para explicar a doença e os efeitos da medicação (como é o caso, por exemplo, da medicina tradicional chinesa), é imprescindível que o prescritor compreenda que, se a planta medicinal tem efeito sobre o paciente, obviamente existem ali constituintes químicos reais que causam o efeito observado[10,16].

Isto posto, vamos olhar brevemente para as classes de fitoquímicos que promovem os efeitos terapêuticos dos fitoterápicos. Os alcaloides são aminas básicas, com diferentes efeitos no organismo. São divididos em várias classes e podem ser sintetizados, sendo largamente utilizados na indústria farmacêutica. Exemplos de drogas dessa classe são a morfina e a atropina. Nas plantas medicinais aparecem, obviamente, em dosagens baixas, mas as plantas que contêm alcaloides devem ser utilizadas com cautela. Já os flavonoides são muito mais seguros e ficaram famosos popularmente por sua presença no suco de uva e vinho; são na verdade pigmentos de flores e frutos com importantes efeitos anti-inflamatórios e antioxidantes[15].

Os óleos essenciais têm efeito antimicrobiano e antiespasmódico pronunciado, além de sua atividade aromática. Os taninos são polifenólicos, têm efeito adstringente com boa capacidade hemostática, cicatrizante e antidiarreica. Glicosídeos, saponinas e terpenoides têm milhares de substâncias descritas com efeitos muito distintos entre si, mesmo entre as classes, constituindo aqui uma grande parte dos demais efeitos terapêuticos observados em fitoterápicos como os efeitos psicotrópicos, hormonais, entre outros[15].

Importante salientar que uma planta medicinal não possui apenas um fitoquímico, mas vários: possui flavonoides, glicosídeos, saponinas, terpenoides etc., em concentrações variáveis. Essas substâncias são importantes para a adaptação e a sobrevivência da planta ao meio e para sua adequada reprodução e desenvolvimento – e por isso é tão importante o plantio cuidadoso, pois alterações no ambiente natural de crescimento da planta podem influenciar diretamente em sua constituição química[17].

Dada a rica composição de cada planta, apresentando composições diferentes de cada fitoquímico, não é surpresa que uma mesma planta tenha mais de um efeito terapêutico. Um fitoterápico pode ser ao mesmo tempo sedativo, antiespasmódico e antioxidante, por exemplo. Essa característica plural é a principal assinatura das plantas medicinais e é o que faz com que sejam ainda interessantes como forma de tratamento. A depender do quadro clínico do paciente, podemos selecionar um conjunto de plantas que atuem sobre todas as queixas do paciente, de forma gentil e eficaz, sem o peso das drogas sintéticas e seus indesejados efeitos colaterais.

FORMAS DE APRESENTAÇÃO

As principais formas de apresentação dos medicamentos fitoterápicos são descritas a seguir[15]:

- Rasurada: é a droga vegetal (planta medicinal) seca e fragmentada por meio de moinhos. Pode ser utilizada como forma preliminar para o preparo das demais formas de apresentação secas ou para o preparo de decoctos e infusões.
- Pó: a droga vegetal seca é transformada em pó por processo de moagem e homogeneização. A depender da planta medicinal, o tamanho das partículas é padronizado. É uma das melhores formas farmacêuticas, pois permite sua administração em cápsulas, pílulas e comprimidos, facilitando seu uso e obtenção de concentrações adequadas ao efeito terapêutico desejado.
- Extratos aquosos: são as infusões e decoctos, em geral preparadas em processos domiciliares. São pouco utilizadas em contexto farmacêutico por seu curto período de conservação e dificuldade de padronização.
- Extratos alcoólicos (tinturas): a tintura é o extrato que utiliza solução hidroalcóolica para obtenção do produto desejado. A graduação alcoólica varia conforme a planta medicinal ou o tipo de substância que se deseja extrair da droga vegetal. Normalmente são utilizados em gotas e têm boa conservação e fácil administração, porém não chegam a ser tão bem controlados quanto os extratos em pó.

A partir dessas quatro formas básicas (planta rasurada, pó, extratos aquoso e alcoólico), outras formas de extrato e apresentações podem ser feitas, como extratos secos, xaropes, cremes etc. Os óleos aromáticos, muito utilizados na aromaterapia, também compõem o arsenal de medicamentos fitoterápicos e serão discutidos em capítulo específico deste livro. É essencial ao prescritor estudar as peculiaridades de todas as formas farmacêuticas para que a prescrição possa atingir os objetivos desejados. A literatura sobre o tema é extensa[15] e de fácil acesso; a descrição detalhada das formas farmacêuticas foge aos objetivos desta obra.

PLANTAS MEDICINAIS E MEDICAMENTOS FITOTERÁPICOS NA PRÁTICA CLÍNICA

As plantas medicinais, conforme exposto anteriormente, são aquelas encontradas na natureza em sua forma original ou processada de forma simples. Podem ser usadas para a confecção de decoctos, infusões, pastas e cremes, como parte de sucos e refeições e outras formas populares de uso. Na prática clínica formal, têm uso restrito pela dificuldade de administração de doses controladas e de sua manipulação diária, que toma muito tempo do paciente. Assim, usualmente indicam-se as plantas medicinais como parte complementar do tratamento, para auxiliar o tratamento principal em situações pontuais[4,11].

Esse uso pontual pode ser feito em diversas situações, como insônia, crises de ansiedade, indigestão, crises de tosse e resfriado, dores, lesões de pele, entre outras. Imaginemos por exemplo um paciente com insônia: devem ser realizados todos os procedimentos de higiene do sono, tratamento de condições relacionadas (p. ex., depressão) e pode-se utilizar algum medicamento, como um hipnótico, diariamente. Porém, em alguns dias o paciente estará mais agitado, com dificuldades para dormir apesar de todo o tratamento descrito acima. Nesse dia, em que ocorre uma piora do sintoma, pode-se prescrever por exemplo uma infusão de passiflora e camomila para auxiliar na indução e manutenção do sono desse paciente. Nos dias em que ele estiver bem com o tratamento convencional, o uso das plantas medicinais não é necessário[4,15].

Nessas situações, o profissional prescritor pode limitar-se a sugerir que o paciente faça um ou outro preparado, mas idealmente o profissional deve prescrever ao usuário exatamente o que ele deve preparar, desde a quantidade das plantas utilizadas até o modo de preparo, para que o paciente consiga preparar de forma correta e alcance os efeitos desejados. Um exemplo seria: "cozinhar quatro fatias de gengibre (*Zingiber officinale*) em 500 mL de água filtrada por 10 minutos. Após 10 minutos de fervura em fogo brando, acrescentar duas colheres de sopa de folha de maracujá (*Passiflora* spp) e duas colheres de sopa de erva-cidreira (*Melissa officinalis*). Desligar o fogo e deixar descansar por 15 minutos. Antes de se deitar, beber o preparado em repouso, sem usar celular, rádio, televisão ou computador". Essa preparação poderia ser indicada para um paciente que, além da dificuldade de dormir, queixa-se de indigestão e frio à noite, tratados pelo gengibre.

É importante notar que, no exemplo descrito no parágrafo anterior, além do uso de duas plantas para o tratamento da insônia, foi acrescentado o gengibre, para melhorar a digestão e aquecer o paciente. Em pacientes com digestão difícil e empachamento, essa dificuldade gastrointestinal pode atrapalhar o sono. Portanto, uma das grandes vantagens da fitoterapia é poder tratar diversas questões e desconfortos do paciente, para que se obtenha o melhor resultado possível. Além disso, a ingestão do preparado em repouso, sem acesso a rádio, computador etc., transforma seu uso em um ritual de cura e relaxamento, em que o paciente se desliga da correria e preocupações do dia e toma aquele momento para cuidar apenas de si próprio, o que também é, em última análise, terapêutico. É isto o que faz da fitoterapia uma prática integrativa: a possibilidade de tratamento do paciente em seus diversos aspectos da saúde física, psíquica e comportamental[9].

Já os medicamentos fitoterápicos podem ser encontrados prontos nas farmácias e drogarias, como é o caso da erva-de-são-joão (*Hypericum perforatum*), valeriana (*Valeriana officinalis*) e garra-do-diabo (*Harpagophytum procumbens*), entre outros, ou podem ser formulados em farmácias de manipulação. Existe uma hipotética maior segurança quanto às dosagens e princípios ativos dos fitoterápicos encontrados prontos nas drogarias (produzidos por grandes empresas farmacêuticas), mas, por outro lado, a formulação de medicamentos em farmácias de manipulação permite a prescrição de fitoterápicos em doses e combinações específicas para cada paciente[12].

A individualidade do tratamento, associada, agora sim, a doses maiores e controladas dos medicamentos fitoterápicos, permite uma eficácia no tratamento muito maior em comparação ao uso das plantas medicinais *in natura*. Em muitos casos, a eficácia de medicamentos fitoterápicos em algumas doenças e transtornos é similar ao uso de drogas convencionais[18]. Na formulação, podem ser combinados fitoterápicos com drogas convencionais, vitaminas e sais minerais, buscando um tratamento ainda mais completo do indivíduo.

Os medicamentos fitoterápicos têm amplo uso no tratamento de doenças do aparelho digestório, ginecológicas, psiquiátricas e reumatológicas. Muitas vezes o fitoterápico é prescrito em ambiente médico especializado diretamente pelo especialista; é o caso, por exemplo, da prescrição de gingko biloba por otorrinolaringologistas, de *Trifolium pratense* por ginecologistas e da castanha-da-índia por cirurgiões vasculares[15].

POLÍTICA E PROGRAMA NACIONAL DE PLANTAS MEDICINAIS E FITOTERÁPICOS

Criada em 2006 pelo decreto n. 5.813, a Política Nacional de Plantas Medicinais e Fitoterápicos surgiu como parte da resposta do governo brasileiro ao movimento internacional de reconhecimento e valorização das MTCI. O objetivo principal dessa política é "garantir à população brasileira o acesso seguro e o uso racional de plantas medicinais e fitoterápicos, promovendo o uso sustentável da biodiversidade, o desenvolvimento da cadeia produtiva e da indústria nacional". É muito reconfortante observar, com essa descrição de seu objetivo geral, que a Política Nacional de Plantas Medicinais e Fitoterápicos tem preocupação genuína com o uso correto e ético das plantas medicinais e seus produtos. Mais do que isso, olha também com cuidado e atenção para sua produção adequada, essencial tanto para o desenvolvimento econômico do país quanto para a prática segura da fitoterapia[19].

Desse objetivo principal desdobram-se os objetivos específicos, que seguem as mesmas prioridades do objetivo geral. Para tanto, é proposta a regulamentação do cultivo, manejo, produção e dispensação dos produtos fitoterápicos, bem como a promoção de programas de ensino e pesquisa nos mais diversos níveis dessa cadeia, tudo isso por meio da atuação de órgãos responsáveis do governo para cada uma dessas fases[19].

Para que a política nacional de plantas medicinais e fitoterápicos seja implantada de forma efetiva e sistemática, em 2008 foi criado, por meio da Portaria Interministerial n. 2960, o Programa Nacional de Plantas Medicinais e Fitoterápicos (PNPMF), que tem como objetivo a promoção de ações que cumpram as diretrizes estabelecidas pela Política Nacional de Plantas Medicinais e Fitoterápicos. O PNPMF trouxe o uso de fitoterápicos para o Sistema Único de Saúde (SUS), que oferece cada vez mais opções aos seus usuários. Traz também ações para a produção agrícola dos fitoterápicos, promovendo a agricultura familiar sustentável, o reconhecimento de práticas tradicionais brasileiras e o fomento à ciência e ao ensino[19].

A Política Nacional de Plantas Medicinais e Fitoterápicos e o programa a ela associado são um ganho para a população brasileira, que passa a ter acesso aos medicamentos fitoterápicos de forma séria e estruturada. Os avanços nessa área são constantes e o apoio governamental estabelece os contornos necessários à boa prática da medicina herbal[19]. A seguir, discutiremos o exemplo da ayahuasca, formulação tipicamente brasileira que vem recebendo cada vez mais atenção da comunidade científica.

AYAHUASCA

A ayahuasca é um chá enteógeno usado tradicionalmente em rituais de cura por populações indígenas da Amazônia peruana e brasileira há muitos séculos[20]. Enteógeno é qualquer substância química, normalmente derivada de plantas de poder em rituais ancestrais, que induzem um estado de consciência não ordinária para fins espirituais, bastante diferente do contexto do alucinógeno, o qual geralmente possui fins recreacionais ou de prazer farmacológico. Na língua quéchua, falada por nativos do Peru, o termo "ayahuasca" significa "vinho da alma" ou "vinho dos mortos"[21]. Sua preparação é decorrente da decocção de água com a folha de *Psychotria viridis*, também conhecida como chacrona, uma planta arbórea da família *Rubiaceae*, e o cipó *Banisteriopsis caapi*, da família *Malpighiaceae*, também conhecido como lagube, liana, mariri, yagé ou Caapi[21]. Gradualmente, seu uso também foi incorporado em religiões sincréticas no Brasil, como Santo Daime, Barquinha e União do Vegetal (UDV) e, em seguida, disseminou-se por diversos países em todo o mundo.

Princípios ativos

O cipó *Banisteriopsis caapi* contém alcaloides betacarbolina, como harmina, harmalina e tetra-hidro-harmina (THH)[22,23], um inibidor fraco da recaptação de serotonina, enquanto a folha *Psychotria viridis* contém o alcaloide N, N-dimetiltriptamina (DMT)[24-27]. Os alcaloides da betacarbolina são inibidores reversíveis de curta ação do subtipo A da monoamina oxidase (MAOIs-A), enzima responsável pela quebra do DMT[28]. Portanto, a inibição da MAO impede a degradação do DMT, permitindo que este atinja o sistema nervoso central por um período prolongado. Vale ressaltar que o DMT é um agonista serotoninérgico dos receptores 5-HT2A, 5-HT2C e 5-HT1A nas regiões cerebrais frontais e paralímbica,[21,24], com uma ativação específica de 5-HT2A, o qual determina alterações visuais psicoativas, caracterizadas como os efeitos enteogênicos neurofisiológicos, psicológicos e intensos da ayahuasca[29]. Além disso, foi verificado que os alcaloides contidos em *B. caapi* também atuam na modulação dos mecanismos de plasticidade cerebral e neurogênese[30,31], contribuindo assim para a redução dos sintomas associados à depressão[30], pois enquanto o THH trabalha adicionalmente com níveis crescentes de 5-HT na fenda sináptica, é verificado também um aumento da concentração de serotonina no cérebro somado ao bloqueio de sua degradação.

Foi demonstrado que o DMT estimula a expressão de genes precoces imediatos que codificam a transcrição e o aumento dos fatores neurotróficos derivados do cérebro (BDNF, do inglês *brain-derived neurotrophic factor*), associados à plasticidade sináptica e a processos cognitivos[25,32,33]. É possível que esse efeito possa contribuir para a profilaxia e o tratamento de diversas condições clínicas, uma vez que baixos níveis de BDNF: geram prejuízo na formação de novas células cerebrais, elevando o risco de esquizofrenia, demência, doença de Huntington, mal de Azheimer[34]; têm relação direta com altas taxas de cortisol, hormônio relacionado ao estresse; possuem relação com uma ampla gama de doenças, incluídos os transtornos de ansiedade, depressão, transtorno obsessivo-compulsivo, distúrbios alimentares, síndrome de *burnout* e comportamento suicida[25,32,33].

Uso clínico

Apesar dos efeitos bioquímicos promissores, é importante considerar que existem algumas dificuldades envolvidas na realização de estudos clínicos com ayahuasca:

- Legalidade: em alguns países seu uso é proibido[21].
- Questões antropológicas: a globalização da ayahuasca levanta o questionamento sobre a apropriação de conhecimentos tradicionais e se é possível o início do uso do chá fora do contexto ritualístico e espiritual[35].
- Metodologia: em razão dessa polêmica, a maioria dos estudos não é feita em hospitais ou institutos de pesquisa, mas nos próprios centros espirituais em que a ayahuasca se encontra disponível, dificultando a realização de ensaios clínicos controlados[36].

Um número crescente de evidências tem demonstrado que a ayahuasca pode ser útil no tratamento de adição, ansiedade, depressão e distúrbios alimentares[22,37-39]. É considerada uma ferramenta terapêutica promissora no fortalecimento da saúde emocional e mental, aprimorando funções neurofisiológicas, promovendo autoconhecimento e *insights* psicológicos[20,22,37,39]. Um estudo com tomografia por emissão de fóton único evidenciou benefícios com uma única dose de ayahuasca[40], enquanto outros mostraram efeitos prolongados com maior período de exposição ao chá, durante sessões mensais em um intervalo variável de meses a anos.

Os principais efeitos colaterais relatados em diversos estudos foram náuseas e vômitos, embora a maioria dos participantes considere essas reações como parte do processo de purgação[22,39]. A incidência de surtos psiquiátricos durante o uso da ayahuasca é rara, porém é recomendado que seu uso seja evitado em pessoas com histórico de psicose e mania[36,39].

Portanto, pode-se afirmar que o uso da ayahuasca traz benefícios cientificamente comprovados em diversos níveis: físico, emocional, mental e espiritual. É importante frisar que o acesso ao chá, mesmo na maioria dos estudos científicos, obedece a um contexto ritualístico-cultural-ancestral e, por isso, a banalização do consumo não é recomendada. Dentro desses preceitos, seu uso é considerado seguro, mesmo em exposições prolongadas, e já trouxe diversas melhorias na qualidade de vida de diversos povos durante séculos.

REFERÊNCIAS BIBLIOGRÁFICAS

1. Hardy K, Buckley S, Collins MJ, Estalrrich A, Brothwell D, Copeland L, et al. Neanderthal medics? Evidence for food, cooking, and medicinal plants entrapped in dental calculus. Naturwissenchaften. 2012;99:617-26.
2. Hardy K, Buckley S, Copeland L. Pleistocene dental calculus: Recovering information on Paleolithic food items, medicines, paleoenvironment and microbes. Evol Anthropol. 2018:1-13.
3. D'Agostino A, Gismondi A, Di Marco G, Castro ML, Olevano R, Cinti T, et al. Lifestyle of a Roman Imperial Community: Ethnobotanical evidence from dental calculus of the *Ager Curensis* inhabitants. J Ethnobiol Ethnomed. 2019;15:62.
4. Tapsell LC, Hemphill I, Cobiac L, Sullivan DR, Fenech M, Patch CS, et al. Health benefits of herbs and spices: The past, the present, the future. Med J Aust. 2006;185(4)S1-S24.
5. Kyrou I, Christou A, Panagiotakos D, Stefanaki C, Skenderi K, Katsana K, Tsigos C. Effects of a hops (Humulus lupulus L.) dry extract supplement on self-reported depression, anxiety and stress levels in apparently healthy young adults: A randomized, placebo-controlled, double-blind, crossover pilot study. Hormones. 2017;16(2):171-80.
6. Carod-Artal FJ. Hallucinogenic drugs in pre-Columbian Mesoamerican cultures. Neurologia. 2015;30(1):42-9.
7. Rodrigues E, Carlini EA. A comparison of plants utilized in ritual healing by two Brazilian cultures: Quilombolas and Krahô indians. Psychoactive Drugs. 2006;38(3):285-95.
8. Zhang Li-Jian. Historical narratives of acu-moxibustion. Chinese-English bilingual edition. Beijing: People's Medical Publishing House; 2010.
9. Welz AN, Emberger-Klein A, Menrad K. The importance of herbal medicine use in the German health-care system: Prevalence, usage pattern, and influencing factors. BMC Health Serv Res. 2019;19:952.
10. Borse SP, Singh DP, Nivsarkar M. Understanding the relevance of herb-drug interaction studies with special focus on interplays: a prerequisite for integrative medicine. Porto Biomed J. 2019;4(2):e15.
11. De Albuquerque UP, Monteiro JM, Ramos MA, de Amorim ELC. Medicinal and magic plants from a public market in northeastern Brazil. J Ethnopharmacol. 2007;110:76-91.
12. Shaw D, Graeme L, Pierre D, Elizabeth W, Kelvin C. Pharmacovigilance of herbal medicine. J Ethnopharmacol. 2012;140(3):513-8.
13. Pereira RP, Fachinetto R, Prestes AS, Puntel RL, da Silva GNS, Heinzmann BM, et al. Antioxidant effects of different extracts from Melissa officinalis, Matricaria recutita and Cymbopogon citratus. Neurochem Res. 2009;34(5):973-83.
14. Miroddi M, Calapai G, Navarra M, Minciullo PL, Gangemi S. Passiflora incarnata L.: Ethnopharmacology, clinical application, safety and evaluation of clinical trials. J Ethnopharmacol. 2013;150(3):791-804.
15. Saad GA, Léda PHO, de Sá IM, Seixlack AC. Fitoterapia contemporânea: tradição e ciência na prática clínica. 2. ed. Rio de Janeiro: Guanabara Koogan; 2018.
16. Alerico GC, Beckenkamp A, Vignoli-Silva M, Buffon A, von Poser GL. Proliferative effect of plants used for wound healing in Rio Grande do Sul state, Brazil. J Ethnopharmacol. 2015;176:305-10.
17. Olives J, Mestres J. Closing the gap between therapeutic use and mode of action in remedial herbs. Front Pharmacol. 2019;10:1132.
18. Apaydin EA, Maher AR, Shanman R, Booth MS, Miles JNV, Sorbero ME, Hempel S. A systematic review of St. John's wort for major depressive disorder. Syst Rev. 2016;5:148.
19. Brasil. Ministério da Saúde. Secretaria de Ciência, Tecnologia e Insumos Estratégicos. Departamento de Assistência Farmacêutica. Política e Programa Nacional de Plantas Medicinais e Fitoterápicos. Brasília: Ministério da Saúde; 2016.
20. Uthaug MV, van Oorsouw K, Kuypers KPC, van Boxtel M, Broers NJ, Mason NL, et al. Sub-acute and long-term effects of ayahuasca on affect and cognitive thinking style and their association with ego dissolution. Psychopharmacology. 2018;235:2979-89.

21. Hamill J, Hallak J, Dursun SM, Baker G. Ayahuasca: Psychological and physiologic effects, pharmacology and potential uses in addiction and mental illness. Curr Neuropharmacol. 2019;17:108-28.
22. Palhano-Fontes F, Barreto D, Onias H, Andrade KC, Novaes MM, Pessoa JA, et al. Rapid antidepressant effects of the psychedelic ayahuasca in treatment-resistant depression: A randomized placebo-controlled trial. Psychol Med. 2019;49(4):655-63.
23. Riba J, Romero S, Grasa E, Mena E, Carrió I, Barbanoj M. Increased frontal and paralimbic activation following ayahuasca, the panamazonian inebriant. Psychopharmacology. 2006;186:93-8.
24. Apud I, Romaní O. Medicine, religion and ayahuasca in Catalonia. Considering ayahuasca networks from a medical anthropology perspective. Int J Drug Policy. 2017;39:28-36.
25. de Almeida RN, Galvão ACM, da Silva FS, Silva EADS, Palhano-Fontes F, Maia-de-Oliveira JP, et al. Modulation of serum brain-derived neurotrophic factor by a single dose of ayahuasca: Observation from a randomized controlled trial. Front Psychol. 2019;10:1234.
26. Graziano S, Orsolini L, Rotolo MC, Tittarelli R, Schifano F, Pichini S. Herbal highs: Review on psychoactive effects and neuropharmacology. Curr Neuropharmacol. 2017;15(5):750-61.
27. Samoylenko V, Rahman MM, Tekwani BL, Tripathi LM, Wang YH, Khan SI, et al. Banisteriopsis caapi, a unique combination of MAO inhibitory and antioxidative constituents for the activities relevant to neurodegenerative disorders and Parkinson's disease. J Ethnopharmacol. 2010;127(2):357-67.
28. Godinho AF, Silva MC, Kawashima JD, Horta DF, Anselmo F, De Fraia D. Ayahuasca modifies amphetamine self-ingestion and modifies anxiety and locomotor activity in adolescent rats. Electronic J Biol. 2017;13:159-65.
29. Valle M, Maqueda AE, Rabella M, Rodríguez-Pujadas A, Antonijoan RM, Romero S, et al. Inhibition of alpha oscillations through serotonin-2A receptor activation underlies the visual effects of ayahuasca in humans. Eur Neuropsychopharmacol. 2016;26(7):1161-75.
30. Dakic V, Nascimento JM, Sartore RC, de Moraes Maciel R, de Araujo DB, Ribeiro S, et al. Short term changes in the proteome of human cerebral organoids induced by 5-MeO-DMT. Sci Rep. 2017;7(1):12863.
31. Morales-García JA, de la Fuente Revenga M, Alonso-Gil S, Rodríguez Franco MI, Feilding A, Perez-Castillo A, et al. The alkaloids of Banisteriopsis caapi, the plant source of the Amazonian hallucinogen ayahuasca, stimulate adult neurogenesis in vitro. Sci Rep. 2017;7(1):5309.
32. De Steno DA, Schmauss C. Induction of early growth response gene 2 expression in the forebrain of mice performing an attention-set-shifting task. Neuroscience. 2008;152:417-28.
33. Gonzalez-Maeso J, Sealfon SC. Agonist-trafficking and hallucinogens. Curr Med Chem. 2009;16(8):1017-27.
34. Issa G, Wilson C, Terry Jr AV, Pillai A. An inverse relationship between cortisol and BDNF levels in schizophrenia: Data from human postmortem and animal studies. Neurobiol Dis. 2010;39(3):327-33.
35. Tupper K. Ayahuasca healing beyond the Amazon: The globalization of a traditional indigenous entheogenic practice. Glob Netw. 2009;9(1):117-36.
36. dos Santos RG, Bouso JC, Hallak JEC Ayahuasca, dimethyltryptamine, and psychosis: a systematic review of human studies. Ther Adv Psychopharmacol. 2017;7(4):141-57.
37. Domínguez-Clavé E, Soler J, Elices M, Pascual JC, Alvarez E, de la Fuente Revenga M, et al. Ayahuasca: Pharmacology, neuroscience and therapeutic potential. Brain Res Bull. 2016;126:89-101.
38. Talin P, Sanabria E. Ayahuasca's entwined efficacy: An ethnographic study of ritual healing from 'addiction'. Int J Drug Policy. 2017;44:23-30.
39. Orsolini L, Chiappini S, Papanti D, Latini R, Volpe U, Fornaro M, et al. How does ayahuasca work from a psychiatric perspective? Pros and cons of the entheogenic therapy. Hum Psychopharmacol Clin Exp. 2020;e2728.
40. Sanches RF, de Lima Osório F, dos Santos RG. Antidepressant effects of a single dose of ayahuasca in patients with recurrent depression: A SPECT study. J Clin Psychopharmacol. 2016;36(1):77-81.

28
Aromaterapia: óleos essenciais aromáticos

Fábián László
Adriana Nunes Wolffenbüttel

INTRODUÇÃO

Aromaterapia, terapia através do aroma. O termo foi cunhado por René-Maurice Gattefossé, na edição de seu livro *Aromathérapie: les huiles essentielles hormones végétales*, em 1937, já tendo sido utilizado em seus artigos desde 1935. É uma prática terapêutica que utiliza óleos essenciais (OE) – 100% naturais, puros e completos – com suas propriedades específicas, de origem botânica conhecida e composição química completa, de acordo com o método de extração para sua produção[1]. Em decorrência da característica de volatilidade, atribuiu-se na época a função terapêutica ao aroma. Hoje utilizam-se muitas outras formas de administração dessa terapia, além da inalação aromática, entretanto, mantém-se o termo aromaterapia.

OE são substâncias voláteis, ou com elevado grau de volatilidade, de misturas complexas produzidas pelas espécies vegetais através de um elaborado sistema metabólico de biossíntese. Levando em consideração a imensidão do reino vegetal, poucas são as espécies que produzem OE em quantidade suficiente para que se possam extraí-los e usufruir de seus benefícios terapêuticos. Compõe-se de estruturas terpênicas, que auxiliam a planta no seu processo de vida. Pela botânica, são considerados compostos secundários, não sendo utilizados diretamente para sua alimentação e nutrição, entretanto, são essenciais para a sobrevivência da planta. Alguns autores consideram a nomenclatura dessas substâncias terpênicas, quando dentro da espécie vegetal, como sendo "volatiloma", e somente após a extração pelo ser humano, com a nomenclatura de "óleo essencial". É importante ressaltar que a capacidade de biossintetizar estruturas terpênicas não se limita às plantas.

Dentre as funções conhecidas, para a espécie vegetal, os OE exercem: (a) defesa, pois são "impalatáveis" aos insetos parasitas invasores, bem como a bactérias e fungos; (b) atração de polinizadores, sendo assim essenciais para a perpetuação da espécie vegetal; (c) proteção contra perda de água e aumento de temperatura foliar, pois criam uma espécie de aura ou atmosfera ao redor da planta; (d) ampliação da área livre, evitando que outras espécies vegetais se aproximem em demasia, assegurando assim luminosidade do sol e nutrientes do solo; (e) restaurador em machucaduras nas camadas externas do caule, raiz, folha e frutas; (f) sinalização e comunicação entre as plantas; (g) outras propriedades, uma vez que esta é uma área da ciência em amplo desenvolvimento de pesquisa.

Os OE são produzidos e armazenados pelas plantas em estruturas especializadas, tais como idioblastos, cavidades, canais e tricomas glandulares. As plantas podem produzir OE em várias regiões, em quantidades e composições diferentes. A Tabela 1 a seguir apresenta exemplos das várias partes em que se encontram os OE.

Tabela 1 Partes da planta das quais são extraídos os óleos essenciais[2]

Parte da espécie vegetal	Exemplo de óleo essencial
Pétalas das flores	Flor de laranjeira ou néroli, jasmim, rosa
Cascas de frutos*	Bergamota, laranja, lima, limão, tangerina
Rizomas	Gengibre
Raízes	Vetiver
Folhas, galhos e pequenos frutos	Alecrim, eucalipto, petitgrain**
Casca da árvore, lenho	Canela, sândalo
Resinas da casca, goma	Mirra, olíbano
Sementes***	Cenoura (*Daucus carota*), cominho (*Cuminum cyminum*)

* Estes óleos essenciais são denominados óleos essenciais cítricos ou apenas óleos cítricos, por serem extraídos de cascas de frutas cítricas.

** A tradução literal significa "grão pequeno". Originalmente, utilizava-se na extração do óleo essencial a fruta verde, ainda não amadurecida, da laranja. Isso acarretou a redução na colheita da fruta madura. Assim, passou-se a utilizar para a extração do óleo essencial a mistura de folhas, galhos e brotos juntamente com a fruta verde.

*** Estes óleos essenciais são exceções, pois os óleos extraídos das sementes normalmente não são classificados como óleos essenciais, pois são óleos graxos.

A Figura 1 a seguir mostra a visualização do OE ainda na espécie vegetal.

Por mais estranho que possa parecer, o OE sob o ponto de vista químico não é um óleo, pois os óleos são compostos por ácidos graxos. A terminologia "óleo" foi conferida a partir da característica físico-química de

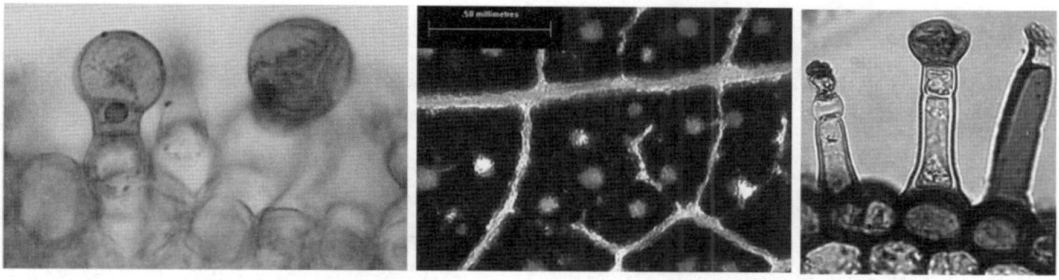

Figura 1 Tricomas glandulares onde os óleos essenciais ficam "encapsulados" na espécie vegetal. Fonte: Pereira MAA, 2016[3].

solubilizar-se em fase oleosa, ou seja, é lipossolúvel, e não se solubilizar ou apresentar baixo grau de solubilização em fase aquosa. A terminologia "essencial" surgiu quando os primeiros equipamentos extratores foram desenvolvidos, ao perceber a imensa quantidade de espécie vegetal para a obtenção de poucas gotas dessas substâncias que então foram denominadas na época de "quintessência" da planta, o que significava o âmago, o cerne, a plenitude, a essência da espécie vegetal.

A escrita correta de expressar a nomenclatura é: OE de "nome popular da planta" + nome botânico em itálico, apenas a primeira letra da primeira palavra em maiúsculo, por exemplo: alecrim *Rosmarinus officinalis*. Ressalta-se a importância de citar o nome da espécie botânica para que se evitem trocas, confusões e erros na utilização dos OE, pois eles adquirem diferentes nomes populares de acordo com as regiões e países onde são utilizados.

Quando se descrevem os OE como sendo misturas complexas de estruturas terpênicas, refere-se à elevada quantidade de componentes químicos naturais biossintetizados, algumas vezes atingindo mais de 300 componentes, sendo que na maioria dos OE há 2 a 4 desses componentes em percentual elevado, os quais se denominam componentes majoritários. Além dessa diversidade de componentes, ainda há o acréscimo dos componentes que possuem "irmãos gêmeos", que são os isômeros. Os isômeros são moléculas químicas com estruturas semelhantes, diferindo em relação ao posicionamento espacial, por exemplo. Essa característica é tão marcante que confere ao componente *R*-(+)-limoneno o aroma de laranja, e ao seu isômero componente *S*-(-)-limoneno o aroma de limão[4]. A atividade terapêutica também se diferencia entre os isômeros: *R*-(-)-linalol é um agente ansiolítico e o *S*-(-)-linalol é um ativador do estado de alerta[11]. Como se vê, os terpenos dos OE caracterizam-se por sua imensa variedade tanto em estrutura química quanto de função química. A variedade na estrutura química significa que existem moléculas diferentes; e a variedade na função química significa distintos terminais e radicais químicos[5,6].

Até poucos anos atrás havia um consenso entre os aromaterapeutas *experts* que a função química dos componentes majoritários determinava a aromaterapia desses OE, o que era denominada a Teoria dos Grupos Funcionais. Acreditava-se que a função química era a determinante nas conexões biológicas, interações bioativas, toxicidade, absorção-eliminação, metabolização, ou seja, a farmacocinética e a farmacodinâmica da terapêutica. Hoje se sabe que, embora possa influenciar, a maioria dos efeitos biológicos *não* são determinados unicamente pelas características físico-químicas das moléculas que os desencadeiam diretamente, mas por meio de etapas diferentes de reconhecimento e sinalização molecular. Um determinado composto ativo pode causar diferentes efeitos em diferentes tipos de células, dependendo do que está acontecendo na célula e de quais processos são ativados após sua ligação às proteínas-alvo. Em outras palavras, o efeito terapêutico além do grupo funcional do componente do OE também leva em consideração o contexto molecular celular.

Outra peculiaridade dos OE é o que se denomina de quimiotipo (qt.) da planta (em inglês, *chemotypes* – CT). É quando os OE de uma mesma planta apresentam ativos majoritários diferentes, às vezes, tratando-se de vegetais morfologicamente idênticos. Os quimiotipos não dependem de fatores ambientais (ou dependem minimamente), mas sim da variação genotípica entre as plantas (natureza genética), já que plantas cultivadas lado a lado, em um mesmo canteiro, por mais de um ano, mantiveram a composição original de cada qt. Os resultados de estudos citogenéticos demonstraram que o número cromossômico dos quimiotipos são diferentes, o que denota processo de especiação. Ainda vale destacar os geotipos (gt.), terminologia similar ao *terroir* na produção do vinho. O geotipo é influenciado por fatores ambientais como chuva, sol, altitude, microrriza e nutrientes do solo que impactam na concentração de moléculas que determinam o padrão de qualidade do óleo extraído de uma determinada planta, seja ela quimiotipada ou não. Os fatores ambientais que determinam um geotipo (*terroir*) não fazem o quimiotipo da planta mudar, já que este é determinado por fatores genéticos, mas pode afetar a concentração de seu composto majoritário ou seu princípio ativ, influenciando sua qualidade e valor de mercado, assim como seu potencial de resposta terapêutica.

Esse universo de moléculas confere à aromaterapia por meio de seus OE uma característica única. Como explicar a um leigo ou adepto da medicina alopática que um mesmo OE possa atuar em fungos da derme, em processos inflamatórios na asma do sistema respiratório, na psique da ansiedade e depressão e ainda como primeiros-socorros na assepsia e remoção da dor em machucaduras de crianças? Pois é! Este é o universo terapêutico, ainda não findado, do OE de lavanda *Lavandula angustifolia.*

FUNDAMENTOS DA TERAPIA COM ÓLEOS ESSENCIAIS

Receptores olfatórios celulares

Linda Buck e Richard Axel, ganhadores do Prêmio Nobel de Medicina e Fisiologia de 2004, clonaram e caracterizaram pela primeira vez no mundo a família de genes que codificam os receptores olfatórios, estabelecendo as bases para a compreensão do processo molecular que permite o reconhecimento de odores. Eles descobriram cerca de mil genes e pseudogenes que representam cerca de 3% do código genético humano[7]. Destes, o sentido do olfato em humanos é conferido por aproximadamente 400 genes funcionais[8], que são responsáveis por uma vasta variedade de proteínas olfatórias receptoras que captam moléculas aromáticas. Estudos subsequentes levaram à identificação desses genes de receptores olfatórios em inúmeras outras espécies, indo desde insetos, nematoides e invertebrados até mamíferos.

Esses receptores olfatórios (OR, do inglês *olfactory receptor*) permitem que milhares de produtos químicos voláteis sejam percebidos como odores distintos. Isso é conferido por codificação combinatória (ou seja, um receptor olfativo reconhece múltiplos odorantes e um odorante é reconhecido por múltiplos receptores olfativos). Diferentes odorantes são reconhecidos por diferentes combinações de receptores olfativos, de modo que cada molécula gera um padrão único de atividade na população de células receptoras. Dessa forma, descobriu-se que humanos podem discriminar mais de 1 trilhão de estímulos odoríferos, e que esses receptores não são funcionalmente responsivos somente a moléculas aromáticas perceptíveis (como as de OE ou perfumes), mas eles também respondem a hormônios e muitas drogas, como o anestésico geral cetamina. Além disso, descobriu-se que inúmeras substâncias interagem com esse sistema de sinalização, diminuindo a função olfatória, como acontece com o sildenafil (Viagra®), ou melhorando a discriminação de odores em pacientes com perda de olfato, como o caso do ácido-α-lipoico[9].

Em 1992, Parmentier et al.[10] fizeram a primeira publicação sobre a expressão de OR em testículos. Após seu estudo, nos anos posteriores foram sendo encontrados OR em vários tecidos como o adiposo, vias aéreas, coração, rins, fígado, pulmões, tireoide, glóbulos brancos, próstata, pele, sistema nervoso autônomo, cérebro, intestinos, linfonodos, glândulas salivares, músculos, ossos, pâncreas, placenta, retina e língua. Além disso, foi sugerido que os OR podem ser expressos durante a embriogênese de mamíferos e que influenciam a neurogênese[11].

A partir daí, descobriu-se que os OR estão envolvidos em uma variedade de processos do corpo, como cicatrização de feridas e crescimento do cabelo, regulação da quimiotaxia do esperma, regeneração muscular, inibição de células cancerosas e adiposidade, controle da pressão arterial, etc.[12]

Por exemplo, a ativação do receptor olfatório OR2AT4 em queratinócitos da pele com o sandalore (componente sintético com aroma de sândalo) induz a proliferação e a migração celular, contribuindo assim para a cicatrização de feridas[13]. Esse receptor também é expresso em folículos capilares humanos, e sua ativação aumenta substancialmente a fase de crescimento ativa do folículo piloso ao induzir a produção de fator de crescimento semelhante à insulina 1 (IGF1). Dessa forma, o sandalore pode ter aplicações terapêuticas potenciais na promoção da cicatrização de feridas e na estimulação do crescimento do cabelo.

Além disso, como a expressão de OR é regulada positivamente em vários cânceres, a aplicação potencial de OR em diagnósticos e terapêuticas de câncer também está começando a surgir. Isso foi observado pela primeira vez no câncer de próstata, no qual a ativação do receptor olfatório OR51E2 por seu ligante beta-ionona leva à diminuição da proliferação e da migração celular[14]. Efeitos semelhantes foram demonstrados em células de melanoma. No pulmão, o OR2J3 foi capaz de reduzir a proliferação celular do câncer após estimulação com helional. Da mesma forma, o OR2AT4 induziu apoptose na leucemia quando estimulado com o sandalore. Em células de carcinoma hepatocelular, o receptor OR1A2 reduziu a proliferação celular quando ativado pelo monoterpeno (-)-citronelol. No câncer colorretal, o OR51B4 é capaz de reduzir a proliferação e a migração celular e induzir a apoptose após se ligar a molécula sintética aromática troenan. Assim, os OR são capazes de modular vários processos celulares importantes nas células cancerosas e podem ser considerados novos alvos para terapia. Devido aos seus padrões de expressão específicos, alguns OR podem, além disso, servir como biomarcadores tumorais, como o OR51E1 e o OR51E2, no câncer de próstata, câncer de pulmão e câncer de intestino delgado, e o OR7C1, como um marcador de células iniciadoras de câncer no câncer colorretal. A limitada informação de ligantes ativadores para a maioria dos OR ainda é o gargalo para novos estudos sobre seus papéis fisiológicos e fisiopatológicos em diferentes tecidos humanos.

O SENTIDO DO OLFATO

Como visto, as moléculas aromáticas são capazes de serem sentidas e afetarem o funcionamento de centenas de tipos de células em todo o corpo. Contudo, é o bem-estar trazido por um aroma refrescante e agradável de alecrim, ou calmante de lavanda que motiva tantas pessoas a iniciarem o uso de OE em suas residências. O sentido do olfato é responsável por grande parte das respostas emocionais que as pessoas têm com a aromaterapia.

O processo é iniciado com a ligação de moléculas aromáticas a receptores olfatórios especializados nos neurônios localizados no epitélio nasal. Uma vez que os neurônios reconhecem essas moléculas, eles são eletricamente estimulados e transmitem essa informação através do axônio para um primeiro ponto do cérebro, que é o bulbo olfatório. Daí, essa informação é mandada para outras regiões, como o sistema límbico ou regiões corticais mais superiores para formar as percepções de cheiros. Os odores são criptografados usando uma abordagem combinatória para detectar uma variedade de produtos químicos e codificar sua identidade única.

Cada molécula aromática produz um padrão único de sinais neuronais, pois estimula apenas uma determinada população específica de neurônios sensórios do olfato e cada um desses neurônios responde de forma diferente a odores diferentes. A área cortical superior permite a percepção consciente de odores e o sistema límbico governa emoções análogas, o armazenamento de memória, comportamentos e sensações.

O córtex olfativo tem uma ligação direta com o hipocampo (responsável pela memória), enquanto os outros sentidos (visão, audição e tato) são primeiramente processados em outros lugares do cérebro, para depois chegarem ao centro de memória. Por essa razão, o olfato é capaz de acessar a memória e afetar as emoções de forma muito mais rápida que os demais sentidos.

Devido a essa intrínseca relação do olfato com a memória, desde a infância, quando um cheiro é percebido pela primeira vez, o cérebro tende a associá-lo a um evento, pessoa ou situação. Algumas pesquisas vêm demostrando que esse processo associativo acontece desde a vida uterina[15].

Os seres humanos possuem um repertório de genes olfatórios bastante diverso entre si, o que se relaciona a uma variação nas preferências transculturais e na percepção de odores entre as pessoas. Além disso, recentemente foi descoberto que se pode passar a memória genética de uma experiência traumática associada a um determinado cheiro até duas gerações futuras de descendentes[16], o que permite imaginar que a memória do efeito positivo de determinados aromas também possa ser transferida inconscientemente a futuras gerações.

Portanto, o efeito emocional que um aroma pode ter sobre cada pessoa pode ser único e profundamente tocante para a cura e a mudança de consciência.

BANHO DE FLORESTA (*SHINRIN-YOKU*)

No Japão, o *shinrin-yoku*, que pode ser definido como "banho de floresta", está recebendo cada vez mais atenção por sua capacidade de proporcionar relaxamento e reduzir o estresse. Essa terminologia e seu conceito foram introduzidos no Japão pela Agência Florestal do governo japonês em 1982[17].

Desde 2004, inúmeros artigos sobre os efeitos fisiológicos do *shinrin-yoku*, tanto em florestas reais quanto em laboratório, vêm sendo publicados para elucidar os efeitos fisiológicos do ambiente florestal total ou de certos elementos desse ambiente, como o odor das árvores, o som da água corrente de riachos e a paisagem da floresta. Com relação ao odor das árvores, os japoneses têm estudado os diferentes compostos voláteis presentes nos OE provenientes de suas folhas e madeira. Esses compostos voláteis têm sido chamados de fitoncidas, termo cunhado pela primeira vez em 1928 por Boris P. Tokin, um bioquímico russo que observou que as plantas emitiam mais de 5 mil substâncias voláteis para se defenderem de bactérias, fungos e insetos. Tokin observou que as fitoncidas atuam inibindo ou prevenindo o crescimento do organismo agressor.

Como um dos fatores de imunidade da planta, as fitoncidas desempenham um papel importante nas relações entre os organismos que compõem um ecossistema. Por exemplo, para um hectare (ha) de floresta de pinheiro, são liberados no ar cerca de 5 kg de fitoncidas na forma de OE em apenas um dia, enquanto para 1 ha de floresta de junípero, cerca de 30 kg chegam a ser liberados, o que impacta reduzindo grandemente a microflora no ar. Portanto, em florestas de coníferas, o ar é praticamente estéril, contendo apenas cerca de 200 a 300 células bacterianas/m^2.

De certa forma, pode-se dizer que as fitocindas são um grupo de componentes de OE que estão presentes no cheiro da mata, aquele ar que se sente ao adentrar em uma floresta ou um bioma repleto de árvores e espécies aromáticas. Possuem comprovadas propriedades reguladoras do estresse, do sono, da saúde mental e emocional, e do sistema imunológico. Ao penetrar nos pulmões, matam e inibem o desenvolvimento de micróbios patogênicos, protegendo-nos de doenças infecciosas. Normalizam a frequência cardíaca e a pressão arterial, participam ativamente do metabolismo e têm um efeito positivo no cérebro humano. Morando em um meio ambiente artificial nas cidades, em meio a prédios, asfalto e muito cimento, as pessoas ficam privadas da presença de árvores e consequentemente adoecem. As fitoncidas auxiliam no processo de cura das doenças ocasionadas por essa privação, possuindo um efeito regulador da imunidade do corpo.

Li et al. observaram em estudos que as fitoncidas ricas principalmente em alfa e beta-pineno, d-limoneno, 1,8-cineol e delta-3-careno, exaladas de coníferas (pinheiros, ciprestes, tuias, hinokis e juníperos) no ar de uma floresta interferiam no sistema imunológico aumentando a quantidade e a atividade dos linfócitos NK (*natural killers*) por até 7 dias após retornar-se para a cidade. Eles observaram aumento da liberação pelos linfócitos de perforina, granulisina e granzimas, proteínas que agem destruindo células cancerígenas, bactérias e vírus. Em paralelo, observou-se que as fitoncidas diminuíam a concentração de adrenalina na urina, interferindo positivamente no aumento imunológico e efeito antiestresse. Ao analisarem o sangue de um turista visitando o centro de uma cidade por 3 dias, não houve aumento de nenhum desses marcadores imunológicos, redução de adrenalina ou liberação de proteínas de ação anticancerígena.

Posteriormente os mesmos pesquisadores realizaram um estudo comparativo colocando em um difusor OE de hinoki (*Chamaecyparis obtusa*), uma conífera amplamente distribuída em florestas japonesas, para que fosse inalado por 12 voluntários durante 3 noites (das 19h00 às 8h00) em um quarto de hotel na cidade, visando a comparar esses efeitos com os obtidos com um grupo de pessoas que ficaram por 3 dias na floresta. Sangue e urina foram coletados (antes e depois do estudo) e observaram-se os mesmos resultados em ambos os grupos: aumento da atividade e do número de células NK e os níveis de proteínas anticâncer intracelulares, tendo durado esse efeito do uso do difusor na cidade por pelo menos 7 dias após a viagem.

Isso demonstrou a importância simbiótica que o corpo possui de receber estímulos aromáticos constantes advindos da natureza para manter a imunidade e a saúde em equilíbrio. Não é por razão à toa que se possuem tantos receptores olfatórios espalhados em tantos tipos de diferentes de tecidos. O corpo se comunica e interage com o meio ambiente natural de forma muito mais profunda do que se costuma imaginar, e esta é a principal razão de tamanha influência da aromaterapia.

ESTUDOS CLÍNICOS

Óleos essenciais e ansiedade

Como visto no item anterior, através da rota da inalação, os OE acionam o sistema límbico atuando na saúde emocional e também em todo o complexo sistema endócrino.

Vários ensaios clínicos, ou seja, com voluntários humanos, geraram resultados significativos em relação a diminuir os sintomas de ansiedade, estresse e em gerar sensação de bem-estar. Na Tabela 2 é apresentada uma breve revisão dessas publicações, as quais utilizaram OE de *Citrus*, seus componentes linalol e limoneno, *Lavandula angustifolia* rica em linalol e acetato de linalila.

Em 2010, um laboratório da Alemanha registrou e lançou no mercado o medicamento Silexan®, cuja composição de cada cápsula varia de 80 mg ou 160 mg de OE de lavanda *Lavandula angustifolia*, contendo como principais constituintes o linalol e o acetato de linalila. Os resultados das investigações evidenciaram a ação ansiolítica desse medicamento, ao ser ingerida 1 (uma) cápsula diariamente

Tabela 2 Revisão bibliográfica das ações psicofarmacológicas atribuídas aos OE Citrus, Lavandula angustifolia (rica em linalol e acetato de linalila) e componentes linalol e limoneno em voluntários humanos, através de inalação ou massagem

OE ou componente	Resultado (avaliação do ensaio)	Aplicação (detalhes)	Tempo de exposição ao OE	Controle	Voluntários humanos (incluindo grupo teste e grupo controle)	Instrumentos de avaliação (testes)	Referência bibliográfica
Citrus limonum, Citrus reticulata, Lavandula angustifolia e outros	Positivo (bem-estar)	Inalação, massagem corporal, solução quente para imersão dos pés	Variado	Não especificado	8.058 voluntárias mulheres em idade e condições de parturientes (duração do estudo: 8 anos)	Questionário	Burns et al., 2000
Bergamota, outros	Negativo, sem significância (ansiedade)	Inalação (mistura dos OE em óleo vegetal de soja)	Não especificado	Não especificado	66 mulheres esperando por aborto cirúrgico	Escala verbal de ansiedade 0 a 10	Wiebe, 2000
R-(+)-limoneno e S-(-)-limoneno (separadamente)	Positivo (ação no SNC: bem-estar emocional e mental)	Inalação (vaporização de 500 mg de limoneno/voluntário)	3 seções de 30 min	Isômeros da carvona	10 mulheres e 10 homens	Questionário; pressão sanguínea, temperatura da pele; oxigênio sanguíneo, atividade eletrodérmica; taxa de pulso, taxa de respiração	Heuberger et al., 2001
Lavanda e bergamota	Negativo, sem significância (ansiedade)	Inalação (3 gotas da mistura de OE em máscara sobre o nariz e boca, durante as seções de radioterapia)	15 a 20 min	Não especificado	313 pacientes (33 a 90 anos)	Questionários: SPHERE (*Somatic and Psychological Health Report*); GHQ (*General Health Questionnaire*); SOFA (*Symptoms of Fatigue and Anergia*)	Graham et al., 2003

(continua)

Tabela 2 Revisão bibliográfica das ações psicofarmacológicas atribuídas aos OE Citrus, Lavandula angustifolia (rica em linalol e acetato de linalila) e componentes linalol e limoneno em voluntários humanos, através de inalação ou massagem *(continuação)*

OE ou componente	Resultado (avaliação do ensaio)	Aplicação (detalhes)	Tempo de exposição ao OE	Controle	Voluntários humanos (incluindo grupo teste e grupo controle)	Instrumentos de avaliação (testes)	Referência bibliográfica
Lavandula angustifolia e outro	Positivo (ansiedade)	Inalação (aromatização)	10 min	Aroma agradável de perfume sintético	73 voluntários (18 a 31 anos)	*Profile of Mood States*; parâmetros fisiológicos	Burnett et al., 2004
Citrus limon, *Citrus bergamia*, *Lavandula angustifolia* e outros	Positivo (ansiedade e depressão)	Massagem (4 gotas do OE diluído em 15 mL de óleo vegetal)	40 min, 15 dias, 12 semanas	Não especificado	32 pacientes	*Montgomery-Asberg Depression Rating Scale* (MADRS); *Tyrer Brief Anxiety Scale* (TBAS); questionário Hospital *Depression Anxiety Scale* (HADS)	Lemon, 2004
Lavandula angustifolia	Parcialmente positivo (ansiedade, depressão, qualidade do sono, qualidade de vida)	Massagem (solução do OE a 1% com óleo vegetal de amêndoa, 4 semanas consecutivas)	30 min, 1 vez/semana	Não especificado	42 pacientes com diagnóstico de câncer	VAS e *Modified Tursky Pain Descriptors*; *Verran and Snyder-Halpern* (VSH); *Hospital Anxiety and Depression* (HAD); *Rotterdam Symptom Checklist* (RSCL)	Soden et al., 2004

(continua)

Tabela 2 Revisão bibliográfica das ações psicofarmacológicas atribuídas aos OE Citrus, Lavandula angustifolia (rica em linalol e acetato de linalila) e componentes linalol e limoneno em voluntários humanos, através de inalação ou massagem *(continuação)*

OE ou componente	Resultado (avaliação do ensaio)	Aplicação (detalhes)	Tempo de exposição ao OE	Controle	Voluntários humanos (incluindo grupo teste e grupo controle)	Instrumentos de avaliação (testes)	Referência bibliográfica
Citrus sinensis e Lanvandula angustifolia	Positivo (ansiedade e humor)	Inalação (vaporização através de difusor elétrico, em sala de 16 m2, cada OE separadamente)	11 horas (7h30 às 18h30)	Não especificado	200 pacientes (18 a 77 anos); duração do estudo: 15 meses	Ansiedade (*State Trait Anxiety Inventory*, STAI); humor, calma, alerta (*Mehrdimensionale Befindlichkeitsfragebogen*, MDBF)	Lehrner et al., 2005
(R)-(-)-linalol e (S)-(+)-linalol (separadamente)	Positivo (estresse)	Inalação em concentração 100 vezes menor que o limite da sensibilidade olfativa para cada um dos isômeros (vaporização)	90 min	Ar atmosférico	4 homens e 4 mulheres por grupo (total de 24 voluntários)	Cortisol salivar, pressão sanguínea, batimentos cardíacos, atividade eletrodérmica	Höferl et al., 2006
Citrus aurantium (néroli) e *Lavandula angustifolia*	Positivo (ansiedade)	Massagem (solução com óleo vegetal contendo 0,5% de mistura dos OE de néroli e lavanda)	30 min	Não especificado	36 mulheres	*Maternity Blues Scale*; *State-Trait Anxiety Inventory; Profile of Mood States* (POMS); *Feeling toward Baby Scale*	Imura et al., 2006

(continua)

Tabela 2 Revisão bibliográfica das ações psicofarmacológicas atribuídas aos OE Citrus, Lavandula angustifolia (rica em linalol e acetato de linalila) e componentes linalol e limoneno em voluntários humanos, através de inalação ou massagem *(continuação)*

OE ou componente	Resultado (avaliação do ensaio)	Aplicação (detalhes)	Tempo de exposição ao OE	Controle	Voluntários humanos (incluindo grupo teste e grupo controle)	Instrumentos de avaliação (testes)	Referência bibliográfica
Lavandula angustifolia	Negativo, sem significância (ansiedade)	Inalação (vaporização através de difusor elétrico, em sala de 16 m2, cada OE separadamente)	Não especificado	Não especificado	118 pacientes à espera dos exames de colonoscopia e esofagogastroduodenoscopia	*State Trait Anxiety Inventory* (STAI)	Muzzarelli et al., 2006
Citrus limon, Lavandula angustifolia e outros	Positivo (ansiedade e bem-estar)	Massagem (mistura dos OE diluídos em óleo vegetal de jojoba a 3% v/v, por 2 períodos de 3 semanas consecutivas com massagem + 1 semana sem massagem)	20 min, 3 vezes/ semana	Não especificado	36 voluntárias mulheres idosas (65 a 85 anos)	Medição da pressão sanguínea; *Spielberg's State-Trait Anxiety Inventory* (STAI)-X1; *Rosenberg Self-Esteem Scale* (RSE)	Rho et al., 2006
Incenso de lavanda	Positivo (ansiedade)	Inalação (10 incensos, sala com área de 165,93 m3)	60 min	Não especificado	95 estudantes	Questionário e STAI (*State Trait Anxiety Inventory*)	Kutlu et al., 2008
Lavandula angustifolia	Positivo (estresse)	Inalação (papel umedecido com 150 μL de OE)	10 min	Não especificado	30 voluntários (21 a 26 anos)	Cortisol e chromogranin A (CgA) salivar; visual *analog scale; Uchida-Kraepelin test*	Toda e Morimoto, 2008

(continua)

Tabela 2 Revisão bibliográfica das ações psicofarmacológicas atribuídas aos OE Citrus, Lavandula angustifolia (rica em linalol e acetato de linalila) e componentes linalol e limoneno em voluntários humanos, através de inalação ou massagem *(continuação)*

OE ou componente	Resultado (avaliação do ensaio)	Aplicação (detalhes)	Tempo de exposição ao OE	Controle	Voluntários humanos (incluindo grupo teste e grupo controle)	Instrumentos de avaliação (testes)	Referência bibliográfica
Citrus sinensis, *Lavandula angustifolia* e outros	Parcialmente positivo (ansiedade)	Massagem (mistura dos 3 OE na proporção 2:1:1 em solução 1% com óleo vegetal *Macadamia integrifolia*)	45 min	Não especificado	13 voluntários	*State Anxiety Inventory* (SAI); Visual *Analog Scale; Face Scale* (humor); cortisol salivar; imunoglobulina A salivar	Takeda et al., 2008
Lavandula angustifolia, *bergamota*, outros	Parcialmente positivo (ansiedade e estresse)	Inalação (três difusores elétricos, em sala de 193 cm3, contendo 1 gota de cada OE diluído em 100 mL de água destilada)	60 min	Não especificado	46 voluntários estudantes de enfermagem	STAI (*State Trait Anxiety Inventory*); parametros fisiológicos; VAS (*visual analogue scale*) = resposta a questionário com escala	Kim et al., 2010
Citrus sinensis	Positivo (ansiedade)	Inalação (vaporização através de difusor elétrico, 2 mL de OE em sala de 10 m2)	1 h	Não especificado	30 crianças (6 a 9 anos) em tratamento dentário	Cortisol salivar e pressão sanguínea	Jafarzadeh et al., 2013
Citrus bergamia (bergamota)	Positivo (ansiedade)	Inalação (sala aromatizada)	30 min	Não especificado	109 pacientes	*State Trait Anxiety Inventory* (STAI)	Ni et al., 2013

por período de 14 dias consecutivos, demonstrando que Silexan® é tão eficaz quanto o benzodiazepínico lorazepam em adultos com desordem de ansiedade generalizada. No estudo de Schuwald et al.[18] foi demonstrado que o Silexan® atua de forma semelhante ao medicamento pregabalina, inibindo o influxo de cálcio nos neurônios pré-sinapticos do hipocampo. Desse modo eles indicam seu uso clínico por via oral para tratar ansiedade. A ação ansiolítica do Silexan® não se caracteriza como a ação de um benzodiazepínico, o que pode explicar a ausência de tolerância, dependência e síndrome de abstinência pelo OE de lavanda. Uehleke et al.[19], em seus resultados, constataram a ação do Silexan® também em situações de estresse pós-traumático, vindo ao encontro da investigação de Toda e Morimoto[20], relativa à redução do estresse em voluntários humanos quando submetidos à inalação do OE de lavanda (*Lavandula angustifolia*). Uma das hipóteses do mecanismo da ação ansiolítica do OE de *Lavandula angustifolia* sustentam que esse OE, através de seus componentes, é uma potente droga ansiolítica, que reduz o influxo de cálcio nos terminais pré-sinápticos em neurônios hiperexcitados, reduzindo dessa forma a liberação de neurotransmissores excitatórios, como o glutamato. Baldinger et al.[21], por meio de imagem por ressonância magnética, concluíram que os mecanismos ansiolítico e antidepressivo do OE de lavanda (após 8 semanas consecutivas de ingestão de cápsulas contendo 160 mg, Silexan®) envolvem o sistema serotoninérgico e causam a redução do receptor de serotonina 5-HT1A, havendo assim maior disponibilidade de serotonina na fenda sináptica; possuem ação ansiolítica, sem atuar com o mesmo mecanismo dos benzodiazepínicos (GABA-A/BZP). Nos exames dos voluntários sob efeito do OE de lavanda há menor quantidade de receptador de serotonina e, assim, haverá maior quantidade de serotonina, neurotransmissor responsável por mecanismos para reestabelecer a saúde mental, em diagnósticos de ansiedade e depressão.

Aromaterapia e imunidade

Outra área muito aprofundada é o benefício dos OE no sistema imunológico, o qual se relaciona tanto com a saúde mental quanto com a saúde física. Revisões sistemáticas incluem estudos clínicos, mostrando dados de dosagens plasmática e em fluído oral (saliva) de marcadores pró e anti-inflamatórios como as citocinas interleucinas IL-2, IL-6, IL-10, Il-1, bem como as ligadas a vários tipos de cânceres, como o TNF-alfa. Dosoky et al.[22] realizaram ampla revisão em publicações de OE de espécies de Citrus (laranjas, limão); SA et al. (2013) realizaram uma extensa revisão bibliográfica em 114 referências a respeito da ação anti-inflamatória de monoterpenos bioativos – carvona, citral, citronelol, geraniol, limoneno, linalol, acetato de linalila, ácido perílico, álcool perílico, pulegona, terpinen-4-ol, terpineol, alfa-carveol, alfa-pineno, alfa-terpineno, alfa-terpineol, beta-mirceno – encontrados nos OE de Citrus x sinensis e Citrus x aurantium. Angelucci et al.[23] realizaram uma revisão em 64 publicações de estudos clínicos, e em seu levantamento verificaram que os aromas dos OE influenciam os sistemas nervosos simpático e parassimpático, a atividade cerebral neurofisiológica, o sistema neuroendócrino, neurotransmissores e neuromoduladores, influenciando além do comportamento psicológico, também o fisiológico e suas funçõeso como biomarcadores de estresse, de-hidroepiandrosterona, estresse oxidativo, estradiol, dopamina, barreira cutânea, secreção sebácea e sistema imune cutâneo em humanos. Wolffenbuttel et al.[24] demonstraram que a inalação de OE de Citrus durante 60 minutos, 1 vez por semana, por 6 meses, diminui as citocinas pró-inflamatórias IL-2, IL-6 e TNF-alfa; aumenta a citocina anti-inflamatória IL-10; aumenta o neurotransmissor marcador do bem-estar dopamina; aumenta a proteína da saciedade alimentar leptina; diminui o marcador do estresse cortisol, entre outros resultados, demonstrando a integração entre a saúde fisiológica e a emocional.

Aromaterapia e câncer

De acordo com Buckle, a aromaterapia é uma das terapias complementares mais comuns oferecidas a pacientes com câncer no Reino Unido[25]. Uma enquete do NHS em 142 unidades de medicina complementar e alternativa (CAM) para o câncer no Reino Unido, descobriu que o aconselhamento era a terapia mais fornecida (82%), vindo em seguida a aromaterapia, ocupando 59% do tempo. Velindre é uma das 10 maiores clínicas oncológicas regionais no Reino Unido e a maior em Gales, lidando com 5 mil novos encaminhamentos por ano e 50 mil novas consultas ambulatoriais. A aromaterapia é oferecida como uma terapia complementar e o serviço é auditado usando a ferramenta MYCAW (Meça Suas Preocupações e Bem-Estar). OE inalados, usando difusores ou inaladores nasais, são populares assim como a massagem aromaterápica. O centro oferece assistência tanto a pacientes internados quanto ambulatoriais.

A Christie HNS Foundation Trust, em Manchester, é o maior centro de tratamento de câncer no Reino Unido. Nesse hospital, a aromaterapia clínica é usada para ajudar nos efeitos colaterais dos tratamentos e também para acalmar e estimular os pacientes. O hospital reforçou e incentivou o uso dos inaladores nasais a partir de 2006 e vem auditando e publicando desde então vários artigos a respeito. Os inaladores nasais são usados para (em ordem de importância): ansiedade, náuseas, perturbações do sono, procedimentos desagradáveis, deixar de fumar, desânimo, dor e problemas de odores. O Royal Marsden Hospital, em Londres, também oferece aromaterapia para seus pacientes com câncer[26] por meio de inaladores nasais e massagem aromaterápica.

Em outras partes do mundo, a aromaterapia está começando a ser integrada na assistência do câncer para os sobreviventes, assim como nos tratamentos paliativos ou em pacientes terminais. Em 2010, o primeiro programa de terapias complementares financiado no Canadá foi fomentado pelo Mackenzie Richmond Hill Hospital na Grande Toronto. Esse não foi um trabalho fácil, visto que no Canadá existe a cultura dos produtos sem fragrância, além do que, a aromaterapia é menos conhecida do que no Reino Unido, Estados Unidos ou Austrália. No Canadá a aromaterapia é predominantemente baseada em massagens.

Nos Estados Unidos, a aromaterapia é uma parte integral da assistência aos pacientes no Penny George Institute for Health and Healing (PGIHH) e isso inclui um departamento de aromaterapia. A terapia é dada através de massagens e inalação.

Globalmente, a maioria dos estudos sobre aromaterapia na oncologia envolve massagens. Alguns exemplos são: Reino Unido, Coreia, Estados Unidos e Japão, onde uma prospecção com 300 pacientes portadores de câncer verificou que 44% faziam uso de terapias complementares, incluindo a aromaterapia.

Os estudos, em sua maioria, parecem ser dirigidos a cuidados paliativos, clínicas de cuidados prolongados ou a pacientes terminais com câncer. Poucos estudos têm usado inalação ou borrifadores, mas há alguns. Por exemplo, Graham et al.[27] exploraram a inalação de OE de lavanda, bergamota e cedro durante a radioterapia e Dyer et al.[28] exploraram o efeito dos hidrolatos de néroli e de hortelã-pimenta nas ondas de calor nas pacientes com câncer de mama.

Roulier[29] e Franchomme e Pénoel[30] sugeriram usar 50% de OE de niaouli imediatamente antes da sessão de radiação e 50% de niaouli em um óleo infuso de hipérico e com óleo carreador de rosa-mosqueta, depois de cada sessão. A aplicação do óleo de niaouli (*Melaleuca quinquenervia*) na região da radiação, 3 vezes/dia, na semana anterior à radiação, parece tornar a pele mais resistente, o que resulta em queimaduras menos severas e em menor número.

Talvez porque muitos países paguem os tratamentos, há pouca informação na literatura sobre o papel de apoio da aromaterapia na assistência para o câncer fora do Reino Unido. Contudo, a aromaterapia faz parte de um pacote de terapias complementares que têm reduzido significativamente o uso (e, portanto, o custo) dos medicamentos antieméticos, ansiolíticos e hipnóticos no departamento de oncologia interna do Beth Israel Medical Center em Nova York.

Giraud[31] relata em sua obra *Óleos essenciais e câncer* sua experiência médica empregando a aromaterapia como técnica complementar ao suporte terapêutico de mais de 3 mil pacientes com câncer. Em suas observações ela encontrou uma taxa de sobrevivência mais elevada em pacientes sob tratamento "alopático-aromático" combinado, quando comparados às estatísticas de pacientes que só empregaram a alopatia. Em inúmeros casos a sobrevida foi superior ao dobro em períodos de 1 a 5 anos de acompanhamento dos pacientes que associavam OE ao tratamento com rádio e quimioterapia.

O olíbano *Frankincense* é um produto de árvores do gênero *Boswellia* (família: Burseraceae), principalmente de cinco espécies: *B. serrata*, *B. carterii*, *B. sacra*, *B. papyrifera* e *B. frerana*. O gênero *Boswellia* compreende mais de 30 espécies, 16 das quais crescem na África tropical, no Oriente Médio e na Ásia. A resina de olíbano *Frankincense* é composta por OE (5 a 15%), aglomerado semelhante a um muco (12 a 23%) e uma parte lipofílica (55 a 66%). A parte lipofílica é composta por terpenoides, entre os quais está o grupo medicinalmente importante de ácidos boswélicos (26 a 29%), que são ácidos triterpênicos pentacíclicos: alfa, beta, gama ácido boswélico. Esses ácidos são constituintes químicos específicos das espécies de *Boswellia*, embora haja variação das suas quantidades entre diferentes espécies. Os pesquisadores relatam que os ácidos boswélicos e seus derivados são um dos agentes anticâncer mais promissores, possuindo um extenso número de estudos *in vitro* e *in vivo*. Os casos clínicos começam a ser publicados: carcinoma invasivo de células uroteliais; câncer de pulmão, terapia paliativa durante tumor intracanial, edema associado a tumor cerebral, efeitos adversos induzidos por radiação na pele em pacientes com câncer de mama; carcinoma basal.

Na aromaterapia tem-se como premissa que os componentes da função química dos ácidos carboxílicos por serem hidrofílicos, não se encontram no OE e sim na porção aquosa, hidrolato, obtida através do método de arraste de vapor. Entretanto, a característica lipofílica dos ácidos boswélicos possibilitam-lhes a presença no OE de olíbano *Frankincense*, obtido sob condições especiais de hidrodestilação. Ni et al.[32] obtiveram os percentuais apresentados na Tabela 3. É importante ressaltar que a quantificação desses componentes foi realizada através de cromatografia líquida de alta eficiência (HPLC, do inglês *high-performance liquid chromatography*), e não através da cromatografia gasosa, técnica padrão para análise de OE.

Tabela 3 Quantidade de ácidos boswélicos no óleo essencial de olíbano Frankincense[32]

Condições da hidrodestilação	Total de ácidos boswélicos (mg/mL)
0 a 2 horas a 78°C	0,91
8 a 10 horas a 78°C	0,81
11 a 12 horas a 78°C	19,6
11 a 12 horas a 100°C	30,1

O extrato metanólico proveniente da resina da *Boswellia* também é rico em ácidos boswélicos.

A Figura 2 a seguir apresenta os inúmeros alvos moleculares desse ácido nos mecanismos anticâncer e, portanto, imensa perspectiva para o manejo dessa doença.

Outras aplicações terapêuticas

A aromaterapia atua também em muitas outras terapêuticas, como no alívio de dores, doenças da derme, distúrbios respiratórios e alergias, entre outras.

Como visto a aromaterapia com seus OE é uma ferramenta a ser considerada nas mais diversas patologias, visando ao restabelecimento da saúde integral. É importante ressaltar que há a tendência de "alopatizar" a aromaterapia, e que embora inicialmente se observem os componentes químicos dos OE ativos para as inúmeras patologias, nem sempre haverá o benefício almejado, assim,

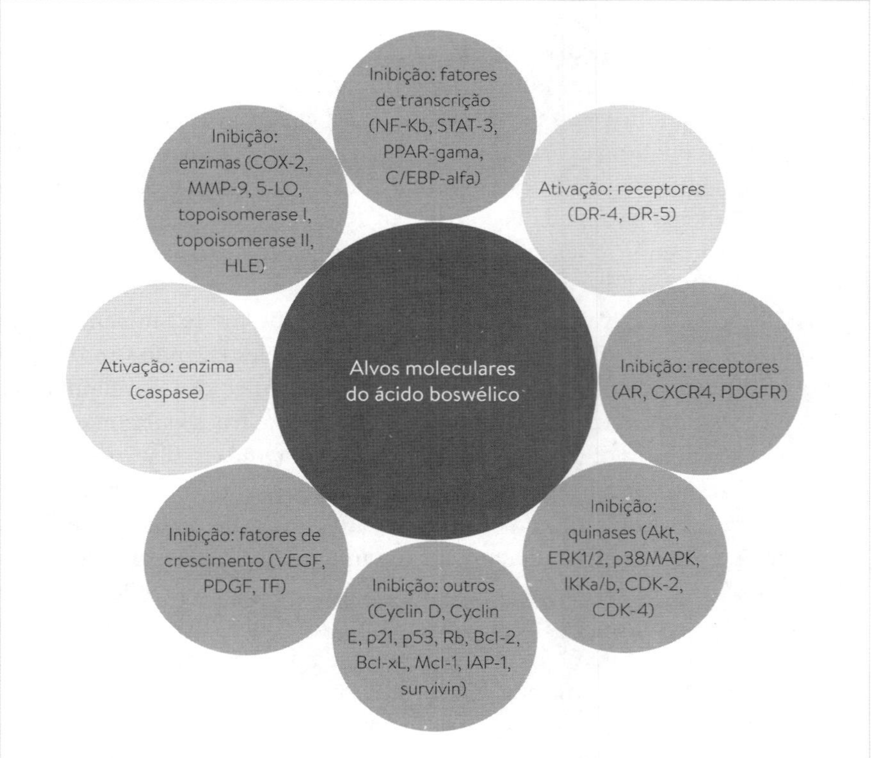

Figura 2 Ação do ácido boswélico e seus derivados nos diversos alvos moleculares ativos na patologia do câncer.

a melhor consideração a fazer é: "há um óleo essencial para uma pessoa, e não um óleo essencial para uma doença".

VIAS DE UTILIZAÇÃO EM TRATAMENTOS CLÍNICOS

A aromaterapia utiliza-se de muitas vias-formas de aplicação visando a usufruir de seus benefícios terapêuticos. Os OE, devido a sua característica de serem substâncias extremamente concentradas, são utilizados diluídos. As principais vias são: nasal inalatória, dérmica tópica, ingestão oral, vaginal e anal. A Figura 3 a seguir apresenta o fluxograma que expõe essas vias e suas rotas de absorção, metabolização e eliminação.

A via inalatória nasal é a mais tradicional, uma vez que o próprio nome da terapêutica com os OE faz menção a ela, *AROMA*terapia. Essa via baseia-se na característica físico-química dos OE de migrarem do estado líquido ao estado vapor facilmente em temperatura ambiente. Além dessa característica, há outra de extrema importância para que se possa sentir o aroma, que é a capacidade de esses componentes se dissolverem na mucosa nasal e assim sensibilizarem os neurônios olfatórios, que por sua vez estimulam os bulbos olfatórios seguindo a rota eletroquímica até a parte interior do sistema nervoso central. É assim que a sensação olfatória ocorre em um organismo sadio. Essa rota foi desvendada pelos médicos Linda Buck e Richard Alex, o que os concedeu o Prêmio Nobel de Medicina na área da Fisiologia em 2004 (Figura 4). Essa rota atua na terapêutica psicoemocional, sendo que há imagens de ressonância magnética mostrando a ativação das várias regiões cerebrais após a inalação de OE.

Os OE podem ser vaporizados ou volatilizados de modo ambiental. Para isso utilizam-se equipamentos elétricos, a maioria deles fazendo uso da água como veículo volatilizador. Quando se respira, inalam-se os OE volatilizados no ar que, assim, penetram no pulmão, onde ocorre a troca pulmonar, penetrando em seguida no organismo diretamente no sistema circulatório.

A nebulização é uma vaporização direcionada em concentração maior de OE. Essa via é utilizada tanto para tratamento clínico de patologias pulmonares, por exemplo, a asma, quanto em tratamento de tumores de câncer cerebrais, conforme os resultados estimulantes que a equipe sob a liderança do médico dr. Fonseca, do Hospital Universitário Antônio Pedro/Universidade Fluminense Federal Niterói, RJ, tem demonstrado de modo pioneiro[34].

A segunda via mais utilizada são formulações de uso tópico. Adiciona-se o OE em bases variadas – óleo vegetal, manteiga vegetal, creme vegano, loção vegana, gel vegano, xampu, sabonete líquido, tônico – para aplicação sobre alguma parte corporal. Variações de concentração de 0,2 a 20% ocorrem levando em consideração a aplicação (Tabela 4): (a) localização da aplicação; (b)

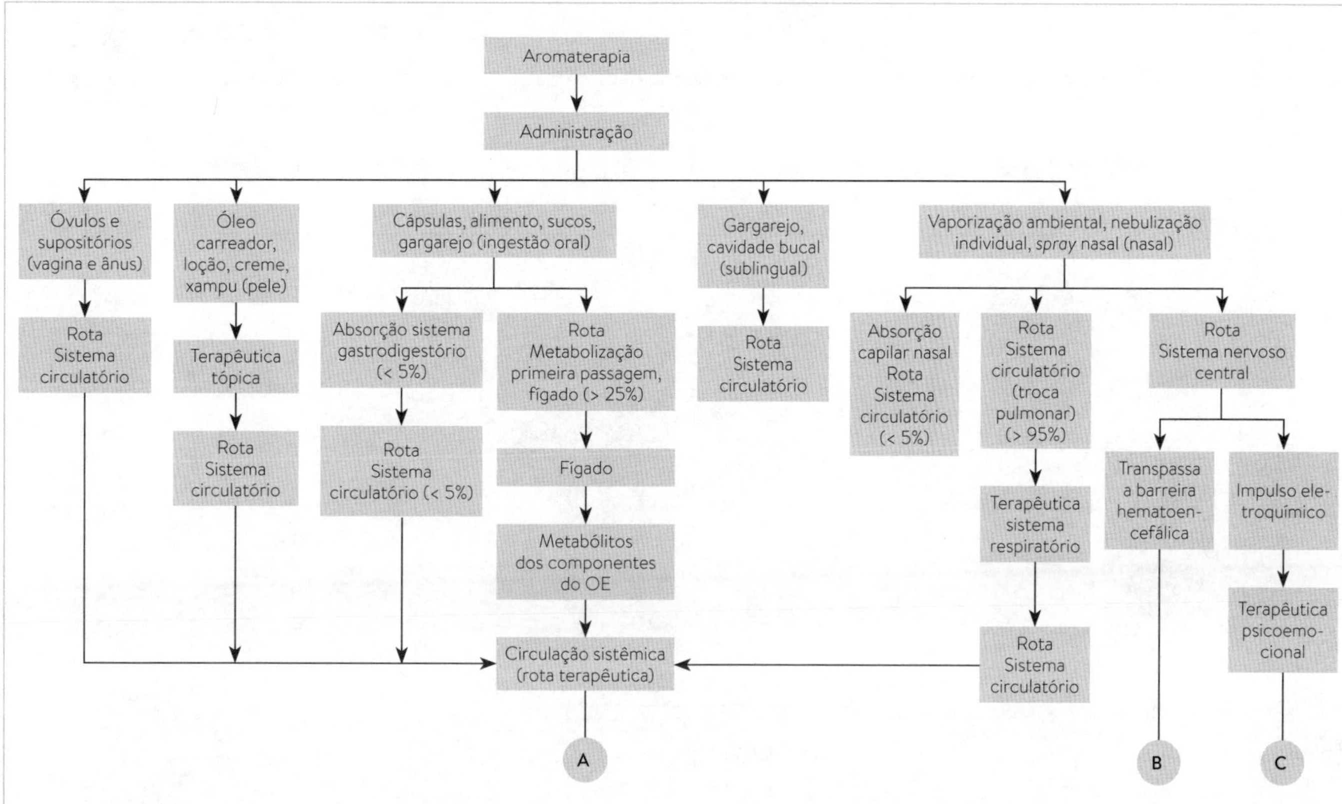

Figura 3 Fluxograma das vias de administração, metabolização e eliminação do óleo essencial no organismo humano.

(continua)

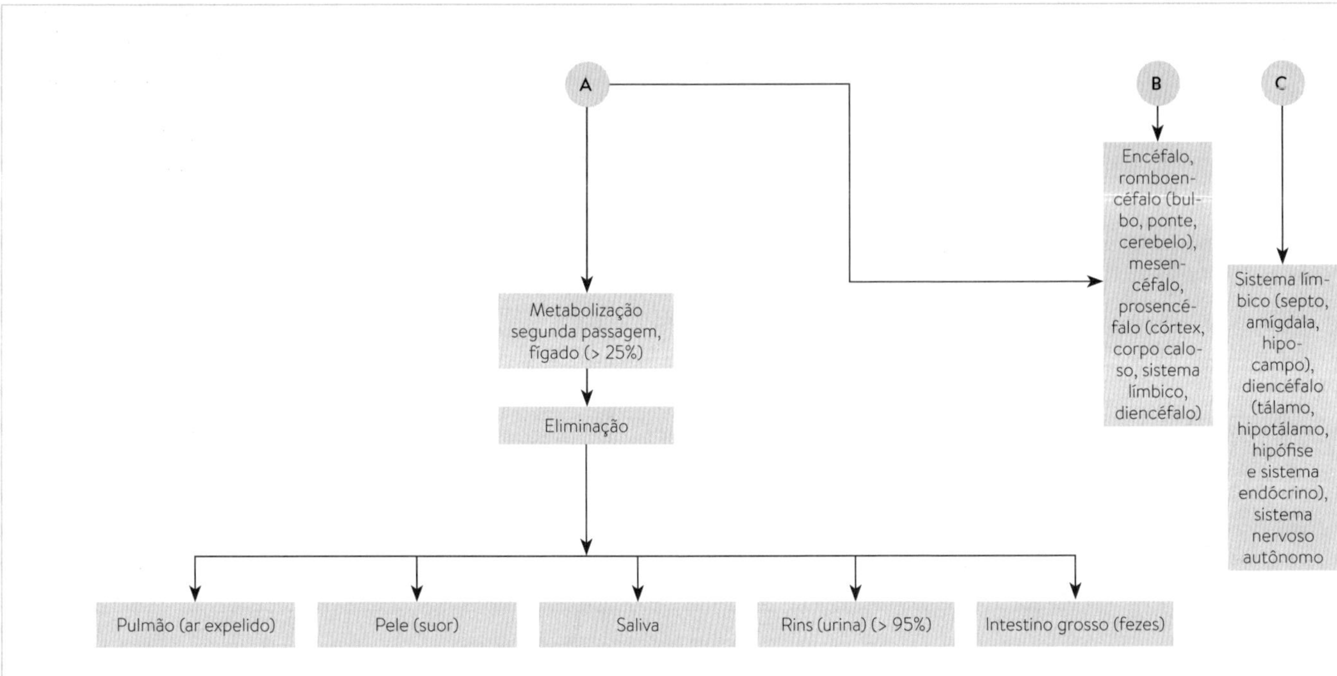

Figura 3 *(continuação)* Fluxograma das vias de administração, metabolização e eliminação do óleo essencial no organismo humano.

Tabela 4 Diluições dos óleos essenciais para uso tópico[35]

Objetivo de uso	Diluição recomendada*
Cosméticos faciais	0,2 a 1,5%
Massagem corporal	1,5 a 3%
Banho e corpo	1 a 4%
Problemas localizados	4 a 10%
Dores fortes localizadas	5 a 20%

* Devem-se levar em consideração: os componentes do óleo essencial ou da sinergia deles; e as condições individuais do interagente ou usuário.

extensão da área de aplicação; (c) característica química do OE; (d) condições fisiológicas, psicológicas e medicamentos em uso pelo interagente.

Como se pode visualizar no fluxograma da Figura 4, as vias de inalação e de uso tópico propiciam que o OE penetre na circulação sistêmica sem que sofra biotransformação (em percentual significativo), desse modo atuará na terapêutica com a integralidade original dos componentes do OE.

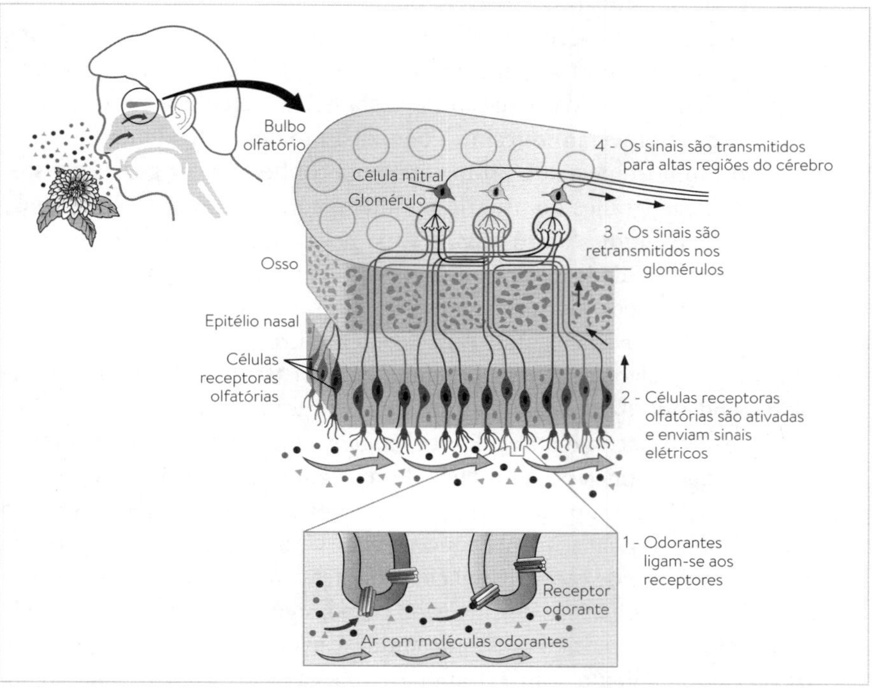

Figura 4 Imagem da rota dos receptores odorantes e a organização do sistema olfativo[33].

As vias de ingestão de cápsulas ou gotas em óleo vegetal (ou outro veículo), óvulo vaginal e supositório anal podem ser escolhidas como forma de aplicação da aromaterapia, entretanto não devem ser as de primeira opção, pois são vias que, sem o conhecimento aprofundado de metabolização, toxicidade e interação medicamentosa, podem prejudicar o usuário da aromaterapia.

Conforme o fluxograma da Figura 5, através da via da ingestão oral os OE são majoritariamente metabolizados no que se denomina de "metabolismo de primeira passagem", que ocorre no fígado, liberando para a circulação sistêmica os metabólitos dos componentes do OE. Portanto se se visa à ação terapêutica dos componentes originais do OE, através da via da ingestão, não haverá isso e sim o seu metabólito, que necessariamente não realiza a mesma ação. Esse fato ocorre com a ingestão de gotas de OE diluídas em óleo vegetal, mel, etc.; ou em cápsulas que se dissolvem no trato gastroestomacal. Tal fato é minimizado quando são utilizadas cápsulas de revestimento gastrorresistente (revestimento entérico); nesse caso, mais adiante no trato intestinal o OE original poderá ser absorvido para a circulação sistêmica com menores alterações por não ter passado pelo "metabolismo de primeira passagem".

Uma argumentação frequente para os divulgadores da via de ingestão oral é que os OE são substâncias de origem natural e que muitos são oriundos de condimentos e alimentos utilizados na dieta de nutrição humana. Isso é uma verdade parcial. Sim, entra-se em contato com os OE desde o ventre materno através da alimentação e da inalação da gestante, entretanto a concentração nesse caso se dá em nível infinitesimal, bem distinto do conteúdo de 1 gota de OE (por isso a importância de o aromaterapeuta conhecer as origens e o histórico de moradia geográfica do usuário ou interagente – denominação oriunda da naturologia, que indica a pró-atividade da pessoa que recebe o tratamento, e não a inativa passividade que a nomenclatura "paciente" induz).

Os OE apresentam elevadas concentrações das substâncias que se encontram em baixas quantidades nas plantas. Para se obter 1 litro de OE, é necessária, em média, 1 (uma) tonelada de planta. O rendimento da extração de OE da espécie vegetal, dependendo da planta e da forma de extração, varia de 0,1 a 3%. Entretanto, há exceções, como a rosa *Rosa centifolia*, cujo rendimento é em torno de 0,05%, e exige 1 tonelada de pétalas de rosa para se obter 500 mL de OE. Certamente, isso justifica o custo desse óleo. É por esse motivo que os OE são tão potentes, pois eles são a "planta concentrada". Uma gota de OE equivale, em média, a 25 saquinhos de sachê de seu chá. Hipoteticamente, se for usado 1 litro de OE de alecrim *Rosmarinus officinalis* no corpo, significa estar sob 1 tonelada de folhas e galhos de alecrim. Por isso, sua utilização deve ser cuidadosa e zelosa.

Através de um cálculo com extrapolação chega-se ao valor de que 1 gota de OE contém quintilhões de moléculas, de acordo com o Quadro 1 a seguir.

Quadro 1 Cálculo com extrapolação da quantidade de moléculas contida em 1 gota de óleo essencial.

1 gota de óleo essencial ≅ 100.000.000.000.000.000.000 ≅ 10^{20} moléculas
Cálculo:
1 litro de OE ≅ 0,800 densidade ≅ 0,800 kg/L
0,800 kg = 1 litro
800 gramas = 1.000 mL
800.000 miligramas (mg) = 1.000 mL
800 mg = 1 mL ≅ 22 gotas (na temperatura de 22°C e na pressão atmosférica de 1 atm)
36 mg = 0,045 mL ≅ 1 gota
1 mol de OE = massa molar = número de Avogrado = 6,022 × 10^{23}
Extrapolação para 1 componente (p. ex., limoneno) = 1 mol de limoneno = 136 gramas
136 gramas = 1 mol = 6,022 × 10^{23} moléculas de limoneno
1 gota de OE ≅ 36 mg = 1,60 × 10^{20} moléculas = 160.000.000.000.000.000.000
1 gota de OE ≅ 10^{20} moléculas

Portanto, é necessário ter cautela com todas as vias, em especial as de ingestão, óvulo vaginal e supositório anal.

PRECAUÇÕES EM RELAÇÃO À TOXICIDADE E INTERAÇÕES MEDICAMENTOSAS

No âmbito da área da toxicidade, é importante saber que, por definição, não existe substância isenta de toxicidade. Para conhecer o potencial de toxicidade, avaliam-se parâmetros como frequência, duração e via de exposição do organismo à substância, sua característica química, bem como informações sobre o indivíduo exposto. Especial atenção são fornecidas às substâncias que devem ser evitadas ou proibidas na gestação. Pode-se classificar a toxicidade de uma substância em relação ao tempo de exposição necessário para que ocorra a intoxicação – aguda, subcrônica e crônica – ou em relação à severidade da intoxicação – leve, moderada e severa. Essas informações estão compiladas em bancos de dados acrescidas de: tempo de meia-vida, dose letal, dose tóxica, NOAEL (*no observable adverse effect level*, quantidade em que nenhum efeito adverso é observado), LOAEL (*low observable adverse effect level*, quantidade em que reduzido efeito adverso é observado). Os componentes dos OE são substâncias químicas, desse modo são estudados em relação à toxicidade, sendo que já há um extenso banco de dados desses parâmetros toxicológicos[35].

Como visto no tópico anterior, os OE são substâncias extremamente concentradas. Além disso são substâncias exógenas, ou seja, possuem sua origem externa e não são sintetizadas pelo organismo humano. Assim, quando os componentes dos OE penetram no corpo, mesmo que com a finalidade terapêutica, iniciará um complexo mecanismo para eliminá-los. A isso se denomina metabolização de excreção.

Embora ocorra metabolização em outras células e tecidos, acima de 95% ocorre no tecido hepático, ou seja, no órgão fígado. A metabolização de excreção ou eliminação possui por objetivo biotransformar as moléculas lipossolúveis dos OE em moléculas hidrossolúveis, pois assim poderão ser eliminadas através da urina. Quando a capacidade de metabolização do fígado é menor do que a quantidade de moléculas que chegam a esse órgão, ocorre a intoxicação por OE. Tal fato pode inclusive ocasionar o colapso desse órgão, uma espécie de hepatite medicamentosa por OE[36].

Através da via oral, os componentes do OE são absorvidos no sistema gastrointestinal (SGI) e, através do sangue do sistema portal, chegam ao fígado antes de sua entrada na circulação sistêmica. Denomina-se sistema portal o sangue proveniente das artérias, drenado por veias que se unem a outras no abdome, de modo a formar um grande vaso, chamado de veia porta. Cerca de 75% do suprimento sanguíneo que alimenta o fígado origina-se da veia porta, que drena o SGI. Assim, os componentes serão metabolizados no fígado (acima de 95%), na parede intestinal e no sangue do sistema portal. A partir dessa etapa os metabólitos dos componentes do OE atingirão a circulação sanguínea e os órgãos. Esse processo denomina-se "metabolismo de primeira passagem".

A metabolização (ou biotransformação) dos componentes dos OE ocorre principalmente no fígado em duas etapas: fase I e fase II.

A fase I, também conhecida como metabolismo pré-sistêmico ou metabolismo de primeira passagem, é um fenômeno do metabolismo de componentes de OE (ou fármacos), no qual sua concentração é significantemente reduzida e/ou inativada pelo fígado antes de atingir a circulação sistêmica. Dependendo do componente, nessa fase poderá ocorrer: hidrólise, redução ou oxidação (realizada por enzimas oxidativas pertencentes à família P450 = CYP).

Na fase II ocorrem reações de conjugação (glucuronidação, sulfação e glutationa), a qual se dá principalmente no plasma.

Após a metabolização na fase I + fase II, ou diretamente na fase II, os componentes dos OE estão quimicamente preparados como hidrofílicos, e então ocorrerá a eliminação/excreção através dos rins, fezes, pulmões e glândulas exócrinas (salivares, lacrimais, mamárias, sudoríparas e sebáceas).

A Figura 5 a seguir apresenta um fluxograma ilustrativo mostrando as metabolizações fase I e fase II.

Especial atenção será dada à família do citocromo P450 (abreviado CYP, P450 ou CYP450), que é uma superfamília ampla e diversificada de proteínas

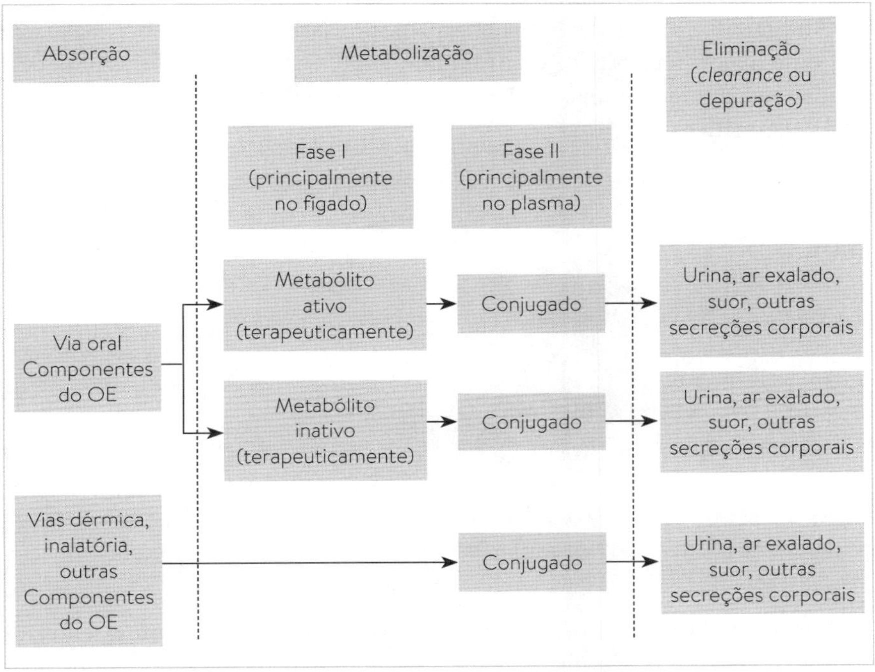

Figura 5 Fluxograma das vias de absorção, metabolização na fase I e fase II, e fluidos de excreção dos componentes dos óleos essenciais.

responsáveis por oxidar um grande número de substâncias para torná-las mais polares e hidrossolúveis para que sejam facilmente excretadas. A nomenclatura deve-se ao fato de absorverem no comprimento de onda 450 nm. As enzimas do citocromo P450 estão presentes na maioria dos tecidos do organismo, como intestino delgado, embora as CYP do fígado sejam as mais estudadas. Agem para facilitar a excreção de substâncias xenobióticas*, agentes químicos e subprodutos industriais (contaminantes ambientais e aditivos alimentares). Possuem também atuação na síntese de hormônios esteroides e de ácidos graxos. Essas enzimas metabolizam de fármacos/medicamentos (drogas terapêuticas), bem como os componentes dos óleos essenciais[37].

* Compostos químicos estranhos a um organismo ou sistema biológico, podendo ser encontrados no organismo, mas não são normalmente produzidos ou esperados existirem nesse organismo. O termo é também aplicado a substâncias presentes em concentrações muito mais elevadas que o nível normal

A Figura 6 a seguir ilustra os grupos responsáveis pela metabolização, em que o de maior percentual é o citrocromo P450. Seguem os estudos para desvendar essa grande família, sendo que até o momento considera-se que há 57 sítios enzimáticos.

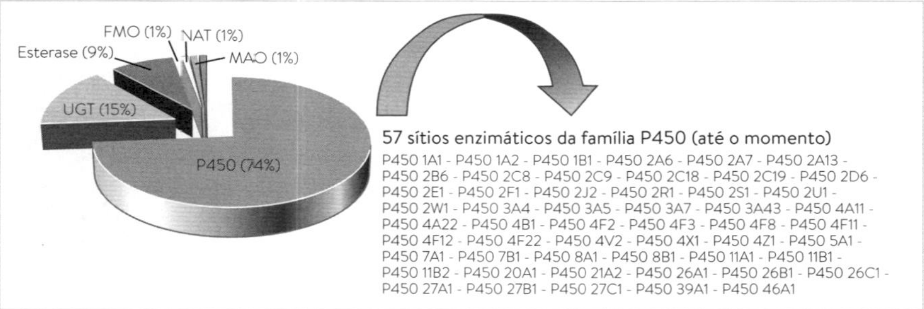

Figura 6 Imagem ilustrativa das famílias de grupos responsáveis por metabolizações no organismo humano. Fonte: Montellano, 2015[38].

É nesse ponto que a problemática da interação medicamentosa entre os componentes do OE e o fármaco medicamento ocorre. Quando ambos ocupam o mesmo sítio de metabolização ao mesmo tempo, há uma concorrência nessa ação, podendo ocorrer uma indução da metabolização do fármaco ou opostamente a inibição da metabolização. Na Figura 7 a seguir há uma ilustração didática sobre a questão.

Como exemplo de inibição da metabolização, podendo ocasionar *overdose* do fármaco, há o OE de erva-doce *Pimpinella anisum*, que inibe a metabolização do acetaminofeno e da cafeína. Outra interação por inibição no citocromo P450, podendo ocasionar *overdose* do fármaco, ocorre entre os OE de *Mentha piperita* e de *Eucalyptus globulus* e os fármacos tacrina (para doença de Azheimer), dextrometorfano (antitussígeno), imipramina (antidepressivo), tolbutamida (para diabetes melito), midazolam (ansiolítico) e paclitaxel (tratamento de câncer).

Revisões sistemáticas têm sido publicadas apresentando as interações medicamentosas entre os componentes dos OE e os fármacos. Um caso que se destaca é do OE de camomila alemã *Matricaria recutita* (*Matricaria chamomilla*), que na mente popular seria um OE calmante e inofensivo, entretanto interage com muitas medicações, entre elas a varfarina (anticoagulante), ocasionando *overdose* que provoca sangramento espontâneo.

Outro mecanismo da interação medicamentosa é quando o componente do OE apresenta preferência à ligação plasmática proteína-fármaco, havendo

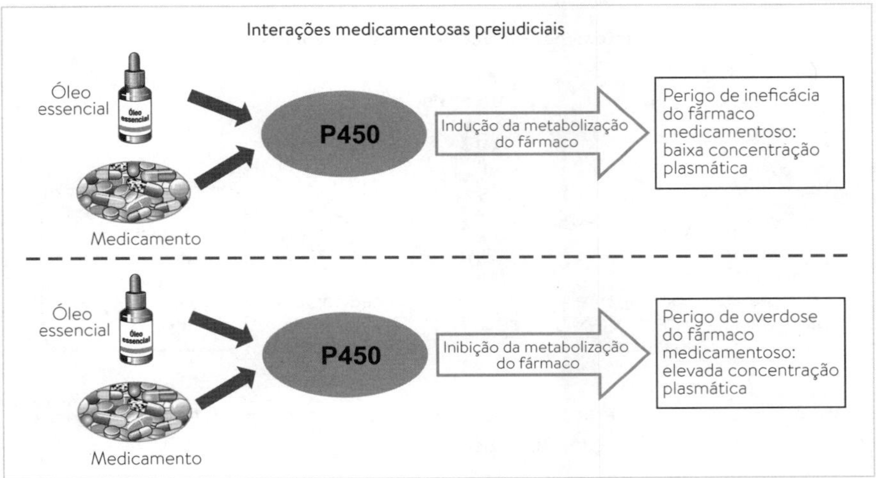

Figura 7 Ilustração do mecanismo das interações de indução e de inibição, entre os componentes dos OE e os fármacos no citocromo P450.

desse modo elevação da concentração do fármaco livre no plasma. A Figura 8 ilustra essa interação.

Em relação à medicação dos antibióticos, algumas vezes há uma positividade na interação medicamentosa. Nesse caso o uso de OE com ação bactericida acaba por agir ao encontro da ação do antibiótico, e então poderá ser reduzida a dose do antibiótico para se obter o mesmo efeito. É o caso do uso do OE de *Eucalyptus camaldulensis* juntamente com antibióticos como ciprofloxacina, gentamicina e o polimixina B contra a bactéria *Acinetobacter baumannii* (relacionada a infecções hospitalares). A esse efeito denomina-se efeito sinérgico positivo ou efeito sinérgico aditivo. Entretanto há casos de efeito sinérgico negativo ou efeito sinérgico antagonista, quando a ação do antibiótico decai ao uso concomitante do OE. E por fim há casos em que não se observa nenhuma interação, como o uso do OE de erva-doce *Pimpinella anisum*, com ação expectorante, em pacientes que estão sob profilaxia dos antibióticos convencionais amoxicilina e ciprofloxacina contra infecção causada pela bactéria *Streptococcus pneumoniae*.

Interessante revisão bibliográfica foi realizada por pesquisadores brasileiros sobre a interação entre OE e as medicações alopáticas para tratamento da hipertensão, uma vez que muitos usuários da aromaterapia são adultos ou idosos hipertensos, que ainda mantêm a ilusão de que a aromaterapia é "apenas um cheirinho bom". Souza et al.[39] encontraram interação por efeito sinérgico positivo/aditivo, ou seja, interação que potencializa a ação hipotensora, podendo

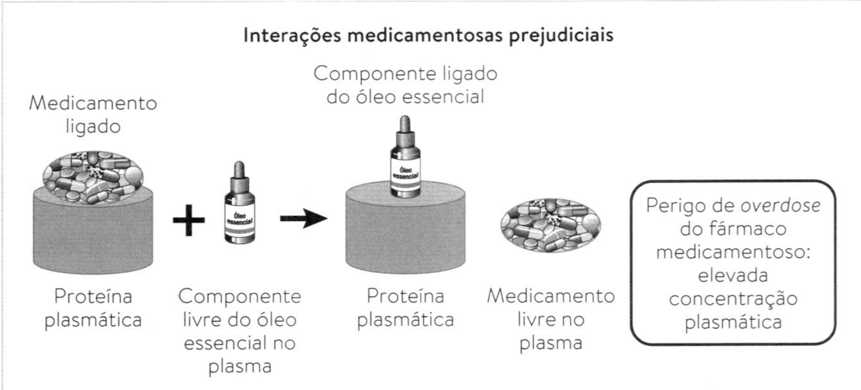

Figura 8 Ilustração da interação medicamentosa em que o componente do óleo essencial possui preferência à ligação plasmática.

ocasionar desmaios e mal-estar. Os OE são: colônia *Alpinia zerumbet*, erva-cidreira *Lippia alba*, e capim-limão *Cymbopogon citratus*, que interagem com as seguintes medicações: hidralazina, minoxidil, nitroprussiato, fenilalquilaminas (verapamil), benzotiazepinas (diltiazem) e di-hidropiridinas (nifedipina e anlodipina). Os mecanismos das interações ocorrem porque os componentes desses OE atuam de forma semelhante aos anti-hipertensivos: (a) antagonistas do cálcio, que agem impedindo a abertura dos canais de cálcio nas células, cujos efeitos no músculo liso são a dilatação arterial generalizada e a redução da resistência arteriolar, com consequente diminuição da pressão; (b) vasodilatadores diretos que agem sobre a musculatura da parede vascular, proporcionando relaxamento muscular, vasodilatação e a diminuição da resistência vascular periférica.

Os OE são substâncias concentradas com constituição química complexa, podem provocar intoxicações leves a severas, chegando algumas vezes a casos fatais, quando ingerido ou inalado em elevadas quantidades, acidentalmente ou não.

As interações e intoxicações descritas até essa etapa levaram em consideração o uso do OE pela via oral.

O uso tópico dos OE também pode provocar interações medicamentosas, como é o caso dos OE de Wintergreen *Gaultheria fragrantíssima*, *Gaultheria procumbens* e bétula doce *Betula lenta*, os quais possuem na composição um percentual superior de 90% do componente salicilato de metila, com ação anti-inflamatória. Há registros de interação medicamentosa com o anticoagulante varfarina, que atua no metabolismo da vitamina K, a qual provocou hemorragia em pessoas que os utilizaram concomitantemente.

Mantendo o olhar no uso tópico, um número significativo de OE contém componentes sensibilizantes, podendo causar alergia e irritação cutânea, como o alantolactona (presente no OE de elecampana *Inula helenium* e outros), citral (capim-limão *Cymbopogon citratus*), eugenol (cravo *Eugenia caryophyllata*, *Syzigium aromaticum*), farnesol (palmarosa *Cymbopogon martinii*), isoeugenol (ylang-ylang *Cananga odorata*), timol (tomilho *Thymus vulgaris*), trans-2-hexenal (louro *Laurus nobilis*, folha). Outro tipo de sensibilização é a provocada pela luz solar, denominada fotossensibilizante ou fototoxicidade. Os OE que possuem componentes pertencentes às funções químicas das cumarinas (OE da casca dos frutos cítricos), furanocumarinas (OE de canela casca) e lactonas (OE elecampana *Inula helenium* e *Inula graveolens*) apresentam essa ação, por isso, ao comporem uma formulação de uso tópico, há a necessidade da recomendação: "não se expor à luz solar ou raios UV após o uso por até 3 horas". Uma listagem extensa e completa desses componentes e seus OE pode ser obtida nos sites da Associação Brasileira das Indústrias de Óleos Essenciais, Produtos Químicos Aromáticos, Fragrâncias, Aromas e Afins (ABIFRA) e International Fragrance Association (IFRA). Recomenda-se que as formulações de uso tópico contenham percentual reduzido desses OE e de seus componentes, e que no rótulo esteja especificado o tipo da ação sensibilizante[2].

Gestantes, crianças (até 6 anos de idade) e idosos formam grupos que requerem precauções especiais para o uso da aromaterapia. A medida cautelosa inicialmente leva em consideração que esses organismos possuem processos de metabolização em velocidades e níveis diferentes de um organismo adulto. Recomendam-se a utilização da diluição de 0,2 a 1,5% de acordo com a tabela "Diluições dos óleos essenciais para uso tópico" e no máximo 2 horas de exposição quando aplicado no modo vaporização ambiental. No caso do idoso, seu metabolismo possui velocidade menor, mais lento. Mesmo assim, esses grupos são muito beneficiados pela aromaterapia, como a ação do OE de lavanda *Lavandula angustifolia* em idosos com demência senil, ou uso da aromaterapia por vaporização ambiental do OE de laranja doce *Citrus sinensis* durante o tratamento dentário em crianças de 6 a 9 anos.

No caso de gestantes sabe-se que os OE possuem a capacidade de atravessar a barreira placentária, e após o nascimento seus componentes chegam até o leite materno. Alguns hospitais da Inglaterra oferecem para a parturiente a opção do uso da aromaterapia desde 2001. Possuem protocolos específicos, contendo uma extensa ficha de anamnese, incluindo os dados dos procedimentos da aromaterapia e as interações medicamentosas. Alguns OE utilizados nesses hospitais são: bergamota *Citrus bergamia*, camomila romana *Anthemis nobilis* ou *Chamaemelum nobile*, cipreste *Cupressus sempervirens*, eucalipto glóbulos *Eucalyptus globulus*, gengibre *Zingiber officinale*, gerânio *Pelargonium graveolens*, *grapefruit Citrus paradisi*, jasmin *Jasminum officinale*, lavanda *Lavandula angustifolia*, laranja amarga *Citrus aurantium v. amara*, laranja doce *Citrus sinen-*

sis, limão *Citrus limonum*, mandarina *Citrus reticulata v. mandarin*, manjericão *Ocimum basilicum*, menta arvensis *Mentha arvensis*, menta piperita *Mentha piperita*, néroli *Citrus bigaradia flower* ou *Citrus aurantium flower*, noz moscada *Myristica fragrans*, olíbano *Boswellia carteri*, pimenta negra *Piper nigrum*, rosa centifolia *Rosa centifolia*, sálvia esclarea *Salvia sclarea*, sândalo *Santalum austrocaledonicum* ou *Santalum album*, ylang-ylang *Cananga odorata*. Os métodos são: inalador individual, bandagem, compressa, banhos, massagem com o OE diluído em óleo vegetal. Os momentos e objetivos da aromaterapia são desde procedimentos visando a diminuir a ansiedade e auxiliar o processo fisiológico do parto até diminuir infecções nos mamilos e períneo, além de outros.

A aromaterapia com seus OE apresenta um positivo universo de possibilidades para compor a terapêutica das práticas integrativas e complementares na saúde, devido às inúmeras vias de aplicações, à aceitação de formulações em distintas bases-veículos e à riquíssima composição química de cada OE. A aromaterapia atua de forma *holos*, tanto no nível físico quanto no emocional e vibracional-espiritual. Para que esse resultado seja atingido pelos OE, recomenda-se não cair na tentação da venda e utilização proferida pelas empresas de *marketing* multinível, não os utilizar displicentemente e sim manter um olhar cuidadoso e respeitoso no seu uso.

REFERÊNCIAS BIBLIOGRÁFICAS

1. László F. Aromaterapia: o legado de Gattefossé. Belo Horizonte: Laszlo; 2021. (No prelo.)
2. Wolffenbuttel AN. Base da química dos óleos essenciais e aromaterapia. 3. ed. Belo Horizonte: Laszlo; 2019. 461 p.
3. Pereira MAA. Determinação da atividade antimicrobiana na fase vapor do óleo essencial de Hesperozygis myrtoides. [Doutorado]. Universidade de São Paulo, 2016.
4. Dewick PM. Medicinal natural products: a biosynthetic approach. 3. ed. England: John Wilwy and Sons; 2009. 539 p.
5. Wolffenbuttel AN, Zamboni A, Kerpel dos Santos M, Tassi Borille B, Americo Augustin O, de Cassia Mariotti K, et al. Chemical components of *Citrus* essential oils from Brazil. The Natural Products J. 2015;5(1):14-27.
6. Wolffenbüttel AN, Zamboni A, Becker G, Dos Santos MK, Borille BT, de Cássia Mariotti K, et al. *Citrus* essential oils inhalation by mice: behavioral testing, GCMS plasma analysis, corticosterone, and melatonin levels evaluation. Phytotherapy Research. 2018;32(1):160-9.
7. Buck L, Axel R. A novel multigene family may encode odorant receptors: a molecular basis for odor recognition. Cell. 1991;65(1):175e187.
8. Gilad Y, Lancet D. Population differences in the human functional olfactory repertoire. Mol Biol Evol. 2003;20:307-14.
9. Lötsch J, Geisslinger G, Hummel T. Sniffing out pharmacology: interactions of drugs with human olfaction. Trends in Pharmacological Sciences. 2012;33(4):193e199.
10. Parmentier M, Libert F, Schurmans S, Schiffmann S, Lefort A, Eggerickx D, et al. Expression of members of the putative olfactory receptor gene family in mammalian germ cells. Nature. 1992;355(6359):453-5.

11. Lee SJ, Depoortere I, Hatt H. Therapeutic potential of ectopic olfactory and taste receptors. Nat Rev Drug Discov. 2019;18(2):116-38.
12. Maßberg D, Hatt H. Human olfactory receptors: novel cellular functions outside of the nose. Physiol Rev. 2018;98(3):1739-63.
13. Busse D, Kudella P, Grüning NM, Gisselmann G, Ständer S, Luger T, et al. A synthetic sandalwood odorant induces wound-healing processes in human keratinocytes via the olfactory receptor OR2AT4. J Investigative Dermatology. 2014;134(11):2823-32.
14. Neuhaus EM, Zhang W, Gelis L, Deng Y, Noldus J, Hatt H. Activation of an olfactory receptor inhibits proliferation of prostate cancer cells. J Biological Chemistry. 2009;284(24):16218-25.
15. Todrank J, Heth G, Restrepo D. Effects of in utero odorant exposure on neuroanatomical development of the olfactory bulb and odour preferences. Proceedings of the Royal Society B: Biological Sciences. 2011;278(1714):1949-55.
16. Dias BG, Ressler KJ. Parental olfactory experience influences behavior and neural structure in subsequent generations. Nature Neuroscience. 2014;17:89-96.
17. Tsunetsugu Y, Park BJ, Miyazaki Y. Trends in research related to "Shinrin-yoku" (taking in the forest atmosphere or forest bathing) in Japan. Environmental Health and Preventive Medicine. 2010;15(1):27-37.
18. Schuwald AM, Nöldner M, Wilmes T, Klugbauer N, Leuner K, Müller WE. Lavender oil-potent anxiolytic properties via modulating voltage dependent calcium channels. PLoS ONE. 2013;8:e59998.
19. Uehleke B, Schaper S, Dienel A, Schlaefke S, Stange R. Phase II trial on the effects of Silexan in patients with neurasthenia, post-traumatic stress disorder or somatization disorder. Phytomedicine. 2012;19:665-71.
20. Toda M, Morimoto K. Effect of lavender aroma on salivary endocrinological stress markers. Archives of Oral Biology. 2008;53:964-8.
21. Baldinger P, Höflich AS, Mitterhauser M, Hahn A, Rami-Mark C, Spies M, et al. Effects of Silexan on the serotonin-1A receptor and microstructure of the human brain: a randomized, placebo-controlled, double-blind, cross-over study with molecular and structural neuroimaging. Int J Neuropsychopharmacology. 2015;18(4).
22. Dosoky NS,Setzer WN. Biological activities and safety of Citrus spp. essential oils, Int J Molecular Sciences. 2018;19(7).
23. Angelucci FL, Silva VV, Dal Pizzol C, Spir LG, Praes CEO, Maibach H. Physiological effect of olfactory stimuli inhalation in humans: an overview. Int J Cosmetic Science. 2014;36(2):117-23.
24. Wolffenbuttel AN, Santos MK, Zamboni A, Zanonato AS, Menezes CB, Tavares P, et al. The effect of essential oils on the immune system and psychological outcomes (em submissão).
25. Buckle J. Aromaterapia clínica: óleos essenciais no cuidado da saúde. Belo Horizonte: Laszlo; 2019.
26. Dyer J, Cleary L, Ragsdale-Lowe M, McNeill S, Osland C. The use of aromasticks at a cancer centre: a retrospective audit. Complement Ther Clin Pract. 2014;20(4):203-6.
27. Graham PH, Browne L, Cox H, Graham J. Inhalation aromatherapy during radiotherapy: results of a placebo-controlled double-blind randomized trial.J Clin Oncol. 2003 Jun 15;21(12):2372-6.
28. Dyer J, Ashley S, Shaw C. A study to look at the effects of a hydrolat spray on hot flushes in women being treated for breast cancer. Complementary Therapies in Clinical Practice. 2008;14:273-9.
29. Roulier G. Les huiles essentielles pour votre santé. St. Jean de Braye: Dangles; 1990.
30. Franchomme P, Pénoel D. Láromatherapie exacrement. Limoges: Roger Jallois; 1990.
31. Giraud AM. *Óleos essenciais e câncer*. Belo Horizonte: Laszlo; 2018.
32. Ni X, Suhail MM, Yang Q, Cao A, Fung KM, Postier RG, Lin HK. Frankincense essential oil prepared from hydrodistillation of *Boswellia sacra* gum resins induces human pancreatic cancer cell death in cultures and in a xenograft murine model. BMC Complementary and Alternative Medicine. 2012;12(1):253.

33. Buck L, Axel R. Odorant receptors and the organization of the olfatory system. Disponível em: https://www.nobelprize.org/uploads/2018/06/odorant_high_eng.jpg acessado em 22 de dezembro de 2020.
34. Fonseca CO, Khandelia H, Salazar MDA, Schönthal AH, Meireles OC, Quirico-Santos T. Perillyl alcohol: dynamic interactions with the lipid bilayer and implications for long-term inhalational chemotherapy for gliomas. Surgical Neurology International. 2016;7.
35. Tisserand R, Young R. Essential oil safety: a guide for health care professionals. 2. ed. Philadelphia: Elsevier Health Sciences/Churchill Livingstone; 2014, 800 p.
36. Carmela LM. Hepatotoxicity: case report. Reactions. 2013;1435:19.
37. Zehetner P, Höferl M, Buchbauer G. Essential oil components and cytochrome P450 enzymes: a review. Flavour and Fragrance J. 2019;34(4):223-40.
38. Montellano PRO, De Voss JJ. Substrate oxidation by cytochrome P450 enzymes. In: Montellano PRO (ed.). Cytochrome P450: structure, mechanism and biochemistry. Cham: Springer; 2015. p. 111-76.
39. Souza JBP, Ataliba FJB, da Costa DA, Farias AD. Revisão: Interações planta medicinal x medicamento convencional no tratamento da hipertensão arterial. Infarma-Ciências Farmacêuticas. 2017;29(2):90-9.

29
Medicamentos dinamizados

Carla Holandino Quaresma
João Vitor da Costa Batista
Adriana Passos Oliveira
Ezequiel Paulo Viriato
Marcelo Camilo Morera
Ricardo Ghelman
Leandro Machado Rocha

INTRODUÇÃO

Medicamentos dinamizados são preparados a partir de substâncias submetidas a triturações sucessivas ou diluições seguidas por uma agitação ritmada, tecnicamente definida por sucussão. A Agência Nacional de Vigilância Sanitária (Anvisa) inclui nessa categoria os medicamentos homeopáticos, antroposóficos e anti-homotóxicos, os quais podem ser utilizados com finalidade preventiva ou curativa[1]. Cada uma dessas terapêuticas possui características próprias que as diferenciam entre si de acordo com a forma de preparo, os compêndios técnicos que as regulamentam e os mecanismos envolvidos com a resposta terapêutica, como podemos observar resumidamente na Tabela 1.

Mas o que a dinamização faz com as substâncias? Por que razão submetemos as substâncias a esse movimento ritmado de agitação? Como sabemos, toda agitação promove o aumento da energia cinética do sistema, o que propicia também uma maior interação entre o ativo, responsável pela resposta terapêutica, e o solvente em que o ativo se encontra dissolvido. Para o pai da homeopatia, o médico alemão Christian Friedrich Samuel Hahnemann, a dinamização ou potencialização permite a liberação dos poderes medicamentosos intrínsecos das substâncias cruas[2], devendo ser realizada de maneira padronizada. Dessa forma, substâncias originalmente inertes como grafite, que tem na sua composição basicamente átomos de carbono, quando submetido à dinamização, adquire atividade medicamentosa absolutamente notável, sendo capaz de tratar problemas físicos (eczemas), mentais (ansiedade) e emocionais (insegurança) de indivíduos doentes[3].

E nos dias atuais, o que sabemos sobre as alterações físico-químicas induzidas pela dinamização? As evidências científicas mostram que a dinamização é capaz de modificar a condutividade elétrica[4], a entalpia de fusão[5], as propriedades eletromagnéticas[6], os espectros de ressonância magnética nuclear[7], a morfologia de gotas em soluções dinamizadas[8], dentre outros aspectos.

Os medicamentos dinamizados são passíveis de registro e notificação pela Anvisa e podem ser apresentados ao paciente em diferentes formas farmacêuticas, a saber: glóbulos, comprimidos, pós, óvulos, supositórios, cremes, pomadas, géis, soluções orais, soluções injetáveis, soluções oftálmicas, soluções nasais e outras formas farmacêuticas, para uso interno e/ou externo, respeitando as características de cada terapêutica[9].

Os medicamentos dinamizados podem ser de componente único, ou seja, podem conter uma única substância ativa e responsável pela resposta terapêutica, ou possuir mais de um componente, caracterizando os medicamentos compostos ou complexos. Seu preparo segue os compêndios oficiais, reconhecidos pela Anvisa, nos quais as boas práticas de manipulação e produção farmacêutica são fundamentais para a garantia da qualidade[1,9]. Neste capítulo abordaremos as três categorias de medicamentos dinamizados (homeopáticos, antroposóficos e anti-homotóxicos) considerando suas peculiaridades, a filosofia, a forma de preparo e as evidências científicas, dentre outros aspectos.

Tabela 1 Características das terapêuticas homeopática, antroposófica e homotoxicológica

	Homeopatia	Antroposofia	Homotoxicologia
Processo saúde-doença	Vitalista e holística; a doença é a manifestação do desequilíbrio da energia vital	Vitalista e holística; a doença é manifestação da intensificação ou do enfraquecimento de um processo fisiológico e/ou biográfico	A doença é a manifestação da desregulação da homeostase provocada por homotoxinas
Medicamentos utilizados	Dinamizados, tinturas-mãe	Dinamizados, tinturas-mãe, chás e fitoterápicos	Dinamizados
Técnicas de dinamização	Diluição seguida por sucussão e trituração	Diluição seguida por agitação ritmada e trituração	Diluição seguida por sucussão e trituração
Escalas de dinamização	Decimal, centesimal e cinquenta milesimal	Decimal	Decimal
Farmacopeias	Homeopáticas	Homeopáticas e códex antroposófico	Homeopáticas

(continua)

Tabela 1 Características das terapêuticas homeopática, antroposófica e homotoxicológica (*continuação*)

	Homeopatia	Antroposofia	Homotoxicologia
Origem das matérias-primas	Vegetal, mineral, animal, alérgenos, microrganismos, derivados biológicos, produtos químicos-farmacêuticos, substâncias de origem definida ou não	Metal, mineral, vegetal, animal	Mineral, vegetal, animal, catalysts (elementos de cascatas regulatórias, enzimas, hormônios) vitaminas, alopáticos
Mecanismos de ação do medicamento	Ação semelhante à doença, de acordo com o princípio dos semelhantes Ação estimulante do sistema imune com ativação de citocinas e de células de defesa do organismo.	Age de três modos: estimulando um processo contrário à doença – ação alopática; de modo semelhante à doença – ação homeopática; ou proporcionando um princípio orientador para o órgão ou sistema doente – ação antroposófica	Age ativando o sistema de defesa do organismo por uma cascata de regulação celular imunológica
Indicações comuns da terapêutica medicamentosa	Pela semelhança entre os sintomas do paciente e a patogenesia causada pela substância Estímulo à homeostasia orgânica Fortalecimento do sistema imune	Por analogia entre os sintomas ou processos encontrados no paciente e a imagem fenomenológica da substância na natureza	Abordagem baseada na dinâmica de cada doença e/ou processo de recuperação da regulação do organismo

Fonte: adaptado de Magalhães et al.[10].

CONCEITOS

Medicamentos homeopáticos

Segundo a *Farmacopeia homeopática brasileira* (FHB), medicamentos homeopáticos são toda forma farmacêutica de dispensação ministrada segundo o princípio da semelhança e/ou identidade, com finalidade curativa e/ou preventiva[11]. O "princípio da semelhança" diz respeito aos sinais e sintomas que uma substância é capaz de induzir em uma pessoa saudável durante uma experimentação homeopática[12]. Essa mesma substância, quando submetida à farmacotécnica homeopática e administrada em doses mínimas, será capaz de tratar os indivíduos que apresentem sinais e sintomas semelhantes aos descritos durante a experimentação[12]. Como exemplo, podemos citar que a exposição à cebola é capaz de causar, na maioria dos indivíduos saudáveis, o processo de lacrimejamento e eliminação de secreção nasal. De maneira semelhante, pessoas com alergia ou outras doenças que apresentem esses sinais e sintomas poderão ser tratadas com doses homeopáticas do medicamento *Allium cepa*, que usa o bulbo fresco da cebola como matéria-prima para sua preparação[11]. Adicionalmente, o princípio da identidade se verifica quando submetemos à dinamização homeopática substâncias envolvidas com o processo patológico ou de adoecimento, como alérgenos, microrganismos, substâncias químicas, dentre outras. Nessa abordagem isopática que utiliza a categoria medicamentosa denominada bioterápicos[11], verifica-se que microrganismos (vírus, protozoários, leveduras), secreções e venenos são capazes de disparar respostas biológicas em animais[12], seres humanos[13] e em culturas de células[14].

No Brasil, a homeopatia faz parte das chamadas práticas integrativas e complementares (PICS), que contemplam sistemas médicos complexos e recursos terapêuticos farmacológicos como a fitoterapia e não farmacológicos como a musicoterapia e ioga, os quais são também denominados medicina tradicional, complementar e integrativa (MTCI) pela Organização Mundial da Saúde (OMS)[15]. Tais sistemas e recursos envolvem abordagens que buscam estimular os mecanismos naturais de defesa e recuperação da saúde por meio de técnicas e recursos medicamentosos eficazes e seguros, escolhidos a partir de uma anamnese criteriosa e acolhedora, que visa ao desenvolvimento do vínculo terapêutico e a integração do ser humano com o meio ambiente e a sociedade[16].

COMO OS MEDICAMENTOS DINAMIZADOS SÃO PREPARADOS: A FARMACOTÉCNICA HOMEOPÁTICA

Os medicamentos homeopáticos no Brasil podem ser produzidos por farmácias com manipulação e por laboratórios industriais, de acordo com a farmacotécnica homeopática descrita na FHB[11]. O uso de uma farmacopeia é fundamental para a reprodutibilidade e qualidade dos medicamentos. A FHB é um dos produtos da Farmacopeia Brasileira, e está sob a coordenação da Anvisa, que, por intermédio do trabalho do Comitê Técnico Temático de Homeopatia, é responsável pela revisão, atualização e publicação desse documento. O preparo dos medicamentos homeopáticos envolve diluição seguida de sucussão, sendo esse processo definido como dinamização. As escalas de diluição homeopática são: decimal hahnemanniana (DH), em que 1 parte do ativo é diluída em 9 partes de inerte (solução hidroalcóolica ou lactose), em uma proporção de 1:10; centesimal hahnemanniana (CH), em que 1 parte do ativo é diluída em 99 partes de inerte (solução hidroalcóolica ou lactose), em uma proporção de 1:100; e a escala cinquenta milesimal, que envolve uma farmacotécnica diferenciada, cuja diluição ao final é de 1:50.000[11].

Os insumos ativos utilizados em homeopatia têm origem nos três reinos da natureza (mineral, vegetal ou animal), nos produtos químico-farmacêuticos e nos materiais biológicos. O reino vegetal é o mais utilizado e, por isso, muitos leigos confundem homeopatia com fitoterapia. Os insumos vegetais são transformados em tinturas-mães cuja metodologia de preparação é descrita nas respectivas monografias farmacopeicas, nas quais são especificados os parâmetros de extração, como: concentração do solvente extrator; partes da planta a serem utilizadas; tempo de extração, dentre outros. Como exemplo, podem-se citar a tintura-mãe de *Arnica montana*, ponto de partida para as diluições homeopáticas[11].

O reino animal é utilizado em menor proporção, mas possui medicamentos valiosos do ponto de vista terapêutico, como *Apis mellifica*, *Blatta orientalis*, *Cantharis vesicatoria*, dentre outros. Algumas preparações utilizam o animal inteiro ou partes dele, vivo ou morto[11].

O reino mineral contribui com substâncias em seu estado natural, como *Aurum metallicum*, *Zincum mettalicum*, ou após transformações químicas, como *Hepar sulphur*. Quando utilizados no estado natural, precisam ser triturados em lactose, por meio de uma farmacotécnica que envolve triturações e raspagens manuais, feitas em utensílios típicos da farmácia (gral e pistilo), por pelo menos 1 hora[11].

Dentro da categoria dos produtos químico-farmacêuticos, incluem-se medicamentos alopáticos, cosméticos, corantes e outras substâncias capazes de sensibilizar o paciente de alguma forma. Por meio da dinamização homeopática diferentes abordagens podem ser utilizadas com essas substâncias com o objetivo de diminuir efeitos adversos, tratar alergias, retirar dependências químicas, dentre outras.

Por fim, destaca-se uma categoria medicamentosa classificada como bioterápicos[11]. A matéria-prima para a produção desses dinamizados pode ser proveniente de seres vivos, animais e vegetais, sendo utilizadas secreções fisiológicas (sarcódios) ou produtos patológicos oriundos de órgãos doentes, secreções patológicas e microrganismos em geral (nosódios). Como exemplos de bioterápicos do tipo sarcódios, citam-se os medicamentos *Sepia succus*, em que se utiliza a tinta liberada pelo molusco quando se sente ameaçado, e *Lachesis mutus*, preparado a partir do veneno de serpentes. O preparo dos nosódios pode envolver o uso de microrganismos como leveduras (*Candida albicans*)[14], vírus (influenza A)[13], protozoários (*Leishmania infantum*)[17] e biópsias de pacientes (tumores)[18], cuja eficácia vem sendo descrita em diversas publicações científicas. Destacam-se ainda os medicamentos obtidos a partir de diferentes secreções (urina, sangue, cálculos biliares) e que apenas podem ser utilizados pelos próprios doadores, sendo denominados autonosódios[11].

Os medicamentos homeopáticos utilizam como veículos ou excipientes farmacêuticos água purificada, soluções hidroalcóolicas, lactose e sacarose, dando origem às formas farmacêuticas sublinguais: gotas, tabletes, pós e glóbulos. Outros excipientes, como cremes, géis e pomadas, também são permitidos para a preparação de formas farmacêuticas semissólidas, sendo essas destinadas a uso externo[11].

BASES CIENTÍFICAS DA HOMEOPATIA

A homeopatia nasceu a partir das experimentações desenvolvidas pelo médico alemão Christian Friedrich Samuel Hahnemann, em 1796. A metodologia científica, as hipóteses e os critérios estabelecidos por Hahnemann envolveram a coleta dos sinais físicos, mentais e emocionais que indivíduos sem doença desenvolveram a partir do uso de substâncias medicinais. O conjunto desses resultados deu origem à primeira publicação científica homeopática, intitulada *Ensaio sobre um novo princípio para descobrir as virtudes curativas das substâncias medicinais, seguido de algumas exposições sumárias sobre os princípios aceitos até nossos dias*, explicitando o caráter científico da homeopatia desde seu nascimento. Dessa forma, percebe-se que a homeopatia possui mais de 200 anos de evidências científicas, sendo uma ciência em crescente evolução, com destaque para as publicações revisadas por pares, também conhecidas como *peer reviews*, que nos últimos 20 anos têm colocado o Brasil na vanguarda do cenário científico internacional[19].

As pesquisas científicas realizadas com diferentes modelos evidenciam que as altas diluições homeopáticas são soluções que possuem atividade farmacológica[13,16,17,20] e que a dinamização é capaz de gerar agregados de água ou *clusters* que se diferenciam de acordo com a potencialização aplicada[9].

Os trabalhos desenvolvidos por Luc Montagnier indicam que a água é capaz de adquirir propriedades eletromagnéticas decorrentes da dinamização[6], as quais podem ser amplificadas através de aparato desenvolvido e patenteado pelo pai da teoria da memória da água, Jacques Benveniste[21]. Adicionalmente, Belon et al.[22] chamam a nossa atenção para o fato de que a interação farmacológica clássica do tipo "chave- fechadura" nem sempre é comprovada nos experimentos homeopáticos, em contraposição aos modelos alopáticos tradicionais. Apesar disso, utilizando células do sistema imune, como macrófagos, verifica-se que essas soluções diluídas e dinamizadas são capazes de estimular a liberação de citocinas[13,14,17] envolvidas com a atividade imunomoduladora. Outros efeitos sutis têm sido registrados, como a ativação de reações apoptóticas por medicamentos homeopáticos, as quais justificam a atividade antitumoral dessas substâncias[20].

Verifica-se que a maioria das pesquisas envolve o estudo das soluções ultradiluídas. Entretanto, uma pergunta que ainda precisa ser respondida é: as modificações induzidas pela trituração em gral e pistilo e envolvidas com a farmacotécnica de medicamentos insolúveis seriam idênticas àquelas registradas nos sistemas líquidos? Um estudo inédito realizado por um grupo brasileiro em um projeto multicêntrico trouxe evidências significativas sobre as alterações físico-químicas disparadas pelo processo de trituração, dentre as quais o aumento de aproximadamente 30 J/g da entalpia de fusão quando medicamentos insolúveis foram analisados e comparados ao insumo inerte não dinamizado (lactose controle)[5]. Dessa forma, o uso de metodologias sensíveis, como a calorimetria exploratória diferencial, nos permitem comprovar, nos dias de hoje, o que Hahnemann observou há quase 200 anos: a trituração vigorosa, por pelo menos 1 hora, promove a liberação da energia medicamentosa que pode ser quantificada por análises térmicas, por exemplo. Verifica-se, assim, que o cenário científico é muito promissor, uma vez que a qualidade metodológica, assim como a compreensão acerca dos alvos celulares e moleculares disparados pelo estímulo homeopático, começa a ser decifrada à luz da ciência atual, sendo cada vez mais evidente a necessidade do uso de métodos sensíveis e adequados que permitam caracterizar as alterações induzidas pelo processo de dinamização.

Medicamentos antroposóficos

A antroposofia é uma filosofia introduzida no início do século passado pelo filósofo austríaco Rudolf Steiner (1861-1925), caracterizada pelo conhecimento da natureza, do ser humano e do universo, ampliando a metodologia científica convencional, podendo ser aplicada em diversas áreas da vida humana[23,24]. Uma dessas áreas de aplicação é a medicina antroposófica, um modelo multimodal e multiprofissional europeu de cuidado integral à saúde que vem se desenvolvendo amplamente no Brasil há mais de cinco décadas e que foi incorporado à Política Nacional de Práticas Integrativas e Complementares (PNPIC) do Ministério da Saúde, com a homeopatia e a medicina tradicional chinesa em 2006 com a designação de antroposofia aplicada à saúde. As evidências mostram que o emprego da medicina antroposófica como modelo complementar integrativo apresenta ótimo nível de segurança. Pode-se destacar uma grande área em particular que permite o controle das alergias respiratórias com boa taxa de resolução e segurança, assim como na oncologia de forma complementar. As estratégias terapêuticas incluem: aconselhamento biográfico, a fim de promover o sentido da doença na biografia do paciente; psicologia antroposófica, musicoterapia e terapia artística para a saúde mental, além do cuidado corporal por meio da farmácia antroposófica, aliada às terapias externas da enfermagem, orientação nutricional, cuidado odontológico, fonoaudiologia. A reorganização neurofuncional e as terapias antroposóficas específicas, como euritmia curativa, quirofonética e educação terapêutica, complementam as intervenções antroposóficas no cuidado integral à saúde[25].

A farmácia ampliada pelos princípios da antroposofia teve seu nascimento no início do século XX, a partir dos estudos de Rudolf Steiner e Oskar Schmiedel (1887-1959, químico austríaco), em colaboração com diversos médicos, químicos, farmacêuticos, engenheiros, dentre outros profissionais[26]. Baseada no conceito antroposófico de que as enfermidades humanas encontram na natureza processos similares, opostos ou harmonizadores, a farmácia antroposófica tem a função de considerar as substâncias e insumos naturais como minerais, plantas e animais não apenas como matéria, mas também como um fenômeno singular cuja essência é acessível pelo estudo fenomenológico. Portanto, tem por objetivo revelar o processo e o potencial terapêutico da substância, trazendo-a em uma forma de administração adequada enquanto mantém um alto padrão de qualidade, por meio da pesquisa e desenvolvimento[24,27].

De acordo com a Anvisa, medicamentos dinamizados antroposóficos são aqueles preparados conforme a farmacotécnica antroposófica ou cuja indicação terapêutica seja definida com base nos fundamentos da medicina antroposófica e na fenomenologia de Goethe, ainda que preparados de acordo com a farmacotécnica homeopática[1]. Por exemplo, uma indicação clássica da *Apis melifica* na antroposofia é para oscilações de temperatura, tanto para febre como para hipotermia. A abelha, origem desse medicamento, mantém sempre sua homeotermia ao redor de 37 °C, assim como a colmeia, em razão de um mecanismo de geração de calor pelo batimento das asas. Em pacientes com febre e/ou com hipotermia, *Apis* é um dos medicamentos antroposóficos indicados.

A produção dos medicamentos antroposóficos, que pode ser feita em escala industrial ou magistral, segue as boas práticas de manipulação e qualidade, assim como os métodos descritos nas farmacopeias europeia, alemã, francesa ou britânica; no códex farmacêutico antroposófico; e/ou descritos em monografia individual (Tabela 1). Assim como na manipulação dos medicamentos homeopáticos, a dinamização é um processo crucial na farmácia antroposófica, em que os medicamentos líquidos são sucussionados de forma rítmica (com procedimentos padronizados em cada laboratório/farmácia), enquanto os medicamentos sólidos seguem o mesmo processo de trituração homeopática[11]. A sucussão apresenta uma variação no tempo (2,5 ou 4 minutos), de acordo com o material de partida (mineral, vegetal ou animal). A produção também leva em conta as orientações da agricultura biodinâmica, desde o cultivo na terra até a observância de ritmos astronômicos, como as fases da Lua, os quais estão descritos nos calendários anuais biodinâmicos; já a dinamização em si é sempre realizada na potência decimal[26].

As matérias-primas são substâncias de origem natural, em particular:

- Minerais, metais, águas naturais (p. ex., água de Levico, rica em arsênico, ferro e cobre).
- Animal: animais inteiros (*Apis*), partes de animais (preparações de órgãos como *Cutis aurum*[*]), secreções glandulares de animais, extratos (*Lecoris oleum*), depósitos calcáreos (*Conchae*).
- Matérias-primas que sofreram tratamento especial, como metais *praeparatum*, que passaram pela sublimação do metal pelo aquecimento até a condição do vapor e condensação em placas de vidro, em estado sólido para serem dinamizados.
- Composições (substâncias ativas obtidas quando duas ou mais substâncias ou preparados, com ou sem excipientes, são processadas juntas de acordo com um processo da farmácia antroposófica (p. ex., Ferrum-Quarz).
- Matérias-primas que não podem ser caracterizadas quimicamente (p. ex., *Cuprum metallicum*, *Aesculinum*)[26].
- Vegetais com certificação de origem biodinâmica[†] ou cultivo orgânico, ou plantas nativas. As plantas podem ser cultivadas com preparações de metais ou minerais, durante seu período de cultivo, para que sejam incorporados no metabolismo da planta, sendo estes os chamados metais vegetabilizados (p. ex., *Tabacum cuprum culta*).

As matérias-primas de origem vegetal também podem ser preparadas em condições térmicas variadas de calor. Essa diferenciação acarretará uma esfera de ação diferente no organismo humano (Tabela 2).

Os medicamentos antroposóficos podem ser de uso externo, interno e parenteral, acrescidos ou não de excipientes. Como exemplos de cada uso específico, destacam-se: uso oral (cápsulas, grânulos, comprimidos, tabletes, tritu-

---

[*] São matérias-primas de origem animal, cultivadas de forma adequada, geralmente de acordo com padrões biodinâmicos. Órgãos ou partes de órgãos secos ou frescos (ossos, glândulas), extratos de órgãos, tecidos ou partes de tecidos, preparações de sangue fresco.

[†] Agricultura biodinâmica é um ramo da antroposofia, considerada uma produção agrícola alternativa orgânica, baseada em conceitos esotéricos, destinada a restaurar, manter e melhorar a harmonia ecológica.

Tabela 2 Processos utilizados na elaboração farmacêutica de produtos antroposóficos que têm vegetais como material de partida

Processo farmacêutico	Grau de calor	Parte da planta	Principais esferas de atuação terapêutica
Maceração	15-25°C	Plantas frescas, todas as partes	Sistema neurossensorial de todo o organismo
Processo rítmico	4/37°C	Plantas frescas, todas as partes	Sistema rítmico
Digestão	37°C	Plantas frescas, folhas, flores	Sistema rítmico, circulatório
Infusão	60-90°C	Folhas secas, flores	Sistema metabólico, glandular
Decocção	Aproximadamente 100°C	Raízes secas, cascas, sementes	Sistema metabólico, trato digestivo (estômago, intestino)
Destilação	Evaporação, aproximadamente 100°C	Plantas frescas ou secas, todas as partes	Sistema metabólico, digestão
Tosta	170-250°C	Plantas secas, todas as partes	Sistema metabólico, digestão (fígado)
Carbonização	> 200°C	Plantas secas, todas as partes	Sistema metabólico, organização renal
Incineração	> 500°C	Plantas secas, todas as partes	Região pulmonar, respiração

rados, gotas, xaropes, tinturas-mãe, diluições); nasal (*sprays*, gotas); oftálmico (gotas, pomadas); auricular (gotas); vaginal (gel, supositórios vaginais, comprimidos); retal (supositórios); cutâneo (cremes, pomadas, géis, loções, óleos, emulsões, suspensões, pós); parenteral (diluições líquidas para injeção, ampolas, soluções para injeção)[26].

Medicamentos anti-homotóxicos

O médico alemão Hans-Heinrich Reckeweg (1905-1985) desenvolveu na década de 1930, em Berlim, a homotoxicologia, a qual foi influenciada pela homeopatia. O termo homotoxicologia é formado por três partes: "homo", que significa ser humano, "tóxico", que provém de toxina ou veneno, e finalmente "logia", que provém do grego, *logos*, que significa estudo. Em resumo, podemos descrever a homotoxicologia como o estudo da influência das substâncias tóxicas sobre os seres humanos. A homotoxicologia se fundamenta no conceito de que as toxinas, endógenas ou exógenas, resultam no desencadeamento e aparecimento das doenças. Reckeweg classificou essas toxinas como "homotoxinas", ou seja, toxinas que afetam o homem[28-30]. Essa terapia considera as enfermidades como a expressão de uma resposta defensiva do organismo contra as homotoxinas ou como o resultado de danos tóxicos que o organismo tenta compensar com a finalidade de restabelecer, dentro do possível, a homeostase[31].

A ação terapêutica da homotoxicologia visa estimular e apoiar os esforços do organismo em sua luta contra as toxinas; para tal, são usados os medicamentos anti-homotóxicos, bem como técnicas que possam diminuir o aporte exógeno de toxinas ou atuar em sinergia com os esforços fisiológicos de eliminação, além de múltiplas técnicas de drenagem. De acordo com a homotoxicologia, todos os processos, síndromes e manifestações, denominados doenças, são sinais de que o corpo está combatendo venenos, com o objetivo de neutralizá-los e eliminá-los, podendo esse organismo perder ou ganhar essa batalha. Essas doenças são sempre biológicas, ou seja, processos teleológicos[‡] naturais[30].

Os principais fundamentos da homotoxicologia são baseados nos seguintes conceitos:

- Homotoxinas – substâncias ou influências não materiais que podem causar doenças no homem. Seu aparecimento resulta de uma desordem da regulação no organismo. Toda doença é, portanto, derivada dos efeitos das homotoxinas.
- Homotoxicose – condição não fisiológica que aparece após a reação de uma célula ou tecido a uma homotoxina).
- Vicariação – transição dos sinais indicados de uma doença dentro de uma fase para outro sistema orgânico, ou a mudança fundamental de sintomas para outra fase com ou sem mudança de um sistema orgânico).
- Teoria das fases, que tem como base as leis de cura de Hering e que ilustra o curso de vários sintomas de uma doença, sendo estas:
  - Fase humoral (alteração e reação).
  - Fase matriz (fixação e formas crônicas).
  - Fase celular (déficits e dissociação)[30].

A Anvisa classifica como medicamentos dinamizados anti-homotóxicos aqueles que apresentam suas indicações terapêuticas baseadas nos conceitos da homotoxicologia e são elaborados segundo a farmacotécnica homeopática ou anti-homotóxica[1]. Podem ser preparados a partir de um ou mais insumos ativos, em quaisquer potências, ou em mais de uma potência da mesma substância (acorde de potências), com base nos fundamentos da homeopatia

---

‡ Que relaciona um fato com sua causa final.

e da homotoxicologia. Seus métodos de preparação e controle devem seguir obrigatoriamente os métodos oficiais descritos na *Farmacopeia homeopática alemã* em vigor, ou outras farmacopeias homeopáticas e compêndios oficiais, reconhecidos pela Anvisa (Tabela 1); assim como aqueles cuja fórmula é constituída por substâncias de comprovada ação terapêutica, descrita nas matérias médicas homeopáticas ou anti-homotóxicas, reconhecidas pela Anvisa, em estudos clínicos ou em revistas científicas[1].

Essa categoria de medicamentos foi desenvolvida para servir ao propósito específico de restabelecer a regulação do organismo, atuando a partir de três etapas: prevenção de desafios homotoxicológicos; eliminação das homotoxinas; regulação das homotoxicoses[28]. Apesar de parecerem com os complexos homeopáticos, se diferenciam deles em muitas formas, desde a prescrição, já que são incorporadas várias diluições de medicamentos, até a mistura feita com medicamentos dinamizados alopáticos e vitaminas. Esse processo terapêutico, denominado por alguns autores "sistema de grande defesa", engloba o conjunto das respostas neurológica, endócrina, imunológica, metabólica e da matriz extracelular no processo de eliminação das homotoxinas, a partir do fortalecimento da inter-relação e da conexão entre os vários processos[28,29].

Os medicamentos anti-homotóxicos são produzidos segundo as regras da homeopatia, mas utilizam uma variedade maior de princípios ativos. Às matérias-primas usadas pela homeopatia são agregados moduladores e reguladores exclusivos da homotoxicologia, como elementos que participam do ciclo de Krebs, em diluições que variam da 6ª à 10ª decimal (6X-10X), enzimas carreadoras da cadeia respiratória, como a coenzima Q10, alguns hormônios e imunomoduladores (extratos de suis-órgãos, nosódios e venenos de origem animal).

Os medicamentos anti-homotoxicológicos podem ser de uso externo, interno e parenteral, a saber: uso oral (tabletes, glóbulos, comprimidos, pós, gotas e xaropes); nasal (gotas e *sprays*); oftálmico (gotas); auricular (gotas); retal (supositórios); cutâneo (pomadas, cremes e géis); parenteral (soluções para injeção)[31].

CONSIDERAÇÕES FINAIS

Desde a Antiguidade o homem vem desenvolvendo métodos que garantam a qualidade dos medicamentos utilizados no tratamento das doenças. A evolução técnica e científica da farmácia vem introduzindo inovações importantes que precisam ser harmonizadas, por meio de compêndios oficiais, como farmacopeias, formulários, códex e as legislações em geral. Esses são instrumentos fundamentais para padronização, rastreabilidade e qualidade dos medicamentos, sendo, portanto, instrumentos legais imprescindíveis aos laboratórios e farmácias que produzem e manipulam medicamentos dinamizados.

Cabe ao farmacêutico, no exercício legal de sua profissão, zelar pela qualidade e preservar a saúde daqueles que buscam no uso dos medicamentos dinamizados o tratamento de seus problemas físicos e mentais.

Apesar de a maioria dos medicamentos dinamizados ter sua origem em produtos da natureza, é vedada a interconversão entre eles, principalmente nas diluições menores. Ainda que o material de partida seja o mesmo, por exemplo, medicamentos de origem vegetal, cada categoria será preparada de acordo com os respectivos compêndios oficiais que regulamentam seu preparo, os quais levam em consideração a técnica de cultivo, o órgão vegetal utilizado, a razão entre droga vegetal e solvente, o tempo e a temperatura da extração, a escala de dinamização, a técnica de agitação, dentre outros fatores, os quais influenciarão a composição química e, consequentemente, a resposta terapêutica à visão do processo saúde-doença específico.

REFERÊNCIAS BIBLIOGRÁFICAS

1. Brasil. Resolução RDC n. 238, de 25 de julho de 2018. Dispõe sobre o registro, a renovação de registro, as mudanças pós-registro e a notificação de medicamentos dinamizados. Diário Oficial da União. 2018;144:82.
2. Hahnemann S. Organon of medicine. 6. ed. London: Orion Books Ltd; 2003.
3. Lathoud JA. Estudos da matéria médica homeopática. São Paulo: Organon; 2004.
4. Holandino C, Harduim R, Veiga VF, Garcia S, Zacharias CR. Modeling physical chemical properties of high dilutions: An electrical conductivity study. Int J High Dilution Res. 2008;7(25):165-73.
5. Holandino C, Oliveira AP, Homsani F, De Paiva JP, Barbosa GM, De Lima Zanetti M, et al. Structural and thermal analyses of zinc and lactose in homeopathic triturated systems. Homeopathy. 2017;106:160-70.
6. Montagnier L, Aissa J, Del Giudice E, Lavallee C, Tedeschi A, Vitiello G. DNA waves and water. J Phys Conf Ser. 2011;306:012007.
7. Demangeat JL. Towards a rational insight into the paradox of homeopathy. Adv Complement Alt Med. 2018;2(2):1-13.
8. Kokornaczyk MO, Würtenberger S, Baumgartner S. Impact of succussion on pharmaceutical preparations analyzed by means of patterns from evaporated droplets. Sci Rep. 2020;10:570.
9. Brasil. Resolução RDC n. 26, de 30 de março de 2007. Dispõe sobre o de medicamentos dinamizados industrializados homeopáticos, antroposóficos e antihomotóxicos. Diário Oficial da União. 2007;57.
10. Magalhães JC, Gardin NE, Nakamura MU. Medicamentos homeopáticos e antroposóficos: semelhanças e diferenças. Arte Med Ampl. 2018;38(2):67-75.
11. Brasil. Ministério da Saúde. Farmacopeia homeopática brasileira, 2011. 3. ed. Brasília: Anvisa.
12. Fontes OL, Cesar AT, Chaud MV, Teixeira MZ, Kishi MA, Amorim VO. Farmácia homeopática: teoria e prática. 4. ed. Barueri: Manole; 2013.
13. Cajueiro APB, Goma EP, Dos Santos HAM, Almeida RI, Toma HK, Araújo SM, et al. Homeopathic medicines cause Th1 predominance and induce spleen and megakaryocytes changes in BALB/c mice infected with Leishmania infantum. Cytokine. 2017;95:97-101.
14. Siqueira CM, Homsani F, Veiga VF, Lyrio C, Matos HJ, Passos SRL, et al. Homeopathic medicines for prevention of influenza and acute respiratory tract infections in children: Blind, randomized, placebo-controlled clinical trial. Homeopathy. 2016;105:71-7.

15. Holandino C, Siqueira CM, Homsani F, Paiva JP, Veiga VF, Oliveira AP. Therapeutic potential of nosodes: Challenges, translationality and perspectives. In: Bonamin L, Waisse S, editors. Transdisciplinarity and translationality in high dilution research: Signals and images GIRI series. Cambridge: Cambridge Scholars Publishing; 2019, v. 1. p. 244-65.
16. World Health Organization. WHO traditional medicine strategy: 2014-2023. Geneva: WHO; 2013.
17. Brasil. Conselho Regional de Farmácia do Estado de São Paulo. Departamento de Apoio Técnico e Educação Permanente. Comissão Assessora de Homeopatia. Homeopatia. 3. ed. São Paulo: Conselho Regional de Farmácia do Estado de São Paulo; 2019.
18. Rajesh S, Gitanjali T. Preparation of cancer nosodes from specific cancer tissues. Int J High Dilution Res. 2019;18(1):28-34.
19. Clausen J, Wirjk R, Albrecht, H. Geographical and temporal distribution of basic research experiments in homeopathy. Homeopathy. 2014;103:193-7.
20. Gonçalves JP, Potrich FB, dos Santos MLF, Gagosian VSC, Rossi GR, Jacomasso T, et al. *In vitro* attenuation of classic metastatic melanoma-related features by highly diluted natural complexes: Molecular and functional analyses. Int J Oncol. 2019;55:721-32.
21. Davenas E, Beauvais F, Amara J, Oberbaum M, Robinzon B, Miadonna A, et al. Human basophil degranulation triggered by very dilute antiserum against IgE. Nature. 1988;333(6176):816-8.
22. Belon P, Cumps J, Ennis M, Mannaioni PF, Roberfroid M, Sainte-Laudy J. Histamine dilutions modulate basophil activation. Inflamm Res. 2004;53(5):181-8.
23. Steiner R, Wegman I. Elementos fundamentais para uma ampliação da arte de curar, segundo os conhecimentos da ciência espiritual. 4. ed. São Paulo: Antroposófica; 2015.
24. Brasil. Agência Nacional de Vigilância Sanitária. Resolução n. 465, de 24 de julho de 2007. Dispõe sobre as atribuições do farmacêutico no âmbito da Farmácia Antroposófica e dá outras providências. Diário Oficial da União. 2007.
25. Brasil. Ministério da Saúde. Portaria n. 1.600, de 17 de julho de 2006. Aprova a constituição do Observatório das Experiências de Medicina Antroposófica no Sistema Único de Saúde (SUS). Diário Oficial da União. 2006.
26. International Association of Anthroposophic Pharmacists. Anthroposophic pharmaceutical codex (APC). 3. ed. Stuttgart: MedPharm Scientific Publishers; 2014 [citado 09 mar. 2020]. Disponível em: www.iaap.org.uk/Publications/Download.
27. Steiner R. O conhecimento antroposófico do ser humano e a medicina. São Paulo: João de Barro; 2020.
28. Ernst E, Schmidt K. Homotoxicology: a review of randomised clinical trials. Eur J Clin Pharmacol. 2004;60:299-306.
29. Scabello RT, Gardin NE. Medicamentos dinamizados injetáveis disponíveis no Brasil: indicações baseadas na homotoxicologia e possibilidades de uso pela visão antroposófica. Arte Med Ampl. 2005;35(3):118-25.
30. Routine Therapy – The practitioners' handbook of homotoxicology. 2. ed. Albuquerque: Heel; 2005.
31. Vieira FP, Rediguieri CF. A regulação de medicamentos no Brasil. Porto Alegre: Artmed; 2013.

SEÇÃO V

ESTILO DE VIDA E DOENÇAS CRÔNICAS

30

Medicina do estilo de vida e sua interface com a saúde integrativa

Fábio César dos Santos

Que os tradicionalistas não me escutem, mas Platão já dizia que o grande erro médico era separar corpo e espírito durante o tratamento. Reforço isso, no início deste capítulo, para afirmar que a medicina do estilo de vida não é uma nova medicina, nem um conceito novo. Ela simplesmente traz à tona estudos que bem conhecemos (e aí quero que os tradicionalistas me escutem) apontando para o fato de que 80% das doenças crônicas não transmissíveis (DCNT) podem ter caminho mudado e melhores resultados no tratamento se os hábitos do paciente forem alterados. Estamos falando de condutas preventivas tomadas ativamente. Pois a palavra-chave que me guiou à medicina de estilo de vida foi prevenção. Neste ponto, vale contar um pouco de minha história.

Meu objetivo como profissional de saúde, desde a época da faculdade, era trabalhar com prevenção, pois entendia e entendo que, concentrando-se nela, a chance de as pessoas desenvolverem doença em fase mais tardia ou padecerem de menos problemas seria muito maior. Meu "romantismo" (aspas necessárias) é muito mais comum do que se imagina no começo da faculdade de medicina. Ali discutimos bem mais a medicina preventiva e os alunos são bem mais receptivos ao tema. Só que no duro andar da faculdade os profissionais de saúde em formação começam a se direcionar para doenças e tratamentos, ou seja, para especificidades da profissão médica. Aprendi que, quanto mais você caminha para um ponto específico, mais focada fica sua visão, logo, menos periférica, que é o princípio 360° da medicina de estilo de vida.

Você acredita que em 6 anos de faculdade de Medicina temos menos de 20 horas dedicadas à nutrição? Isso mesmo; na minha visão, um absurdo. Principalmente sabendo que em 2013 a dieta ultrapassou o tabaco como fator de risco maior de mortalidade da população. Isso mostra como pouca importância é dada a um potencial assassino[1].

Mantive meu princípio durante a graduação e na hora da especialização optei por uma área clínica e não cirúrgica. Já que meu objetivo principal era a prevenção, fui para as doenças que mais matam, disparado, homens e mulheres: resolvi fazer cardiologia. Só que na realidade do mercado de trabalho, em que o cardiologista está trabalhando em hospitais, prontos-socorros e unidades de terapia intensiva, ficamos quase exclusivamente com os quadros graves ou intermediários. Por quadro grave entende-se quem sofreu infarto ou embolia pulmonar, por exemplo. Entre os intermediários estão pacientes obesos, hipertensos, diabéticos, que se não tratados tendem a caminhar celeremente para a faixa de quadro grave. Só que o que eu estava fazendo de prevenção para eles? Foi o que comecei a me perguntar e fiquei frustrado com a resposta: nada ou quase nada. Na verdade, muitos de nós, médicos, estávamos comendo errado, sedentários, obesos. Você já observou o que muitos profissionais de saúde comem nas cafeterias de um hospital? Ficaria surpreso. A única opção era buscar novos caminhos.

Comecei a procurar dentro e fora do Brasil o que vinha sendo feito em relação à prevenção.

No fim da década de 1990, fui fazer uma pós-graduação em cardiologia na Duke University, na Carolina do Norte, Estados Unidos. Lá, para minha plena satisfação, começou a ser formado um dos primeiros centros de medicina integrativa dos Estados Unidos. A palavra "integrativa", no caso do ramo da medicina, é muitíssimo importante, pois integrar demanda uma composição multidisciplinar. Você é obrigado, assim, a olhar além de sua especialidade. No meu caso, não podia nem conseguia mais ser o cardiologista que só olhava o coração do meu paciente. Até porque não é segredo para ninguém que, em imensa fatia dos casos de pessoas que sofrem infarto, os pacientes relatam alguma adversidade na vida, recheada de sentimentos negativos[2]. Pode ter sido a perda de um parente, problema no relacionamento afetivo, profissional... Só o que importa é que não dá para dissociar esse componente na conta do tratamento. E esse componente encontra(va)-se "praticamente" fora da ciência.

Tudo isso começou a fazer muito sentido. Anos mais tarde fui em busca de uma segunda constatação disso. Dessa vez em Harvard, na também norte-americana Cambridge, no estado de Massachusetts. Entrei para o grupo de medicina, mente e corpo (vizinha da medicina de estilo de vida), coordenada pelo também cardiologista Dr. Herbert Benson. O que me chamou muito a atenção foi constatar uma instituição como Harvard, uma das mais científicas, estar discutindo acaloradamente medicina e espiritualidade, por exemplo. Até eu ainda era incrédulo quanto a isso. Eles discutiam meditação e como um caminhar meditativo no meio do dia poderia ser favorável à sua saúde, dentro do espectro "mente sã ajuda um corpo a ser são". Estou falando de discussões no início deste novo século. Já estava mais do que na hora de entender essas correlações.

Desde então coloco em prática a teoria em que acredito: de não tentar simplesmente entender se um coração é saudável ou doente, mas as inter-relações dele com os outros órgãos, com todo o sistema e as interferências externas ao corpo. Resumindo, seria enxergar o ser humano não apenas como um órgão, mas compreender a funcionalidade do organismo e todas as suas interações. Nesse momento, passei a seguir os passos e me relacionar com os líderes da chamada medicina funcional, junto ao Institute for Functional Medicine (IFM), que hoje está presente em minha carreira e no catálogo de grandes centros médicos como a Cleveland Clinic e que traz esse entendimento da medicina como seu fundamento básico. Lembro de uma paciente que um dia me disse: "Você não é apenas um cardiologista; você é um médico com coração". Isso me tocou profundamente e me fez entender que, apesar da minha especialidade de base, eu deveria entender e olhar meu paciente como um todo, ser um médico integrativo. Voltando ao Brasil, decidi fazer uma pós-graduação em nutrologia e foi como se estivesse voltando a estudar desde o princípio no intuito de me tornar médico. Comecei a refazer conexões ao perceber que não tinha me dedicado a esse pilar tão importante na minha convicção sobre a prevenção.

A prevenção é a melhor forma de tratar o paciente. É isso no que acredito e que está exposto nas próximas linhas deste capítulo. Só que a prevenção não é jogo de uma carta só. Durante os anos, fui somando cartas e construindo esse baralho que uso no tratamento de meus pacientes/clientes. Ela é funcional ao focar interação e funcionamento de órgãos e sistemas. É integrativa porque junta profissionais de forma interdisciplinar e técnicas variadas para montar a melhor estratégia possível à necessidade de cada indivíduo. E ela usa o estilo de vida como base estrutural de toda essa intervenção. Com o passar dos anos, percebi que muitos profissionais de saúde tinham essa mesma visão. Coloco o termo profissionais de saúde (em vez de apenas médicos), porque a visão dessa medicina abrange profissionais diversos que vão de educadores físicos a especialistas médicos, passando por jornalistas do setor e geneticistas.

Deixou de ser uma ideia minha, do meu consultório, da minha região: o roteador se mostrou global. Em 2009 presenciei o Colégio Americano de Medicina de Estilo de Vida criar uma definição bem clara do conjunto de práticas em prevenção e tratamento para o bem do paciente. Claro que ainda existiriam barreiras, pois isso acontece com todas as novidades. Grandes hospitais possuem ou possuíam certa resistência em enxergar um plano médico que não é focado em uma especialidade. Só que não são as barreiras que interessam, e sim as estradas que estamos conseguindo pavimentar. Anos mais tarde fui convidado a fazer parte de ligas e conselhos de associações mundiais nesse setor e fundamos a primeira associação brasileira sob a filosofia da medicina do estilo de vida. Uma grande honra para mim; a recompensa de luta por um sonho. O objetivo, como mencionado anteriormente, foi promover essa visão em saúde, focada em dieta e nutrientes, movimento e exercício, controle do estresse, sono adequado e relações pessoais, além de entender o macroambiente com poluentes e seus fatores diversos e o microambiente que existe dentro de cada um de nós.

Como já citado, as principais causas de mortalidade em todo o mundo são as DCNT: doença cardiovascular (17 milhões), câncer (7,6 milhões), doença respiratória (4,2 milhões) e diabetes (1,3 milhão)[3]. O estudo *Global Burden of Diseases* destacou sistematicamente a mudança epidemiológica na morbidade e mortalidade resultantes de doenças infecciosas e desnutrição, as DCNT[4]. Embora tenhamos ganhado aproximadamente 10 anos de expectativa de vida desde 1970, estamos gastando mais anos vivendo com lesões e doenças. Representando 63% de todas as mortes, a maioria que morre de DCNT está no auge de seus anos produtivos[5].

Existem evidências esmagadoras de que fatores de estilo de vida como padrões alimentares inadequados, consumo de tabaco, consumo excessivo de álcool e fatores psicossociais como estresse crônico e falta apoio social são fatores fundamentais na patogênese e incidência de DCNT[6].

Definem-se doenças relacionadas ao estilo de vida como doenças nas quais a fisiopatologia é significativamente influenciada por fatores de estilo de vida e em que mudanças nesses fatores etiológicos podem melhorar significativamente os caminhos de prevenção e tratamento. A população mundial criou um ambiente artificial para sua "vida moderna" ao qual não teve chance de se adaptar fisiologicamente. Isso nos levou a inúmeras disfunções, provavelmente secundárias a uma forma de inflamação sistêmica de baixo grau que se conecta à maioria das doenças crônicas e a fatores de risco como hiperlipidemia e hipertensão arterial. O primeiro sinal de um estilo de vida inadequado, não adaptado e com elevada carga alostática é o aumento do peso corporal em decorrência de dietas hipercalóricas e atividade física inadequada[7]. É imperativo que de uma vez por todas abordemos sistematicamente as causas das doenças relacionadas ao estilo de vida em vez de apenas tratarmos superficialmente os sintomas.

Hoje, a cada dois americanos e europeus, um está acima do peso ou obeso. Os índices de massa corporal aumentaram em média 2 a 2,5 kg/m^2 por década e agora são 30 kg/m^2 ou mais em alguns países[8]. Como seres humanos, fomos projetados para nos mover, mas nunca fomos tão sedentários. A atividade física diminuiu drasticamente em relação ao século passado em virtude do crescimento econômico, digitalização e urbanização dos grandes centros. Mais de 70% das pessoas em grande parte do mundo moderno não estão atingindo níveis adequados (ou mesmo mínimos) de atividade física na promoção de saúde. O impacto do pobre estilo de vida não se limita a doenças físicas, pois também aumenta o risco de transtornos mentais, como ansiedade e depressão, que estão aumentando epidemicamente em todo o mundo[9].

O ônus econômico de más escolhas em estilo de vida não é mais sustentável e impossível de ser ignorado. As doenças relacionadas ao estilo de vida são uma ameaça clara não só à saúde humana, mas também ao desenvolvimento e crescimento econômico. Paradoxalmente, é esse desenvolvimento e crescimento o grande fator causal no desenvolvimento dessas doenças[10]. Ao mesmo tempo que o poder da compreensão de mudanças intensivas do estilo de vida para prevenção e reversão de doenças crônicas está se tornando mais evidente e bem documentado, também são claras as limitações e custos de uma medicina de alta tecnologia[11].

A definição existente, criada por associações e sociedades mundiais nesse setor[12], trata a medicina do estilo de vida como um ramo da medicina em que mudanças abrangentes do estilo de vida (incluindo nutrição, atividade física, controle do estresse, adequação de sono, apoio social e controle a exposições ambientais) são usadas para prevenir, tratar e reverter a progressão de doenças crônicas, abordando suas causas. As intervenções em medicina do estilo de vida incluem uma triagem em avaliação de risco à saúde, aconselhamentos sobre mudanças de comportamento em saúde e aplicação clínica de modificações no estilo de vida.

A medicina do estilo de vida deve ser frequentemente prescrita com medicamentos ou outras formas de terapia que forem necessárias de forma Integrativa, como base fundamental dessa pirâmide de intervenção. Ela é um campo interdisciplinar da medicina interna, das ciências psicossociais e da neurociência, saúde pública e ambiental e biologia. Os princípios base incluem estratégias de prevenção que abordam os hábitos de vida, os fatores biológicos subjacentes (incluindo causas mais distantes, como o desenho urbano e iniciativas para tornar cidades e bairros mais sociais e propícios a estilos de vida mais saudáveis) e a fisiopatologia comum às doenças relacionadas ao estilo de vida (como inflamação sistêmica de baixo grau, eixo do estresse desregulado, disfunções metabólicas etc.). Dessa forma, ela é uma abordagem complementar e integrativa que ajuda na conexão entre intervenções em saúde pública com intervenções clínicas.

A abordagem dos fatores do estilo de vida tem o potencial de reduzir o ônus da doença crônica para a saúde e aumentar a qualidade de vida e a longevidade.

Um bom exemplo é o que foi demonstrado pelo European Prospective Investigation into Cancer and Nutrition Study (EPIC): das 23 mil pessoas avaliadas, demonstrou-se que mudanças nos fatores de estilo de vida poderiam prevenir 93% dos casos de diabetes, 81% dos infartos, 50% dos derrames e 36% de todos os cânceres[13]. Além da prevenção, informações abrangentes sobre mudanças de estilo de vida podem reverter a progressão da doença e até mesmo curá-la. Quando abordamos esses fatores na raiz de nossa saúde, descobrimos que nossos corpos geralmente têm uma capacidade notável para se curar (autocura) e muito mais rapidamente do que se pensava ser possível[14-16]. Além disso, esse tipo de intervenção resulta em uma significativa economia de custos porque os mecanismos regenerativos e biológicos que controlam nossa saúde e bem-estar são extremamente eficientes, eliminando dessa forma outros custos agora desnecessários em saúde, uma vez adotado um estilo de vida mais fisiológico e equilibrado[17].

Se estressores (como fatores relacionados a um estilo de vida inadequado) se repetem ou persistem por um longo tempo, respostas alostáticas ao estresse regulatório podem prevalecer ou o organismo pode se tornar incapaz de estabelecer um sistema de resposta adaptativa[18], culminando em um caminho comum final de ativação (hiperativação) de neurotransmissores, neuropeptídios, hormônios e citocinas que mediam a fisiopatologia dessas doenças. Podemos, então, entender as doenças relacionadas ao estilo de vida no âmbito de uma incapacidade adaptativa do corpo diante de um estado patológico de sobrecarga (acúmulo de carga alostática)[19]. Agora, com esse nosso melhor entendimento da fisiopatologia molecular e celular das doenças, devemos entender melhor essas pesquisas/estudos e traduzir em modos de vida fisiológica e psicologicamente mais saudáveis[20-23].

Temos grandes desafios ao falarmos e praticarmos estilo de vida como medicina. Os pacientes são frequentemente confundidos por recomendações de saúde e estilo de vida (muitas vezes conflitantes) transmitidas pela mídia, envoltas em conflitos de interesse econômicos. É vital que os profissionais de saúde também se comuniquem claramente sobre não haver mais dúvidas quanto aos constituintes básicos de um estilo de vida saudável: uma dieta rica em alimentos nutritivos, sendo a maioria à base de plantas (*whole food plant-based diet*), reduzindo o consumo de carnes e minimizando o de alimentos processados (comida de verdade, em menor quantidade e com muitos vegetais), atividade física diária de moderada intensidade, medidas de controle do estresse, prática de higiene do sono, eliminação do tabaco e redução no consumo de álcool.

Deve haver uma clara comunicação sobre a magnitude dos benefícios possíveis, bem como sobre a magnitude de mudanças de estilo de vida necessárias para tanto. Esses princípios podem ser interpretados de diferentes maneiras, dentro de uma variedade de contextos culturais (dieta mediterrânea, dieta de

Okinawa etc.), mas a essência é a mesma. Recomendações em estilo de vida seguras, eficazes, sustentáveis e baseadas em evidências científicas devem ser incluídas na educação e no treinamento dos profissionais de saúde e jornalistas para que, por sua vez, sejam comunicadas ao público em geral.

Organizações influentes devem estar posicionadas na intersecção de indústria e consumidores, para coordenar o desenvolvimento de produtos e serviços promotores de saúde baseados em evidências. Obviamente, isso representa um grande desafio em razão dos interesses de grandes organizações comerciais (e governos) em manter o consumo em um nível "doentio" para o indivíduo. Reconhecer esses fatores mais "distais" na hierarquia causal é, no entanto, parte fundamental do processo em medicina do estilo de vida.

Uma pesquisa recente descobriu que uma alta proporção de pacientes atendidos na atenção primária com estilos vida nada saudáveis não percebem a necessidade de mudar seus hábitos e cerca de metade dos pacientes relataram que não tiveram nenhuma discussão sobre um estilo de vida mais saudável com seus médicos[24]. Existe um inexplicável e não mais aceitável intervalo entre a esmagadora evidência das consequências prejudiciais à saúde de um estilo de vida inadequado e o ato de se tomar medidas significativas, tanto em nível individual como social, para modificar esses comportamentos e ambientes patológicos. Em particular, os cuidados médicos quase nunca abordam estilo de vida como uma preocupação principal[25,26].

Os profissionais médicos geralmente são incapazes de lidar de forma diagnóstica e terapêutica com pacientes que têm necessidade urgente de mudanças, apesar de essas muitas vezes serem simples. A competência e a confiança para diagnosticar e mudar comportamentos prejudiciais estão deficitárias[27]. Devemos melhorar a educação e o treinamento em prevenção e tratamento de doenças relacionadas ao estilo de vida[28]. É preciso haver sérias mudanças de atitude e comportamento para que os profissionais entendam de uma vez por todas as terapêuticas em mudanças do estilo de vida como as mais cientificamente válidas, clinicamente eficazes e factíveis de realização para as condições patológicas mais frequentes[29].

Tais profissionais precisam ser ensinados a utilizar ao menos 5 minutos de seus atendimentos nesses princípios da medicina do estilo de vida, enquanto do outro lado ocorre um trabalho coletivo em educação para estabelecer melhores mecanismos de entrega de evidências dessa prática, demonstrando que mais tempo investido nesse tópico será mais eficaz em produzir mudanças significativas no estilo de vida, promoção de saúde e reversão de doenças. Talvez seja a hora de procurar entender diferentes formas de assistência médica baseadas em necessidades diferentes do mundo atual. Atendimentos em grupo (consultas médicas compartilhadas) e com ação integrativa e interdisciplinar na atenção primária/básica de saúde podem, por exemplo, ser mais apropriadas/adequadas para as doenças relacionadas ao estilo de vida do que o sistema individual de consulta que foi historicamente desenvolvido para lidar com as doenças agudas e infecciosas[30].

Nessa era moderna de medicina baseada em evidências, é prática precária e antiética não oferecer a opção de tratamento ou recomendação terapêutica primária recomendada de mudanças eficazes para o estilo de vida. Oferecer uma saúde baseada em evidências, mais segura, mais eficaz e mais barata, baseada em mudanças de estilo de vida, deve ser privilégio e dever de todo profissional, paciente e serviço assistencial de cuidados de saúde em todos os continentes nos dias de hoje. Isso exigirá o esforço coletivo de todos os lados para libertar pacientes, provedores de saúde e economias globais desse sistema atual baseado em doenças e não em saúde, com custo elevado e baixa eficácia.

Ser eficaz no mundo de hoje exige intervenção em estilo de vida nas causas das doenças como fundamento principal, não apenas o tratamento de sinais e sintomas de doenças já estabelecidas.

REFERÊNCIAS BIBLIOGRÁFICAS

1. Santos FC, Pimentel L. Manual do Estilo de Vida: 30 doses saudáveis sem efeitos colaterais. 2. ed. São Paulo: nVersos; 2020.
2. Balog P. Negative emotions associated with cardiovascular diseases. Orv Hetil. 2018;159(48):2005-10.
3. World Health Organization. Global Status Report on Noncommunicable Diseases 2010. Geneva: WHO; 2011.
4. Lim SS, Vos T, Flaxman AD, Danaei G, Shibuya K, Adair-Rohani H, et al. A comparative risk assessment of burden of disease and injury attributable to 67 risk factors and risk factor clusters in 21 regions, 1990-2010: a systematic analysis for the Global Burden of Disease Study 2010. Lancet. 2012;380(9859): 2224-60.
5. Bloom DE, Cafiero E, Jané-Llopis E, Abrahams-Gessel S, Bloom LR, Fathima S, et al. The global economic burden of noncommunicable diseases (No. 8712). Program on the Global Demography of Aging. 2012. Disponível em: https://ideas.repec.org/p/gdm/wpaper/8712.html.
6. Kvaavik E, Batty GD, Ursin G, Huxley R, Gale CR. Influence of individual and combined health behaviors on total and cause-specific mortality in men and women: the United Kingdom health and lifestyle survey. Arch Intern Med. 2010;170(8):711-8.
7. Beckie TM. A systematic review of allostatic load, health, and health disparities. Biol Res Nurs. 2012;14(4):311-46.
8. Finucane MM, Stevens GA, Cowan MJ, Danaei G, Lin JK, Paciorek CJ, et al. National, regional, and global trends in body-mass index since 1980: systematic analysis of health examination surveys and epidemiological studies with 960 country-years and 9.1 million participants. Lancet. 2011;377(9765):557-67.
9. Azevedo Da Silva M, Singh-Manoux A, Brunner EJ, Kaffashian S, Shipley MJ, Kivimäki M, Nabi H. Bidirectional association between physical activity and symptoms of anxiety and depression: the Whitehall II study. Eur J Epidemiol. 2012;27(7):537-46.
10. Egger G. Obesity, chronic disease, and economic growth: a case for "big picture" prevention. Adv Prev Med. 2011;2011:149158.

11. Stergiopoulos K, Brown DL. Initial coronary stent implantation with medical therapy vs medical therapy alone for stable coronary artery disease: meta-analysis of randomized controlled trials. Arch Intern Med. 2012;172(4):312-9.
12. Egger G, Binns A, Rossner S. Lifestyle medicine. 2. ed. Sydney, Australia: McGraw-Hill; 2011.
13. Ford ES, Bergmann MM, Kroger J, Schienkiewitz A, Weikert C, Boeing H. Healthy living is the best revenge: findings from the European Prospective Investigation Into Cancer and Nutrition-Potsdam study. Arch Intern Med. 2009;169(15):1355-62.
14. Ornish D, Scherwitz LW, Billings JH, Brown SE, Gould KL, Merritt TA, et al. Intensive lifestyle changes for reversal of coronary heart disease. JAMA. 1998;280(23):2001-7.
15. Silberman A, Banthia R, Estay IS, Kemp C, Studley J, Hareras D, Ornish D. The effectiveness and efficacy of an intensive cardiac rehabilitation program in 24 sites. Am J Health Promot. 2010;24(4):260-6.
16. Ornish D, Weidner G, Fair WR, Marlin R, Pettengill EB, Raisin CJ, et al. Intensive lifestyle changes may affect the progression of prostate cancer. J Urol. 2005;174(3):1065-9; discussion 9-70.
17. Ornish D. Avoiding revascularization with lifestyle changes: the multicenter lifestyle demonstration project. Am J Cardiol. 1998;82(10B):72T-6T.
18. Sterling P. Allostasis: a model of predictive regulation. Physiol Behav. 2012;106(1) 5-15.
19. McEwen BS. Brain on stress: how the social environment gets under the skin. Proc Natl Acad Sci U S A. 2012;109(Suppl 2):17180-5.
20. Ornish D, Lin J, Daubenmier J, Weidner G, Epel E, Kemp C, et al. Increased telomerase activity and comprehensive lifestyle changes: a pilot study. Lancet Oncol. 2008;9(11):1048-57.
21. Ornish D, Magbanua MJ, Weidner G, Weinberg V, Kemp C, Green C, et al. Changes in prostate gene expression in men undergoing an intensive nutrition and lifestyle intervention. Proc Natl Acad Sci U S A. 2008;105(24):8369-74.
22. Du M, Prescott J, Kraft P, Han J, Giovannucci E, Hankinson SE, De Vivo I. Physical activity, sedentary behavior, and leukocyte telomere length in women. Am J Epidemiol. 2012;175(5):414-22.
23. Blackburn EH, Epel ES. Telomeres and adversity: too toxic to ignore. Nature. 2012;490(7419):169-71.
24. Brotons C, Bulc M, Sammut MR, Sheehan M, Manuel da Silva Martins C, Björkelund C, et al. Attitudes toward preventive services and lifestyle: the views of primary care patients in Europe. the EUROPREVIEW patient study. Fam Pract. 2012;29(Suppl 1):i168-76.
25. Centers for Disease Control and Prevention. QuickStats: estimated percentage of patients aged >45 years who received exercise counseling from their primary-care physicians, by sex and age group — National Ambulatory Medical Care Survey and National Hospital Ambulatory Medical Care Survey, United States, 2003-2005. MMWR. 2007;56:43(1142).
26. Honda K. Factors underlying variation in receipt of physician advice on diet and exercise: applications of the behavioral model of health care utilization. Am J Health Promot. 2004;18(5):370-7.
27. Lawlor DA, Hanratty B. The effect of physical activity advice given in routine primary care consultations: a systematic review. J Public Health Med. 2001;23(3):219-26.
28. Dysinger WS. Lifestyle medicine competencies for primary care physicians. Virtual Mentor. 2013;15(4):306-10.
29. Sagner M, Schulz KH. Lifestyle as medicine. Dtsch Med Wochenschr. 2012;137(34-35):1706-12.
30. Burke RE, O'Grady ET. Group visits hold great potential for improving diabetes care and outcomes, but best practices must be developed. Health Aff. 2012;31(1):103-9.

31
Esporte e saúde

João Paulo de Santanna Pinto
Fabrício Mucin Miguel
Djanira Ribeiro da Silva
Ana Cláudia Pena

INTRODUÇÃO

Neste capítulo, discute-se a importância da prática de atividade física para a saúde de forma geral.

São apresentadas algumas definições dos termos usados nesta área, a importância de uma boa avaliação, os malefícios causados pela inatividade e, em contrapartida, os inúmeros efeitos positivos da implementação de um programa de atividade física e promoção de saúde, além do efeito da atividade física nas principais patologias: hipertensão, diabetes, sobrepeso/obesidade, osteoporose e saúde mental. Não poderíamos esquecer-nos de adicionar o tema mudança de comportamento, tão importante e desafiador. Apresenta-se aqui um pouco da teoria por trás da motivação e uma ferramenta para facilitar este grande passo para uma vida mais saudável e equilibrada.

É muito frequente encontrar os termos atividade física e exercício físico na literatura e nas placas das academias e clubes. Estes conceitos serão desanuviados e terão uma breve descrição, pois geralmente ficam um pouco confusos para quem não é da área da educação física.

Começaremos pelo esporte, que normalmente é definido como um sistema de práticas corporais de relativa complexidade que envolve competição institucionalmente regulamentada. Constitui-se na superação de competidores ou de marcas (resultados) anteriores estabelecidos pelo próprio esportista[1].

O esporte pode ser retratado em outras duas manifestações, a primeira como esporte recreativo e a segunda como esporte de alto rendimento.

O esporte recreativo tem como alvo principal a melhora do bem-estar e a relação interpessoal de seus participantes, tendo como moderador a atividade de competição, entretanto, esta não deixa de apresentar complexidade motora e alguma intensidade, sendo aconselhada uma preparação prévia antes de praticá-los. Um exemplo seria a "pelada" do final de semana.

O esporte de alto rendimento tem como alvo principal o alcance do máximo desempenho, superando os próprios limites na busca de vitórias e recordes e, geralmente, com algum ganho financeiro. Esta busca constante pelos recordes pode ocasionar lesões e sequelas, o que nos faz reconhecer que esta não é uma boa forma de promoção da saúde.

Já o termo atividade física é mais fácil de definir, porque qualquer movimento corporal produzido pelos músculos esqueléticos que resulte em algum gasto energético maior do que em repouso[2] e que eventualmente provoque adaptações positivas nos índices de aptidão física é considerado atividade física. O movimento de elevar os braços para estender a roupa no varal, caminhar até o trabalho ou varrer a casa já são considerados atividade física.

Mesmo exibindo semelhanças, a expressão "exercício físico" não é sinônimo de atividade física. Por definição, exercício físico é toda atividade física planejada, estruturada e repetitiva que tem por objetivo a melhora ou a manutenção de um ou mais componentes da aptidão física (exemplo: cardiovascular, força, potência, resistência, flexibilidade, equilíbrio)[2]. Um bom exemplo seria a caminhada de uma hora sem parar e com ritmo constante.

É importante também ter em mente a classificação da atividade física quanto a sua intensidade. As atividades podem ser classificadas usando-se a unidade MET (*metabolic equivalent task* ou equivalente metabólico). O MET corresponde a um consumo de oxigênio de 3,5 mL/kg*min (para saber o gasto aproximado em calorias de uma atividade é preciso multiplicar o valor de MET pelo peso do indivíduo e o tempo de duração da atividade em horas – por exemplo, um indivíduo de 75 kg realizando uma caminhada de 4 MET por 1 hora vai ter um consumo aproximado de: 75(kg)*4(MET)*1(h) = 300 kcal). Pode-se classificar como leve atividades com gasto energético entre 1 e 3 MET (atividades nas quais a pessoa consegue conversar tranquilamente), atividades moderadas entre 3,1 e 6 MET (a pessoa consegue falar, mas não consegue cantar) e atividades intensas acima de 6 MET (a pessoa não consegue falar continuamente, precisa parar para respirar).

Eventualmente, algumas barreiras impedem ou atrapalham um pouco a decisão de iniciar alguma atividade física. Essas barreiras são divididas em funcionais e emocionais e algumas dessas barreiras são muito conhecidas, como a falta de tempo, considerar-se suficientemente ativo, não ter um parceiro de treino, falta de dinheiro, sentir-se velho demais para começar, apresentar lesões ou doenças (achar sua saúde frágil), timidez, preguiça, não gostar de atividade física e não gostar do corpo atual[3]; pode-se enumerar muitas outras.

Porém, é importante saber que todos os anos, em decorrência da inatividade física, morrem aproximadamente 3,2 milhões de pessoa. Para termos uma dimensão do problema, o sedentarismo é considerado o quarto principal fator de risco para a mortalidade global, na frente do tabagismo e da obesidade. A Organização Mundial da Saúde (OMS) denomina este triste fenômeno como a "doença do século XXI". Por isso, a OMS lançou uma meta para diminuir a inatividade física no mundo em 15% até 2030[4,5].

A OMS define que o conceito de qualidade de vida compreende três pilares: do bem-estar físico, psicológico e sociocultural. Pensando nisso, a questão mais relevante e que engloba os três pilares é não considerar a atividade física uma competição o tempo todo, mas tê-la como algo leve e prazeroso, que fará bem ao corpo e à mente.

Com a motivação correta de ingressar em algum tipo de atividade física, chega o momento de verificar as condições de saúde. Os protocolos de avaliação pré-participação visam identificar condições de saúde que poderiam se agravar ou que colocariam o indivíduo em risco de morte súbita ou infarto agudo do miocárdio durante a prática. Em 2015, o Colégio Americano de Medicina Esportiva, referência no mundo em relação à prática de exercícios físicos de forma segura e orientada, fez uma revisão do seu protocolo e considerou que os critérios normalmente usados poderiam impor muitas barreiras para o início da prática de atividade física por pessoas que não teriam a necessidade de passar por uma avaliação médica. Foi proposto então um novo modelo de avaliação pré-participação com base em três critérios:

- Nível atual de atividade física do indivíduo.
- Presença de sinais e sintomas (como dispneia intensa, palpitações, tontura) ou doença cardiovascular, metabólica (como diabetes), pulmonar ou renal conhecidas.
- Nível de intensidade da atividade física ou exercício desejado pelo indivíduo[6].

De modo geral, indivíduos que queiram iniciar uma atividade ou exercício físico de intensidade leve (como caminhada, dança leve) ou moderada (caminhada rápida, bicicleta, dança intensa, vôlei, arremessos no basquete, tênis de mesa) e não tenham nenhuma condição de saúde, doença cardiovascular, metabólica, pulmonar ou renal podem começar a atividade e ir progredindo gradativamente a intensidade e a duração, sem a necessidade de uma avaliação médica. Já indivíduos que apresentam sinais ou sintomas de condições cardiovasculares, metabólicas, pulmonares ou renais devem realizar uma avaliação e acompanhamento regular com médico, fisioterapeuta, educador físico e outros profissionais da saúde capacitados. A mensagem com essa recomendação é que os eventos graves relacionados com atividade física e exercício não são comuns e colocar uma avaliação médica como barreira para o início da prática é muito mais deletério para a saúde do que iniciar a prática e ir aumentando gradativamente sua duração e intensidade[6].

Essas recomendações não substituem a avaliação individual que cada profissional de saúde deve fazer do seu paciente; ela serve como base a ser seguida, principalmente em indivíduos saudáveis, sem antecedentes clínicos pessoais ou familiares.

Após decisão tomada na etapa anterior (necessidade de avaliação médica ou não), passamos para a segunda etapa que é a avaliação física.

A avaliação física é realizada no ambiente selecionado para iniciar a atividade e é feita por um educador físico.

Segundo o Conselho Federal de Educação Física (CONFEF), que se fundamenta no Colégio Americano de Medicina do Esporte (ACSM), a avaliação física é um elemento fundamental na prescrição de exercícios físicos e desportivos[7]. A partir da avaliação, o profissional de educação física prescreverá o tipo e a intensidade do exercício físico, a frequência e a duração da sessão de treino.

Alguns itens inspecionados durante uma avaliação física são: determinar a condição física inicial; detectar deficiências e patologias (atestado clínico e exames); levantar experiências anteriores; classificar e selecionar de acordo com as necessidades e potencialidades; auxiliar na escolha de uma atividade adequada; orientar volume e intensidade de trabalho; acompanhar o progresso; impedir que a atividade física seja um fator de agressão; manter padrões esperados; motivar e desenvolver aptidões; redirecionar ou confirmar as propostas iniciais; respeitar os limites e as possibilidades individuais[8].

A implantação de uma rotina de exercício ou atividade física comprovadamente ajuda a prevenir e a tratar doenças não transmissíveis, como por exemplo hipertensão, sobrepeso e obesidade, diabetes, doenças cardiovasculares (infarto e acidente vascular encefálico) e alguns tipos de câncer, e também melhora a saúde mental, gerando qualidade de vida e bem-estar.

EFEITOS DA ATIVIDADE FÍSICA PARA A SAÚDE: BENEFÍCIOS PARA PROMOÇÃO DE SAÚDE

O exercício e a atividade física são formas eficazes de melhorar o estado de saúde de forma geral. Eles fornecem benefícios valiosos e efeitos protetores, em longo prazo. Quanto mais fisicamente ativas as pessoas forem, melhor será sua saúde e sua qualidade de vida.

Já dizia Hipócrates: "Caminhar é o melhor remédio para o homem".

A qualidade de vida relacionada à saúde é um construto subjetivo, multidimensional e é comumente usada como avaliação subjetiva do estado de saúde. Quando não se atinge os níveis de atividade física satisfatória (150 minutos de atividade moderada por semana), os índices de boa qualidade de vida são reduzidos, colocando a pessoa em risco de desenvolver doenças crônicas e incapacitando-as até mesmo de atividades simples do dia a dia[9].

A inatividade física é um problema prioritário de saúde pública. No século XXI, a prática de atividade física voltada para a saúde diminuiu consideravelmente e o sedentarismo passou a ser um grande problema de saúde pública, apontado como causa real de doenças crônicas e a principal causa de muitas mortes[10].

A boa notícia é que as evidências sugerem que mesmo níveis moderados de atividade física estão associados a inúmeros benefícios para a saúde, ou seja, 10 minutos de atividade física vigorosa (que levem a um aumento sustentável da frequência cardíaca de 80 a 90% da frequência cardíaca máxima estimada para a idade) diminuem em 13% as taxas de mortalidade. Estudos mostram uma redução de pelo menos 50% na mortalidade entre pessoas fisicamente ativas, em comparação com pessoas com baixo nível de atividade física[11]. Outro estudo mostrou que ratos mais ativos e com alta capacidade aeróbica têm aumento de 28 a 42% na sua longevidade, em comparação aos ratos de baixa capacidade aeróbica[12].

Além dos benefícios apresentados, a prática constante da atividade física promove: elevação da autoconfiança, mudança dos hábitos de vida, diminuição do estresse, redução de afetos negativos, maior poder de determinação e maior poder de superação e tenacidade. Portanto, a atividade física é de suma importância para garantir uma boa qualidade de vida e evitar inúmeras doenças causadas pelo sedentarismo.

ATIVIDADE FÍSICA NAS PRINCIPAIS DOENÇAS E SAÚDE MENTAL

Atividade física e hipertensão

Por muito tempo, o repouso e a inatividade física eram recomendados para pacientes com doenças cardíacas. Hoje, o que se encontra na literatura é justamente o contrário, pacientes com doenças cardiovasculares podem se beneficiar muito com a prática da atividade, tanto na prevenção como na reabilitação cardíaca. Vários estudos têm demonstrado claramente a importância de se engajar em programas de exercício regulares para atenuar ou reverter o processo das doenças cardiovasculares, como por exemplo a hipertensão. A hipertensão arterial é o fator de risco mais comum nas doenças cardiovasculares e causa grandes prejuízos financeiros aos cofres públicos; a boa notícia é que é possível evitá-la. Numerosas organizações profissionais e comitês recomendam a atividade física como terapia de estilo de vida para prevenir, tratar e controlar a hipertensão[13]. Estudos mostram que uma sessão de exercício físico pode reduzir de 5 a 7 mmHg da pressão arterial (dependendo da duração e intensidade)[13]. Pode parecer pouco, mas reduções de 2 mmHg da pressão diastólica podem representar 6% a menos de eventos coronarianos (infarto agudo do miocárdio) e 15% a menos de acidente vascular encefálico ou ataque isquêmico transitório[14].

Os estudos revelam que programas de exercício físico para reabilitação cardíaca reduziram significativamente a incidência de morte prematura por doenças cardiovasculares em comparação com os pacientes que receberam somente tratamento com medicamentos.

Em relação ao tipo de exercício a ser realizado para pacientes com doenças cardiovasculares, as melhores evidências apontam para os exercícios aeróbicos (realizados de maneira contínua, utilizam oxigênio e substratos para produção de energia) de intensidade moderada, ou seja, de 60 a 70% da frequência cardíaca máxima. Outros estudos mostram uma boa dose resposta pós-exercício, com exercícios de alta intensidade (≥ 70% da frequência cardíaca máxima) para pessoas com hipertensão. Novas evidências mostram que quanto maior a intensidade, maior a redução da pressão arterial pós-exercício. Deve-se levar em conta, no entanto, que exercícios em alta intensidade aumentam o risco de lesões e eventos adversos e costumam ser menos tolerados pela população geral. É necessário acompanhamento por profissional habilitado e com conhecimento na área de reabilitação cardíaca.

Atividade física e diabetes

Atualmente, mais de 18 milhões de americanos têm *diabetes mellitus*. O custo econômico da doença é devastador. Nos Estados Unidos, o diabetes é a causa mais comum de cegueira entre adultos em idade ativa, e a sexta causa mais comum de mortes[15].

Mudanças de estilo de vida, como na alimentação, e atividade física levam a redução do peso corporal e atrasam ou impedem a ocorrência da doença. Mesmo nas pessoas que têm alto risco de desenvolver diabetes tipo 2, a incidência é reduzida. Estudos mostraram que portadores de diabetes que iniciaram um programa de exercício físico tiveram uma redução de 1,7 vezes no risco de morte prematura em comparação a pessoas com diabetes, porém sedentárias. Na mesma linha de pesquisa, foram comparados portadores de diabetes que iniciaram um programa de exercício físico (realizaram 150 minutos de atividade física por semana) com um grupo que apenas tomou medicamento para diabetes; o primeiro grupo reduziu a prevalência da doença em 58%, enquanto o grupo que apenas tomou medicamento reduziu somente 31%, portanto, a alteração no estilo de vida foi mais eficaz que o tratamento com medicamento[16].

Atividade física e saúde mental

A atividade física atua como ferramenta para o tratamento de transtornos mentais. Estudos reportam que a atividade física reduz os níveis de estresse, a "fissura" por drogas e ainda melhora o humor. Também tem sido utilizada no tratamento da depressão. Estudos com população idosa vêm demonstrando benefícios psicológicos e redução dos sintomas depressivos. O domínio de uma nova habilidade e o *feedback* positivo aumentaram os sentimentos de autoestima, melhoraram o humor e mostraram também redução dos pensamentos negativos, que geralmente são persistentes[17].

A prática de atividade física mostrou-se uma ferramenta relevante no tratamento da depressão, principalmente para aqueles indivíduos intolerantes à farmacoterapia, para o tratamento da ansiedade, nos comportamentos aditivos, no transtorno afetivo bipolar e no transtorno de estresse pós-traumático, em que os sintomas pós-traumáticos e depressivos melhoraram significativamente[18].

De acordo com os resultados dos estudos, o tipo de exercício mais indicado para pessoas portadoras de transtornos mentais são os exercícios aeróbicos de moderada a alta intensidade, 70-85% da frequência cardíaca máxima[19].

Atividade física e sobrepeso/obesidade

A obesidade é a doença mais comum no que se refere à nutrição, uma das principais doenças na saúde pública e está ligada a inúmeras consequências negativas para a saúde, aumentando o risco de diabetes, eventos cardiovasculares, alguns tipos de câncer e problemas osteomusculares.

O sobrepeso e a obesidade geralmente são resultados de um prolongado desequilíbrio energético, causado principalmente por hábitos alimentares ruins e em alguma parte pelos avanços tecnológicos que reduziram a necessidade de movimentos físicos, levando as pessoas à inatividade. É importante ressaltar que o sobrepeso e a obesidade são preveníveis e tratáveis, mesmo nas pessoas que têm um componente genético para obesidade, com modificações no estilo de vida.

A maioria dos estudos mostra a inclusão de um programa de atividade física, associado a um programa alimentar, como importante ferramenta para regular o peso corporal. A atividade física contribui para uma maior perda de peso quando associada à modificação da dieta. Além disso, a atividade física está associada a perda de peso a longo prazo, e a prevenção do ganho de peso após a perda inicial[20].

As evidências atuais mostram que a atividade física deve ter intensidade moderada a vigorosa para ter maiores efeitos na perda do peso corporal. Tanto para a perda de peso quanto para manter o peso que foi perdido, são necessários 200 a 300 minutos/semana de atividade física moderada, podendo diminuir o tempo, caso a intensidade seja maior, como por exemplo, 75 minutos de corrida com alta intensidade por semana[20].

Quanto ao tipo de exercício para a perda de peso, estudos mostram que tanto o exercício aeróbico quanto o exercício resistido de alta intensidade levam a um aumento no consumo de energia (metabolismo basal) após o treino, que pode durar de 12 a 36 horas. Porém, como a maioria dos indivíduos com sobrepeso e obesos possuem limitações físicas, a mais indicada é a atividade aeróbica, de intensidade moderada[21].

Atividade física e osteoporose

A osteoporose é uma doença silenciosa e é a principal causa de fraturas na população com mais de 50 anos. Afeta principalmente mulheres na pós-menopausa e idosos, podendo reduzir a qualidade e a expectativa de vida. A atividade física tem efeitos benéficos nos ossos e ajuda a atenuar sua perda. A Fundação Nacional de Osteoporose (NIAMS) e outras agências recomendam treinamento de exercícios resistidos para a prevenção da osteoporose. Isso inclui também exercícios de alto impacto, como salto e corrida, além de exercícios de menor impacto, como caminhada. Programas de exercício físico que têm como objetivo principal o fortalecimento muscular melhoraram significativamente a força, a resistência e a redução da perda óssea[22].

É importante ressaltar que um dos fatores determinantes de como os ossos responderão ao programa de atividade física depende principalmente da idade que se inicia. A atividade física, durante o período de crescimento, leva a aumento no tamanho, na densidade e na força óssea que persistem por muitos anos. Nos idosos, é mais difícil ter o aumento da massa óssea por meio da atividade física, porém pode-se evitar a perda óssea que ocorre com o envelhecimento[22].

Vários estudos com mulheres na pós-menopausa mostraram que as mulheres que participaram de programas combinando exercícios resistidos com exercícios de mobilidade e alongamento tiveram menor incidência de quedas, melhoraram a força muscular, o equilíbrio e a qualidade de vida, em comparação com o grupo submetido somente ao tratamento farmacológico[23].

O MOMENTO DO ACONSELHAMENTO

Apesar de todos os benefícios que a atividade física pode trazer para a saúde física, bem-estar emocional e produtividade no dia a dia, o que vemos é que a sua taxa na população brasileira, apesar de vir aumentando, continua baixa, ao redor de 39%[24]. Conversar sobre o nível de atividade física de cada paciente é um dever de todo profissional de saúde, assim como perguntar sobre doenças prévias, medicamentos que está tomando, uso de tabaco e álcool, etc. Faz parte de um olhar global para a saúde da pessoa, e o primeiro passo então é se informar sobre seu nível de atividade física. A seguir, é possível realizar o aconselhamento caso a pessoa não esteja realizando atividade física.

Infelizmente, o que acontece em muitos casos é que o profissional de saúde explica os benefícios, como praticar, que tipo de atividade, qual intensidade e por quanto tempo, quantas vezes por semana, mas o paciente parece não estar interessado, motivado ou ser capaz de iniciar.

Durante a formação na graduação, os profissionais de saúde recebem muita informação sobre todos os benefícios da atividade física já citados neste capítulo, mas muito pouco ou quase nada sobre aconselhamento e mudança de estilo de vida. O que resulta em frustração e na sensação de que os pacientes são resistentes à mudança.

A seguir, vamos dar uma visão inicial de como funciona a motivação e como o profissional de saúde pode auxiliar seus pacientes a aderir a um estilo de vida mais saudável.

Falando um pouco sobre motivação

O ser humano é muito curioso, motivado, interessado em aprender e aplicar novas habilidades. Esse comportamento pode ser visto de maneira clara nas crianças. Quem tiver a oportunidade de presenciar uma criança aprendendo a andar, empilhar alguns blocos ou até mesmo realizar tarefas mais complexas, como fazer truques de ioiô, pode comprovar isso. Elas costumam passar horas naquela atividade até terem sucesso e encaram cada tentativa frustrada como uma oportunidade de aprendizado.

Com relação aos mais diversos comportamentos, os seres humanos podem ser muito engajados ou distantes e passivos. Pesquisadores vêm estudando o que facilita e o que diminui o engajamento e a motivação para os mais diversos comportamentos, desde cuidados com a saúde e com o estudo até engajamento esportivo e desempenho no trabalho. Segundo a teoria da autodeterminação existem três necessidades psicológicas básicas necessárias para que esta motivação se apresente[25]. São elas:

- Competência: sentir-se capaz de realizar a atividade.
- Autonomia: escolher por conta própria qual atividade e como a atividade será realizada; e de preferência o resultado da atividade deve ter relação com valores ou objetivos da própria pessoa.
- Pertencimento: sentir que a realização daquela atividade é importante para outra pessoa que pode ser um grupo social ou uma pessoa específica.

Quando estas necessidades são satisfeitas, o resultado é motivação, engajamento, persistência, criatividade, melhora de performance e bem-estar do indivíduo.

Com relação à atividade física não é diferente. As crianças se mexem o tempo inteiro, gostam de correr, pular, girar, rolar no chão, dar cambalhota e muito mais. Isso mostra que de alguma forma o movimento é algo buscado ativamente pelo ser humano. Mas então por que ao longo dos anos vamos perdendo a vontade de nos movimentar?

Para responder a essa pergunta, podemos retomar a teoria da autodeterminação. Para um comportamento ser realizado com engajamento e motivação ele precisa ser escolhido pela própria pessoa, que precisa sentir que é capaz de realizar a atividade e de alguma forma precisa sentir que alguém se interessa pela realização da atividade.

O que acontece normalmente é que durante uma prescrição de atividade física o profissional de saúde aponta qual a melhor atividade, por quanto tempo precisa ser feita, com qual intensidade e pelos motivos que o levaram a indicá-la (prevenir hipertensão arterial, perder peso, controlar a glicemia, evitar a osteoporose, etc.). Pode parecer que estes são motivos muito importantes para o paciente que está recebendo a orientação, e realmente são, mas o fato de o paciente não participar ativamente dessa decisão e da escolha da atividade física por si só já reduz a motivação e a probabilidade de engajamento.

Então, como realizar essa orientação de maneira que o paciente sinta-se motivado e engajado para iniciar?

A primeira etapa é entender em que estágio de prontidão para a mudança a pessoa está. Segundo o Modelo Transteórico da Mudança existem seis estágios de prontidão para a mudança que são a pré-contemplação, contemplação, preparação, ação, manutenção e terminação[26]. No Quadro 1 estão descritas as principais características de cada um.

A abordagem em cada estágio é diferente e direcionada às necessidades do paciente naquele momento.

A seguir vamos descrever um modelo de aconselhamento que foi originalmente criado pelo Instituto Nacional do Câncer dos Estados Unidos para auxiliar pessoas a pararem de fumar, mas mostrou resultados interessantes na abordagem de mudança de outros aspectos comportamentais da saúde. A apli-

Quadro 1 Estágios de prontidão para mudança segundo o Modelo Transteórico da Mudança de Prochaska e DiClemente

Estágio	Principais características
Pré-contemplação	A pessoa não pensa em mudar seu comportamento dentro de um período de pelo menos 6 meses. Muitas vezes não enxerga o comportamento como um problema ou não quer falar sobre riscos relacionados ao comportamento e muito menos sobre mudança.
Contemplação	Neste estágio, a pessoa começa a pensar sobre a mudança e considera mudar num período de até 6 meses. Tem consciência dos benefícios, dos riscos e das barreiras para a mudança, mas permanece em dúvida se vale a pena mesmo ou se é capaz de mudar.
Preparação	Indivíduos neste estágio começam a elaborar um plano de mudança para ser colocado em prática no próximo mês. Realizar a mudança é importante e passa a parecer mais possível. Muitas vezes já experimentaram algumas ações na direção da mudança.
Ação	Neste estágio, que por definição dura 6 meses, a pessoa já iniciou a mudança. Colocou seu plano de mudança em ação e é preciso atenção para conseguir lidar com as demandas que surgirão no processo. Lapsos podem ocorrer neste estágio.
Manutenção	Após 6 meses tendo realizado a mudança e mantendo a consistência, a pessoa atinge o estágio de manutenção. Ainda é preciso trabalhar para evitar situações que possam pôr em risco o novo padrão de comportamento ou elaborar estratégias para evitar lapsos quando estas situações surgirem.
Terminação	É o estágio final em que não existe nenhuma chance de a pessoa retornar ao comportamento antigo. Ela é capaz de resistir e manter o comportamento mesmo em situações de grande demanda. O comportamento passa a fazer parte de um novo estilo de vida.

cação do protocolo leva ao redor de 10 minutos e sua eficácia já foi comprovada em diversos artigos de revisão científica[27].

O protocolo é dividido em cinco etapas que tomamos a liberdade de traduzir do inglês como: avaliar, abastecer, acordar, auxiliar, agendar (*assess, advise, agree, assist, arrange*). A seguir vamos descrever brevemente cada uma das etapas[28].

Avaliar

- Avaliar o nível de atividade física em todas as consultas iniciais e consultas de acompanhamento com o paciente. Perguntar sobre atividade física no trabalho, deslocamentos e atividades de lazer (atividades não estruturadas, como a caminhada até o trabalho ou atividades manuais de lazer, que também contam para o cálculo final de atividade física na semana).
- Perguntar sobre tipo, frequência, intensidade e duração das atividades na semana.

Abastecer

- Abastecer aqui tem o sentido de oferecer informações positivas sobre os benefícios que a atividade física traz para a pessoa. Evitar a qualquer custo informar com base no medo ou ameaça do que pode acontecer caso a pessoa não realize mais atividade física, já que isso costuma levar o paciente a não se interessar mais pela conversa e pelas orientações.
- Procurar identificar os benefícios que são mais interessantes para o indivíduo. Uma pessoa jovem pode ser sentir mais atraída por benefícios relacionados à questão estética e aumento de energia e vitalidade para o trabalho, enquanto uma pessoa com algumas patologias e idosa pode se interessar pelos benefícios relacionados ao sono e diminuição de dor e fadiga no dia a dia. Muitas vezes durante a conversa a própria pessoa pode trazer alguns benefícios que ela mesma já considerou como interessantes e pode-se reforçá-los neste momento.

Acordar

- Este é o momento de tentar estabelecer um acordo com a pessoa. Perguntar ativamente se ela sente-se pronta ou não para iniciar ou aumentar o nível de atividade física.
- Caso a pessoa esteja em estágio de pré-contemplação é importante respeitar sua opinião e perguntar se gostaria de conversar mais sobre o assunto na próxima consulta. Tentar convencê-la do contrário só vai aumentar a resistência e diminuir a chance de sucesso no futuro.
- No caso de uma pessoa em estágio de contemplação pode-se explorar em conjunto qual seria uma boa meta para aumentar o nível de atividade física e também quais as barreiras e facilitadores ela enxerga para a mudança. Reforçar os facilitadores e os benefícios que a pessoa enxerga na mudança e tentar em conjunto com ela encontrar alternativas para contornar as barreiras, procurando oferecer conselhos como possibilidades e não como uma prescrição que deverá ser seguida (lembre-se da teoria da autodeterminação: quanto mais autonomia e competência a pessoa sente na sua decisão, maior a chance de engajamento e mudança).
- Pessoas no estágio de preparação e ação já estão praticamente prontas para mudança ou já estão colocando um plano em prática. Vale a pena reforçar os motivos pelos quais ela decidiu iniciar o plano e também explorar as barreiras e os facilitadores para acelerar a mudança.
- Para auxiliar na construção de um plano pode-se usar o mnemônico SMART, explicado no Quadro 2.

Quadro 2 SMART

	Característica	Exemplo
Específico (*specific*)	Identifique uma meta específica de atividade física	Andar 30 minutos por dia antes do trabalho
Mensurável	Como a AF será medida?	Cronometrar ou medir a distância percorrida
Atingível/realista	A meta é realista? Poderá ser cumprida?	Comece caminhando 10 minutos por dia e aumente 5 minutos por semana
Relevante	A meta parece valer a pena? Tem relação com as necessidades do paciente?	Sim, a caminhada traz muitos benefícios à saúde
Tempo	Existe um prazo para a meta ser cumprida?	Alcançar a meta de 30 minutos diários na 4ª semana

Auxiliar

- Ajudar o paciente a antecipar barreiras e a poder contorná-las. As barreiras mais comuns costumam ser falta de tempo, de local, de equipamentos, vergonha do próprio corpo, dores musculares após o exercício, entre outras. É importante acolher estes temores e procurar, junto com o paciente, encontrar maneiras de realizar a atividade apesar destas dificuldades.
- Fornecer material explicativo em papel ou da própria internet para a pessoa se informar sobre outras modalidades, locais, grupos e possibilidades de prática de atividade física. Fornecer uma prescrição por escrito da atividade física escolhida pelo paciente com frequência, intensidade, duração e tipo. Isso serve como forma de documentação e reforço do compromisso, como se fosse uma prescrição de algum medicamento.
- Podem ser oferecidas também ferramentas para que o paciente possa monitorar o próprio progresso como um diário de atividade física ou pedômetro.

Agendar

- É importante agendar um retorno para avaliar a progressão do plano. O retorno pode variar de algumas semanas até meses dependendo do estágio de prontidão para mudança, nível inicial de condicionamento físico, nível de entendimento do paciente, etc.
- Em alguns casos é interessante referenciar o paciente para outros profissionais ou grupo de suporte para acompanhamento/início do programa de atividade física.

- Antes do paciente sair da sala é importante orientar quanto aos sintomas e sinais de risco relacionados com atividade física, como dor ou desconforto no peito, pescoço ou mandíbula, sensação de batedeira (arritmias), falta de ar intensa, tontura ou escurecimento visual. A maioria dos pacientes pode iniciar atividade física sem necessidade de exames complementares, mas é importante conhecerem os sinais de alarme e iniciarem numa intensidade baixa e realizar a progressão lenta e gradual. Caso venham a sentir qualquer um desses sintomas, devem parar a atividade e buscar uma nova avaliação.
- Anote o nível atual de atividade física, quais recomendações foram dadas e quais materiais de apoio foram oferecidos. Estas informações serão úteis nas consultas de acompanhamento.

É bem verdade que muitas vezes o tempo para consulta é curto ou existem muitos assuntos a serem tratados e este modelo de aconselhamento pode parecer longo demais. Este é um protocolo que permite muitas adaptações e, para provar isso, descrevemos a seguir um modelo que demoraria 5 minutos para ser executado.

Avaliar: pergunte o nível atual de atividade física:

- "Em média quantos dias por semana você realiza alguma atividade de intensidade moderada como uma caminhada rápida?"
- "Em média quantos minutos dura essa atividade?"

Abastecer:

- Informe os benefícios que a atividade física pode trazer focando naqueles que parecem mais interessantes para a pessoa.
- Compare o nível atual de atividade física da pessoa com o nível recomendado pelas organizações de saúde e encoraje-a a tentar atingir este nível.

Acordar:

- Caso o paciente apresente-se disposto a iniciar ou aumentar o nível de atividade física, construa com ele um plano de como isso poderia acontecer. Estabeleça uma meta usando o mnemônico SMART.
- Caso ele não se mostre preparado ou interessado em iniciar ou aumentar a atividade física, respeite sua decisão e informe que você está aberto a discutir sobre o assunto em outra ocasião. Pode parecer que não se está oferecendo o cuidado mais adequado, mas respeitar a decisão do paciente aumenta as chances de que ele venha a se interessar pelo assunto no futuro.

Ajudar:

- Pergunte ao paciente quais barreiras existem ou que ele imagina que poderiam existir e como ele poderia contorná-las.
- Ofereça uma prescrição por escrito da atividade física discutida com o paciente.

Agendar:

- Referencie o paciente para algum profissional que poderá seguir o andamento do plano.
- Marque um retorno para avaliar o progresso do plano e fazer os ajustes necessários (aumento ou diminuição de frequência, duração ou intensidade).

Caso você tenha apenas 3 minutos, foque na avaliação do nível atual de atividade física, oferecendo informações sobre seus benefícios e encorajando o aumento do nível atual. Marque uma nova consulta para que o assunto possa ser discutido mais profundamente ou referencie o paciente para algum profissional que possa dar andamento ao aconselhamento (como um professor de educação física, médico do esporte ou fisioterapeuta).

O objetivo desta seção foi mostrar as bases que auxiliam o engajamento dos pacientes a mudar o estilo de vida e apresentar um modelo prático de como fazê-lo. Este modelo não é uma diretriz rígida que vai apresentar sempre o mesmo conteúdo, já que para cada paciente será necessário fazer adaptações. Com o tempo o profissional irá se sentir cada vez mais confortável e os resultados conseguidos irão servir como incentivo para novos aconselhamentos.

EXERCÍCIOS CHINESES E SUAS PROPRIEDADES TERAPÊUTICAS

Na doutrina marcial chinesa, o conhecimento sempre foi transferido de boca em boca, valendo-se do relacionamento entre mestre e discípulo, e também do quanto o discípulo fosse capaz de se aprofundar com as instruções que reuniu[29]. Isso diz muito sobre o quanto somos responsáveis por nossa saúde, nosso corpo ou, nas palavras de Luijpen, não é o fato de termos um corpo e sim sermos um corpo[30]. Os exercícios chineses, como qigong, baduanjin ou tai chi chuan, existem há milhares de anos e encontram suas bases na filosofia taoísta e nas teorias da medicina tradicional chinesa, buscando a melhora da saúde e facilitando a integração do corpo com a mente[31-36].

Dito que a principal característica dos exercícios chineses é a busca pelo equilíbrio do corpo com a mente, é necessário que sejamos um corpo por inteiro, com doses equilibradas de atividades intelectuais, bem como doses equilibradas de exercícios físicos. Muitos estudantes universitários despendem a maior parte de seu tempo em serviços digitais e têm um estilo de vida sedentário, que é prevalente no mundo inteiro[37]. Pesquisas têm mostrado uma diminuição nos níveis de atividades físicas entre estudantes, durante a passagem da adolescência para a vida adulta, em razão dos hábitos desenvolvidos e da presença na internet[38-41]. A falta de exercícios físicos pode implicar risco de adquirir sobrepeso, síndromes metabólicas, hipertensão, diabetes, doenças do coração, o que pode até causar mortes[42-47]. Como resultado, a população de universitários encontra-se suscetível e com maiores riscos de desenvolver alguma doença crônica futura[48,49].

Pesquisas relatam que, em um protocolo de 8 a 12 semanas de exercícios físicos, os universitários tiveram melhora efetiva na resistência física, saúde mental e composição corporal[50]. Além disso, a atividade física em adolescentes melhora a função cerebral, o desempenho cognitivo e as alterações de humor, colaborando para a redução dos níveis de estresse do complexo corpo-mente, refletindo na melhora de seu aproveitamento acadêmico[51-55]. Guo et al. criaram um protocolo de pesquisa com apenas um exercício, que possui aproximadamente 2.700 anos, chamado zhan zhuang[29], sugerindo que esse exercício pode melhorar a função de nossa energia interna, o *qi*, por meio do ajuste da postura corporal, respiração e meditação, auxiliando o cérebro a se acalmar, assim relaxando o corpo[50].

Zhan zhuang é uma espécie de qigong, que é praticado em pé e de maneira estática. Seu nome pode ser traduzido literalmente por estar em pé como uma árvore[50,56,57]. Em seu livro *Zhan zhuang and the search of wu*, o Dr. Yu nos diz que, com a postura sustentada nos quatro membros (braços e pernas), ocorre um processo constante de contração e relaxamento envolvendo músculos e ossos, o que ocasiona uma grande mobilização sanguínea e, assim, promove a melhora da circulação por todo o corpo. Após uma hora de zhan zhuang ocorrem aumentos sensíveis nas células vermelhas, células brancas e hemoglobinas, o que resulta em mais oxigênio circulante. Com oxigênio extra, o corpo experimenta um estado especial de relaxamento e bem-estar.

Estudos mostram que zhan zhuang pode auxiliar em algumas doenças físicas e mentais como ansiedade, sintomas obsessivo-compulsivos, depressão, insônia, neurastenia, angiocardiopatias, hipertensão, hiperlipidemia, distúrbios metabólicos, doenças digestivas, problemas na coluna, dores nos joelhos, osteoartrite e diabetes melito tipo 2[50]. Em apenas uma postura, um exercício milenar e extremamente simples, em que basta ficar em pé como uma árvore, é possível observar um grande número de benefícios. No tocante aos exercícios terapêuticos, o universo das práticas corporais chinesas é riquíssimo, porém o número de pesquisas sobre zhan zhuang é escasso.

Aos tipos dinâmicos de qigong, como baduanjin, liangong ou luohan, também são atribuídos muitos benefícios, como melhor manejo da dor lombar crônica, hipertensão e prevenção de quedas[58,59]. Lui et al. sugerem em sua pesquisa que tanto o baduanjin como o tai chi chuan podem interferir no declínio cognitivo em idosos, porém agem por meios diferentes, mostrando que tanto a mente quanto o corpo respondem de maneiras diferentes em relação à complexidade do exercício[60]. Exercícios terapêuticos funcionam como uma espécie de terapia não farmacológica em pacientes no período após acidente vascular encefálico (AVE), proporcionando grande benefício para a função física[61,62]. A neuroplasticidade é a base dos exercícios para uma pessoa com AVE, que precisa recuperar a função de seus membros. O treino dos exercícios colabora para a recuperação da função neural restaurando as funções do cérebro em pacientes com doenças cerebrovasculares, acelerando o processo de recuperação funcional. A literatura mostra alguns achados positivos observando o efeito dos exercícios chineses como o qigong e o baduanjin sendo aplicados como exercícios terapêuticos tanto em pacientes com AVE como Parkinson ou demências, mostrando uma melhora na força, equilíbrio, memória e atenção após um período de seis meses[62-64].

A palavra qigong essencialmente pode ser dividida em duas partes: *qi* é traduzido por energia vital, enquanto *gong* quer dizer aquisição de habilidade por meio de grande esforço[57,65-67]. A doença ou a dor são, para a medicina tradicional chinesa, uma estagnação energética, ou seja, não há um livre fluxo de *qi* ou energia. Todas as pesquisas mencionadas até agora neste texto demonstram os possíveis benefícios que podem ser conquistados com a prática de exercícios como zhan zhuang, qigong, baduanjin, luohan e tai chi chuan por pessoas debilitadas, ou seja, como a movimentação do corpo com esses exercícios faz com que se rompa essa estagnação energética, liberando o fluxo de *qi*[68].

O corpo humano necessita de estresse (claro, na dose certa). Porém, quando o corpo é sobrecarregado além de suas capacidades, também ocorrem lesões em tecidos como bursas, tendões, fáscias, ligamentos, aponeuroses, cápsulas articulares ou envoltórios musculares[69]. Os tecidos mencionados são formados por tecido conjuntivo, que, por sua vez, é sintetizado por uma das quatro células básicas do corpo humano, o fibroblasto. O tecido conjuntivo também é conhecido como tecido conectivo, sinônimo mais apropriado, uma vez que a função principal do tecido conectivo é conectar[70]. Para entender melhor, essas células criam os tecidos que dão forma e estrutura ao corpo humano, formando um ambiente partilhado e comunicativo para todas as células[71].

Myers chama atenção sobre a invisibilidade e importância do ambiente da matriz extracelular citando Marshall Mcluhan: “ambientes não são envoltórios passivos, mas são, sim, processos ativos, que são invisíveis. As regras básicas, a estrutura penetrante e os padrões globais do ambiente enganam a percepção fácil”. O tecido conectivo, que é formado basicamente por colágeno, elastina e pela substância fundamental amorfa, além de suas células, os fibroblastos, formam uma rede contínua e dinâmica, alcançando todos os lugares do corpo. Quando um corpo humano é tocado, todo um sistema intimamente ligado está sendo tocado[70].

Muitos esportes enfatizam seu treinamento com foco na tríade clássica que se baseia em fortalecimento muscular, condicionamento cardiovascular e coordenação neuromuscular. No entanto, atividades físicas alternativas como pilates, yoga e artes marciais, e aqui é incluído zhan zhuang, qigong, baduanjin, luohan e tai chi chuan levam em conta o trabalho com o tecido conectivo[70].

Em sua pesquisa, Schleip e Muller salientam algumas fundamentações básicas sobre as propriedades do tecido conectivo. A capacidade de remodelamento fascial é uma delas, em que as fibras colágenas se adaptam constantemente aos mais variados desafios, principalmente relacionados à mudança de comprimento, força e capacidade para cisalhamento[70]. Por exemplo, quando os astronautas retornam à Terra, nota-se o papel da gravidade na porosidade dos ossos[72].

Estudos observam como o tecido fascial de pessoas jovens possui arquitetura diferente do tecido fascial de um idoso, mostrando que a molécula de colágeno perde suas propriedades elásticas no processo de envelhecimento e como sua saúde depende extremamente da aplicação diária de tensão[73,74]. Arampatzis et al. sugerem que, para manter a saúde e as propriedades elásticas do tecido conectivo, é necessária uma carga mínima aplicada a esse tecido, em um valor que exceda a carga de suas atividades diárias[75]; algum exercício físico que possa colocar a devida carga nas diversas cadeias miofasciais[70].

Além do remodelamento fascial, o tecido conectivo pode ser trabalhado por meio de variações de alongamentos, sendo realizados de maneira estática ou dinâmica[69]. Uma das principais características dos exercícios chineses é o alongamento dinâmico do corpo como um todo. Como nosso corpo é formado por aproximadamente dois terços de água, uma propriedade do tecido conectivo muito útil é a capacidade de, através de estímulos mecânicos como pressão ou tensão, exercer um efeito anti-inflamatório, modificando a composição da água que forma nosso corpo[76]. Ainda, o tecido fascial funciona como um órgão sensorial, com um rico aporte de fibras nervosas, que funciona certamente como um órgão proprioceptivo[77,78].

As células do tecido conectivo realizam a transdução dos estímulos mecânicos em estímulos químicos, ou seja, conseguimos interferir nas propriedades elásticas do colágeno por meio de exercícios, tornando nosso corpo mais flexível[76].

Será que temos o controle consciente de nossos 200 pares de músculos de contração voluntária, incluindo os músculos respiratórios como o diafragma, ou os músculos posturais que mantém nossa coluna alinhada? Talvez nos falte exatamente a consciência de nós mesmos para que alcancemos o equilíbrio físico e mental, uma vez que a premissa dos exercícios chineses é o autoconhecimento.

REFERÊNCIAS BIBLIOGRÁFICAS

1. Generalitat de Catalunya. Activitat fisica i promoció de la slut. Barcelona: Departament de Sanitat i Seguretat Social;1991.
2. Caspersen CJ, Powell KE, Christenson GM. Physical activity, exercise, and physical fitness: definitions and distinctions for health-related research. Public Health Rep. 1985;100(2):126-31.
3. Costa C, Fin G, Baretta M, Baretta E. Qualidade de vida e principais barreiras percebidas à prática de atividade física em idosos. Lecturas: Educación Física y Deportes. 2014;19(196):1-3.
4. Caldeira L. Vencer o sedentarismo exige combater barreiras físicas. Adventuremag; 2018. Disponível em: https://www.adventuremag.com.br/treinamento/2020/a-importancia-da-avaliacao-clinica-antes-de-atividades-fisicas/. Acesso em: 26 jun 2020.
5. Organização Mundial da Saúde. Plano de ação global para a atividade física 2018-2030: mais pessoas ativas para um mundo mais saudável. Genebra: Organização Mundial da Saúde; 2018.
6. Riebe D, Franklin BA, Thompson PD, Garber CE, Whitfield GP, Magal M, et al. Updating ACSM's recommendations for exercise preparticipation health screening. Med Sci Sports Exerc. 2015;47(11):2473-9
7. Conselho Federal de Educação Física. A importância da avaliação física de qualidade. Revista Educação Física. 2015;56:22-3.
8. Machado AF, Abad CCC. Manual de avaliação física. São Paulo: Ícone; 2010.
9. World Health Organization. Global recommendations on physical activity for health. Genebra: World Health Organization; 2010.
10. Bermejo-Cantarero A, Álvarez-Bueno C, Martinez-Vizcaino V, García-Hermoso A, Torres-Costoso AI, Sánchez-López M. Association between physical activity, sedentary behavior, and fitness with health related quality of life in healthy children and adolescents: A protocol for a systematic review and meta-analysis. Medicine (Baltimore). 2017;96(12):e6407.
11. Warburton DE, Nicol CW, Bredin SS. Health benefits of physical activity: the evidence. CMAJ. 2006;174(6):801-9.
12. Koch LG, Kemi OJ, Qi N, Leng SX, Bijma P, Gilligan LJ, et al. Intrinsic aerobic capacity sets a divide for aging and longevity. Circ Res. 2011;109(10):1162-72.
13. Pescatello LS, MacDonald HV, Lamberti L, Johnson BT. Exercise for hypertension: a prescription update integrating existing recommendations with emerging research. Curr Hypertens Rep. 2015;17(11):87.
14. Cook NR, Cohen J, Herbert PR. Implications of smal reductions in diastolic blood pressure for primary prevention. Arch Intern Med. 1995;155(7):701-709
15. Williamson DF, Vinicor F, Bowman BA. Centers For Disease Control and Prevention Primary Prevention Working Group. Primary prevention of type 2 diabetes mellitus by lifestyle intervention: implications for health policy. Ann Intern Med. 2004;140(11):951-7.
16. Knowler WC, Barrett-Connor E, Fowler SE, Hamman RF, Lachin JM, Walker EA, et al.; Diabetes Prevention Program Research Group. Reduction in the incidence of type 2 diabetes with lifestyle intervention or metformin. N Engl J Med. 2002;346(6):393-403,

17. Antunes HK, Leite GS, Lee KS, Barreto AT, Santos RV, Souza Hde S, et al. Exercise deprivation increases negative mood in exercise-addicted subjects and modifies their biochemical markers. Physiol Behav. 2016;156:182-90.
18. Abrantes AM, Farris SG, Garnaat SL, Minto A, Brown RA, Price LH, et al. The role of physical activity enjoyment on the acute mood experience of exercise among smokers with elevated depressive symptoms. Ment Health Phys Act. 2017;12:37-43.
19. Penna AC, Kim HS, Brito AMC, Tavares H. The impact of an exercise program as a treatment for gambling disorder: A randomized controlled trial. Ment Health Phys Act. 2018,15:53-62.
20. Donnelly JE, Blair SN, Jakicic JM, Manore MM, Rankin JW, Smith BK; American College of Sports Medicine. American College of Sports Medicine Position Stand. Appropriate physical activity intervention strategies for weight loss and prevention of weight regain for adults. Med Sci Sports Exerc. 2009;41(2):459-71.
21. Knab AM, Shanely RA, Corbin KD, Jin F, Sha W, Nieman DC. A 45-minute vigorous exercise bout increases metabolic rate for 14 hours. Med Sci Sports Exerc. 2011;43(9):1643-8.
22. Troy KL, Mancuso ME, Butler TA, Johnson JE. Exercise early and often: effects of physical activity and exercise on women's bone health. Int J Environ Res Public Health. 2018;15(5):878.
23. Radominski SC, Bernardo W, Paula AP, Albergaria BH, Moreira C, Fernandes CE, et al. Brazilian guidelines for the diagnosis and treatment of post menopausal osteoporosis. Rev Bras Reumatol. 2017;57(suppl 2):452-66.
24. Brasil. Ministério da Saúde. Secretaria de Vigilância em Saúde. Vigitel Brasil 2019: principais resultados. Boletim Epidemiológico. 2020;51(16):1-32.
25. Ryan RM, Deci EL. Self-determination theory and the facilitation of intrinsic motivation, social development, and well-being. Am Psychol. 2000;55(1):68-78.
26. Prochaska JO, Prochaska JM. Changing to thrive: using the stages of change to overcome the top threats to your health and happiness. Center City: Hazelden; 2016.
27. Whitlock EP, Orleans CT, Pender N, Allan J. Evaluating primary care behavioral counseling interventions: an evidence-based approach. Am J Prev Med. 2002;22(4):267-84.
28. Brukner P, Khan K. Brukner and Khan´s clinical sports medicine. 5th ed. Sydney: McGraw Hill Education; 2019.
29. Nian YY. Zhan zhuang and the search of wu. China Martial Arts; 2006 [citado em 08 mar. 2020]. Disponível em: https://chinaholic.weebly.com/uploads/2/4/1/9/2419454/the_search_of_wu.pdf.
30. Luijpen WAM. Introdução à fenomenologia existencial. São Paulo: EPU; 1973.
31. Matos LC, Sousa CM, Gonçalves M, Gabriel J, Machado J, Greten HJ. Qigong as a traditional vegetative biofeedback therapy: long-term conditioning of physiological mind-body effects. Biomed Res Int. 2015;2015:531789.
32. Zou L, Sasaki JE, Wang H, Xiao Z, Fang Q, Zhang M. A systematic review and meta-analysis Baduanjin Qigong for health benefits: randomized controlled trials. Evid Based Complement Alternat Med. 2017;2017:4548706.
33. Fong SS, Ng SS, Luk WS, Chung JW, Ho JS, Ying M, Ma AW. Effects of qigong exercise on upper limb lymphedema and blood flow in survivors of breast cancer: a pilot study. Integr Cancer Ther. 2014;13:54-61.
34. Chan CL, Wang CW, Ho RT, Ng SM, Chan JS, Ziea ET, Wong VC. A systematic review of the effectiveness of qigong exercise in supportive cancer care. Support Care Cancer. 2012;20:1121-33.
35. Porter LS. Advancing the science of mind-body interventions: a comment on Larkey et al. Ann Behav Med. 2014;49:1-2.
36. Mccaffrey R, Fowler NL. Qigong practice: a pathway to health andhealing. Holist Nurs Pract. 2003;17:110-6.
37. Peterson NE, Sirard JR, Kulbok PA, DeBoer MD, Erickson JM. Sedentary behavior and physical activity of young adult university students. Res Nurs Health. 2018;41:30-8.

38. Haase A, Steptoe A, Sallis JF, Wardle J. Leisure-time physical activity in university students from 23 countries: associations with health beliefs, risk awareness, and national economic development. Prev Med. 2004;39:182-90.
39. Sira N, Pawlak R. Prevalence of overweight and obesity, and dieting attitudes among Caucasian and African American college students in Eastern North Carolina: a cross-sectional survey. Nutr Res Pract. 2010;4:36-42.
40. Han H, Pettee Gabriel K, Kohl HW 3rd. Application of the transtheoretical model to sedentary behaviors and its association with physical activity status. PLoS One. 2017;12:e0176330.
41. Wu X, Tao S, Zhang Y, Zhang S, Tao F. Low physical activity and high screentime can increase the risks of mental health problems and poor sleep quality among Chinese college students. PLoS One. 2015;10:e0119607.
42. Mańko G, Kruczkowski D, Niźnikowski T, Perliński J, Chantsoulis M, Pokorska J, et al. The effect of programed physical activity measured with levels of body balance maintenance. Med Sci Monit. 2014;20:1841.
43. Pedisic Z, Rakovac M, Titze S, Jurakić D, Oja P. Domain-specific physical activity and health-related quality of life in university students. Eur J Sport Sci. 2014;14:492-9.
44. Feng Q, Zhang Q, Du Y, Ye YL, He QQ. Associations of physical activity, screen time with depression, anxiety and sleep quality among Chinese College Freshmen. PLoS One. 2014;9:e100914.
45. Ford ES, Kohl HW, Mokdad AH 3rd, Mokdad AH, Ajani UA. Sedentary behavior, physical activity, and the metabolic syndrome among U.S. adults. Obesity. 2005;13:608-14.
46. Suzuki Y, Sakuraba K, Shinjo T, Maruyama-Nagao A, Nakaniida A, Kadoya H, et al. Physical inactivity associated with the risk of non-communicable diseases in Japanese working mothers with young children: a cross-sectional study in Nagano city, Japan. Exp Ther Med. 2017;13:3103-8.
47. Bishwajit G, O'Leary DP, Ghosh S, Yaya S, Shangfeng T, Feng Z. Physical inactivity and self-reported depression among middle-and older-aged population in South Asia: world health survey. BMC Geriatr. 2017;17:100.
48. García PF, Herazo BY, Tuesca MR. Levels of physical activity among Colombian university students. Rev Med Chil. 2015;143:1411-8.
49. Rangel CLG, Rojas SLZ, Gamboa EM. Overweight and obesity in Colombian college students and its association with physical activity. Nutr Hosp. 2014;31:629-36.
50. Guo Y, Xu M, Zhang J, Hu Q, Zhou Z, Wei Z, et al. The effect of Three-Circle Post Standing (Zhanzhuang) Qigong on the physical and psychological well-being of college students: Study protocol for a randomized controlled trial. Medicine (Baltimore). 2018;97(38):e12323.
51. Wollseiffen P, Ghadiri A, Scholz A, Strüder HK, Herpers R, Peters T, et al. Short bouts of intensive exercise during the workday have a positive effect on neuro-cognitive performance. Stress Health. 2016;32:514-23.
52. Ludyga S, Gerber M, Brand S, Holsboer-Trachsler E, Pühse U. Acute effects of moderate aerobic exercise on specific aspects of executive function in different age and fitness groups: a meta-analysis. Psychophysiology. 2016;53:1611-26.
53. Ferris LT, Williams JS, Shen CL. The effect of acute exercise on serum brain-derived neurotrophic factor levels and cognitive function. Med Sci Sports Exerc. 2007;39:728-34.
54. Huang T, Larsen KT, Ried-Larsen M, Møller NC, Andersen LB. The effects of physical activity and exercise on brain-derived neurotrophic factor in healthy humans: a review. Scand J Med Sci Sports. 2014;24:1-0.
55. Szuhany KL, Bugatti M, Otto MW. A meta-analytic review of the effects of exercise on brain-derived neurotrophic factor. J Psychiatr Res. 2015;60:56-64.
56. Liu X, Clark J, Siskind D, Williams GM, Byrne G, Yang JL, Doi SA. A systematic review and meta-analysis of the effects of Qigong and Tai Chi for depressive symptoms. Complement Ther Med. 2015;23:516-34.

57. Xiong X, Wang P, Li X, Zhang Y. Qigong for hypertension: a systematic review. Medicine. 2015;94:e352.
58. Posadzki P. The qigong of 18 Luohan Hands and yoga for prevention of low back pain: a conceptual synthesis. Chin J Integr Med. 2011.
59. Xie H, Zhang M, Huo C, Xu G, Li Z, Fan Y. Tai Chi Chuan exercise related change in brain function a assessed by functional near-infrared spectroscopy. Scientific Reports. 2019;9:13198.
60. Liu J, Tao J, Liu W, Huang J, Xue X, Li M, et al. Different modulation effects of Tai Chi Chuan and Baduanjin on resting-state functional connectivity of the default mode network in older adults. Soc Cogn Affect Neurosci. 2019;14(2):217-24.
61. Morris SL, Dodd KJ, Morris ME. Outcomes of progressive resistance strength training following stroke: a systematic review. Clin Rehabil. 2004;18:27-39.
62. Chen B-L, Guo J-B, Liu M-S, Li X, Zou J, Chen X, et al. Effect of traditional Chinese exercise on gait and balance for stroke: a systematic review and meta-analysis. PLoS One. 2015;10(8):e0135932.
63. Krakauer JW. Motor learning: its relevance to stroke recovery and neurorehabilitation. Curr Opin Neurol. 2006;19:84-90.
64. Sungkarat S, Boripuntakul S, Chattipakorn N, Watcharasaksilp K, Lord SR. Effects of Tai Chi on cognition and fall risk in older adults with mild cognitive impairment: a randomized controlled trial. J Am Geriatr Soc. 2017;65:721-7.
65. Park JE, Liu Y, Park T, Hong S, Kim JE, Kim TH, et al. A trial for the use of qigong in the treatment of pre and mild essential hypertension: a study protocol for a randomized controlled trial. Trials. 2011;12:244.
66. Zou L, Cui Y, Li T. Effect of health-Qigong on spinal mobility and disease activity in people with ankylosing spondylitis. Trav Hum. 2017;80:1585-97.
67. Zou L, Pan Z, Yeung A, Talwar S, Wang C, Liu Y, et al. A review study on the beneficial effects of Baduanjin. J Altern Complement Med. 2017;24:324-35.
68. Yeung A, Chan J, Cheung J, Zou L. Qigong and Tai-Chi for mood regulation. Focus (Am Psychiatr Publ). 2018;16:40-7.
69. Schleip R, Muller DG. Training principles for fascial connective tissues: scientific foundation and suggested practical applications. J Bodyw Mov Ther. 2012;17(1):1-13.
70. Myers TW. Trilhos anatômicos. Rio de Janeiro: Elsevier; 2010.
71. Varela F, Frenk S. The organ of form: towards a biological theory of shape, J Soc Biol Struct. 1987;10:73-83
72. Ingber DE. Tensegrity and mechanotransduction. J Bodyw Mov Ther. 2008;12:198e200.
73. Järvinen TA, Józsa L, Kannus P, Järvinen TL, Järvinen M. Organization and distribution of intramuscular connective tissue in normal and immobilized skeletal muscles. An immunohistochemical, polarization and scanning electron microscopic study. J Muscle Res Cell Motil. 2002;23:245e254.
74. Wood TO, Cooke PH, Goodship AE. The effect of exercise and anabolic steroids on the mechanical properties and crimp morphology of the rat tendon. Am J Sports Med. 1998;16:153e158.
75. Arampatzis A, Karamanidis K, Albracht K. Adaptational responses of the human Achilles tendon by modulation of the applied cyclic strain magnitude. J Exp Biol. 2007;210:2743e2753.
76. Schleip R, Findley TW, Chaitow L, Huijing P. Fascia: the tensional network of the human body. The science and clinical applications in manual and movement therapies. Edinburgh: Churchill Livingstone; 2012.
77. Stecco C, Gagey O, Bellonic A, Pozzuoli A, Porzionato A, Macchi V, et al. Anatomy of the deep fascia of the upper limb. Second part: study of innervation. Morphologie. 2007;91:38e43.
78. Stecco C, Porzionato A, Lancerotto L, Stecco A, Macchi V, Day JA, De Caro R. Histological study of the deep fasciae of the limbs. J Bodyw Mov Ther. 2008;12:225e230.

32
Estresse

Liliana Seger
Helena Seger
Esdras G. Vasconcellos

INTRODUÇÃO AO ESTRESSE

Todos nós sabemos, ou imaginamos, o que é estresse. Já sentimos as consequências extremamente desagradáveis (ou agradáveis) de termos ultrapassado os limites de nossa resistência física e psíquica e chegado, assim, a momentos de completa exaustão.

Afirmamos estar sob estresse quando estamos presos no trânsito, estudando para provas, endividados, perdemos o emprego ou somos frequentemente maltratados em uma situação de trabalho, quando temos problemas interpessoais, terminamos relacionamentos amorosos, diante de uma doença, quando perdemos um ente querido, entre outros.

Apesar de o termo ser amplamente aplicado nessas situações, ele acaba sendo utilizado ora como estímulo, ora como uma resposta ou reação do organismo, quando na verdade trata-se de um processo. Esse processo é psico-neuro-endócrino-imunológico, que se reflete por todo o nosso corpo de forma integrada e se estende por fases, podendo posteriormente tornar-se crônico.

O primeiro cientista a falar sobre estresse foi Hans Selye[1], da Universidade de Montreal, Canadá em 1936. Ele observou que inúmeros doentes apresentavam sintomas inespecíficos semelhantes, independentemente da doença específica, como dores difusas, perda de apetite e de peso, e sensação de estar doente. Ele também observou que pessoas saudáveis submetidas a situações de grande tensão tinham sintomas semelhantes.

Esse conjunto de sinais foi denominado síndrome de estresse ou síndrome de adaptação geral (SAG) e síndrome de adaptação local (SAL), que serão descritas mais adiante. A partir dessas percepções começaram os estudos de doenças que não eram apenas pensadas como exclusivamente somáticas e o diagnóstico do paciente passou a ter uma visão mais global. Foram necessários muitos anos para que esses conceitos passassem a ser incorporados nas áreas de saúde.

DEFINIÇÃO DE ESTRESSE

De acordo com Vasconcellos[2], o estresse caracteriza-se pela alteração fisiológica que se processa no organismo quando se encontra em uma situação que requeira dele uma reação mais forte que aquela que corresponde a sua atividade orgânica normal.

O estresse, portanto, é considerado um estado de desequilíbrio do organismo em resposta às influências ambientais. O organismo tenta se adaptar a situações que exigem dele uma resposta mais forte que a habitual.

FASES DO ESTRESSE

Uma importante contribuição de Selye foi estabelecer as fases que compõem o processo de estresse, partindo de uma ativação inicial, à qual ele chamou de fase de alarme, estendendo-a para uma fase de resistência, no caso da persistência da situação de estresse e da atuação de seus estressores.

- Fase de alarme: diante de uma situação ameaçadora, o organismo se mobiliza para a reação de luta ou fuga. Nesse momento (alarme), as glândulas endócrinas liberam os hormônios, temos taquicardia e taquipneia, o sangue mais rico em oxigênio irriga mais o cérebro e os músculos para podermos agir rapidamente, as pupilas se dilatam, os hormônios aumentam a capacidade de coagulação, o sangue corre da periferia para o centro do corpo e a digestão fica mais lenta para que possamos ter mais energia. Essa energia nos permite um aumento da concentração para que possamos agir além de nossa capacidade.
- Fase de resistência: enfim nosso corpo todo se prepara para lutar ou fugir desse "inimigo". Temos a mobilização específica de um órgão, desaparecem os sintomas físicos e são amplificados os sintomas de cunho emocional/psíquico, como sensações de medo, irritabilidade e nervosismo, apetite oscilante, bruxismo, ansiedade, isolamento social, impotência sexual temporária, entre outros.

Após a fase de resistência, nosso organismo segue para a fase de recuperação, na qual nos damos conta do que ocorreu. O corpo retorna aos poucos ao estado de prontidão-relaxamento, que é como normalmente nos encontramos até que algo surja e nos acione novamente.

Essas três fases (alarme, resistência, recuperação) ocorrem muitas vezes no nosso dia a dia e não trazem consequências danosas ao organismo.

Se após um período de resistência o organismo não conseguir debelar o efeito tóxico que a estimulação dos estressores provoca, teremos a fase de exaustão, que caracteriza o estresse crônico, esse sim trazendo inúmeros malefícios ao indivíduo.

Todas essas condições estressantes podem desencadear diversas reações e doenças. O estresse desenvolve-se quando o indivíduo avalia uma situação como uma ameaça ou desafio e se percebe como incapaz de lidar e/ou superar essa situação, o que o impossibilita de criar estratégias para enfrentá-las.

Essa discrepância percebida entre as demandas do ambiente e os recursos biológicos, psicológicos e sociais de que dispõe para resistir ao estímulo estressor pode trazer prejuízos ao indivíduo, alterando sua qualidade de vida e diminuindo a motivação necessária nas atividades diárias, especialmente nos desafios que o sujeito encontra cotidianamente[3].

Um aspecto que determinará o grau de estresse é a forma como o indivíduo avalia essas situações.

Lazarus e Folkman[4] postulam que são três as avaliações pelas quais passam os estímulos de estresse:

- Avaliação primária: ocorre em nível do sistema límbico, tálamo e hipotálamo, e resulta nas categorias "perigo" e/ou "desafio".
- Avaliação secundária: processa-se nos centros cognitivos de avaliação e preparo de reação, concentrando-se na procura de possibilidades e estratégias para reagir ao estressor (*coping*).
- Reavaliação: elabora-se após efetuada a ação de controle do estímulo estressante. Os sistemas cerebrais e a consciência, baseando-se no sucesso ou insucesso alcançado, reavaliam a estratégia utilizada.

Segundo os autores, quando na avaliação primária percebe-se determinada situação como "perigo de dano ou perda" ou como "desafio", o estímulo torna-se um estressor e, consequentemente, desencadeará o processo biológico-psicológico. Se, porém, o indivíduo consegue desenvolver uma estratégia na qual consegue lidar com o estressor, nesse momento seu nível de estresse diminui e ele pode inclusive eliminá-lo.

Porém, é na última avaliação que a natureza desse estressor será definida. Se a vivência for positiva e o indivíduo sente que está dominando a situação, o estresse perde seu caráter agressivo e estressante conferido pelo hipotálamo.

Se na avaliação secundária ele perceber que não dispõe de recursos para fazer frente ao estressor, claramente seu nível de estresse aumentará. Havendo insucesso na tentativa de combatê-lo, esse processo de estresse se intensificará e poderá posteriormente dar origem a doenças e/ou comportamentos de negação ou fuga.

Para enfrentarmos as situações de estresse precisaremos aprender a lidar com elas. A esse processo denominamos *coping*.

ESTRESSE E *COPING*

O que é mais importante: o problema ou a solução?

Durante décadas a preferência pelo tema estresse ganhou índices admiráveis de relevância e aceitação. Realmente, o estudo desse fenômeno desperta um interesse muito grande até nossos dias e tornou-se um conceito (de doença) muito conhecido, conforme exposto anteriormente. Lamentamos, porém, o viés estabelecido, pois dificilmente alguém associa o estilo de uma vida boa, alegre, ativa e produtiva ao estresse. Referimo-nos ao parâmetro do bom e agradável estresse, que, contrariamente, gera uma ativação e mobilização de neurotransmissores e neuro-hormônios ligados ao bem-estar e à felicidade (dopamina, serotonina, ocitocina, adrenalina, cortisol e tantos outros). Falta, na grande maioria, a compreensão de que as coisas boas da vida só se tornam boas porque elas são articuladas pelo processo positivo do estresse e do *coping*. Curiosamente, essa dimensão positiva acontece de forma similar ao estresse negativo e com a participação das mesmas substâncias.

Sendo assim, o termo estresse, nessa concepção popular, dirige o foco e atenção para a patologia e o coloca na linha dos fatores mais perigosos para o surgimento de doenças. Diz-se que pessoas estressadas vivem mal, são irritadiças e intoxicam o meio ambiente com seu péssimo humor. Isso é verdade; todavia, pessoas bem estressadas são o oposto desse quadro e vivem a vida com sucesso e alegria.

Uma nova perspectiva para o estudo do estresse é, portanto, esse que concentra nossa atenção nas estratégias que desenvolvemos para resolver as situações desafiantes que ele gera.

Retomando em uma breve retrospectiva da história do conceito, vamos esclarecer alguns aspectos. Quando Selye[1] descreveu o conceito biológico da síndrome (1952), ele conhecia somente a dimensão que pesquisou, a endocrinológica. Em 1964, Richard Lazarus postulou o princípio das *appraisals*, ou seja, das avaliações cognitivas descritas anteriormente, sinalizam que com a mediação do tálamo, são realizadas no sistema límbico e no sistema neocortical e que, enviadas ao hipotálamo, vão constituir o "estado de estresse". Elas antecedem e determinam a constituição desse estado.

Somente após essas avaliações é que o hipotálamo comanda uma cadeia de reações sistêmicas que se espalham por todo o corpo e vão configurar as síndromes de ativação geral (SAG) e local (SAL).

Na SAG, a resposta de estresse ativa e coloca em estado de alerta todos os sistemas orgânicos do nosso corpo, preparando-o para o ataque ou fuga do agente estressor. Após algumas repetições de exposição e tornando-se ele conhecido, o hipotálamo altera seus comandos e estabelece, então, a resposta SAL, que é executada por apenas um sistema orgânico. Isso resulta em um investimento mais econômico de energia de reação.

A Figura 1 demonstra a ativação geral que a SAG produz e a Figura 2 mostra os neuro-hormônios que são liberados durante essa ativação.

A inestimável contribuição de Lazarus ampliou o conceito pioneiro, dando ao processo por meio do qual o estado de estresse se constitui uma dimensão psicológica, da qual participam os núcleos cerebrais responsáveis pelas nossas emoções (sistema límbico) e nossas cognições (sistema neocortical). A partir daí pode-se considerar o fenômeno de estresse um processo psico-neuroendócrino-imunológico (Figura 3).

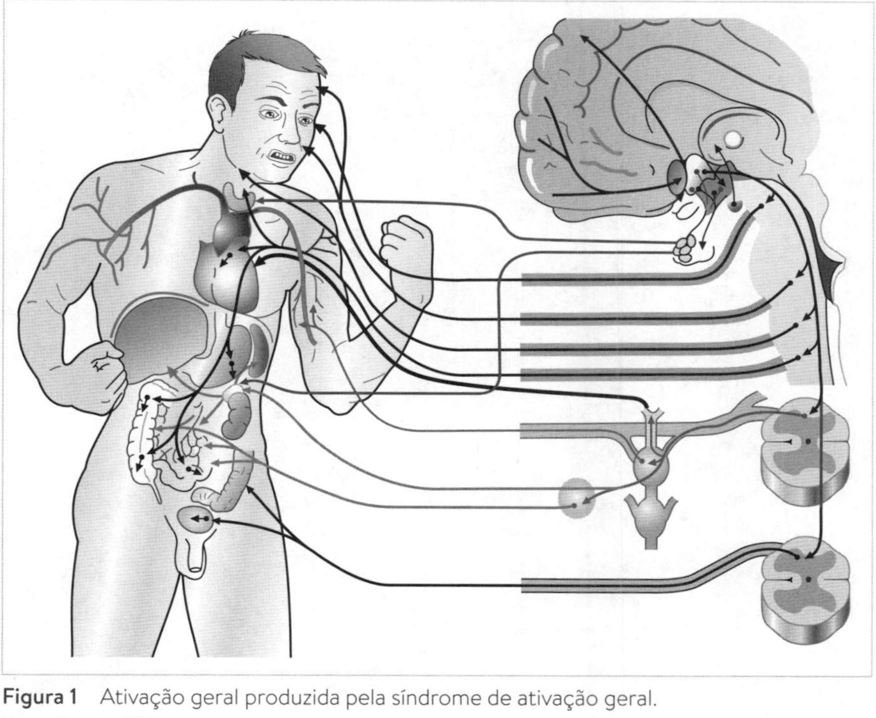

Figura 1 Ativação geral produzida pela síndrome de ativação geral.
Fonte: Netter, 1992[5].

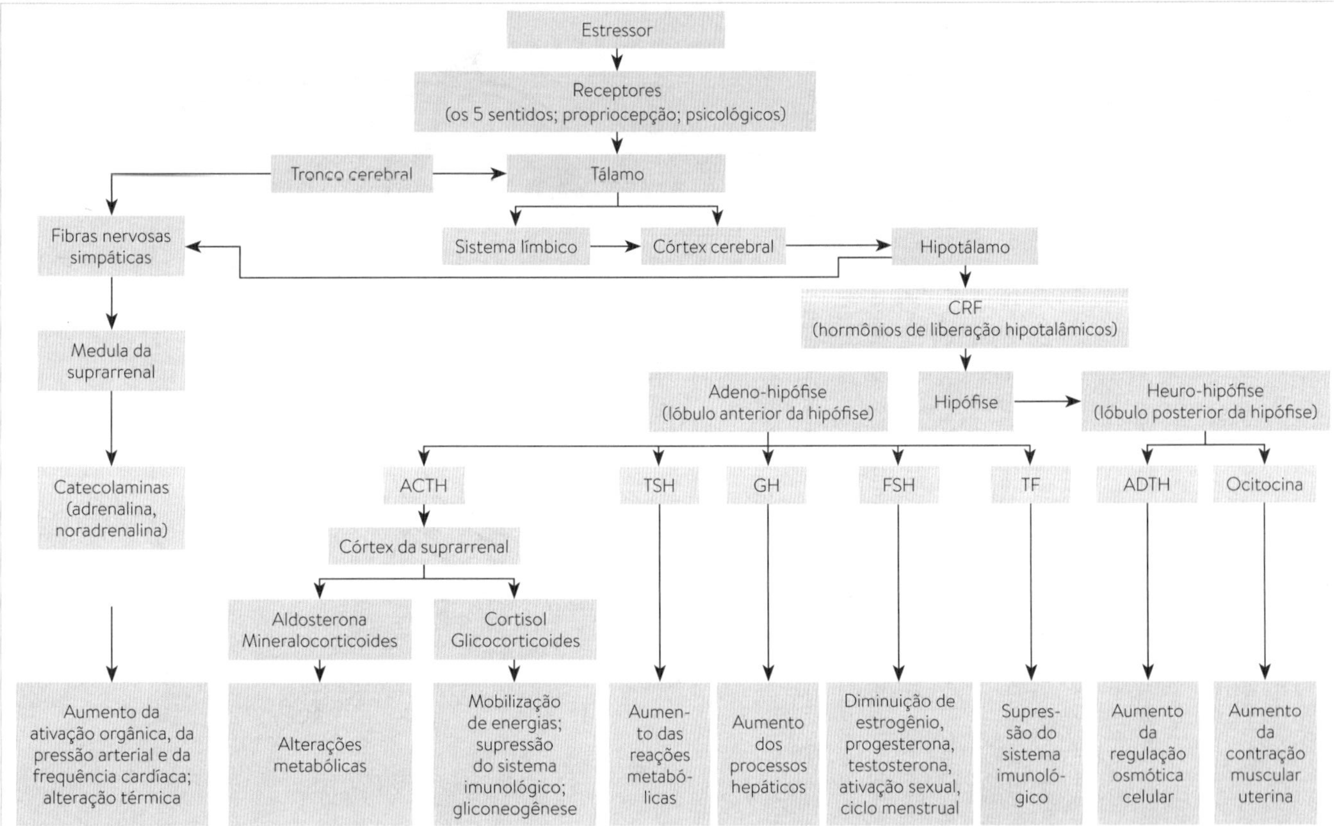

Figura 2 Resposta neuroendocrinológica de estresse. ACTH: hormônio adrenocorticotrófico; ADTH: hormônio antidiurético; FSH: hormônio foliculoestimulante; GH: hormônio do crescimento; TF: fator timo; TSH: hormônio tireoestimulante.

Fonte: Vasconcellos, 1992[6].

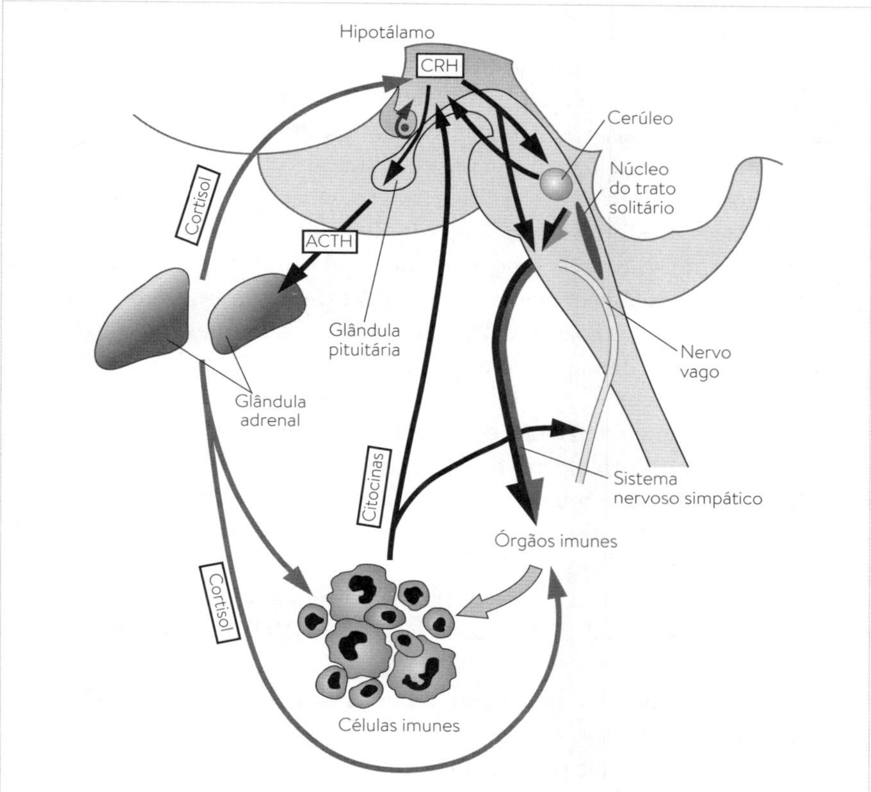

Figura 3 Conexão entre o sistema nervoso, endócrino e imunológico.
Fonte: adaptada de Scientific American Brasil[7].

De forma sucinta, serão detalhadas as dimensões que participam da constituição do "estado de estresse":

- O sistema neurológico, com seus subsistemas nervosos periférico (que capta as informações sobre os acontecimentos ao nosso redor); central (que se encarrega de transportar essas informações ao cérebro e organizar ali o processamento delas); e o vegetativo (que produz o SAG e o SAL, ou seja, prepara os órgãos e sistemas corporais que vão expressar nossas reações de estresse).
- O sistema psicológico, com a produção das emoções que decorrem da resposta emocional aos estímulos estressores: raiva, agressividade, alegria, fuga, ansiedade, ataque e tantas outras. Atuam nesse processo núcleos lím-

bicos importantes, como a amígdala e o hipocampo; o sistema cognitivo neocortical, que avalia a natureza e relevância da informação recebida, utilizando-se de dados que tenha na memória do lobo frontal, dos centros parietais de associação e de preparação das estratégias de *coping*.
- O sistema endocrinológico, que secreta e descarrega na corrente sanguínea os hormônios de estresse necessários para reagir a cada situação estressante e seus agentes estressores: adrenalina, noradrenalina, cortisol, ACTH, aldosterona, neurotransmissores como a serotonina, dopamina e tantos outros.
- O sistema imunológico, que, com suas conexões com o sistema neuroendócrino, reforça ou reprime a ação de defesa e proteção a vírus, bactérias, fungos e todos os demais agentes patogênicos.

Outra importante contribuição de Selye foi estabelecer as fases que compõem o processo de estresse, partindo de uma ativação inicial, a qual ele chamou de fase de alarme, estendendo-a para uma fase de resistência no caso da persistência da situação de estresse e da atuação de seus estressores. Se após um período de resistência o organismo não conseguir debelar o efeito tóxico que a estimulação dos estressores provoca, então ocorrerá a fase de exaustão. Nessa fase o organismo sucumbirá ao efeito maléfico dos estressores, podendo chegar até mesmo à falência total.

Na Figura 4, exporemos uma ampliação desse conceito de fases de Selye, publicada por nós em 2010.

Toda essa ativação típica do estado de estresse está sempre vinculada a uma situação ou fonte de estresse e a múltiplos fatores de estresse (estímulos, estressores) existentes nela.

O estresse inerente a qualquer estilo de vida competitivo só faz sentido e só tem utilidade – e também finalidade – na medida em que serve ao desenvolvimento de estratégias específicas para combatê-lo.

Estresse sem *coping* é apenas uma metade da laranja. Sem *coping* não haverá sucesso. Todo o imenso esforço que fazemos para participar de uma vida moderna, cosmopolita, só tem valor se contiver, em si mesmo, uma certa probabilidade de conquista de sonhos e desejos.

Podemos então, nos perguntar: para que serve o estresse se ele não induzir, consciente ou inconsciente, direta ou indiretamente, ao desenvolvimento de um *coping*?

A natureza quântica do estresse e do *coping*

Nossa vida cotidiana é permeada de imprevisibilidade, sobretudo no tocante à dinâmica de ações e reações. Em nenhum momento é possível prever, com

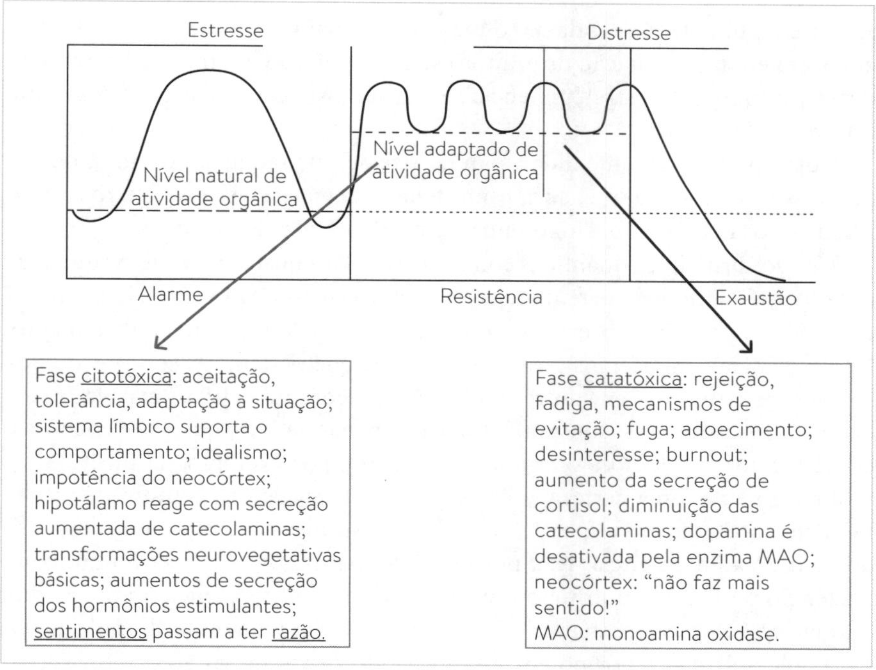

Figura 4 As fases de estresse.
Fonte: Vasconcellos, 1992[8] e 2010[9].

segurança, a trajetória dos acontecimentos. Em virtude dessa característica dinâmica, a vida é, indiscutivelmente, um jogo de probabilidades.

Onde houver meta, haverá estresse. Sem *coping* jamais atingiremos qualquer meta.

O que, então, é mais importante: o estresse de uma situação ou a estratégia de *coping* para vencê-lo?

A resposta é tão difícil que nos impele a imaginar que ambos são igualmente importantes. Inseparavelmente importantes. Conclui-se daí, então, que somente faz sentido falarmos de um fenômeno único, o estresse-*coping*.

A atividade didática e analítica nos impõe separarmos o que é estresse e o que é *coping*. Entretanto, tal divisão é meramente acadêmica. Na prática da vida, eles se misturam de forma integral.

Usarei uma analogia simples, capaz de esclarecer melhor a dupla, porém a natureza desse fenômeno: um jogo de basquetebol. Nele, toda jogada de defesa é, ao mesmo tempo, um comportamento tanto de estresse como de *coping*. Defender, evitar que o adversário faça a cesta é o *coping* diante do estresse de um ataque. Todavia, o mesmo vale para o ataque. Quem ataca se encontra em uma situação de grande estresse, pois deve romper a barreira da defesa usando uma estratégia eficaz. Ao fazer isso, ele está executando uma estratégia de *coping*.

Correspondentemente, lidar com o estresse do ataque é, portanto, defender-se do estresse e isso é, ao mesmo tempo, *coping*. É estresse e é *coping* no mesmo ato, assim como a luz é onda e é particula simultaneamente.

Um dos princípios quânticos conhecidos é o de constatar e atribuir qualidades diversas a um mesmo fenômeno. O exemplo mais citado é o da luz, todavia ele também pode ser observado em vários outros âmbitos do conhecimento. Na linguística conhecemos termos e palavras, que podem ser compreendidos como substantivos e, em outra circunstância, como adjetivos; existem plantas que são carnívoras; substâncias essenciais para a vida que são venenosas, como o flúor, o selênio e o cromo; a incerteza, por exemplo, da morte é, simultaneamente, uma certeza; a energia não tem princípio nem fim, é infinitamente constante e dissipativa; o silêncio é, ao mesmo tempo, um intervalo do som e não a ausência dele, por exemplo, na música. Na relação humana, o silêncio pode ser um grito; o fim é, ao mesmo tempo, princípio; o equador é uma região de convergência de duas forças de gravidade (a do polo norte e do polo sul) de menor potência (ali elas são quase inexistentes); o vazio é, inegavelmente, cheio; no ímã, a mesma força pode ser atração ou repulsa e até mesmo no cérebro temos o fenômeno da visão cega, na qual o indivíduo, sob certas circunstâncias, realmente vê e desvia de objetos, sem todavia dispor da capacidade de visão; na psicanálise fala-se de consciência inconsciente, em que o aparelho psíquico elabora registros existentes em um acervo metafísico, sem que eles existam consciente nem fisicamente como tal. Existe e não existe simultaneamente. Na linguagem poética fala-se de finitudes que são eternidades; quentes que são frios; poucos que são muitos; suavidades agressivas; amores desamorosos; proximidades que são distâncias; silêncios que são gritos; e de presença ausente.

Semanticamente entendemos os termos estresse e *coping* como antônimos e antagônicos. Quem ataca não está defendendo. Na prática do jogo, essa distinção se dilui e se amalgama. Dependendo da circunstância, o comportamento pode nos parecer mais como sendo de ataque do que de defesa, portanto, mais onda do que partícula. Em uma concepção quântica dos fenômenos, tudo é e não é ao mesmo tempo.

Tal concepção quântica só tem utilidade para aquele que queira entender as relações intrínsecas dos fenômenos sem a exigência de graus de linearidade. A concepção clássica para aquele que as queira categorizar, distintamente, como sendo de estresse ou de *coping*.

Sobre estresse e laranjas

Em geral, toda situação de estresse invoca uma solução. Ao experimentar o efeito do *coping* escolhido para enfrentá-la, constatamos, então, se fomos bem-sucedidos ou não na escolha feita. Na linguagem popular, convencionamos denominar *eutresse* todas as situações, sentidas como boas e agradáveis e para as quais conseguimos uma boa solução. O contrário disso chamamos de *distresse*, o estresse ruim que nos adoece.

Entretanto, essas denominações são relativas, uma vez que bom ou ruim são qualidades subjetivas de uma situação vivida.

Quem em última instância transforma o bom em ruim e o ruim em bom é o aparelho psíquico de cada indivíduo. A conhecida expressão do copo meio cheio ou meio vazio pode ilustrar bem essa versão e sua conversão.

"Nem tudo o que reluz é ouro", diz o ditado. Ganhar é bom, mas depende do que ganhamos e de quem ganhamos. Frequentemente o sabor de uma vitória, promoção ou enriquecimento ganha conotações mais significativas ou não. Em princípio e de forma preliminar, vale usar essas qualificações eustresse e distresse para as experiências boas e ruins das experiências de vida.

Essa mesma categorização também pode ser empregada para as estratégias que desenvolvemos para lidar com o estresse.

Estratégias boas e que levam à solução podem ser denominadas *eucoping*. As que não resultam em sucesso, de *discoping*.

Lazarus e Folkman[4] classificaram as estratégias de *coping* como:

- Focadas na emoção.
- Focadas no problema.

Todos sabemos que determinadas situações de estresse podem ser mais bem resolvidas se fizermos uso de estratégias que visam ao sofrimento emocional e moral do adversário (p. ex., a "catimba" dos argentinos no futebol), a irritação, a provocação, são estratégias que tentam prejudicar o estado emocional do adversário para conquistar vantagens ou pontos. Aproveitar-se do fato de o principal jogador adversário estar ausente para humilhar a outra equipe é fazer uso de um *coping* de baixa *fairness*. Contrariamente, quando um atleta, voltando-se para a plateia, a convida a vibrar, gritar, aplaudir, para incentivar os companheiros de equipe, faz uso de um dispositivo emocional de motivação. O *coping* focado na emoção tende a ser, quase sempre, um fator de *eucoping* que envolve a competição com cores e tonalidades bonitas, alegres, saudáveis.

Discoping é quando o dispositivo usado tem conotações de assédio moral: insultos, xingamentos, vaias.

Quando resolvemos os problemas de estresse com mecanismos e estratégias técnicas, racionais, dizemos que a estratégia de *coping* foi focada no problema.

Considerando o aspecto da eficiência, convencionamos que toda estratégia que leva ao sucesso demonstra ter certa eficácia. Logo, trata-se de um *eucoping*.

A estratégia ineficaz é, assim, e por decorrência, chamada de *discoping*.

Ressaltamos ser perigoso estabelecer uma associação direta e automática entre o *eustress* e o *eucoping*. Nem sempre uma situação fácil, boa e favorável conduz à vitória. São inúmeros os exemplos de situações que, por diversas aspectos, eram vistas como "partidas ganhas", mas que terminaram, surpreendentemente, em um grande fracasso. O eustresse do início não garantiu o *eucoping* da vitória. Engana-se e, muitas vezes, experimenta grandes decepções quem pensa dessa forma. Uma boa situação prévia (eustresse) necessita estar sempre acoplada a uma estratégia eficaz (*eucoping*).

A Figura 5 demonstra as associações de primeiro grau que estabelecemos entre as situações de estresse e as estratégias de *coping*. Em um estudo mais atual, estabelecemos as probabilidades de interferência subjetivas nessas associações lineares de efeito. Esse aspecto será tema de reflexão em um outro momento.

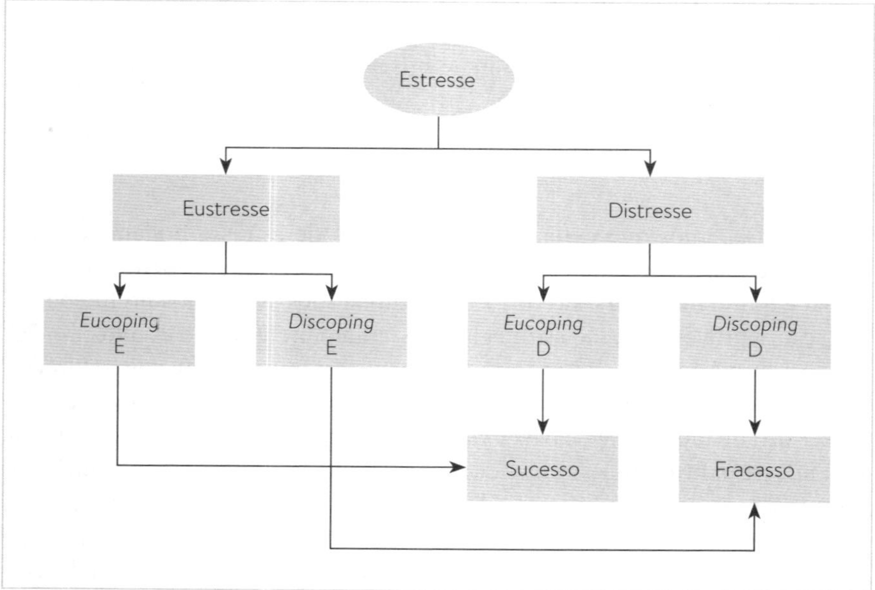

Figura 5 Relações de *coping* de primeiro grau.
Fonte: Vasconcellos, 2017[10].

As considerações teóricas descritas abrem uma gama ampla de probabilidades de sucesso e fracasso, vitória e fracasso, saúde e doença. Elas estão delineadas a seguir.

Em teoria, constatamos existir quatro situações distintas:

- Eustresse-*Eucoping*: bom nível de estresse + boa estratégia de *coping* = probabilidade maior de sucesso.
- Eustresse-*Discoping*: bom nível de estresse + estratégia inadequada = relativa probabilidade de fracasso.
- Distresse-*Eucoping*: nível de estresse desfavorável + boa estratégia de coping = relativa probabilidade de sucesso.
- Distresse-*Discoping*: situação de estresse desfavorável + estratégia ineficaz = grande probabilidade de fracasso.

CONSIDERAÇÕES FINAIS

Ao entendermos os processos de estresse como respostas indissociáveis a ações humanas, configuramos então a integralidade do termo. Não existe estresse sem *coping*, assim como não existem problemas sem soluções, sejam positivas ou negativas.

Como diria a terceira lei de Newton ("A toda ação há sempre uma reação oposta e de igual intensidade"), o *coping* está para o estresse não como uma consequência, mas como uma inevitabilidade.

É necessário considerar que a nossa capacidade de avaliação e resposta está diretamente associada não apenas ao estressor em si, mas ao nosso entendimento de como a situação de estresse se configura, em relação a nossas crenças, valores morais e ao nosso repertório de respostas.

Ao investigarmos problemas de forma a identificar seus preditores e questionar suas raízes, buscando entender seus processos e relações biopsicossociais, teremos mecanismos mais efetivos de *coping*.

Em poucas palavras: conhecendo como funcionamos, nos munimos de habilidades e ferramentas para lidarmos de forma mais efetiva com os estressores inevitáveis da nossa vida.

REFERÊNCIAS BIBLIOGRÁFICAS

1. Selye H. The stress of life. New York: McGraw-Hill; 1956. 515p.
2. Vasconcellos EG. O modelo psiconeuroendocrinológico do stress. In: Seger L e cols. Psicologia & odontologia: uma abordagem integradora. 4. ed. rev. e amp. São Paulo: Santos; 2002.
3. Gazzaniga MS, Heatherton TF. Ciência psicológica: mente, cérebro e comportamento. Porto Alegre: Artmed; 2007.

4. Lazarus R, Folkman S. Stress appraisal and coping. New York: Springer; 1984.
5. Netter FH. The Ciba collection of medical illustrations – v. 4 – Endocrine system and selected metabolic diseases. Summit, NJ: Ciba Pharmaceutical Company; 1992.
6. Vasconcellos EG. A resposta neuroendocrinológica de stress. In: Seger L e cols. Psicologia & odontologia: uma abordagem integradora. 2. ed. São Paulo: Santos; 1992.
7. Scientific American Brasil, Edição Especial. 4:8.
8. Vasconcellos EG. As fases de stress – s resposta neuroendocrinológica de stress. In: Seger L e cols. Psicologia & odontologia: uma abordagem integradora. 4. ed. rev. e amp. São Paulo: Santos; 1992.
9. Vasconcellos EG. As fases de stress – s resposta neuroendocrinológica de stress. In: Seger L e cols. Psicologia & odontologia: uma abordagem integradora. 4. ed. rev. e amp. São Paulo: Santos; 2002.
10. Vasconcellos EG. Stress, coping, burnout, resiliência: troncos da mesma raiz. In: Junior NS, Zangari W. Psicologia social e a questão do hífen. São Paulo: Blücher; 2017.

33
Dor crônica

Liliana Lourenço Jorge

INTRODUÇÃO

Todo mundo já sentiu dor em algum momento da vida. Sentir dor faz parte da nossa experiência como seres vivos e do funcionamento normal do nosso corpo. Pode parecer estranho, mas ela é necessária para nossa proteção: é a dor quem nos faz retirar a mão quando a encostamos em uma superfície quente e nos indica que algo não vai bem.

Por outro lado, sabemos relatar um sentimento ruim ao nos lembrarmos de uma dor passada, assim como relatar como ficamos apavorados ou suando frio quando a dor é forte e súbita – ou deprimidos e frágeis quando a dor é prolongada. Isso ocorre porque a dor é uma experiência de muitas dimensões, associada a sofrimento, podendo variar em qualidade (queimação, funda, pontada), duração (transitória, contínua) e localização (superficial, profunda, localizada, difusa). Apesar de ser uma sensação, possui uma relação imensa com aspectos do nosso pensamento e emocionais; muda comportamentos; dá incertezas, medo da incapacidade, preocupações com perdas sociais/materiais, limitações familiares e profissionais. Evoca emoções frequentemente mais incapacitantes que as condições corporais que a originaram. Apesar dos avanços dos métodos diagnósticos e em terapias, a dor crônica continua sendo uma condição frustrante para doentes, médicos e estudiosos.

A dor, sendo aguda ou crônica, é uma das razões mais frequentes pelas quais um paciente procura um médico e representa grande impacto socioeconômico para os sistemas de saúde. Apesar disso, constata-se déficit de profissionais de saúde com formação completa para garantir o tratamento correto das diversas síndromes de dor crônica.

O QUE É A DOR CRÔNICA?

A Associação Internacional para o Estudo da Dor define a dor como uma experiência sensorial desagradável, relacionada a lesão tecidual, com respostas emocionais e comportamentos desencadeados pela sensação em curto ou longo prazo[1]. Trata-se de uma entidade multidimensional, complexa, consciente, que envolve desde nocicepção, transmissão ao sistema nervoso central e modulação, até respostas afetivas, analgesia endógena, ajustes comportamentais e desempenho de papéis sociais. É o produto de ampla rede de processamento de informação.

A dor é uma experiência subjetiva, que sofre influência de fatores externos e internos ao indivíduo, como: genética, contexto (crenças, expectativa, placebo), cognição, personalidade, afeto, aspectos estruturais cerebrais, integridade das estruturas para nocicepção e lesões dos sistemas perceptuais. Também não é uma simples consequência de "ligar um mecanismo", a partir da periferia por uma lesão particular, mas sim reflete o estado de excitabilidade de circuitos nociceptivos centrais e sua modulação em todos os níveis dos sistemas nervosos central e periférico. A dor pode ser classificada de acordo com características como: região corporal acometida; duração, intensidade e padrão de ocorrência; causa; sistema orgânico envolvido. Antes de focarmos na dor crônica em si, são necessários esclarecimentos sobre sua fisiopatologia, mostrados a seguir[2,3].

A dor somática é classificada como cutânea/periférica ou profunda: a cutânea vem da pele e dos nervos periféricos, conduzindo sensação de picada, queimor e dolorimento; a profunda vem dos tendões e fáscias profundas, tipicamente sentida como incômodo ou ardor, associado a sinais autonômicos como náusea, sudorese e alterações de frequência cardíaca. A dor pode ser visceral, cujos nociceptores em órgãos viscerais respondem a estimulação química ou mecânica como pressão ou lesão tecidual, com manifestações autonômicas, podendo haver sensação de cólica, aperto ou distensão. Também existe o padrão de dor referida, no qual a sensação dolorosa ocorre em local distante do sítio lesado, em decorrência do fenômeno de convergência de aferência à medula espinhal, pela distribuição dermatomérica de origem embrionária: um exemplo é a dor no membro superior esquerdo decorrente do infarto miocárdico, ou dor periumbilical decorrente de distensão de cólon[2].

Recentemente, há preferência para uma taxonomia mais simples, destacando apenas a cronicidade e o tipo de dor[4], segundo a qual existem os tipos de dor aguda e crônica. A dor aguda nociceptiva resulta da ativação de nociceptores, isto é, terminações de fibras nervosas sensoriais primárias íntegras, mediante estímulo térmico ou doloroso, e representa um sistema de alerta fisiológico, para segurança e interação com o ambiente externo. Na dor crônica ou persistente, destacam-se os tipos nociceptiva inflamatória, neuropática e mista. A primeira refere-se ao dolorimento na vigência de processo inflamatório. A dor neuropática decorre de lesões do sistema nervoso periférico e/ou central, como neuropatia diabética, neuralgia pós-herpética e síndrome do túnel do carpo. Tem característica paroxística, parestésica e em choque. A dor mista associa características inflamatórias, isquêmicas e neuropáticas de modo concomitante, como a dor em neoplasias, ombro doloroso após acidente vascular encefálico, dor lombar no paraplégico, e amputações[3].

De modo sucinto, a experiência da dor resulta de fenômenos desde a periferia até integração central e resposta. Inclui: transdução do sinal nos nociceptores; transmissão do sinal por meio de potenciais de ação nas fibras aferentes desde os nervos periféricos até o corno posterior da medula espinhal, tratos ascendentes e cérebro; ativação dos sistemas de percepção central; modulação; respostas eferentes, como o reflexo motor de retirada, ativação dos sistemas de analgesia no cérebro e tronco, e comportamento doloroso[3,5]. Em termos de áreas anatômicas associadas à dor, esta é resultado da inter-relação entre diferentes regiões encefálicas como hipotálamo, amígdala, cíngulo, tálamo, ínsula, córtex frontal e mesencéfalo, conectadas aos segmentos da medula espinhal e à periferia por meio de tratos e receptores periféricos. As estruturas mencionadas compõem uma rede bem caracterizada que regula o processamento nociceptivo, de modo a promover a facilitação (nocicepção) ou inibição (antinocicepção). Envolve regiões corticais e subcorticais cerebrais, além de vias ascendentes e descendentes, incluindo sistema nervoso periférico, neurovegetativo e central.

O sistema modulatório descendente endógeno tem vários componentes de circuitos bulboespinhais e está relacionado à produção de opioides endógenos e outros peptídeos analgésicos ao longo do neuroeixo, como leucina/encefalina, betaendorfina, dinorfina, serotonina e noradrenalina. Dessa forma, além das vias ascendentes da dor, a dor pode ser facilitada pela interação das estruturas corticais, que respondem e modulam respostas de acordo com a interação de emoções, cognição e características intrínsecas comportamentais do indivíduo[2]. O sistema analgésico endógeno também está relacionado com outras manifestações da reação à dor: despertar, controle homeostático, atenção e memória, respostas neurovegetativas.

As estruturas inibitórias descendentes estão no tronco e didaticamente dividem-se em três: sistema serotoninérgico/encefalinérgico, sistema noradrenérgico e sistema mediado por betaendorfinas. Um quarto sistema pode ser considerado: o dos interneurônios inibitórios segmentares na medula espinhal[6], representando o mecanismo de analgesia segmentar, estimulado com qualquer terapia contrairritativa, como acupuntura, estimulação elétrica nervosa transcutânea (TENS, do inglês *transcutaneous electrical nerve stimulation*) e massagem[7,8]. Estímulos dolorosos ativam neurônios da rede descendente analgésica que, por sua vez, estimularão interneurônios medulares, cujos peptídeos liberados ligam-se a receptores opioides que reduzem a liberação de substâncias algiogênicas.

Quando ocorre lesão tecidual ou inflamação, o limiar de despolarização das fibras aferentes de dor se reduz, como resultado da cascata metabólica inflamatória tecidual. Isso leva à sensibilização periférica, que corresponde ao dolorimento ao toque, dor espontânea, queimação e sensação de dor mediante estímulos não dolorosos. Com a suspensão da fonte nóxica ou resolução de inflamação, a dor cessa e é a base do que se denomina dor aguda.

Mas mediante condições patológicas e com a perpetuação dos fatores álgicos desencadeantes, a dor torna-se uma resposta autônoma, manifestando-se mesmo que a supressão do estímulo primário seja possível. Assim, a dor crônica é aquela que persiste mesmo com o término do processo de convalescença de uma lesão tecidual, inflamação, dano nervoso, crescimento tumoral ou oclusão vascular. Arbitrariamente, a dor crônica estende-se para além de 3 a 6 meses de evolução. A base desse fenômeno de autonomia do sintoma se inicia com a sensibilização periférica. Nela, à medida que o estímulo nóxico é ofertado, uma cascata de eventos envolvidos na inflamação neurogênica é desencadeada, em associação a fenômenos eletrofisiológicos e metabólicos que ocorrem desde a periferia até a medula espinhal, que implicam alterações patológicas dos elementos relacionados à aferência dolorosa. Na sequência, estabelece-se a sensibilização central, na qual neurônios respondem excessivamente ao estímulo normal oriundo da periferia, de tal modo que aferências normalmente inócuas ativam resposta nóxicas, que podem ser exageradas, prolongadas e espraiadas. A sensibilização central é o desfecho de uma variedade de alterações no sistema nervoso central (SNC) no contexto da dor crônica: redução do limiar de despolarização neuronal, ativação de receptores neuronais silentes e sinapses aberrantes, em associação a fenômenos afetivos e comportamentais[5]. Esses fenômenos são manifestação de plasticidade sináptica[9].

Em última análise, na sensibilização central o SNC distorce, modifica e amplifica a dor, aumentando seu grau, duração e representação espacial, de tal modo que não mais reflete as qualidades específicas do estímulo nóxico inicial. Os fenômenos neuroplásticos evidenciados na periferia e na medula espinhal também ocorrem no cérebro, modificando a valência emocional e comportamental da dor.

Pode ocorrer sensibilização central na dor nociceptiva aguda normal, gerando amplificação da sensação dolorosa ao tato leve, mas é revertida com a suspensão do estímulo nóxico na maioria das pessoas. Porém, a sensibilização central sustentada está associada a estados prolongados de estímulo doloroso (inflamatório ou neuropático) associados à predisposição individual. Essa variabilidade individual prediz aquelas pessoas que podem vir a desenvolver dor crônica, além de risco para uso abusivo de opioides[10]. Na sensibilização central, o sistema descendente analgésico endógeno se encontra disfuncional, ao falhar no controle inibitório central[11]. Em outras palavras, a dor pode ser causada por: facilitação da aferência dolorosa a partir da periferia; déficit nos sistemas descendente e segmentar analgésicos endógenos; combinação de todos.

Na prática clínica, a dor crônica se caracteriza por dor espontânea e independente de estímulo externo. Os principais sintomas são hiperalgesia (redução do limiar de dor na periferia), parestesias, disestesia, hiperpatia (sensações estranhas tipo choque ou desconforto ao tato) e alodínia térmico-tátil, como resultado da sensibilização central[2]. Além desses sinais e sintomas, a síndrome de dor crônica é acompanhada de uma miríade de outras manifestações somáticas, nem sempre diretamente relacionada com a lesão que a causou inicialmente: fono-fotofobia, hipervigilância, distúrbios do sono, distúrbios autonômicos, intestino irritável, fadiga crônica, queixas vestibulares[12].

Mesmo com os avanços terapêuticos, a dor crônica é de difícil controle. Ela dificilmente será eliminada e o tratamento em longo prazo passa a ser a minimização dos sintomas, a capacitação do paciente para que possa reduzir o impacto na qualidade de vida e funcionalidade, e as estratégias de reabilitação, com influências na fisiopatologia e neuroplasticidade[13]. Ainda não está esclarecido o motivo pelo qual algumas doenças musculoesqueléticas e neurológicas apresentam um perfil de agravamento e cronificação, mas talvez esteja relacionado ao peso do contexto laboral/social, grau importante de incapacidade mediante cada episódio de reagudização, e traços fenotípicos e comportamentais específicos da população dos doentes.

Quando a dor se torna crônica, todo o corpo da pessoa muda: há depressão, ansiedade, distúrbios de sono, menor rendimento para atividades cotidianas, maior atenção somática[14]. À medida em que a dor se cronifica, ocorre crescente preponderância dos componentes afetivos e comportamentais, em detrimento da relevância da lesão tecidual em si (Figura 1). Sendo assim, a dor torna-se a doença a ser tratada em si, pois os sintomas persistem mesmo com a retirada do fator causal inicial.

Tomemos a lombalgia mecânica crônica como emblemática dentre as síndromes de dor crônica. Trata-se de uma das condições clínicas mais prevalentes na população. A lombalgia mecânica comum implica, em última análise, uma síndrome de dor crônica, porque se inicia com a manifestação de dor local, mas com o tempo evolui para a miríade dos elementos da condição de dor persistente, sem fins funcionais ou protetores, tal qual uma dor aguda. Os indivíduos tendem a criar uma situação de alta dependência dos serviços de saúde e muitas vezes desenvolvem comportamentos dolorosos de ganho secundário[2].

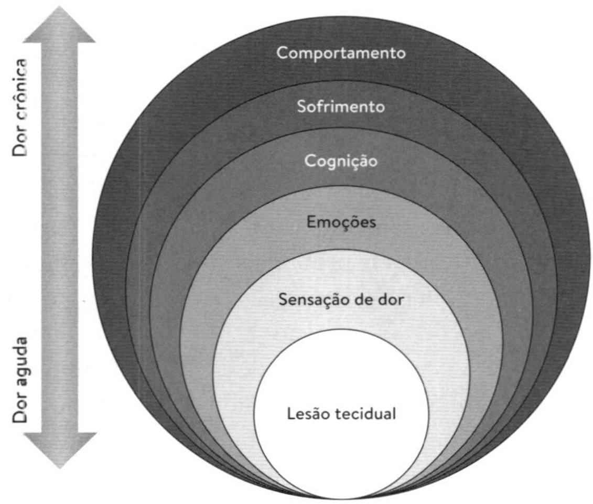

Figura 1 Na dor crônica, aspectos comportamentais e afetivos são preponderantes na representação da experiência subjetiva global do paciente.

Por seu caráter insidioso e disseminado, a lombalgia pertence ao imaginário popular, que associa esse tipo de lombalgia a "hérnia de disco", cujo tratamento passa necessariamente por medicações de ação imediata, ou mesmo cirurgia[15]. No entanto, essa visão não é compatível com as evidências atuais acerca da condição. Na realidade, apesar da relativa benignidade observada nos exames de imagem, a lombalgia está relacionada não somente a aspectos de lesão tecidual (alteração anatômica e postural propriamente ditas), mas também aspectos emocionais (afeto) e comportamentais (crenças, personalidade, atitudes), implicados afinal a quadros crônicos de dor. Atualmente, há modelos teóricos que fundamentam a inter-relação desses aspectos, embasados por robusta literatura. Dentre eles, destaca-se o modelo de crença-evitação na dor crônica[16]. O modelo postula que, se um indivíduo com características próprias de ansiedade e distorções cognitivas (pensamento catastrófico e negativo) sofre uma lesão tecidual inicial, tenderá a "fugir" da dor, assumindo comportamentos de evitação de movimento e não enfrentamento da situação[17]. Essa atitude acaba levando ao descondicionamento físico e piora da dor, estabelecendo-se um verdadeiro círculo vicioso[18]. Assim, a compreensão aprofundada dos aspectos comportamentais e fisiopatológicos relacionados à lombalgia crônica ou qualquer outra síndrome de dor crônica é tão importante quanto o diagnóstico anatômico[19]. Porém, a dor crônica é desafiadora, porque se constitui em uma condição que nem sempre é bem compreendida ou encarada com profundidade, principalmente entre profissionais de saúde não especialistas. E como a compreensão e o diagnóstico são falhos, a reabilitação ocorre de forma incompleta.

TRATAMENTO E REABILITAÇÃO

Tratar dores prolongadas é difícil; exige paciência, adesão e uma boa relação com o médico e terapeuta. Não basta tratar com monoterapia medicamentosa ou de modo unidisciplinar. Na prática, a dor crônica deve ser tratada sob todos os aspectos, por meio de equipe terapêutica, como o controle das queixas físicas, a regulação do humor, a melhora do bem-estar e da qualidade de vida, as mudanças na alimentação, no sono e no uso do corpo nas atividades cotidianas etc. Dessa forma, o tratamento deverá contemplar todas as questões relacionadas ao comportamento doloroso, com equipes multidisciplinares e assistência mais complexa do que se acreditava décadas atrás.

O prognóstico da dor crônica depende de capacidades cognitivas, comportamentais e afetivas, que contribuem para uma evolução favorável ou deterioração funcional do indivíduo ao longo da história da doença e do tratamento. Particularmente, mais do que a extensão da lesão tecidual inicial, crenças e atitudes em relação à dor e habilidades em lidar com adversidades têm sido estudados como fatores influenciadores no prognóstico funcional, e podem explicar fenômenos observados na prática clínica, como a recorrência dos sintomas e resultados incipientes após a reabilitação convencional. Outros fatores prognósticos desfavoráveis incluem: baixo nível sociocultural, instabilidade de comorbidades como doenças endócrinas, vasculopatias, anemias; trabalho mecânico e repetitivo, diagnósticos subjacentes de depressão e ansiedade; ambiente iatrogênico (equipe não treinada para o tratamento da dor).

Considerando as diversas redes implicadas na atenção e analgesia endógena, além da influência dos perfis individuais que variam o enfrentamento da dor e a interação entre as partes do sistema endógeno analgésico, reconhecemos a importância das intervenções de reabilitação para a modulação das respostas comportamentais. Intervenções como terapia cognitivo-comportamental, neuromodulação e meditação para atenção plena podem ser exploradas de modo sistemático na prática clínica, com o objetivo de elicitar controle atencional ativo sobre a dor crônica.

Uma boa referência para o tratamento da dor é a "escada analgésica de dor", criada pela Organização Mundial da Saúde (OMS) em 1986 como diretriz para o manejo da dor oncológica. A "escada" tem atualmente seu uso extrapolado para diversas condições de dor. Baseia-se no princípio de medicações combinadas e adicionadas em complexidade crescente, à medida em que a dor se torna de mais difícil controle. Também recomenda a associação de tipos diferentes de medições (analgésicos simples; anti-inflamatórios não esteroidais; coadjuvantes como relaxantes musculares, psicotrópicos, anticonvulsivantes, antidepressivos)[20]. Hoje, a boa prática assistencial recomenda e incentiva a associação de diversas modalidades terapêuticas não medicamentosas desde o primeiro degrau da "escada" (Figura 2)[21]. Dentre essas modalidades, destacam-se terapias de reabilitação física, como cinesioterapia e terapia ocupacional, além de técnicas complementares, como acupuntura e TENS.

DIÁRIO DE DOR: O QUE É, PARA QUE SERVE

Escrever um diário é a melhor forma de colocarmos no papel sentimentos e ideias sobre nós mesmos. Ao relermos meses depois, vamos ter algumas surpresas com nós mesmos, porque tomamos contato com o passado por intermédio de uma distância que o tempo nos deu. De certa forma, o diário é uma boa chance de aprendermos conosco, se conseguirmos manter a disciplina necessária, que deve ser diária e rigorosa.

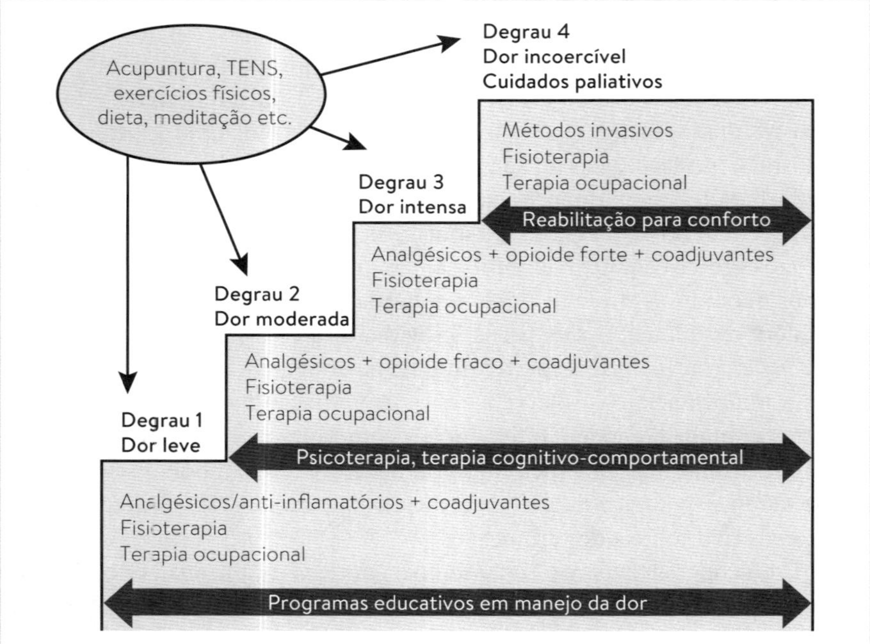

Figura 2 Escada analgésica da Organização Mundial da Saúde adaptada.
Fonte: modificada de Vargas-Schaffer e Cogan, 2014[21].

Parece estranho falar de diário quando o assunto é dor crônica, mas não é. Como uma osteoartrose, lombalgia ou enxaqueca são condições crônicas, há períodos de crises e melhoras variáveis e sem achados de exames pedidos pelo médico que apontem a sua evolução de forma precisa, o diário pode ser um bom substituto. O paciente é o observador mais importante no curso dessa condição. E é também o paciente quem deve se responsabilizar pelo acompanhamento da dor. A prática demonstra que os pacientes têm diferenças quanto aos tipos de causas do ambiente que geram dor, assim como os métodos de tratamento que mais aliviam o dolorimento. Assim, é necessário que cada paciente assuma o importante papel de parceiro do médico para seu acompanhamento, ao definir de forma clara quais são os agentes do ambiente e os sentimentos que mais provocam dor, além das estratégias encontradas por cada um para aliviar a dor. É aí que entra o diário de dor, conforme exemplo mostrado no Quadro 1.

Quadro 1 Exemplo de "diário de dor" a ser preenchido pelo paciente e orientado pelo profissional

Diário de dor							
Nome:							
Dia		Causa	Sensação	Sentimento	Nota	Ação	Resultado
2ª	M						
	T						
	N						
3ª	M						
	T						
	N						
4ª	M						
	T						
	N						
5ª	M						
	T						
	N						
6ª	M						
	T						
	N						
Sábado	M						
	T						
	N						
Domingo	M						
	T						
	N						

O diário de dor foi desenvolvido no contexto da terapia cognitivo-comportamental[17,22]. Consiste no registro, feito pelo paciente, para avaliar frequência, intensidade e lugar da dor, diariamente, durante uma semana. O paciente recebe uma folha com alguns itens, que são preenchidos por ele com a intenção de comprometê-lo com seu tratamento e ajudá-lo a contar coisas que podem intervir no comportamento da dor. Após algumas consultas, o diário pode ser modificado para se adaptar às diferentes situações dos indivíduos ou para a coleta de dados mais precisos[23].

Na prática funciona assim: durante os períodos de manhã, tarde e noite de cada dia de cada semana, o paciente vai anotando a situação que causou uma dor naquele momento (por exemplo, passar roupa). Também é importante caracterizar o tipo de sensação dolorosa (ardência, facada, choque). Aquele agressor gerará uma emoção, isto é, um sentimento associado àquela experiência. Cada dor pode ser pontuada de zero a dez, sendo zero a ausência de dor, dez a pior dor imaginada e os demais números valores intermediários de dor. Diante da dor, o indivíduo executará uma ação: tomar remédio, fazer alongamento, ou o que lhe aprouver. Qual será o resultado? Melhora ou piora? Ele deverá anotar esses fatos de modo sistematizado.

Ao final de um período prolongado, os relatos servirão como "pistas" sobre como o corpo funciona. O exercício do diário da dor é uma das várias técnicas educativas, voltadas para o autoconhecimento do indivíduo. Quanto mais crônica é a história da dor, maior a necessidade de participação do indivíduo no manejo do seu próprio problema. O autoaprendizado também contribui para a redução do peso atribuído aos aspectos estruturais da doença; processos de extinção de memórias aversivas relacionadas à dor, ganho de proatividade e maior papel ativo do paciente. De fato, programas educativos constam em inúmeras diretrizes assistenciais como padrão-ouro de reabilitação de condições crônicas[15,24].

CONSIDERAÇÕES FINAIS

A condição de dor crônica representa um desafio para a sociedade e os sistemas de saúde. Acarreta inúmeros impactos, tanto no âmbito social, pela perda de qualidade de vida e funcionalidade do indivíduo, quanto no âmbito econômico, ao levar trabalhadores a afastamentos, ausências e aposentadorias precoces[25].

O entendimento da dor crônica se faz premente, considerando sua prevalência na população e o reduzido interesse no estudo dos benefícios das terapias cognitivas e físicas – em comparação aos recursos abundantes para o desenvolvimento de terapias intervencionistas e medicamentosas, que são mais alinhadas ao mercado[26]. Independentemente das novas modalidades de reabilitação a serem exploradas, o fundamento para o tratamento da dor ou alívio do sofrimento se assenta na educação do paciente em relação aos fenômenos cognitivos subjacentes à consolidação de comportamentos e memória aversiva. Se tal fato for ignorado, a prática usual e pouco eficaz de tratamento focado em lesão e intervenções para a estrutura física, relegando o indivíduo ao papel passivo, não será corrigida e perpetuará o problema geral da dor.

Mediante a observação de que há piora da dor com o acompanhamento clínico e a constatação de perfis desfavoráveis de enfrentamento no prognóstico, poder-se-ia propor um modelo de tratamento em que terapias comportamentais fossem instituídas precocemente. Da mesma forma, pacientes sob "risco" em razão dos perfis comportamentais desfavoráveis (ou seja, pacientes com alto risco de cronificação da dor), poderiam ser beneficiados por programas preventivos enfatizando atividade física, práticas mentais e psicoterapia. Nunca é demais lembrar que prevenir é melhor do que remediar: a melhor forma de tratar a dor crônica é evitar que ela se instale. Para tal, devemos cultivar bons hábitos alimentares, manter-nos ativos fisicamente e em dia com nossas emoções.

Ao mesmo tempo, como a dor crônica implica sintomas associados de descondicionamento físico, ansiedade, transtornos de humor, distúrbios de sono e alterações neurovegetativas, dentre outras comorbidades, o tratamento é multidisciplinar e busca o controle do quadro geral. É com boa qualidade de vida que prevenimos e tratamos a dor crônica.

REFERÊNCIAS BIBLIOGRÁFICAS

1. Bonica JJ. The need of a taxonomy. Pain. 1979;6(3):247-8.
2. Teixeira MJ. Dor – contexto interdisciplinar. Porto Alegre: Artmed; 2008. 834 p.
3. Rahman A. Bonica's management of pain. 4. ed. 2010. 1482-3 p.
4. Turk DC, Melzack R. Handbook of pain assesment. 3. ed. New York: The Guilford Press; 2011.
5. Basbaum A, Bushnell C, Devor M. Pain: basic mechanisms. Pain: An updated review. Seattle: IASP Press; 2008. p.3-10.
6. White W, Filshie J. Acupuntura médica – um enfoque científico do ponto de vista ocidental. São Paulo: Roca; 2002. 568 p.
7. Melzack R, Wall PD. Pain mechanisms: A new theory. Science. 1965;150:971-9.
8. Melzack R. From the gate to the neuromatrix. Pain. 1999;6:S121-S126.
9. Woolf CJ. Central sensitization: implications for the diagnosis and treatment of pain. Pain. 2011;152(3S):S2-S15.
10. Schreiber KL, Loggia ML, Kim J, Cahalan CM, Napadow V, Edwards RR. Painful after-sensations in fibromyalgia are linked to catastrophizing and differences in brain response in the medial temporal lobe. J Pain. 2017;18(7):855-67.
11. Mayer EA, Berman S, Suyenobu B, Labus J, Mandelkern MA, Naliboff BD, et al. Differences in brain responses to visceral pain between patients with irritable bowel syndrome and ulcerative colitis. Pain. 2005;115(3):398-409.

12. Crombez G, Van Damme S, Eccleston C. Hypervigilance to pain: an experimental and clinical analysis. Pain. 2005;116:4-7.
13. Kreitler S, Niv D. Cognitive impairment in chronic pain. Pain. 2007;15(4):1-4.
14. Sheng J, Liu S, Wang Y, Cui R, Zhang X. The link between depression and chronic pain: Neural mechanisms in the brain. Neural Plast. 2017;2017:9724371.
15. Colorado Division of Workers' Compensation. Low back pain medical treatment guidelines. Denver, CO, USA: Colorado Division of Workers' Compensation; 2014.
16. Leeuw M, Goossens M, Linton SJ, Crombez G, Boersma K, Vlaeyen JWS. The fear-avoidance model of musculoskeletal pain: current state of scientific evidence J Behav Med. 2007;30:77-94.
17. Haythornthwaite JA. It's a belief. It's an appraisal. Its coping... No, it's catastrophizing. In: Castro-Lopes J, editor. Current topics in pain: 12th World Congress on Pain. 1. Seattle, USA: IASP Press; 2009. p.271-87.
18. Lefebvre MF. Cognitive distortion and cognitive errors in depressed psychiatric and low back pain patients. J Consult Clin Psychol. 1981;49:517-25.
19. Schiltenwolf M, Akbara M, Neubauera E, GantzaS, Flor H, Hugc A, et al. The cognitive impact of chronic low back pain: Positive effect ofmultidisciplinary pain therapy. Scand J Pain. 2017;pii: S1877-8860(17):30170-2.
20. Organization WH. WHO's cancer pain ladder for adults 2017 [citado 15 fev. 2020]. Disponível em: https://www.who.int/cancer/palliative/painladder/en/.
21. Vargas-Schaffer G, Cogan J. Patient therapeutic education: Placing the patient at the centre of the WHO analgesic ladder. Cana Family Physician. 2014;60(3):235-41.
22. Turner JA, Jensen MP, Romano JM. Do beliefs, coping and catastrophizing independently predict functioning in patients with chronic pain? Pain. 2000;85(1-2):15-25.
23. Loduca A, Samuelian C. Avaliação psicológica do doente com dor. In: Teixeira MJ, Braum Filho JL, Marquez JO, Lin TY editors. Dor: contexto interdisciplinar. São Paulo: Maio; 2003. p.191-204.
24. Chou R, Qaseem A, Snow V, Casey D, Cross Jr T , Shekelle P, et al. Diagnosis and treatment of low back pain: A joint clinical practice guideline from the American College of Physicians and the American Pain Society. Ann Intern Med. 2007;147:478-91.
25. Vos T, Flaxman AD, Naghavi M, Lozano R, Michaud C, Ezzati M, et al. Years lived with disability (YLDs) for 1160 sequelae of 289 diseases and injuries 1990-2010: a systematic analysis for the Global Burden of Disease Study 2010. Lancet. 2012;380(9859):2163-96.
26. Ramin CJ. Crooked: Outwitting the back pain industry and getting on the road to recovery. New York: Harper. 2017.

34
Sono sob o olhar da medicina integrativa

George do Lago Pinheiro

INTRODUÇÃO

Dormir tornou-se um desafio para a sociedade atual. Somos impulsionados a sempre produzir, mesmo que para isso seja necessário sacrificar alguma atividade diária. Lazer, mercados 24 horas, levar trabalho para casa são as principais motivações para retirarmos tempo de sono a fim de cumprir todas as tarefas propostas.

O que muitas pessoas desconhecem é que o sono é um processo complexo de intensa atividade fisiológica. Não se trata de um "desligamento" do corpo com o único objetivo de restaurar as energias para o dia seguinte. Neurotransmissores, genes e hormônios são ativados ou desativados de forma coordenada para que funções vitais possam ser executadas, garantindo a saúde.

HISTÓRICO

Desde os primórdios, dormir foi alvo da investigação da ciência. Hipócrates, no século V a.C., já dizia: "Ambos, sono e vigília em excesso, são sinais de doença" (Aforismo LXXI). Ou seja, dormir muito ou pouco, na concepção dele, já indicava prejuízo à saúde. Mesmo sendo uma questão antiga, o sono só foi estudado de forma sistemática com Hans Berger, em 1929, responsável pelo primeiro registro eletrofisiológico através de um canal único de eletroencefalograma desse estado de comportamento[1].

Mas, em 1953, os pesquisadores Nathaniel Kleitman e Eugene Aserinsky descreveram um fenômeno que acontecia durante o sono de forma cíclica e que era caracterizado por movimentos oculares rápidos e redução acentuada do tônus muscular[2]. Oficialmente, o sono REM (*rapid eye movements)* foi apresentado. A partir de então, foram caracterizados dois estágios comportamentais que acontecem enquanto dormimos: o sono não REM (NREM), composto por três estágios distintos (N1, N2 e N3), e o sono REM, com padrões eletrofisiológicos característicos, além de funções, hormônios e neurotransmissores próprios.

CONCEITO

O sono é um processo reversível e com responsividade reduzida aos estímulos externos. É um estado comportamental com fisiologia específica que deve ser analisado sob uma óptica das 24 horas que compreendem o dia. Para tanto, é fundamental o entendimento de que uma boa noite de sono depende do equilíbrio de fatores circadianos, homeostáticos e comportamentais[3].

Ritmo circadiano

Muitos eventos fisiológicos do corpo apresentam oscilações periódicas, sejam diárias, sejam mensais ou até anuais. Têm início e término de maneira previsível, demonstrando um caráter circadiano. A regulação normal do sono é determinada por fatores intrínsecos e ambientais que definirão o momento certo tanto do adormecer quanto do despertar. Os núcleos supraquiasmáticos (NSQ), situados no hipotálamo, são as estruturas responsáveis por coordenar a ritmicidade endógena dos sistemas corporais[4].

Os sincronizadores externos que ajustam o ritmo circadiano são chamados de *zeitgebers* ("doadores de tempo"). O de maior destaque é o ciclo claro-escuro. A luz exerce um papel preponderante neste processo, mas é necessário destacar, por exemplo, as atividades sociais, os horários das refeições, a temperatura dos ambientes e a umidade relativa como fatores influenciadores.

Os núcleos supraquiasmáticos são os responsáveis por receber a informação da redução da exposição à luz através da retina e enviá-la à glândula pineal para liberação da melatonina. Esse hormônio, classicamente relacionado ao sono, é produzido a partir do triptofano e possui inúmeras funções no corpo. Conhecer seu comportamento é necessário para corrigir hábitos nocivos que interferem negativamente no ato de dormir. Se durante o dia a melatonina apresenta-se em níveis basais, durante a noite ela tem um aumento progressivo de seus valores séricos, atingindo um pico entre 2 e 3 horas da manhã. Sua liberação tem início muito antes do horário habitual de sono[5].

Os fatores externos vão interferir em condições fisiológicas que influenciam cada estágio de comportamento. Para dormir, por exemplo, são necessárias reduções da temperatura corporal, frequência cardíaca e pressão arterial, entre outras variáveis. Se as informações externas sinalizam para maior estimulação de nossas atividades, o corpo não se prepara adequadamente para promover o início do sono.

Fatores homeostáticos

Todas as atividades que realizamos em nossa rotina consomem energia e geram a adenosina como metabólito. Essa, por sua vez, vai se acumulando no sistema nervoso central no decorrer do dia, apresentando um primeiro pico aproximadamente após o almoço e o segundo no início da noite. O aumento dessa substância promove cansaço e sinaliza ao indivíduo que é hora de reduzir as atividades[6].

Dessa forma, a sonolência no fim do dia deve-se à adenosina, preparando o caminho para que a melatonina comece a agir. A sincronização dos eventos diurnos e noturnos é que vai nos proporcionar um início do sono dentro da normalidade. Qualquer interferência nesse processo, como cochilos em horários inadequados, abuso de cafeína e regimes irregulares de sono, pode implicar má qualidade de sono.

Fatores comportamentais

Horários regulares para dormir e acordar são importantes associações para dormir. Funcionam como uma espécie de ritual que sinaliza ao cérebro principalmente o início do sono. Em contrapartida, situações como rotina irregular, cochilos diurnos prolongados, passar a noite em claro para executar tarefas ligadas ao trabalho ou estudos, são exemplos de ações comportamentais que afetam diretamente o sono[1].

REGULAÇÃO HORMONAL DURANTE O SONO[7,8]

Diversos hormônios produzidos no corpo seguem um ritmo biológico. Neste caso, sua produção e secreção não sofrem ação direta do sono. Mas há outros em que a liberação hormonal só vai ocorrer em um estágio do sono específico. Neste contexto, dormir mal pode ser um fator comprometedor de sua ação. O sono não é um processo inerte, mas sim um compromisso do indivíduo com funções que só ocorrerão enquanto dormimos. Seja por privação, seja por má qualidade, há uma desregulação da fisiologia endócrina. Do apetite e saciedade a efeitos metabólicos, dormir interfere diretamente nessa fisiologia.

Os principais hormônios com regulação durante o sono estão organizados no Quadro 1.

Quadro 1 Principais hormônios com regulação durante o sono

Hormônio	Regulação
GH	Picos de secreção no início do sono
Prolactina	Início de secreção de 60 a 90 minutos após o início do sono
TSH	Pico no início do sono com gradual diminuição
Leptina	Secreção durante o sono e curva de liberação reduzida em regime de privação
Grelina	Secreção noturna posterior à da leptina
LH/FSH	Secreção pulsátil durante todo o sono
Cortisol	Reduzido durante o sono, porém se eleva em regime de privação ou despertares frequentes
Melatonina	Secreção no início da noite e pico de ação na madrugada, com gradual redução

GH: hormônio do crescimento; LH: hormônio luteinizante; FSH: hormônio folículo-estimulante; TSH: hormônio tireoestimulante.

A compreensão da relação sono e regulação endócrina é necessária quando se avaliam distúrbios metabólicos. Tanto a privação quanto distúrbios respiratórios do sono promovem desregulação do metabolismo da glicose e dos lipídios, aumentam a sensação de fome e o consequente ganho de peso. Questões referentes ao sono devem fazer parte da anamnese de todo profissional de saúde.

DISTÚRBIOS DO SONO[9]

De acordo com a *International Classification of Sleep Disorders,* 3ª edição, os transtornos do sono são classificados conforme as seguintes categorias: insônia, hipersonia, distúrbios do ritmo circadiano, distúrbios respiratórios do sono, distúrbios motores do sono e distúrbios de comportamento, também chamados de parassonias. São mais de 80 doenças do sono descritas.

Porém, o distúrbio do sono mais comum nada mais é do que a privação de sono ou, simplesmente, não dormir o suficiente para a necessidade do próprio corpo. Há uma recomendação mundial para que os adultos durmam em média 8 horas por noite, o que corresponde a um terço do dia. Não é raro encontrar pessoas sonolentas à nossa volta. Dormir não é uma opção; é uma necessidade fisiológica tão importante quanto ter uma alimentação saudável, tomar água ou praticar exercícios físicos.

A sociedade negligencia o sono. O tema é pouco discutido durante a graduação na área da saúde. O ato de dormir é visto como "perda de tempo" ou "preguiça" por muitas pessoas. Mas hoje a ciência já conhece as consequências da privação de sono a longo prazo: aumento do risco de doenças metabólicas, cardiovasculares, depressão e comprometimento da qualidade de vida.

Não há saúde sem dormir bem. As funções do sono incluem consolidação da memória e atenção, modulação da imunidade celular e humoral, depuração de substâncias tóxicas ao corpo, conservação de energia, regulação hormonal e maturação do sistema nervoso central. Desrespeitar essa necessidade fisiológica trará, sem dúvidas, danosas consequências, tanto para o dia quanto para os anos seguintes.

COMO IDENTIFICAR TRANSTORNOS DO SONO?

A primeira resposta a essa questão é que todo distúrbio do sono traz consigo repercussões diurnas. Os sintomas nem sempre são claros para quem se queixa. É importante o profissional da saúde fazer busca ativa de situações correlacionadas. Além disso, muitos sinais são percebidos pelo(a) parceiro(a) de cama, cujo relato pode ser decisivo na conduta clínica.

Durante o dia, os sintomas mais comumente observados são: sensação de sono não restaurador ao acordar, sonolência excessiva, déficit de atenção e memória, irritabilidade e fadiga crônica[9]. À noite, alguns sinais devem ser questionados: ronco associado a pausas respiratórias testemunhadas, despertares frequentes, movimentações e comportamentos anormais. Com perguntas simples acerca desses sinais e sintomas, já possível estabelecer uma forte suspeição de que o sono não seja de qualidade.

É importante que, por meio da história clínica, sejam identificadas informações sobre a rotina de vida do indivíduo em avaliação: horário para dormir e acordar (durante a semana e aos sábados e domingos), ocorrência de cochilos diurnos, horários de refeições, momento de prática de exercício físico, exposição ao sol da manhã, ingestão de bebidas estimulantes (cafeína) e álcool, uso de medicamentos, necessidade de usar despertador para acordar, uso de eletrônicos à noite, entre outras. Conhecer o indivíduo e corrigir hábitos inadequados é mandatório antes de qualquer intervenção farmacológica, se for necessária. Nunca é demais reforçar que uma anamnese bem conduzida é essencial para a boa prática em saúde[1].

Além disso, investigar as condições do ambiente do indivíduo é um fator determinante na avaliação dos distúrbios do sono. O quarto, por exemplo, é um local que com frequência é utilizado de forma inadequada. Fazer dele uma extensão do trabalho, estudo ou da sala de televisão cria hábitos nocivos que comprometem o sono de qualidade.

A avaliação das queixas de sono deve ser ampla, incluindo informações do dia e da noite. O olhar do avaliador dever contemplar as 24 horas do indivíduo. O despertar, o horário de ir para cama e o que acontece durante o sono podem trazer situações decisivas para o diagnóstico em questão. Entender o paciente em sua integralidade é estratégia fundamental para um diagnóstico preciso e terapia particularizada.

INTERVENÇÕES PARA MELHOR QUALIDADE DE SONO

Sempre que se fala em dificuldades para dormir, muitas pessoas automaticamente as associam a medicamentos como a melhor opção de tratamento. A terapia farmacológica é necessária em casos específicos e pelo menor tempo possível, não sendo indicada para a maior parte dos casos.

Para cada transtorno do sono, há um tratamento específico. Mas todos os que se queixam de sono de má qualidade devem ser orientados à educação guiada para mudança de hábitos e atitudes relacionados ao ato de dormir. Chamamos essas medidas de higiene do sono, baseadas no conhecimento de sua fisiologia.

Nosso cérebro deve receber diariamente orientações temporais sobre o dia e a noite. Por exemplo, a exposição ao sol da manhã é um importante sincronizador para o corpo. A regularidade desse ato vai organizar o "relógio biológico" e ativar funções diurnas. De forma oposta, a redução gradual da luminosidade durante o período da noite envia informações ao hipotálamo de que o sono está próximo e, por sua vez, inicia a secreção progressiva de melatonina. Essa é, sem dúvidas, uma das ações que mais necessitam ser reforçadas aos pacientes. Em geral, estamos expostos à luz artificial por longos períodos do dia e noite, o que pode atrasar o início do sono.

Partindo do mesmo princípio, o uso de eletrônicos próximo à hora de dormir é um grande vilão para o sono de qualidade. A luz azul emitida por esses equipamentos tem impacto no cérebro similar à exposição solar e, por isso, há um retardo na produção e secreção de melatonina. Esse hormônio é produzido desde o início da noite, por isso se faz necessário o controle do uso de eletrônicos cerca de 1h30 a 2h antes do horário habitual de sono.

Além disso, o quarto precisa ter condições ideais para dormir. O controle de temperatura e luminosidade é fundamental. Deve-se evitar que esse ambiente seja utilizado para outros objetivos que não sejam dormir e namorar. Ele não é uma extensão do trabalho, uma sala de cinema ou um local para as refeições, muito menos o espaço para refletir sobre o dia que terminou e traçar a rotina do dia seguinte. São hábitos simples, mas que podem criar associações negativas no local que deveria ser exclusivo para o sono.

O mesmo se aplica à cama, na qual devemos permanecer somente se tivermos sono. Esperá-lo deitado no quarto gera ansiedade e angústia diários, assim como estender o tempo de cama após o despertar compromete o início do dia. A longo prazo, esse processo desencadeia uma relação conflituosa com um ambiente que deveria ser para descanso. Se não há sono, não permaneça nela! A recomendação é levantar-se, sentar-se em local confortável, fazer uma leitura agradável e só retornar quando surgir a vontade de dormir.

Manter a rotina quanto aos horários das refeições também é um sincronizador para o sono, assim como evitar uma alimentação pesada próxima ao horário de dormir pode evitar situações como fragmentação do sono e pesadelos. É essencial observar o consumo diário de bebidas estimulantes à base de cafeína, a exemplo do café, alguns tipos de chás, chocolates e refrigerantes. O abuso dessa substância promove, no sistema nervoso central, a inibição da adenosina, que tem um papel fundamental na homeostase do sono, gerando maior excitabilidade.

Por último, mas não menos importante, devemos nos atentar para a modalidade de exercício físico praticada no período noturno. Atividades de grande impacto realizadas após o início da noite podem gerar grandes estímulos, aumento da temperatura corporal e comprometer o início do sono[10]. Porém, exercícios relaxantes podem ajudar a dormir. Além disso, o melhor momento de exercitar-se deve ser determinado sob a óptica do cronotipo, ou seja, se o indivíduo é matutino, intermediário ou vespertino. Conhecer seu ritmo biológico é fundamental para orientar o melhor horário para essa atividade.

CONSIDERAÇÕES FINAIS

O sono é uma necessidade fisiológica e precisa ser tratado como tal. Há uma pressão social para dormirmos cada vez menos, com impacto direto na qualidade de vida e saúde. Cabe a todos os profissionais de saúde atentar-se a isso e investigar a qualidade desse estado comportamental tão essencial à manutenção equilibrada do nosso metabolismo. Dormir bem, associado à alimentação saudável e à prática de exercícios regulares, é o maior investimento para um futuro saudável e produtivo.

REFERÊNCIAS BIBLIOGRÁFICAS

1. Pinto Jr. LR, Rego AFB. Sono: do diagnóstico ao tratamento. São Paulo: Atheneu; 2019.
2. Aserinsky E, Kleitman N. Regularly occurring periods of eye motility, and concomitante phenomena, during sleep. Science. 1953;118(3062):273-4.
3. Kryger MH, Roth T, Dement W. Principles and practice of sleep medicine. 6th ed. Philadelphia, Pennsylvania: WB Saunders; 2017.
4. Berson DM, Dunn FA, Takao M. Phototransduction by retinal ganglion cells that set the circadian clock. Science. 2002;295:1070-3.
5. Marques N; Menna-Barreto L. Cronobiologia: princípios e aplicações. São Paulo: Editora da Universidade de São Paulo; 2003.
6. Almondes KM. Neuropsicologia do sono: aspectos teóricos e clínicos. São Paulo: Pearson Clinical Brasil; 2017. 416p.

7. Andersen ML, Alvarenga TA, Pires GN. Fisiologia do sono: regulação das atividades corporais. In: Paiva T, Andersen ML, Tufik. S, organizadores. O sono e a medicina do sono. Barueri: Manole; 2014.
8. Andersen ML, Bittencourt LRA. Fisiologia do sono. In: Tufik S, editor. Medicina e biologia do sono. Barueri: Manole; 2008.
9. American Academy of Sleep Medicine (AASM). International classifications of sleep disorders (ICSD). 3. ed. Darien: American Academy of Sleep Medicine; 2014.
10. Stutz J, Eiholzer R, Spengler, CM. Effects of evening exercise on sleep in healthy participants: a systematic review and meta-analysis. Sports Med. 2019;49:269-87.

35
Alimentação saudável

Dirceu de Lavôr Sales
Beatriz Rolim Mendes Baptista
Lai Yen Hung

INTRODUÇÃO

Nas últimas décadas, os alimentos sofreram um impressionante processo de mudança, transformando-se em uma invenção moderna. Entre as características comuns dessas mudanças destacam-se o uso de produtos refinados, de açúcar, gorduras, sal e aditivos químicos. A utilização sistemática e intensiva desses ingredientes pela indústria alimentícia provocou uma transformação radical nos alimentos do nosso dia a dia, favorecendo a produção de produtos prontos para consumo rápido, cujo conteúdo de calorias e variados produtos químicos predominam sobre o valor nutritivo. Balas, biscoitos, bolos, cereais refinados, lanches, sobremesas, refeições congeladas e refrigerantes ocupam lugar cada vez mais importante nas prateleiras dos supermercados.

A cada ano, aproximadamente 10 mil novos produtos alimentícios tentam conquistar um lugar em um mercado que já conta com cerca de 300 mil produtos. Essa profusão ilustra o dinamismo da indústria alimentar moderna, que, como toda indústria, está constantemente a par de novas tendências e técnicas de produção que lhe permitam aumentar a competitividade e gerar maiores lucros. Infelizmente, grande parte desses produtos excessivamente transformados é composta por uma impressionante lista de substâncias químicas potencialmente nocivas à saúde.

Os fatores que favorecem o desenvolvimento desses alimentos são essencialmente econômicos. Na verdade, a indústria alimentar evolui em um setor financeiro relativamente fechado, cujo crescimento é, em grande parte, limitado pela quantidade de comida que os indivíduos podem consumir. Nesse contexto, o aumento dos lucros é obtido geralmente pela redução dos custos de produção, o que implica o uso de produtos baratos e de menor qualidade, assim como o desenvolvimento de processos de fabricação que aumentam a validade dos alimentos, de modo a diminuir as perdas. O aspecto negativo disso tudo é que, com essa estratégia, a última preocupação é a saúde do consumidor.

Existe um número enorme de alimentos potencialmente nocivos à saúde que normalmente são consumidos pela população. Este capítulo apresenta a avaliação de alguns desses alimentos.

CARBOIDRATOS – AÇÚCARES

Não é de hoje que se sabe o quanto a ingestão exagerada de açúcar é nociva, mas, com certeza, o grande vilão dos carboidratos é o açúcar refinado. A partir do momento em que o ser humano ingeriu a primeira dose de açúcar refinado, estava iniciando um ciclo trágico de dor e sofrimento, mudando sua saúde de forma significativa. Não há dúvida de que o açúcar contribuiu de forma decisiva para a modificação da alimentação dos povos, gerando um novo momento em todo o mundo. No embalo do sabor, do desejo e do prazer, o mundo foi ficando doce e as pessoas, doentes. Nos dias de hoje, o culto ao açúcar começa nos primeiros anos de vida, com as mães acalmando ou "premiando" seus filhos com doces, balas, refrigerantes, sem mencionar os meios de comunicação, que bombardeia as crianças com anúncios sedutores e coloridos. Tudo com a complacência oficial, a despeito do número expressivo de respeitáveis pesquisas que atestam os malefícios do açúcar refinado, que não é nem sequer um alimento, pois simplesmente o organismo não precisa dele. No passado, o açúcar era de consumo exíguo, restrito apenas às classes mais abastadas, sendo usado apenas em situações especiais. Os americanos são grandes devoradores de açúcar: consomem 9,6 milhões de toneladas, por ano, de açúcar de cana, e ainda devoram outro tanto de xarope de milho, de alto poder adoçante e ainda mais rapidamente absorvido pelo organismo humano do que o açúcar de cana refinado.

Um dos aspectos de maior relevância no desencadeamento de disfunções crônico-degenerativas relacionadas ao consumo de açúcar é um processo chamado glicação avançada. Ele acontece quando a molécula de açúcar reage com componentes tanto do interior como do exterior das células, principalmente com as proteínas, gerando importantes alterações funcionais. Um exame frequentemente solicitado pelos médicos, a hemoglobina glicada, que mede os níveis de glicose nos últimos 3 meses, origina-se desse processo em que a glicose impregna determinados segmentos da hemoglobina.

Os níveis mais altos de produtos de glicação avançada (AGE, do inglês *advanced glycation end-products*) por grama de alimento são encontrados nos produtos processados, como biscoitos, batatas fritas e *cookies*. Possivelmente, isso se deve à adição de ingredientes como manteiga, óleo, queijo, ovos e nozes, que, durante o processamento pelo calor seco, aceleram substancialmente a geração dessas substâncias. Cereais, legumes, pães, frutas e leite estão entre os itens de menor concentração de AGE, a menos que preparados com gorduras adicionadas. Biscoitos chegam a apresentar mais de 10 vezes a quantidade de AGE que pães com pouca gordura ou pães de cenoura.

Nas últimas décadas, evidências revelam íntima relação entre DM, disfunções cognitivas, atrofia cerebral e risco aumentado de demência. Embora essas disfunções sejam mais evidentes em idosos, podem se manifestar em qualquer faixa etária e em ambos os sexos. Esse dado é de grande relevância, haja vista a crescente incidência de quadros de demência nos últimos anos. É possível que expressiva parcela desses casos decorra dos desequilíbrios próprios do diabete melito (DM): hiperglicemia, hiperinsulinemia e glicosilação avançada.

Além disso, está ficando claro que pacientes diabéticos tipo 2, de praticamente todas as faixas etárias, apresentam algum grau de disfunção cognitiva relacionada principalmente às memórias verbal e visual, velocidade de processamento de informação e funcionamento executivo[1]. Outros estudos reforçam que o DM tipo 2 está associado à atrofia cerebral global[2,3] e que essa perda de volume cerebral é semelhante ou até três vezes maior que na atrofia do envelhecimento normal[4-6].

Há muito se postula que a ingestão excessiva de açúcar e a subsequente instalação do quadro de hiperinsulinemia constitui-se em uma das causas de disfunções vestibulares. No entanto, até o momento os possíveis mecanismos implicados nesse processo ainda não foram totalmente elucidados[7,8]. Com base na revisão de Gioacchini et al.[9], é plausível supor uma conexão direta entre os danos crônicos causados pela hiperglicemia e a disfunção vestibular. Segundo eles, embora os mecanismos ainda não estejam completamente desvendados, possivelmente essa disfunção gerada pelo excesso de glicose é uma das responsáveis pelas frequentes quedas em idosos.

Outro dado relevante em relação ao consumo do açúcar é sua relação com a hipertensão arterial. Pesquisas das últimas décadas demonstram que a hiperinsulinemia decorrente da ingestão exagerada de açúcar pode ser uma das causas de hipertensão. Segundo esses estudos, os mecanismos relacionados seriam múltiplos, e entre eles se destacaria um estado de hiperinsulinemia[10,11]. Seguindo a mesma linha de raciocínio, uma revisão de 2014, publicada no *American Journal of Cardiology*[12], buscou esclarecer a relação entre consumo de bebidas açucaradas e hipertensão arterial. Os 12 estudos avaliados mostraram relação positiva entre aumento da ingestão de bebidas açucaradas e hipertensão. Como conclusão, a revisão mostrou que o consumo de bebidas açucaradas está associado a maior pressão arterial, o que, com certeza, ajuda a elevar a incidência de hipertensão. A revisão de James et al.[13], que analisou a possibilidade de a ingestão de substâncias como o açúcar refinado e o xarope de milho gerar impacto igual ou maior que o sal sobre a pressão arterial, chegou a conclusões parecidas. A conclusão foi que os açúcares adicionados têm capacidade de induzir à hipertensão por meio da promoção de inflamação, estresse oxidativo, resistência à insulina e obesidade.

CARNE

Estudos das últimas décadas têm deixado claro que o consumo de carne vermelha é importante fator de risco dietético para várias doenças, incluindo doença cardíaca coronariana, DM tipo 2 e câncer.

Inoue-Choi et al.[14], em estudo com 193.742 mulheres na pós-menopausa entre 1995 e 2006, avaliaram a ingestão dietética por meio de um questionário de frequência alimentar em que foi ajustada a ingestão diária de carne, nitrito (conservante) e ferro heme para a ingestão de energia, usando o método de densidade de nutrientes. A ingestão total de carne vermelha foi positivamente associada ao risco de câncer de mama mais elevado para os maiores consumos. Foi verificado maior risco para a carne processada. Além disso, maior ingestão de nitrito da carne vermelha processada foi positivamente associada ao câncer localizado; já a ingestão de ferro heme foi positivamente associada ao risco global de câncer de mama e a todos os estádios de câncer. Segundo os autores, o alto consumo de carne vermelha e de carne processada pode aumentar o risco de câncer de mama na pós-menopausa. O nitrito adicionado e o ferro heme podem contribuir parcialmente para as associações observadas.

Tudo indica, também, existir uma relação de causa e efeito entre consumo de carne e aumento do risco para surgimento de disfunções cardíacas coronarianas[15-17]. Segundo pesquisadores, cada porção de 50 g/dia de carne processada está associada com risco 42% maior para o desenvolvimento de doenças coronarianas. A esse respeito, meta-análise de 2014 avaliou estudos que relacionavam o consumo dos vários tipos de carnes (total, vermelha, branca e transformada) a doenças cardiovasculares e mortalidade. Os pesquisadores verificaram que, para os maiores consumidores de carne processada, o risco para aumento de mortalidade por causas diversas era de 22% e de 18% por doenças cardiovasculares[18]. Além disso, pesquisas indicam que o consumo de carne processada se relaciona com maior incidência de DM tipo 2[19-21]. Em 2017, foi publicado o *Singapore Chinese Health Study*[22], com a conclusão de que a ingestão de carne vermelha e de aves está associada a maior risco de DM tipo 2, principalmente pelo excessivo nível de ferro desses alimentos.

LEITE DE VACA

Não se tem notícia de qualquer mamífero, com exceção do homem, que continue a tomar leite após o período próprio da amamentação.

Cada espécie produz leite de acordo com as necessidades de suas crias. O leite de vaca é excelente alimento para os bezerros. Sua composição apresenta características que o diferenciam do leite humano: proteínas, vitaminas, sais minerais, carboidratos e gorduras, exatamente como o bezerro necessita. O leite de vaca tem cerca de três vezes mais proteínas do que o leite materno; bem mais gordura, pelo menos três vezes a quantidade de cálcio, três vezes mais magnésio, seis vezes a quantidade de fósforo, o dobro da concentração de potássio, e assim por diante.

Para incrementar a produção diária de leite, os criadores têm lançado mão de uma série de artifícios. Entre eles, o uso de hormônios. De todos, o de maior uso tem sido o hormônio do crescimento bovino, um similar da forma humana do hormônio do crescimento, a somatotropina, produzida pela glândula pituitária, que tem, entre outras funções, a de promover o crescimento e a replicação celular. O hormônio do crescimento bovino (BGH, do inglês *bovine growth hormone*), também conhecido como somatotropina bovina (BST, do inglês *bovine somatotrophin*), é a forma natural desse hormônio no gado.

A somatotropina sintética produzida pelo homem é idêntica à sintetizada naturalmente e é comercializada para os produtores de leite, para aumentar a produção e a eficiência da síntese do leite em vacas[23]. Tanto a forma natural quanto a sintética estimulam a atividade e a longevidade das células secretoras mamárias pelo aumento dos níveis de outro hormônio, conhecido como fator de crescimento semelhante à insulina (IGF-1, do inglês *insulin-like growth factor 1*), produzido no fígado ou na glândula mamária. O problema é que seu uso propicia o aparecimento de processos neoplásicos, como o de mama, por exemplo, além de estar relacionado ao surgimento de câncer em vários outros sistemas orgânicos.

Além de processos neoplásicos e disfunções hormonais, o consumo regular de leite de vaca provavelmente contribui para o desencadeamento de disfunções neurodegenerativas, entre elas a doença de Parkinson. Estudos constataram que aqueles que consomem mais de meio litro de leite por dia têm risco 130% maior de desenvolver a doença de Parkinson do que os que não o consumem[24].

Meta-análise de 2014[25] teve o objetivo de avaliar a relação entre a ingestão de alimentos lácteos e o risco de doença de Parkinson. Entre os vários achados, o estudo caracterizou uma relação dose-resposta linear, mostrando que o risco da doença de Parkinson aumentou 17% a cada incremento de 200 g/dia na ingestão de leite e 13% a cada incremento de 10 g/dia na ingestão de queijo. Os autores concluíram que os alimentos lácteos (leite, queijo) podem estar associados positivamente ao aumento do risco de doença de Parkinson, especialmente entre os homens.

Parece também que o leite de vaca, contribui para o surgimento e/ou agravamento de disfunções gastrointestinais. Estudo de 2016[26] demonstrou que o consumo de leite contendo caseína tipo 1 está associado ao aumento de inflamação gastrointestinal, piora dos sintomas digestivos, atraso no trânsito intestinal e precisão do processamento cognitivo.

Tanto a população geral como a grande maioria dos profissionais de saúde estabelecem uma relação lógica entre o DM e a ingestão de açúcar. No entanto, existe uma série de outros alimentos que contribui para a incidência dessa doença. Um deles é o leite de vaca. As evidências a esse respeito não são de hoje. Já em 1990, estudo apresentado no *American Journal of Clinical Nutrition*[27], com dados coletados em vários países, estabeleceu uma "correlação positiva significativa entre o consumo de proteína do leite não fermentado e a incidência de *diabetes mellitus* insulino-dependente". Em 2015, outro importante estudo, mostrou que a ingestão de leite de vaca possivelmente gera alterações imunológicas que, em um segundo momento, podem desencadear um quadro de diabetes do tipo 1[28]. Em 2017, Chia et al.[29] avaliaram a relação entre determinados alimentos e o DM e chegaram à conclusão que, entre os aspectos alimentares, ficou evidenciado que a proteína do leite de vaca A1-caseína é fator causal primário do diabetes tipo 1, em indivíduos com fatores de risco genéticos.

ALIMENTAÇÃO E CÂNCER

Estudos das últimas décadas mostram, de forma incontestável, a influência da alimentação sobre os processos neoplásicos. Acredita-se, hoje, que cerca de 30 a 35% de todos os tipos de câncer existentes devem-se à ingestão de determinados alimentos. Existe um bom número de alimentos que contribui para o surgimento de processos neoplásicos: carnes, gorduras, frituras, açúcares, aditivos químicos, sal de cozinha, entre outros. Vamos avaliar alguns desses estudos.

Em 2016, Taunk et al.[30] avaliaram a relação entre consumo de carne total e carnes vermelha, branca e processada, métodos de cozimento, ingestão de ferro heme, efeitos mutagênicos e câncer de pâncreas. A análise dos dados mostrou que o risco de câncer de pâncreas aumentou significativamente com a ingestão de carne total e de carne vermelha, carne cozida em alta temperatura, carne grelhada e ferro heme de carne vermelha.

Em 2017, novo estudo, de Beaney[31], com a participação de 23.133 participantes do estudo de coorte prospectivo Investigação Europeia sobre Câncer - Norfolk (EPIC - *European Prospective Investigation into Cancer* - Norfolk) chegou ao mesmo resultado, ao mostrar que carnes vermelhas e processadas podem estar envolvidas na carcinogênese pancreática.

Em pesquisa de 2018, Quist et al.[32] investigaram exatamente essa associação e chegaram à conclusão de que a ingestão do nitrito da carne processada pode ser fator de risco para câncer de pâncreas.

Vários estudos epidemiológicos e meta-análises têm mostrado que o consumo de carne está associado a aumento do risco de câncer colorretal e câncer de pâncreas[33-35]. Para o risco de câncer de esôfago, o número de publicações, embora modesto, já caracteriza a relação desse tipo de tumor com a ingestão de carnes[36,37].

Muitos e repetidos estudos têm deixado clara a influência da alimentação atual na geração do câncer colorretal. Por sua vez, importantes revisões têm mostrado que a ingestão de fibras, frutas e legumes está inversamente associada ao risco desse tipo de tumor[38-40].

Há bastante tempo já se sabe que o câncer gástrico está relacionado a dietas ricas em sal[41]. Acredita-se que o sal ocasiona dano ao revestimento mucoso das células do estômago, expondo-as à ação de carcinógenos, além de provocar inflamação gástrica que leva a replicação celular acelerada e erro na duplicação do DNA da célula gástrica[42]. Essa realidade não se refere apenas ao acréscimo de sal nos alimentos, mas é extensiva também aos alimentos conservados em sal, sobre os quais existem consistentes dados epidemiológicos favorecendo a conclusão de que esses alimentos aumentam a incidência de câncer gástrico[43].

Diminuir o consumo de alimentos salgados, processados, defumados ou em conserva, além de carne vermelha, gordura saturada e toxinas e ter uma dieta rica em frutas e vegetais, além de erradicar as bactérias, pode ser considerada a estratégia preventiva mais eficaz contra o risco de desenvolver câncer gástrico.

ALIMENTAÇÃO NA PREVENÇÃO DAS DOENÇAS

Da mesma forma que existe um conjunto de alimentos indutores de disfunções crônicas e graves, existem aqueles que comprovadamente agem como protetores orgânicos. Eles são muitos, mas, nesta publicação, nos ateremos àqueles ricos em fibras, substâncias sobre as quais os estudos são praticamente unânimes.

Hoje a importância das fibras na nutrição humana é, praticamente, uma unanimidade. Sabe-se, no entanto, que menos de 10% das populações ocidentais consomem níveis adequados de frutas integrais e fibras dietéticas. Na realidade, o nível de ingestão da maioria das pessoas não chega à metade do que é recomendado. Um fato preocupante, levando em consideração os dados científicos que evidenciam os efeitos benéficos à saúde decorrentes do consumo de níveis adequados de frutas inteiras, ricas em fibras.

São evidentes os efeitos prebióticos das fibras bioativas, como melhora do controle de peso, bem-estar e envelhecimento saudável. Dreher[44], em artigo de revisão, avaliou o número crescente de benefícios à saúde associados à ingestão adequada de frutas inteiras, especialmente fibras de frutas, durante todo o ciclo de vida humana. Verificou que os potenciais benefícios incluem:

- Proteção à saúde gastrointestinal do cólon, minimizando o impacto de doenças como constipação intestinal, síndrome do intestino irritável, doenças inflamatórias do intestino e doença diverticular.
- Controle de peso a longo prazo.
- Redução do risco de doença cardiovascular, DM tipo 2 e síndrome metabólica.
- Defesa contra o surgimento de cânceres colorretais e pulmonares.
- Melhoramento das chances de um envelhecimento bem-sucedido.
- Redução da gravidade da asma e da doença pulmonar obstrutiva crônica.
- Contribuição para o bem-estar psicológico e a saúde mental.
- Incremento da manutenção de maior densidade mineral óssea em crianças e adultos.
- Redução do risco de dermatite seborreica e ajuda na atenuação da gravidade do transtorno do espectro do autismo.

Em conclusão, afirma o autor: "A baixa ingestão de frutas inteiras representa potencialmente uma ameaça à saúde da população, sendo mais séria do que se reconhecia anteriormente, especialmente à luz das pesquisas emergentes sobre os benefícios das fibras e das frutas".

Outro aspecto relevante é que pesquisa mostra que a fibra talvez seja o principal componente dietético de alimentos vegetais integrais associados à promoção de uma microbiota colônica saudável, que auxilia na redução da inflamação tumorigênica e na produção de carcinógenos[45]. Nessa linha de pensamento, pesquisa de 2016 demonstrou o efeito da fibra intestinal no controle dos carcinógenos intestinais, deixando claro que variados tipos de fibras podem contribuir nesse processo[46].

Em 2017, Ricceri et al.[47], em estudo italiano, avaliaram o impacto positivo da dieta mediterrânea sobre o câncer de endométrio, sob a perspectiva de que ela pudesse desempenhar importante papel sobre o risco de câncer, modulando a inflamação crônica. Os resultados mostraram que as mulheres com maior ingestão de vegetais tiveram risco duas vezes menor que aquelas com baixa adesão à dieta mediterrânea. Esses resultados sugerem que alta ingestão de vegetais, adesão à dieta mediterrânea e consequente baixo índice inflamatório estão relacionados a menor risco de câncer endometrial.

POR QUE ORGÂNICO?

A definição de orgânico não é universal, sendo considerada principalmente como livre de fertilizantes sintéticos, pesticidas e outros agentes químicos. Um produto para ser orgânico precisa cumprir todo um processo de análise e inspeção pela autoridade certificadora em vigor de cada país. No Brasil, a agricultura orgânica é regulamentada desde 2003 pela Lei n. 10.831/03, com instruções normativas do Ministério da Agricultura, Pecuária e Abastecimento, incluindo os mecanismos de controle de produção, adubagem, extrativismo, processamento, armazenamento, distribuição, rastreabilidade, entre outros, a fim de garantir a sustentabilidade e biodiversidade[48].

Na medicina tradicional chinesa (MTC), propõe-se a consciência ecológica dos processos da cadeia de produção, do plantio à mastigação. Cuida-se desde o preparo da terra, semente, adubagem, colheita, transporte, armazenamento, até a forma de preparo e modo de consumo, interagindo com o campo biopsico-energético do ser humano[49,50].

Os benefícios de uma dieta orgânica são[51]:

- Ambientais: seus efeitos são evidentes na saúde do solo, na qualidade nutricional, pela rotação de culturas e adubação verde, no aumento da biodiversidade em 30% por meio do controle de pestes por predadores naturais, defensivos naturais e rotação de culturas, e também no menor consumo de energia elétrica. Em contrapartida, a baixa produtividade por hectare gera maior emissão de gás carbônico (CO_2)[52,53].
- Econômicos: contribuem para a economia local de produtores familiares.
- Saúde humana: é fato que a dieta alimentar é o principal fator no surgimento de doenças. Pesquisas demonstram que o consumo de orgânicos está ligado ao controle do peso, de alergias, controle do crescimento e melhora da fertilidade e do sistema imunológico[54].

Pesquisadores descobriram em 2014 que as culturas orgânicas contêm até 60% a mais de polifenóis, principais antioxidantes que previnem a inflamação perigosa que predispõe ao câncer, envelhecimento precoce, doenças cardiovasculares, cognitivas e de visão. Além disso, também evidenciou 48% a menos nos níveis de cádmio, um metal pesado tóxico para rins e fígado[55].

Alimentos orgânicos também contribuem para a redução dos transgênicos, ou seja, organismos geneticamente modificados (OGM), que são alimentos ou plantas com DNA alterado de formas que não ocorrem naturalmente, feitos geralmente para aumentar a resistência a pesticidas e herbicidas. Os efeitos ainda não são visíveis, porém, a longo prazo, pode-se gerar um enfraquecimento do sistema imunológico e maior sensibilidade a alergias[56].

O pastoreio exclusivo na grama natural em uma produção orgânica aumenta em mais de 50% as quantidades de gorduras boas ômega 3 e ômega 6 (ácido linoleico conjugado – CLA) encontradas. A energia do sol é absorvida pela grama através da fotossíntese e é convertida no caroteno e em CLA. O estudo também encontrou maiores proporções do antioxidante alfatocoferol (vitamina E) e de ferro. Debate-se que a carne aumenta o risco de câncer, e deve-se acrescentar que as operações de alimentação animal concentrada (CAFO), ou seja, o confinamento e sofrimento animal, pioram a qualidade da carne e do leite ao introduzir rações de soja transgênica e hormônios sintéticos de crescimento, antibióticos e vacinas, bem como outros medicamentos no produto final. Tudo isso enfraquece o sistema imunológico e contribui para o surgimento de muitas doenças e graves epidemias[57].

Investir em orgânicos é também contribuir para a saúde do planeta, preservando nossos recursos naturais e gerações futuras. Gera-se maior aporte financeiro para os agricultores poderem inovar no cultivo e maximizar sua eficiência e sustentabilidade, reduzindo o desmatamento e impacto ambiental. Deve-se exigir de nossos representantes leis e políticas menos restritivas para o uso de agrotóxicos, e incentivar subsídios e incentivos fiscais que contribuem para a produção agrícola orgânica em larga escala.

Quem não está pronto para aderir totalmente aos orgânicos por seu alto custo, pode escolher os alimentos convencionais da estação, ou aqueles que não vá ingerir a casca, ou então os que possuem menores quantidades de pesticidas, como batata, cebola, manga, repolho, arroz e feijão. Altas concentrações de pesticidas foram encontradas em pimentão, alface, laranja, uva e morango. Outra dica é lavá-lo com bucha e água para reduzir as toxinas[58].

Vale destacar que a produção orgânica não é insenta de contaminações da poluição do solo e ar, principalmente em hortas urbanas. Pesquisa mostrou que 13% dos orgânicos continham resíduos de pesticidas, *versus* 71% dos alimentos convencionais[59].

A partir da Segunda Guerra Mundial, com a descoberta do poder inseticida do organoclorado DDT e dos organofosforados, inicialmente utilizados como armas de guerra, passaram a fazer parte na agricultura[60].

Na contramão dos países desenvolvidos, o Brasil é o maior consumidor de agrotóxicos do mundo. Seu uso crescente é alarmante, permitindo o consumo de mais da metade de substâncias proibidas na União Europeia e nos Estados Unidos, sem contar o uso indiscriminado de outros já proibidos por lei, mas que continuam em uso por falta de fiscalização. Pesquisa revela níveis alarmantes excedendo a ingestão diária aceitável de substâncias altamente prejudiciais. Entre os 283 agrotóxicos verificados, o brometo de metila, banido em outros países, foi a substância com maior estimativa de frequência nos alimentos. Além disso, é escassa a informação nutricional ao consumidor, com destaque para o uso de transgênicos, que atualmente não tem rotulagem obrigatória[61,62].

A Organização Mundial da Saúde (OMS) estima que ocorram 3 milhões de casos de envenenamento por agrotóxicos a cada ano e 220 mil mortes, a maioria nos países em desenvolvimento. Os pesticidas se acumulam no solo, água, e em nosso corpo, gerando inúmeros problemas com a exposição crônica, como mutações genéticas, malformações fetais, aborto, deficiência cognitiva como autismo, déficit de atenção e hiperatividade, problemas reprodutivos, respiratórios, hormonais e vários tipos de câncer. Os agrotóxicos também prejudicam a biodiversidade e podem causar risco de extinção de várias espécies, especialmente as abelhas[63,64].

O selo de alimento Orgânico é validado no Brasil por meio de entidades certificadoras como IBD, Ecocert, Demeter (biodinâmica), Organização Internacional Agropecuária (OIA) e Associação de Agricultores Biológicos (Abio).

DIETOTERAPIA CHINESA – INÍCIO E ORIGEM

Os fundamentos de uma alimentação saudável podem ser encontrados no início da civilização chinesa, dentro dos registros milenares em ensinamentos de figuras incomuns como Shennong (viveu cerca de 5 mil anos atrás, conhecido como introdutor da agricultura na civilização chinesa) e Huang Di (também conhecido como Imperador Amarelo, viveu nos séculos XXVII a XXVI a.C., autor do *Tratado de medicina interna do Imperador Amarelo*), com escritos datando dos primórdios da civilização chinesa. O primeiro contribuiu dividindo as plantas nas classes superior, média e inferior. Os produtos de classe superior, que têm origem nas plantas, minérios e animais, podem ser ingeridos sem rigor quanto à quantidade por serem considerados atóxicos e com alto potencial nutritivo, propiciando o fortalecimento do corpo físico e a preservação da saúde. Já os de classe média possuem pouca ou nenhuma toxicidade, ou seja, têm a potencialidade de mudar o curso de uma doença, porém não podem ser usados por longos períodos. Já os de classe inferior possuem alta ou extrema toxicidade, e têm por finalidade debelar o patógeno ou energia perversa do organismo, cujo uso deve ser restrito a médicos experientes e com rigorosa observância da quantidade e do período de uso. O desenvolvimento da dietoterapia sempre evoluiu concomitantemente à fitoterapia chinesa, porém esses conhecimentos antigos foram aprimorados com a importante contribuição de Sun Simiao (581-682 d.C.), em sua obra *Prescrições essenciais para emergências que valem mil pesos de ouro* (*Qianjin Yao Fang*). Já o *Compêndio de matéria médica* (*Bencao Gangmu*), de Li Shizhen (1518-1593 d.C.), traz importantes informações sobre alimentos e seus usos terapêuticos.

PROPRIEDADES DOS ALIMENTOS

As propriedades dos fitoterápicos também são aplicáveis aos alimentos, uma vez que tanto os alimentos como as ervas medicinais partem do mesmo ponto de estudo e de aplicação no cotidiano. As propriedades dos alimentos podem ser agrupadas em: natureza (essência), sabor, direção, meridiano em que age e toxicidade. Essas propriedades determinarão como o alimento agirá no organismo.

Quanto à natureza, podem ser: quentes, mornas, neutras, frescas e frias.

Quanto ao sabor, podem ser: picantes, doces, azedas, amargas e salgadas. Vale a pena observar que a referida classificação nem sempre se define pelo paladar do alimento, mas por outras características que cada um deles possui. O picante promove o fluxo de *qi,* elimina dores, harmoniza o *jiao* médio e elimina a estagnação do sangue, além de dispersar fatores patogênicos como vento frio ou calor.

Em relação à direção, podem ser: ascendentes, descendentes, flutuantes e descendentes.

Por fim, quanto ao meridiano, podemos ter tropismo pelos canais do *zhang* ou do *fu*. Um exemplo quanto à caracterização é o gengibre, que tem propensão pelos canais de *pi* (baço), de *wei* (estômago) e de *fei* (pulmão); sua natureza é morna e o sabor, picante; por causa dessas características, age nas infecções das vias aéreas, dispersando a energia perversa fria.

DIETA BASEADA EM YIN E YANG

Pequenas escolhas podem trazer grandes impactos à saúde daquele que as aplicam – os orientais as praticam empiricamente.

Aqui, os conceitos de yin e yang serão usados para a autoclassificação e indicação dos alimentos favoráveis ou prejudiciais. A primeira pergunta a ser feita é: quem eu sou e em que estado predominante me encontro? Estou em uma condição yin ou yang? O Quadro 1 mostra as características de cada um.

Quadro 1 Características yin e yang

Yang	Yin
Extremidades quentes	Extremidades frias
Disposição sempre boa, ativo	Baixa disposição, sempre cansado
Voz alta	Voz baixa e suave
Extrovertido, expansivo	Introspectivo, introvertido, melancólico
Tende à constipação	Tende à diarreia
Língua vermelha	Língua pálida
Boca seca	Pouca sede
Urina concentrada	Urina clara
Tende à oligúria	Tende à poliúria
Frequência cardíaca acelerada	Frequência cardíaca lentificada

O Quadro 1 não contempla todos os sinais e sintomas disponíveis e a partir dele não é possível definir com certeza a condição energética de um indivíduo, mas fornece pistas importantes para escolha e acompanhamento da modulação do estado energético. Uma vez compreendida a condição predominante, ao escolher o alimento deve-se buscar aquele que é mais apropriado. O Quadro 2 mostra as propriedades de alguns alimentos quanto à sua natureza.

Quadro 2 Propriedades de alguns alimentos quanto à sua natureza

Nome popular	Nome botânico	Natureza	Sabor	Meridianos
Bardana, gobô	*Arctium lappa L.*	Fresca	Amargo e doce	Pulmão, estômago e fígado
Broto de soja	*Glycine max (L.) Merr.*	Fresca	Doce	Baço, intestino grosso e bexiga
Cará, *wild yam*	*Dioscorea opposita Thunb.*	Neutra	Doce	Pulmão, baço e estômago
Couve-chinesa ou acelga	*Brassica pekinensis Rupr.*	Neutra	Doce	Estômago e bexiga
Feijão-mungo verde	*Phaseolus radiatus L.*	Fria	Doce	Coração, fígado e estômago
Folha de batata-doce	*Ipomoea batatas (L.) Lam.*	Levemente fria	Doce e adstringente	Fígado, estômago e intestino grosso
Gengibre	*Zingiber officinale Rosc.*	Levemente morna	Picante	Pulmão, baço e estômago
Ginseng, raiz	Panax ginseng C. A. Mey	Morna	Doce e amarga	Baço e pulmão
Repolho roxo	Brassica oleracea capitata	Neutra	Doce	Baço e estômago

(continua)

Quadro 2 Propriedades de alguns alimentos quanto à sua natureza (*continuação*)

Nome popular	Nome botânico	Natureza	Sabor	Meridianos
Melão-de-são-caetano	*Momordica charantia* L.	Fria	Amarga	Coração, baço e pulmão
Soja preta	*Glycine max* (L.) Merr.	Neutra	Doce	Baço e estômago
Long yan ("olho de dragão")	*Euphoria longan (Lour.) Steud.*	Morna	Doce	Coração, baço e estômago
Melancia	*Citrullus vulgaris Schrad.*	Fria	Doce	Pulmão, coração, estômago e bexiga

Por exemplo, em uma pessoa mais yang, o ginseng, que é um alimento morno, pode intensificar os sintomas de insônia e de ansiedade. É claro que não se trata de uma relação absoluta, pois existem outros fatores interferentes; todavia, se observadas essas características, é possível corrigir hábitos desencadeadores de desordens funcionais. Uma pessoa com características mais yin deve tomar cuidado com alimentos frios, como melancia, que pode intensificar o ritmo intestinal e levar a diarreia, inapetência alimentar e distensão abdominal.

A busca pelo melhor alimento não deve ser norteada em usar a natureza oposta, mas sim em não intensificar a condição predominante do indivíduo. Nesse caso, o uso de abacate e uva são preferíveis, por serem neutros. O passo seguinte é usar o que falta para equilibrar seus sinais e sintomas, com base em cuidadosa observação. Podem-se usar alimentos frescos, como o melão-de-são-caetano para pessoas mais yang, a fim de modular seus sintomas de insônia. Já o *long yan* pode ser usado para a mesma finalidade em indivíduos yin, porém com moderação.

As estratégias de dietoterapia são mais amplas pois, além da escolha do alimento, o respectivo método de preparo pode afetar o estado energético final, como usar o gengibre para tirar o frio das folhas verdes refogadas, tornando-as mornas para evitar o frio excessivo nos intestinos. Observância de horários adequados, como evitar alimentos frios à noite, pode levar a melhor aproveitamento desses alimentos. Enfim, se o propósito for aproveitar os métodos terapêuticos da fitoterapia através dos alimentos, isso envolverá um aprofundamento nessa especialidade e, portanto, demandará o estudo de uma literatura exclusivamente dedicada a ela. O objetivo aqui é apresentar um pouco da história da dietoterapia e alguns princípios simples, aplicados na busca de equilíbrio energético pelo alimento. As referências bibliográficas citadas apresentam obras com informações sobre as propriedades dos alimentos; algumas divergências decorrentes das diferentes experiências dos autores podem ocorrer; entretanto, a maioria segue as informações tradicionais.

REFERÊNCIAS BIBLIOGRÁFICAS

1. Biessels GJ, Strachan MW, Visseren FL, Kappelle LJ, Whitmer RA. Dementia and cognitive decline in type 2 diabetes and prediabetic stages: towards targeted interventions. Lancet Diabetes Endocrinol. 2014;2:246-55.
2. Van Harten B, Leeuw FE de, Weinstein HC, Scheltens P, Biessels GJ. Brain imaging in patients with diabetes: a systematic review. Diabetes Care. 2006;29(11):2539-48.
3. de Bresser J, Tiehuis AM, van den Berg E, Reijmer YD, Jongen C, Kappelle LJ, et al. Utrecht diabetic encephalopathy study group progression of cerebral atrophy and white matter hyperintensities in patients with type 2 diabetes. Diabetes Care. 2010;33:1309.
4. Kooistra M, Geerlings MI, Mali WP, Vincken KL, van der Graaf Y, Biessels GJ. Diabetes mellitus and progression of vascular brain lesions and brain atrophy in patients with symptomatic atherosclerotic disease. The SMART-MR study. J Neurol Sci. 2013;332:69-74.
5. van Elderen SG, de Roos A, de Craen AJ, Westendorp RG, Blauw GJ, Jukema JW, et al. Progression of brain atrophy and cognitive decline in diabetes mellitus: a 3-year follow-up. Neurology. 2010;75:997-1002.
6. Espeland MA, Bryan RN, Goveas JS, Robinson JG, Siddiqui MS, Liu S, Hogan PE, et al. Influence of type 2 diabetes on brain volumes and changes in brain volumes: results from the Women's Health Initiative Magnetic Ressonance Imaging studies. Diabetes Care. 2013;36:90-7.
7. Yoshida O. Epidemiology of urolithiasis in Japan. Jap U Urol. 1979;70:975-83.
8. Blacklock, NJ. Sucrose idiopathic renal stone. Nutr Health.1987;5(1/2):9-1.
9. Gioacchini FM, Albera R, Re M, Scarpa A, Cassandro C, Cassandro E. Hyperglycemia and diabetes mellitus are related to vestibular organs dysfunction: truth or suggestion? A literature review. Acta Diabetol. 2018;55(12):1201-7.
10. Christensen N.J. et al. Acute effect on insulin on plasma noradrenaline and the cardiovascular system. Metabolism. 1980; 29:1135-45.
11. Ferrarini E, Buzzigoli G, Bonadonna R, Giorico MA, Oleggini M, Graziadei L, et al. Insulin resistance in essential hypertension. N Engl J Med. 1987;317:350-7.
12. Malik AH, Akram Y, Shetty S, Malik SS, Yanchou Njike V. Impact of sugar-sweetened beverages on blood pressure. Am J Cardiol. 2014;113(9):1574-80.
13. James D, Lewis [M, Abreu] T. Diet as a trigger or therapy for inflammatory bowel diseases. Gastroenterology. 2017;152(2):398-414.e 6.
14. Inoue-Choi M, Sinha R, Gierach GL, Ward MH. Red and processed meat, nitrite, and heme iron intakes and postmenopausal breast cancer risk in the NIH-AARPDiet and Health Study. 2015.
15. Messinger RB, Naik AK, Jagodic MM, Nelson MT, Lee WY, Choe WJ, et al. In vivo silencing of the Ca(V)3.2 T-type calcium channels in sensory neurons alleviates hyperalgesia in rats with streptozocin-induced diabetic neuropathy. Pain. 2009;145:184-95.
16. Salzer JL, Brophy PJ, Peles E. Molecular domains of myelinated axons in the peripheral nervous system. Glia. 2008;56:1532-40.
17. Zenker J, Poirot O, Preux Charles A de, Arnaud E, Medard JJ, Lacroix C, et al. Altered distribution of juxtaparanodal kv1.2 subunits mediates peripheral nerve hyperexcitability in type 2 diabetes mellitus. J Neurosci. 2012;32:7493-8.
18. Abete I, Romaguera D, Vieira AR, Lopez de Munain A, Norat T. Association between total, processed, red and white meat consumption and all cause, CVD and IHD mortality: a meta-analysis of cohort studies. Br J Nutr. 2014;112(5):762-75.
19. Pan A, Sun Q, Bernstein AM, Schulze MB, Manson JE, Stampfer MJ, et al. Red meat consumption and mortality: results from 2 prospective cohort studies. Arch Intern Med. 2012;172:555-63.
20. Albernaz PL. Hearing loss, dizziness, and carbohydrate metabolism. Int Arch Otorhinolaryngol. 2016;20(3):261-70.

21. Gioacchini FM, Albera R, Re M, Scarpa A, Cassandro C, Cassandro E. Hyperglycemia and diabetes mellitus are related to vestibular organs dysfunction: truth or suggestion? A literature review. Acta Diabetol. 2018;55(12):1201-7.
22. Ananthakrishnan AN, Khalili H, Konijeti GG, Higuchi LM, de Silva P, Fuchs CS, et al. Long-term intake of dietary fat and risk of ulcerative colitis and Crohn's disease. Gut. 2014;63(5):776-84.
23. Girma K, Tilahun Z, Haimanot D. Review on milk safety with emphasis on its public health. World J Dairy Food Sci. 2014;9(2):166-83.
24. Park M, Ross GW, Petrovitch H. Consumption of milk and calcium in midlife and the future risk of Parkinson disease. Neurology. 2005;64:1047-51.
25. Jiang W, Ju C, Jiang H, Zhang D. Dairy foods intake and risk of Parkinson's disease: a dose-response meta-analysis of prospective cohort studies. Eur J Epidemiol. 2014;29(9):613-9.
26. Jianqin S, Leiming X, Lu X, Yelland GW, Ni J, Clarke AJ. Effects of milk containing only A2 beta casein versus milk containing both A1 and A2 beta casein proteins on gastrointestinal physiology, symptoms of discomfort, and cognitive behavior of people with self-reported intolerance to traditional cows' milk. Nutr J. 2016;15:35.
27. Fraser WS. Cow milk insulin-dependent diabetes mellitus: is there a relationship. Amer J Clin Nutr. 1990;51:489-91.
28. Lamb MM, Miller M, Seifert JA, Frederiksen B, Kroehl M, Rewers M, et al. The effect of childhood cow's milk intake and HLA-DR genotype on risk of islet autoimmunity and type 1 diabetes: The Diabetes Autoimmunity Study in the Young. Pediatr Diabetes. 2015;16(1):31-8.
29. Chia JSJ, McRae JL, Kukuljan S, Woodford K, Elliott RB, Swinburn B, et al. A1 beta-casein milk protein and other environmental pre-disposing factors for type 1 diabetes. Nutr Diabetes. 2017;15;7(5):e274.
30. Taunk P, Hecht E, Stolzenberg-Solomon R. Are meat and heme iron intake associated with pancreatic cancer? Results from the NIH-AARP diet and health cohort. Pancreas. 2016;138(9):2172-89.
31. Beaney AJ, Banim PJR, Luben R, Lentjes MAH, Khaw KT, Hart AR. Higher meat intake is positively associated with higher risk of developing pancreatic cancer in an age-dependent manner and are modified by plasma antioxidants: a Prospective Cohort Study (EPIC-Norfolk) using data from food diaries. Pancreas. 2017;46(5):672-8.
32. Quist AJL, Inoue-Choi M, Weyer PJ, Anderson KE, Cantor KP, Krasner S. Ingested nitrate and nitrite, disinfection by-products, and pancreatic cancer risk in postmenopausal women. Int J Cancer. 2018;142(2):251-61.
33. Larsson SC, Wolk A. Red and processed meat consumption and risk of pancreatic cancer: meta-analysis of prospective studies. Br J Cancer. 2012;106:603-7.
34. Wang C, Jiang H. Meat intake and risk of bladder cancer: a meta analysis. Med Oncol. 2012;29:848-55.
35. Xu X, Yu E, Gao X, Song N, Liu L, Wei X, et al. Red and processed meat intake and risk of colorectal adenomas: a meta-analysis of observational studies. Intern J Cancer. 2013;132:437-48.
36. Choi Y, Song S, Song Y, Lee JE. Consumption of red and processed meat and esophageal cancer risk: meta-analysis. World J Gastroenterol. 2013;19:1020-9.
37. Salehi M, Moradi-Lakeh M, Salehi MH, Nojomi M, Kolahdooz F. Meat, fish, and esophageal cancer risk: a systematic review and dose-response meta-analysis. Nutr Rev. 2013;71:257-67.
38. Tannebaum A. The genesis and growth of tumors. III. The effects of high-fat diet. Cancer Res. 1942;14(8):468-74.
39. USA National Research Council. Diet, nutrition and cancer prevention. Washington: National Academy Press; 1982. p.178.
40. Armstrong B, Doll R. Environmental factors and cancer incidence and mortality in different countries, with special reference to dietary practices. Intern J Cancer. 1975;15(4):617-31.
41. Vigneri PG, Tirrò E, Pennisi MS, Massimino M, Stella S, Romano C, et al. The Insulin/IGF System in colorectal cancer development and resistance to therapy. Front Oncol. 2015;5:230.
42. Vargas AJ, Thompson PA. Diet and nutrient factors in colorectal cancer risk. Nutr Clin Pract. 2012 Oct;27(5):613-23.

43. Zhao Z, Feng Q, Yin Z, Shuang J, Bai B, Yu P, et al. Red and processed meat consumption and colorectal cancer risk: a systematic review and meta-analysis. Oncotarget. 2017;8(47):83306-83314.
44. Dreher ML. Whole fruits and fruit fiber emerging health effects. Nutrients. 2018;10(12). pii: E1833.
45. Chen J, Vitetta L. Inflammatory-modulating effect of butyrate in the prevention of colon cancer by dietary fiber. Clin Colorect Cancer. 2018;17(3):e541-4.
46. Dziedzic K, Szwengiel A, Górecka D, Gujska E, Kaczkowska J, Drożdżyńska A, et al. Effect of wheat dietary fiber particle size during digestion *in vitro* on bile acid, faecal bacteria and short-chain fatty acid content. Plant Foods Hum Nutr. 2016;71(2):151-7.
47. Ricceri F, Giraudo MT, Fasanelli F, Milanese D, Sciannameo V, et al. Diet and endometrial cancer: a focus on the role of fruit and vegetable intake, Mediterranean diet and dietary inflammatory index in the endometrial cancer risk. BMC Cancer. 2017;17(1):757.
48. Brasil. Presidência da República. Lei n. 10.831, de 23 de dezembro de 2003. Dispõe sobre a agricultura orgânica e dá outras providências. Disponível em: https://presrepublica.jusbrasil.com.br/legislacao/98009/lei-10831-03 [acesso em 01 jun 2021].
49. Carneanu GC, Caneanu M. Preliminary studies about human bioenergy effect on in vitro vegetal cultures. Revue Roumaine De Biologie. Série de Biologie Végétale. 1992;37(2):113-7.
50. Indolia UA, Chandel PS. Essentials of human bioelectricity in developing wellness in life. Int J Sci Conscious. 2015;1(2):21-30.
51. Forman J, Silverstein JH. Organic foods: health and environmental advantages and disadvantages. Pediatrics. 2012;130(5):e1406-15.
52. Mondelaers K, Aertsens J, Van Huylenbroeck G. A meta-analysis of the differences in environmental impacts between organic and conventional farming. Br Food J. 2009;111(10):1098-119.
53. Tuck SL, Winqvist C, Mota F, Ahnström J, Turnbull LA, Bengtsson J. Land use intensity and the effects of organic farming on biodiversity: a hierarchical meta-analysis. J Appl Ecol. 2014;51:746-55.
54. Mie A, Andersen HR, Gunnarsson S, Kahl J, Kesse-Guyot E, Rembiałkowska E, Quaglio G, Grandjean P. Human health implications of organic food and organic agriculture: a comprehensive review. Environ Health. 2017;111(16).
55. Barański M, Srednicka-Tober D, Volakakis N, Seal C, Sanderson R, Stewart GB, et al. Higher antioxidant and lower cadmium concentrations and lower incidence of pesticide residues in organically grown crops: a systematic literature review and meta-analyses. Br J Nutr. 2014;112(5):794-811.
56. Bawa AS, Anilakumar KR. Genetically modified foods: safety, risks and public concerns: a review. J Food Sci Technol. 2013;50:1035-46.
57. Srednicka-Tober D, Baranski M, Seal CJ, Sanderson R, Benbrook C, Steinshamn H, et al. Higher PUFA and n-3 PUFA, conjugated linoleic acid, α-tocopherol and iron, but lower iodine and selenium concentrations in organic milk: a systematic literature review and meta- and redundancy analyses. Br J Nutr. 2016;115(6):1043-60.
58. Brasil. Agência Nacional de Vigilância Sanitária (Anvisa). Programa de Análise de Resíduos de Agrotóxicos em Alimentos; 2018. Disponível em: https://www.gov.br/anvisa/pt-br/assuntos/agrotoxicos/programa-de-analise-de-residuos-em-alimentos
59. Baker BP, Benbrook CM, Groth E 3rd, Lutz Benbrook K. Pesticide residues in conventional, integrated pest management (IPM)-grown and organic foods: insights from three US data sets. Food Addit Contam. 2002;19(5):427-46.
60. Oliveira MLF, Silva AA, Ballani TSL, Bellasalma ACM. Sistema de notificação de intoxicações: desafios e dilemas. Disponível em: https://portal.fiocruz.br/sites/portal.fiocruz.br/files/documentos/cap_13_veneno_ou_remedio.pdf [acesso em 01 jun 2021].
61. Lin AX, Chan G, Hu Y, Ouyang D, Ung COL, Shi L, Hu H. Internationalization of traditional Chinese medicine: current international market, internationalization challenges and prospective suggestions. Chin Med. 2018;13:9.
62. Gerage JM. Exposição aos resíduos de agrotóxicos por meio do consumo alimentar da população brasileira. Dissertação [mestrado] – Piracicaba: Universidade de São Paulo, Escola Superior de Agricultura Luiz de Queiroz; 2016.

63. Faria NMX, Fassa AG, Facchini LA. Intoxicação por agrotóxicos no Brasil: os sistemas oficiais de informação e desafios para realização de estudos epidemiológicos. Ciênc Saúde Coletiva. 2007;12(1):25-38.
64. Brasil. Ministério da Saúde. National Cancer Institute. Agrotóxico. Disponível em: https://www.inca.gov.br/en/node/1909 [acesso em 01 jun 2021].
65. Senlin L, Dengfeng L. TCM talks about the efficacy and taboos of vegetable and fruit diet. Qilin Culture; 2011.
66. Xinggui T. Chinese medicine dieta. Beijing: Chinese Traditional Medicine, 2003.
67. Lu HC. Sistema chinês de curas alimentares. São Paulo: Roca; 1997.
68. Perini M. Terapia dietética chinesa. São Paulo: Loyola; 2002.
69. Curvo J. A dieta do yin e do yang para gordos, magros e instáveis. Rio de Janeiro: Rocco; 1998.
70. Yamamura Y. Alimentos, aspectos energéticos: a essência dos alimentos na saúde e na doença. São Paulo: Trion; 2001.
71. Auteroche B. O diagnóstico na medicina chinesa. São Paulo: Andrei; 1992.
72. Haibo G, Xinggui T. Shennong's herbal classics. Jiangsu Phoenix Science and Technology Press; 2016.
73. Chuncai Z. Food illustrated Chinese medicine. 2001.

36

Constituições corporais e a prevenção de doenças

Ciro Blujus dos Santos Rohde
Pedro Oliveira Dias Martins

INTRODUÇÃO

Ao longo da história da medicina, uma série de culturas buscou explicações para as doenças que afligem a humanidade. Muitas delas notaram diferenças individuais sobre os processos de saúde e doença, isto é, algumas pessoas pareciam mais suscetíveis a contrair determinadas doenças e respondiam a elas de maneiras distintas. Para além disso, essas culturas perceberam que havia diferenças fisiológicas, psicológicas e comportamentais entre os indivíduos e que essas discrepâncias eram frequentes dentro da população. É neste contexto que surgiram modelos na tentativa de organizar essas divergências em grupos, chamados de constituição, temperamento ou natureza. Nesses modelos, cada pessoa apresenta um determinado tipo de constituição corporal; as diversas constituições guardam diferenças entre si e membros de uma mesma constituição apresentam características semelhantes no que diz respeito ao corpo, à mente, aos comportamentos e as tendências à saúde e à doença. A organização de características anatômicas, fisiológicas e fisiopatológicas em "constituições corporais" foi uma das primeiras tentativas de criar uma medicina sistematizada e, ao mesmo tempo, personalizada.

Alguns exemplos de modelos de constituição são encontrados na medicina tradicional chinesa, nas medicinas ayurveda, grega, tibetana e coreana. Recentemente, alguns estudos foram feitos a fim de organizar algumas dessas teorias e aplicá-las no contexto da medicina moderna. Inúmeros trabalhos observaram que determinadas constituições da medicina chinesa, por exemplo, apresentavam maior prevalência de algumas doenças. Neste sentido, as constituições corporais têm se mostrado muito úteis em estudos epidemiológicos. Além disso, também fornecem pistas sobre os processos fisiopatológicos responsáveis pelo processo de adoecimento, de modo que o melhor entendimento dessas constituições pode fornecer grandes contribuições à saúde no que diz respeito à prevenção, etiologia, patogenia, diagnóstico e prognóstico de diversas doenças[1].

AS CONSTITUIÇÕES NA MEDICINA TRADICIONAL CHINESA

Constituição na medicina tradicional chinesa (MTC) é um conceito que surgiu na China há pelo menos 2 mil anos, com teorias e praticas muito bem documentadas, baseadas em observações médicas. A teoria das constituições pode ser encontrada no livro *Princípios de Medicina Interna do Imperador Amarelo* e se baseia em conceitos das teorias Yin-Yang e fatores patogênicos. Para a MTC, a constituição (Ti-Zhi) diz respeito às tendências de um indivíduo para a saúde e à doença, bem como sua reação a estímulos externos. Nesse sentido, a constituição representa tanto o estado natural de um indivíduo física e mentalmente quanto a suscetibilidade de um indivíduo a adoecer.

Em 1978, Sheng e Wang foram responsáveis por organizar e padronizar o conhecimento que havia sobre as constituições, propondo a utilização dessa teoria a fim de melhor compreender a saúde humana. Essa proposta parte do princípio de que existem diferenças individuais que, no entanto, se mostram frequentes na população. Assim, para a MTC os indivíduos se dividem entre nove tipos principais de constituição. São elas: neutra, deficiência de Qi, deficiência de Yin, deficiência de Yang, fleuma-mucosidade, mucosidade-calor, estagnação de sangue, estagnação de Qi e condição herdada especial.

Cada constituição guarda algumas características próprias. A Tabela 1 a seguir descreve algumas dessas características[1].

Tabela 1 Constituições corporais da medicina tradicional chinesa e algumas das características relacionadas a cada constituição

Tipo de constituição	Características
Neutra	Mais balanceada, boa adaptabilidade ao ambiente e à sociedade, boa energia e sono adequado
Deficiência de Yang	Extremidades frias (mãos e pés) e sensibilidade ao frio. Evitam alimentos e bebidas gelados
Deficiência de Yin	Pele e lábios secos, sensação de calor em corpo, rosto, palma das mãos e sola dos pés, constipação e fezes ressecadas
Deficiência de Qi	Palpitações, cansaço, suscetibilidade a resfriados, sudorese intensa associada a atividade física leve/moderada e tonturas
Fleuma-mucosidade	Flacidez abdominal, testa oleosa, camada espessa de muco sobre a língua e sensação de boca pegajosa

(continua)

Tabela 1 Constituições corporais da medicina tradicional chinesa e algumas das características relacionadas a cada constituição (*continuação*)

Tipo de constituição	Características
Mucosidade-calor	Acne, pele oleosa, sensação de amargor na boca, corrimento vaginal amarelado e umidade escrotal
Estagnação de sangue	Contusões escurecidas na pele, lábios azulados ou violáceos, manchas e pontos enegrecidos na face e áreas escurecidas sob os olhos
Condição herdada especial	Alergias, congestão nasal, coriza, alterações de pele como urticárias, equimoses e vermelhidão
Estagnação de Qi	Ansiedade, sensibilidade emocional, humor deprimido, empachamento gástrico

Essas constituições vêm sendo usadas como ferramentas epidemiológicas, podendo auxiliar no diagnóstico, tratamento e prevenção de doenças, tendo em vista que uma série de estudos as vêm associando a diversos quadros patológicos. Estudos associando índice de massa corpórea (IMC) e obesidade ao modelo de constituição observaram que indivíduos com fleuma-mucosidade apresentam maior prevalência de sobrepeso e obesidade por exemplo, ao passo que as constituições deficiência de Qi e deficiência de Yang mostraram uma prevalência menor dessas complicações quando comparadas à constituição neutra[2]. Outro exemplo diz respeito às doenças crônicas: deficiência de Yin mostrou associação positiva com diabetes melito e hipertensão; enquanto fleuma-mucosidade esteve ligada à obesidade, mucosidade-calor com hiperlipidemia e deficiência de Qi mostrou relação com doenças cardíacas[3].

Outra consideração importante é que as constituições também estão ligadas à responsividade a drogas. Um estudo observou que pacientes HIV positivos com deficiência de Yang apresentam maior mortalidade ao realizar terapia antirretroviral altamente eficaz. Essa maior mortalidade parece estar relacionada à maior hepatotoxicidade induzida por antirretroviral e drogas antittuberculose, coinfecção comum em pacientes com HIV na China, bem como a uma maior nefrotoxicidade pelo uso de antibióticos e antifúngicos (como a anfotericina B) que indivíduos com deficiência de Yang parecem apresentar, quando comparados a outras constituições[4].

AS CONSTITUIÇÕES NA MEDICINA AYURVEDA

A medicina ayurveda surgiu na Índia e vem sendo muito bem documentada desde 1500 a.C. As constituições na medicina ayurveda, conhecidas como prakriti, se baseiam na teoria tridosha, que preconiza a existência de três doshas (constituições), Vata (V), Pitta (P) e Kapha (K), que precisam estar em equilíbrio entre si, do contrário levam ao adoecimento do indivíduo[5]. Cada dosha apresenta características específicas e um papel e localização diferentes no corpo[6].

No que diz respeito às localizações, do umbigo para baixo predomina o dosha Vata, enquanto Pitta é mais presente entre o umbigo e a clavícula e Kapha é predominante acima da clavícula. Vata é responsável pela divisão celular, pelo movimento e pela excreção de excessos; Pitta, pelo anabolismo, crescimento, manutenção de estruturas e armazenamento; e Kapha, pelo metabolismo, regulação térmica e homeostase[6].

Nesse contexto, os prakritis são combinações entre esses três doshas, de modo que existem sete tipos principais: V, P, K, VP, VK, PK e VPK. Essas constituições ayurvedas dizem respeito à suscetibilidade que uma pessoa tem de desenvolver doenças, bem como sua responsividade a drogas, aparecendo ao nascimento e permanecendo imutáveis ao longo da vida. As constituições V, P e K são ditas extremas, já que nelas ocorre o predomínio de apenas um dosha, de forma que guardam diferenças significativas umas das outras. Por outro lado, as outras quatro constituições (VP, VK, PK e VPK), são chamadas não extremas por apresentarem características mescladas dos três doshas. É importante ressaltar que, assim como na medicina chinesa, as constituições ayurvedas determinam características tanto do corpo quanto da mente[5].

Alguns exemplos das principais características físicas e mentais encontradas em cada dosha são descritos na Tabela 2.

Tabela 2 Características dos principais doshas descritos pela ayurveda[6]

Dosha	Descrição
Vata	Intolerância ao frio, musculatura pouco desenvolvida, forma corporal mais fina, pele seca com tendência a rachaduras, pouca retenção de memória
Pitta	Intolerância ao calor, musculatura moderadamente desenvolvida, forma corporal mediana, pele fina com tendência a acne e sardas, retenção moderada de memória
Kapha	Intolerância ao frio e ao calor, musculatura bem desenvolvida, forma corporal mais larga, pele firme e macia, boa retenção de memória

Tendo em vista as características únicas de cada dosha, para determinar o prakriti ao qual uma pessoa pertence, devem-se combinar os vários fenótipos apresentados para chegar aos doshas predominantes. Um indivíduo com predomínio de qualidades Vata e Pitta possuiria um prakriti VP; já alguém com predomínio apenas de Kapha seria K[7].

Exemplo 1: uma pele fina pode ser característica tanto Vata quanto Pitta; contudo, se além disso for seca e áspera, poderíamos classificá-la como Vata, ao passo que, caso fosse oleosa e macia, seria mais adequado enquadrá-la como Pitta[7].

Exemplo 2: problemas de saúde associados ao frio estão relacionados tanto a Vata quanto a Kapha. Porém, problemas com tempo frio e seco são característicos da constituição Vata, enquanto problemas com tempo frio e úmido são típicos dos Kapha[7].

Mais recentemente, diversos estudos vêm sendo realizados a fim de validar o uso dos prakriti para a medicina moderna. Alguns artigos encontraram diferenças moleculares significativas entre os três doshas no que diz respeito a parâmetros bioquímicos, como perfil lipídico e função hepática; parâmetros hematológicos, como hemoglobina; e expressão gênica, em relação a transporte celular, coagulação sanguínea e resposta imune[5]. Outros trabalhos observaram relação entre constituição e envelhecimento: indivíduos Pitta que possuem uma alta taxa metabólica basal parecem envelhecer mais rapidamente, provavelmente por uma maior destruição tecidual induzida pelo metabolismo acelerado. Por outro lado, a constituição Kapha parece estar ligada a um envelhecimento mais lento, já que o metabolismo desses indivíduos apresenta uma taxa basal reduzida[6].

Com relação a doenças crônicas, observou-se que indivíduos Kapha possuem tendência a desenvolver obesidade, que por sua vez também se associa a doenças cardíacas, diabetes melito e hipertensão arterial. Provavelmente essa predisposição ao ganho de peso também tem relação com a baixa taxa metabólica basal. Pitta, sua vez, parece apresentar predisposição a úlceras, distúrbios de pele e distúrbios hemorrágicos. Por fim, indivíduos Vata têm maior suscetibilidade a doenças neurológicas, como demência, distúrbios da fala e do movimento e arritmias[6].

Outro exemplo que ilustra a relevância de entender mais sobre os prakriti diz respeito à microbiota. Alguns estudos observaram que, apesar de os três doshas apresentarem microbiomas parecidos, eles eram significativamente diferentes com relação à presença e abundância de alguns gêneros bacterianos. Indivíduos Vata, por exemplo, sofrem de um apetite irregular e grande produção de gás intestinal. No intestino dessas pessoas foi encontrado um número aumentado de bactérias *Desulfovibrio*, conhecidas por produzirem metano e ácido sulfídrico, o que explicaria a sensação de empachamento e o excesso de gases[8].

MEDICINA GREGA E A TEORIA DOS QUATRO HUMORES

A teoria dos quatro humores foi o primeiro modelo de constituição ocidental do qual se tem conhecimento[1]. Ela foi proposta por Hipócrates e é baseada na teoria dos quatro elementos de Empédocles[9]. Ele acreditava que o corpo era formado por quatro fluidos, derivados de quatro órgãos principais, descritos na Tabela 3.

Tabela 3 Fluidos corporais e órgãos responsáveis por sua produção conforme a medicina tradicional grega[1]

Fluido corporal	Órgão responsável
Fleuma	Cérebro
Bile amarela	Fígado
Bile negra	Estômago
Sangue	Coração

Além disso, o corpo também seria formado por quatro qualidades: quente, frio, seco e úmido. Tanto os fluidos corporais quanto as qualidades devem estar em equilíbrio para que um indivíduo se mantenha saudável. Nesse sentido, os desbalanços seriam as causas das doenças e a função do médico seria corrigir o desequilíbrio, utilizando para isso eméticos, laxantes, sangramentos e até cirurgias[9].

Além de tentar explicar os processos que ocorriam no corpo, a teoria de Hipócrates também foi utilizada para tentar entender o funcionamento da mente humana. Para isso, o médico romano Galeno, baseado nos quatro humores hipocráticos, propôs a teoria dos quatro temperamentos. Cada temperamento estava associado a um humor corporal e possuía características de personalidade e comportamento, descritas brevemente na Tabela 4[10].

Tabela 4 Relações entre temperamento, comportamento e humores corporais conforme a teoria de Galeno[10]

Temperamento	Humor corporal associado	Características comportamentais
Sanguíneo	Sangue	Otimista e esperançoso
Colérico	Bile amarela	Irritabilidade
Melancólico	Bile negra	Triste e deprimido
Fleumático	Fleuma	Apático

Posteriormente, essa teoria foi convertida por Wundt em um modelo bidimensional de estruturas de personalidade. Nesse modelo, existem dois conjuntos de polos: emotivo e não emotivo; mutável e imutável. A associação de dois polos leva a um dos quatro tipos de personalidade descritos anteriormente. Por exemplo: a personalidade melancólica encontra-se nos polos emocional e imutável, e caracteriza-se indivíduos ansiosos, preocupados, infelizes e pensativos. Mais tarde outros modelos de personalidade surgiram, contudo é inegável a influência de Hipócrates sobre a psicologia e psiquiatria modernas[10].

OUTROS MODELOS DE CONSTITUIÇÃO

Outros modelos de constituição foram desenvolvidos em uma série de outras culturas além das já citadas. Na medicina tradicional tibetana, acredita-se na existência de três tipos de constituição corporal: vento, fleuma e bile. Cada tipo está relacionado a indivíduos com um determinado conjunto de características. Enquanto pessoas do tipo vento são baixos e sensíveis ao frio, os do tipo fleuma são altos e com pele pálida, por exemplo[11]. Pode-se encontrar outro modelo de constituição corporal na medicina tradicional coreana sasang, que classifica os indivíduos de acordo com características biológicas e fisiológicas em quatro tipos de constituição: Taeum (TE), Soeum (SE), Soyang (SY) e Taeyang (TY)[12].

CONSIDERAÇÕES FINAIS

As teorias de constituição corporal são formas de organização de características anatômicas, fisiológicas e fisiopatológicas encontradas em grupos de pessoas dentro de uma mesma comunidade. Sistematizam comportamentos e tendências sobre a saúde de um indivíduo e nada mais são que uma forma de descrever apresentações clínicas conforme exame físico e psíquico do sujeito. Mais do que isso, apontam para propensões orgânicas sobre o desenvolvimento e a evolução de doenças.

Em épocas em que não havia exames subsidiários, a avaliação clínica do paciente era essencial para a correta instituição do tratamento e da prevenção de doenças. A presença de teorias sobre constituição corporal em culturas distintas reforça a consistência da hipótese de que funções orgânicas variam entre sujeitos, mas apresentam padrões identificáveis pela observação clínica. Cabe à ciência moderna estudar esses modelos antigos no que se refere à sua reprodutibilidade e fatores biológicos, psíquicos e culturais que influenciam as características descritas nas constituições discutidas neste texto, traduzindo para a linguagem biomédica atual os termos poéticos e figurados utilizados pelas medicinas tradicionais. Afinal, embora as teorias tenham surgido em diferentes sistemas médicos e façam agrupamentos distintos, algumas semelhanças são óbvias e carecem de investigação biológica para que possamos ter, um dia, novos modelos de constituição corporal talvez inspirados nesses sistemas ancestrais, mas validados e explicados pela biologia contemporânea.

A análise da constituição corporal do indivíduo saudável permite traçar planos de hábitos e estilos de vida personalizados para que ele possa manter-se bem. No paciente doente, a avaliação da constituição corporal permite, além da indicação individualizada de hábitos promotores de saúde, ajustes de tratamento específicos conforme o quadro clínico de cada um. Dessa forma, o uso da análise das constituições corporais na prática clínica permite uma abordagem personalizada do paciente, adequando o tratamento proposto às características individuais e promovendo mudanças de hábitos e estilo de vida de forma efetiva e duradoura.

REFERÊNCIAS BIBLIOGRÁFICAS

1. Wang J, Li Y, Ni C, Zhang H, Wang Q. Cognition research and constitutional classification in Chinese medicine. Am J Chin Med. 2011;39(4):651-60.
2. Li M, Mo S, Lv Y, T Z, D J. A study of traditional Chinese medicine body constitution associated with overweight, obesity, and underweight. Evid Based Complement Alternat Med. 2017:1-8.
3. Zhu Y, Shi H, Wang Q, Wang Y, Yu X, Di J, et al. Association between nine types of TCM constitution and five chronic diseases: A correspondence analysis based on a sample of 2,660 participants. Evid Based Complement Alternat Med. 2017;2017:9439682.
4. Cen Y, Leung RK, Zhang F, Jia W, Zhang J, Tan X, Xu F. The association between yang-deficient constitution and clinical outcome of highly active antiretroviral therapy on people living with HIV. Evid Based Complement Alternat Med. 2013;2013:201857.
5. Prasher B, Negi S, Aggarwal S, Mandal AK, Sethi TP, Deshmukh SR, et al. Whole genome expression and biochemical correlates of extreme constitutional types defined in Ayurveda. J Transl Med. 2008;6:48.
6. Dey S, Pahwa P. Prakriti and its associations with metabolism, chronic diseases, and genotypes: Possibilities of new born screening and a lifetime of personalized prevention. J Ayurveda Integr Med. 2014;5(1):15-24.
7. Tiwari P, Kutum R, Sethi T, Shrivastava A, Girase B, Aggarwal S, et al. Recapitulation of Ayurveda constitution types by machine learning of phenotypic traits. PLoS One. 2017;12(10):e0185380.
8. Chaudhari D, Dhotre D, Agarwal D, Gondhali A, Nagarkar A, Lad V, et al. Understanding the association between the human gut, oral and skin microbiome and the Ayurvedic concept of prakriti. J Biosci. 2019;44(5):112.
9. Yapijakis C. Hippocrates of Kos, the father of clinical medicine, and Asclepiades of Bithynia, the father of molecular medicine. Review. In Vivo. 2009;23(4):507-14.
10. Merenda PF. Toward a four-factor theory of temperament and/or personality. J Pers Assess. 1987;51:3:367-74.
11. Finckh E. Tibetan medicine-constitutional types. Am J Chin Med. 1984;12(1-4):44-9.
12. Kim BY, Jin HJ, Kim JY. Genome-wide association analysis of Sasang constitution in the Korean population. J Altern Complement Med. 2012;18(3):262-9.

SEÇÃO VI

SERVIÇOS DE SAÚDE INTEGRATIVA

37

Breve história das Práticas Integrativas e Complementares em Saúde na Secretaria Municipal da Saúde de São Paulo

Emílio Telesi Junior

INTRODUÇÃO

O projeto de implantação das Práticas Integrativas e Complementares em Saúde teve início em 2001. Era o começo de uma nova gestão municipal, que tinha o enorme desafio de reorganizar toda a estrutura gerencial e administrativa da saúde, uma vez que, durante as duas gestões anteriores, muitos funcionários haviam sido transferidos para outras secretarias, em razão da implantação do Plano de Assistência à Saúde (PAS).

O principal motivo que nos levou a implantar as Práticas Integrativas e Complementares em Saúde (PICS) na rede municipal foi o fato de estarmos trabalhando no campo da saúde pública há muitos anos e, irremediavelmente, continuarmos nos deparando com o combate às doenças de forma cada vez mais crescente e fragmentada nas especialidades médicas, em oposição à essência fundamental do objeto da saúde pública, vista como prevenção da doença.

Como sanitaristas de longa data, nossa compreensão de saúde dizia respeito não somente ao ser humano como indivíduo, mas também à sociedade como um todo, já que a função do profissional de saúde pública situa-se justamente no cruzamento entre o individual e o coletivo, na oscilação entre determinantes biológicas, econômicas, sociais e culturais. Essa interação obrigava-nos a abordar o conceito de saúde com um olhar expandido muito além da assistência médica individual. Pensávamos que o profissional de saúde pública, além de se preocupar com os doentes, deveria, ao mesmo tempo, preocupar-se com os problemas do meio ambiente, do contexto social e com a permanente reorganização do sistema de saúde. É dessa forma que sua ação no quadro das próprias competências, ou na participação em um trabalho em rede, o faz intervir em outros campos além da assistência médica estrita, como o ecológico, o social, o econômico, o estatístico, o cultural, entre outros.

Essa concepção ampliada do profissional de saúde requer um caráter pluriprofissional e multiprofissional, atributo que também caracteriza os outros atores do campo da saúde pública. Foi nesse campo pluri, multi e interdisciplinar que pudemos postular e nos arriscar a refletir sobre as lacunas, as insuficiências e os problemas complexos da área de saúde, e trabalhar para a introdução e interação das PICS* com a medicina oficial contemporânea.

Em 2001 ainda não havia sido criada a Política Nacional de Práticas Integrativas e Complementares, e os termos que empregávamos para nos referir a elas eram medicina tradicional chinesa e medicina complementar e alternativa. Julgávamos que essas medicinas poderiam servir como estratégias da Secretaria Municipal da Saúde de São Paulo para ampliar as ações de promoção da saúde, prevenir e tratar doenças, melhor acolher os usuários e contribuir para a política de humanização dos serviços, com o uso de tecnologias leves, eficazes e sustentáveis.

No início dos anos 2000, os debates conceituais em torno da necessidade de mudança da formação dos profissionais de saúde já estavam presentes nos fóruns de discussão em que participávamos sobre formação e educação para a saúde. Começamos, então, a promover no interior da Secretaria da Saúde iniciativas visando a contribuir para a transformação do perfil do profissional, com o propósito de torná-lo mais condizente com a realidade e as necessidades de saúde dos indivíduos e da coletividade. Diferentes filosofias de construção de currículos e de metodologias de ensino-aprendizagem tornaram-se pauta de importantes discussões no âmbito do gabinete da Secretaria Municipal de Saúde (SMS), nas regiões e nos distritos de saúde.

Para que pudéssemos abrir espaços de discussão e sensibilizar os gestores e servidores da Secretaria da Saúde em torno do projeto PICS, reunimos um conjunto de argumentos que se tornou a base doutrinária e de sustentação do projeto em construção. Praticamente em todos os espaços de trabalho que ocupávamos começamos a apresentar as PICS como um conjunto de saberes com enorme potencial de inovar e ampliar o campo de atuação da atenção

---

* Entende-se por PICS todas as atividades devidamente regulamentadas e inseridas na Política Nacional de Práticas Integrativas e Complementares do Ministério da Saúde (Portaria n. 907 PNPIC/MS de maio de 2006) e desenvolvidas por meio de ações integradas de caráter interdisciplinar, entre as quais se incluem a medicina tradicional chinesa, a homeopatia e a medicina antroposófica, os recursos terapêuticos como a fitoterapia, as práticas corporais e o termalismo-crenoterapia, além de demais práticas reconhecidas ou que venham a ser reconhecidas pela PNPIC/MS.

básica, uma vez que, além de assumirem funções formais no sistema, trabalhariam um conceito de saúde ampliado, não reduzido a ações meramente assistenciais. Uma vez integradas com a atenção básica como um todo, e com a Estratégia de Saúde da Família em particular, as PICS teriam força para que as intervenções em saúde ampliassem seu campo de atuação, de modo que a organização do cuidado envolvesse, ao mesmo tempo, as ações sobre os efeitos do adoecer e aquelas que se estendiam para além dos muros do setor da saúde, incidindo sobre as condições de vida das coletividades, no território onde as pessoas vivem e trabalham. Dizíamos que as PICS eram um potente instrumento de reorganização do processo de trabalho em saúde, e que, com o tempo, deveriam superar as lacunas de assistência e a fragmentação do cuidado. Assim, as PICS poderiam fortalecer a Atenção Básica em Saúde, por se constituírem em importante estratégia para ampliar o acesso e qualificar a atenção à saúde. Também argumentávamos que havia chegado a hora de abrir espaço para a produção da saúde, com o intuito de dar mais atenção à promoção da saúde, incorporar e difundir novas tecnologias em saúde coletiva do Sistema Único de Saúde (SUS), especialmente com práticas sustentáveis, de fácil comunicação social, que resgatam e valorizam o senso comum. Dizíamos que, em face da diversidade e da multiplicidade, o desafio era dispor de modelos integrativos que contribuíssem para a hierarquização das informações, de modo que ganhassem sentido as intervenções sobre a saúde e seus determinantes.

Com o aval do então secretário municipal da saúde, dr. Eduardo Jorge Martins Alves Sobrinho, começamos a conceber o projeto que deu origem à implantação das modalidades e dos recursos terapêuticos que passaram a ser conhecidos, mais tarde, como Práticas Integrativas e Complementares. A denominação surgiu após a publicação da Portaria n. 706 do Ministério da Saúde, em maio de 2006, responsável pela instituição da Política Nacional de Práticas Integrativas e Complementares (PNPIC).

O PASSO A PASSO DA IMPLANTAÇÃO DO PROJETO DAS MEDICINAS TRADICIONAIS NA SECRETARIA MUNICIPAL DA SAÚDE

Na sede do Gabinete da Secretaria, o primeiro passo foi a criação do Núcleo de Estudos e de Promoção da Prática da Medicina Tradicional Chinesa da Secretaria Municipal da Saúde de São Paulo (SMS – SP), com a participação de representantes de vários Distritos de Saúde existentes. Esse Núcleo se reunia em média de uma a duas vezes por semana, e contava com cerca de 6 a 8 participantes, sendo um do gabinete da Secretaria.

Inúmeras medidas foram tomadas pelo núcleo durante o primeiro ano do desenvolvimento do projeto. As principais foram as seguintes:

- O levantamento e a identificação, entre os servidores da SMS, daqueles que já apresentavam formação prévia em medicina tradicional chinesa (MTC) e tinham interesse em desenvolver as práticas de saúde relacionadas à MTC em suas respectivas unidades de saúde.
- A identificação das primeiras unidades de saúde com servidores dispostos a incorporar imediatamente as práticas da MTC.
- A constituição das "equipes de saúde" com capacitação em MTC em algumas (poucas) Unidades de Saúde.
- A seleção de profissionais da rede interessados em participar dos cursos de formação e capacitação em práticas de MTC.
- A identificação de professores e/ou entidades de ensino com interesse em estabelecer parceiras com a SMS, com vistas às atividades de treinamento e formação dos servidores em MTC.
- A preparação do pessoal da rede de assistência à saúde para dar início aos treinamentos e às respectivas capacitações.
- A identificação das primeiras modalidades priorizadas para o aprendizado em MTC, que foram as seguintes: acupuntura, práticas meditativas e corporais com destaque ao *tai chi pai lin*, *lien chi*, *lian gong*, meditação, dança circular e fitoterapia chinesa.
- Por último foram criados os "polos de difusão de MTC", ou seja, determinadas unidades de saúde existentes nas seis regiões de saúde da cidade (norte, sul, leste, oeste, sudeste e centro) em condições de receber os alunos-servidores que participavam dos cursos, para dar continuidade à capacitação e à formação prática nas modalidades da MTC.

Os polos de difusão se constituíram em espaços privilegiados para a incorporação das práticas de MTC a partir de 2002, ano em que existiam 11 Polos de Difusão de MTC com capacidade para formar alunos e promover a difusão das modalidades práticas em suas adjacências, procurando oferecer atendimento integral por meio da articulação de diversas modalidades de assistência. Cada polo de difusão procurava trabalhar de modo integrado às demais unidades básicas de saúde (UBS), Ambulatórios e Hospitais Regionais. Na região sul, o polo de difusão de MTC era representado pelo Centro de Referência de Saúde do Trabalhador de Santo Amaro; na região norte havia quatro Polos – o Hospital e Maternidade Escola da Vila Nova Cachoeirinha, a UBS da Vila Progresso, o Ambulatório de Especialidades do Tucuruvi e a UBS Moinho Velho; na região leste, o polo era representado pelo Ambulatório de Especialidades

Tito Lopes; na sudeste, pelos Ambulatórios de Especialidades Flavio Gianotti e Ceci, assim como pela UBS Padre Manoel da Nóbrega; na região centro, pelo Hospital do Servidor Público Municipal, e na região oeste, pelo Centro de Saúde Escola "Professor Geraldo de Paula Souza" da Faculdade de Saúde Pública da Universidade de São Paulo.

O modo de construção dos polos motivou servidores das redes regionais e distritais de saúde a iniciarem espontaneamente a prática da MTC em suas unidades de origem, de forma que outras unidades de saúde foram gradativamente incorporando atividades da MTC assim que os funcionários foram sendo capacitados e se sentindo capazes e motivados pela simples existência dos polos, por meio dos cursos e treinamentos dos quais participavam. Com a criação dos polos, os grupos regionais foram adquirindo autonomia e o processo de implantação das PICS foi ganhando corpo e se expandindo por toda a cidade de São Paulo.

De 2002 a 2004, cerca de 250 médicos foram formados em acupuntura e 650 outros profissionais em práticas corporais e meditativas, de modo que, ao final desse período, mais de 160 unidades de saúde ofertavam as PICS aos usuários do SUS.

Em fevereiro de 2003 foi publicado o primeiro *Caderno Temático em MTC* da Secretaria Municipal da Saúde, elaborado para apresentar as justificativas, os pressupostos e os objetivos do projeto de implantação da MTC na rede básica da saúde, iniciado em 2001.

Com o avanço das práticas integrativas na cidade de São Paulo, durante os anos de 2004 e 2005 representantes da SMS foram convidados pelo Departamento da Atenção Básica do Ministério da Saúde para participar da construção da Política Nacional de Práticas Integrativas e Complementares. Sem dúvida, São Paulo deu sua contribuição e em 3 de maio de 2006 foi publicada a Política Nacional de Práticas Integrativas e Complementares (PNPIC)[1] no SUS por meio da Portaria n. 971 do Ministério da Saúde. Em sua Introdução, a Portaria situa o marco referencial histórico da Política:

No final da década de 1970, a OMS criou o Programa de Medicina Tradicional, objetivando a formulação de políticas na área. Desde então, em vários comunicados e resoluções, a OMS expressa o seu compromisso em incentivar os Estados-membros a formularem e implementarem políticas públicas para uso racional e integrado da Medicina Tradicional/Medicina Complementar e Alternativa nos sistemas nacionais de atenção à saúde, bem como para o desenvolvimento de estudos científicos para melhor conhecimento de sua segurança, eficácia e qualidade. O documento *Estratégia da OMS sobre Medicina Tradicional 2002-2005* reafirma o desenvolvimento desses princípios.

A partir da Portaria ministerial, o trabalho em andamento da SMS ganhou novo impulso e algumas Leis e Portarias Municipais foram promulgadas. São elas:

- A Lei n. 14.682, de 30 de janeiro de 2008, que institui, no âmbito do Município de São Paulo, o Programa Qualidade de Vida com Medicinas Tradicionais e Práticas Integrativas em Saúde e dá outras providências.
- A Lei n. 14.903, de 6 de fevereiro de 2009, que dispõe sobre a criação do Programa de Produção de Fitoterápicos e Plantas Medicinais no Município de São Paulo e dá outras providências.
- A Lei n. 16.662, de 17 de maio de 2017, que instituiu o Serviço de Atendimento Homeopático na Rede Hospitalar Municipal de Saúde e dá outras providências.
- A Lei n. 16.881, de 27 de março de 2018, que estabelece diretrizes para o Programa de Terapia Floral, prática complementar ao bem-estar e à saúde, no âmbito do Município de São Paulo.
- A Portaria n. 204/2019-SMS.G, de 27 de fevereiro de 2019, que dispõe sobre o Programa Municipal de Práticas Integrativas e Complementares em Saúde.

Ao longo de todos esses anos, os cursos de capacitação e formação de pessoal tiveram continuidade, envolvendo grande número de servidores da SMS, de modo a ampliar e diversificar a oferta de modalidades, assim como aperfeiçoar as técnicas oferecidas nas unidades de saúde por meio das supervisões técnicas, integração de práticas e revisões teóricas. Cerca de 5 mil trabalhadores participaram dos processos de formação em PICS de 2002 até hoje.

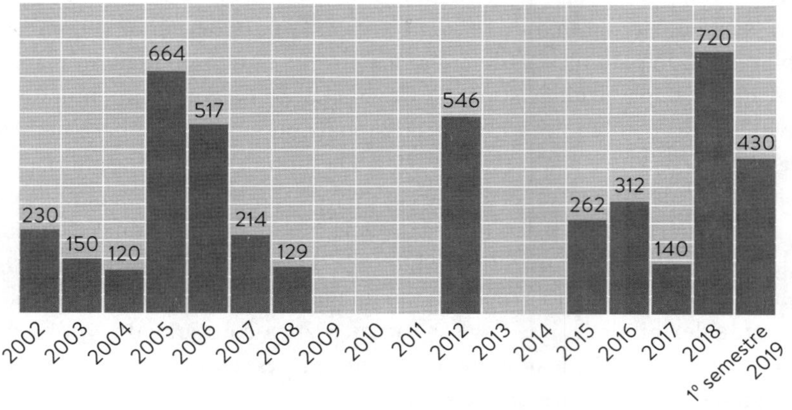

Figura 1 Capacitação de pessoal em práticas integrativas e complementares em saúde (PICS) no município de São Paulo desde 2002.

Em 2019 foram realizados 250 mil atendimentos em acupuntura e tivemos cerca de 1 milhão de participantes em grupos de práticas corporais e meditativas. Atualmente, cerca de 500 serviços de saúde ofertam as práticas integrativas.

Ainda que o trabalho com essas práticas apresente diversos pontos a considerar e desenvolver, como provimento de insumos, ações de acompanhamento, pesquisa e avaliação, assim como educação permanente para a efetividade enquanto contribuição para o fortalecimento dos princípios fundamentais do SUS, muitos caminhos foram e continuam sendo trilhados na direção das diretrizes inicialmente propostas. O mais recente foi o desafio de instituir, em 2016, a residência multiprofissional na área de concentração da atenção básica/saúde da família – Programa Práticas Integrativas e Complementares em Saúde. Trata-se de um programa inovador da atenção básica, pioneiro e até o momento o único no país com essa natureza.

Residência multiprofissional em práticas integrativas e complementares em saúde

O projeto pedagógico da residência tem orientação interdisciplinar, transdisciplinar e interprofissional, construindo saberes voltados para os valores e as relações humanas com o intuito de suprir as limitações no processo saúde-doença por meio da integração e da interação entre o todo e suas partes. Contribui, assim, com a visão sistêmica que promove a formação de um profissional com condições de refletir e agir em relação aos desafios sociais, econômicos, culturais, políticos e ambientais. Desse modo, a interdisciplinaridade requer a interação e a integração entre os distintos profissionais e o relacionamento entre as disciplinas, no intuito de preservar a unidade dentro da diversidade. Trata-se de um programa de residência voltado para despertar o interesse do pós-graduando para o cuidado em saúde em sua dimensão mais ampla.

A interdisciplinaridade supera a fragmentação do conhecimento, uma vez que o contato com equipes multiprofissionais pode servir de base para reflexões sobre o ensino e a atuação conjunta. Da mesma forma, o contato entre os profissionais de diferentes formações da área de saúde (medicina, odontologia, nutrição, enfermagem, psicologia, farmácia, terapia ocupacional, fonoaudiologia, fisioterapia, educação física, biologia, entre outros) permite um olhar global para o ser humano e seu cuidado integral. A abertura para o novo supõe constante flexibilidade, que deve se tornar prática constante dos profissionais de saúde, em atenção à subjetividade, que diz respeito ao espaço íntimo do indivíduo e à diversidade, que se relaciona à identificação pessoal e ao respeito à diferença. Quanto à metodologia de ensino, a Residência em PICS promove o conhecimento reflexivo sobre a prática e, para isso, oferece metodologias

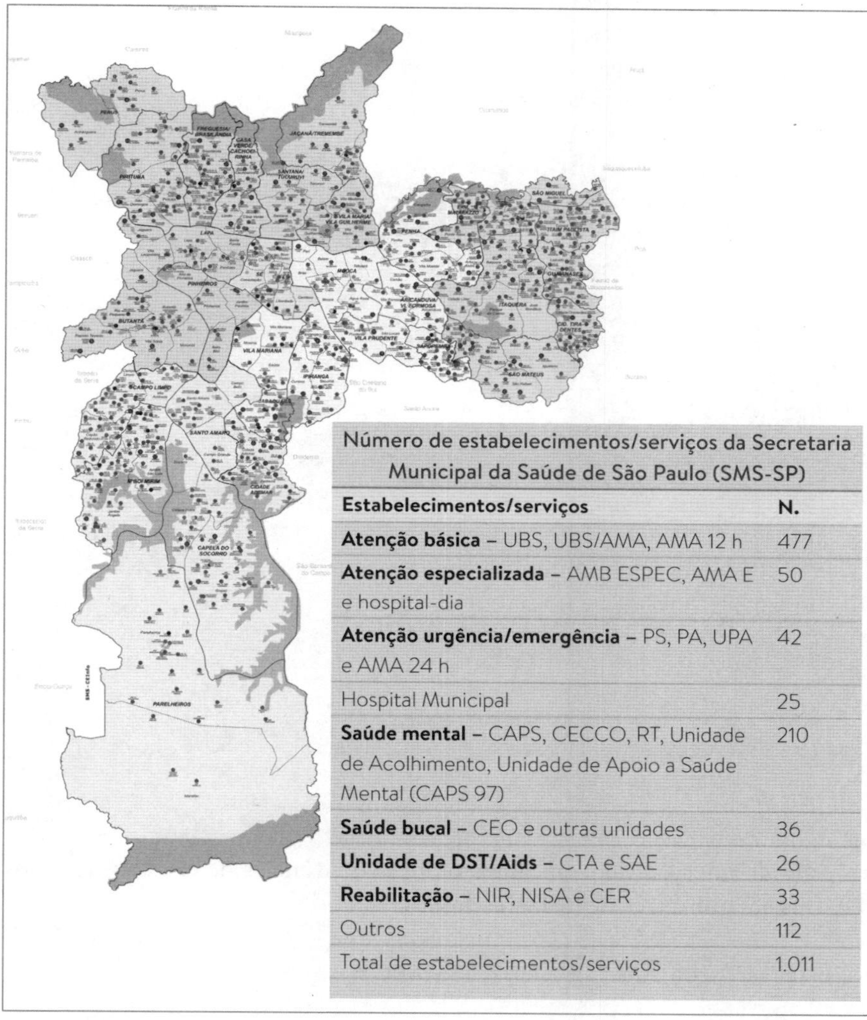

Número de estabelecimentos/serviços da Secretaria Municipal da Saúde de São Paulo (SMS-SP)	
Estabelecimentos/serviços	**N.**
Atenção básica – UBS, UBS/AMA, AMA 12 h	477
Atenção especializada – AMB ESPEC, AMA E e hospital-dia	50
Atenção urgência/emergência – PS, PA, UPA e AMA 24 h	42
Hospital Municipal	25
Saúde mental – CAPS, CECCO, RT, Unidade de Acolhimento, Unidade de Apoio a Saúde Mental (CAPS 97)	210
Saúde bucal – CEO e outras unidades	36
Unidade de DST/Aids – CTA e SAE	26
Reabilitação – NIR, NISA e CER	33
Outros	112
Total de estabelecimentos/serviços	1.011

Figura 2 Número de estabelecimentos e serviços de saúde no município de São Paulo. AMA: Assistência Médica Ambulatorial; AMA E: Assistência Médica Ambulatorial de Especialidades; AMB ESPEC: Ambulatório de Especialidades; CAPS: Centro de Atenção Psicossocial; CECCO: Centro de Convivência e Cooperativa; CEO: Centro de Especialidades Odontológicas; CER: Centro Especializado em Reabilitação; CTA: Centro de Testagem e Aconselhamento; NIR: Núcleo Integrado de Reabilitação; NISA: Núcleo Integrado de Saúde Auditiva; PA: pronto atendimento; PS: pronto-socorro; RT: residência terapêutica; SAE: Serviço de Atendimento Especializado; UAA: UBS: Unidade Básica de Saúde; UPA: Unidade de Pronto Atendimento. Fonte: Cidade de São Paulo, 2021[7].

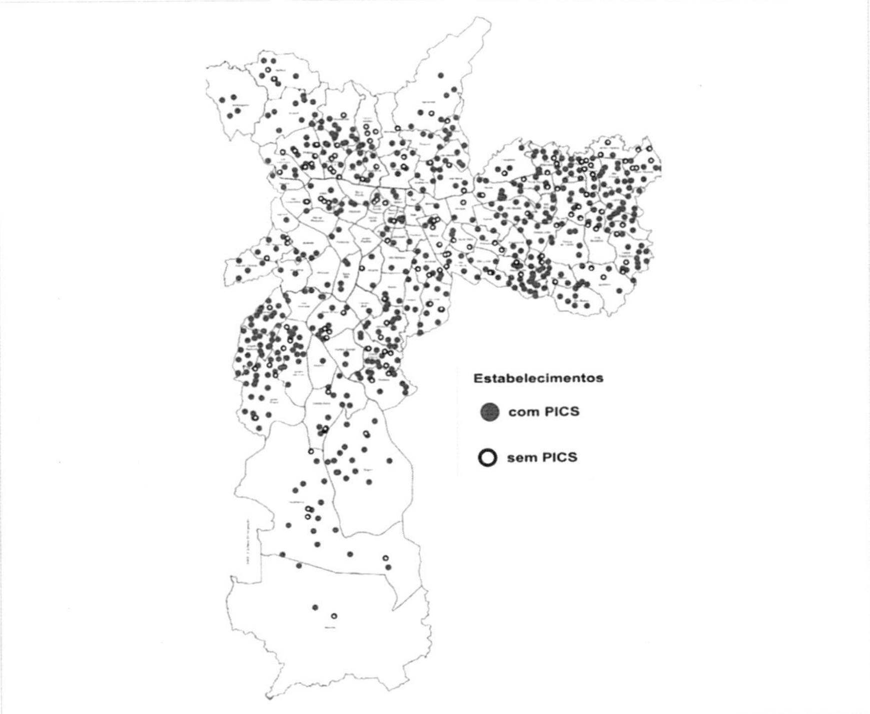

Figura 3 Estabelecimentos da Secretaria Municipal da Saúde de São Paulo com práticas integrativas e complementares em saúde (PICS).

próprias de intervenção, com ações práticas e vivências de eventos reais nos cenários em que os residentes estão inseridos.

A DENOMINAÇÃO DA ÁREA TÉCNICA

No decorrer dos anos, a área técnica que cuida das PICS mudou seu nome em várias ocasiões. Em 2004 passou a ser denominada medicinas tradicionais e práticas complementares em saúde. Logo em seguida mudou de nomeação, passando a ser conhecida como medicinas tradicionais e práticas integrativas em saúde, para sofrer nova alteração na sequência, adotando o nome de medicinas tradicionais, homeopatia e práticas integrativas em saúde (MTHPIS). Foi apenas a partir de 2017 que passou a denominar-se área técnica de práticas integrativas e complementares em saúde.

Diante do exposto, observa-se a maciça incorporação das PICS na Secretaria Municipal da Saúde. De zero unidades com PICS em 2001, passam de

500 em 2020. Entretanto, sua efetiva integração somente ocorrerá com a transformação de nossa sensibilidade e capacidade de demonstrar que a PNPIC é estratégica e inovadora em defesa do SUS, pois a verdadeira integração das PICS no sistema de saúde oficial pressupõe a preservação de sua identidade, essência e natureza. O que nos deixa confiantes é a adesão que os servidores têm demonstrado, pois aqueles que as praticam o fazem movidos pela vontade de afirmar um cuidado renovado à saúde. Mostram que são capazes de fazer a diferença e participar da construção de outros modos de produzir saúde e de afirmar um cuidado de outra natureza.

REFERÊNCIAS BIBLIOGRÁFICAS

1. Brasil. Ministério da Saúde. Secretaria de Atenção à Saúde, Departamento da Atenção Básica. Política Nacional de Práticas Integrativas e Complementares no SUS: PNPIC. Brasília: Ministério da Saúde; 2008.
2. Luz MT, Barros NF. Racionalidades médicas e práticas integrativas em saúde – estudos teóricos e empíricos. Rio de Janeiro: Abrasco; 2012.
3. Nascimento MC, Romano VF, Chazan ACS, Quaresma CH. Formação em práticas integrativas e complementares em saúde: desafios para as universidades públicas. Trab Educ Saúde. 2018;16(2):751-72.
4. Organização Mundial de Saúde. Estratégia da OMS sobre medicina tradicional 2002-2005. Genebra: OMS; 2001.
5. Secretaria Municipal da Saúde de São Paulo. Projeto Pedagógico da Residência Multiprofissional Área de Concentração Atenção Básica/Saúde da Família – Programa Práticas Integrativas e Complementares em Saúde; 2016.
6. Telesi Júnior E. Práticas integrativas e complementares em saúde, uma nova eficácia para o SUS. Estud. av. 2016;30(86).
7. Cidade de São Paulo. Estabelecimentos e serviços de saúde. Gerência de Informações Assistenciais (CEInfo). São Paulo; 2021. Disponível em: https://www.prefeitura.sp.gov.br/cidade/secretarias/saude/epidemiologia_e_informacao/informacoes_assistenciais/index.php?p=30566.

38
Clínica médica

Eduardo G. D'Alessandro

INTRODUÇÃO

A medicina integrativa inclui muitas modalidades que por vezes não são reconhecidas como terapias, como ouvir música e rezar; assim, torna-se difícil estimar a real prevalência de seu uso na população de pacientes que buscam o serviço de clínica médica. Diversos estudos realizados por meio de questionários em diferentes partes do mundo[1-3] indicam que em torno de 50% dos entrevistados utilizam algum tipo de terapia tradicional, muitas vezes associado ao tratamento convencional. O uso tende a ser mais frequente entre aqueles que sofrem de alguma doença crônica, podendo-se supor que estes estão mais preocupados com sua saúde e bem-estar ou então que a cronicidade do problema acaba por impulsioná-los a buscar alternativas. Alguns estudos apontam uma tendência de maior uso entre mulheres de maior poder aquisitivo, no entanto, isso se mostra inconsistente com dados vindos da África[1] e da Ásia, onde o maior impulso para a busca por tratamentos não convencionais é justamente a maior acessibilidade do ponto de vista econômico. Outro grande facilitador ao uso de terapias não convencionais é a percepção, por vezes exagerada, de efeitos colaterais indesejáveis em medicações alopáticas[3].

No serviço de clínica médica é extremamente frutífero questionar os pacientes sobre o uso de terapias complementares, em especial aqueles que sofrem de doenças crônicas, como afecções cardiovasculares, *diabetes mellitus* (DM) e distúrbios do sono. É muito frequente que os pacientes não informem seu médico sobre o uso e a maior razão para isso é que "nunca ninguém perguntou"[4]. Ao conseguir estabelecer um diálogo sobre as reais atitudes de seu paciente no manejo de suas condições clínicas, melhora-se a relação médico-

-paciente e otimiza-se a chance de avançar na compreensão das necessidades para o adequado tratamento e controle do quadro apresentado.

A seguir, vamos abordar estudos realizados com medicações e práticas da medicina tradicional chinesa (MTC) no controle de afecções cardiovasculares e DM. Veremos que existem razões fisiológicas para a busca de alternativas aos medicamentos usuais e que muitas vezes as pesquisas de cunho clínico estão em fase avançada.

AFECÇÕES CARDIOVASCULARES

As estratégias de medicina integrativa variam muito entre as diversas regiões do mundo. Muitas vezes os compostos "herbais" são plantas nativas sendo utilizadas apenas em certos países; outras vezes, preferem-se técnicas não invasivas em regime ambulatorial, como no Ocidente, enquanto no Oriente, em especial na República Popular da China, há intervenções mais "agressivas" e intensas com hospitais de medicina integrativa em que se pode ver infusão endovenosa de formulações herbais tradicionais em concomitância com medicações convencionais para o tratamento de infarto agudo do miocárdio, quadros agudos de acidentes vasculares cerebrais e neoplasias. Nesses hospitais, as equipes de medicina alopática e medicina tradicional conduzem os casos e encaminham os pacientes entre si visando proporcionar o melhor tratamento possível segundo a vontade do paciente e o entendimento da equipe médica[5].

Uma importante característica populacional chinesa recentemente identificada é a acentuada prevalência de má metabolização do clopidogrel[6]. A ativação e agregação plaquetária são importantes eventos na cascata de coagulação envolvida na obstrução de vasos sanguíneos e tem especial peso nos quadros de angioplastia coronariana, sendo preconizado o bloqueio duplo da agregação plaquetária com ácido acetilsalicílico (AAS) e clopidogrel após o procedimento. O clopidogrel é uma substância inativa que necessita de metabolização hepática para se tornar ativa, o que ocorre através de diversas enzimas do citocromo P-450, sendo a CYP2C19 uma delas.

Existem diversos polimorfismos genéticos da CYP2C19, alguns desses associados à má metabolização da "pró-droga", acarretando maior chance de novos eventos trombóticos, risco já reconhecido pela agência controladora de medicamentos nos Estados Unidos (FDA).

Segundo metanálise realizada em 2012[7], a prevalência de polimorfismo "mau metabolizador" pode chegar a ser 50% maior entre asiáticos, indicando a necessidade de alternativas para a antiagregação plaquetária. A alternativa usual é a substituição do clopidogrel por novas drogas, como o prasugrel e ticagrelor; no entanto, o preço dessas drogas as tornam inacessíveis a grande parte da população. Outra possibilidade seria acrescentar mais uma droga, como o cilostazol, ao esquema clopidrogrel e AAS para inibir ainda mais a ativação plaquetária, mas essa estratégia acaba por aumentar a incidência de eventos adversos como sangramentos ao dificultar ainda mais a hemostase fisiológica.

Segundo a MTC, os eventos isquêmicos cardíacos são ocasionados por deficiência de *Qi* e estase do sangue. A decocção tradicional *buyang huanwu*, composta por sete ervas chinesas, é frequentemente utilizada na MTC para tratamento de doença arterial coronariana, deficiência de *Qi* e estase de sangue com estudos em animais mostrando ação de controle lipídico, antioxidante e inibição de vias inflamatórias. O medicamento em cápsulas naoxintong (NXT) é um composto que adicionou elementos à decocção *buyang huanwu*, sendo padronizado para o comércio com qualidade garantida pela agência de controle de medicamentos da República Popular da China (patente CN103207255A), de preço acessível, com via de administração simples e dosagem uniforme.

Estudos realizados com ratos em Fujian sugerem que o NXT em combinação com a dupla antiagregação plaquetária potencialmente diminui a microembolização coronariana e aumenta a atividade da enzima CYP2C19 *in vitro*. Estudos em voluntários portadores de mutação "má metabolizadora" indicam aumento da atividade antiplaquetária do clopidogrel quando administrado em conjunto com NXT e pequenos experimentos clínicos sugerem diminuição de novos eventos cardiovasculares nesses portadores após angioplastia quando administrado clopidogrel em conjunto com NXT[6].

Outra situação em que o uso de NXT se mostra promissor é na anticoagulação de pacientes com fibrilação atrial. Usualmente preconiza-se o uso de varfarina para evitar a formação de coágulos intracardíacos que podem embolizar. Acontece que, novamente, a população chinesa apresenta diferente sensibilidade ao medicamento, necessitando de doses mais baixas para atingir anticoagulação quando comparada a populações ocidentais. Assim, a frequência de eventos adversos de anticoagulação é maior e o medo desses eventos, exacerbado na população chinesa.

O uso de NXT associado ao AAS vem sendo testado em comparação à varfarina na prevenção de acidente vascular cerebral isquêmico em pacientes com fibrilação atrial não valvar com resultados promissores e sem os eventos adversos de sangramento[6].

Outro importante aspecto da medicina integrativa se encontra no controle dos fatores de risco para doenças cardiovasculares. Tais fatores de risco são multifatoriais, incluindo desde dislipidemia, hipertensão, diabetes e tabagismo até sedentarismo, estresse, ansiedade, depressão e distanciamento social. Se 20% do risco cardiovascular pode ser atribuído a fatores genéticos, 70% depende do estilo de vida e do ambiente. A epidemia de obesidade vista ao redor do mundo nos dias de hoje é associada à maior incidência de DM, hipertensão, dislipidemia e inflamação, acarretando maior risco cardiovascular.

Apesar de todo esse conhecimento sobre os fatores de risco envolvidos em doenças cardiovasculares, a abordagem de mudanças de estilo de vida com aconselhamento nutricional, estímulos a iniciar programa de exercícios físicos e busca ativa de estressores psicossociais continua a ser raramente realizada por cardiologistas e generalistas[8].

Quanto à nutrição, estudo epidemiológico que incluiu mais de 10 mil pessoas e comparou populações rurais chinesas e americanas identificou um consumo três vezes maior de fibras, duas vezes menor de gorduras e 90% menor de proteínas entre os chineses quando comparados com os americanos. A mortalidade por doenças cardiovasculares foi 16,7 vezes maior entre homens e 5,6 vezes maior entre mulheres nos Estados Unidos[9].

Sobre exercícios, diversos estudos populacionais apontam para a diminuição na incidência de eventos isquêmicos cardíacos proporcional ao aumento de atividade física realizada. Nos indivíduos que já sofreram infartos ou que foram submetidos a tratamentos invasivos como angioplastia e revascularização do miocárdio, a participação em programas de reabilitação com exercícios diminui em 6 vezes a mortalidade[10].

O papel de fatores socioemocionais no risco de eventos cardiovasculares vem sendo explorado com estudos mostrando que, apesar de muitas vezes o estresse ser uma resposta adaptativa para garantir a sobrevivência, é associado à intolerância à glicose, ganho de peso, arritmias, hipertensão, dislipidemia, inflamação e espasmo coronariano. Além do estresse e ansiedade, a depressão também aumenta o risco de mortalidade, em especial em indivíduos que já sofreram infarto do miocárdio. Muitas vezes as pessoas com quadros depressivos são menos propensas a aderir aos tratamentos medicamentosos e a mudanças de estilo de vida preconizadas, tendo maior risco de sofrer novos eventos cardíacos, ao passo que pessoas com quadros depressivos, mas com alto grau de suporte familiar ou da comunidade, apresentam diminuição de mortalidade.

Para o tratamento de quadros de estresse, ansiedade e depressão, as terapias complementares com técnicas corpo-mente apresentam indícios de efetividade, inclusive na redução de mortalidade por eventos cardíacos. Um exemplo é o estudo que realizou acompanhamento de pacientes com doenças cardiovasculares e identificou 50% de redução de novos eventos cardíacos naqueles que foram instruídos a realizar sessões de controle de estresse com *biofeedback* e relaxamento muscular quando comparados àqueles que realizaram apenas os tratamentos convencionais[11].

DIABETES MELLITUS

A MTC reconhece o diabetes há mais de 2 mil anos; no entanto, diversos estudos com medicamentos tradicionais chineses apresentam inúmeras falhas de desenho, como tempo curto de intervenção, amostras pequenas e marcadores de eficiência muito heterogêneos.

Recente metanálise e revisão sistemática[12] identificou os mecanismos farmacológicos potencialmente envolvidos na ação de formulações que se mostraram benéficas no tratamento de indivíduos com "pré-diabetes", DM e suas complicações como neuropatia periférica, nefropatia e retinopatia diabética.

Pré-diabetes

As medicações com melhores evidências de benefício no controle da glicemia de jejum alterada e com aparente diminuição na taxa de progressão para diabetes são Tianqi em cápsula, JinQi Jiangtang em tabletes (JQJT), grânulos de Tangzhiping, grânulos de Shenzhu Tiaopi (SZTP) e Qiweitangping em cápsula. A metanálise identificou diferença significativa entre os grupos tratados com as medicações e os controles [n = 2.116; RR, 0,53; IC 95% (0,45-0,63); $P < 0{,}00001$; $I^2 = 0\%$]. As cápsulas de Tianqi mostraram conseguir fazer com que a tolerância à glicose voltasse a níveis normais (63% × 46%) e causaram diminuição na taxa de conversão para diabetes (18% × 29%) em relação ao controle com placebo, com análise estatística apontando para 30% de proteção. Para os grânulos de Tangzhiping, estudo com acompanhamento de 3 anos mostrou redução de progressão de pré-diabetes para diabetes em 21%. Estudo com uso de grânulos de SZTP associado a mudanças de estilo de vida também encontrou menor taxa de conversão quando comparado a mudança de estilo de vida apenas (8% × 15%) após acompanhamento de 12 meses. Estudo com intervenção por 12 meses com JQJT em tabletes e acompanhamento de 12 meses mostrou redução de 0,5 no risco relativo de progressão para diabetes e aumento de 1,5 na chance de atingir níveis normais de glicemia de jejum comparado ao placebo. Com as cápsulas de Qiweitangping, após 2 anos de tratamento foi vista uma taxa de conversão para diabetes de apenas 4%, enquanto o grupo tratado com placebo apresentou taxa de conversão em torno de 25%, sendo que no grupo intervenção a taxa de retorno a normalidade na tolerância à glicose foi de 50% enquanto no grupo placebo a taxa foi de apenas 17%.

Diabetes

A mesma metanálise encontrou 12 ensaios randomizados controlados que, em conjunto, favorecem a noção de que as medicações da MTC são capazes de controlar a glicemia de jejum e os níveis de hemoglobina glicada [n = 1.887; diferença média (DM), −0.28; IC 95% (−0,46 a −0,10); P = 0,002; I^2 = 67%]. Os estudos selecionados incluíram desenhos em que as intervenções foram controladas com placebo, medicação usual (metformina) e alguns incluíram a combinação de remédios da MTC com remédios alopáticos, sempre mostrando benefício no uso da MTC. As medicações testadas que se mostraram seguramente eficazes foram pílulas de Tangminling, Beberina, JianyuTangKang e Jinlida.

Nefropatia diabética

Apesar de a metanálise concluir pela efetividade, os estudos incluídos são de baixa qualidade, com apenas um estudo de alta qualidade e mais outros cinco de baixa qualidade e com resultados dúbios. A melhor evidência encontrada foi a favor de cápsulas de Qidanyishen, porém em estudo que incluiu apenas 45 indivíduos. Aparentemente há uma diminuição na proteinúria com o uso dessa medicação.

Retinopatia diabética

Apenas um estudo de metodologia adequada foi identificado[13]; neste utilizou-se formulação tópica em forma de colírio de composto Danshen. Duzentos e trinta e três indivíduos foram divididos em três grupos (placebo, dose média e dose alta). Após 6 meses, observou-se melhora na retinografia fluorescente nos grupos intervenção, com melhora significativa em relação ao grupo placebo (74% × 77% × 28%, respectivamente).

Neuropatia periférica diabética

Novamente apenas um estudo de alta qualidade foi identificado[14]; neste, foi utilizada a ligustrazina em combinação com citicolina, apenas a ligustrazina ou apenas a citicolina em grupos de 100 indivíduos (300 no total). Apenas aqueles que receberam as medicações em conjunto apresentaram melhora, no entanto o marcador utilizado foi a melhora na velocidade de condução nos nervos tibial e fibular em eletromiografia, porém sem resultado significativo na clínica apresentada pelos participantes.

CONSIDERAÇÕES FINAIS

A medicina integrativa poderá contribuir muito para o manejo de pacientes de serviço de clínica médica tanto no controle de fatores de risco como no tratamento de doenças e suas complicações já instaladas. Estratégias para mudanças de estilo de vida, adequação de dieta, controle de estresse, ansiedade e depressão por meio de terapias não invasivas e formulações da medicina tradicional chinesa vêm progressivamente ganhando suporte científico com evidências cumulativas de efetividade.

O ponto-chave para tirar o melhor proveito dessa integração é estar atento às necessidades e dificuldades de cada paciente e manter um canal aberto de comunicação com busca ativa por práticas não convencionais, bem como crenças pessoais. Além disso, deve-se estar atento aos progressos científicos, em especial a pesquisas que vêm sendo desenvolvidas com medicações herbais e técnicas mente-corpo para que possamos oferecer o melhor tratamento para aqueles que nos procuram, sempre com fundamentação científica e total transparência quanto às evidências que nos levam a indicar cada intervenção.

REFERÊNCIAS BIBLIOGRÁFICAS

1. Raja R, Kumar V, Khan MA, Sayeed KA, Hussain SZM, Rizwan A. Knowledge, attitude, and practices of complementary and alternative medication usage in patients of type II diabetes mellitus. Cureus. 2019;11(8).
2. Huang CY, Chang ET, Lai HL. Use of integrative medicine approaches for treating adults with sleep disturbances. Appl Nurs Res. 2018;43:49-55.
3. Ho EY, Acquah J, Chao C, Leung G, Ng DC, Chao MT, et al. Heart healthy integrative nutritional counseling (H2INC): Creating a Chinese medicine + Western medicine patient education curriculum for Chinese Americans. Patient Educ Couns. 2018;101(12):2202-8.
4. Rossi E, Vita A, Baccetti S, Di Stefano M, Voller F, Zanobini A. Complementary and alternative medicine for cancer patients: results of the EPAAC survey on integrative oncology centres in Europe. Support Care Cancer. 2014;1795-806.
5. Gao ZY, Xu H, Shi DZ, Wen C, Liu BY. Analysis on outcome of 5284 patients with coronary artery disease: The role of integrative medicine. J Ethnopharmacol. 2012;141(2):578-83.
6. Chen H. Integrative medicine on optimizing clopidogrel and aspirin therapy. Chin J Integr Med. 2019;25(5):395-400.
7. Jang JS, Cho KI, Jin HY, Seo JS, Yang TH, Kim DK, et al. Meta-analysis of cytochrome P450 2C19 polymorphism and risk of adverse clinical outcomes among coronary artery disease patients of different ethnic groups treated with clopidogrel. Am J Cardiol. 2012;110(4):502-8.
8. Mosca L, Linfante AH, Benjamin EJ, Berra K, Hayes SN, Walsh BW, et al. National study of physician awareness and adherence to cardiovascular disease prevention guidelines. Circulation. 2005;111(4):499-510.
9. Campbell TC, Parpia B, Chen J. Diet, lifestyle, and the etiology of coronary artery disease: The Cornell China Study. Am J Cardiol. 1998;82(10 B):18-21.
10. Taylor RS, Brown A, Ebrahim S, Jolliffe J, Noorani H, Rees K, et al. Exercise-based rehabilitation for patients with coronary heart disease: Systematic review and meta-analysis of randomized controlled trials. Am J Med. 2004;116(10):682-92.
11. Blumenthal JA, Sherwood A, Babyak MA, Watkins LL, Waugh Ro, Georgiades A, et al. Effects of exercise and stress management training on markers of cardiovascular risk in patients with ischemic heart disease: A randomized controlled trial. J Am Med Assoc. 2005;293(13):1626-34.

12. Tian J, Jin D, Bao Q, Ding Q, Zhang H, Gao Z, et al. Evidence and potential mechanisms of traditional Chinese medicine for the treatment of type 2 diabetes: A systematic review and meta-analysis. Diabetes, Obes Metab. 2019;21(8):1801-16.
13. Lian F, Wu L, Tian J, Jin M, Zhou S, Zhao M, et al. The effectiveness and safety of a danshen-containing Chinese herbal medicine for diabetic retinopathy: a randomized, double-blind, placebo-controlled multicenter clinical trial. J Ethnopharmacol. 2015;164:71-7.
14. Liu Y, Li N, Ran X-W. [Clinical effect of ligustrazine combined with citicoline for treatment of diabetic peripheral neuropathy]. Zhongguo Zhong xi yi jie he za zhi Zhongguo Zhongxiyi jiehe zazhi = Chinese J Integr Tradit West Med. 2008;28(7):606-9.

39

Implementação e uso das práticas integrativas no contexto da atenção primária à saúde

Ari Ojeda Ocampo Moré
Rogério de Souza Duarte

INTRODUÇÃO

A atenção primária à saúde (APS), a medicina de família e comunidade (MFC) e as práticas integrativas e complementares (PIC) são três campos de conhecimento e práticas que possuem suas próprias atribuições, bem como diversas interfaces em comum. Desde 2006, após a publicação da Política Nacional de Práticas Integrativas e Complementares, uma série de inciativas de implementação e expansão das PIC na APS tem sido observada em diferentes municípios do Brasil. O presente capítulo tem como objetivos: 1) contextualizar o uso das PIC na APS e na prática da MFC; 2) apresentar um exemplo prático de implementação das PIC na APS desenvolvido no município de Florianópolis; e 3) discutir as repercussões da inserção do uso das PIC na prática da APS.

APS E MFC: SUAS INTERFACES COM AS PRÁTICAS INTEGRATIVAS E COMPLEMENTARES

Do ponto de vista histórico, movimentos sanitários com propostas convergentes em vários países como Estados Unidos e Reino Unido, e o Brasil na década de 1980, tiveram seu marco na Conferência e na Declaração de Alma Ata, em 1978, que enfatizou a saúde como direito humano básico e o dever do Estado de prestar acesso universal a cuidados de saúde, além da participação popular como um pré-requisito fundamental para esses cuidados. Nessa linha de ação recomendada, os sistemas universais passam a organizar a oferta dos serviços a partir da APS[1].

A APS refere-se a uma estratégia de organização da atenção à saúde voltada para responder de forma regionalizada, contínua e sistematizada à maior parte das necessidades de saúde de uma população, integrando ações preventivas e curativas, bem como a atenção a indivíduos e comunidades. Nesse sentido, as práticas na APS são direcionadas à dinâmica existente no território de cobertura e da população que lá vive, sob qual se assume responsabilidade sanitária[2]. Relatório recente sustenta que sistemas de saúde universais, organizados a partir da APS, apresentam melhores desfechos em saúde para a população, maior equidade e menores custos do que sistemas não organizados pela APS[1].

A força da APS reside na concretização de seus atributos: acesso, integralidade, longitudinalidade e coordenação do cuidado, além das abordagens, familiar, comunitária e cultural[3]. A MFC se consolidou no Brasil na década de 1990 como a especialidade médica capaz de trabalhar conforme esses atributos. A formação em MFC é caracterizada por um modelo de prática médica centrada na pessoa e na relação médico-paciente, com foco na família e orientada para a comunidade, privilegiando, por consequência, o primeiro contato, o vínculo, a continuidade e a integralidade do cuidado na atenção à saúde[4]. A MFC, historicamente oposta à visão biomédica estrita, adota uma abordagem holística: "o cuidado da pessoa como um todo que inclui seu contexto de valores, crenças familiares, sistema familiar e cultural-comunitário, levando em consideração uma série de terapias baseadas na evidência de seus benefícios e custos" (Sociedade Brasileira de Medicina de Família e Comunidade). A medicina de família exerce, portanto, um papel crucial na organização dos serviços pois seus profissionais, assim como os demais profissionais de saúde da APS, estão mais próximos do ambiente do paciente e, por isso, geralmente estão em uma melhor posição para avaliar o papel de múltiplos e interativos determinantes do processo saúde-doença[5]. Os médicos da APS têm atribuições e missão de complexidade diferente, com necessidade de instrumentais próprios, dos médicos especializados.

No Brasil, ao concluir a graduação, o médico é considerado um generalista ou clínico geral, o que é caracterizado por um entender básico de todas as áreas da medicina. No entanto, pelas características que predominam nos currículos de formação médica no Brasil, é comum que o médico generalista recém-formado esteja mais habituado a lidar com doenças vistas na atenção secundária especializada e em hospitais[6].

No contexto do Sistema Único de Saúde (SUS), o Ministério da Saúde utiliza a Estratégia de Saúde da Família (ESF) para expansão, qualificação e consolidação da APS no país. A ESF destina-se a atuar em uma população adscrita, com medidas de promoção da saúde, prevenção de doenças, cura e reabilitação, sendo as ações realizadas por uma equipe multiprofissional[8]. O número de equipes da ESF implantadas vem crescendo significativamente, atingindo 46.444 equipes em março de 2020, cuidando de cerca de 149 milhões de pessoas, o que corresponde a 72% da população brasileira[9].

A expansão da ESF no Brasil tem gerado um aumento da necessidade de formação de profissionais capacitados para atuar nesse contexto, sendo este um dos maiores desafios atuais para a consolidação de uma APS de qualidade[10]. Uma das respostas a esse desafio foi a criação dos programas de residência em medicina de família, alguns refundados a partir de programas de medicina geral e comunitária, visando a formar profissionais qualificados para atuar em equipes na APS, os quais são essenciais para construir acesso, resolubilidade, coordenação dos cuidados e utilização de abordagens comunitárias e empoderadoras[11].

No início do século XXI, a estratégia da Organização Mundial da Saúde (OMS) para conhecer, implantar e incorporar práticas de medicinas tradicionais e complementares foi atendida, em 2006, pela publicação pelo Ministério da Saúde da Política Nacional das Práticas Integrativas e Complementares (PNPIC). De acordo com a OMS, as medicinas tradicionais são formas de cuidado que se baseiam nas teorias, crenças e experiências de diferentes culturas, explicáveis ou não pela ciência, usadas para a manutenção da saúde, assim como para prevenção, diagnóstico e tratamento de doenças físicas e mentais[12].

O principal objetivo dessa política é incorporar e implementar as PIC no SUS, na perspectiva da prevenção de agravos e da promoção e recuperação da saúde, com ênfase na atenção básica, voltada para o cuidado continuado, humanizado e integral em saúde, de acordo com os princípios básicos do SUS, e contribuir para o aumento da resolubilidade e ampliação do acesso às PIC[13].

Conforme a PNPIC, as terapias incluídas na política envolvem abordagens que buscam estimular mecanismos naturais de prevenção e tratamento de problemas de saúde por intermédio de intervenções seguras e efetivas[14]. Inicialmente as PIC contempladas na PNPIC foram: homeopatia, fitoterapia/plantas medicinais, acupuntura/medicina tradicional chinesa (MTC), termalismo e medicina antroposófica. Em anos recentes, foram editadas portarias que ampliaram o escopo da PNPIC para 29 práticas ao todo. O uso das PIC estimula o desenvolvimento de uma relação terapêutica e de integração dos indivíduos com o seu próprio corpo, o meio ambiente e a sociedade. Além disso, essa abordagem tem o potencial de promover uma visão ampliada do processo saúde-doença e a promoção global do cuidado humano, especialmente o autocuidado[12].

A APS, a MFC e as PIC possuem interfaces com vertentes de um mesmo movimento, que é uma resposta a, por um lado, limitações do modelo biomédico em explicar e prover intervenções efetivas, seguras e sustentáveis para as doenças/problemas mais comuns, e por outro a necessidade de poder contar com um arcabouço teórico-metodológico para implantar medidas de promoção de saúde e prevenção em níveis coletivo, individual e populacional.

Alguns autores apontam que um dos benefícios da implementação das PIC nos sistemas de saúde seria o auxílio no manejo do processo conhecido como medicalização social[15]. Esse processo é conceituado como a expansão progressiva do campo de intervenção da biomedicina[1] por meio da redefinição de experiências, aspectos e comportamentos humanos, antes manejados autonomamente, como se fossem problemas médicos, geralmente em termos de doenças e distúrbios[16]. Tal processo envolve transformações culturais que diminuem a autonomia dos indivíduos em relação à capacidade de lidar com problemas cotidianos[17].

Não se podem negar os evidentes benefícios alcançados com todos os avanços científicos da biomedicina no tratamento de diversas doenças e condições que naturalmente levariam as pessoas a óbito ou a sequelas incapacitantes. Por outro lado, influenciado pelo processo de medicalização social, o uso exagerado e inapropriado das intervenções biomédicas, em vez de trazer benefícios, começou por vezes a tornar-se lesivo aos pacientes, gerando iatrogenias evitáveis[18]. Esse problema cresceu tanto a ponto de ser recentemente relacionado com a terceira maior causa de morte nos Estados Unidos da América[19]. No Brasil, a expansão da ESF acompanhou-se da expansão dos serviços de saúde suplementar, a ponto de absorver parte dos especialistas em medicina de família, em uma estratégia semelhante à APS do SUS.

No contexto brasileiro contemporâneo, o processo de medicalização social tem gerado uma excessiva demanda ao SUS e uma dificuldade por parte dos profissionais de saúde em lidar com grande parte dos problemas para os quais a população busca assistência, o que aumenta o risco de iatrogenias[20]. A ESF ampliou o acesso a serviços de saúde e, como efeito colateral, parece ter aumentado o risco de iatrogenia e os custos da assistência. Em oposição ao modelo de serviço de saúde centrado no trabalho médico, observa-se no campo da saúde coletiva a emergência de novas abordagens de pensar o adoecimento, como a clínica ampliada[*], a humanização do atendimento, as discussões sobre a integralidade das ações de saúde e a produção do cuidado com vistas à transformação do modelo tecnoassistencial[21]. Essas abordagens surgem na MFC como uma resposta ao paradigma biomédico, mas não se propõem a anulá-lo, e sim incluí-lo em um modelo mais amplo, e mais em conformidade com as necessi-

---

* A clínica ampliada e compartilhada vem com a proposta de entender o significado do adoecimento e tratar a doença no contexto de vida no qual esta doença está inserida. Portanto, sua proposta não é tratar a doença, mas o sujeito de maneira integral (Brasil – Rede Humaniza SUS).

dades da APS, que seja capaz de considerar o efeito das influências econômicas e sociais no adoecimento. Sem negar o fundamento científico da medicina, visa à ampliação paradigmática do saber médico[22].

Dentro dessa ótica, estratégias de ensino-aprendizagem de saberes médicos diferentes do modelo biomédico poderiam auxiliar o profissional a encontrar modelos explicativos e propostas terapêuticas que ajudem a melhorar a qualidade dos cuidados à saúde e a superar os atuais limites das intervenções biomédicas[23].

O uso de práticas tradicionais, com raízes históricas nas culturas nativas americanas, africana e europeia, foi difundido no Brasil. Tomando como exemplo a inserção da fitoterapia nos serviços de atenção primária, verifica-se que essa PIC estimula a interação entre usuários e profissionais de saúde. Além disso, contribui para a socialização da pesquisa científica e desenvolvimento da visão crítica tanto dos profissionais quanto da população sobre o uso adequado de plantas medicinais e fitoterápicos[24]. Nesse contexto, discute-se o potencial do uso das plantas medicinais em reduzir o uso inapropriado de tratamentos medicamentosos. Além disso, sugere-se que há maior segurança no uso de plantas medicinais quando feito com a orientação de um profissional de saúde com conhecimento e prática no assunto, tendo em vista as potenciais interações com fármacos.

IMPLEMENTAÇÃO DAS PIC NAS APS: A EXPERIÊNCIA DO MUNICÍPIO DE FLORIANÓPOLIS

O início da implementação das PIC de forma estruturada e organizada iniciou-se em Florianópolis a partir de 2010 por meio da publicação da Instrução Normativa n. 004/2010, da Secretaria Municipal de Saúde, que criou a Comissão de Práticas Integrativas e Complementares (CPIC). A CPIC foi definida como núcleo gestor, sendo composta por profissionais de saúde da rede com experiência e vontade de expandir as PIC para os demais locais da rede de APS. O segundo passo após a constituição da CPIC foi o levantamento dos profissionais que já ofertavam PIC na rede municipal e o terceiro passo visou fortalecer as estratégias de implementação com oficinas locais de sensibilização em PIC junto aos centros de saúde. Essas oficinas visavam à facilitação de um processo de cogestão e corresponsabilização, pela pactuação de metas de implementação e de propostas de atividades de Educação Permanente em Saúde (EPS) em PIC, construído com os próprios profissionais de saúde dos centros sensibilizados[25]. Essas ações buscavam implementar as PIC na APS de forma progressiva, sustentável e legítima, colaborando com a construção da integralidade e com a participação dos profissionais e dos usuários.

As atividades em EPS correspondem aos processos educativos relacionados à educação em serviços utilizados para articular a tarefa da ampla aproximação entre formação, gestão, atenção e participação social em áreas específica de saberes e de práticas, mediante as intercessões promovidas pela educação na saúde, sendo que a educação intercede pela saúde, ofertando suas tecnologias construtivistas e de ensino-aprendizagem[26].

Embora a maior parte das capacitações em geral vise à melhora do desempenho do pessoal, estas podem não estar alinhadas a uma estratégia de mudança institucional, orientação essencial nos processos de educação permanente. Adicionalmente, ressalta-se que a educação permanente, como estratégia sistemática e global, pode abranger em seu processo diversas ações específicas de capacitação e não o inverso[27]. Do ponto de vista da gestão, a EPS posiciona-se como uma estratégia educativa sustentável. Nesse sentido também é recomendável que se realizem atividades educativas dirigidas a grupos específicos de trabalhadores, desde que estejam articuladas à estratégia geral de mudança institucional.

Uma vez desenvolvidos e aplicados os ciclos que constituem o método de implantação das PIC em Florianópolis, observou-se que o conjunto articulado de atividades de EPS permitiu o aumento gradual da oferta de PIC na APS[28], principalmente pela realização de cursos introdutórios em diferentes modalidades terapêuticas. Entre os anos de 2016 e 2020, houve uma grande oferta de múltiplas atividades de EPS aos profissionais da APS de Florianópolis. Essas atividades eram geralmente articuladas entre os membros da CPIC, profissionais da rede de saúde com *expertise* na área e parcerias junto à Universidade Federal de Santa Catarina por meio de projetos de extensão. O resultado dessas atividades de EPS foi um aumento expressivo na oferta de diferentes modalidades de PIC na APS de Florianópolis, como detalhado na Tabela 1.

Tabela 1 Comparação do percentual dos centros de saúde da rede de atenção primária do município de Florianópolis, entre os anos de 2016 e 2020, de acordo com a oferta de diferentes modalidades e práticas integrativas

	2016	2020
Acupuntura	23%	82%
Auriculoterapia	26%	92%
Fitoterapia/plantas medicinais	46%	75%
Práticas corporais integrativas	32%	40%

Fonte: Relatório CPIC 2016-2020.

Uma experiência de destaque em EPS ocorreu no contexto da acupuntura. Em Florianópolis, a acupuntura é presente de forma pontual e incipiente na rede desde a década de 1980. Verificou-se que, com as estratégias de implementação adotadas no município, houve uma expansão sustentável da oferta da acupuntura na APS do município.

Antes de entrar no detalhamento da implementação, cabe uma breve contextualização histórica sobre a MTC/acupuntura. A acupuntura tem uma trajetória peculiar entre as PIC. Atualmente, diferentes concepções teórico-filosóficas servem como base para o ensino da acupuntura no Ocidente; entre elas, a linha da MTC é a mais conhecida e praticada[29]. A MTC é um sistema médico utilizado há milhares de anos na China. Suas bases filosóficas abordam as interações entre o homem e a natureza e a inter-relação harmônica entre opostos complementares (yin e yang). As modalidades terapêuticas da MTC incluem acupuntura e moxabustão, farmacoterapia chinesa (plantas medicinais chinesas), dietoterapia, práticas corporais (qi gong, tai chi chuan) e são utilizadas tanto na prevenção e tratamento de doenças como na promoção da saúde. A MTC considera o indivíduo como um todo orgânico em movimento contínuo e interconectado com o ambiente circundante, sendo o corpo humano visto como um microcosmo[30].

No entanto, desde a década de 1960 a acupuntura tornou-se mais conhecida no Ocidente, e diversos grupos de pesquisa passaram a se dedicar primeiro a desvendar os mecanismos de seus efeitos terapêuticos, e depois a sua efetividade clínica. Atualmente, revisões sistemáticas e metanálises proveem evidências robustas de efetividade da acupuntura para várias condições, sendo inclusive indicada como tratamento de primeira linha para dor crônica, profilaxia da migrânea, cefaleia tensional, lombalgia, depressão e cervicalgia[31-35]. Com a conhecida crise dos opioides, observada principalmente nos Estados Unidos, tratamentos não farmacológicos como acupuntura e tai chi chuan foram incluídos em *guideline* do American College of Physicians (ACP) como primeira escolha para tratamento de condições dolorosas crônicas[36].

A OMS ainda recomenda acupuntura para mais de 100 doenças/condições de saúde[12]. Atualmente há médicos que se identificam como especialistas em acupuntura médica ocidental, embasada principalmente na ciência biomédica. A acupuntura tem sido usada tanto como fonte primária de tratamento quanto para complemento dos cuidados biomédicos convencionais[37]. Como prática integrativa, a acupuntura tem demonstrado oferecer abordagem holística, efetividade e segurança no tratamento como aspectos favoráveis à sua integração aos cuidados usuais, na visão dos profissionais de saúde[38].

Embora aceita por praticantes da ciência biomédica, o ensino da acupuntura ainda é pouco presente nas grades curriculares da graduação. As opções de formação se restringem a programas de residência médica, destinados a formar especialistas, e cursos ofertados por instituições privadas, as quais não estão contextualizadas na lógica de trabalho do SUS.

Um projeto de pesquisa que teve como produto uma tese de doutorado investigou as repercussões da EPS em acupuntura na prática de médicos da APS de Florianópolis. O trabalho envolveu inicialmente a construção de um currículo teórico de um curso de introdução à acupuntura, seguindo a lógica da EPS, que foi debatida por 13 especialistas em ensino de acupuntura durante três oficinas de consenso. Adicionalmente, buscando captar diferentes fases do processo de ensino-aprendizagem, dez médicos da APS de Florianópolis participaram de três grupos focais realizados antes do início, no fim e oito meses após o término de um curso de introdução à acupuntura. Além disso, foi realizado um grupo focal com seis residentes de Medicina de Família e Comunidade, participantes do mesmo curso, um ano após seu término. O curso de Introdução à Acupuntura é um atividade teórico-prática com duração de 80 horas. Esse curso é ofertado desde 2011 para os médicos da APS de Florianópolis e, até 2019, verificou-se que 187 médicos da APS e residentes do Programa Municipal de Residência em Medicina de Família realizaram essa atividade de EPS[39].

Ressaltam-se aqui algumas das repercussões observadas pela análise da experiência de EPS em acupuntura de Florianópolis[40]:

- A motivação dos médicos para a obtenção de uma nova ferramenta terapêutica (pluralização terapêutica).
- As múltiplas formas de aplicação dos conhecimentos adquiridos em acupuntura: em grupos terapêuticos, no acolhimento ou nos atendimentos individuais.
- Integração de diferentes racionalidades médicas nos cuidados de saúde (biomedicina e MTC).
- A ampliação do olhar sobre o processo saúde-doença.
- O aumento dos recursos terapêuticos para situações de difícil manejo no contexto biomédico (síndromes somático-funcionais, queixas médicas inexplicáveis).
- A criação de uma postura reflexiva sobre o uso de saberes médicos tradicionais e biomédicos nos cuidados à saúde.

Mais recentemente, realizou-se um novo estudo tipo *survey* com os egressos do curso de Introdução à Acupuntura e verificou-se, entre outros dados, redução da necessidade de encaminhamento para especialistas, da prescrição de fármacos e da solicitação de exames complementares[41].

REFLEXÕES SOBRE AS REPERCUSSÕES DA IMPLEMENTAÇÃO DAS PIC NOS CUIDADOS À SAÚDE

Cunha (2005) propõe que o contato e prática da medicina tradicional chinesa (MTC)/acupuntura e da homeopatia podem ser recursos importantes no auxílio da construção da clínica ampliada na APS. Nesse sentido, o profissional, ao entrar em contato com outras racionalidades médicas, cria uma visão crítica sobre as vantagens e desvantagens do uso do modelo biomédico[22]. Essa visão, quando instrumentalizada na prática da APS, pode servir como ferramenta para o cuidado de indivíduos cujos sintomas não se enquadram no modelo biomédico, conhecidos como sintomas médicos inexplicáveis[42].

De maneira análoga, a racionalidade médica[†] da MTC pode ganhar relevância para prover opções terapêuticas às chamadas situações terapeuticamente imprecisas[1], em que a indicação de tratamento farmacológico não é clara, mas existe uma tendência de o médico prescrever tratamento, as quais estão altamente sujeitas a processo de medicalização social e iatrogenia[43], como indicação de antibióticos para infecção das vias aéreas superioes. Sabemos que a APS tende a lidar, em sua maioria, com pacientes de contexto clínico de "baixo risco". A gravidade das práticas utilizadas nos ensaios clínicos randomizados, com o objetivo de afastar vieses, pode diminuir a capacidade de sua aplicação na prática clínica comunitária, em que os pacientes muitas vezes têm condições excluídas dos estudos. Nesse sentido, o critério orientador imprescindível da prescrição das PIC é a segurança do paciente[1]. Em um contexto em que a pessoa entra em contato com o médico para, mediante uma intervenção, aliviar um sofrimento interpretado como doença, aplicar PIC permite ao médico conectar-se melhor com seu paciente ao mesmo tempo que evita lhe causar dano[44].

A esse respeito, alguns estudos têm demonstrado que a MTC e a acupuntura, quando oferecidas em conjunto com os cuidados biomédicos, podem melhorar a efetividade do cuidado clínico e reduzir a exposição das pessoas a intervenções biomédicas desnecessárias[45,46].

É muito frequente a preocupação dos gestores dos sistemas de saúde com os custos da assistência, os quais, em virtude dos avanços tecnológicos em escala, tendem a dificultar a viabilidade de sistemas de saúde, sejam eles públicos, sejam do setor suplementar. No contexto da APS, demonstrou-se, em um estudo holandês, que pacientes tratados por médicos de APS com formação em acupuntura têm menor gasto com internações hospitalares e com medicamentos, além de apresentarem melhora da expectativa de vida[47]. Outro estudo europeu demonstrou que a prática da acupuntura na APS promove a redução de encaminhamentos de pacientes para o tratamento com fisioterapia e para especialidades como reumatologia e ortopedia[48].

As ações do sistema de saúde devem ser sustentáveis a longo prazo, com um custo para a sociedade que não comprometa as outras ações básicas e de

---

[†] "Racionalidades médicas é um operador conceitual que permite analisar ou comparar sistemas médicos complexos em perspectiva teórica, analítico-descritiva, ou empírica, seja globalmente, como um todo, seja dimensão a dimensão" (Madel Luz).

maior complexidade necessárias, como saneamento, imunizações, cuidados intensivos etc. Dois estudos analisaram o impacto do aumento da oferta de sessões de acupuntura em um centro de saúde da APS, e na rede como um todo. O primeiro observou redução na dispensação de cinco medicamentos analgésicos e anti-inflamatórios após a implementação da acupuntura em um centro de saúde[49], e o segundo observou diminuição na dispensação de anti-inflamatórios e de encaminhamentos para a especialidade reumatologia entre participantes do curso de acupuntura[50]. Os indícios de custo-efetividade levantados por esses estudos e a presença das PIC na maioria dos centros de saúde levam Florianópolis a ser escolhida como um dos centros participantes da pesquisa Avaliação de Custo-efetividade das PIC, promovida pelo Instituto Aggeu Magalhães/Fiocruz.

A ampliação do olhar integrativo e a reflexão sobre os limites da abordagem biomédica, além de diversificarem as possibilidades terapêuticas[15], favorecem a adoção de medidas de prevenção e promoção de saúde. A integralidade pode funcionar como alicerce fundador e organizador do saber que guia as práticas de saúde[23].

As racionalidades médicas como a homeopatia e a MTC, podem ser entendidas como seguindo um princípio vitalista. O livro *Princípios de Medicina Interna do Imperador Amarelo* expressa a síntese do pensamento da MTC sobre a saúde e a longevidade considerando a alimentação regular e de qualidade, a prática de atividades físicas e o sono reparador como formas de manter e cultivar o qi, a força vital que move e nutre os órgãos para o bom funcionamento do organismo e o bem-estar, defendendo-o de fatores patogênicos externos, entre outros.

As racionalidades vitalistas têm em comum a compreensão da dimensão da experiência de adoecimento, algo que McWhinney, um dos autores que abordam a prática de medicina de família mais influentes na formação do perfil da especialidade, identifica como tradução da experiência de adoecimento, ou *illness*, ou como a pessoa compreende ou não seu processo saúde-doença. De forma oposta, define como *disease* – doenças, constructos da ciência biomédica, ao se ocupar de uma classificação nosológica "como abstrações que libertam e aprisionam"[51]. A crítica desse autor é dirigida principalmente a algumas condições elencadas pela biomedicina, as quais são abstrações menos baseadas em parâmetros histofisiopatológicos e mais em padrões semiológicos (p. ex., transtornos psiquiátricos, fibromialgia). O valor preditivo do modelo explicativo biomédico estrito tende a reduzir à medida em que estamos estudando alterações de manifestações somáticas do indivíduo, mais distantes dos parâmetros mensuráveis da fisiologia dos tecidos, na maioria das vezes estudados *in vitro*.

Talvez um exemplo que evidencie os problemas e limitações do paradigma mecanicista seja o da condição identificada como fibromialgia. Esse diagnóstico, dado sem uma relação com a experiência pessoal do paciente, por não ter uma causa específica definida, tende a estimular a passividade, em uma resignação com o "que não tem cura". É frequente entre os pacientes diagnosticados com fibromialgia a crença de possuir uma doença reumática incurável. Dessa maneira, o diagnóstico pode induzir uma passividade, assim como a perda da autodeterminação e da "autoeficácia" (crença do indivíduo em realizar determinada tarefa). Por outro lado, as racionalidades de cunho vitalista podem ser vivenciadas e compreendidas mais facilmente pelo paciente, o que, associado à abordagem holística, e principalmente ao vínculo e à escuta ativa, atributos constituintes das PIC, constituem uma abordagem empoderadora, centrada nas capacidades e fragilidades individuais, personalizando o diagnóstico e o prognóstico. "O poder de cura dos pacientes é estimulado quando o ciclo de vida do indivíduo e seu contexto cultural são considerados."[52]. O pensamento vitalista tem o potencial de incentivar o protagonismo do sujeito de seu processo, compreendendo o adoecimento como desequilíbrio do princípio vital, cuja fonte pode estar em múltiplos níveis da existência[1].

O Brasil acompanha a maioria dos países do mundo ocidental em que no cenário epidemiológico predominam as doenças crônicas não transmissíveis (DCNT) como principais causas de morbidade e mortalidade. Um portador de diabete melito (DM) tipo II, por exemplo, terá pouco resultado na prevenção dos agravos degenerativos orgânicos se somente empregar tratamentos farmacológicos sem as devidas intervenções no estilo de vida, principalmente na alimentação, na realização de atividade física e no combate à obesidade. As outras racionalidades médicas vêm suprir lacunas no cuidado dispensado às doenças crônicas, e por isso têm potencial de complementar as intervenções biomédicas, potencializando seus efeitos de forma integrada, por mobilizar as forças curativas próprias de cada indivíduo ou por melhorar a aderência ao tratamento. Assim, frequentar um grupo de prática corporal integrativa potencializa a cura por intervir não somente na doença, mas no processo de adoecimento, renovando e transformando concepções[53].

Cabe ressaltar que evidências recentes e robustas indicam que modalidades terapêuticas como tai chi e yoga têm o potencial de serem indicadas como abordagens de primeira linha para a fibromialgia e devem ser oferecidas a todos os pacientes[54,55]. Em 2017 foi empreendido um estudo sobre as práticas corporais integrativas ofertadas na rede de APS de Florianópolis. A pesquisadora observou e entrevistou membros de 20 grupos de práticas como yoga, qi gong, lian gong e meditação, distribuídas em 15 centros de saúde, nos 4 distritos em que se divide a atenção sanitária no município. Esses grupos são coordenados por profissionais das equipes de Saúde da Família, alguns dos quais foram capacitados por atividades promovidas pela CPIC e por voluntários, como alguns grupos de biodança e danças circulares e profissionais dos Núcleos de Apoio à Saúde da Família (NASF). "As atividades são desenvolvidas por agentes comunitários, usuárias e profissionais, técnicos e residentes de diferentes formações, sendo sete da área de Enfermagem, seis da Educação Física, três da Medicina, um da Farmácia, um da Odontologia e um da Musicoterapia."[53].

A análise dos depoimentos dos participantes dos grupos obtidos pela pesquisadora e educadora física indica que os maiores benefícios apontados foram relacionados à convivência como motivador para permanecer no grupo e com uma relação direta com a saúde e a superação de adoecimentos, principalmente os associados à saúde mental. A maior ênfase foi dada a esse elemento, que pode ser entendido como de sociabilização. Outros tipos de benefício foram relatados, relacionados à influência sobre a doença e medicamentos, como alívio de dores corporais e de sintomas depressivos e de ansiedade, do sono e de fatores de risco como o sedentarismo, e principalmente eliminação ou redução do uso de medicamentos e até da necessidade de intervenção cirúrgica.

Houve ainda nos depoimentos referência a melhoras emocionais, como maior disposição, maior centramento, mudanças no cotidiano, com ganhos de autonomia nas atividades diárias, associados a ganhos de mobilidade e consciência corporal, maior vitalidade e a relação/modo de trabalhar das condutoras dos grupos, evidenciando o atributo do vínculo, característico das PIC. A leveza do exercício foi citada como um fator para permanecer praticando, e esse convívio todo apresenta uma possibilidade de ressignificar emoções e a forma com que se relaciona com os processos de saúde-doença.

Conforme os dados da pesquisa, a maioria chegou ao grupo por encaminhamento de algum membro da ESF, e em segundo lugar por indicação de amigo/parente. A maioria estava entre 6 meses e 1 ano frequentando o grupo. Pode-se compreender, a partir desses dados, que a pluralização terapêutica ocorre também de forma a diminuir a centralidade do trabalho médico, enfatizando o trabalho multidisciplinar, mais um dos atributos das PIC que contribui para o processo de trabalho em equipe. O acompanhamento semanal, com um profissional da equipe de saúde preparado para transmitir informações qualificadas, representa uma importante contribuição e confirmação do atributo da longitudinalidade do cuidado, que é compartilhado, mas visto e operacionalizado de forma integrada com o saber biomédico.

O contato fora do ambiente "medicalizado" da unidade de saúde também oferece uma perspectiva interessante sobre a relação e o vínculo que se estabelece entre os usuários e entre esses e os profissionais. Adicionalmente, o estudo sugere que, se a contribuição das PIC à satisfação dos usuários já se encontra documentada por estudos que indicam a demanda popular por essas práticas, as conversas com as condutoras dos grupos evidenciam um fator de satisfação do profissional. Os resultados disponíveis das pesquisas sobre PIC na APS brasileira investigando a percepção de profissionais e usuários convergem para uma satisfação bilateral com o uso e a efetividade das PIC[51].

Em outro estudo desenvolvido com profissionais de ESF e usuários sobre a opinião quanto à inserção de PIC nas Unidades de Saúde da Família (USF), tanto profissionais quanto usuários narraram como positiva a inserção de outras opções para o cuidado em saúde, com relatos de uma possibilidade de olhar ampliado na concepção de corpo e saúde, acarretando diminuições no uso de medicamentos[56].

A aceitação popular das PIC é elevada e em geral a população tem abertura para essa possibilidade, pois as pessoas desejam intervenções mais seguras e menos invasivas. Nesse sentido, a formação em PI é de vital importância, pois a escuta ativa, o vínculo e a valorização da autonomia do paciente fazem parte das habilidades a serem desenvolvidas, que permitem de fato abordar a pessoa mais do que a doença. Uma das habilidades é a da estratégia de comunicação centrada no paciente, em que o profissional:

- Apresenta opções.
- Encoraja a reflexão.
- Expõe riscos e potenciais benefícios.
- Detalha possíveis desfechos enfatizando o tempo necessário para se observarem efeitos, tomando o cuidado de não induzir a escolha.
- Explica os procedimentos evitando termos técnicos, utilizando linguagem que a pessoa possa compreender.

Ledford et al. abordaram em um estudo os fatores críticos relacionados à introdução da acupuntura, sob o ponto de vista dos profissionais e dos pacientes. Para os pacientes, o mais importante é que a comunicação seja clara e que possam saber o que esperar do tratamento, que os profissionais sejam responsivos às demandas, e que o acesso e agendamento seja descomplicado e continuado ao longo do tempo[57,58].

Para os profissionais, os fatores que limitam a ampliação da oferta de acupuntura e outras PIC são de natureza de tempo na agenda, o que às vezes se torna mais complicado pela sobrecarga das equipes que têm uma população de cobertura muito grande, e o acesso a recursos, principalmente salas e equipamentos. A oferta de PIC em grupos pode ser uma forma de ampliar o acesso sem comprometer a disponibilidade dos profissionais aos atendimentos que a equipe deve manter na agenda.

O suporte técnico-pessoal da coordenação das unidades locais e dos gestores tem sido um fator decisivo na experiência de Florianópolis e de outras cidades para que a oferta de PIC seja mantida na rede. Uma das melhores maneiras de sensibilizar os profissionais é demonstrar os benefícios iniciando a oferta por eles, que frequentemente sofrem dos mesmos problemas de saúde que as pessoas de quem cuidam.

Ofertar PIC também tem um custo, cujo benefício econômico não ocorre senão no médio e longo prazo e se observado em escala, na redução de consultas com especialistas, medicamentos e exames. A inserção das PIC na APS por profissionais de saúde das próprias equipes é um fator que ajuda a amenizar a questão dos custos, pois não há pagamento direto por procedimento. A presença ainda tímida das PIC nos cursos de formação das profissões da saúde é um fator que limita essa possibilidade. Alguns gestores que têm um olhar sobre os potenciais benefícios, inclusive econômicos, de promover a saúde por intermédio de práticas integrativas, encontram aí uma boa razão, além da aceitação popular, para promover o uso das PIC. A contribuição das pesquisas como a que está sendo realizada procurando responder à questão da custo-efetividade das PIC é muito importante para a sensibilização dos gestores.

CONSIDERAÇÕES FINAIS

As PIC ofertam contribuições úteis ao contexto da APS e da prática da MFC. A integração desses campos de conhecimento reforça múltiplas potencialidades passíveis de serem incorporadas nos sistemas de saúde brasileiro e internacionais. Nesse sentido, o presente capítulo agrega e organiza conceitos e dados já propostos por outros autores que destacam a APS como "locus privilegiado ao diálogo entre os saberes tecnicista-científico biomédico e as práticas tradicionais em saúde; e que os médicos de família e comunidade têm papel fundamental na incorporação de diferentes racionalidades médicas, pois fornecem cuidados contínuos e personalizados"[51].

Os assuntos discutidos neste capítulo destacam:

- A experiência das PIC em Florianópolis reforça a importância da EPS como uma estratégia capaz de favorecer sua implantação com legitimidade e sustentabilidade.
- A presença de estudos que evidenciam as repercussões dos profissionais que passam por EPS no contexto das PIC na qualidade dos serviços, em seus atributos de custo-efetividade e de satisfação dos profissionais e de seus clientes, aliados à segurança da maioria das práticas, comparavelmente aos tratamentos convencionais.

- O papel das PIC contribuindo para compreender e propor intervenções em situações e aspectos para as quais o conhecimento biomédico não contempla, de atuar de forma a complementar os tratamentos convencionais, agregando efetividade e segurança.

REFERÊNCIAS BIBLIOGRÁFICAS

1. Norman A, Tesser CD. Seguindo os passos de McWhinney: da Medicina de Família à Medicina Tradicional e Complementar. Interface (Botucatu). 2019;23.
2. Matta GC, Morosini MVG. Atenção primária à saúde. Escola Politécnica de Saúde Joaquim Venâncio (org.). Dicionário da Educação Profissional em Saúde. v. 1. Rio de Janeiro: EPSJV; 2006.
3. Rawaf S, De Maeseneer J, Starfield B. From Alma-Ata to Almaty: A new start for primary health care. Lancet. 2008; 372(9647):1365-7.
4. Anderson MIP, Castro Filho ED, Rodrigues RD, Dalla MDB, Bourget MMM. Bases para expansão e desenvolvimento adequado de programas de Residência em Medicina de Família e Comunidade. Rev Bras Med Fam Comunidade. 2007;3(11):180-98.
5. Starfield B. Atenção primária: equilíbrio entre necessidades de saúde, serviços e tecnologia. Brasília: Unesco/Ministério da Saúde; 2002.
6. Tesser CD. Contribuições das epistemologias de Kuhn e Fleck para a reforma do ensino médico. Rev Bras Educ Med. 2008;32:98-104.
7. Tesser CD. Medicalização social (I): o excessivo sucesso do epistemicídio moderno na saúde. Interface (Botucatu). 2006;10:61-76.
8. Mendes EV. O cuidado das condições crônicas na atenção primária à saúde: o imperativo da consolidação da estratégia da saúde da família. Brasília: Organização Pan-Americana da Saúde; 2012.
9. Brasil. Ministério da Saúde. Brasil estabelece marco de equipes para atuar na atenção primária Notícias da Saúde. 24/01/2020. Disponível em: https://www.gov.br/saude/pt-br/assuntos/noticias/brasil-estabelece-marco-de-equipes-para-atuar-na-atencao-primaria
10. Macinko J, Harris MJ. Brazil's family health strategy-delivering community-based primary care in a universal health system. N Engl J Med. 2015;372(23):2177-81.
11. Tesser CD, Norman AH. Repensando o acesso ao cuidado na Estratégia Saúde da Família. Saúde Soc. 2014;23(3).
12. World Health Organization (WHO). Traditional medicine strategy: 2014-2023. Geneva: World Health Organization; 2013.
13. Brasil. Ministério da Saúde. Política Nacional de Práticas Integrativas e Complementares no SUS – PNPIC: atitude de ampliação de acesso. Secretaria de Atenção à Saúde. Departamento de Atenção Básica. Brasília: Ministério da Saúde; 2006.
14. Brasil. Portaria 971, de 06 de maio de 2006: Política Nacional de Práticas Integrativas e Complementares (PNPIC). Ministério da Saúde. Disponível em: http://dtr2001.saude.gov.br/sas/PORTARIAS/Port2006/GM/GM- 971.htm [acesso 02 abr. 2013].
15. Tesser CD, Barros NF. Medicalização social e Medicina alternativa e complementar: pluralização terapêutica do sistema único de saúde. Rev Saúde Pública. 2008;42(5):914-20.
16. Conrad P. The medicalization of society: on the transformation of human conditions into treatable disorders. Baltimore: The Johns Hopkins University Press; 2007.
17. Illich I. A expropriação da saúde: nêmesis da medicina. 4. ed. São Paulo: Nova Fronteira; 1981.
18. Norman AH, Tesser CD. Prevenção quaternária na atenção primária à saúde: uma necessidade do Sistema Único de Saúde. Cad Saúde Pública. 2009;25(9).
19. Makary MA, Daniel M. Medical error-the third leading cause of death in the US. BMJ. 2016;353(i2139).

20. Tesser C. Medicalização social e atenção à saúde no SUS. São Paulo: Hucitec; 2010.
21. Guedes CR, Nogueira MI, Camargo Jr, KRD. A subjetividade como anomalia: contribuições epistemológicas para a crítica do modelo biomédico. Ciênc Saúde Coletiva. 2006;11:1093-103.
22. McWhinney IR. Changing models: The impact of Kuhn's theory on medicine. Fam Pract. 1984;1(1):3-8.
23. Nogueira MI. Racionalidades médicas e formação em saúde: um caminho para a integralidade. In: Pinheiro R, Silva JR, ed. Por uma sociedade cuidadora. Rio de Janeiro: Cepesc; IMS/UERJ/Abrasco; 2010.
24. Antonio GD, Tesser CD, Moretti-Pires RO. Fitoterapia na atenção primária à saúde. Rev Saúde Pública. 2014;48(3):541-53.
25. Santos MC. Práticas Integrativas e Complementares na Atenção Primária à Saúde de Florianópolis/SC: implantação, cogestão e Educação Permanente em Saúde [mestrado]. Florianópolis: Programa de Pós-graduação em Saúde Coletiva da Universidade Federal de Santa Catarina; 2012.
26. Ceccim RB. Educação Permanente em Saúde: desafio ambicioso e necessário. Interface – Comunic, Saúde, Educ. 2005;9(16):161-8.
27. Brasil. Ministério da Saúde. Secretaria de Gestão do Trabalho e da Educação na Saúde. Departamento de Gestão da Educação na Saúde. Política de Educação e Desenvolvimento para o SUS: caminhos para a educação permanente em saúde: Polos de Educação Permanente em Saúde. Brasília: Ministério da Saúde; 2009.
28. Santos M. Impactos na gestão com a oferta da acupuntura como terapia complementar em um Centro de Saúde de Florianópolis/SC. Coleção Gestão de Saúde Pública. v. 5. 2013.
29. Ahn AC, Kaptchuk TJ. Advancing acupuncture research. Altern Ther Health Med. 2005;11(3):40-5.
30. Liu GW. Tratado contemporâneo de acupuntura e moxibustão São Paulo: CEIMEC; 2005.
31. Furlan AD, van Tulder M, Cherkin D, Tsukayama H, Lao L, Koes B, Berman B. Acupuncture and dry-needling for low back pain. Cochrane Database Syst Rev. 2005;(1):CD001351.
32. Trinh KV, Graham N, Gross AR, Goldsmith CH, Wang E, Cameron ID, Kay T; Cervical Overview Group. Acupuncture for neck disorders. Cochrane Database Syst Rev. 2006;(3):CD004870.
33. Linde K, Allais G, Brinkhaus B, Manheimer E, Vickers A, White AR. Acupuncture for migraine prophylaxis. Cochrane Database Syst Rev. 2009;(1):CD001218.
34. Zhang ZJ, Chen HY, Yip KC, Ng R, Wong VT. The effectiveness and safety of acupuncture therapy in depressive disorders: Systematic review and meta-analysis. J Affect Disord. 2009.
35. Vickers AJ, Cronin AM, Maschino AC, Lewith G, MacPherson H, Foster NE, et al. Acupuncture for chronic pain: Individual patient data meta-analysis. Arch Intern Med. 2012;172(19):1444-53.
36. American College of Physicians. Guideline for Treatment of Chronic Low Back Pain, 2017. Disponível em: https://www.acponline.org/acp-newsroom/american-college-of-physicians-issues-guideline-for-treating-nonradicular-low-back-pain#:~:text=For%20patients%20with [acesso 09 jun 2021].
37. White A, Cummings M, Filshie J. An introduction to Western medical acupuncture. London: Churchill Livingstone; 2008.
38. Garcia-Escamilla E, Rodriguez-Martin B, Martinez-Vizcaino V. Integration of acupuncture into conventional medicine from health professionals' perspective: a thematic synthesis of qualitative studies. Health (London). 2016;20(2):176-200.
39. Florianópolis. Secretaria Municipal da Saúde. Relatório CPIC 2016-2020, 2020. Disponível em: http://www.pmf.sc.gov.br/entidades/saude/index.php?cms=praticas+integrativas+e+complementares&menu=5&submenuid=153 [acesso 09 jun 2021].
40. Moré AOO. Educação Permanente em Acupuntura: análise de um processo educativo e suas repercussões na prática de médicos da Atenção Primária à Saúde [tese de doutorado]. Florianópolis: Repositório UFSC; 2016
41. Bedin F, Moré AOO, de Oliveira JC, Tesser CD, Min LS. Profile of acupuncture use among primary care physicians working in the Brazilian public healthcare system. Acupunct Med. 2020;38(5):319-26.

42. Dirkzwager AJ, Verhaak PF. Patients with persistent medically unexplained symptoms in general practice: characteristics and quality of care. BMC Fam Pract. 2007;8:33.
43. Ostermaier A, Barth N, Schneider A, Linde K. On the edges of medicine – a qualitative study on the function of complementary, alternative, and non-specific therapies in handling therapeutically indeterminate situations. BMC Fam Pract. 2019;20(1):55.
44. Ostermaier A, Barth N, Linde K. How German general practitioners justify their provision of complementary and alternative medicine: a qualitative study. BMC Complement Med Ther. 2020;20(1):111.
45. Paterson C, Taylor RS, Griffiths P, Britten N, Rugg S, Bridges J, et al. Acupuncture for 'frequent attenders' with medically unexplained symptoms: a randomised controlled trial (CACTUS study). Br J Gen Pract. 2011;61(587):e295-305.
46. Rugg S, Paterson C, Britten N, Bridges J, Griffiths P. Traditional acupuncture for people with medically unexplained symptoms: a longitudinal qualitative study of patients' experiences. Br J Gen Pract. 2011;61(587):e306-15.
47. Kooreman P, Baars EW. Patients whose GP knows complementary medicine tend to have lower costs and live longer. Eur J Health Econ. 2012;13(6):769-76.
48. Ross J. An audit of the impact of introducing microacupuncture into primary care. Acupunct Med. 2001;19(1):43-5.
49. Santos M, Tesser C. Um método para a implantação e promoção de acesso às Práticas Integrativas e Complementares na Atenção Primária à Saúde. Ciênc Saúde Coletiva. 2012;17(11).
50. Costi J. Impacto de um curso de introdução à acupuntura em aspectos da prática clínica de médicos da atenção primária à saúde em Florianópolis [dissertação de mestrado]. Florianópolis: Universidade Federal de Santa Catarina, Centro de Ciências da Saúde, Programa de Pós-Graduação em Saúde Coletiva; 2016.
51. Tesser CD, Sousa IMC, Nascimento MC. Práticas Integrativas e Complementares na Atenção Primária à Saúde brasileira. Saúde Debate. 2018;42(spe1).
52. Christie-Seely J. Working with the family in primary care: a systems approach to health and illness. Westport: Praeger; 1984.
53. Antunes PC. Práticas Corporais Integrativas: experiências de contra-cultura na Atenção Básica e emergência de um conceito para o campo da saúde [tese de doutorado]. Porto Alegre: UFRGS; 2019.
54. Ablin J. Treatment of fibromyalgia syndrome: recommendations of recent evidence-based interdisciplinary guidelines with special emphasis on complementary and alternative therapies. Evid Based Complement Alternat Med. 2013;2013:485272.
55. Prabhakar A, Kaiser J, Novitch M, Cornett E, Urman D, Kaye A. The role of complementary and alternative medicine treatments in fibromyalgia: a comprehensive review. Curr Rheumatol Rep. 2019;21(5):14.
56. Cruz PLB, Sampaio SF. O uso de práticas complementares por uma equipe de saúde da família e sua população. Rev APS. 2012;15:486-95.
57. Fisher CL, Ledford CW, Moss DA, Crawford P. Physician communication to enhance patient acupuncture engagement in Family Medicine. J. Health Commun. 2018;23(5):422-9.
58. Ledford CJW, Fisher C, Moss DA, Crawford PF. Critical factors to practicing medical acupuncture in family medicine: Patient and physician perspectives. J Am Board Fam Med. 2018;31(2):236-42.
59. World Health Organization (WHO). Acupuncture: review and analysis of Reports on Controlled Clinical Trials. Geneva: World Health Organization; 2003.

40
Medicina integrativa na clínica cirúrgica

Julio Mott Ancona Lopez
Renata Veloso Silva Laurino

INTRODUÇÃO

Historicamente, os primeiros relatos cirúrgicos representavam apenas uma opção para salvar a vida. Ao longo dos séculos, o objetivo da cirurgia ampliou-se para a preservação da função dos órgãos e eventual cura de doenças. Com o advento de anestesia, assepsia e antissepsia, antibioticoterapia e hemotransfusão, foi possível o aperfeiçoamento do ato cirúrgico, assegurando melhores resultados.

Nas últimas décadas, em decorrência do grande avanço tecnológico, a área médica foi profunda e positivamente afetada: os procedimentos cirúrgicos tornaram-se mais complexos e precisos, permitindo resultados inéditos. O desenvolvimento das técnicas minimamente invasivas, as cirurgias videoassistidas e robóticas, a realidade aumentada e a conectividade consagraram a era da cirurgia digital. Contudo, o cirurgião vem gradativamente se tornando um tecnólogo superespecializado que, porventura, acaba se afastando de sua missão primordial: o cuidado humanizado ancorado na relação interpessoal médico/paciente[1].

Diante desse cenário, a incorporação da medicina integrativa (MI) na clínica cirúrgica possibilita resgatar a essência dessa importante relação. Atentar-se ao paciente, e não somente ao órgão que será operado, bem como incluir a atenção ao bem-estar geral, às demandas psicológicas, emocionais, sociais, familiares, religiosas e nutricionais, é tão importante para o desfecho cirúrgico quanto usar a mais moderna tecnologia.

Para o paciente, o ato cirúrgico gera estresse e angústia. Além da incerteza pelo que está por vir, há também o incômodo do jejum prolongado, o medo da mutilação e da dor pós-operatória, as cicatrizes, a possibilidade de sequelas, um eventual diagnóstico oncológico e, por vezes, a morte. Assim, a equipe que o assiste deve estar atenta e comprometida para agir com cautela em um momento tão delicado.

Com base nesses conceitos, diversas especialidades clínicas e cirúrgicas incluíram a MI como cuidado complementar à assistência habitual, como a American Thoracic Society (ATS), que recomenda o uso de acupuntura, meditação e yoga no tratamento dos pneumopatas (Figura 1)[2].

O cuidado integrativo perioperatório possui algumas características que o tornam singular. Por ser realizado em ambiente hospitalar, requer treinamento especializado dos profissionais da equipe multidisciplinar, pois todos devem estar familiarizados com as normatizações técnicas e administrativas do hospital. Logo, há uma limitação na escolha das técnicas complementares utilizadas durante a internação, além dos fatores inerentes ao paciente, ao tipo de cirurgia realizada e aos protocolos institucionais que sempre devem ser respeitados[3].

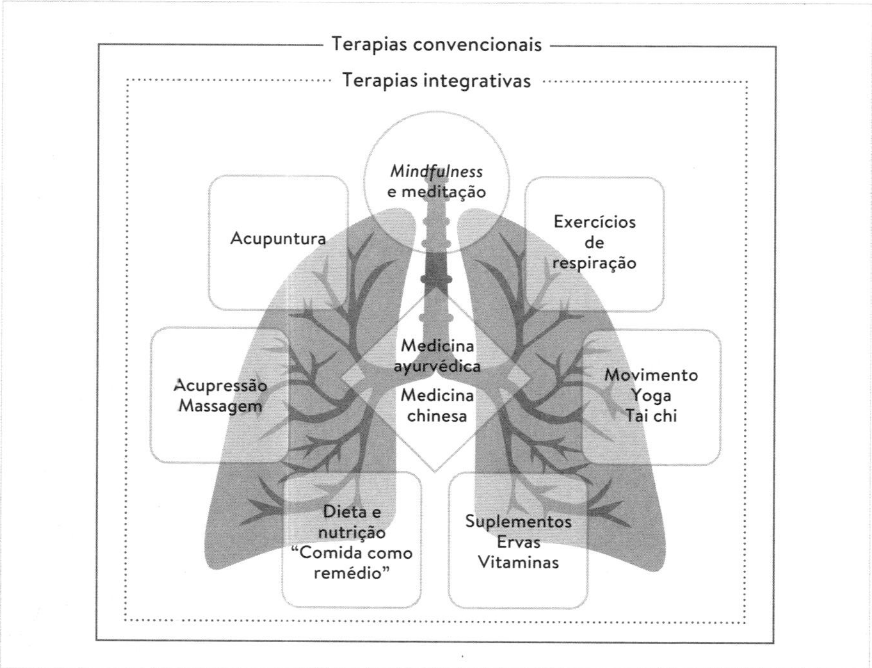

Figura 1 Diretrizes da American Thoracic Society (ATS) para práticas integrativas.

Seria inapropriado, por exemplo, um paciente no pós-operatório imediato de colectomia total portando drenos abdominais e sonda nasogástrica, curativo cirúrgico e acesso venoso, praticar tai chi chuan ou posturas de yoga na enfermaria. Contudo, é perfeitamente aceitável que o mesmo paciente seja submetido a sessões de acupuntura ou meditação sob a supervisão de um profissional capacitado em avaliar seus dados vitais, presença de dor, fadiga e outros sintomas, além de poder diagnosticar e tratar possíveis intercorrências clínicas durante o atendimento.

Para melhor entendimento do papel da MI e sua eficácia no paciente cirúrgico, é necessário descrever a cascata de eventos metabólicos, neuroendócrinos, imunológicos e hematológicos decorrentes do estímulo anestésico-cirúrgico, conhecida como resposta inflamatória ao estresse cirúrgico, posto que a maioria dos ensaios clínicos baseia-se na análise dos marcadores inflamatórios presentes após a lesão tecidual.

RESPOSTA INFLAMATÓRIA AO ESTRESSE CIRÚRGICO

Imediatamente após o trauma e a lesão tecidual, há ativação dos neurônios aferentes do sítio cirúrgico que desencadeiam respostas sistêmicas simultâneas através do sistema nervoso autônomo, neuroendócrino (eixo hipotálamo-hipófise-adrenal) e imuno-hematológico (neutrófilos, macrófagos, monócitos, linfócitos e plaquetas).

Após a ativação do sistema nervoso simpático, a liberação de noradrenalina causa hipertensão e taquicardia, enquanto a estimulação do sistema nervoso parassimpático, principalmente através do nervo vago, promove alterações opostas. A resposta neuroendócrina ao estresse cirúrgico eleva o hormônio adrenocorticotrófico e o cortisol, ambos com efeitos catabólicos importantes, dentre eles lipólise e gliconeogênese. Além disso, a diminuição da secreção de insulina pelo pâncreas e o aumento de sua resistência periférica contribuem para um estado perioperatório hiperglicêmico.

Por fim, a ativação do sistema imunológico via granulócitos estimula a produção de citocinas: a produção de interleucina-1 (IL-1), interleucina-6 (IL-6) e fator de necrose tumoral alfa (FNT-α) é proporcional ao grau de lesão tecidual e os níveis séricos começam a se elevar 30 minutos após o início da cirurgia, perdurando por até 72 horas. Paralelamente ao aumento da IL-6, há elevação da produção hepática de proteína C-reativa, marcador inflamatório mais utilizado na prática clínica. Todos os marcadores biológicos estão diretamente relacionados à patogênese das complicações pós-operatórias comuns, como dor, náusea, vômitos, íleo paralítico, fadiga, distúrbios do sono, alterações cognitivas e infecção. Por esse motivo, alguns autores sugerem que tais marcadores, principalmente a IL-6, sejam preditivos de complicações pós-operatórias em pacientes idosos submetidos à cirurgia oncológica[4-6].

CLASSIFICAÇÃO DOS PERÍODOS PERIOPERATÓRIOS

A atuação da MI como parte da linha de cuidado do paciente cirúrgico deve compreender os seguintes períodos, cada qual com suas particularidades:

- Pré-operatório:
  - Ambulatorial: desde o diagnóstico até o dia da internação.
  - Hospitalar: do momento da admissão hospitalar ao centro cirúrgico.
- Intraoperatório: da sala de cirurgia até a alta da recuperação pós-anestésica (RPA).
- Pós-operatório:
  - Hospitalar:
- Imediato: até 24 horas após o ato cirúrgico.
- Mediato e/ou tardio: 24 horss após o procedimento cirúrgico até a alta hospitalar.
  - Ambulatorial: reabilitação e retomada das atividades cotidianas.

Pré-operatório ambulatorial

Nesse período, o principal objetivo é a preparação para o trauma cirúrgico, que ocorre com data e hora marcadas. Dessa forma, consegue-se facilmente estipular prazos de atuação e atividades voltadas ao impacto do procedimento programado. Prioriza-se o preparo nutricional a fim de evitar a sarcopenia e otimizar a oferta de imunomoduladores que melhoraram a resposta metabólica ao estresse[7]; corrigem-se eventuais erros dietéticos, como abuso de alimentos processados e açúcares, para melhor controle da glicemia, estimula-se uma dieta rica em fibras, uma vez que a obstipação pode ocorrer secundária à administração de analgésicos opioides durante a internação, e incentiva-se a cessação do uso de tabaco, álcool e substâncias ilícitas.

A atividade física assistida deve ser indicada tanto como reabilitação, para pacientes com baixa performance, quanto como incremento do preparo físico para aqueles com estado preservado. O exercício físico tem diversos efeitos benefícios para o paciente cirúrgico, como perda de peso, aumento da reserva proteica e incremento da resistência cardiovascular, além de diminuir a ansiedade e depressão, melhorando a qualidade geral de vida. Se possível, deve ser realizado por um período de até seis semanas antes da data do procedimento, ao menos trinta minutos por dia, por cinco dias na semana[8].

Uma das principais metas durante essa fase é o manejo do estresse e ansiedade, que invariavelmente estarão presentes e sabidamente atuam negativamente sobre a morbidade e mortalidade pós-operatórias[3]. Infelizmente, tal preocupação ainda é pouco valorizada pela maioria dos cirurgiões.

Uma importante ferramenta é a reunião de preparo pré-operatório; trata-se de encontro interativo entre os pacientes, seus acompanhantes e a equipe multidisciplinar, com o propósito de esclarecimentos sobre tudo o que ocorrerá durante a internação e o pós-operatório. A equipe, além de transmitir o máximo de informações técnicas possíveis, elucida todas as dúvidas e questionamentos que eventualmente surgirem. O diálogo aproxima todos os profissionais envolvidos no tratamento, possibilitando respeito mútuo e estreitando a relação de confiança e carinho entre a equipe de saúde, os pacientes e seus familiares.

O departamento de MI do MD Anderson Cancer Center demonstrou que o acolhimento pré-operatório adequado e a utilização de técnicas de manejo do estresse realizadas em pacientes que seriam submetidos a prostatectomia foram capazes de aumentar a resposta imunológica mediada por células *natural killers* e citocinas, permitindo melhores resultados cirúrgicos a curto e longo prazos, quando comparados ao grupo controle[9,10].

Ainda na fase ambulatorial pré-operatória, a realização de acupuntura e auriculoterapia é indicada para ansiedade, normalização do ritmo intestinal, controle de síndromes álgicas e outros sintomas preexistentes não relacionados ao ato cirúrgico, como insônia, cefaleia crônica, dores articulares e miofasciais[11,12].

Pré-operatório hospitalar

Acupuntura, hipnose, aromaterapia e meditação podem ser realizadas antes de o paciente ser encaminhado ao centro cirúrgico com o intuito de minimizar a ansiedade[3].

A prevenção de náuseas e vômitos com o agulhamento dos pontos de acupuntura estômago 36 (E36) e pericárdio 6 (P6) é bem estabelecida e deve ser adotada principalmente nas cirurgias abdominais[13].

Em 2013, o grupo da Universidade de Taipei publicou estudo prospectivo, duplo-cego e randomizado demonstrando que a aromaterapia com óleo essencial de bergamota no vaporizador por trinta minutos antes da cirurgia reduziu significativamente a ansiedade[14].

Intraoperatório

Possivelmente, a maior resistência à incorporação da MI seja durante o ato cirúrgico, situação na qual o paciente encontra-se sedado ou inconsciente e, na maioria dos casos, sob relaxamento muscular após anestesia regional ou bloqueio neuromuscular. Todavia, há inúmeros estudos controlados e randomizados comprovando os benefícios de eletroacupuntura, musicoterapia e aromaterapia intraoperatórios, visando otimizar a analgesia, prevenir náuseas e vômitos e reduzir o consumo de anestésicos, incluindo os opioides, usualmente relacionados a retenção urinária, náuseas, vômitos, constipação, íleo paralítico, prurido e possibilidade de dependência[11,12].

A acupuntura produz sensação de relaxamento com subsequente diminuição da frequência cardíaca e pressão arterial sistêmica, facilitando o manejo anestésico intraoperatório[12].

Em 2017, Zhang et al., utilizando dosagens seriadas de IL-6, sugeriram que a eletroacupuntura intraoperatória diminui a resposta inflamatória cerebral e incrementa a função cognitiva dos idosos no pós-operatório[15,16].

Alguns hospitais utilizam rotineiramente aromaterapia nas salas de cirurgia, com os pacientes acordados, sedados ou sob anestesia geral[17].

Recente revisão sistemática também demonstrou benefícios da musicoterapia (música clássica, jazz e *new age*) quando utilizada no ambiente cirúrgico[18].

Pós-operatório hospitalar

A fase pós-operatória hospitalar exige maior cautela e atenção na indicação das práticas integrativas. Frequentemente o paciente operado tem curativos no sítio cirúrgico, drenos, acesso venoso, meias de compressão, cintas abdominais, estomias, sondas (vesicais, nasogástricas, enterais) e outros dispositivos, como cateteres para diálise. Portanto, as técnicas integrativas devem ser adequadas ao tipo de paciente e cirurgia realizada, e a maioria dos estudos recomenda acupuntura, yoga, meditação, hipnose, massagem, musicoterapia e aromaterapia.

A acupuntura é a técnica mais estudada e comprovadamente eficaz como terapia coadjuvante no tratamento de algumas condições pós-operatórias que podem comprometer a boa evolução do paciente, como dor, alterações gastrointestinais, fadiga e distúrbios do sono. A técnica permite reduzir o tempo e o custo da internação, melhorando a percepção de bem-estar e satisfação do paciente em relação a todo o processo cirúrgico[11,12,21].

Cerca de 70% dos pacientes cirúrgicos evoluem com náuseas e vômitos no pós-operatório, prejudicando a reabilitação e postergando a alta hospitalar. A eficácia da acupuntura associada ao tratamento farmacológico convencional é comprovada. Entretanto, seria eticamente frágil insistir em tratar exclusivamente com acupuntura um quadro de vômitos secundários à obstrução intestinal no pós-operatório imediato de colectomia[11-13].

No caso das cirurgias abdominais, o comprometimento do trânsito intestinal pode ser causado por alteração na dieta, uso de opioides, estimulação vagal e resposta inflamatória local. A prevenção do íleo pós-operatório é um dos principais objetivos do protocolo ERAS (*enhanced recovery after surgery*) e a acupuntura pode contribuir para reduzir o tempo de duração do íleo. Para esses pacientes, é descrita melhora da distensão abdominal e retorno da peristalse após tratamento com auriculopuntura combinada ao agulhamento do ponto E36[11]. Em pacientes gastrectomizados por câncer de estômago também houve recuperação mais precoce do íleo paralítico no grupo que recebeu acupuntura em até cinco dias após a cirurgia[24].

Aventa-se a possibilidade de uma ação imunorreguladora da acupuntura, porém mais estudos ainda são necessários. Cho et al. dosaram FNT-α, IL-1, IL-6 e proteína C-reativa no pós-operatório de craniotomias e obtiveram melhores resultados no grupo que recebeu seis sessões de acupuntura na primeira semana após a cirurgia, comparado ao grupo tratado com placebo (acupuntura *sham*)[25].

Na Índia, em um grande centro de cirurgia torácica robótica, os pacientes que foram submetidos à prática de yoga antes e depois da cirurgia obtiveram menor escore de dor pós-operatória com consequente diminuição na incidência de atelectasias e tempo de internação[19].

Em pacientes submetidas a cirurgias ginecológicas videolaparoscópicas houve considerável redução de dor e ansiedade no pós-operatório após sessões de yoga com duração de 15 minutos, assim distribuídos: cinco minutos de meditação, cinco minutos de movimentos suaves (*asanas*) e cinco minutos de respiração com relaxamento. O grau de satisfação geral das pacientes também foi superior ao do grupo controle[20].

Por fim, a terapia multimodal com todas as técnicas integrativas citadas pode contribuir para o ajuste do padrão de sono do paciente, em geral muito acometido durante a internação. Um sono não reparador gera fadiga e compromete a boa evolução clínica; sabe-se que pacientes no pós-operatório com insônia ou alterações do sono apresentam maior sensibilidade à dor, maior chance de *delirium* e eventos cardiovasculares[26].

Depois da alta hospitalar, sugere-se que o cuidado integrativo persista, sendo incluído em toda a fase de reabilitação do paciente até sua retomada das atividades habituais e melhora da qualidade de vida.

CONSIDERAÇÕES FINAIS

A incorporação da MI na clínica cirúrgica é um grande desafio, uma vez que frequentemente há desconhecimento e preconceito sobre a modalidade, tanto por parte dos pacientes como da equipe médica, geralmente pragmática e focada nos resultados do procedimento cirúrgico. Outro desafio é criar parcerias com os gestores hospitalares e outros profissionais da área de saúde que atuam na instituição, como enfermagem e equipe multidisciplinar, por meio do aculturamento constante.

Além de agregar resultados extremamente satisfatórios à linha de cuidado do paciente cirúrgico, a MI facilita a reaproximação do profissional de saúde ao paciente, por intermédio de uma relação permeada pela escuta atenta, atenção integral à saúde e ao cuidado humanizado.

Em tempos de telemedicina, cirurgia robótica e contato virtual entre os médicos e seus pacientes, a MI permite resgatar e compor, junto às novas tecnologias, a "nova velha medicina".

REFERÊNCIAS BIBLIOGRÁFICAS

1. Rezende JM. À sombra do plátano: crônicas de história de medicina. São Paulo: Unifesp; 2009.
2. American Thoracic Society. ATS Patient Education Series. Am J Respir Crit Care Med. 2017;195:15-6.
3. Schiff E, Attias S, Matter I, Sroka G, Nae B, Arnon Z, et al. Complementary and alternative medicine interventions for perioperative symptoms: A comparative effectiveness study. Complement Ther Med. 2019;44:51-5.
4. Agarwal BB, Chintamani, Agarwa S. Fast track surgery—Minimizing side effects of surgery. Indian J Surg. 2015 Dec;77(Suppl 3):753-8.
5. Desborough JP. The stress response to trauma and surgery. Br J Anaesth. 2000;85(1):109-17.
6. Plas M, Rutgers A, van der Wal-Huisman H, de Haan JJ, Absalom AR, de Bock GH, van Leeuwen BL. The association between the inflammatory response to surgery and postoperative complications in older patients with cancer: a prospective prognostic factor study. J Geriatr Oncol.
7. Song GM, Tian X, Zhang L, Ou YX, Yi LJ, Shuai T, et al. Immunonutrition support for patients undergoing surgery for gastrointestinal malignancy: preoperative, postoperative, or perioperative? A Bayesian network meta-analysis of randomized controlled trials. Medicine (Baltimore). 2015;94(29):e1225.
8. Levett DZH, Grimmett C. Psychological factors, prehabilitation and surgical outcomes: evidence and future directions. Anaesthesia. 2019;74(Suppl. 1);36-42.
9. Cohen L, Parker PA, Vence L, Savary C, Kentor D, Pettaway C, et al. Presurgical stress management improves postoperative immune function in men with prostate cancer undergoing radical prostatectomy. Psychosom Med. 2011;73:218-25.
10. Parker PA, Pettaway CA, Babaian RJ, Pisters LL, Miles B, Fortier A, et al. The effects of a presurgical stress management intervention for men with prostate cancer undergoing radical prostatectomy. J Clin Oncol. 2009;27(19):3169-76.
11. Yuan W, Wang Q. Perioperative acupuncture medicine: A novel concept instead of acupuncture anesthesia. Chin Med J (Engl). 2019;132(6):707-15.
12. Chernyak GV, Sessler DI. Perioperative acupuncture and related techniques. Anesthesiology. 2005;102(5):1031-49.
13. Kim KH, Kim DH, Bae JM, Son GM, Kim KH, Hong SP, et al. Acupuncture and PC6 stimulation for the prevention of postoperative nausea and vomiting in patients undergoing elective laparoscopic resection of colorectal cancer: a study protocol for a three-arm randomised pilot trial. BMJ Open. 2017;7(1) e013457.

14. Ni C, Hou WH, Kao CC, Chang ML. The anxiolytic effect of aromatherapy on patients awaiting ambulatory surgery: a randomized controlled trial. Evid Based Complement Alternat Med. 2013;2013:927419.
15. Zhang Q, Li YN, Guo YY, Yin CP, Gao F, Xin X, et al. Effects of preconditioning of electro-acupuncture on postoperative cognitive dysfunction in elderly: a prospective, randomized, controlled trial. Medicine (Baltimore). 2017;96(26):e7375.
16. Gao XQ, Zhang ZY, Ma WH. Effects of electroacupuncture assistant general anesthesia on postoperative cognitive dysfunction of aged patients. Zhongguo Zhong Xi Yi Jie He Za Zhi. 2012;32(5):591-3.
17. Cathey K, Gunyon N, Chung N, Conway N, Diane A, Singh M, Kassam AB. Rovin RA. A feasibility study of lavender aromatherapy in an awake craniotomy environment. J Patient Cent Res Rev. 2020;7(1):19-30.
18. Fu VX, Oomens P, Sneiders D, van den Berg SAA, Feelders RA, Wijnhoven BPL, Jeekel J. The effect of perioperative music on the stress response to surgery: A meta-analysis. J Surg Res. 2019;244:444-55.
19. Khan AZ, Pillai GG. From 200 BC to 2015 AD: an integration of robotic surgery and Ayurveda/Yoga. J Thorac Dis. 2016;8(1):S84-92.
20. Sohl SJ, Avis NE, Stanbery K, Tooze JA, Moormann K, Danhauer SC. Feasibility of a brief Yoga intervention for improving acute pain and distress post gynecologic surgery. Int J Yoga Therap. 2016;26(1):43-7.
21. Lam WL, Yeung WF, Wong MK, Cheung CW, Chan KKL, Ngan HYS, et al. Combined electroacupuncture and auricular acupuncture for postoperative pain after abdominal surgery for gynecological diseases: Study protocol for a randomized controlled trial. Trials. 2018;19(1):8.
22. Gustafssona UO, Scott MJ, Schwenk W, Demartines N, Roulin D, Francis N, et al. Guidelines for perioperative care in elective colonic surgery: Enhanced Recovery After Surgery (ERAS) Society recommendations. Clin Nutr. 2012;31(6):783-800.
23. Li Y, Qi D, Gong L, Qu H, Xu B, Wen X, et al. Effect of auricular points treatment combined with acupoints application in patients with constipation after lung cancer surgery. J Cancer Res Ther. 2017;13(5):844-8.
24. Jung SE, Chae HD, Kang UR, Kwak MA, Kim IH. Effect of acupuncture on postoperative ileus after distal gastrectomy for gastric cancer. J Gastric Cancer. 2017;17(1):11-20.
25. Cho SY, Yang SB, Shin HS, Lee SH, Koh JS, Kwon S, et al. Anti-inflammatory and immune regulatory effects of acupuncture after craniotomy: study protocol for a parallel-group randomized controlled trial. Trials. 2017;18(1):10.
26. Su X, Wang DX. Improve postoperative sleep: what can we do? Curr Opin Anaesthesiol. 2018;31(1):83-8.

41
Pediatria integrativa

Ricardo Ghelman
Priscilla Araújo Duprat de Britto Pereira
Lara Vieira da Silva Meira

INTRODUÇÃO

> "A medicina integrativa pediátrica (MIP) ou pediatria integrativa é uma abordagem orientada para o cuidado integral centrado no bebê, criança ou adolescente, com ênfase na humanização do atendimento incluindo todos os elementos do estilo de vida e saúde da família. Enfatiza a poderosa tríade de profissional da saúde-criança-família, é informada por evidências e faz uso de todas as terapias apropriadas."
>
> American Academy of Pediatrics, 2016[1]

A pediatria integrativa (PI) é uma área de atuação em ascensão, presente em diversos serviços de pediatria de renomadas instituições no Brasil e no mundo e atualmente disseminada em mais de 12 países, embasada em uma gama de artigos científicos e endossada há mais de uma década pela Academia Americana de Pediatria. Como modelo integrativo, associa as práticas convencionais da pediatria moderna com abordagens complementares e tradicionais em saúde, ancoradas em evidências que demonstram o benefício à saúde das crianças e adolescentes[2].

As abordagens da PI potencializam e ampliam as boas práticas em saúde, com ênfase na humanização da relação triangular profissional de saúde-paciente-cuidadores e na promoção da saúde, levando em consideração todos os elementos envolvidos no contexto biopsicossocial, familiar, espiritual e ambiental em que as crianças e adolescentes estão inseridos[3]. Esse modelo de cuidado oferta opções de tratamento nesse contexto complexo de saúde, em condições agudas ou crônicas, pela introdução de tecnologias leves de forma segura, com resultados efetivos e capacidade de ofertar respostas que promovam, em simultâneo, a construção e o fortalecimento do saber e do olhar clínico sobre essa fase fundamental do desenvolvimento.

A PI é uma área de conhecimento relativamente nova e compõe o universo das Medicinas Tradicionais, Complementares e Integrativas (MTCI), termo empregado pela Organização Mundial da Saúde (OMS)[4], aplicado a uma fase específica do ciclo da vida. As MTCI estão associadas a um diverso caleidoscópio que abrange diversos termos que permeiam as práticas chamadas não convencionais, mas que por vezes são muito mais tradicionais que o modelo biomédico convencional dominante, denominado muitas vezes de alopático, como é o caso dos cuidados com a ayurveda e a medicina tradicional chinesa há mais de 5 mil anos.

No Brasil, as práticas não convencionais em saúde são denominadas Práticas Integrativas e Complementares em Saúde (PICS), organizadas pelo Ministério da Saúde, por meio da Política Nacional de Práticas Integrativas e Complementares (PNPIC)[5].

Segundo a OMS, o termo "medicina complementar" refere-se a um vasto conjunto de práticas de cuidados de saúde que não fazem parte da tradição ou da medicina convencional desse país e não estão totalmente integradas ao sistema de cuidados de saúde dominante. São utilizados indistintamente com a medicina tradicional em alguns países[4]. Na prática, o modelo complementar pode ser de natureza farmacológica, como o uso de fitoterápicos novos com marcadores biológicos no controle de infecções ou não farmacológica, como o uso de uma musicoterapia específica durante a internação de uma criança.

Já o termo "medicina tradicional" tem uma longa história. É a soma total dos conhecimentos, habilidades e práticas baseadas em teorias, crenças e experiências indígenas de diferentes culturas, explicáveis ou não, utilizadas na manutenção da saúde, bem como na prevenção, no diagnóstico, na melhoria ou no tratamento de doenças físicas e mentais[4-6]. No Brasil, possuímos toda uma tradição da medicina indígena, mas que não está integrada ao sistema de saúde pública.

A medicina integrativa é um modelo de saúde que propõe a combinação das medicinas convencional, tradicionais e complementares baseadas em evidências, sem hegemonia entre elas, e incorporadas aos cuidados gerais em saúde de forma conjunta[4,6].

Por iniciativa do Comitê de Pediatria Integrativa do Consórcio Acadêmico Brasileiro de Saúde Integrativa (CABSIN), realizou-se, em novembro de 2019, o I Simpósio Internacional de Pediatria Integrativa, reunindo no Brasil pesquisadores de 12 países, e como resultado do interesse colaborativo internacional foi escrita a Declaração São Paulo sobre Pediatria Integrativa, que afirma:

"As boas práticas pediátricas apoiam o desenvolvimento saudável da criança no contexto da sua família e da comunidade em geral e proporcionam terapias eficazes e seguras; respeitam os valores e crenças da família e da criança; e são tão não invasivas quanto possível. As boas práticas pediátricas incluem a capacitação de crianças e famílias e o trabalho em colaboração interprofissional entre profissionais de saúde e educadores para promover o desenvolvimento rumo a um indivíduo saudável, livre e autônomo. O respeito e preservação do ambiente natural não é apenas a base da vida para as gerações futuras, mas é também essencial para o desenvolvimento saudável da criança e é a base de muitas terapias tradicionais e complementares."

A PEDIATRIA INTEGRATIVA COMO DESENVOLVIMENTO DA PRÓPRIA PEDIATRIA

A pediatria (do grego *pedo*, criança e *iatros*, médico – aquele que cuida de crianças) teve sua origem na França, no século XIX, como uma consequência das modificações socioculturais introduzidas naquele momento da História. Em 1802, foi inaugurado em Paris o primeiro hospital pediátrico do mundo, o *Hôpital des Enfants Malades*. No Brasil, há referências de que os primeiros serviços de atenção ao cuidado infantil se iniciaram em 1738 nas Santas Casas de Misericórdia do Rio de Janeiro, onde eram recolhidas crianças abandonadas. Em 1881, o médico Carlos Arthur Moncorvo de Figueiredo, membro da tradicional Academia de Medicina de Paris, das sociedades pediátricas europeias e americanas, instalou, em sua própria residência, a primeira Policlínica Geral do Rio de Janeiro com um consultório pediátrico, onde também passou a funcionar o primeiro curso de pediatria do país, em 1882[7].

Nas diferentes abordagens adotadas pelas especialidades médicas emergentes naquele período, a pediatria direcionou-se ao ciclo da vida, ou seja, para um período da vida que, assim como a geriatria, difere das demais que se dedicaram a uma topografia orgânica específica, como oftalmologia e ortopedia, ou uma doença específica como a oncologia e a reumatologia. Nesse sentido, a pediatria é compreendida como uma especialidade singular, dotada de uma visão sistêmica, seja clínica, seja cirúrgica, direcionada às particularidades do período da infância e da adolescência, que distingue essencialmente a criança do adulto. Isso engloba uma visão abrangente e única, em que são levados em consideração o crescimento, o desenvolvimento neuropsicomotor, os hábitos de vida, a introdução alimentar e o acompanhamento da vida escolar e social. A consciência da especificidade desse momento da vida humana e de seu reflexo posterior na vida adulta demanda a formação de um médico especificamente treinado para que possa compreender suas características, bem como ofertar orientações para a promoção da saúde e as respostas adequadas para as doenças que lhe são peculiares.

Um ponto de vista importante nessa visão ampliada e multidimensional da pediatria integrativa é a espiritualidade. O contexto biopsicossocial-espiritual da pediatria integrativa concebe que o desenvolvimento das crianças e adolescentes deve ocorrer em ambiente familiar, comunitário e escolar saudáveis, de forma que a saúde do corpo, mente e espírito sejam adequadamente estimulados. Nesse conceito de âmbito noético estão contidas questões existenciais como identidade, significado da vida, conexão e transcendência, além de questões difíceis como sofrimento, dor e perda. A espiritualidade pode ser entendida como um aspecto dinâmico e intrínseco do ser humano, no qual as pessoas buscam significado e propósito e experimentam um relacionamento consigo mesmas, com os outros, com a sociedade, a natureza e o sagrado[8].

Pesquisas recentes demonstram forte relação entre espiritualidade, saúde e bem-estar das crianças, mostrando que aquelas que sentem que suas vidas têm significado/valor e que desenvolvem relacionamentos profundos e de qualidade são mais felizes[9]. Assim, à medida que a criança se percebe enquanto indivíduo e entende seu lugar na família e no mundo, ela deve ser estimulada a também vivenciar sua própria espiritualidade. Se desenvolvida ao longo da infância e adolescência, tal vivência pode promover resiliência, responsabilidade coletiva, confiança em si mesmo, saúde mental e orgânica e outros recursos de enfrentamento criativo diante das situações de estresse físico e emocional.

Inevitavelmente as crianças são confrontadas com questões difíceis de serem compreendidas e é importante que seja dado sentido a elas. Proporcionar reflexões instigantes e adequadas diante de situações de "sofrimento" auxilia no desenvolvimento infantil. Prover o equilíbrio entre proteger as crianças dessas experiências e permitir que sua vivência propicie aprendizados é crucial no aprimoramento da resiliência e da espiritualidade na infância e, consequentemente, na vida adulta. Para que as crianças floresçam, é necessário que adultos busquem também florescer sua espiritualidade. Afinal, nossa atuação no mundo reverbera no desenvolvimento das crianças e adolescentes, sobretudo neste tempo atual, no qual vivenciamos uma profunda crise de valores humanos que nos induz ao egocentrismo, à falta de interesse pelos outros e pelo mundo, ao aprisionamento em seu pequeno mundo previsível, à baixa autoestima, à exclusão social e à busca de preenchimento do vazio existencial por intermédio de prazeres passageiros. Ressignificar nossos valores, empreendermos uma profunda reflexão e repensar tudo em nós e ao nosso redor, possibilita, para as novas gerações, um novo mundo, mais belo, bom e justo.

Entre os princípios norteadores da PI existem pressupostos fundamentais[10]. O primeiro é a adoção de abordagens terapêuticas baseadas em evidências de segurança e eficácia. No plano de tratamento são utilizadas prioritariamente terapias baseadas na Figura 1, que cruza estas duas variáveis: grau de segurança e eficácia.

Um dos elementos fortes para implementação da abordagem integrativa no cuidado à criança é seu alto índice de segurança, como demonstrado no estudo de Zuzak et al. em 2010. Nesse estudo suíço realizado em Zurique em um centro de emergência pediátrico, as práticas complementares mais empregadas entre os 1.143 questionários analisados foram homeopatia (77%), fitoterapia (64%), medicina antroposófica (24%), medicina tradicional chinesa (13%), medicina tradicional ayurvédica (5%) e outras abordagens (34%). Embora os custos dos medicamentos fossem comparáveis, no grupo que recebeu terapias complementares o índice de efeitos adversos foi de apenas 7%, enquanto no grupo que recebeu terapias convencionais a incidência subiu para 48% e com maior gravidade[11].

Outro fundamento de enorme importância é a estratégia de promoção da saúde e prevenção de doenças infantis[10,12]. Estamos nos referindo à prescrição em relação ao estilo de vida, como brincar ao ar livre em contato com a natureza, conforme a faixa etária, estimulando a criatividade e evitando a intoxicação digital,

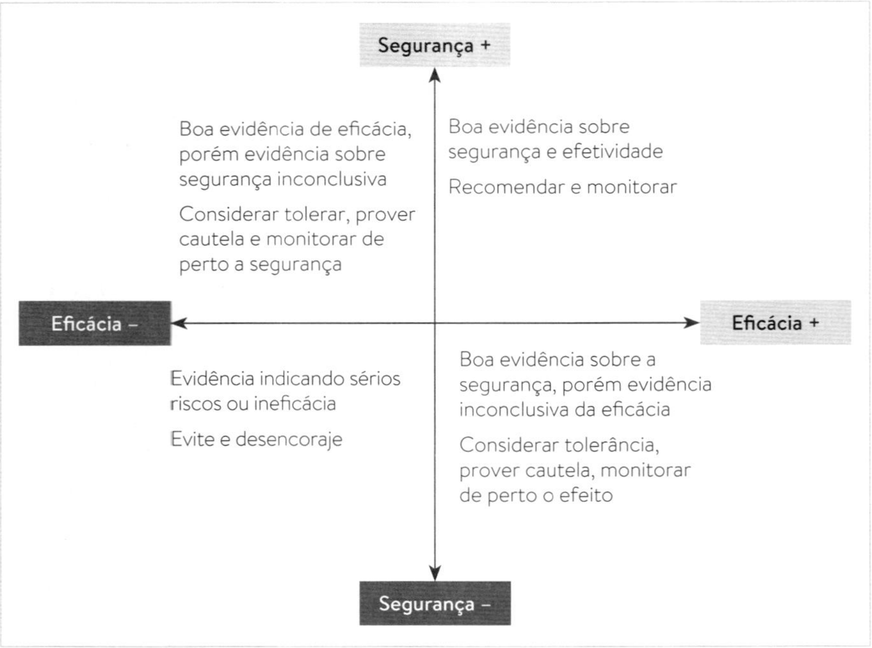

Figura 1 Avaliação da segurança e eficácia para a aplicação das práticas integrativas e complementares em saúde.
Fonte: adaptado de Esparham et al.[10].

alimentação rica em diversidade, com predomínio de legumes, frutas e cereais integrais segundo orientações ayurvédicas, da medicina tradicional chinesa e medicina antroposófica baseadas em diagnósticos constitucionais, descanso adequado adotando medidas de higiene do sono e estados contemplativos em atenção plena, práticas comuns da PI que evitam tratamentos dispendiosos e invasivos. Pesquisas demonstram que o desenvolvimento apropriado do brincar com os pais e colegas é uma oportunidade singular para promover as habilidades socioemocionais, cognitivas e de linguagem, assim como prevenir e tratar déficit de atenção e hiperatividade[13]. A Sociedade Brasileira de Pediatria (SBP) publicou em 2019 o manual de orientação *Benefícios da natureza no desenvolvimento de crianças e adolescentes*, elaborado pelo Grupo de Trabalho em Saúde e Natureza, com o objetivo fornecer orientações para pediatras, educadores e famílias sobre a importância do convívio junto ao meio ambiente para a saúde e o bem-estar da população pediátrica. Segundo esse documento, evidências científicas demonstram que o convívio com a natureza desde a infância melhora o controle de doenças crônicas – como diabetes, asma e obesidade –, diminui o risco de dependência ao álcool e a outras drogas, favorece o desenvolvimento neuropsicomotor e reduz os problemas de comportamento. Além disso, proporciona bem-estar mental, equilibra os níveis de vitamina D e diminui significativamente o número de visitas ao médico[13].

Outro pilar da pediatria integrativa é o cuidado centrado no paciente[10]. Para que ocorra o pleno desenvolvimento multidimensional da criança e do adolescente, deve ser respeitado um princípio participativo e colaborativo, com incentivo à participação e à autonomia das crianças e seus familiares no controle de sua própria saúde. O cuidado centrado no paciente empodera as famílias para fazerem mudanças sustentáveis, inspirando as crianças a construírem o futuro que merecem.

O conceito de "*one health*" da OMS capta a essência de um outro fundamento que considera que a saúde e o bem-estar dos seres humanos estão diretamente relacionados à harmonia e homeostase dos sistemas vivos na natureza como um todo[14]. Esse princípio percebe que a saúde de um sistema influencia todos os demais de forma ecologicamente interligada.

A PRÁTICA CLÍNICA E SUAS FORMAS DE ABORDAGEM AO PACIENTE PEDIÁTRICO

As abordagens na pediatria integrativa contempladas na prática clínica podem ser divididas em três grandes áreas:

- Sistemas médicos complexos (ou racionalidades médicas que possuem seu próprio sistema diagnóstico, fisiopatológico e terapêutico, sua própria morfologia e fisiologia e uma cosmovisão própria.

- Produtos naturais (terapias farmacológicas).
- Terapias não farmacológicas.

Entre os sistemas médicos complexos ou racionalidades médicas, temos as medicinas tradicionais orientais como medicina tradicional chinesa e a ayurveda, e as medicinas ocidentais homeopatia e medicina antroposófica. Recentemente a naturopatia, muito desenvolvida na América do Norte e Europa e denominada naturologia no Brasil, foi incluída nessa categoria como sistema complexo em saúde. Entre as práticas complementares não farmacológicas podem-se citar a meditação, a yoga, a musicoterapia e a massagem denominada shantala, enquanto entre os produtos naturais podem-se citar o uso de óleos essenciais inalatórios comumente chamados de aromaterapia, a fitoterapia e os medicamentos dinamizados homeopáticos, antroposóficos e da homotoxicologia.

Para o esclarecimento dessa complexa estrutura temática em pediatria, a Tabela 1 apresenta uma classificação com exemplos. Para aprofundamento das definições, pode-se acessar a Biblioteca Virtual de Saúde das Medicinas Tradicionais, Complementares e Integrativas (BVS MTCI) no *website*: https://mtci.bvsalud.org/pt/estrutura-tematica/.

Tabela 1 Formas de abordagem ao paciente pediátrico

Classificação	Abordagens em pediatria	
Sistemas médicos complexos (racionalidades médicas)	Pediatria tradicional chinesa, pediatria ayurveda, pediatria homeopática e pediatria antroposófica	
Produtos naturais (intervenções farmacológicas em pediatria)	Fitomedicamentos, medicamentos dinamizados, suplementos naturais, aromaterapia, terapia floral, apiterapia	
Intervenções não farmacológicas em pediatria	Práticas mente-corpo	*Mindfulness*, yoga, musicoterapia, terapia de apreciação da natureza, terapia assistida por animais, arteterapia, dançaterapia
	Práticas manuais	Shantala, reflexoterapia, quiropraxia, osteopatia
	Terapias energéticas	Reiki, toque terapêutico, cromoterapia

Ensaios clínicos e revisões sistemáticas evidenciam a eficiência e segurança das PICS para uma variedade de condições e sintomas pediátricos. A seguir, serão contemplados os quatro sistemas médicos complexos e algumas práticas complementares que possuem maior arsenal dentro das plataformas de pesquisas.

Medicina ayurvédica

Após 6 mil anos de prática, o sistema medicinal ayurveda é um dos mais antigos sistemas de saúde no mundo, promovendo uma visão holística da saúde e prescrevendo tratamentos individualizados baseados no diagnóstico constitucional clássico indiano. Por meio dessas características constitucionais das crianças, denominados doshas, em que se percebe se a criança possui mais características do elemento terra e água (*kapha*), ou ar (*vatha*) ou fogo (*pitta*), as orientações alimentares e de estilo de vida são diferenciadas para manter a saúde[15].

Em uma revisão sistemática foi avaliado o uso da planta medicinal tradicional indiana *Bacopa monnieri* e seus efeitos na cognição e no comportamento em crianças e adolescentes. Os resultados demonstraram melhora significativa na cognição e na capacidade da memória (verbal e visual) na população estudada. Dois estudos ainda apontaram melhorias significativas na atenção em crianças diagnosticadas com transtorno de déficit de atenção e hiperatividade (TDAH). Foi relatada boa tolerabilidade em 80% dos estudos, com efeitos colaterais leves em apenas 2,3% dos participantes[15].

Em outra revisão sobre as propriedades farmacológicas de plantas medicinais para o tratamento de gastroenterite em crianças, foram mencionadas diversas plantas com propriedades antidiarreicas. Dentre elas podem-se citar a vacha (*Acorus calamus*) e a haridra (*Curcuma longa*), recomendadas para *amatisara* – diarreia em que o alimento não digerido é eliminado pelas fezes –, enquanto ambastha (*Cissampelos pareira*) e priyangu (*Citrus macrophylla*) são recomendadas para *pakwatisara* – diarreia em que os alimentos digeridos são eliminados pelas fezes[16].

Medicina antroposófica

Compreender diferentes "infâncias" em termos das teorias de desenvolvimento é fundamental para o olhar da medicina antroposófica (MA), que divide esse ciclo até a vida adulta em três ciclos de sete anos, ou setênios, caracterizados como primeira infância, segunda infância e terceira infância (adolescência)[17].

Segundo a MA, essa grande fase do nascimento aos 21 anos possui marcos de modificações fisiológicas tão profundas a cada sete anos que podem ser consideradas quatro partos ao longo das três infâncias. Esses partos se referem a quatro dimensões do ser humano:

- O parto estrutural, quando o neonato deixa de ser o feto intraútero aquático e se separa fisicamente da mãe.

- O parto do amadurecimento vital, ao redor de 7 anos, coincidentemente com o final da mielinização cefálica, produção de alvéolos pulmonares e hipertrofia dos lipócitos no metabolismo, assim como a troca dos dentes, término da vida dos neurônios-espelhos e amadurecimento do timo.
- Depois tem-se na puberdade, ao redor dos 12 a 13 anos, o parto da dimensão animal ou anímica, coincidentemente com as profundas modificações orgânicas e psíquicas do dismorfismo sexual e mental induzido pelos hormônios sexuais.
- Com 21 anos, o parto é da maioridade, quando se inicia uma outra longa nova fase de 21 anos de desenvolvimento psíquico (21 a 42 anos), findada a fase de intenso anabolismo corporal.

A medicina antroposófica considera o ser humano como um todo noo-psicossomático em seus diagnósticos e terapias e inclui uma equipe de saúde ampla. A terapêutica antroposófica envolve toda uma equipe de saúde, incluindo medicamentos especiais de origem dinamizada seguindo a farmacopeia antroposófica, fitoterápicos, bem como terapias não medicamentosas antroposóficas específicas, como terapia de movimento (p. ex., euritmia), massagem rítmica, terapias artísticas (p. ex., música, pintura, escultura) e abordagens psicológicas (p. ex., trabalho em aconselhamento biográfico) e psicoterapia antroposófica, além das terapias externas antroposóficas conduzidas especialmente pela enfermagem[17]. A abordagem é sempre integrativa, de forma que a prescrição refletindo esse princípio inclui medicamentos sintéticos como antibioticoterapia e outros medicamentos do arsenal terapêutico convencional.

Uma grande contribuição prática na clínica pediátrica é o manuseio das infecções de vias aéreas superiores pela MA, causada em geral por vírus como influenza, rinovírus, H1N1 e adenovírus, que não possuem tratamento adequado e muitas vezes induzem ao uso irracional da antibioticoterapia com suas enormes consequências em termos de resistência antimicrobiana e malefícios para a saúde infantil. Em um estudo multicêntrico conduzido nos serviços de atenção primária da Áustria, Alemanha, Holanda, Reino Unido e Estados Unidos, foi avaliado o atendimento a crianças com infecções das vias aéreas superiores, entre os anos de 1999 e 2000. Nesse trabalho, os autores avaliaram os tratamentos médicos de rotina, observando dois grupos de pacientes: os que receberam terapia antroposófica e os que receberam terapia convencional. A pesquisa, envolvendo 1.016 pacientes (715 adultos e 301 crianças), concluiu que, comparado com tratamento convencional, o tratamento antroposófico no primeiro atendimento em pacientes com sintomas respiratórios e otite aguda teve resolução mais favorável, menor índice de prescrição de antibióticos, menos reações adversas e maior satisfação dos pacientes[18]. Essa é uma experiência do dia a dia do médico antroposófico no Brasil, que segue as diretrizes da boa prática pediátrica de evitar a prescrição de antibióticos nos primeiros três dias de infecções respiratórias de natureza viral.

Em uma revisão sistemática dos usos das PICS no tratamento das bronquites agudas na infância, dois ensaios controlados e três estudos observacionais exclusivamente sobre tratamento antroposófico para crianças em comparação à terapia convencional foram identificados[19]. Em um dos estudos, a pomada *Plantago bronchial* (WALA®) foi aplicada em 103 pacientes (84 crianças e adolescentes menores de 20 anos), resultando em remissão ou melhora acentuada dos sintomas em 92% dos participantes[20]. A aplicação da pomada foi realizada 1 a 2 vezes ao dia por 3 a 7 dias, e a redução dos sintomas ocorreu nos primeiros três dias, com boa tolerabilidade. Outro estudo de coorte controlado que incluía 93 crianças até 11 anos com tosse decorrente de bronquite aguda foram tratadas com uma média de 2 a 3 aplicações por dia durante cinco dias. Uma remissão completa foi observada em 30 pacientes após sete dias. Ao final de 14 dias, 38 dos 77 participantes restantes apresentaram uma remissão completa dos sintomas, 32 uma melhora acentuada e sete uma leve melhora. Isso correspondeu a uma satisfação geral alta em 95% de todos os pacientes tratados[21].

Outro estudo observacional prospectivo investigou o efeito da abordagem antroposófica em comparação à medicina convencional no tratamento de infecções agudas do trato respiratório e de otites em crianças. A pesquisa foi composta por 529 crianças de um mês a 17 anos. Nele, 443 pacientes foram remanejados para serem tratados por médicos antroposóficos e 88 pacientes receberam tratamento convencional. O resultado constatou um uso muito menor de antibióticos no grupo antroposófico (5,5%) em comparação ao grupo convencional (25,6%). Da mesma forma, o uso de analgésicos foi acentuadamente menor no grupo antroposófico (3% *vs.* 26%). Além disso, foi observada melhora mais rápida dos sintomas e maior satisfação dos cuidadores no grupo tratado com medicina antroposófica[22].

Uma das medicações mais utilizadas pela medicina antroposófica há 100 anos como imunoterapia é o *Viscum album*, fármaco empregado por via subcutânea em geral tanto em oncologia como em infectologia. Em um estudo ucraniano, 92 crianças de 5 a 14 anos de idade que viviam em áreas expostas à contaminação radioativa de Chernobyl com pneumonia de repetição foram tratadas após randomização com *Viscum album Mali* ou *Pini* (Iscador M ou P). O esquema terapêutico foi de duas injeções subcutâneas por semana durante 5 semanas com doses individuais de 0,001 mg a 1,0 mg. Ambas as preparações de *Viscum* foram eficazes na redução significativa de sintomas clínicos. Um ano após um único ciclo de tratamento de 5 semanas, a frequência de recidivas diminuiu em 78% (*Viscum* M) e 73% (*Viscum* P), respectivamente. Os efeitos imunomoduladores foram avaliados por investigação de subgrupos de linfócitos, atividade de células *natural killer* (NK), atividade fagocítica e oxidativa de leucócitos polimorfonucleares e atividade antiviral do soro antes e uma semana após o tratamento. A terapia com *Viscum* resultou na normalização dos índices imunitários iniciais[23].

Homeopatia

Respeitar a sabedoria inata do corpo é a ideia básica por trás da homeopatia. A premissa é de que o corpo vivencia os sintomas da doença como resposta, para se defender, curar e/ou se proteger contra o estresse e/ou a infecção. A maneira como um homeopata vê esse processo é que a sabedoria interna do corpo irá se defender e se curar escolhendo uma resposta benéfica. A homeopatia é baseada no princípio de que "o semelhante cura o semelhante", o que significa que um sintoma em um paciente é tratado com um remédio que causa esse mesmo sintoma, estimulando ainda mais as respostas imunes do corpo. Os homeopatas profissionais prescrevem remédios que são individualizados com base no histórico de saúde da pessoa, nos tratamentos médicos anteriores, na herança genética e na totalidade dos sintomas físicos, emocionais, mentais e espirituais que estão sendo experimentados pelo indivíduo[24].

Um ensaio clínico placebo-controlado[25] sobre o uso de um xarope homeopático composto por *Drosera, Coccus cacti, Cuprum Sulfuricum* e *Ipecacuanha* (conhecido como Monapax®) contemplou 180 crianças (grupo intervenção n = 89, grupo placebo n = 91). No grupo intervenção, crianças de 7 meses a 12 anos receberam o xarope Monapax® para tosse seca aguda, três vezes ao dia, em doses apropriadas à idade por sete dias. Foi demonstrada uma melhora significativa ($p < 0{,}0001$) da tosse em crianças tratadas com o xarope em comparação ao grupo placebo. Duzentas e uma crianças, das quais 70% apresentavam bronquite causada principalmente por vírus, foram tratadas com Droperteel®, um medicamento homeopático composto por diferentes componentes naturais (Drosera D4 90 mg; Lachesis D12, *Carbo vegetabilis* D12 ana 75 mg; *Coccus cacti* D4, *Kalium carbonicum* D12 ana 30 mg). Nesse estudo, 75% dos pacientes apresentaram cura total ou parcial dos sintomas na primeira semana e 90% dos médicos participantes avaliaram a eficácia pelo menos como "boa"[19].

Medicina tradicional chinesa

O principal conceito por trás desse sistema médico tradicional é o de uma energia curativa no corpo chamada *Qi*[26]. Essa energia circula por todo o corpo, complementarmente ao longo de vias específicas referidas como meridianos. Obstruções ocorrem no fluxo dessa energia, causando estados de doença, tanto por excesso quanto por deficiência de qi em meridianos específicos. A forma de acupuntura mais estudada é a penetração na pele por agulhas metálicas finas, sólidas, descartáveis, deixadas no lugar ou estimuladas por meio elétrico, laser ou calor (moxabustão, pela queima da erva artemísia sobre o ponto de acupuntura)[24].

Vários estudos examinaram os efeitos da acupuntura não invasiva na dor neonatal. Um estudo avaliou 30 bebês nascidos a termo com acupuntura magnética não invasiva auricular ou placebo para diminuir a dor infantil durante a perfuração do calcanhar. O estudo relatou uma redução de 30% na dor em crianças que receberam acupuntura magnética. Abbasoglu et al. relataram uma redução de 45% na duração média do choro com acupressão, em comparação com bebês controle durante picadas no calcanhar em 32 bebês prematuros, mas não houve diferenças significativas no escore de dor entre os grupos. Diferenças nesses estudos podem ter sido pelo uso de técnicas variadas (p. ex., acupuntura ou acupressão) ou diferentes pontos de acupuntura. Estudos futuros devem distinguir, por exemplo, entre os pontos ótimos e a duração do tratamento, para elucidar melhor as implicações a longo prazo dos diferentes métodos de acupuntura[27].

Os medicamentos à base de plantas (fitoterápicos) formam a base dos medicamentos dos sistemas médicos tradicionais como a medicina tradicional chinesa (MTC). Um estudo randomizado, duplo-cego e multicêntrico envolvendo 480 crianças (entre 1 e 14 anos) avaliou a eficácia da formulação Xiao'er Biantong (XEBT) no tratamento da constipação funcional em crianças. O estudo constatou uma eficácia superior do XEBT em comparação com o placebo, indicando ser um medicamento seguro e bem tolerado. Essa formulação tornou-se o primeiro medicamento patenteado chinês para a constipação funcional em crianças e composto por sete fitoterápicos[28].

O fitoterápico Huangqi (*Astragalus propinquus*), bem como as formulações compondo Huangqi, analisada em uma revisão sistemática, demonstraram efeitos positivos no tratamento da síndrome nefrótica, aumentando a albumina plasmática e reduzindo as taxas de colesterol e triglicerídeos no sangue, assim como a excreção de albumina na urina[29].

Uma metanálise sobre o uso da MTC no tratamento da hipertrofia de adenoide em crianças mostrou que suas manifestações clínicas (descritas como congestão nasal, roncos noturnos, respiração bucal e, eventualmente, obstrução da tuba auditiva, causando otite média secretora) foram menores no grupo de tratamento da MTC em relação ao grupo tratado convencionalmente[30].

Plantas medicinais/fitoterapia

Desde os primórdios, os seres humanos contam com as plantas como um importante recurso do arsenal terapêutico, sendo esses medicamentos a base das medicinas tradicionais[16].

Uma das medicações mais analisadas no tratamento à base de plantas para infecções do trato respiratório (ITR) em crianças é o medicamento fitoterápico que contém *Pelargonium sidoides* (EPs® 7630). Existem vários ensaios clínicos randomizados promissores que afirmam sua eficácia[19].

Kamin et al. mostraram, em um ensaio clínico placebo-controlado (n = 400 pacientes entre 6 e 8 anos), uma redução significativa nos sintomas de broncoespasmo no grupo intervenção em comparação ao grupo placebo. Os pacientes foram randomizados para receber 30 mg, 60 mg, 90 mg de EPs® 7630 ou medicação com placebo. Uma melhora acentuada pôde ser observada igualmente após sete dias para o tratamento com 60 mg e 90 mg por dia (p = 0,0004 e p < 0,0001)[31]. Outro estudo do mesmo autor, com o mesmo desenho, foi realizado em 220 pacientes com idades entre 1 e 18 anos. A ingestão de medicamentos concomitantes que pudessem alterar o desfecho, como antibióticos, broncodilatadores e outros, foi um critério de exclusão. Paracetamol foi permitido em caso de febre acima de 38,5°C. Uma diminuição estatisticamente significativa dos sintomas específicos da bronquite foi notada no grupo intervenção em comparação ao grupo placebo (p < 0,0001)[32]. O efeito do EPs® 7630 também foi ilustrado por um estudo randomizado semelhante controlado por placebo, realizado em 200 pacientes com idades entre 1 e 18 anos. As doses diferiam entre 10, 20 e 30 gotas, 3 vezes ao dia diariamente, de acordo com a idade do paciente. Do primeiro ao sétimo dia, o grupo intervenção apresentou uma expressiva redução dos sintomas associados à bronquite em relação ao grupo placebo (p < 0,0001)[33].

Em um grande estudo observacional sobre o extrato de *Hedera helix*, 5.181 crianças, de um total de 9.657 pacientes, incluindo adultos, receberam uma dose média de 10 mL por dia, por sete dias, para o tratamento de ITR. Após sete dias, 95% de todos os pacientes apresentaram ausência ou a melhora acentuada dos sintomas[34].

A combinação entre tomilho (*Thymus vulgaris*) e prímula, formulada em um composto conhecido como Bronchicum® Elixir, foi administrada em 200 crianças em um estudo observacional, resultando em uma melhora da tosse em 71%[19].

Massagem

A massagem terapêutica é uma das práticas corporais mais conhecidas, muitas vezes realizada em casa pelos pais e por massoterapeutas e enfermeiros licenciados em ambientes clínicos e hospitalares na população pediátrica. De acordo com o último *National Health Interview Survey* (NHIS, 2017), aproximadamente 0,7% das crianças americanas (n = 385.000) usam massagem terapêutica[3].

A dra. Tiffany Field promoveu uma longa pesquisa em massagem infantil por 25 anos desde a década de 1970. Ela concentrou sua pesquisa sobre o bebê prematuro. Os resultados mostraram que os bebês massageados têm um ganho de peso 47% maior e estado de sono mais bem organizado do que os que não receberam a massagem. Além disso, são mais responsivos à estimulação social, têm um desenvolvimento motor mais organizado e frequentemente recebem alta hospitalar de 6 a 10 dias antes dos que não receberam massagem, com redução do custo hospitalar[35].

Dois estudos observacionais relataram que a massagem terapêutica reduziu significativamente o tempo médio de choro em lactentes com cólica infantil[36] e diminuiu os escores da escala de dor *Neonatal Infant Pain Scale* (NIPS) em bebês a termo[37]. Outros dois estudos relataram que a prática de massagem nos membros superiores reduziu significativamente as respostas de dor durante a punção venosa em bebês prematuros e a termo[38]. Chik et al. estudaram 80 lactentes e encontraram escores de dor significativamente menores entre o grupo de massagem e o controle. Da mesma forma, Jain et al. verificaram uma diminuição de 60% na dor e uma diminuição significativa na frequência cardíaca após a punção venosa de 23 lactentes. Esses estudos sugerem que uma massagem suave antes de uma picada no calcanhar é segura e pode diminuir a dor[38].

O Mapa de Evidências sobre a aplicação clínica da shantala, organizado pelo Consórcio Acadêmico Brasileiro de Saúde Integrativa (CABSIn) e pelo Centro Latino-Americano e do Caribe de Informação em Ciências da Saúde da Organização Pan-Americana da Saúde (Bireme/OPAS/OMS) e publicado com 2020, apresenta uma visão geral das evidências sobre os efeitos da shantala para diversas condições clínicas e de saúde das crianças (Tabela 2). A partir de uma ampla busca bibliográfica entre 1995 e 2019, foram incluídas no Mapa 38 revisões (18 sistemáticas, 5 metanálises e 15 narrativas). A maioria das evidências concentra-se em massagem terapia aplicada em recém-nascidos internados por profissionais de saúde para os seguintes desfechos: redução de dor, melhora no crescimento, melhor desenvolvimento neuropsicomotor, redução do tempo de internação hospitalar, melhora da imunidade, do estresse e da qualidade do sono. Quanto ao tipo de intervenção, há uma concentração de evidências na massagem terapia, seguida por massagem sueca e massagem com óleo. Não foram observados efeitos negativos no estudo[39].

Tabela 2 Quadro resumo da distribuição de desfechos, estudos e efeitos por Grupos de Outcomes do Mapa de Evidências sobre a aplicação clínica da shantala

	Positivo		Sem efeito		Inconclusivo Misturado	
Grupos de *outcomes* (desfechos)	Desfechos	Estudos	Desfechos	Estudos	Desfechos	Estudos
Dor	3	16				
Indicadores metabólicos e fisiológicos	5	17	1	1		
Doenças crônicas	1	3				
Câncer	1	6				
Cicatrização	1	1				
Vitalidade, bem-estar e qualidade de vida	7	33	4	6	1	1
Transtornos mentais	4	25	1	3		
Socioambiental e espiritualidade	1	2				
Gestão	4	16				
Outros	1	2				
Total	28		6		1	

Aromaterapia

Aromaterapia inalatória é uma técnica em que óleos essenciais são usados para inalação, o que pode diminuir a dor, o estresse mental e a depressão, além de melhorar os sinais vitais. O efeito da aromaterapia começa absorvendo moléculas de aroma através da mucosa nasal. Então, as moléculas de aroma se convertem em sinais nervosos no bulbo olfativo, na amígdala e no sistema límbico e produzem efeitos terapêuticos, causando a liberação de uma variedade de neurotransmissores, como encefalina, endorfinas e serotonina[40].

Um estudo comparando o odor do leite materno da própria mãe, do líquido amniótico e de lavanda concluiu que os recém-nascidos do grupo controle (sem estímulo olfativo) apresentaram dor intensa e os recém-nascidos nos grupos leite materno, líquido amniótico e lavanda tiveram dor moderada durante a punção do calcanhar. As menores quedas na saturação de oxigênio e aumento da frequência cardíaca foram nos grupos leite materno e lavanda durante o procedimento[41].

A lavanda também vem sendo amplamente estudada por seus efeitos calmantes e sedativos. Como em um estudo que analisou o efeito calmante do óleo de lavanda no banho de recém-nascidos, as mães do grupo do óleo de banho de lavanda estavam mais relaxadas, sorriam e tocavam mais seus bebês durante o banho. Seus bebês olhavam para elas uma porcentagem maior do tempo de banho, choravam menos e passavam mais tempo em sono profundo após o banho. Os níveis de cortisol desse grupo de mães e bebês diminuíram significativamente, confirmando os dados comportamentais que mostram maior relaxamento das mães e seus bebês. Esses resultados apoiam um corpo de pesquisa mostrando as propriedades relaxantes e indutoras do sono do aroma de lavanda[42].

Musicoterapia

Uma metanálise analisou o efeito a curto e médio prazo das intervenções de musicoterapia (uma semana a sete meses) em crianças com diagnóstico de transtorno do espectro autista (TEA). A música foi superior à terapia com placebo ou atendimento padrão em relação à interação social, tanto no contexto da terapia quanto fora do contexto. A musicoterapia também foi superior ao placebo ou ao tratamento padrão em relação a habilidades de adaptação social, alegria e qualidade nas relações parentais e seus filhos. Nenhum dos estudos incluídos relatou efeitos adversos[43].

Uma revisão sistemática avaliou a efetividade da música composta por Mozart (*Mozart effect*) na diminuição de crises convulsivas em crianças portadoras de epilepsia, utilizando-se da *Johns Hopkins Nursing Evidence-based Practice Rating Scale*©. Foi observado que o efeito Mozart pode reduzir descargas epilépticas ou crises convulsivas em crianças, sendo uma potencial prática complementar associada ao tratamento médico convencional[44].

Em crianças e adolescentes com diagnóstico oncológico no período de 2004 a 2014, foram vistos efeitos positivos da musicoterapia, por meio de uma revisão integrativa, como diminuição da dor, da ansiedade e depressão. Foi evidenciado que a música traz benefícios ao paciente e seus familiares e que a utilização da musicoterapia como prática complementar pode melhorar o bem-estar físico e mental da criança e adolescente, diante de uma doença grave e durante seu tratamento, e contribuir para fortalecer os vínculos entre o paciente e seus familiares, assim como com a equipe de saúde[45].

Olischar et al. relataram ciclos mais maduros de sono-vigília em recém-nascidos com mais de 32 semanas de gestação expostos à música, quando comparados com controles, sugerindo um efeito calmante sobre o sono[46]. Esses dados sugerem que a musicoterapia tem um efeito estabilizador nos parâmetros fisiológicos e no sono, o que pode ser traduzido em uma diminuição da resposta à dor.

Shabani et al. estudaram 20 prematuros expostos a musicoterapia comparando com um grupo controle durante a coleta de sangue venoso e relataram uma diminuição significativa na frequência cardíaca e uma diminuição de 80% em média nas expressões faciais de dor com musicoterapia nesses bebês[47].

Outro estudo analisou 35 crianças comparando três grupos: 1. Exposição isolada à musicoterapia; 2. Exposição isolada à sacarose; 3. Exposição á associação de musicoterapia com sacarose, usando um desenho cruzado. Em geral, os escores médios de dor foram significativamente menores no grupo 3, de musicoterapia com sacarose, em comparação com musicoterapia ou sacarose isoladamente. Além disso, os escores de dor foram semelhantes entre os grupos musicoterapia e sacarose[48]. Esses dados sugerem que uma combinação de musicoterapia com sacarose proporciona melhor alívio da dor em comparação com a sacarose ou a música sozinha.

Meditação

As intervenções baseadas no programa de meditação *mindfulness* (atenção plena) correspondem a uma modalidade cada vez mais popularizada e efetiva para a promoção da saúde mental com benefícios na esfera comportamental, afetiva e cognitiva de crianças e adolescentes. Uma metanálise foi realizada sobre o efeito do uso de intervenções baseadas em *mindfulness* (*mindfulness-based interventions* – MBI) na saúde comportamental e cognitiva de crianças e adolescentes, utilizando os resultados primários: *mindfulness*, funções executivas, atenção, depressão, ansiedade/estresse e comportamento negativo. Em todos os ensaios clínicos randomizados, foi evidenciado que as crianças e adolescentes que receberam as MBI melhoraram significativamente nos resultados primários "*mindfulness*" e "funções executivas" em relação ao grupo controle. Os resultados "depressão" e "ansiedade/estresse" apresentaram significativas reduções após as intervenções. Na categoria "comportamento negativo", o impacto foi significativo nos pacientes que receberam MBI, demonstrando redução dos problemas em comparação ao grupo controle[49].

PRÁTICAS INTEGRATIVAS E COMPLEMENTARES EM SAÚDE INFANTIL: ASSISTÊNCIA NOS SERVIÇOS DE SAÚDE

O NHIS, levantamento americano sobre o uso de abordagens complementares de saúde, gerenciado pelo National Center of Complementary and Integrative Health (NCCIH), contemplou cerca de 45 mil norte-americanos, sendo mais de 10 mil crianças de 4 a 17 anos. A pesquisa constatou que aproximadamente 12% das crianças usaram ou receberam alguma forma de produto ou prática complementar em saúde. Esse percentual aumenta para 50% em crianças portadoras de condições crônicas, sendo a prática complementar mais comum nessa população o uso de produtos naturais de saúde[50].

Dados do NHIS de 2017 apontaram que nos últimos 5 anos o uso de yoga e meditação aumentou significativamente entre crianças americanas (de 4 a 17 anos). O percentual de crianças que praticam yoga mais que dobrou e o das que praticam meditação apresentou um aumento quase dez vezes maior[50]. As abordagens mais utilizadas para crianças foram produtos naturais (óleo de peixe, melatonina e probióticos), quiropraxia, osteopatia e yoga. As indicações mais frequentes foram para dores (dorsalgia, cefaleia), condições musculoesqueléticas, resfriados, ansiedade ou estresse, TDAH e distúrbios do sono. Os dados de 2007 e de 2012 indicaram que os adolescentes (de 12 a 17 anos) são mais propensos à utilização das PICS do que as crianças mais novas[50]. Segundo McClafferty et al., dados do *National Comorbidity Survey Replication Adolescent Supplement* dos Estados Unidos demonstraram que 5,3% dos adolescentes com qualquer transtorno psiquiátrico receberam abordagens de saúde mental em um ambiente de medicina complementar[3].

Um estudo conduzido por Adams et al. no Canadá, com 926 crianças atendidas em 10 ambulatórios especializados em pediatria (cardiologia, gastroenterologia, neurologia, oncologia e pneumologia), demonstrou que a prevalência do uso de práticas complementares na pediatria chegou a 70%. As principais condições para as quais as crianças usavam tais práticas eram: cardiopatias, doença de Crohn, outras colites, doença celíaca, epilepsia, cefaleias/enxaqueca, encefalopatias crônicas, leucemia, asma, fibrose cística e outras doenças do aparelho respiratório. Os tratamentos complementares mais comuns utilizados por essa população de estudo incluíram uso de produtos naturais, massagens e homeopatia[51].

As crianças cujos pais fazem uso de PICS também têm maior propensão ao uso das práticas. Outros indicadores importantes para o uso de PICS em crianças incluem índices socioeconômico e educacional. Observou-se ainda nesse estudo que os pais têm maior probabilidade de falar sobre o uso de práticas complementares com seus filhos(as) se o médico possui conhecimento e interesse em indagar sobre o tema durante a consulta[52].

Um primeiro *survey* nacional foi aplicado em Brasília[53] por intermédio de um questionário sobre o uso das PICS no âmbito da pediatria, dentro da atenção secundária (policlínica com subespecialidades pediátricas diversas). Nele foi observado que 88,65% dos cuidadores fazem uso de PICS com suas crianças. A fitoterapia/plantas medicinais foi a prática mais utilizada, sendo esse item referido por 81,39% dos cuidadores, seguida de imposição de mãos, shantala e homeopatia, além de outras práticas, e 41,86% assinalaram o uso de duas ou mais práticas.

Dentre os cuidadores que alegaram o uso das PICS, 74,41% não relataram o relataram aos pediatras, e 68,75% alegaram o fato dos prescritores não perguntarem sobre as práticas durante a consulta. Em relação aos pediatras, foi evidenciado que 90% já prescreveram ou encaminharam seus pacientes às PICS, porém, ao serem interrogados se perguntam rotineiramente aos cuidadores sobre o uso das práticas, 90% alegaram não perguntar. Na prática clínica, 70% dos pediatras entrevistados já tiveram algum contato clínico em que as PICS foram um fator significativamente positivo no tratamento e 60% já foram questionados pelos cuidadores durante a consulta sobre seu uso. Os dados sugerem uma desconexão no diálogo médico-paciente em relação à abordagem complementar no grupo estudado. Tanto na literatura apresentada quanto nesse estudo, observa-se uma alta prevalência do uso dessas práticas por pacientes pediátricos, bem como uma relativa aceitação por parte dos pediatras assistentes. Ambos se beneficiariam de uma melhor compreensão e uma maior franqueza em relação às necessidades parentais e à necessidade de se constituir uma política de inserção no ensino formal do conhecimento sobre esse novo paradigma[53].

EXPERIÊNCIAS BRASILEIRAS DE PEDIATRIA INTEGRATIVA

O Consórcio Acadêmico Brasileiro de Saúde Integrativa (CABSIn), como rede colaborativa de pesquisadores, instituições de ensino e pesquisa na área de MTCI, que segue as diretrizes da Estratégia da Organização Mundial da Saúde sobre Medicina Tradicional (2014-2023) para a construção de conhecimento qualificado e com evidências científicas sobre as MTCI/PNPIC, possui um Comitê Técnico de Pediatria Integrativa. O consórcio (CABSIn) e a Bireme, sigla pela qual ficou reconhecido o Centro Latino-Americano e do Caribe de Informação em Ciências da Saúde da Organização Pan-Americana da Saúde (Bireme/OPAS/OMS), com o apoio da Coordenação Nacional das Práticas Integrativas e Complementares de Saúde do Ministério da Saúde, destacam evidências sobre a aplicação das práticas integrativas na faixa etária pediátrica, por meio dos Mapas de Evidências Clínicas em MTCI[54]. O único mapa específico para crianças apresenta as evidências sobre efetividade clínica da shantala previamente apresentado na seção sobre massagem[39].

A Unidade de Pediatria Integrativa (UPI) do Instituto da Criança e do Adolescente do Hospital das Clínicas da Faculdade de Medicina da Universidade de São Paulo (ICr-HCFMUSP) refere-se a uma iniciativa pioneira na implementação da PI no Brasil e na América Latina, idealizada e coordenada pelo Prof. Dr. Ricardo Ghelman por meio de um projeto colaborativo entre a Universidade de São Paulo e a Universidade Charité de Berlim. Desde sua criação em 2018, após três anos de implantação do programa de PI em 2015, com foco em terapias externas antroposóficas para cuidados em terapia intensiva, a UPI se concentrou em associar assistência com pesquisa. Com uma equipe multiprofissional, inicialmente no campo da oncologia pediátrica no Instituto de Tratamento de Câncer Infantil (ITACI-ICr-HCFMUSP), avançando para outras especialidades pediátricas como nefrologia, medicina intensiva, dor e cuidados paliativos, a UPI atua tanto em ambiente acadêmico quanto no âmbito da alta complexidade e dos cuidados paliativos.

Considerando a teoria geral da medicina integrativa que concebe o paciente de forma multidimensional, dividiram-se as áreas de intervenção em três grupos com base na própria abordagem. Embora cada modalidade atue na totalidade do paciente, pode ser uma atividade com acesso primário na dimensão do corpo ou da mente ou do Eu. Assim, a equipe de saúde foi distribuída em saúde corporal, saúde mental e saúde do *self* e resiliência (Tabela 3).

Tabela 3

Áreas	Tratamento	Área de aplicação	Pesquisa	Ensino
1. Saúde corporal				
Terapias externas antroposóficas	Deslizamentos rítmicos e compressas mornas com óleos essenciais	Oncologia integrativa	(x)	(x)
Nutrição integrativa	Intervenção dietética (sem glúten, sem lacticínios), em refeições hospitalares visando uma nutrição orgânica e saudável para síndrome nefrótica	Nefrologia pediátrica	(x)	-
Toque terapêutico/reiki	Suporte para pacientes em terapia intensiva e enfermaria	Oncologia integrativa	(x)	(x)
Suporte medicamentoso	Viscum album no tratamento de câncer	Oncologia integrativa	(x)	-
Auriculoterapia	Suporte para saúde mental	Equipe de saúde do hospital pediátrico (cuidando do cuidador)	-	-
Cuidados perioperatórios	Técnicas de relaxamento para redução de estresse e para síndrome de *delirium* após cirurgia e procedimentos diagnósticos sob anestesia	Anestesiologia pediátrica	-	-

(continua)

Tabela 3 (*continuação*)

Áreas	Tratamento	Área de aplicação	Pesquisa	Ensino
Aromaterapia com óleos essenciais	Projeto de pesquisa: *Inhalative exposure to essential oils for* 4h 2/*week*	Proposta para unidades de neonatologia e cardiologia pediátrica	(x)	-
2. Saúde mental				
Terapia assistida por animais	Acompanhamento de pacientes com cães terapêuticos	Oncologia integrativa	(x)	-
Musicoterapia	Promoção do desenvolvimento infantil, interação social e suporte em pacientes internados e em situação crítica	Oncologia pediátrica, cuidados paliativos e nefrologia pediátrica	(x)	-
Terapia de apreciação da natureza	Sessões regulares individualizadas e experiência multissensorial com apreciação da natureza em grupo	Oncologia pediátrica	(x)	-
3. Saúde do *self* e resiliência				
Mindfulness	Programas de 8 semanas para crianças e familiares, intervenção baseada em *mindfulness*	Oncologia pediátrica	(x)	-
Aconselhamento biográfico	Sessões regulares em grupo com esta forma de psicoterapia breve antroposófica para elevar a resiliência da equipe hospitalar com estresse e *burnout*	Nefrologia pediátrica	-	-

Por intermédio de uma parceria entre o CABSIn e a UPI foi organizado o Simpósio Internacional de Pediatria Integrativa, que reuniu 400 pessoas e palestrantes de 12 países compartilhando suas experiências.

A segunda experiência é o Núcleo de Medicina Integrativa do Departamento de Pediatria da Escola Paulista de Medicina da Universidade Federal de São Paulo (EPM-Unifesp), coordenada pelo Prof. Dr. Cláudio Len, que está voltada aos cuidados integrativos e paliativos dentro do Serviço de Reumatologia. Na mesma universidade, a Profa. Dra. Marcia Yamamura coordena o Ambulatório de Acupuntura e Pediatria.

Como atividades de importância histórica para esse campo do saber, há o primeiro curso de pós-graduação em PI voltado para pediatras, iniciado na Faculdade IBCMED com alunos que estão demonstrando enorme interesse. Ressalta-se ainda o convite da Sociedade de Pediatria de São Paulo (SPSP) para a formação de um novo núcleo de estudo voltado ao tema da PI.

EXPERIÊNCIAS INTERNACIONAIS

América do Norte

Nos Estados Unidos da América atualmente existem aproximadamente nove programas de residência médica em pediatria com formação em PI. O Academic Consortium for Integrative Medicine & Health, conceituada organização que contém 75 centros acadêmicos de medicina e unidades de saúde de referência (p. ex., Harvard, Yale, Duke, Stanford), promove os princípios e práticas de saúde integrativa, a partir de pesquisas, educação e iniciativas que desenvolvem as práticas em medicina integrativa e pediatria integrativa[55]. O Osher Center for Integrative Medicine (Universidade da Califórnia, São Francisco) possui, dentro do programa de residência de pediatria, estágio sobre PI. Possui também *fellowships* em pesquisa, área clínica e acadêmica. Além do *fellowship*, oferece formação de base em PI[56]. O Andrew Weil Center for Integrative Medicine oferece cursos sobre PI ou *fellowship* sobre medicina integrativa para residentes em pediatria ou pediatras[57]. A Universidade Stanford oferece *fellowship* específico em PI[58].

O Canadian Academic Consortium on Integrative Healthcare Education é uma iniciativa que desde 2016 envolve 17 universidades e tem por objetivo a criação e expansão de uma rede de educadores no âmbito do cuidado em saúde tradicional, integrativo e complementar para a inclusão de conteúdos na grade curricular das ciências em saúde, baseados em evidências sobre cuidados integrativos. Um dos programas de treinamento que ocorrem no país é o CARE (*Program for Integrative Health and Healing* da Universidade de Alberta), que envolve tanto disciplinas eletivas no nível da graduação para estudantes de medicina quanto *fellowships* em PI para pediatras formados, a nível clínico ou de pesquisa clínica, com duração de 12 a 24 meses[59].

Europa

Holanda

Slotervaart Children's Hospital: inaugurada em 2007, trata-se de uma clínica de medicina integrativa voltada para a população pediátrica, combinando as melhores abordagens da pediatria convencional com abordagens cientificamente comprovadas da naturopatia[60].

Leiden University: também desde 2007, a Universidade de Ciências Aplicadas de Leiden oferece a disciplina de Cuidados Antroposóficos e o Instituto Louis Bolk realiza pesquisas com o uso da medicina antroposófica em pacientes pediátricos sob a coordenação do Dr. Erik Baars[61].

Alemanha

Charité – Universitätsmedizin Berlin (Hospital Universitário Pediátrico Charité de Berlim): possui a unidade de Medicina Integrativa em Oncologia Pediátrica, que promove pesquisas e abordagens de saúde integrativa na pediatria, além de realizar formação de médicos, enfermeiros, terapeutas e estudantes na área clínica[62].

CONSIDERAÇÕES FINAIS

A área de atuação em PI tem se ampliado exponencialmente e isso se dá por diversos fatores, sendo os principais deles a alta prevalência do uso em crianças, sobretudo nas portadoras de doenças crônicas, o desejo de reduzir a frequência e o uso de medicamentos sintéticos alopáticos com seus efeitos adversos e a necessidade de medidas que sejam mais eficazes e seguras. As práticas integrativas e complementares em saúde integram diversas modalidades técnicas com indicações terapêuticas amplas, embasadas em evidências e em conceitos que ofertam alternativas efetivas de promoção da saúde integral, ampliando o espectro de mecanismos de cuidado.

Além de integrar o Sistema Único de Saúde no âmbito da PNPIC, trata-se com efeito de uma área em franca expansão na Europa e nas Américas com estudos publicados em revistas internacionais indexadas no PubMed e sobre a qual a OMS já se pronunciou e declarou como sendo fundamental no cuidado em saúde.

A busca de literatura ampla sobre o tema pode ser realizada através de instituições renomadas como a Biblioteca Virtual em Saúde – MTCI, que foi criada pela Rede MTCI Américas e o Consórcio Acadêmico Brasileiro de Saúde Integrativa, pois ambos possuem um Sistema de Informação em Saúde que pode filtrar os artigos voltados à infância, utilizando-se, para isso, do descritor "*Children*".

REFERÊNCIAS BIBLIOGRÁFICAS

1. Section on Integrative Medicine. Mind-body therapies in children and youth. Pediatrics. 2016;138(3):e20161896.
2. McClafferty H. An overview of pediatric integrative medicine. Pediatr Ann. 2019;48:e216-9.
3. McClafferty H, Vohra S, Bailey M, Brown M, Esparham A, Gerstbacher D, et al. Pediatric integrative medicine. Pediatrics. 2017;140:e20171961.
4. World Health Organization (WHO). WHO traditional medicine strategy: 2014-2023 [Internet]. WHO, 2013. Disponível em: http://www.who.int/traditional-complementary-integrative-medicine/publications/trm_strategy14_23/en/ [acesso 22 abr. 2020].
5. Brasil.Ministério da Saúde. Secretaria de Atenção à Saúde. Departamento de atenção Básica. Política Nacional de Práticas Integrativas e Complementares no SUS: uma ação de inclusão. v. 11. 2006. Disponível em: http://bvsms.saude.gov.br/bvs/publicacoes/pnpic.pdf [acesso 17 jun. 2021].

6. Brasil. Ministério da Saúde. Secretaria de Atenção à Saúde. Departamento de Atenção Básica. Glossário temático Práticas Integrativas e Complementares em Saúde. Disponível em: http://www.saude.gov.br/images/pdf/2018/marco/12/glossario-tematico.pdf.
7. Sant'Anna CC. O ensino da puericultura e da pediatria no Rio de Janeiro: a propósito do bicentenário da Faculdade de Medicina da UFRJ. Revista de Pediatria SOPERJ. 2009:16-21.
8. Alvarenga WDA, de Carvalho EC, Vieira M, Nascimento LC. The possibilities and challenges in providing pediatric spiritual care. J Child Health Care. 2017:1-11.
9. Holder MD, Coleman B, Wallace JM. Spirituality, religiousness, and happiness in children aged 8-12 years. Journal of Happiness Studies. 2010:131-50.
10. Esparham A, Misra S, Sibinga E, Culbert T, Kemper K, McClafferty H, et al. Pediatric integrative medicine: Vision for the future. Child (Basel). 2018;5:111.
11. Zuzak TJ, Zuzak-Siegrist I, Rist L, Staubli G, Simões-Wüst AP. Medicinal systems of complementary and alternative medicine: A cross-sectional survey at a pediatric emergency department. J Altern Complement Med. 2010;16:473-9.
12. Yogman M, Hutchinson J, Hirsh-Pasek, Golinkoff RM. The power of play: a pediatric role in enhancing development in young children. Pediatrics. 2018;142(3).
13. Grupo de Trabalho em Saúde e Natureza SBP. Benefícios da Natureza no Desenvolvimento de Crianças e Adolescentes. Manual Orientação SBP 2019. Disponível em: https://www.sbp.com.br/fileadmin/user_upload/manual_orientacao_sbp_cen1.pdf [acesso 16 jun. 2021].
14. World Health Organization. One Health [internet]. WHO, 2017. Disponível em: https://www.who.int/news-room/q-a-detail/one-health [acesso 22 ago. 2020].
15. Kean JD, Downey LA, Stough C. Complementary therapies in medicine A systematic review of the Ayurvedic medicinal herb Bacopa monnieri in child and adolescent populations. Complement Ther Med. 2016;29:56-62.
16. Mishra A, Seth A, Maurya SK. Therapeutic significance and pharmacological activities of antidiarrheal medicinal plants mention in Ayurveda: a review. J Intercult Ethnopharmacol. 2016;5.
17. Ghelman R. Abordagem da antroposofia na pediatria. J Manag Prim Health Care. 2017;8:233-65.
18. Hamre HJ, Fischer M, Heger M, Riley D, Haidvogl M, Baars E, et al. Anthroposophic vs. conventional therapy of acute respiratory and ear infections: A prospective outcomes study. Wien Klin Wochenschr. 2005;117:256-68.
19. Wopker PM, Schwermer M, Sommer S, Längler A, Fetz K, Ostermann T, et al. Complementary and alternative medicine in the treatment of acute bronchitis in children: a systematic review. Complement Ther Med. 2020;49:102217.
20. Meyer U. Anwendungsbeobachtung WALA Plantago Bronchialbalsam. Der Merkurstab. 2003;56(4):208-9.
21. Oppermann A, Beckmann C, Meyer U. Anthroposophische Behandlung bei akuter Bronchitis und Tracheitis mit WALA Plantago. Bronchialbalsam, WALA Plantago Hustensaft und WALA Thymus, Oleum aethereum 5%. Der Merkurstab. 2009;62(5):499-505.
22. Hamre HJ, Glockmann A, Schwarz R, Riley D, Baars E, Kiene H, et al. Antibiotikaverbrauch bei Kindern mit akuten Atemwegs- oder Ohrinfekten: eine prospektive Beobachtungsstudie zum Vergleich zwischen anthroposophischer und konventioneller Behandlung in der hausärztlichen Routineversorgung. Der Merkurstab. 2016;69:188-204.
23. Chernyshov VP, Heusser P, Omelchenko LI, Chernyshova LI, Vodyanik MA, Vykhovanets EV, et al. Immunomodulatory and clinical effects of Viscum album (Iscador M and Iscador P) in children with recurrent respiratory infections as a result of the chernobyl nuclear accident. Am J Ther. 2000;7:195-203.
24. Jones JE, Kassity N. Varieties of alternative experience: Complementary care in the neonatal intensive care unit. Clin Obstet Gynecol. 2001;44:750-68.

25. Vo HW, Michalsen A, Brünjes R. Efficacy and tolerability of a complex homeopathic drug in children suffering from dry cough-A double-blind, placebo-controlled, clinical trial. Drug Res (Stuttg). 2018;68:444-9.
26. Chien C-H, Tsuei JJ, Lee S-C, Huang Y-C, Wei Y-H. Effect of emitted bioenergy on biochemical functions of cells. Am J Chin Med. 1991;19:285-92.
27. Abbasoglu A, Cabıoğlu MT, Tuğcu AU, İnce DA, Tekindal MA, Ecevit A, Tarcan A. Acupressure at BL60 and K3 points before heel lancing in preterm infants. Explor J Sci Heal. 2015;11:363-6.
28. Cai Q, Ma R, Hu S, Li X, Xiang X, Ding Y, et al. A randomized controlled trial of Chinese patent medicine Xiao'er biantong granules in the treatment of functional constipation in children. Evid Based Complement Alternat Med. 2018;2018:1-8.
29. Feng M, Yuan W, Zhang R, Fu P, Wu T, Feng M, et al. Chinese herbal medicine Huangqi type formulations for nephrotic syndrome. Cochrane Database Syst Rev. 2013;(6):CD006335.
30. Liu X, Jiang Z, Xiao Z, Jiang Y, Li W, Xu B, et al. Meta-analysis of Chinese medicine in the treatment of adenoidal hypertrophy in children. Eur Arch Otorhinolaryngol. 2019;276(1):203-8.
31. Kamin W, Maydannik VG, Malek FA, Kieser M. Efficacy and tolerability of EPs 7630 in patients (aged 6-18 years old) with acute bronchitis: A randomized, double-blind, placebo-controlled clinical dose-finding study. Acta Paediatr Int J Paediatr. 2010;99:537-43.
32. Kamin W, Ilyenko LI, Malek FA, Kieser M. Treatment of acute bronchitis with EPs 7630: Randomized, controlled trial in children and adolescents. Pediatr Int. 2012;54:219-26.
33. Matthys H, Kamin W, Funk P, Heger M. Pelargonium sidoides preparation (EPs® 7630) in the treatment of acute bronchitis in adults and children. Phytomedicine. 2007;14:69-73.
34. Fazio S, Pouso J, Dolinsky D, Fernandez A, Hernandez M, Clavier G, et al. Tolerance, safety and efficacy of Hedera helix extract in inflammatory bronchial diseases under clinical practice conditions: A prospective, open, multicentre postmarketing study in 9657 patients. Phytomedicine. 2009;16:17-24.
35. Field TM, ed. Touch in early development. Mahwah, NJ: Lawrence Erlbaum Associates; 1995.
36. Duygu A, Handan A, Gözüm S, Orbak Z, Karaca Çifçi E. Effectiveness of massage, sucrose solution, herbal tea or hydrolysed formula in the treatment of infantile colic. J Clin Nurs. 2008;17:1754-61.
37. Esfahani MS, Sheykhi S, Abdeyazdan Z, Jodakee M, Boroumandfar K. A comparative study on vaccination pain in the methods of massage therapy and mothers' breast feeding during injection of infants referring to Navabsafavi Health Care Center in Isfahan. Iran J Nurs Midwifery Res. 2013;18:494-8.
38. Chik YM, Ip WY, Choi KC. The effect of upper limb massage on infants' venipuncture pain. Pain Manag Nurs. 2017;18:50-7.
39. Efetividade Clínica da Shantala. BVS Mapa de Evidências [Online]. São Paulo: Bireme/OPAS/OMS. 2020. Disponível em: https://mtci.bvsalud.org/pt/efetividade-clinica-da-shantala/ [acesso 18 jun. 2021].
40. Bikmoradi A, Khaleghverdi M, Seddighi I, Moradkhani S, Soltanian A, Cheraghi F. Effect of inhalation aromatherapy with lavender essence on pain associated with intravenous catheter insertion in preschool children: A quasi-experimental study. Complement Ther Clin Pract. 2017;28:85-91.
41. Akcan E, Polat S. Comparative effect of the smells of amniotic fluid, breast milk, and lavender on newborns' pain during heel lance. Breastfeed Med. 2016;11:309-14.
42. Field T, Field T, Cullen C, Largie S, Diego M, Schanberg S, et al. Lavender bath oil reduces stress and crying and enhances sleep in very young infants. Early Hum Dev. 2008;84:399-401.
43. Geretsegger M, Elefant C, Ka M, Gold C. Music therapy for people with autism spectrum disorder. Cochrane Database Syst Rev. 2014;2014(6):CD004381.
44. Brackney DE, Brooks JL. Complementary and alternative medicine: The Mozart effect on childhood epilepsy: a systematic review. J Sch Nurs. 2018;34(1):28-3.

45. Adrianne L, Paiano G, Denise F, Baran P, Nalú N, Integrativa UNAR. A música no cuidado às crianças e adolescentes com câncer: revisão integrativa. Texto Contexto - Enferm. 2016;25(04).
46. Olischar M, Shoemark H, Holton T, Weninger M, Hunt RW. The influence of music on aEEG activity in neurologically healthy newborns ≥ 32 weeks' gestational age. Acta Paediatr Int J Paediatr. 2011;100:670-5.
47. Shabani F, Nayeri N, Karimi R, Zarei K, Chehrazi M. Effects of music therapy on pain responses induced by blood sampling in premature infants: A randomized cross-over trial. Iran J Nurs Midwifery Res. 2016;21:391.
48. Shah SR, Kadage S, Sinn J. Trial of music, sucrose, and combination therapy for pain relief during heel prick procedures in neonates. J Pediatr. 2017;190:153-8.e2.
49. Dunning DL, Griffiths K, Kuyken W, Crane C, Foulkes L, Parker J, et al. Research review: the effects of mindfulness-based interventions on cognition and mental health in children and adolescents: a meta-analysis of randomized controlled trials. J Child Psychol Psychiatry. 2019;3:244-58.
50. National Center for Complementary and Integrative Health. Statistics From the National Health Interview Survey 2017 [online]. Disponível em: https://www.nccih.nih.gov/research/statistics/nhis/2017 [acesso 18 jun. 2021].
51. Adams AD, Dagenais S. Complementary and alternative medicine use by pediatric specialty outpatients. Pediatrics. 2013;131:225-32.
52. Meyer S, Gortner L, Larsen A, Kutschke G, Gottschling S, Gräber S, et al. Complementary and alternative medicine in paediatrics: A systematic overview/synthesis of Cochrane Collaboration reviews. Swiss Med Wkly. 2013;143.
53. Meira L, Araujo A, Ghelman R. Um novo paradigma de cuidado em saúde: O uso de práticas integrativas e complementares em saúde no âmbito da pediatria [monografia]. Brasília: Hospital Regional de Ceilândia SES DF; 2018.
54. Mapas de Evidência. BVS. Mapas de evidência [online]. BVS/OPAS/OMS. 2020. Disponível em: https://mtci.bvsalud.org/pt/mapas-de-evidencia-2 [acesso 18 jun. 2021].
55. Academic Consortium for Integrative Medicine and Health [online]. Disponível em: https://imconsortium.org/about/introduction/ [acesso 18 jun. 2021].
56. Osher Center for Integrative Medicine [online]. Disponível em: https://osher.ucsf.edu/ [acesso 18 jun. 2021].
57. Andrew Weil Center for Integrative Medicine [online]. Disponível em: https://integrativemedicine.arizona.edu/education/index.html [acesso 18 jun. 2021].
58. Stanford University. Pediatric Integrative Medicine Fellowship Program [online]. Disponível em: https://med.stanford.edu/pimfellowship.html [acesso 18 jun. 2021].
59. University of Alberta. Integrative Health Network [Online]. Disponível em: https://www.ualberta.ca/integrative-health-network/index.html [acesso 18 jun. 2021].
60. Von Rosenstiel IA, Schats W, Bongers K, Jong MC. Integrative paediatrics: A Dutch experience. Focus Altern Complement Ther. 2011;16:22-7.
61. Louis Bolk Instituut. Integrative Medicine [online]. Disponível em: http://www.louisbolk.org/health-nutrition/integrative-medicine-3 [acesso 18 jun. 2021].
62. Stritter W, Rutert B, Eggert A, Längler A, Holmberg C, Seifert G. Evaluation of an integrative care program in pediatric oncology. Integr Cancer Ther. 2020;19:153473542092839.

42
Hospital-dia psiquiátrico

Renato Del Sant
Osvaldo Hakio Takeda
Ana Laura Alcantara Alves
Kely Cristina Ferreira Bonete

INTRODUÇÃO

A modalidade terapêutica hospital-dia na assistência em saúde mental representa um recurso que está regulamentado no Brasil pelo Ministério da Saúde como um regime de assistência intermediário entre a internação e o atendimento ambulatorial, pela Portaria SAS/MS n. 44, de 10 de janeiro de 2001[1], que desenvolve programas de atenção e cuidados intensivos por equipe multiprofissional, visando substituir a internação integral. A proposta técnica abrange um conjunto diversificado de atividades desenvolvidas em até cinco dias da semana (de segunda a sexta-feira), com uma carga horária de 8 horas diárias para cada paciente.

O hospital-dia (HD) é uma das modalidades intermediárias na rede de cuidados em saúde mental, pois é destinado à internação em período parcial, sendo também utilizado para facilitar o reingresso do paciente à comunidade, constituindo um importante meio de transição entre a internação integral e o tratamento ambulatorial.

O programa de assistência do HD enfatiza a abordagem grupal e familiar, atividades expressivas, psicofarmacoterapia, entre outras, promovendo uma ação intensiva, buscando evitar a internação ou a reinternação integral, a cronificação e a estigmatização da pessoa com transtorno mental[2].

CENTRO DE REABILITAÇÃO E HOSPITAL-DIA E A SAÚDE INTEGRATIVA

Aqui descreveremos um serviço de saúde integrativa em psiquiatria: o Centro de Reabilitação e Hospital-Dia (CRHD) do Instituto de Psiquiatria do

Hospital das Clínicas da Faculdade de Medicina da Universidade de São Paulo (IPq-HCFMUSP).

O CRHD foi inaugurado em abril de 1996 e oferece duas modalidades de atendimento de assistência: a de hospital-dia (HD) e a de reabilitação psicossocial. A primeira propõe abordagens mais intensivas com a proposta de atenuar o efeito da doença e seus prejuízos ao indivíduo; já a segunda pressupõe resgatar a saúde e desenvolver o potencial das pessoas para que consigam exercer suas funções sociais na comunidade da melhor forma possível. Oferece tratamentos intensivos em regime de hospitalização parcial, visando à reabilitação psicossocial de pessoas com transtornos mentais.

Trata-se de um equipamento de saúde em que os encontros se dão cotidianamente para o sujeito, como espaço de cuidado em que acontecem grupos terapêuticos coordenados por uma equipe interdisciplinar. Há também as reuniões semanais com a participação de todos os profissionais envolvidos no atendimento direto do sujeito em que são discutidas questões administrativas e de ordem clínica, acompanhamento do paciente no espaço, participação das atividades, alterações no plano terapêutico singular, casos novos e altas.

Os pacientes são encaminhados ao CRHD pelas diversas enfermarias e ambulatórios do IPq, setor de convênios e pacientes particulares do IPq-HCFMUSP e judicialmente, estes por estarem com sintomatologia agudizada ou necessitando de reabilitação por apresentarem deficiência na funcionalidade diária ou em isolamento social. As atividades e os dias a serem frequentados são estabelecidos respeitando as necessidades e dificuldades individuais. Todas as atividades são conduzidas com finalidade terapêutica.

A clientela é composta por pacientes de ambos os sexos, maiores de 18 anos, com grave comprometimento psicossocial. Está estruturado para assistir até 35 pacientes.

No decorrer do convívio social estabelecido, progressivamente os sintomas e sinais de transtornos mentais, assim como características de personalidade e caráter, educação e habilidades sociais, vão se apresentando, e a partir desse "micromundo" as dificuldades de cada um serão lapidadas. Questões como ciúmes, competitividade, isolamento etc. surgem reproduzindo o que acontece no "mundo real".

Essa observação é de extrema importância para a compreensão dos casos, ampliando as possibilidades de abordagens sobre fatores perpetuantes ou agravantes dos transtornos e, principalmente, incapacidades.

Aos pacientes já considerados crônicos é oferecida assistência para minimizar os efeitos da cronicidade sobre seu comportamento e desempenho.

Desde sua inauguração, o CRHD conta com uma equipe multiprofissional, conforme preconizado pelas portarias e normas técnicas governamentais que regularizam o funcionamento do hospital-dia[3]. A equipe atualmente é composta por psiquiatras e residentes, enfermeiro e técnicos de enfermagem, psicólogo, terapeuta ocupacional, assistente social, professor de educação física, terapeutas integrativos (shiatsu, reiki, acupuntura, auriculoterapia, yoga, florais de Bach, aromaterapia, reflexoterapia, toque integrativo somatoemocional – TISE), estagiários, capacitandos, aprimorandos e especializandos diversos e voluntários (Associação dos Voluntários do Hospital das Clínicas – AVOHC).

Segundo Greco[4], o objetivo da equipe multiprofissional é fornecer ao doente mental uma terapêutica mais abrangente, podendo ser imaginada como uma configuração espacial em que os vários técnicos estão ligados em um círculo, visando ao tratamento do paciente, que deve estar obrigatoriamente no centro. A equipe do CRHD funciona de maneira interdisciplinar[5], com respeito mútuo entre as categorias profissionais, bem como considera as características individuais, mas sem ater-se à rigidez dos papéis profissionais.

INTERDISCIPLINARIDADE

A interdisciplinaridade é uma relação de reciprocidade, de mutualidade, que pressupõe uma atitude diferente a ser assumida diante do problema de conhecimento, isto é, substituir a concepção fragmentada pela unitária do ser humano[6].

A partir da identificação e do reconhecimento das diferenças, estabelece-se uma consciência solidária que busca ver o humano como único, com seus saberes que são distintamente compartilhados, propiciando uma abordagem completa das situações apresentadas.

Com base nessa ideia, temos o público-alvo, designado por suas particularidades que vão interferir de forma plena em todo o processo saúde-doença.

Dessa forma, as Práticas Integrativas e Complementares em Saúde (PICS) vêm trazendo diversos saberes que complementam as práticas tradicionais em saúde, permitindo a observação do indivíduo de maneira global.

Na prática, nota-se uma abertura mais profunda nos relatos de sensações e aspectos que muitas vezes jamais seriam ditas em consultórios médicos. Observa-se, por exemplo, um determinado paciente que no cotidiano mantém-se em um comportamento individualizado, participando de atividades somente quando solicitado e que no dia de uma determinada PICS é o primeiro a se colocar à disposição para o atendimento, trazendo ao terapeuta informações de extrema relevância clínica que antes não foram abordadas com seu médico, psicólogo ou outro profissional de saúde que esteja junto no processo de tratamento.

Outro aspecto interessante é a resposta que o paciente tem compartilhado suas sensações e por inúmeras vezes incentivando outros a participarem com seus depoimentos de bem-estar e estar bem, que promovem as transformações individuais e coletivas no ambiente terapêutico, social e familiar.

PLANO DE TRATAMENTO

O plano de tratamento é multidirecional e flexível de acordo com a evolução clínica e o comportamento do paciente. As atividades realizadas são predominantemente grupais. Quando necessário, é feito atendimento individual.

As atividades do CRHD ocorrem diariamente, das 8h às 16h, coordenadas por uma equipe interprofissional que, alinhada com a Política Nacional de Humanização (PNH), estabelece um programa terapêutico por meio de métodos psicológicos, biológicos, sociais, ocupacionais, integrativos, corporais, lúdicos e esportivos.

A PNH, lançada em 2003 pelo Ministério da Saúde, busca transformar as relações de trabalho a partir da ampliação do grau de contato e da comunicação entre as pessoas e grupos, tirando-os do isolamento e das relações de poder hierarquizadas. Um dos princípios da PNH é transversalizar, ou seja, reconhecer que as diferentes especialidades e práticas de saúde podem conversar com a experiência daquele que é assistido. Juntos, esses saberes podem produzir saúde de forma mais corresponsável[7,8].

Em 2004, o Ministério da Saúde implementa a PNH com a clínica ampliada, propondo que o profissional de saúde desenvolva a capacidade de ajudar as pessoas não só a combater as doenças, mas a transformar-se, de forma que a doença, mesmo sendo um limite, não a impeça de viver outras coisas em sua vida[9].

O CRHD possui uma ampla e diversificada grade de atividades terapêuticas; atualmente são: atividade física, psicodrama, reorganização ocupacional, relacionamentos seguros, bioenergética, oficina de teatro, videoterapia, oficina de beleza e autoestima, reflexoterapia, nutrição, o direito de saber, reabilitação neurofuncional, fortalecimento das relações, convivência, yoga, meditação, expressão cinesiorrítmica, jornal, cidadania, terapia ocupacional, festa dos aniversariantes, reiki, práticas botânicas I (florais de Bach), família, psicoterapia, acupuntura, auriculoterapia, práticas botânicas II (aromaterapia), TOCAR-shiatsu, mosaico, toque integrativo somatoemocional (TISE), oficina Suster/Posso Ajudar e literatura. Entre essas atividades estão as práticas integrativas e complementares em saúde (PICS), alinhadas com a Política Nacional de Práticas Integrativas e Complementares (PNPIC) do Ministério da Saúde, que contempla sistemas médicos complexos e recursos terapêuticos, os quais também são denominados medicina tradicional e complementar/alternativa (MT/MCA) pela Organização Mundial da Saúde (OMS)[10]. Tais práticas atuam nos campos da prevenção de agravos e da promoção, manutenção e recuperação da saúde, baseada em modelo de atenção humanizada e centrada na integralidade do indivíduo e que utiliza sistemas e recursos para estimular mecanismos naturais de prevenção de agravos, além da recuperação da saúde via técnicas eficazes e seguras, com ênfase em escuta acolhedora, vínculo terapêutico, integração do homem com o meio ambiente e a sociedade[11-13].

AMPLIAÇÃO DO CUIDADO

Nossas práticas também estão voltadas ao atendimento do cuidador, seja ele familiar, amigo, conhecido, alguém contratado ou a equipe de saúde que o atende, pois existe a preocupação em proporcionar espaços onde essas pessoas possam ter voz e dividir suas angústias, medos, receios, alegrias, dificuldades e estratégias, seja no contexto individual ou em grupo.

Todas as PICS ofertadas aos nossos pacientes também são compartilhadas com os cuidadores, e observamos que, após esses atendimentos, eles saem com expressões faciais mais leves, melhora de postura corporal e, acima de tudo, relatos de como estão se sentindo mais leves, dispostos, empoderados e energizados, com frases do tipo: "... estou muito melhor agora...", "...nossa! É como se tirassem um peso de minhas costas...".

Outro dado importante é o quanto os atendimentos propiciam a melhora das relações entre as pessoas. É impossível resumir em números os relatos em que os pacientes dizem que o comportamento da mãe, por exemplo, mudou em casa; a facilidade que estão percebendo na comunicação entre si; e como pessoas que antes viviam isoladas passaram a fazer as refeições de maneira coletiva e indo além, preparando as refeições juntas, construindo um processo em que cada um tem um papel e nenhum é melhor que o outro. É uma construção diária, em que cada detalhe faz a diferença e que lá na frente, em um futuro não muito distante, pode ser percebida, sentida e evidenciada por todos os envolvidos.

Queremos destacar o trabalho realizado com os profissionais do Instituto que tiram alguns minutinhos do seu dia para se deixar cuidar. Em parceria com a Diretoria Executiva do Instituto, o Grupo Técnico de Humanização, as diretorias das áreas, oferecemos atendimento gratuito aos profissionais, uma vez por semana. Trata-se de um momento único para esses profissionais em meio à correria do dia a dia, que muitas vezes torna as coisas automáticas, robotizadas e, quando percebemos, estamos sendo consumidos por tarefas que muitas vezes nos deixam exaustos, mal-humorados, desanimados no trabalho, causando frustrações pessoais e profissionais, com a sensação de que as "coisas" passam a não ter mais sentido. Por isso é oferecido a esses profissionais uma válvula de escape, descompressão, alívio, com o objetivo de cuidar, melhorar a qualidade das relações, da vida e, consequentemente, de seu rendimento profissional.

Quando oferecemos esse momento, de cuidado com o profissional, não é raro percebermos expressões de espanto e desconfiança sendo expressos em falas como: "... de verdade? De graça? Posso mesmo no horário de trabalho? Será que minha chefia vai deixar?" É aí que começa nosso primeiro trabalho: conscientizar que esse funcionário é visto, que, sim, estamos fazendo algo de bom para ele, que ele pode sim usar seu horário de trabalho para se cuidar, que tudo já está acertado.

Caso o funcionário se interesse, o atendimento é agendado na modalidade disponível. Notamos que, ao chegarem, muitos ainda comparecem desconfiados, e é feito um novo contato informando que aquele espaço/momento é dele, e que o que for dividido ali está resguardado pelo sigilo profissional e por todas as questões que protegem esse "indivíduo especial" no seu local de trabalho que, naquele momento, vira o lugar de cuidar de si.

Como resultado das ações/impactos positivos das PICS verificadas, criamos o Núcleo de Cuidados Complementares e Integrativos (NUCCI) do CRHD do IPq-HCFMUSP. O NUCCI foi oficializado em maio de 2014 pelo Conselho Diretor do IPq com os objetivos de:

- Garantir a integralidade na atenção à saúde, disponibilizando à população-alvo os recursos das diferentes PICS, conforme definidas na PNPIC.
- Associar técnicas e práticas de baixo risco ao tratamento médico convencional, contribuindo, assim, para um cuidado amplo do paciente e de seus familiares.
- Oferecer programas de capacitação, cursos de formação, especialização, extensão e atualização em PICS.
- Propiciar campo de estágio para treinamento prático na área.
- Ampliar o atendimento com as PICS, com foco no bem-estar e na melhoria da qualidade de vida.
- Desenvolver espírito crítico sobre as PICS, estudo e pesquisas.

CONSIDERAÇÕES FINAIS

A modalidade de tratamento hospital-dia contempla os aspectos científicos naturais e os das ciências humanas, considerando o homem enfermo e não reduzido a uma enfermidade, modalidade que exige uma equipe interdisciplinar, amadurecida profissionalmente, disposta a discutir aspectos, às vezes antagônicos, entre os diversos profissionais.

A filosofia de tratamento em hospital-dia e serviços análogos, reconhece que a mente, o objeto de estudo e atenção, está nos neurônios, no corpo, nas vivências individuais, na cultura, na sociedade, na vida política e, por que não, na vida espiritual. É o homem todo que adoece, e não apenas um órgão.

A saúde mental de uma sociedade é extremamente importante, não podendo ficar à mercê de uma única profissão. Equipe técnica e sociedade podem andar juntas na abordagem terapêutica.

REFERÊNCIAS BIBLIOGRÁFICAS

1. Brasil. Ministério da Saúde: Secretaria de Atenção à Saúde. Portaria SAS/MS n. 44, de 10 de janeiro de 2001.
2. Mendes AC, Botega NJ, org. Serviços de saúde mental no hospital geral. Campinas: Papirus; 1995.
3. Nascimento AF. Hospitalização parcial em psiquiatria no Brasil: estudo descritivo de um hospital-dia universitário [dissertação]. São Paulo: Faculdade de Medicina da Universidade de São Paulo; 1999.
4. Greco F. A importância do trabalho em equipe no hospital psiquiátrico. In: Bettarello SV, org. Perspectivas psicodinâmicas em psiquiatria. São Paulo: Lemos; 1998. p. 311-21.
5. Silva Filho LMA. Psicodrama na enfermaria psiquiátrica [dissertação]. São Paulo (SP): Instituto de Assistência Médica ao Servidor Público Estadual de São Paulo; 2000.
6. Sá JLM, org. Serviço Social e interdisciplinaridade: dos fundamentos filosóficos à prática da interdisciplinar no ensino, pesquisa e extensão. 4. ed. São Paulo: Cortez; 2002. 82p.
7. Brasil. Ministério da Saúde. Secretaria-Executiva. Núcleo Técnico da Política Nacional de Humanização. HumanizaSUS: Política Nacional de Humanização. Ministério da Saúde, Secretaria-Executiva, Núcleo Técnico da Política Nacional de Humanização. Brasília: Ministério da Saúde; 2003.
8. Brasil. Ministério da Saúde. Rede Humaniza SUS. Brasília: Ministério da Saúde; 2013.
9. Brasil. Ministério da Saúde. Secretaria-Executiva. Núcleo Técnico da Política Nacional de Humanização. HumanizaSUS: a clínica ampliada. Ministério da Saúde, Secretaria-Executiva, Núcleo Técnico da Política Nacional de Humanização. Brasília: Ministério da Saúde; 2004.
10. World Health Organization. Traditional Medicine Strategy 2002-2005. Geneve: WHO; 2002.
11. Brasil. Ministério da Saúde. Secretaria de Atenção à Saúde. Departamento de Atenção Básica. Política Nacional de Práticas Integrativas e Complementares no SUS – PNPIC-SUS. Ministério da Saúde. Secretaria de Atenção à Saúde, Departamento de Atenção Básica. Brasília: Ministério da Saúde; 2006.
12. Brasil. Ministério da Saúde. Gabinete do Ministro. Portaria n. 849, de 27 de março de 2017: inclui a Arteterapia, Ayurveda, Biodança, Dança Circular, Meditação, Musicoterapia, Naturopatia, Osteopatia, Quiropraxia, Reflexoterapia, Reiki, Shantala, Terapia Comunitária Integrativa e Yoga à Política Nacional de Práticas Integrativas e Complementares. Diário Oficial da União. 28 mar. 2017.
13. Brasil. Ministério da Saúde. Gabinete do Ministro. Portaria n. 702, de 21 de março de 2018: inclui: aromaterapia, apiterapia, bioenergética, constelação familiar, cromoterapia, geoterapia, hipnoterapia, imposição de mãos, medicina antroposófica/antroposofia aplicada à saúde, ozonioterapia, terapia de florais e termalismo social/crenoterapia à Política Nacional de Práticas Integrativas e Complementares. Diário Oficial da União. 22 mar. 2018.
14. Takeda OH. Contribuição da atividade física no tratamento do portador de transtorno mental grave e prolongado em Hospital-Dia [dissertação]. São Paulo (SP): Escola de Enfermagem da Universidade de São Paulo; 2005.

43
Psiquiatria integrativa

Ciro Blujus dos Santos Rohde
Márcio Fernando da Silva
Rodrigo Fonseca Martins Leite

INTRODUÇÃO

Boa saúde mental é essencial para o relacionamento harmonioso entre o indivíduo e a sociedade. Qualidade de vida, relacionamentos, aprendizado, trabalho e mesmo a saúde física podem ser afetados por uma saúde mental ruim. Apesar dos avanços tecnológicos, a vida moderna trouxe crescentes níveis de estresse e competitividade e um aumento do distanciamento entre as pessoas. Transtornos mentais usualmente surgem de forma silenciosa, e podem se desenvolver sem ser prontamente percebidos mesmo dentro do contexto familiar. Preconceito, descrença e vergonha podem afastar o paciente da busca por tratamento. Mais do que isso, os sistemas de saúde com frequência não têm o preparo adequado para dar a atenção e o cuidado que o doente mental requer[1].

Quando o paciente finalmente chega ao psiquiatra, as medicações prescritas frequentemente não são fáceis de se lidar. Efeitos adversos e uma sensação de dissociação da vida real são comumente relatados e têm impacto negativo sobre a qualidade de vida. Frequentemente surgem queixas como sensação de estarem com as emoções e pensamentos anestesiados, ou que os efeitos colaterais das medicações são tão ruins quanto os próprios sintomas da doença original. Em outro cenário, o paciente refere sentir-se de fato melhor com a medicação, porém mantém ainda alguns sintomas não acessados pelas drogas convencionais[2]. Os pacientes descritos acima, insatisfeitos com o tratamento psiquiátrico regular, são os que mais buscam assistência das medicinais tradicionais, complementares e integrativas (MTCI) – e é possível fazer muito por eles!

Em um período de 12 meses, quase 1 a cada 5 pessoas (17,6%) apresenta sofrimento com algum transtorno mental. Mulheres apresentam maior incidência de transtornos de humor e ansiedade, enquanto homens são mais propensos a abuso de substâncias. Transtornos de ansiedade são os mais prevalentes mundialmente, com incidência aproximada de 7% da população. Os transtornos de humor vêm em segundo lugar afetando cerca de 4% da população, seguidos pelo abuso de substâncias (3,8%). Essas taxas têm variações entre países e entre diferentes grupos culturais[3]. Na metrópole de São Paulo os transtornos psiquiátricos mais prevalentes são os transtornos de ansiedade (19,9%), seguidos pelos transtornos de humor (11%) e pelos transtornos de controle do impulso (4,3%)[4].

Nos idosos sem demência, aproximadamente 20% sofrem de algum transtorno mental. Nesse caso, depressão tem maior prevalência, seguida por ansiedade e transtornos psicóticos. Esses pacientes com frequência apresentam-se clinicamente com comprometimento cognitivo como apresentação comportamental secundária ao transtorno psiquiátrico, o que pode causar confusão com síndromes demenciais. Já nas crianças e adolescentes, aproximadamente 6,7% apresentam algum transtorno psiquiátrico; os transtornos do espectro autista (TEA) são os mais comuns, seguidos pelo transtorno de déficit de atenção e hiperatividade (TDAH)[3]. Vê-se, assim, que o peso dos transtornos psiquiátricos é alto em todas as idades e demanda atenção e cuidado de todos aqueles que trabalham em serviços de saúde.

A ANAMNESE EM SAÚDE MENTAL

O propósito da entrevista psiquiátrica é coletar informações do paciente e organizá-las a fim de propor uma hipótese diagnóstica e montar um plano de tratamento. Para que isso aconteça de forma adequada, o profissional deve criar um ambiente seguro e tranquilo, transmitindo confiança ao doente. Esse tipo de entrevista tem caráter muito íntimo e é potencialmente embaraçosa, portanto, o terapeuta deve estabelecer uma relação de confidencialidade com o cliente. Questões de saúde mental ainda carregam um estigma muito pesado, por isso o terapeuta deve se certificar de que o paciente se sinta "visto" e "ouvido". A comunicação deve sempre ser feita com base na empatia e atenção cuidadosa[5,6].

O primeiro passo da entrevista em saúde mental é a observação do comportamento do paciente. Às vezes, até a forma como o paciente se coloca para agendar a consulta pode já dar algumas pistas sobre seu problema. Quando o paciente chega para a consulta, observe sua vestimenta, sua higiene, postura, maneira de andar, movimentos normais ou anormais do corpo, tom de voz, contato visual, expressões faciais, etc. Essas observações podem trazer detalhes importantes sobre quem é a pessoa que está à sua frente[5].

Comece a entrevista com uma pergunta aberta, como "O que traz você aqui hoje?". Encoraje o paciente a contar sua história, se possível sem interrupções. Durante o discurso dele, facilite sua narrativa com uma escuta empática e reflexiva. Faça perguntas abertas e perguntas específicas, quando necessário, para compreender melhor o sofrimento do doente. É essencial compreender a perspectiva do paciente, analisando sua base cultural, crenças, preocupações e expectativas sobre sua saúde e sua doença. Tenha em mente que, para o paciente, palavras que nomeiam transtornos como "ansiedade", "depressão", "obsessividade", entre outras, podem ter significados diferentes com relação ao significado técnico desses termos; portanto, quando o sujeito utilizar termos técnicos em seu discurso, faça com que ele explique em detalhes o que isso significa para ele e descreva seu comportamento, pensamentos e emoções para que se possa determinar se de fato ele tem aquilo que imagina ou não[5].

Ao final da entrevista, explique ao paciente sua hipótese diagnóstica, compartilhe informações tomando o cuidado de evitar excessos de linguagem técnica, verifique se seu paciente compreendeu sua explanação e encoraje perguntas. Alcance um acordo com o sujeito sobre o transtorno e trace com ele um plano de tratamento, fazendo com que ele participe das decisões sobre o plano terapêutico. Por fim, além do tratamento que a ser oferecido, discuta com o paciente o uso de outras formas complementares de tratamento além daquele que será aplicado[5,6].

FITOTERAPIA E PLANTAS MEDICINAIS EM PSIQUIATRIA

Conforme apresentado no capítulo "Fitoterapia e plantas medicinais", planta medicinal é qualquer planta que tenha efeito sobre o corpo com a possibilidade de interferir positivamente sobre processos patológicos. São encontradas em sua forma natural ou processadas de forma simples. Por isso, ao administrar plantas medicinais sem preparo farmacêutico (por exemplo, na forma de chás ou cremes caseiros), não é possível obter controle da dosagem dos princípios ativos das plantas, dificultando muito o tratamento de doenças crônicas. No caso da psiquiatria, os transtornos psiquiátricos têm, via de regra, apresentação insidiosa, crônica, raramente se apresentam em crises isoladas e, quando o fazem, são extremamente graves, como no caso de uma crise psicótica, por exemplo. Assim, o uso de plantas medicinais em sua forma simples e caseira, na psiquiatria, é feito apenas para crises leves de ansiedade e/ou insônia ou, então, com finalidades adaptogênicas[7].

O termo adaptógeno refere-se a uma substância (ou conjunto delas, como no caso de uma planta medicinal) que promove efeitos fisiológicos sobre o corpo melhorando ânimo, disposição, memória, cognição, desempenho sexual e redução do estresse. Embora controverso, esse termo refere-se a ervas com interessante efeito para aqueles pacientes que têm de fato o estresse como algo presente em seu dia a dia e desejam o uso de fitoterápicos para a prevenção de doenças, ou seja, para evitar o desenvolvimento de transtornos como depressão, ansiedade e insônia. Essas plantas podem ser utilizadas por um período de tempo fixo combinado com o cliente, não muito prolongado (até 1 ou 2 meses), ou o paciente pode fazer uso eventual, conforme sua demanda diária. No manejo do estresse e da fadiga, bons exemplos são o ginseng brasileiro (*Pfaffia paniculata*), o ginseng coreano (*Panax ginseng*), a erva-cidreira (*Melissa officinalis*), o alecrim (*Rosmarinus officinalis*) e a *Rhodiola rosea*. O principal cuidado a se tomar com essas plantas é com o ginseng coreano, cujo uso prolongado e excessivo pode ocasionar elevação da pressão arterial, e são descritos, também, raros casos de abertura de quadro de mania com o uso de doses altas de ginseng coreano em pacientes com transtorno afetivo bipolar (TAB), de forma que essa erva deve ser utilizada com cuidado nesses pacientes. É importante ressaltar que o ginseng brasileiro, embora compartilhe uma série de características com o coreano (e por isso leva esse nome popular), tem uma ação muito mais gentil e um perfil de toxicidade mais brando, podendo ser uma boa opção no lugar do ginseng coreano[8,9].

Dentre todas as formas de MTCI, a fitoterapia é a mais utilizada e que reúne as melhores evidências no tratamento de transtornos psiquiátricos, seguida pela acupuntura. Mais do que tratar doenças, as MTCI têm como proposta o cuidado e a promoção da boa saúde mental. Este é um aspecto interessante, pois permite atuar antes da doença – cuidar das pessoas é muito mais do que tratar doenças. Ao melhorar o sono, a digestão, a concentração, entre outras qualidades que necessárias para se levar o dia a dia da forma que satisfaça, pode-se evitar o desenvolvimento de transtornos graves. Portanto, ao abordar um paciente, ainda que ele não traga questões emocionais como sua maior preocupação, deve-se lembrar de questionar sobre essas questões, pois o seu cuidado precoce pode melhorar muito sua qualidade de vida[10].

O transtorno de humor depressivo é uma das patologias psiquiátricas de maior prevalência em todo o mundo. Ela pode ocorrer como um único episódio na vida de uma pessoa, mas frequentemente o paciente com transtorno depressivo apresenta episódios recorrentes de depressão durante sua vida. Para o diagnóstico de depressão, o paciente deve estar sintomático há pelo menos 2 semanas, sem associação com luto recente ou traumas psicológicos que tenham ocorrido nesse mesmo período (luto complicado e traumas psicológicos podem desencadear o transtorno depressivo, mas deve-se ter cuidado com a relação temporal, pois isso influencia diretamente o projeto terapêutico). Porém, quando esses pacientes buscam ajuda, geralmente estão sintomáticos há muito mais tempo já que, inclusive, a falta de desejo ou ânimo para buscar ajuda faz parte da sintomatologia do transtorno[5].

Os sintomas relacionados à depressão são sentimento constante e/ou recorrente de tristeza (humor deprimido), sensação de vazio ou desesperança, falta de prazer (anedonia), sensação de falta de energia (astenia), sentimentos de culpa e desvalia, irritabilidade, pensamentos e desejo de morte. Os pensamentos de morte nem sempre acompanham desejo suicida. Quando o paciente refere pensar ou desejar a morte é muito importante entender se ele apenas a deseja, mas não o faria, ou se tem planos de atentar contra a própria vida, o que caracteriza extrema gravidade e intervenção de urgência. Outros sintomas incluem alterações do apetite e do sono, queda da libido, dificuldade de concentração e memória[5].

A depressão pode ser classificada em leve, moderada e grave. Para seu diagnóstico, nem todos os sintomas precisam estar presentes. O tratamento de casos leves a moderados apenas com fitoterápicos é uma opção se o paciente assim o desejar. Nunca se deve esquecer de encaminhar o paciente à psicoterapia e de discutir com ele sobre melhoras de seus hábitos e estilo de vida. A atividade física regular tem quase a mesma eficácia que doses baixas de algumas drogas antidepressivas. Acupuntura e meditação também têm seu lugar. Em casos graves, os cuidados integrativos podem compor o tratamento, mas devem ser combinados com o tratamento psiquiátrico convencional, ainda que o paciente seja resistente a isso[5].

O *Hypericum perforatum* (hiperico ou erva-de-são-joão) é a droga vegetal mais utilizada para o tratamento de depressão. Pode ser usado como monoterapia em casos leves a moderados, com efeito superior ao placebo e semelhante a inibidores da recaptação de serotonina como a sertralina, com a vantagem de um perfil de efeitos colaterais menor. Entre estes, podem acontecer fotodermatite, fotossensibilidade, sedação, vertigem e constipação, entre outros. Seu mecanismo de ação engloba diversas ações sinérgicas semelhantes aos antidepressivos tricíclicos e aos inibidores seletivos da recaptação da serotonina, efeito da combinação dos constituintes ativos dessa planta. Deve-se tomar cuidado com a interação com outras medicações, pois o hipérico afeta a via do citocromo P450, portanto o conjunto de medicações utilizado pelo paciente deve ser estudado de forma cuidadosa[11,12].

Outra opção interessante é a *Curcuma longa*, com boas evidências recentes mostrando efeito antidepressivo (mecanismo de ação monoaminérgico associado a ação adaptógena)[9]. Caso o paciente apresente ansiedade, agitação, irritabilidade ou insônia, outros fitoterápicos podem ser combinados com o hipérico e/ou a cúrcuma, como a camomila (*Matricaria recutita*), valeriana (*Valeriana officinalis*), lúpulo (*Humulus lupulus*), erva-cidreira (*Melissa officinalis*), folha de maracujá (*Passiflora* sp.) e kava-kava (*Piper methysticum*). Já se a queixa do paciente incluir falta de ânimo ou energia, pensamento lento e anedonia, boas opções são o ginseng coreano (*Panax ginseng*) ou americano (*Panax quinquefolius*), alecrim (*Rosmarinus officinalis*), ginseng brasileiro (*Pfaffia paniculata*) e a rodiola (*Rhodiola rosea*)[9].

A ansiedade, em suas diversas formas, é o transtorno mental mais prevalente em todo o mundo. Trata-se de um sentimento normal de antecipação, muito útil à vida, mas que se torna patológico quando excessivo. Como transtorno, é dividida em 4 grupos principais: transtorno de ansiedade generalizada (TAG), fobias sociais, fobias específicas e transtorno do pânico. Pacientes com TAG apresentam tensão excessiva, desconectada da realidade ou preocupação excessiva por motivos pequenos ou eventualmente até inexistentes. Insônia, agitação e sensação de medo são frequentemente vistas nesses pacientes, e sintomas físicos como taquicardia, mãos e pés frios com sudorese profusa, tremores e taquipneia usualmente acompanham os sintomas psíquicos. O aumento na intensidade desses sintomas pode resultar no desenvolvimento de crises de pânico em que, além dos sintomas descritos acima, o paciente sente sintomas físicos mais fortes como dor torácica, falta de ar e sensação de morte iminente[5].

Diversas plantas medicinais podem ser utilizadas no tratamento da ansiedade. Valeriana e kava-kava são opções seguras e eficazes e podem ser utilizadas como monoterapia em casos leves a moderados, mas o uso combinado traz melhores resultados. Podem ser combinadas com a erva-cidreira, camomila, erva-doce (*Pimpinella anisum*), ashwagandha (*Withania somnifera*), folha de maracujá, lúpulo, entre outros. Todas essas plantas têm efeito sobre a ansiedade e a insônia via modulação gabaérgica, porém através de diferentes mecanismos de ação, o que reforça seu efeito quando em combinação ainda que em baixas doses de cada fitoterápico[9,13].

O TAB é uma patologia grave, que cursa com fases de mania/hipomania alternadas com períodos de depressão. Seu diagnóstico é difícil, pois geralmente o paciente só busca ajuda durante os períodos depressivos, não se reconhecendo doente durante os períodos de mania. Seu tratamento consiste na administração de drogas reguladoras do humor, como o carbonato de lítio e o ácido valproico, em geral de forma crônica. Não é possível a substituição dos reguladores de humor por medicamentos fitoterápicos, ficando esses reservados para complementar o tratamento com os reguladores de humor. Com a progressão da doença, é comum observar comprometimento cognitivo nesses pacientes como consequência da atividade patológica da doença. Nesse sentido, é possível a utilização da ashwagandha (*Withania somnifera*), que tem efeito anti-inflamatório central, auxiliando a recuperação desses pacientes nos períodos pós-crise para tentar reduzir a velocidade de progressão do declínio cognitivo[5,9,14].

No caso da esquizofrenia, doença crônica grave que se apresenta com sintomas positivos como delírios e alucinações (psicose) e sintomas negativos como embotamento e alterações de humor, observa-se também evolução clínica para demência. Não é adequado tratar esses pacientes apenas com fitoterápicos, sendo o uso de medicamentos antipsicóticos imprescindível e, embora a literatura científica aponte algumas ervas com efeito antipsicótico, clinicamente esse efeito é pouco relevante. Para melhora de sintomas gerais e sintomas de humor que a medicação convencional não consegue controlar, o *Ginkgo biloba* oferece auxílio interessante como medicação complementar e o ginseng americano pode auxiliar a prevenção da evolução precoce para demência. Para melhora de sintomas de humor, sono e ansiedade, podem ser utilizadas plantas medicinais específicas, não sendo descrito risco de crise psicótica decorrente do uso de plantas medicinais convencionais. Por outro lado, sabe-se que o uso da *Cannabis sativa* ou plantas alucinógenas podem, sim, desencadear surtos de psicose isolados ou, ainda, acarretar o início da apresentação clínica da esquizofrenia (como acelerador da apresentação da doença, não como causador da doença)[9].

Entre as demências, observam-se diversas etiologias distintas, sendo a doença de Alzheimer a mais comum. Diversos estudos com plantas medicinais com efeito neuroprotetor sugerem que plantas como a *Curcuma longa*, a *Carapa guaianensis* e a *Bacopa monieri* podem reduzir a velocidade de progressão do comprometimento cognitivo, mas isso ainda não está claramente estabelecido. Porém, com frequência esses pacientes apresentam transtornos de humor, agitação, irritabilidade, entre outros sintomas, que podem e devem ser trabalhados com o uso de plantas medicinais[9,11,13].

Já a fitoterapia da medicina tradicional chinesa (MTC) tem uma lógica própria de prescrição e entendimento do processo fisiopatológico. Sua bioquímica vem sendo revelada pela ciência, porém seu uso ainda carece do diagnóstico pela MTC devido à forma como se agrupam os sinais e sintomas. As plantas medicinais da MTC têm efeito interessante, pois pouco trabalham com a fisiopatologia serotoninérgica e noradrenérgica como fazem as clássicas drogas antidepressivas, mas atuam sobre o sistema nervoso autônomo trazendo resultados muito interessantes, também, sobre diversos transtornos psiquiátricos[8,15].

ACUPUNTURA

Acupuntura é uma técnica oriunda da MTC muito utilizada para o tratamento de diversas patologias. Consiste na aplicação de agulhas de acupuntura em pontos determinados do corpo, a depender do quadro clínico. No caso da saúde mental, pode ser aplicada tanto do ponto de vista integrativo, buscando-se o diagnóstico sindrômico da MTC, quanto buscando-se diretamente o tratamento de determinada doença considerando a técnica de aplicação e seleção de pontos baseados nos mecanismos de ação da acupuntura. Há hoje conhecimento suficiente para a aplicação da acupuntura com base exclusivamente em seus mecanismos de ação, ignorando seu caráter integrativo. O que se vê na prática, porém, é que o uso combinado da abordagem tradicional e integrativa com o conhecimento científico atual traz os melhores resultados[16].

A prática regular da acupuntura promove liberação e regulação da expressão de serotonina e noradrenalina, neurotransmissores-chave no tratamento de transtornos psiquiátricos. Além disso, a acupuntura regula a expressão de ocitocina, beta-endorfina, melatonina, ácido gama-aminobutírico e outros neurotransmissores cuja regulação são essenciais à boa saúde mental. Além disso, estudos com ressonância magnética funcional mostram atividade interessante da acupuntura sobre diversas áreas cerebrais especialmente relacionadas ao comportamento e regulação emocional, como o sistema límbico, córtex orbitofrontal, córtex cingulado anterior, *default mode network*, entre outros. Tem, ainda, efeito interessante sobre sintomas autonômicos (cujo controle é importante, por exemplo, no tratamento de pacientes com síndrome do pânico) e sobre regulação de diversos hormônios que podem também influenciar a saúde mental do paciente. É muito interessante observar que os mecanismos de ação da acupuntura sobre os fatores importantes na fisiopatologia dos transtornos psiquiátricos tendem, na verdade, a promover a regulação dos processos que se encontram desorganizados no paciente, ou seja, ela traz o paciente para o que seria o seu "normal". Diferente das medicações, que introduzem moléculas e substâncias no corpo do paciente, a acupuntura faz com que o próprio corpo volte a produzir adequadamente as substâncias que estão em falta, regula o momento em que são liberadas pelo corpo e diminui a produção das substâncias que estão em excesso. A constatação dessa forma de ação da acupuntura exemplifica de forma brilhante o conceito de equilíbrio que tanto se busca na medicina integrativa, e não é à toa que a acupuntura é uma das primeiras práticas em que se pensa quando se desejam tratamentos que vão além das medicações convencionais[16-19].

O uso da acupuntura no tratamento de pacientes psiquiátricos tem lugar principalmente na combinação com outros tratamentos. Não existem dúvidas na literatura sobre o benefício da acupuntura para tratamento de depressão, insônia e ansiedade, devendo ser sempre indicada para esses pacientes. A acupuntura melhora a eficácia dos antidepressivos e ansiolíticos, bem como auxilia no processo de psicoterapia. A acupuntura promove relaxamento do paciente, melhora seu sono e reconecta o indivíduo com a realidade de forma gentil e precisa. Ao promover o equilíbrio do paciente, em nível psíquico e biológico, a acupuntura é uma ferramenta segura e altamente eficaz na abordagem do paciente psiquiátrico, facilitando o manejo dos sintomas e acelerando seu tratamento[16,18,19].

MINDFULNESS

O *mindfulness* é uma técnica moderna de meditação baseada nas técnicas introdutórias de linhas tradicionais de meditação. Simples e fácil de fazer, pode ser realizada em encontros presenciais individuais, grupais ou através de plataformas para teleatendimentos; uma vez aprendida, o paciente pode fazer sozinho em sua casa, trazendo muitos benefícios ao seu tratamento. Nas síndromes ansiosas apresenta bom impacto sobre a sintomatologia tanto no tratamento quanto na prevenção de crises de ansiedade, com bom benefício em longo prazo[20,21]. Para o tratamento de depressão, as evidências ainda são frágeis sob sua eficácia durante o episódio depressivo, porém, a exemplo da ansiedade, tem eficácia muito interessante na prevenção de novos episódios de depressão[20,22]. Existem poucos estudos com bom rigor científico que relatam sobre o uso do *mindfulness* no tratamento de pessoas com TAB, mas através deles pode-se alegar que, associado ao tratamento medicamentoso, auxilia na redução de sintomas de ansiedade, depressão e melhora o funcionamento cognitivo e a regulação emocional nessa população. Mesmo com essas limitações de pesquisas, apresenta-se como uma intervenção promissora para o tratamento do TAB[23,24].

ARTETERAPIA

Essa técnica pode ser utilizada em diversos contextos socias, populações diferentes e envolve conhecimentos de psicologia e artes que possibilitam que o paciente explore aspectos de seu consciente ou inconsciente por meio de diferentes técnicas e linguagens expressivas, sem a preocupação com resultados estéticos e bom manejo de diferentes procedimentos. Pesquisas relatam benefícios significativos da arteterapia no tratamento de transtornos mentais, sendo útil no campo da psiquiatria, porém, são indicadas mais pesquisas para reforçar sua aplicabilidade[25-27].

MUSICOTERAPIA

A musicoterapia é uma ciência que atua com pessoas, grupos e comunidades nos campos da saúde, educação e assistência social através da música, seus elementos (som, ritmo, melodia e harmonia), instrumentos musicais, canto e ruídos. Em saúde, atua na promoção, prevenção e tratamento. O profissional que trabalha com musicoterapia é o musicoterapeuta, e para obter esse título é preciso realizar uma graduação ou pós-graduação em musicoterapia. O musicoterapeuta avalia, planeja e desenvolve um projeto terapêutico dentro das necessidades e objetivos do indivíduo ou grupo, que não necessitam de conhecimentos musicais. A musicoterapia tem importante atuação no campo da psiquiatria, sendo boa coadjuvante nos tratamentos medicamentosos[28,29].

DANÇATERAPIA

A dançaterapia é uma abordagem corporal que pode ser aplicada em todas as faixas etárias e em diferentes contextos sociais. Ela não exige consideráveis habilidades cognitivas e linguísticas do paciente, trabalhando questões emocionais através de um processo criativo, de acordo com as demandas e objetivos do paciente, além de promover a inclusão e socialização. Também é aplicada no campo da saúde física, melhorando aspectos emocionais e físicos. Uma hora de dançaterapia por semana podem trazer bons resultados quando em associação a outros tratamentos[30,31].

TEATROTERAPIA

A teatroterapia é um método de intervenção terapêutica para promover a saúde mental através da linguagem teatral, que envolve a encenação, contação de histórias e atividades expressivas. Além de trabalhar questões emocionais e auxiliar no tratamento de transtornos mentais, o processo possibilita identificar e estimular habilidades e capacidades, vivenciar novas experiências, o descobrimento de novos interesses, treinar papéis do cotidiano e conflitos que os envolvem, melhorar a consciência corporal e a socialização. Uma sessão de teatroterapia por semana tende a trazer bons resultados, podendo auxiliar no tratamento de doenças psiquiátricas, porém, existem poucas pesquisas que comprovam seus resultados[29,32].

ANTROPOSOFIA

Antroposofia vem do grego "antrop(o)", "homem" + "sof(o)", "sábio" + "ia", "qualidade, estado, profissão", sendo entendida como o "conhecimento do ser humano". Foi elaborada pelo filósofo austríaco Rudolf Steiner (1861-1925) no início do século XX, propondo uma abordagem que amplia o conhecimento obtido pelo método científico convencional, envolvendo conhecimentos da natureza, do ser humano e do universo, com inserção em diversas áreas da vida humana[33,34]. Ainda não existem evidências conclusivas sobre a eficácia desse método em transtornos mentais, sendo necessárias mais pesquisas para apoiar seu uso na psiquiatria.

HOMEOPATIA

A homeopatia é uma racionalidade médica desenvolvida em 1796 pelo médico alemão Samuel Hahnemann e introduzida no Brasil em 1840 pelo médico Frances Benoît Mure. É uma prática empregada mundialmente que proporciona uma intervenção segura, pois suas doses infinitesimais – o material passa por um intenso procedimento de diluição e agitação – costumam causar menos efeitos adversos e interações medicamentosas do que a terapêutica convencional[35]. A homeopatia é muito utilizada ao redor do mundo, porém, é preciso investigar sua eficiência e segurança nos transtornos mentais, pois as pesquisas disponíveis até o momento não estabelecem esses parâmetros para apoiar seu uso na prática clínica psiquiátrica[36].

TÉCNICAS DE IMPOSIÇÃO DE MÃOS

As técnicas de imposição de mãos são empregadas para promoção, prevenção e tratamento na saúde física, mental, espiritual e também promovem sensação de bem-estar. Atualmente, as técnicas de imposição de mãos mais utilizadas e discutidas no campo científico são o Reiki, o Toque Terapêutico e o Toque de Cura.

O Reiki é uma técnica de transferência de "energia vital" para uma pessoa por meio da imposição ou toque das mãos no corpo em posições específicas ou à distância. No Toque Terapêutico, o corpo é um sistema de energia que envolve aspectos físicos, mentais e espirituais, e, através da imposição das mãos, é possível alterar esses sistemas energéticos para promover melhora nos aspectos citados anteriormente. Já o Toque de Cura também é um tratamento que envolve energia e o uso das mãos do praticante sobre o corpo do paciente. Nessa técnica, o toque é utilizado para acessar e determinar áreas de desequilíbrio de energia que precisam ser desbloqueadas, e, após o desbloqueio, promove-se saúde física, mental e espiritual. Não há qualquer evidência de que essas referidas energias e desequilíbrios, da forma como são explicados, sejam algo real; porém, o contato físico e a disposição do paciente em ser curado podem trazer resultados positivos. Embora estudos envolvendo essas técnicas relatem resultados positivos, existe a necessidade de mais pesquisas que comprovem seus efeitos na saúde mental[37,38].

TERAPIA DA NATUREZA

A terapia da natureza propõe um aumento do contato com a natureza que traz benefícios à saúde física e mental, proporcionando melhor qualidade de vida. Um exemplo é o "banho na floresta", que surgiu no Japão na década de 1980 e sugere que a imersão em florestas e outros ambientes naturais promovem sensação de bem-estar, auxiliam na prevenção e tratamento de doenças sistêmicas como hipertensão arterial e autoimunes como alergias, além de transtornos do humor[39,40]. Esse contato com a natureza pode trazer benefícios através de uma visita semanal a espaços de natureza por pelo menos 30 minutos. Até mesmo reparar nos aspectos naturais ao entorno nos diferentes percursos do dia a dia já tem efeitos benéficos à saúde[41].

Pesquisas relatam que o contato com a natureza é muito importante para a saúde, pois traz sensação de bem-estar e auxilia na prevenção e tratamento de diversas questões de saúde, incluindo demandas psiquiátricas. Na prática clínica, deve-se orientar os pacientes a buscarem fazer caminhadas e atividades físicas ao ar livre, ou simplesmente ir a parques e outros lugares em que possam ter contato direto com a natureza em razão de seus benefícios na promoção, prevenção e tratamento em saúde mental[42,43]. O fato de estar em contato com a natureza trazer benefícios à saúde mental mostra como, às vezes, simples mudanças no estilo de vida podem melhorar em muito a saúde. Antes de buscar terapias revolucionárias, lembre-se de orientar seu paciente a fazer as coisas simples da vida.

CONSIDERAÇÕES FINAIS – A PSIQUIATRIA INTEGRATIVA

Descreveu-se ao longo deste capítulo uma série de formas de abordar o paciente psiquiátrico através da MTCI. Algumas abordagens têm muito boa evidência científica, outras nem tanto ainda. Porém, cabe pensar sobre a forma como se entende o paciente dentro desse espectro da MTCI. Em qualquer um dos sistemas das MTCI, os aspectos comportamentais e emocionais são sempre relacionados a outros aspectos da vida e do corpo, não sendo vistos simplesmente como uma "doença da mente". Estilo de vida, alimentação, a forma como a pessoa se relaciona com seu trabalho, seus estudos, a família, sua espiritualidade são importantíssimos para a boa saúde mental e devem ser abordados pelo profissional. O profissional das MTCI deve abordar essas questões não no sentido de obrigatoriamente "corrigir comportamentos", mas sim de buscar, em conjunto com o paciente, formas mais saudáveis de viver e se colocar na sociedade que façam sentido para ele.

Para fazer isso, é essencial entender as bases culturais do paciente, ou seja, suas crenças, valores e expectativas sobre a vida. Com o esquecimento disso, de nada vale a abordagem integrativa. O principal papel das MTCI é lembrar que se está diante de pessoas, não doenças. Converse com seu doente, observe-o, respeite seu ponto de vista e trabalhe com ele no sentido de trazer paz e positividade à sua vida. O tratamento escolhido é apenas o resultado disso, a consequência da boa análise do sujeito como um todo. Esta é a base da psiquiatria integrativa.

REFERÊNCIAS BIBLIOGRÁFICAS

1. Mehta N, Davies SC. The importance of psychiatry in public mental health. Br J Psychiatry. 2015;207(3):187-8.
2. Gupta S, Cahill JD. A prescription for "deprescribing" in psychiatry. Psychiatr Serv. 2016;67(8):904-7.
3. Erskine HE, Baxter AJ, Patton G, Moffitt TE. The global coverage of prevalence data for mental disorders in children and adolescents. Epidemiology and Psychiatric Sciences. 2017;26:395-402.
4. Andrade LH, Wang YP, Andreoni S, Silveira CM, Alexandrino-Silva C, Siu ER, et al. Mental disorders in megacities: findings from the São Paulo megacity mental health survey, Brazil. PLos ONE. 2012;7(2):e31879.
5. Dalgalarrondo P. Psicopatologia e semiologia dos transtornos mentais. Porto Alegre: Artmed; 2018.
6. Kirschenbaum H, April J. The current status of Carl Rogers and the person-centered approach. Psychotherapy: Theory, Research, Practice, Training. 2005;42(1):37-51.
7. Wong AHC, Smith M, Boon HS. Herbal remedies in psychiatric practice. Arch Gen Psychiatry. 1998;55:1033-44.
8. Lian-Ying L, Yi-Fan H, Li L, Hong M, Yin-Mao D, Fan Y, et al. A preliminary review of studies on adaptogens: comparison of their bioactivity in TCM with that of ginseng-like herbs used worldwide. Chin Med. 2018;13:57.
9. Sarris J. Herbal medicines in the treatment of psychiatric disorders: 10-year update review. Phytoter Res. 2018;32(7):1147-62.
10. Lake J, Helgason C, Sarris J. Integrative Mental Health (IMH): paradigm, research, and clinical practice. Explore (NY). 2012;8(1):50-7.
11. Zirak N, Shafiee M, Soltani G, Mirzaei M, Sahebkar A. Hypericum perforatum in the treatment of psychiatric and neurodegenerative disorders: Current evidence and potential mechanisms of action. J Cell Physiol. 2019;234(6):8496-508.
12. Apaydin EA, Maher AR, Shanman R, Booth MS, Miles JNV, Sorbero ME, et al. A systematic review on St. Johns wort for major depressive disorder. Systematic Reviews. 2016;5:148.
13. Savage K, Firth J, Stough C, Sarris J. GABA-modulating phytomedicines for anxiety: a systematic review of preclinical and clinical evidence. Phytotherapy Research. 2017;32(1):3-18.
14. Chengappa KNR, Bowie CR, Schlicht CJ, Fleet D, Brar JS, Jindal R. Randomized placebo-controlled adjunctive study of an extract of Withania somnifera for cognitive dysfunction in bipolar disorder. J Clin Psychiatry. 2013;74(11):1076-83.
15. Wing-Fai Y, Ka-Fai C, Ka-Yan N, Yee-Man Y, Shi-Ping Z, Bacon FLN, et al. Prescription of Chinese herbal medicine in pattern-based traditional Chinese medicine treatment for depression: a systematic review. Evid based Complement Alternat Med. 2015;160189.
16. Hsing WT, Tsai AWW, Rohde CBS. Acupuntura e medicina tradicional chinesa. Série Manual do Médico Residente. São Paulo: Atheneu; 2019.
17. Chae Y, Chang DS, Lee SH, Jung WM, Lee IS, Jackson S, et al. Inserting needles into the body: a meta-analysis of brain activity associated with acupuncture needle stimulation. Pain. 2013;14(3):215-22
18. Armour M, Smith CA, Li-Qiong W, Naidoo D, Guo-Yan Y, MacPherson H, et al. Acupuncture for depression: a systematic review and meta-analysis. J Clin Med. 2019;8(8):1140.
19. Samuels N, Gropp C, Singer SR, Oberbaum M. Acupuncture for psychiatric illness: a systematic review. Behav Med. 2008;34(2):55-64.
20. Blanck P, Perleth S, Heidenreich T, Kröger P, Ditzen B, Bents H, et al. Effects of mindfulness exercises as stand-alone intervention on symptoms of anxiety and depression: systematic review and meta-analysis. Behaviour Research and Therapy. 2018;102:25-35.
21. Kuyken W, Warren FC, Taylor RS, Whalley B, Crane C, Bondolfi G, et al. Efficacy of mindfulness-based cognitive therapy in prevention of depressive relapse. JAMA Psychiatry. 2016;73(6):565-74.

22. Rodrigues MF, Nardi AE, Levitan M. Mindfulness in mood and anxiety disorders: a review of the literature. Trends in Psychiatry and Psychotherapy. 2017;39(3):207-15.
23. Xuan R, Li X, Qiao Y, Guo Q, Liu X, Deng W, et al. Mindfulness-based cognitive therapy for bipolar disorder: a systematic review and meta-analysis. Psychiatry Res. 2020;290:113116.
24. Chu CS, Stubbs B, Chen TY, Tang CH, Li DJ, Yang WC, et al. The effectiveness of adjunct mindfulness-based intervention in treatment of bipolar disorder: a systematic review and meta-analysis. J Affect Disord. 2018;225:234-45.
25. Ciasca EC, Ferreira RC, Santana CLA, Forlenza OV, Dos Santos GD, Brum PS, et al. Art therapy as an adjuvant treatment for depression in elderly women: a randomized controlled trial. Braz J Psychiatry. 2018;40(3):256-63.
26. Abbing A, de Sonneville L, Baars E, Bourne D, Swaab H. Anxiety reduction through art therapy in women. Exploring stress regulation and executive functioning as underlying neurocognitive mechanisms. PLoS One. 2019;14(12):e0225200.
27. Attard A, Larkin M. Art therapy for people with psychosis: a narrative review of the literature. Lancet Psychiatry. 2016;3(11):1067-78.
28. Barcelos VM, Teixeira ER, Ribeiro ABN, Silva LDB, Rodrigues DP, Siqueira ASA, et al. Music therapy in patients with mental disorders. J Nursing UFPE. 2018;12(4):1554-9.
29. Ørjasæter KB, Stickley T, Hedlund M, Ness O. Transforming identity through participation in music and theatre: exploring narratives of people with mental health problems. Int J Qual Stud Health Well-being. 2017;12(sup2):1379339.
30. Karkou V, Aithal S, Zubala A, Meekums B. Effectiveness of dance movement therapy in the treatment of adults with depression: a systematic review with meta-analyses. Front Psychol. 2019;10:936.
31. Millman LSM, Terhune DB, Guido ECMH. Towards a neurocognitive approach to Dance Movement Therapy for mental health: a systematic review. Clinical Psychology & Psychotherapy. 2021;28(1):24-38.
32. Furlan PM, Rosa M, Moncalvo M, Bernardi M, Rovelli G, Caratto L, et al. Terapias expressivas: teatro. J Nurs Health. 2012;2:169-74.
33. Lanz R. Noções básicas de antroposofia. 7. ed. São Paulo: Antroposófica; 2005. 104 p.
34. Sociedade Antroposófica no Brasil. O que é Antroposofia? São Paulo: Sociedade Antroposófica no Brasil; 1999.
35. Homeopatia. 3. ed. São Paulo: Conselho Regional de Farmácia do Estado de São Paulo; 2019. 58 p.
36. Rotella F, Cassioli E, Falone A, Ricca V, Mannucci E. Homeopathic remedies in psychiatric disorders: a meta-analysis of randomized controlled trials. J Clin Psychopharmacol. 2020;40(3):269-75.
37. Mangione L, Swengros D, Anderson JG. Mental health wellness and biofield therapies: an integrative review. Issues Ment Health Nurs. 2017;38(11):930-44.
38. Motta PMR, Barros NF. A aplicação de técnicas de imposição de mãos no estresse-ansiedade: revisão sistemática da literatura. Cadernos Brasileiros de Terapia Ocupacional. 2015;23(2):381-92.
39. Hansen MM, Jones R, Tocchini K. Shinrin-yoku (forest bathing) and nature therapy: a state-of-the--art review. Int J Environ Res Public Health. 2017;14(8):851.
40. Song C, Ikei H, Miyazaki Y. Physiological effects of nature therapy: a review of the research in Japan. Int J Environ Res Public Health. 2016;13(8):781.
41. Shanahan D, Bush R, Gaston KJ, Lin BB, Dean J, Barber E, et al. Health benefits from nature experiences depend on dose. Sci Rep. 2016;6:28551.
42. Bratman GN, Anderson CB, Berman MG, Cochran B, de Vries S, Flanders J, et al. Nature and mental health: an ecosystem service perspective. Sci Adv. 2019;5(7):eaax0903.
43. Kaplan R, Kaplan S. The experience of nature. 1. ed. New York: Cambridge University Press; 1989. 360 p.

44

Oncologia integrativa: uma abordagem centrada na pessoa

Paola Tôrres Costa
Ricardo Ghelman
Regina Chamon

"A oncologia integrativa é um campo de tratamento do câncer centrado no paciente e baseado em evidências que utiliza práticas mente-corpo, produtos naturais e/ou modificações no estilo de vida de diferentes tradições ao lado de tratamentos convencionais de câncer. A oncologia integrativa visa otimizar a saúde, a qualidade de vida e os resultados clínicos em todo o processo contínuo de tratamento do câncer e capacitar as pessoas a prevenir o câncer e a se tornarem participantes ativos antes, durante e após o tratamento do câncer."

Witt, 2017[1].

INTRODUÇÃO

Os avanços no tratamento do câncer nas últimas décadas tiveram um impacto enorme sobre o desfecho dos inúmeros tipos da doença. Há 30 anos, a maioria dos pacientes com leucemia mieloide crônica (LMC) estava fadada a morrer da doença, caso não tivessem a chance de ter um doador para realizar um transplante alogênico de medula óssea. Atualmente, os pacientes estão sendo tratados e acompanhados tomando diariamente apenas um comprimido de uma droga chamada mesilato de imatinibe. Essa droga e inúmeras outras que se seguiram foram emblemáticas para a medicina, porque revelam quantas fronteiras tecnológicas nós ultrapassamos para tratar essa doença, que continua sendo um grande desafio para todos nós, profissionais da saúde, pacientes e familiares.

No entanto, tudo isso ainda diz pouco quando consideramos os desejos, as necessidades e as narrativas de vida das pessoas, pois doenças assim descritas, com sinais, sintomas e estatísticas, são vistas apenas em livros como este que você está lendo agora. Quando nos deparamos com pessoas portadoras de câncer, vamos observar claramente que as fronteiras em todas as direções são muito tênues.

As necessidades não satisfeitas quanto a uma série de sintomas e o desejo de abordagens holísticas de saúde ou mesmo de cura estão entre as motivações que os pacientes têm para buscar as Práticas Integrativas e Complementares em Saúde (PICS), terminologia que se refere a uma série de modalidades farmacológicas e especialmente não farmacológicas que vem sendo empregada de forma complementar, baseada em evidências científicas e regulamentada pelo Ministério da Saúde. Empregar essas práticas como única estratégia de tratamento, em detrimento do tratamento convencional do câncer, pode ter um impacto negativo nos resultados clínicos e na sobrevida, o que corresponderia a um modelo alternativo que fere a ética médica. O modelo integrativo de cuidado é altamente ético e permite um avanço na ampliação dos desfechos clínicos, além da sobrevida em direção ao melhor controle da fadiga, por exemplo, e melhora da qualidade de vida.

A oncologia integrativa é uma área abrangente de tratamento do câncer, cujos principais focos são ser centrada no paciente e baseada em evidências, com a utilização de práticas mente-corpo, produtos naturais e modificações no estilo de vida de diferentes tradições, em conjunto com os tratamentos convencionais de câncer. Ela prioriza a segurança e as melhores evidências disponíveis para oferecer intervenções terapêuticas adequadas paralelamente ao tratamento convencional.

A oncologia integrativa busca envolver os pacientes e suas famílias como participantes ativos em seus próprios cuidados, passando pela prevenção, tratamento e sobrevida. Esse princípio otimiza a promoção da saúde e trata de forma proativa os sintomas e efeitos adversos que surgem do câncer ou de seu tratamento.

Com essa abordagem, a pessoa, passando pelo desafio do câncer, sai da condição de paciente para tornar-se agente do seu próprio cuidado, utilizando ferramentas que permitem mais autonomia no autocuidado e, com isso, mais opções de manejo de sintomas e melhores desfechos clínicos.

Para muitos pacientes, sintomas como insônia, dor, fadiga e ansiedade podem persistir, apesar das intervenções médicas padrão. Embora o uso das práticas integrativas e complementares seja prevalente entre pacientes com câncer (com estimativas de até 80%), a grande maioria dos pacientes não comunica ao seu médico assistente sua utilização[2,3]. Além disso, os pacientes são mais propensos a obter informações sobre práticas integrativas e complementares de leigos, ou seja, de fontes não médicas. De forma alarmante, uma recente pesquisa de opinião realizada pela American Society of Clinical Oncology (ASCO) em 2018[4] descobriu que 40% dos americanos acreditam que o câncer pode ser curado apenas por meio de terapias alternativas; 38% dos cuidadores e 22% das pessoas com câncer têm essa crença. Pessoas mais jovens também tendem a ter essas crenças.

A prática da oncologia integrativa contrasta com o uso das práticas alternativas e complementares, que muitas vezes se baseiam em afirmações não conhecidas e até não comprovadas e podem envolver a rejeição ao tratamento médico convencional. O uso das práticas alternativas e complementares em vez do tratamento convencional tem sido associado à redução da sobrevida no cenário do câncer[5]. A oncologia integrativa prioriza a segurança e a melhor evidência disponível para oferecer intervenções terapêuticas adequadas junto ao tratamento convencional, de acordo com os valores e as preferências de cada paciente. O compromisso com a pesquisa científica rigorosa e a prática baseada em evidências no tratamento do câncer foi fortemente enfatizado pela fundação da Sociedade de Oncologia Integrativa (Society of Clinical Oncology – SIO) em 2003, e o primeiro conjunto de diretrizes para a prática clínica (*guidelines*) foi lançado em 2009, seguidos posteriormente por dois outros guias de diretrizes específicas para o câncer[6-9]. Mais recentemente, a ASCO endossou as diretrizes clínicas da SIO para mulheres com câncer de mama[10].

ABORDAGENS TERAPÊUTICAS USADAS NA ONCOLOGIA INTEGRATIVA

As PICS têm sido utilizadas em muitos centros para o tratamento de câncer, no Brasil e no mundo inteiro, com a finalidade de controlar sintomas agudos e tardios relacionados ao câncer, apoiar mudanças no estilo de vida e melhorar a qualidade de vida dos pacientes. Neste capítulo, abordaremos várias modalidades de tratamento, baseadas em evidências que podem ser consideradas para a otimização do gerenciamento dos sintomas, atender às necessidades não atendidas do paciente e facilitar mudanças positivas de comportamento.

Mudanças no estilo de vida

Dieta, exercícios, higiene do sono, controle do estresse e relacionamentos sociais, bem como evitar comportamentos de risco, são os fatores de estilo de vida que demonstraram ter impacto em uma ampla gama de medidas de saúde, incluindo o risco de desenvolver ou morrer de câncer ao longo da vida. Para sobreviventes de câncer, fatores ligados ao estilo de vida são relevantes na redução da morbidade relacionada aos efeitos tardios de sua doença e seu tratamento[11]. Os hábitos de vida cultivados também têm efeitos interativos importantes, como estresse descontrolado, que impede a adoção de comportamentos saudáveis[12].

Exercício e atividade física

As diretrizes da Sociedade Americana do Câncer sobre nutrição e atividade física para prevenção do câncer[11] aconselham os pacientes a praticar pelo menos 150 minutos de atividade física de intensidade moderada ou 75 minutos de atividade vigorosa a cada semana. Essas recomendações são endossadas no Brasil pelo Instituto Nacional do Câncer (Inca). Muitos pacientes enfrentam barreiras para atividades físicas, como fadiga e dor, ou mesmo sentem medo de se exercitar após receberem o diagnóstico do câncer. Por isso é importante receberem orientação sobre como implementar essas diretrizes em face dos efeitos adversos relacionados ao câncer ou a alterações pós-cirúrgicas[13]. Durante o tratamento do câncer, a atividade física regular é eficaz para lidar com a fadiga e melhorar as medidas objetivas de funcionamento físico e aptidão cardiovascular, bem como prevenir sarcopenia[14-17]. Além disso, há benefícios bem documentados nos resultados relatados pelos pacientes, incluindo melhora na autoestima e qualidade de vida[14-16]. Para pacientes com câncer que apresentam complicações cirúrgicas ou limitações físicas, exercícios supervisionados podem ajudar a prevenir lesões e declínios no funcionamento físico e na qualidade de vida[16] e aumentar a confiança para melhoras sustentadas. Para pacientes sedentários, práticas não farmacológicas tipo mente-corpo, como yoga e tai chi, podem ser um excelente ponto de partida para atividades mais robustas mais tarde e podem ser personalizadas e otimizadas para as necessidades de cada paciente. Terapeutas especializados em práticas mente-corpo com experiência em trabalhar com sobreviventes de câncer são essenciais para orientar os pacientes a implementar atividades físicas sustentáveis com segurança, prevenir quedas ou lesões e construir um regime que possa ser executado pelo paciente de forma agradável.

Nutrição e dieta

Na maioria das instituições médicas, nutricionistas treinados estão disponíveis para orientar as dúvidas e preocupações nutricionais e as restrições alimentares relacionadas ao tratamento em pacientes em tratamento de câncer. No entanto, pacientes em todos os estágios da doença costumam se perguntar se as modificações na dieta podem modificar seu risco de câncer. Muitos pacientes são levados a seguir dietas populares, que são frequentemente apresentadas como regimes curativos para o câncer. Embora muitas dessas dietas (p. ex., a dieta alcalina) possam ser inofensivas, elas carecem de base científica.

Outros regimes, como a terapia Gerson, são severamente restritivos e podem ser perigosos para o paciente, especialmente quando combinados com uma filosofia que rejeita o tratamento convencional. Para aqueles que podem ter interesses duradouros em dietas especializadas, os especialistas em medicina integrativa devem trabalhar com esses pacientes e seus nutricionistas para ajudar a evitar deficiências nutricionais, balanço calórico negativo e perda de peso durante o tratamento do câncer, que podem ser prejudiciais aos resultados gerais. Além disso, é fundamental redirecionar o foco dos pacientes para ajustes adequados e viáveis na dieta e na atividade.

Em um estudo populacional prospectivo recente (n = 41.543 participantes com 40 anos ou mais), uma melhor adesão às recomendações do Fundo Mundial de Pesquisa do Câncer/Instituto Americano de Pesquisa do Câncer (World Cancer Research Fund/American Institute for Cancer Research – WCRF/AICR) contribuiu significativamente para a prevenção do câncer: um incremento de um ponto no escore WCRF/AICR foi associado a uma redução de 12% no risco geral de câncer, e a abstinência de álcool foi considerada um importante fator de prevenção[18]. Incentivar os pacientes a desenvolver padrões alimentares regulares que incluam mais vegetais, frutas, grãos inteiros e legumes, limitando o consumo de carnes vermelhas e álcool, e evitar alimentos processados e açúcar, deve ser o foco das orientações[19].

Cada vez mais evidências associam a obesidade e outros comportamentos de estilo de vida modificáveis, como a vida sedentária e fatores dietéticos, ao desenvolvimento do câncer. Para indivíduos com câncer, também há evidências que apoiam a importância da nutrição durante e após o tratamento para melhorar a qualidade de vida, aumentar a recuperação e manter a saúde, bem como diminuir o risco de recorrência da doença e aumentar o tempo de sobrevida[20,21]. Além disso, um forte efeito protetor é sugerido quando dieta com maior consumo de vegetais e frutas e atividade física são incluídas no tratamento[21].

Sono

Os distúrbios do sono e a insônia são altamente prevalentes na população com câncer, tanto durante quanto após o tratamento. As causas geralmente são multifatoriais e incluem efeitos adversos de medicamentos, ritmos circadianos interrompidos pela fadiga relacionada ao tratamento e fatores psicossociais[22]. Os distúrbios do sono também se associam a uma maior intensidade na percepção de sintomas como dor e náusea, além de estarem associados a uma maior incidência de transtornos do humor no paciente oncológico.

É comum haver alteração do padrão do sono em situações desafiadoras, como o momento do diagnóstico, o início do tratamento ou mesmo nos exames de acompanhamento, caracterizando a insônia aguda. Entretanto, quando há dificuldade em iniciar ou manter o sono, que persiste por mais de três dias na semana, durante três meses ou mais, temos a definição de insônia crônica, segundo os critérios da Academia Americana de Medicina do Sono. Para esses casos há uma variedade de opções de tratamento não farmacológico que comprovadamente melhoram a qualidade do sono. Entre elas, a terapia cognitivo-comportamental para a insônia é o padrão-ouro e deve ser a primeira escolha quando disponível[23,24]. Em recentes ensaios clínicos randomizados comparando acupuntura, tai chi ou redução do estresse com base na atenção plena (*mindfulness-based stress reduction* – MBSR) à terapia cognitivo-comportamental para insônia para pacientes com câncer, todas essas intervenções demonstraram reduções duradouras e significativas na gravidade da insônia[25-27]. Outra abordagem que parece ter impacto, inclusive com metanálise publicada, é a musicoterapia, porque atua reduzindo a ansiedade, depressão e dor dos pacientes[28]. Os médicos precisam ajudar os pacientes a reconhecerem a importância do sono para uma boa saúde e envolvê-los na escolha de terapias eficazes e individualizadas para ajudá-los no controle da insônia.

Gerenciamento do estresse

Após o diagnóstico de câncer, os efeitos físicos, emocionais e sociais da doença são percebidos como estressantes. A resposta de estresse é uma resposta involuntária fisiológica sempre que o indivíduo se encontra diante de uma situação de ameaça ou desafio. Há uma ativação da amígdala cerebral, que desencadeia ativação do eixo hipotálamo-hipófise-adrenal, com liberação de grandes quantidades de cortisol pela medula adrenal, bem como ativação do sistema nervoso autônomo simpático, com liberação de catecolaminas como adrenalina e noradrenalina. Essas modificações levam à elevação da frequência cardíaca, respiratória e pressão arterial, bem como tensão muscular, sudorese em extremidades, alerta mental e visão em túnel. Ocorre ainda liberação de citocinas inflamatórias e ativação plaquetária e neutrofílica, deixando o organismo em um estado pró-inflamatório e mais propenso à coagulação. Uma vez que o cérebro reconhece que não há mais ameaça ou desafio e o organismo está em uma situação de segurança, há desativação da resposta de estresse à ativação da resposta de relaxamento, com ativação do sistema nervoso parassimpático e normalização das funções fisiológicas[29,30]. Quando a sensação de ameaça ou segurança é desencadeada com frequência ou a percepção de ameaça é constante, ou ainda a pessoa está diante de vários fatores estressores simultâneos, fato não raro quando se tem o diagnóstico de uma doença ameaçadora da vida, como o câncer, essa resposta de estresse pode persistir acionada por longos períodos, levando à sobrecarga alostática e ao desgaste do organismo, com maior propensão a distúrbios do humor, insônia, alteração da imunidade e estado pró-inflamatório[31].

Assim, o manejo do estresse torna-se parte fundamental do cuidado oncológico, sendo importante atuar em três pilares principais: reconhecimento do estresse e redução da reatividade, promoção da resposta de relaxamento e uso de estratégias de adaptação[32]. Demonstrou-se que estratégias eficazes de enfrentamento, como práticas de relaxamento e técnicas de gerenciamento do estresse, diminuem os níveis de depressão, ansiedade e sintomas relacionados ao câncer e seu tratamento[33,34]. De todas as terapias disponíveis, as intervenções baseadas na meditação (atenção plena) ou yoga parecem ter evidências mais robustas para gerenciamento do estresse. No entanto, são necessários estudos de longo prazo para apoiar a prática contínua, embora muitos planos de saúde privados já estejam oferecendo esse tipo de abordagem para muitos de seus usuários.

Terapias mente-corpo

As terapias mente-corpo são um grupo de técnicas que fortalecem as interações entre os estados da mente com a função corporal, para induzir o relaxamento e melhorar a saúde e o bem-estar geral. Incluem práticas de movimento guiadas por instrutor, como tai chi ou yoga, ou práticas contemplativas e de relaxamento, como meditação (atenção plena) ou imagens guiadas, bem como intervenções que dependem diretamente do terapeuta, como massagem e acupuntura[35]. As práticas e suas aplicações aproveitam a relação estreita entre o bem-estar físico e psicológico, tão bem demonstradas pelo conceito multidimensional do eixo psiconeuroendócrino-imunológico.

Acupuntura

A acupuntura é uma terapia originada da medicina tradicional chinesa. Ele usa agulhas finas estéreis, inseridas em pontos específicos do corpo dentro de canais anatômicos denominados meridianos e posteriormente estimuladas, manual ou eletricamente, para controlar os sintomas. Estudos em animais revelaram que a acupuntura pode estimular o cérebro a liberar opioides endógenos, serotonina e dopamina. Estudos de imagem funcional em humanos também descobriram que a acupuntura pode modular várias regiões do cérebro envolvidas na cognição e na emoção. As diretrizes da National Comprehensive Cancer Network (NCCN) recomendam o uso de acupuntura para tratamento da dor, fadiga, náuseas, vômitos e fogachos (ondas de calor), tanto no cenário dos cuidados paliativos quanto para os sobreviventes[36]. Mais de 80% dos centros de câncer de referência, para o Instituto Nacional do Câncer nos Estados Unidos, recomendam a acupuntura para gerenciamento de sintomas ligados ao câncer[37].

Massagem

A massagem terapêutica no ambiente da oncologia para reduzir a fadiga relacionada ao câncer, dor, distúrbios do humor e linfedema está entre as intervenções recomendadas na maioria das diretrizes clínicas[8,38,39]. Os cuidados relacionados à utilização da massagem em oncologia vão desde alterações na pressão aplicada, análise cuidadosa para evitar sítios que não podem ser manipulados e precauções relacionadas a outros tópicos relevantes, como tratamentos recentes, cirurgia ou metástase. Os estudos mostraram reduções significativas na dor, náusea, fadiga e sofrimento psicológico[40,41]. Os benefícios da massagem são provavelmente mais imediatos e de menor duração do que outras intervenções, portanto necessitam de aplicação repetida para a manutenção de seus efeitos. Uma revisão da literatura de 2020 de aplicações externas de diferentes sistemas médicos complexos (SMC) ou racionalidades médicas identificou 111 publicações. No contexto dos SMC, as aplicações externas são tratamentos manuais que provêm da medicina complementar e são realizados por profissionais, enfermeiros e prestadores de cuidados através da aplicação do toque interpessoal. Essas aplicações funcionam por processos fisiológicos, psicológicos e sociais e são destinadas ao bem-estar dos pacientes. Exemplos dessas intervenções são o shiatsu da medicina tradicional chinesa, a abhyanga da ayurveda e as terapias externas antroposóficas da medicina antroposófica. A revisão sugere que as aplicações externas podem melhorar o bem-estar dos pacientes durante o tratamento do câncer e estão associadas a efeitos físicos e psicológicos que potencialmente melhoram os cuidados de apoio. O número e a qualidade dos estudos publicados na área são limitados. O estudo conclui que futuras investigações empíricas devem avaliar a eficácia e os efeitos subjacentes em pacientes oncológicos, aderir a uma abordagem individualizada adaptada ao paciente e investigar a complexidade sistêmica das aplicações baseadas no tato dos sistemas médicos complexos. Mais pesquisas podem ajudar a determinar os regimes de terapia de massagem ideais para pacientes com câncer[42].

Intervenções baseadas na atenção plena

A melhor forma de meditação baseada em evidências científicas, não ligada a qualquer religião, é a meditação baseada na atenção plena ou *mindfulness*, desenvolvida na Universidade de Massachusetts pelo Dr. Jon Kabat-Zinn. Na prática da meditação da atenção plena, pensamentos, emoções e sensações físicas emergentes são observados com atenção aberta, relaxada e sem julgamentos. Ensaios randomizados de redução do estresse com base na atenção plena relatam diminuição da fadiga, depressão, ansiedade e medo de recorrência[43,44]. Além disso, melhorias foram observadas no sono[43,45], na qualidade de vida e nos ajustes psicossociais[46], bem como nos efeitos adversos de longo prazo associados ao tratamento[47]. Embora a maioria dos estudos tenha sido conduzida em pacientes com câncer de mama, os estudos de redução do estresse baseados na atenção em pacientes com outros tipos de câncer também demonstram melhorias no humor, bem-estar geral e reduções de estresse e angústia[48,49]. Além disso, estão surgindo evidências de que intervenções bem estudadas de meditação da atenção plena, como a redução do estresse com base na atenção plena, são tratamentos adjuntos eficazes para a dor crônica[50].

Yoga

Yoga é uma prática de movimento meditativo que se originou da medicina ayurvédica e visa unir a mente e o corpo. Embora haja diferenças consideráveis entre as tradições e escolas de prática, todas envolvem o uso de asanas ou posturas físicas, técnicas de respiração, meditação, canto (mantras) e o estudo de textos filosóficos e regras de conduta. Várias grandes metanálises e revisões sistemáticas resumem as evidências dos benefícios da yoga na qualidade de vida e saúde emocional em pacientes com câncer e sobreviventes da doença[51-53]. Além disso, um grande estudo multicêntrico randomizado de um programa de yoga restaurador de quatro semanas foi comparado com o cuidado padrão entre sobreviventes de câncer e descobriram que aqueles que participaram da intervenção tiveram melhorias significativamente maiores no sono e reduziram o uso de medicamentos para dormir[54].

Tai chi

O tai chi é uma prática de movimento ancestral, originalmente baseada nas artes marciais chinesas. A prática evoluiu para ser caracterizada por sequências de movimentos lentos e fluidos, coordenados com a respiração e a atenção concentrada. Como uma forma segura e suave de exercício, o tai chi é particularmente útil para encorajar pacientes debilitados e idosos a retomarem a atividade física. Além disso, estudos descobriram que o tai chi melhora o equilíbrio e reduz o risco de quedas[55]. Em um estudo randomizado que comparou o tai chi com a fisioterapia para osteoartrite de joelho, ambos os grupos tiveram melhorias clinicamente significativas semelhantes, mas o grupo de tai chi também mostrou melhorias em escores de depressão e qualidade de vida[56]. As sequências lentas e de baixo impacto do tai chi podem ser ideais para pacientes com câncer enfraquecidos ou fatigados e que desejam praticar exercícios com segurança. Em um ensaio clínico randomizado e controlado de pacientes com câncer de pulmão em quimioterapia, o tai chi foi considerado eficaz para controlar a fadiga relacionada à doença[57]. Em pacientes com câncer de mama que tinham insônia como comorbidade, o tai chi produziu melhoras clinicamente significativas e não foi inferior à terapia cognitivo-comportamental (o padrão-ouro) para insônia[27].

PRODUTOS NATURAIS

O uso de produtos fitoterápicos e suplementos dietéticos é a prática integrativa e complementar mais comum em mais de um terço (37%) dos pacientes com mais de 50 anos pesquisados em um estudo realizado pelo National Center of Complementary and Integrative Health (NCCIH) do National Institutes of Health (NIH)[57]. Os pacientes, às vezes, usam produtos naturais para aliviar os sintomas; no entanto, muitos deles também podem ter expectativas de cura, apesar da falta de evidências de que, em geral, produtos naturais possam alterar os resultados do câncer. A possibilidade de danos advindos da utilização inadequada de produtos naturais é particularmente aumentada para pacientes com câncer que estão sob regime de tratamento ativo. Geralmente existem quatro categorias principais de interações potenciais: altas doses de produtos naturais com propriedades antioxidantes podem interferir na eficácia da radio ou quimioterapia[58,59]; ervas anticoagulantes podem causar efeitos prejudiciais em pacientes com baixos níveis de plaquetas, quando usadas concomitantemente com medicamentos anticoagulantes[60] ou durante procedimentos cirúrgicos; ervas fitoestrogênicas podem interferir nas terapias hormonais ou exercer influências negativas nos cânceres sensíveis aos hormônios[61]; e ervas imunoestimulantes podem alterar a eficácia da terapia imunossupressora[62]. Além disso, a toxicidade direta de órgãos, como lesão renal e hepática, foi associada a alguns produtos naturais[63]. Nos Estados Unidos, os problemas de controle de qualidade são uma grande preocupação com produtos naturais e medicamentos naturais pelo potencial de substituições ou preenchimentos de produtos, contaminação e rotulagem imprecisa[64]. Os problemas potenciais podem ser agravados pela falta de diálogo entre pacientes com câncer e seus fornecedores em relação ao uso de produtos naturais. Diretrizes recentes da SIO, endossadas por um Painel de Especialistas da ASCO, determinaram que geralmente há pouca evidência para o uso de suplementos entre pacientes com câncer de mama[10]. Além disso, a acetil-L-carnitina pode realmente causar danos quando usada para neuropatia periférica induzida por quimioterapia.

Aloe vera e creme de ácido hialurônico também não foram recomendados para reações cutâneas por radiação, e a glutamina não foi recomendada para náuseas e vômitos induzidos por quimioterapia. Entre os fitoterápicos com efeito complementar eficaz como antiemético temos o gengibre, que pode fornecer um pequeno benefício.

Extratos de *Viscum* ou erva-de-passarinho (*Viscum album* L., VAE) estão entre os tratamentos integrativos e complementares de câncer mais utilizados, especialmente na Europa, desde a década de 1920 pela medicina antroposófica[65]. *Viscum album* é um arbusto semiparasita que cresce em diferentes árvores hospedeiras, como carvalho, macieira e pinheiro, e com diferenciação na concentração dos marcadores biológicos segundo o hospedeiro. Eles são aplicados por via parenteral, particularmente por via subcutânea, mas também por via intravenosa, intratumoral, intrapleural, intraperitoneal e outras. Vários compostos farmacologicamente ativos têm sido isolados a partir do VAE, como as viscolectinas (ML I, II e III), viscotoxinas, oligo, polissacarídeos e extratos lipofílicos[66,67]. Os efeitos citotóxicos do VAE são devidos, principalmente, à indução de apoptose pelas viscolectinas, enquanto os viscotoxinas induzem a morte celular por necrose[68]. O VAE também é reconhecido quanto à sua atividade de imunomodulação *in vitro* e estudos *in vivo* demonstraram a ativação de monócitos/macrófagos, granulócitos, células *natural killers* (NK), células T (especialmente células *T-helper*) e a indução de diversas citocinas. O VAE também possui propriedades de estabilização e reparação do DNA e reduze danos cromossômicos[69], além de mostrar efeitos antiangiogenéticos[70]. A eficácia clínica de extratos de *Viscum* no câncer foi investigada em um grande número de ensaios clínicos prospectivos e randomizados[71-73]. A melhor evidência a respeito da eficácia da terapia de *Viscum* relaciona-se com a melhora da qualidade de vida[74,75] e melhor tolerabilidade das terapias citorredutoras (quimioterapia, radioterapia e cirurgia). Em relação à sobrevida, um ensaio clínico randomizado bem desenhado mostrou um benefício muito significativo no câncer de pâncreas avançado[76].

Dada a disponibilidade onipresente, a falta de evidências da maioria das substâncias e o potencial de danos causados por muitos produtos naturais, é crucial ter um diálogo com os pacientes sobre esse assunto. No Brasil, temos culturalmente uma tradição de utilização de ervas medicinais para tratar muitos sintomas, principalmente nas cidades pequenas do interior, onde o acesso a médicos é menos frequente e muitas vezes o único socorro a que os pacientes têm acesso são os "erveiros" e "manteiros" e as comadres que fazem as famosas "garrafadas" medicinais. Em uma abordagem centrada na pessoa, precisamos manter um diálogo aberto com o paciente, para que possamos entender suas reais necessidades quanto à utilização desse tipo de terapêutica, qual o nível de acesso e quem gerencia essa administração. De nada adianta ignorar ou censurar, porque esse tipo de atitude acaba sendo prejudicial para o paciente e algumas vezes implica uma má condução da nossa prática clínica.

PRÁTICAS BASEADAS EM EVIDÊNCIA

Uma característica-chave que distingue a oncologia integrativa da medicina alternativa é a base da prática baseada em evidências. A medicina baseada em evidências como um conceito surgiu na década de 1980 e desde então transformou a educação médica e a prática clínica[28]. Ela pode ser definida como a integração combinada das melhores evidências de pesquisa disponíveis com nossa experiência clínica, considerando os valores e as circunstâncias de nossos pacientes. Conforme a pesquisa começa a lançar luz sobre a segurança e a eficácia das práticas integrativas e complementares, uma avaliação crítica da literatura e o aprendizado contínuo são necessários para incorporar essas abordagens à prática clínica. O uso de uma abordagem baseada em evidências permite que os médicos incorporem os valores e as preferências dos pacientes a sua própria experiência clínica e evidências de pesquisas atuais para abordagens terapêuticas (p. ex., medicamentos ou acupuntura para dor) para apoiar um processo de tomada de decisão compartilhado para pacientes e familiares. O Quadro 1 mostra várias opções de referência de terapia integrativa que podem ajudar a facilitar as discussões sobre abordagens baseadas em evidências para pacientes com câncer.

Quadro 1 Focos da consulta em oncologia integrativa

Gestão de estilo de vida	Utilização de suplementos e ervas medicinais
• Nutrição e dieta • Atividade física e exercício • Higiene do sono • Manuseio do estresse	• Avaliar e atender às expectativas • Avaliar segurança e potenciais interações entre ervas medicinais e tratamentos • Discutir evidências e aconselhar sobre o uso apropriado de ervas ou suplementos em casos de câncer

Quadro 2 Medicina integrativa para controle de sintomas

Sintoma	Modadidade de tratamento
Dor	Acupuntura[36] Massagem[39-41] Meditação[66-69]
Fadiga	Exercício[14-16] Yoga[7,53] Acupuntura[36,38]
Insônia	CBT-I[23,24] Yoga[7,53] Tai chi[7,26]
Ansiedade	Meditação[10] Yoga[10] Massagem[40,41]
Náusea e vômito	Acupuntura[10] Acupressura[10]

(continua)

Quadro 2 Medicina integrativa para controle de sintomas (*continuação*)

Sintoma	Modadidade de tratamento
Neuropatia	Acupuntura[10] Massagem[42,70]
Boca seca (xerostomia)	Acupuntura[10]
Fogachos	Acupuntura[36] Hipnose[71] Yoga72,73

ABORDAGEM CENTRADA NO PACIENTE

Os pacientes com câncer têm expectativas variáveis de benefícios das terapias integrativas. Expectativas ilusórias, como aquelas de cura ou prolongamento da vida, podem levar à rejeição do tratamento convencional ou a efeitos adversos pelo uso não supervisionado de PICS[77-79]. O endosso familiar dessas práticas, que muitas vezes é baseado em informações anedóticas, pode moldar significativamente as expectativas dos pacientes. Gerenciar as expectativas individuais do que pode ser alcançado com terapias integrativas é, portanto, um componente importante do cuidado oncológico integrativo, e compartilhar diretrizes baseadas em evidências, como o recente endosso da ASCO às diretrizes clínicas da SIO[10] com os pacientes, pode ajudar a facilitar essa conversa. Os profissionais de saúde devem ser encorajados a promover conversas abertas e sem julgamento sobre o uso de práticas integrativas por seus pacientes. Quando os pacientes são encorajados a compartilhar suas filosofias de saúde e interesses em tratamentos complementares, eles podem ser efetivamente aconselhados sobre o melhor uso dessas práticas.

Os especialistas em medicina integrativa podem capacitar os pacientes a participarem de seu plano de cuidados, redirecionando os esforços de autocuidado dos pacientes para tratamentos e mudanças de estilo de vida que sejam baseados em evidências, eficazes e seguros.

O FUTURO DA ONCOLOGIA INTEGRATIVA

Os principais centros de câncer do mundo, como o Memorial Sloan Kettering Cancer Center, o MD Anderson Cancer Center e o Dana-Farber Cancer Institute, e alguns dos principais centros do Brasil, há quase 20 anos vêm construindo modelos clínicos de oncologia integrativa para atender às necessidades dos pacientes e desenvolver pesquisas ainda mais rigorosas nesse campo de atuação. Hoje, a maioria dos centros de câncer designados pelo National Cancer Institute oferece acupuntura (73%), massagem (73%), meditação (69%) e yoga (69%), bem como aconselhamento nutricional, suplementar e fitoterápico (91%, 84% e 67%, respectivamente)[37]. Para profissionais de oncologia que buscam desenvolver experiência em oncologia integrativa ou criar programas em suas clínicas ou centros de câncer, o SIO e o Consórcio Acadêmico Brasileiro de Saúde Integrativa (CABSIn) são organizações parceiras e voltadas para a pesquisa, que realizam reuniões anuais para educar sobre a base de evidências emergentes e apoiam o desenvolvimento de pesquisas e práticas no Brasil e no mundo. Vários centros fora do país, como o Memorial Sloan Kettering Cancer Center, o MD Anderson Cancer Center, a Universidade do Arizona e a Universidade de Michigan, têm programas de treinamento contínuo para médicos, enfermeiros e prestadores de cuidados de saúde afins. E no Brasil, em alguns estados, mas principalmente em São Paulo, há vários centros de formação profissional, porém muito ainda temos que avançar em termos de propagação de conhecimentos aprofundados acerca dessa modalidade de abordagem médica.

Esforços para desenvolver a medicina integrativa e a oncologia integrativa estão em andamento, implementados pelo CABSIn, que enfatiza que é importante que os pacientes e suas famílias procurem profissionais que conheçam tanto as terapias complementares quanto o tratamento convencional do câncer. Existem inúmeros desafios para a oncologia integrativa, incluindo a falta de recursos da instituição ou de conhecimento dos programas existentes. As barreiras no nível do paciente incluem falta de conscientização e de recursos financeiros, dificuldade de acesso aos centros de tratamento, entre outras. Alguns desses obstáculos podem ser resolvidos por meio de parcerias com organizações sem fins lucrativos de apoio a pacientes. Outras opções incluem o desenvolvimento de programas para incorporar terapias ao lado do tratamento padrão ou anexado às consultas de atendimento padrão. Fornecer tratamentos integrativos incorporados ou controlados por centros de câncer pode garantir segurança, qualidade do atendimento e comunicação consistente sobre as expectativas de tratamento.

Em resumo, com até 80% dos pacientes com câncer usando PICS, o campo da oncologia integrativa precisa usar pesquisas rigorosas e novos programas clínicos para atendimento centrado no paciente baseado em evidências. A oncologia integrativa coloca o paciente no centro do atendimento e incorpora cuidadosamente terapias complementares seguras e eficazes com tratamentos convencionais de câncer para lidar com a qualidade de vida física, emocional e espiritual. Ao promover um diálogo aberto e informado entre os pacientes e seus prestadores de cuidados de saúde, os especialistas em oncologia integrativa trabalham com equipes de oncologia para definir expectativas realistas, dissipar mitos sobre curas naturais do câncer e orientar os pacientes a usarem tratamentos não farmacológicos específicos para lidar com as cargas de sintomas causadas pelo câncer ou tratamentos convencionais da doença. Ao fazer isso, os pacientes não sentem que precisam escolher entre a medicina integrativa e os cuidados convencionais. Por sua vez, a integração adequada dessas terapias pode levar a mais benefícios e menos danos e, em última análise, a uma melhor quantidade e qualidade de vida para os indivíduos com câncer. Considerando o mundo em que estamos vivendo e os enormes desafios que se aproximam, nós, profissionais de saúde, podemos utilizar três instrumentos infalíveis: compaixão, sensibilidade e ciência.

REFERÊNCIAS BIBLIOGRÁFICAS

1. Witt CM, Balneaves LG, Cardoso MJ, Cohen L, Greenlee H, Johnstone P, et al. A comprehensive definition for integrative oncology. J Natl Cancer Inst Monogr. 2017;3-8.
2. Mao JJ, Palmer CS, Healy KE, Desai K, Amsterdam J. Complementary and alternative medicine use among cancer survivors: A population-based study. J Cancer Surviv. 2011;5:8-17.
3. Latte-Naor S, Sidlow R, Sun L, Li QS, Mao JJ. Influence of family on expected benefits of complementary and alternative medicine (CAM) in cancer patients. Support Care Cancer. 2018; 26:2063-9.
4. American Society of Clinical Oncology. National Cancer Opinions Survey. 2018. Disponível em: https://www.asco.org/sites/new-www.asco.org/files/content-files/research-and-progress/documents/2018-NCOS-Results.pdf [acesso 24 jun. 2021].
5. Johnson SB, Park HS, Gross CP, Yu JB. Complementary medicine, refusal of conventional cancer therapy, and survival among patients with curable cancers. JAMA Oncol. 2018;4:1375-81.
6. Deng GE, Frenkel M, Cohen L, Cassileth BR, Abrams DI, Capodice JL, et al. Evidence-based clinical practice guidelines for integrative oncology: Complementary therapies and botanicals. J Soc Integr Oncol. 2009;7:85-120.
7. Deng GE, Rausch SM, Jones LW, Gulati A, Kumar NB, Greenlee H, et al. Complementary therapies and integrative medicine in lung cancer: Diagnosis and management of lung cancer, 3rd ed: American College of Chest Physicians evidence-based clinical practice guidelines. Chest. 2013;143:e420S-e436S.
8. Greenlee H, Balneaves LG, Carlson LE, Cohen M, Deng G, Hershman D, et al. Clinical practice guidelines on the use of integrative therapies as supportive care in patients treated for breast cancer. J Natl Cancer Inst Monogr. 2014;346-58.
9. Greenlee H, DuPont-Reyes MJ, Balneaves LG, Carlson LE, Cohen MR, Deng G, et al. Clinical practice guidelines on the evidence-based use of integrative therapies during and after breast cancer treatment. CA Cancer J Clin. 2017;67:194-232.
10. Lyman GH, Greenlee H, Bohlke K, Bao T, DeMichele AM, Deng GE, et al. Integrative therapies during and after breast cancer treatment: ASCO endorsement of the SIO clinical practice guideline. J Clin Oncol. 2018;36:2647-55.
11. Kushi LH, Doyle C, McCullough M, Rock CL, Demark-Wahnefried W, Bandera EV, Gapstur S, Patel AV, Andrews K, Gansler T; American Cancer Society 2010 Nutrition and Physical Activity Guidelines Advisory Committee. American Cancer Society Guidelines on nutrition and physical activity for cancer prevention: Reducing the risk of cancer with healthy food choices and physical activity. CA Cancer J Clin. 2012;62:30-67.
12. Cohen L, Jefferies A. Comprehensive lifestyle change: Harnessing synergy to improve cancer outcomes. J Natl Cancer Inst Monogr. 2017(52).
13. Romero SAD, Jones L, Bauml JM, Li QS, Cohen RB, Mao JJ. The association between fatigue and pain symptoms and decreased physical activity after cancer. Support Care Cancer. 2018;26:3423-30.

14. Mishra SI, Scherer RW, Snyder C, Geigle PM, Berlanstein DR, Topaloglu O. Exercise interventions on health-related quality of life for people with cancer during active treatment. Cochrane Database Syst Rev. 2012;8:CD008465.
15. Courneya KS, Segal RJ, Gelmon K, Reid RD, Mackey JR, Friedenreich CM, et al. Six-month follow-up of patient-rated outcomes in a randomized controlled trial of exercise training during breast cancer chemotherapy. Cancer Epidemiol Biomarkers Prev. 2007;16:2572-8.
16. Courneya KS, Sellar CM, Stevinson C, McNeely ML, Peddle CJ, Friedenreich CM, et al. Randomized controlled trial of the effects of aerobic exercise on physical functioning and quality of life in lymphoma patients. J Clin Oncol. 2009;27:4605-12.
17. Al-Majid S, Waters H. The biological mechanisms of cancer-related skeletal muscle wasting: The role of progressive resistance exercise. Biol Res Nurs. 2008;10(1):7-20.
18. Lavalette C, Adjibade M, Srour B, Sellem L, Fiolet T, Hercberg S, et al. Cancer-specific and general nutritional scores and cancer risk: Results from the prospective NutriNet-Santé cohort. Cancer Res. 2018;78:4427-35.
19. Lohse T, Faeh D, Bopp M, Rohrmann S; Swiss National Cohort Study Group. Adherence to the cancer prevention recommendations of the World Cancer Research Fund/American Institute for Cancer Research and mortality: A census-linked cohort. Am J Clin Nutr. 2016;104:678-85.
20. Meyerhardt JA, Niedzwiecki D, Hollis D, Saltz LB, Hu FB, Mayer RJ, et al. Association of dietary patterns with cancer recurrence and survival in patients with stage III colon cancer. JAMA. 2007;298:754-64.
21. Pierce JP, Stefanick ML, Flatt SW, Natarajan L, Sternfeld B, Madlensky L, et al. Greater survival after breast cancer in physically active women with high vegetable-fruit intake regardless of obesity. J Clin Oncol. 2007;25:2345-51.
22. Howell D, Oliver TK, Keller-Olaman S, Davidson JR, Garland S, Samuels C, et al. Sleep disturbance in adults with cancer: A systematic review of evidence for best practices in assessment and management for clinical practice. Ann Oncol. 2014;25:791-800.
23. Morin CM, Bootzin RR, Buysse DJ, Edinger JD, Espie CA, Lichstein KL. Psychological and behavioral treatment of insomnia: Update of the recent evidence (1998-2004). Sleep. 2006;29:1398-414.
24. Morgenthaler T, Kramer M, Alessi C, Friedman L, Boehlecke B, Brown T, Coleman J, Kapur V, Lee-Chiong T, Owens J, Pancer J, Swick T; American Academy of Sleep Medicine. Practice parameters for the psychological and behavioral treatment of insomnia: an update. An American Academy of Sleep Medicine report. Sleep. 2006;29:1415-9.
25. Mao JJ, Xie S, Duhamel K, Bao T, Kantoff PW, Li QS, et al. The effect of acupuncture versus cognitive behavior therapy on insomnia in cancer survivors: A randomized clinical trial. J Clin Oncol. 2018;36 (suppl; abstr 10001).
26. Irwin MR, Olmstead R, Carrillo C, Sadeghi N, Nicassio P, Ganz PA, Bower JE. Tai chi chih compared with cognitive behavioral therapy for the treatment of insomnia in survivors of breast cancer: A randomized, partially blinded, noninferiority trial. J Clin Oncol. 2017;35:2656-65.
27. Garland SN, Carlson LE, Stephens AJ, Antle MC, Samuels C, Campbell TS. Mindfulness-based stress reduction compared with cognitive behavioral therapy for the treatment of insomnia comorbid with cancer: A randomized, partially blinded, noninferiority trial. J Clin Oncol. 2014;32:449-57.
28. Rosenberg W, Donald A. Evidence based medicine: An approach to clinical problem-solving. BMJ. 1995;310:1122-6.
29. Arnsten A. Stress signalling pathways that impair prefrontal cortex structure and function. Nat Rev Neurosci. 2009;10:410-22.
30. Dhabhar FS. The short-term stress response – Mother nature's mechanism for enhancing protection and performance under conditions of threat, challenge, and opportunity. Front Neuroendocrinol. 2018;49:175-92.
31. McEwen BS. Protective and damaging effects of the mediators of stress and adaptation: Allostasis and allostatic load. In: Schulkin J, ed. Allostasis, homeostasis, and the costs of physiological adaptation. Cambridge/New York: Cambridge University Press; 2004. p.65-98.

32. Park ER, Traeger L, Vranceanu AM, Scult M, Lerner JA, Benson H, et al. The development of a patient-centered program based on the relaxation response: The Relaxation Response Resiliency Program (3RP). Psychosomatics. 2013;54(2):165-74.
33. Stagl JM, Bouchard LC, Lechner SC, Blomberg BB, Gudenkauf LM, Jutagir DR, et al. Long-term psychological benefits of cognitive-behavioral stress management for women with breast cancer: 11-year follow-up of a randomized controlled trial. Cancer. 2015;121:1873-81.
34. Jassim GA, Whitford DL, Hickey A, Carter B. Psychological interventions for women with non-metastatic breast cancer. Cochrane Database Syst Rev. 2015;5:CD008729.
35. National Cancer Institute, National Center for Complementary and Integrative Health Complementary, Alternative, or Integrative Health: What's In a Name? Disponível em: https://nccih.nih.gov/health/integrative-health [acesso 24 jun. 2021].
36. Zia FZ, Olaku O, Bao T, Berger A, Deng G, Fan AY, et al. The National Cancer Institute's conference on acupuncture for symptom management in oncology: State of the science, evidence and research gaps. J Natl Cancer Inst Monogr. 2017;2017:68-73.
37. Yun H, Sun L, Mao JJ. Growth of integrative medicine at leading cancer centers between 2009 and 2016: A systematic analysis of NCI-designated comprehensive cancer center websites. J Natl Cancer Inst Monogr. 2017;2017.
38. National Comprehensive Cancer Network (NCCN). NCCN guidelines for supportive care: Cancer-related fatigue. Version 1, January 17, 2018. Disponível em: https://www.nccn.org/professionals/physician_gls/default.aspx#supportive
39. National Comprehensive Cancer Network (NCCN) NCCN guidelines for supportive care: Adult cancer pain. Version 1, January 22, 2018. Disponível em: https://www.nccn.org/professionals/physician_gls/default.aspx#supportive
40. Cassileth BR, Vickers AJ. Massage therapy for symptom control: Outcome study at a major cancer center. J Pain Symptom Manage. 2004;28:244-9.
41. Mao JJ, Wagner KE, Seluzicki CM, Hugo A, Galindez LK, Sheaffer H, Fox KR. Integrating oncology massage into chemoinfusion suites: A program evaluation. J Oncol Pract. 2017;13:e207-e216.
42. Mühlenpfordt I, Stritter W, Bertram M, Ben-Ayre E, Seifert G. The power of touch: External applications from whole medical systems in the care of cancer patients (literature review). Support Care Cancer. 2020;28(2):461-71.
43. Würtzen H, Dalton SO, Elsass P, Sumbundu AD, Steding-Jensen M, Karlsen RV, et al. Mindfulness significantly reduces self-reported levels of anxiety and depression: Results of a randomised controlled trial among 336 Danish women treated for stage I-III breast cancer. Eur J Cancer. 2013;49:1365-73.
44. Lengacher CA, Reich RR, Paterson CL, Ramesar S, Park JY, Alinat C, Johnson-Mallard V, et al. Examination of broad symptom improvement resulting from mindfulness-based stress reduction in breast cancer survivors: A randomized controlled trial. J Clin Oncol. 2016;34:2827-34.
45. Andersen SR, Würtzen H, Steding-Jessen M, Christensen J, Andersen KK, Flyger H, et al. Effect of mindfulness-based stress reduction on sleep quality: Results of a randomized trial among Danish breast cancer patients. Acta Oncol. 2013;52:336-44.
46. Henderson VP, Clemow L, Massion AO, Hurley TG, Druker S, Hébert JR. The effects of mindfulness-based stress reduction on psychosocial outcomes and quality of life in early-stage breast cancer patients: A randomized trial. Breast Cancer Res Treat. 2012;131:99-109.
47. Hoffman CJ, Ersser SJ, Hopkinson JB, Nicholls PG, Harrington JE, Thomas PW. Effectiveness of mindfulness-based stress reduction in mood, breast- and endocrine-related quality of life, and well-being in stage 0 to III breast cancer: A randomized, controlled trial. J Clin Oncol. 2012;30:1335-42.
48. Johns SA, Von Ah D, Brown LF, Beck-Coon K, Talib TL, Alyea JM, et al. Randomized controlled pilot trial of mindfulness-based stress reduction for breast and colorectal cancer survivors: Effects on cancer-related cognitive impairment. J Cancer Surviv. 2016;10:437-48.

49. Garland SN, Tamagawa R, Todd SC, Speca M, Carlson LE. Increased mindfulness is related to improved stress and mood following participation in a mindfulness-based stress reduction program in individuals with cancer. Integr Cancer Ther. 2013;12:31-40.
50. Paice JA, Portenoy R, Lacchetti C, Campbell T, Cheville A, Citron M, et al. Management of chronic pain in survivors of adult cancers: American Society of Clinical Oncology clinical practice guideline. J Clin Oncol. 2016;34:3325-45.
51. Buffart LM, van Uffelen JG, Riphagen II, Brug J, van Mechelen W, Brown WJ, Chinapaw MJ. Physical and psychosocial benefits of yoga in cancer patients and survivors, a systematic review and meta-analysis of randomized controlled trials. BMC Cancer. 2012;12:559.
52. Cramer H, Lange S, Klose P, Paul A, Dobos G. Yoga for breast cancer patients and survivors: A systematic review and meta-analysis. BMC Cancer. 2012;12:412.
53. Harder H, Parlour L, Jenkins V. Randomised controlled trials of yoga interventions for women with breast cancer: A systematic literature review. Support Care Cancer. 2012;20:3055-64.
54. Mustian KM, Sprod LK, Janelsins M, Peppone LJ, Palesh OG, Chandwani K, et al. Multicenter, randomized controlled trial of yoga for sleep quality among cancer survivors. J Clin Oncol. 2013;31:3233-41.
55. Gillespie LD, Robertson MC, Gillespie WJ, Sherrington C, Gates S, Clemson LM, Lamb SE. Interventions for preventing falls in older people living in the community. Cochrane Database Syst Rev. 2012;9:CD007146.
56. Wang C, Schmid CH, Iversen MD, Harvey WF, Fielding RA, Driban JB, et al. Comparative effectiveness of tai chi versus physical therapy for knee osteoarthritis: A randomized trial. Ann Intern Med. 2016;165:77-86.
57. Zhang LL, Wang SZ, Chen HL, Yuan AZ. Tai chi exercise for cancer-related fatigue in patients with lung cancer undergoing chemotherapy: a randomized controlled trial. J Pain Symptom Manage. 2016;51:504-11.
58. National Center for Complementary and Integrative Health. Complementary and alternative medicine: what people aged 50 and older discuss with their health care providers. NCCAM Survey Report, 2011. Disponível em: https://assets.aarp.org/rgcenter/health/complementary-alternative--medicine-nccam.pdf.
59. D'Andrea GM. Use of antioxidants during chemotherapy and radiotherapy should be avoided. CA Cancer J Clin. 2005;55:319-21.
60. Lawenda BD, Kelly KM, Ladas EJ, Sagar SM, Vickers A, Blumberg JB. Should supplemental antioxidant administration be avoided during chemotherapy and radiation therapy? J Natl Cancer Inst. 2008;100:773-83.
61. Levy I, Attias S, Ben-Arye E, Goldstein L, Matter I, Somri M, Schiff E. Perioperative risks of dietary and herbal supplements. World J Surg. 2017;41:927-34.
62. Liu B, Edgerton S, Yang X, Kim A, Ordonez-Ercan D, Mason T, et al. Low-dose dietary phytoestrogen abrogates tamoxifen-associated mammary tumor prevention. Cancer Res. 2005;65:879-86.
63. Deng G, Lin H, Seidman A, Fornier M, D'Andrea G, Wesa K, et al. A phase I/II trial of a polysaccharide extract from Grifola frondosa (Maitake mushroom) in breast cancer patients: Immunological effects. J Cancer Res Clin Oncol. 2009;135:1215-21.
64. Navarro VJ, Khan I, Björnsson E, Seeff LB, Serrano J, Hoofnagle JH. Liver injury from herbal and dietary supplements. Hepatology. 2017;65:363-73.
65. Franz H, Ziska P, Kindt A. Isolation and properties of three lectins from mistletoe (Viscum album L.). Biochem J. 1981;195:481-4.
66. Mueller EA, Anderer FA. A Viscum album oligosaccharide activating human natural cytotoxicity is an interferon gamma inducer. Cancer Immunol Immunother 1990;32:221-7.
67. Urech K, Scher JM, Hostanska K, Becker H. Apoptosis inducing activity of viscin, a lipophilic extract from Viscum album L. J Pharm Pharmacol. 2005;57:101-9.

68. Büssing A, Jungmann H, Suzart K, Schweizer K. Suppression of sister chromatid exchange-including DNA lesions in cultured peripheral blood mononuclear cells by Viscum album L. J Exp Clin Cancer Res. 1996;15:107-14.
69. Elluru SR, Van Huyen JPD, Delignat S, Prost F, Heudes D, Kazatchkine MD, Friboulet A, Kaveri SV. Antiangiogenic properties of Viscum album extracts are associated with endothelial cytotoxicity. Anticancer Res 2009, 29:2945.
70. Bar-Sela G, Wollner M, Hammer L, Agbarya A, Dudnik E, Haim N. Mistletoe as complementary treatment in patients with advanced non-small-cell lung cancer treated with carboplatin-based combinations: A randomised phase II study. Eur J Cancer. 2013;49:1058-64.
71. Tröger W, Zdrale Z, Stankoviç N, Matijassíeviç M. Five-year follow-up of patients with early-stage breast cancer after a randomized study comparing additional treatment with Viscum album (l.) extract to chemotherapy alone. Breast Cancer. 2012;6:173.
72. Grossarth-Maticek R, Kiene H, Baumgartner S, Ziegler R. Use of Iscador, an extract of European mistletoe (Viscum album), in cancer treatment: prospective nonrandomized and randomized matched-pair studies nested within a cohort study. Altern Ther Health Med. 2001;7:57-78.
73. Semiglasov VF, Stepula VV, Dudov A, Schnitker J, Mengs U. Quality of life is improved in breast cancer patients by Standardised Mistletoe Extract PS76A2 during chemotherapy and follow--up: a randomised, placebo-controlled, double-blind, multicentre clinical trial. Anticancer Res. 2006;26:1519-30.
74. Kienle GS, Kiene H. Influence of Viscum album L (European mistletoe) extracts on quality of life in cancer patients: A systematic review of controlled clinical studies. Integr Cancer Ther. 2010;9:142-57.
75. Tröger W, Galun D, Reif M, Schumann A, Stankovic N, Milicevic M. Viscum album [L.] extract therapy in patients with locally advanced or metastatic pancreatic cancer: a randomised clinical trial on overall survival. Eur J Cancer. 2013;49:3788-97.
76. Newmaster SG, Grguric M, Shanmughanandhan D, Ramalingam S, Ragupathy S. DNA barcoding detects contamination and substitution in North American herbal products. BMC Med. 2013;11:222.
77. Poulin PA, Romanow HC, Rahbari N, Small R, Smyth CE, Hatchard T, et al. The relationship between mindfulness, pain intensity, pain catastrophizing, depression, and quality of life among cancer survivors living with chronic neuropathic pain. Support Care Cancer. 2016;24:4167-75.
78. Johannsen M, O'Connor M, O'Toole MS, Jensen AB, Højris I, Zachariae R. Efficacy of mindfulness--based cognitive therapy on late post-treatment pain in women treated for primary breast cancer: A randomized controlled trial. J Clin Oncol. 2016;34:3390-9.
79. Cherkin DC, Sherman KJ, Balderson BH, Cook AJ, Anderson ML, Hawkes RJ, et al. Effect of mindfulness-based stress reduction vs cognitive behavioral therapy or usual care on back pain and functional limitations in adults with chronic low back pain: a randomized clinical trial. JAMA. 2016;315:1240-9.
80. Cassileth BR, Vickers AJ. High prevalence of complementary and alternative medicine use among cancer patients: Implications for research and clinical care. J Clin Oncol. 2005;23:2590-2.
81. Chang EY, Glissmeyer M, Tonnes S, Hudson T, Johnson N. Outcomes of breast cancer in patients who use alternative therapies as primary treatment. Am J Surg. 2006;192:471-3.
82. Cramer H, Rabsilber S, Lauche R, Kümmel S, Dobos G. Yoga and meditation for menopausal symptoms in breast cancer survivors: a randomized controlled trial. Cancer. 2015;121:2175-84.
83. Citrin DL, Bloom DL, Grutsch JF, Mortensen SJ, Lis CG. Beliefs and perceptions of women with newly diagnosed breast cancer who refused conventional treatment in favor of alternative therapies. Oncologist. 2012;17:607-12.
84. Elkins GR, Fisher WI, Johnson AK, Carpenter JS, Keith TZ. Clinical hypnosis in the treatment of postmenopausal hot flashes: A randomized controlled trial. Menopause. 2013;20:291-8.
85. Hilton L, Hempel S, Ewing BA, Apaydin E, Xenakis L, Newberry S, et al. Mindfulness meditation for chronic pain: Systematic review and meta-analysis. Ann Behav Med. 2017;51:199-213.

86. Li Y, Xing X, Shi X, Yan P, Chen Y, Li M, et al. The effectiveness of music therapy for patients with cancer: A systematic review and meta-analysis. J Adv Nurs. 2020;76(5):1111-23.
87. Menendez AG, Cobb R, Carvajal AR, Healey K, D'Ambra D, Espat NJ. Effectiveness of massage therapy (MT) as a treatment strategy and preventive modality for chemotherapy-induced peripheral neuropathy (CIPN) symptoms. J Clin Oncol. 2016;34 (suppl; abstr 193).
88. Shepherd-Banigan M, Goldstein KM, Coeytaux RR, McDuffie JR, Goode AP, Kosinski AS, et al. Improving vasomotor symptoms; psychological symptoms; and health-related quality of life in peri- or post-menopausal women through yoga: An umbrella systematic review and meta-analysis. Complement Ther Med. 2017;34:156-64.
89. Ulbricht C, Chao W, Costa D, Rusie-Seamon E, Weissner W, Woods J. Clinical evidence of herb--drug interactions: A systematic review by the natural standard research collaboration. Curr Drug Metab. 2008;9:1063-120.

45

A prática integrativa com visão antroposófica da saúde da gestante

Mary Uchiyama Nakamura
Jorge Kioshi Hosomi
Moacyr Mendes de Morais
Marieta Sodré Brooke

INTRODUÇÃO

Uma abordagem integral à saúde como um todo vem ao encontro do conceito de saúde preconizado pela Organização Mundial da Saúde, não somente como ausência de doença, mas também como um bem-estar noobiopsicossocial, em que o ser humano interage com o ambiente, a sociedade e seu psiquismo, em que ele cresce, vive, adoece e morre.

Nessa perspectiva psicossomática, a antroposofia estuda a saúde com uma visão baseada na fenomenologia de Goethe[1], ou seja, a análise da situação de saúde é feita não somente do ponto de vista de sintomas e exames laboratoriais (descrição e comparação com a normalidade), mas também de seu aspecto evolutivo e, assim, existe a possibilidade de avaliar o passado (biografia) e as perspectivas no futuro (avaliação de resiliência-superação do momento adverso).

O quarto passo da fenomenologia diz respeito aos aspectos psicológicos não somente quanto à psicossomática das doenças, mas também quanto ao envolvimento do profissional de saúde dando suporte psicológico, o que hoje se denomina empatia clínica, que na atualidade está sendo mais valorizada na educação/graduação dos profissionais de saúde. Este aspecto da atuação dos profissionais tem papel preponderante, pois ao entender que a relação médico-paciente é um importante momento de encontros humanos, em que um "pede ajuda", e o outro "socorre", é preciso estar plenamente presente em uma consulta. Dada tal importância, é preciso avaliar o quão calorosamente os profissionais acolhem esses pacientes, como é a proposta do "*warmometer*"[2].

Ainda segundo a fenomenologia de Goethe, no que diz respeito à observação de seres vivos, é preciso considerar o processo de nascimento, desenvolvimento no tempo e morte; assim, também a mulher apresenta etapas de vida: antes da menarca, período reprodutivo e após a menopausa. Considerando como sistema salutogenético, o sistema rítmico, essa parte da psique (organização anímica) e sua interface da individualidade (organização do eu) possibilita elaborar os fatos da vida, de forma a aceitar/mudar as situações, conforme seu grau de consciência pensando sobre o sentido/significado disso; mediante esse parecer, compreender mais detalhadamente a situação e, por fim, ter a capacidade de manejo[3]. Essa avaliação está cavalgada no senso de coerência de Antonovsky[4]. Em decorrência do aspecto da vida da mulher que tangencia o comportamento sexual, as intercorrências clínicas podem refletir tanto o ponto de vista do feminino (Eva) quanto o ponto de vista da maternidade (Maria).

A GESTAÇÃO ENQUANTO PROCESSO FISIOLÓGICO

No momento da ovulação, a temperatura corporal aumenta em cerca de 0,5 grau, que persiste elevada, assim como os níveis de progesterona, se há concepção, com alteração do psiquismo. Recomenda-se então maior resguardo, com mais atividade contemplativa do que atividade intelectual com objetivos e metas[3]. A gravidez ocorre no momento biográfico da mulher em que o corpo se apresenta mais saudável, mas os desafios psíquicos são grandes. Apresentando-se mais saudável, o corpo reage positivamente à concepção.

Rudolf Steiner afirma que tudo o que é vivo se divide em sete processos vitais: respiração, aquecimento, nutrição, secreção, manutenção, crescimento e geração, a que ele denominou sete processos planetários[5]. Segundo esse ponto de vista, podemos inferir que, inicialmente, o organismo feminino todo altera a sua imunologia (Saturno), de tal forma a aceitar esse "corpo estranho" chamado feto ao desenvolver maior tolerância imunológica: o útero, ao aceitar esse embrião, o acolhe calorosamente (elevação térmica). Do primeiro para o terceiro trimestre, os níveis de progesterona elevam-se quatro vezes, os de estradiol nove vezes, os de estrona dez vezes e os de prolactina, seis vezes[6]. Essas elevações hormonais esteroidais podem sobrecarregar o metabolismo hepático (Júpiter); além disso, o fígado fica mais vulnerável ao estresse. Há uma lentidão do trânsito gastrointestinal, hiperbilirrubinemia (fisiológica) e hipoglicemia (hipersecreção pancreática), com enjoos, distúrbio alimentar, do sono. Em torno de 14 semanas, os sintomas melhoram. O feto começa a se movimentar melhor, em razão do desenvolvimento osteomuscular (Marte), com maior necessidade de ferro, assim como para a eritropoiese, para suprir as demandas decorrentes de maior hemodiluição e aumento do débito cardíaco (Sol). Em torno de 18 a 20 semanas, ao perceber os primeiros movimentos fetais, ou seja, sua presença real, modifica-se o comportamento feminino: a mulher busca se cuidar melhor. Com a elevação progressiva do hormônio do vínculo (Vênus), ocitocina, desencadeando algumas contrações como a de Braxton-Hicks, esse comportamento de cuidar da prole pode se intensificar. Existe um antagonismo entre a ocitocina e o cortisol, o hormônio do estresse[7]. Observa-se pior vinculação materno-fetal, mesmo em idade gestacional mais avançada, em mulheres cujas profissões exigem atenção máxima e/ou *workaholics*. Ao se aproximar o 7º/8º mês, as mães percebem maior nível de ansiedade pela proximidade do parto. Quando esse estado emocional é mais acentuado, percebe-se alteração do padrão respiratório (Mercúrio), já um pouco alterado pela menor expansão pulmonar, em decorrência do menor movimento diafragmático pelo aumento do volume do útero. Se fora da gravidez alerta-se para hipóxia de PaO_2 abaixo de 90, durante a gestação, níveis um pouco maiores que 95 já podem influenciar o bem-estar fetal[8]. Assim, aconselham-se exercícios respiratórios com ênfase na expiração, de forma a ativar o sistema parassimpático, de relaxamento. Por fim, chega-se ao processo genital (Lua): para melhor adaptação à passagem do feto pelo canal de parto, exercita-se a elasticidade da musculatura da cintura/assoalho pélvico. O sistema imunológico na gestação de termo possui menor tolerância ao "corpo estranho": começa então um processo mais inflamatório (ação das prostaglandinas). Na fase ativa do trabalho de parto, o feto/mãe experimentam o pico dos níveis de ocitocina. Junto com a dopamina (neurotransmissor de prazer e de recompensa), pode ser responsável pela satisfação da mulher com o parto natural, com esse encontro de "paixão à primeira vista"[9].

MUDANÇAS FISIOLÓGICAS E PSÍQUICAS

O processo de sete etapas também pode ser observado no aspecto psicológico. São elas:

- Tomada de consciência: receber o diagnóstico de gravidez. Susto/surpresa.
- Entusiasmo pela boa notícia/aceitação de uma nova situação.
- Seleção do que é e do que não é importante nesse momento da vida/perspectiva de ser a futura mãe. Escolha consciente do serviço de pré-natal, abstenção de vícios ou estilos de vida impróprios para a saúde.
- "Cair na real": percepção do feto – "não dá mais para fingir que nada está acontecendo": abandonar o passado ("livre, leve, solta, desimpedida") e encarar o futuro com planejamento ("tenho o *meu* filho").
- O filho vai chegar em alguns poucos meses e é preciso cuidar dele, este ser tão frágil e indefeso; o estresse não é bem-vindo nesse momento. É preciso dar prioridade para cuidados de saúde tanto do corpo quanto da mente. Os

estímulos do olfato, sálvia – aroma[10], tato – "cafuné"[7] e da audição – "canção de ninar"[11] para a liberação de ocitocina são bem-vindos, o que pode fortalecer esse vínculo materno-fetal.

- Ansiedade pela maior aproximação do dia do parto: preparo psicológico (quebra do círculo vicioso medo-tensão-dor) e comportamental (puxos, respiração, preparo perineal).
- Psicoprofilaxia do parto (resiliência, enfrentamento do medo).

PSICOPROFILAXIA PARA O PARTO E PUERPÉRIO

O senso de coerência proposto por Antonovsky[4] apresenta três partes: compreensão, significado e manejo. Ao compreender melhor a situação como o medo da dor do parto (o papel da ocitocina no parto na cervicodilatação uterina), e enxergando um sentido para isso (a ocitocina proporciona maior vínculo no binômio materno-fetal), há maior predisposição no manejo (puxos e respiração). A dor de parto, entendida como psicossomática, proveniente do círculo vicioso de medo-tensão-dor, deve então ser abordada de forma a atenuar o sistema nervoso simpático/adrenérgico e estimular o sistema nervoso parassimpático (relaxamento), o que pode ser alcançado com a respiração (lenta, com ênfase no diafragma e na expiração), arteterapia, psicoterapia, fisioterapia da cintura pélvica (deambulação, bola, cadeira), hidroterapia a 38°C, massagem (soltar-se/entrega), deslizamento e pentagrama (estímulo tátil de pontos da pele).

PREPARO PARA O PARTO

O parto *per se* é tido como um evento de risco. Assim sendo, complicações podem ocorrer tanto para o lado materno como para o fetal. As informações acerca do parto são compartilhadas com as gestantes, alertando sobre os sintomas e sinais de agravo do binômio.

Quanto ao assoalho pélvico, os exercícios perineais são recomendados a partir da 34ª semana de gestação. O uso do Epi-no® pode mensurar mais objetivamente a capacidade elástica do períneo[12], além de proporcionar maior consciência desses músculos, o que ajuda a relaxá-los voluntariamente.

PUERPÉRIO

O incentivo ao aleitamento materno é relevante não só do ponto de vista da nutrição e sistema imune, mas também quanto ao vínculo maternoinfantil. O suporte do profissional é fundamental para a continuidade do aleitamento, nesse momento quando a mulher luta contra a dor das fissuras e ragádias do mamilo. Após quarenta dias, o genital é restabelecido. Com retorno à sexualidade, enfatizam-se os cuidados com a anticoncepção.

SUBSTÂNCIAS PARA ALÍVIO DAS QUEIXAS HABITUAIS DURANTE A GESTAÇÃO

- Psique:
  - Ansiolítico: Bryophyllum argento culta D2.
  - Distúrbios do sono: *Avena sativa*/*Passiflora* TM/*Valeriana* TM.
  - Antiestresse: *Kalium phosphoricum* D6/*Aurum metallicum* D10/*Ferrum sulfuratum* D3/*Silicea* D3.
- Prevenção de gripe e fadiga crônica: *Ferrum sidereum* D10/*Phosphorus* D5/*Prunus spinosa* D1.
- Resfriados: *Ferrum phosphoricum* D6/*Aconitum napellus* D4/*Bryonia alba* D2/*Eucalyptus globulus* D2/*Eupatorium perfoliatum* D2.
- Digestório:
  - Dispepsia: suco de *Brassica oleracea* (couve-manteiga).
  - Constipação: duas colheres de sopa de mel.
- Câimbras e outras contraturas musculares: *Cuprum metallicum Preparatum* pomada.
- Lombalgia: escalda-pernas.

COMO A MEDICINA ANTROPOSÓFICA PODE SER ALIADA À MEDICINA CONVENCIONAL E BENEFICIAR AS GESTANTES

Embora em alopatia defina-se com clareza a situação de doença, na prática clínica observa-se um *continuum* entre a saúde e doença. Nessa hierarquização, a antroposofia entende que o "comandante-mor" da saúde é o EU (organização do Eu): ele controla as outras organizações como as emoções/sentimento (organização anímica), que, por sua vez, interferem no funcionamento dos órgãos (organização vital). Se essa função está sendo usada de forma inadequada por um longo período, poderá manifestar a doença no físico (organização física)[3]. Portanto, com a compreensão desses quatro níveis de doença, pode-se dizer que a atuação da antroposofia pode ser eficaz nos três primeiros níveis; já na organização física, pode requerer acréscimos de outras formas de abordagem terapêutica, como medicamentos alopáticos, cirurgias etc. Em obstetrícia, poderíamos dizer que algumas vezes se faz necessário o uso de ocitocina endovenosa na condução do parto, utilização de episiotomia, ou, ainda, uma cesariana. Apoiar o paciente faz parte da conduta médica, ainda que seja necessário usar abordagens alopáticas. Como o médico antroposófico conhece algo mais da biografia da paciente, esse suporte pode ser mais efetivo, tanto na psique como no corpo, segundo os conceitos da antroposofia aplicada em obstetrícia[13].

PRÁTICAS INTEGRATIVAS EM OBSTETRÍCIA

Diversos serviços de saúde utilizam práticas integrativas na assistência pré-natal. Em particular, a medicina antroposófica e suas terapias farmacológicas e não farmacológicas podem contribuir nessa assistência com atuação de equipe multiprofissional, envolvendo médicos, psicólogos, enfermeiros, fisioterapeutas e outros profissionais com formação antroposófica[14].

Existe ampla literatura sobre as práticas integrativas em obstetrícia que pode ser acessada em livros-texto e nas bases de dados em ciência da saúde. Por exemplo, em homeopatia tem-se os capítulos "Fertility and pregnancy" e "Childbirth and post-natal problems" no livro do médico homeopata Andrew Lockie[15]. Em acupuntura, a revista *Medical Acupuncture*, da American Academy of Medical Acupuncture, dedicou dois números especiais em 2019 ao tema acupuntura e gestação[16,17], nos quais apresentam os benefícios da acupuntura em situações relacionadas à gestante, como náuseas, dores, parto, transtornos emocionais, fertilização, entre outros.

Assim, as práticas integrativas podem contribuir para a assistência em obstetrícia e é crescente o número de publicações que avaliam a segurança e eficácia dessas práticas.

REFERÊNCIAS BIBLIOGRÁFICAS

1. Bortoft H. The wholeness of nature: Goethe's way of science. 4th printing. Edinburgh: Floris Books; 2010. 419p.
2. Brooke MS, Nakamura MU, Hosomi JK, Ribeiro MC, Sass N. Translation and validation of Warmometer, a tool for assessing warmth in patient-provider relationships, for use in Brazilian Portuguese. São Paulo Med J. 2018;136(3):192-9.
3. Bott V. Medicina ampliada: princípios da antroposofia nos cuidados integrativos em saúde. São Paulo: Ad Verbum Editorial/Matias Barbosa: AAER – Associação Antroposófica Estrada Real; 2018. 367p.
4. Antonovsky A. The structure and properties of the sense of coherence scale. Soc Sci Med. 1993;36(6):725-33.
5. Steiner R. Os doze sentidos e os sete processos vitais. 4. Ed. São Paulo: Antroposófica; 2012. 28p.
6. Schock H, Zeleniuch-Jacquotte A, Lundin E, Grankvist K, Lakso HÅ, Idahl A, et al. Hormone concentrations throughout uncomplicated pregnancies: a longitudinal study. BMC Pregnancy Childbirth. 2016;16(1):146.
7. Bell AF, Erickson EN, Carter CS. Beyond labor: the role of natural and synthetic oxytocin in the transition to motherhood. J Midwifery Womens Health. 2014;59(1):35-42.
8. Cordioli RL, Cordioli E, Negrini R, Silva E. Sepsis and pregnancy: Do we know how to treat this situation? Rev Bras Ter Intensiva. 2013;25(4):334-44.

9. Rilling JK, Young LJ. The biology of mammalian parenting and its effect on offspring social development. Science. 2014;345(6198):771-6.
10. Tadokoro Y, Horiuchi S, Takahata K, Shuo T, Sawano E, Shinohara K. Changes in salivary oxytocin after inhalation of clary sage essential oil scent in term-pregnant women: A feasibility pilot study. BMC Res Notes. 2017;10(1):717.
11. Filippa M, Poisbeau P, Mairesse J, Monaci MG, Baud O, Hüppi P, et al. Pain, parental involvement, and oxytocin in the neonatal intensive care unit. Front Psychol. 2019;(10);715.
12. Zanetti MR, Petricelli CD, Alexandre SM, Paschoal A, Araujo JE, Nakamura MU. Determination of a cutoff value for pelvic floor distensibility using the Epi-no balloon to predict perineal integrity in vaginal delivery: ROC curve analysis. Prospective observational single cohort study. Sao Paulo Med J. 2016;134(2):97-102.
13. Hioki SAO, Hosomi JK, Morais MM, Nakamura. A gestante na visão da antroposofia: contribuições para um acompanhamento psicológico integral. Arte Méd Ampl. 2015;35(4):158-65.
14. Nakamura MU, Hosomi JK, Morais MM, Follador E, Benevides I. Assistência pré-natal multimodal com orientação integrativa: a experiência de 10 anos do Núcleo de Medicina Antroposófica da Universidade federal de São Paulo. J Manag Prim Health Care. 2017;8(2):162-80.
15. Lockie A. The family guide to homeopathy. London: Penguin; 1989.
16. Medical Acupuncture. Special issue: acupuncture for pregnancy, fertility, labor and delivery, and postpartum part I. 2019;31(5):247-321.
17. Medical Acupuncture. Special issue: acupuncture for pregnancy, fertility, labor and delivery, and postpartum part II. 2019;31(6):323-425.

46

Práticas integrativas e complementares em ginecologia

Aparecida Maria Pacetta

A medicina integrativa combina os conhecimentos da medicina convencional com o das práticas de medicina complementares que apresentam maior grau de evidência quanto a sua eficácia[1]. O principal diferencial, quando comparada ao modelo convencional praticado pela medicina ocidental, é que seu foco não está fixado exclusivamente na doença, em um órgão, sistema ou em uma parte específica do corpo. A paciente é sempre avaliada de forma mais ampla e integral. Desta forma, adota-se uma visão sistêmica sobre a saúde da paciente, considerando-se outros aspectos além dos fisiológicos e dos sintomas apresentados. Esses outros aspectos podem ser o estado emocional, mental, estilo de vida da paciente, situações de estresse às quais pode estar submetida, cuidados com a alimentação, padrão de sono, a relação da paciente com o meio no qual está inserida e sua relação com espiritualidade (em sentido amplo), dentre outros fatores[1-3].

O objetivo é restabeler um estado de equilíbrio físico, mental, emocional e social, que vai ao encontro da definição de saúde proposta pela Organização Mundial da Saúde (OMS). Nesse sentido, o conceito de saúde não se limita a um simples estado de ausência de doenças ou enfermidades. Essa abordagem favorece a atuação de mecanismos naturais disponíveis que atuam para prevenir a ação de agentes nocivos, evitando o agravamento de doenças e auxiliando para que os processos de recuperação sejam mais rápidos e satisfatórios. Entende-se como mecanismos naturais disponíveis as condutas que favoreçam o estímulo ou melhora da imunidade, como alimentação e sono adequados, técnicas para redução de estados de estresse (p. ex., técnicas de meditação ou atenção plena praticadas na medicina mente-corpo)[1-4].

O atendimento humanizado, com escuta sensível e acolhedora, atua como um catalisador para o vínculo entre médico e paciente. A partir do fortalecimento deste vínculo, cria-se uma parceria entre médico e paciente e há maior probabilidade da paciente participar ativamente do seu processo de cura. Em outras palavras, a paciente assume maior responsabilidade em seu processo de cura e passa a ser agente ativo de sua saúde, incoporando o autocuidado em sua rotina diária[1-4].

Essa compreensão mais ampla do processo saúde-doença propicia maior autoconfiança, sensação de conforto, adesão ao tratamento e aos cuidados recomendados, o que resulta em melhora da qualidade de vida e bem-estar global[3].

A medicina integrativa conta com a colaboração de profissionais que atuam em diversas áreas da saúde, portanto, é inter e multidisciplinar. Durante o atendimento a paciente sempre deve ser informada sobre as melhores opções disponíveis que se aplicam ao seu caso e às suas queixas, quais são as evidências existentes, segurança e eficácia. Esse trabalho em equipe é baseado no princípio de que outros aspectos além dos biológicos, como problemas emocionais, podem gerar doenças[1-3].

Usualmente, a paciente é convidada a experenciar intervenções integrativas paralelamente ao tratamento convencional com finalidade terapêutica ou de modo isolado, caso os objetivos sejam a prevenção, manutenção ou promoção do bem-estar e da saúde global. O acesso a uma ou mais abordagens terapêuticas com profissionais de saúde habilitados pode ser importante para obter um resultado final mais satisfatório às suas expectativas ou necessidades[1-3,5]. Esse conjunto de ações permite controlar de forma mais adequada o estresse, o medo, os sintomas correlacionados a inseguranças, a ansiedade e a depressão[1].

Nos últimos anos se observa um número crescente de pessoas que buscam por opções terapêuticas seguras e mais humanizadas, dentro as quais se incluem práticas de medicina integrativa[1,2,6]. Entre as categorias de terapias complementares mais conhecidas, destacam-se o uso de produtos naturais (p. ex., ervas, vitaminas e suplementos) e práticas mente e corpo, dentre elas: yoga, meditação, massagem terapêutica, acupuntura, técnicas de relaxamento (p. ex., exercícios respiratórios, imagens guiadas e relaxamento muscular progressivo), tai chi, qi gong, hipnoterapia e terapias de movimento (como como o método Feldenkrais, técnica de Alexander e Pilates), hidroterapia, aromaterapia. São também conhecidas práticas da medicina ayurvédica, medicina tradicional chinesa (MTC), homeopatia, homotoxicologia e antroposofia[7].

A medicina ocidental convencional tem seus alicerces baseados no modelo biomédico (biomedicina). Esse modelo se desenvolveu a partir do século XVII para resolver demandas político-religiosas da época. Apesar dessa solução ter propiciado menor interferência e controle da religião e filosofia no estudo do corpo e consequentemente ter possibilitado avanços científicos impensáveis, a ausência desse modelo na época e a dissociação entre a matéria e a mente fizeram com que, ao longo de alguns séculos, não pudéssemos entender de forma completa os questionamentos acerca dos processos saúde-doença[1].

A partir daí, houve uma separação da unidade mente-corpo em dois compartimentos distintos que passaram a ser analisados e estudados de forma diversa. O método científico começa a ser aplicado para estudar o corpo, que é considerado exclusivamente como matéria biológica (materialismo) de um lado e as práticas filosóficas e religiosas são utilizadas para estudar a mente (imaterial) e suas emoções de outro. Portanto, a doença é vista como uma perturbação química ou física que afetaria o funcionamento de alguma dessas partes e o objetivo principal é curar ou tratar a doença e seus sintomas[1].

Esse modelo, em muitos casos, favorece uma abordagem fragmentada da paciente, na qual o foco do médico está em queixas relacionadas a determinado órgão ou partes do corpo, sem considerar os aspectos individuais e as repercussões geradas no estado mental e emocional dessa pessoa. Por essas razões, outros fatores e sintomas que não apresentam relação direta com a queixa da paciente costumam não ser levados em conta. Essa visão fragmentada pode interferir desfavoravelmente na progressão da doença, na recuperação e no processo de cura[3].

Por muito tempo ignorou-se a extensão dos efeitos nocivos do estresse, o papel da mente como desencadeadora do processo e o seu potencial para freá-lo. Atualmente, sabemos que é praticamente inviável tentar tratar o estresse, a depressão ou a ansiedade buscando apenas o equilíbrio químico do corpo por meio de medicamentos, por isso os modelos que apresentam melhores resultados na promoção ou no restabelecimento da saúde tratam as pessoas em sua integralidade, proporcionando o reequilíbrio mente-corpo[1-4].

Na perspectiva integrativa, adota-se abordagem holística da paciente, considerando seus sintomas físicos e emocionais, em que a paciente é avaliada globalmente e não como uma fração, independentemente da especialidade do profissional médico que a atende.

De acordo com Otani e Barros, a adoção da medicina integrativa "levará à diminuição de gastos, devido ao cuidado integral, prevenção de doenças e promoção da saúde com que opera"[5].

As práticas integrativas não excluem pacientes que fazem uso de tratamentos alopáticos ou aquelas que tenham indicação de ser submetidas a qualquer tipo de tratamento cirúrgico por exemplo, conforme já foi citado. Nesse cenário, uma ou mais opções de terapias integrativas, como práticas de medicina mente-corpo (yoga, meditação, atenção plena, técnicas de relaxamento), ou também acupuntura, homeopatia, antroposofia, fitoterapia, naturopatia, massagens, entre outras disponíveis, podem ser agregadas ao tratamento convencinal, de acordo com a necessidade e o perfil individual de cada paciente[1-3,5]. O objetivo é obter os melhores resultados dos dois modelos básicos de medicina vigentes, os quais aqui apresentamos: (a) medicina baseada em evidências, predominante no ocidente, a qual busca as melhores evidências científicas para que um médico tome uma decisão sobre determinado tratamento e é baseada em protocolos; e (b) a medicina centrada no paciente, predominante no oriente, bem mais antiga, que considera sermos uma unidade (física, mental, emocional e até mesmo energética). Dessa forma, o tratamento passa a ser mais abrangente e eficaz por contemplar necessidades e interesses comuns ao binômio médico-paciente[1-3].

GINECOLOGIA INTEGRATIVA

A consulta médica ginecológica com profissional com formação em Medicina Integrativa segue as mesmas indicações de uma consulta ginecológica convencional: consultas anuais para o acompanhamento de rotina ou ir a qualquer momento diante de queixa específica. O intervalo poderá variar no caso de acompanhamento de doença ginecológica.

Ainda, para grande parte das pacientes, o ginecologista é o profissional de saúde e de atendimento primário que encontram com mais frequência e com quem acabam dividindo queixas variadas de saúde física e mental. Portanto, cada consulta é uma janela de oportunidade para que, independentemente da presença de alguma doença, o profissional de saúde utilize uma abordagem empática, cuidando sempre da promoção e manutenção da saúde. A forma mais indicada de atingir este objetivo é estimular a prática constante e diária do autocuidado.

O autocuidado pode ser entendido como a atenção necessária a si próprio, no sentido de promover um estado de saúde e bem-estar global, considerando-se os aspectos físico e mental. Existem diversas formas de praticá-lo e estimulá-lo, como: (a) estabelecimento de rotina com alimentação saudável e equilibrada; (b) horas de sono adequadas; (c) adotar prática de exercício ou esporte regular; (d) sempre que possível estar em contato com a natureza; (e) evitar uso de álcool e cigarro; (f) incorporar métodos de gestão do estresse por meio de técnicas de respiração, relaxamento, yoga, meditação, lazer; e (g) manter uma atitude positiva frente aos desafios inerentes da vida (resiliência)[1,3,6].

Um dos pilares do equilíbrio da saúde é o bom funcionamento do sistema endócrino, o qual é afetado por estados de estresse e alteração emocional crônicos[8,9]. Por essa razão, um tópico fundamental para manutenção da saúde das mulheres na prática ginecológica é manter o equilíbrio dos níveis hormonais. A seguir, explica-se com mais detalhes a relevância da questão hormonal[8,9].

No corpo humano, o sistema endócrino é composto de várias glândulas endócrinas, sendo que as principais são a hipófise, a tireoide, as paratireoides, as adrenais, o pâncreas e as gônadas (ovários e testículos). Essas glândulas são responsáveis por produzir diversos hormônios – substâncias químicas de extrema importância para o controle do funcionamento do corpo – os quais, por sua vez, são lançados na circulação sanguínea até alcançarem os órgãos e tecidos-alvo onde exercem suas funções. Os hormônios agem como verdadeiros mensageiros entre o cérebro, os órgãos e os tecidos-alvo, transmitindo informações e regulando as funções de inúmeros sistemas do corpo humano. Disfunções no sistema endócrino podem favorecer o aparecimento de doenças variadas[8,9].

No caso da saúde da mulher, o bem-estar está intimamente ligado ao equilíbrio dos hormônios femininos, principalmente do estrogênio e da progesterona. Esses hormônios são produzidos e liberados principalmente pelos ovários, que faz parte do sistema reprodutor feminino e é composto por duas estruturas glandulares que atuam de maneira mais plena durante a idade reprodutiva da mulher. O funcionamento dos ovários, por sua vez, depende do adequado funcionamento do eixo hipotálamo-hipófise anterior-ovariano. O estrogênio é fundamental para o crescimento, o início da puberdade e é o responsável pelo desenvolvimento das caraterísticas sexuais femininas. Além da produção hormonal, os ovários também são o reservatório dos gametas feminos. Vários tecidos do corpo apresentam receptores e interagem com os hormônios femininos, como mama, útero, pele, cabelo, coração e artérias, ossos, músculos, rins, fígado, sistema imune e nervoso, entre outros[8,9].

Uma menor porção de estrogênio também é produzido pelas adrenais. Inclusive, as adrenais são responsáveis pela produção do cortisol, um importante hormônio que exerce um papel regulador no organismo e também depende do funcionamento adequado do eixo hipotálamo-hipófise-adrenal (HHA). Contudo, para a normalidade do funcionamento hormonal do corpo feminino, também é necessário que as funções das glândulas adrenais e da tireoide estejam adequadas[8,9].

Como se pode observar, o sistema endócrino é complexo e muito sensível ao estresse. A produção de hormônios em uma glândula afeta a outra, de forma que é importante uma abordagem que considere esse sistema como um todo, e não apenas seus componentes isoladamente. Além disso, os esteroides sexuais apresentam ações no cérebros que influenciam a cognição e o humor[8,9].

Há muito já se sabe que graus variáveis de estresse, somados a fatores psicológicos diversos, podem alterar o funcionamento adequado do eixo hiptálamo-hipófise-ovariano, ou do HHA por exemplo, acarretando irregularidade menstrual, amenorreia (ausência de menstruação) e infertilidade. O estresse crônico também é capaz de ativar vias inflamatórias específicas, provocando a liberação de interleucinas como as relacionadas à resposta inflamatória, como NF-kB, além de ativar vias envolvidas na apoptose e proliferação celular, ou seja, determinando impacto negativo na modulação da função imunológica e na resposta inflamatória fisiológica[10]. Nesse sentido, muitas queixas ginecológicas estão relacionadas a processos inflamatórios (p. ex., endometriose, algia pélvica crônica e síndrome da bexiga dolorosa), de forma que técnicas que auxiliam na melhoria desse processo podem ser de enorme auxílio ao tratamento[10].

Além disso, devemos considerar o papel do sistema nervoso na regulação de todos os processos fisiológicos do organismo humano, tanto em condições normais ou naquelas consideradas patológicas. Resumidamente, é possível modular algumas respostas desfavoráveis dos centros autônomos do sistema nervoso central, representados pelo sistema nervoso simpático e parassimpático, por meio de práticas de gerenciamento do estresse[11,12].

Como exemplos de abordagens terapêuticas de práticas integrativas favoráveis ao gerenciamento do estresse, pode-se citar: técnicas de respiração controlada, atenção plena, meditação, yoga, acupuntura, massagens terapêuticas, além da incorporação do autocuidado na rotina diária. Inclusive, alguns princípios da medicina de estilo de vida podem ser bem-vindos, no sentido de auxiliar a paciente a modificar hábitos que tenham impacto negativo na sua saúde e no bem-estar geral, como aqueles hábitos ligados à alimentação, orientação para dieta anti-inflamatória, sono adequado, dentre outras possibilidades.

Dessa forma, sempre baseado nas melhores evidências diponíveis, o profissional integrativo ajuda sua paciente a adotar cuidados e hábitos mais saudáveis, que podem também estar associados a técnicas de gerenciamento de estresse. Essa combinação ajuda a trazer maior equilíbrio e estimulam circuitos do sistema nervoso parassimpático, os quais favorecem o controle das respostas estressoras que ocorrem quando há predomínio do estímulo do sistema nervoso simpático.

Avanços da neuroimagem funcional possibilitaram relacionar a estrutura e a função do cérebro aos estados mentais e à fisiologia periférica. Isso foi essencial para ajudar a melhorar a fundamentação de duas teorias que explicam como algumas práticas integrativas da medicina mente-corpo atuam para melhorar a qualidade de vida das pessoas e servir como ferramenta facilitadora para o processo de cura.

São elas: a teoria polivagal, que postula que o nervo vago, principal nervo da divisão parassimpática do sistema nervoso autônomo, composto por 80% de fibras aferentes*, constitui um importante canal de comunicação interocep-

* As fibras aferentes saem de órgãos e tecidos distribuídos pelo corpo e se dirigem ao sistema nervoso central (SNC) levando informações sobre a função dessas estruturas. O SNC recebe e processa essas informações.

tiva[†]. O vago regula a homeostase, ou seja, o equiíbrio metabólico do organismo, controlando frequência cardíaca, motilidade e secreção gastrointestinal, pancreática, a produção de glicose hepática entre outras funções viscerais. No entanto, diferente do que se imaginava, o vago apresenta uma subdivisão onde sua porção ventral (anterior) é mielinizada e supradiafragmática. Essa porção é conhecida como vago inteligente ou moderno e está associada com o estado de atenção, emoção e comunicação. Trata-se, portanto, de nosso sistema de comunicação social, e pode ser ativado por meio de várias práticas integrativas já mencionadas. Já a porção dorsal (posterior) do vago, conhecido como vegetativo ou primitivo, é resposável por nosso sistema de defesa passiva. Conforme já indicado, o sistema nervoso simpático compõe nosso sistema de defesa e agressão, associado às respostas de estresse[11]. Já o sistema parassimpático está envolvido com as respostas automáticas que geram relaxamento, como diminuição da frequência cardíaca e pressão arterial e consequente diminuição do estresse, por exemplo. Portanto, reduz a expressão de genes relacionados ao desenvolvimento de processos inflamatórios[11].

O papel do vago ventral tem se mostrado tão relevante que estudos em fase avançada utilizando implantes (semelhantes a marca-passos), com a finalidade de estimular o nervo vago, têm mostrado resultados bastante positivos e promissores, porém esses procedimentos são invasivos e dispendiosos. Conforme já citado, é possível conseguir resultados tão eficientes com meditação e outras técnicas de administração do estresse[10]. O estímulo do vago ventral tem se mostrado útil e utilizado como terapia complementar (adjuvante) em processos inflamatórios crônicos, doenças autoimunes, casos de depressão, enxaqueca, entre várias outras aplicações ainda em estudo[10].

A segunda teoria, conhecida como Modelo de Integração Neurovisceral, combina o conhecimento atual sobre a relação entre estados mentais, função autonômica e seus impactos na saúde. Essa teoria reconhece a presença de uma rede neural cerebral integrada a oito níveis hierárquicos de resposta, denominada rede autônoma central. Essa rede envolve múltiplos circuitos que conectam o coração e o cérebro, sendo também observada a existência de diferentes regiões cerebrais implicadas na regulação vagal, que trabalham conjuntamente e de maneira coordenada, como postula a teoria polivagal[11,12].

Portanto, conforme destacamos, a possibilidade de modular respostas desfavoráveis dos centros autônomos do sistema nervoso central, representados

† É a sensação que está relacionada com a percepção das variações de sensibilidade produzidas no interior do corpo.

pelo desequilíbrio entre o sistema nervoso simpático e parassimpático, podem reduzir a expressão de genes relacionados aos processos inflamatórios[11,12].

A aplicação de técnicas de controle do estresse estimulam respostas que se dão por meio de suas fibras eferentes‡, especialmente via ventral do nervo vago. A ativação dessa rota regula a resposta exacerbada do sistema nervoso simpático, que compõe nosso sistema de defesa e agressão, associado às respostas de estresse[11].

A boa notícia é que, na prática, existe uma maneira simples e não invasiva para aferir o impacto dos impulsos autonômicos (involuntários) em uma pessoa, que é a avaliação da variabilidade da frequência cardíaca (VFC). A avaliação da VFC tem sido considerada um dos mais promissores marcadores quantitativos do balanço autonômico[13].

A duração do ciclo cardíaco (medida de tempo transcorrido entre duas ondas R consecutivas do eletrocardiograma – intervalo R-R) não é constante, ocasionando uma variação entre os intervalos R-R sucessivos, denominada variabilidade da frequência cardíaca. Neste curto intervalo de tempo R-R, a frequência cardíaca é controlada pela atividade do sistema nervoso autônomo através de seus ramos simpático e parassimpático. A atividade simpática reduz o intervalo R-R, enquanto a parassimpática o aumenta e reflete a atividade vagal sobre o coração[13].

Dessa forma, o exame da flutuação da frequência cardíaca é uma oportunidade para avaliar a integridade do sistema nervoso autônomo.

Quanto maior a variabilidade temporal dos intervalos entre batimentos consecutivos (R-R), maior a atividade parassimpática e maior o bem-estar. Uma alta variabilidade na frequência cardíaca é sinal de boa adaptação e caracteriza um indivíduo saudável, com mecanismos autonômicos eficientes. Por outro lado, a baixa variabilidade é frequentemente um indicador de adaptação anormal e insuficiente do sistema nervoso autônomo, implicando mau funcionamento fisiológico no indivíduo[13].

Dessa forma, o efeito das terapias mente-corpo, referentes ao restabelecimento da função vagal fisiológica, podem ser avaliados de maneira simples e objetiva, com consequente desenvolvimento de funções adaptativas, incluindo a de amenizar efeitos desfavoráveis associados à adversidade social, a redução da sobrecarga alostática§ e a facilitação do desenvolvimento de habilidades de autorregulação e resiliência[11-13].

---

‡ As fibras eferentes saem do sistema nervoso central em direção aos órgãos e tecidos e determinam uma resposta biológica a distância com efeito positivo ou negativo para o organismo.

§ Sobrecarga alostática: quando o corpo gasta mais energia do que deveria para reverter o estímulo que rompeu seu equilíbrio. Alostase: adaptação que o organismo encontra quando é submetido a um estresse crônico.

Ademais, pacientes que utilizam terapias mente-corpo relataram mudanças em sua experiência e resposta a emoções e sensações negativas, bem como o desenvolvimento de habilidades de autorregulação no tratamento da dor, regulação emocional e reavaliação de suas vidas. Em suma, práticas mente-corpo facilitam o acesso do indivíduo ao vago ventral de maneira consciente, o que acarreta diversos benefícios. Propicia-se maior relaxamento e controle emocional, equilibra-se a liberação de cortisol, aumenta-se a liberação de ocitocina, modula-se favoravelmente a resposta inflamatória e imunológica, baixa-se a frequência cardíaca e a pressão arterial, dentre outras ações importantes para o reequilíbrio do sistema nervoso autônomo, sobretudo do parassimpático. Possivelmente, essas mudanças positivas quando mantidas ao longo do tempo e incorparadas à rotina de autocuidado e estilo de vida saudável, além de melhorar o bem-estar e o estilo de vida impactem em níveis mais profundos[1,11,13].

Há mais de dois mil anos, técnicas milenares como a ayurvédica e a medicina tradicional chinesa consideram que a mente é ferramenta fundamental, inclusive para o tratamento de doenças[7]. Além disso, utilizavam vários recursos naturais disponíveis para restaurar a saúde. Apesar desses conhecimentos tradicionais serem considerados no ocidente, o fato de não haver uma comprovação científica, nos moldes cartesianos, de sua eficácia, faz com que muitas técnicas sejam questionadas. Por essas razões, no campo da medicina convencional, apenas nos últimos anos o desenvolvimento tecnológico possibilitou que se pudesse comprovar os processos fisiológicos, o papel da biologia molecular e da genética envolvidos na manutenção da saúde e no desenvolvimento de doenças[7].

Para a melhor compreensão do efeito biológico das intervenções integrativas é importante entender alguns aspectos de seu alcance em diferentes níveis, como psicológico, fisiológico, bioquímico e/ou epigenético[7].

Embora todas as células apresentem o mesmo genoma[¶], elas expressam seus genes de maneira diferente; esta regulação permite criar diferentes epigenonas[**].

Entende-se como epigenética as variações não genéticas adquiridas durante a vida e que são passadas aos descendentes. Tais variações ocorrem através de pequenas modificações químicas no DNA, mas que não modificam sua sequência. Em outras palavras, trata-se da capacidade de fatores não genéticos influenciarem os genes a expressar-se de forma diferente[14].

¶ Genoma humano é o conjunto de todos os genes, a sequência completa de seu DNA, composto de 23 pares de cromossomos localizados no núcleo celular de cada célula diploide.

** Epigenoma é o conjunto de modificações químicas que ocorrem no próprio genoma e na cromatina, mas que não modificam a sequência de seu DNA.

Anteriormente, acreditava-se que a herança genética de uma pessoa determinaria de forma inequívoca seu destino biológico. Atualmente, sabe-se que por meio da epigenética é possível "ativar" ou "desativar" a expressão de determinado gene, com resultado positivo ou negativo para determinada pessoa. Dessa forma, as modificações epigenéticas, diferentemente das mutações gênicas (muito lentas e que ocorrem ao acaso), são dinâmicas e influenciadas por interações com o meio ambiente, estilo de vida, autocuidado e estado emocional[1,14].

Em dois estudos recentes, utilizou-se marcadores epigenéticos para estimar os diferentes estados de metilação do DNA de células que apresentam ritmos biológicos curtos (24 horas)[15,16]. O objetivo foi avaliar os efeitos biológicos de práticas mente-corpo (meditação e yoga) em terapia denominada terapia de transformação mente-corpo (MBT-T), a qual consiste em programa de treinamento intensivo de um dia de duração. No primeiro estudo, foram coletadas amostras sanguíneas para avaliar os perfis epigenéticos dos participantes em diferentes momentos: (a) antes da realização do programa; (b) após uma hora do término do programa; e (c) após 24 horas do término do programa. As amostras com padrão heterogêneo antes da terapia convergiram para um padrão homogêneo de metilação do DNA (silenciamento de alguns genes relacionados ao desencadeamento de respostas inflamatórias), o qual perdurou e se intensificou 24 horas depois do término da terapia, demonstrando que o estado epigenético do DNA dos participantes foi afetado pelo tratamento com MBT-T[15,16].

Existem outras opções utilizadas na medicina integrativa que contam com relevante grau de evidência e também podem ser utilizadas na ginecologia com sucesso.

Na acupuntura, atualmente se admite que a estimulação de pontos de acupuntura provoque a liberação de neurotransmissores e outras substâncias, as quais são responsáveis pelas respostas de promoção de analgesia, restauração de funções orgânicas e modulação imunitária no sistema nervoso central. Destaca-se, na ginecologia, evidências bastante robustas de seu uso em dismenorreia primária e enxaqueca[17].

A homotoxicologia foi desenvolvida pelo dr. Hans-Heinrich Reckeweg em 1955 e parte do preceito de que sintomas ou manifestações sistêmicas de alguma doença são a expressão de mecanismos de defesa biologicamente orientados contra as homotoxinas[††] endógenas e exógenas, ou a expressão do organismo para compensar a lesão tóxica que recebeu[18,19]. Considera-se, portanto, que a pessoa

†† Denomina-se homotoxina qualquer substância que seja tóxica para o organismo humano. Elas podem ser exógenas (por ex. poluição, radiação, alimentos, drogas, metais pesados, água contaminada) ou endógenas, quando são produzidas pelo próprio organismo. São consideradas homotoxinas endógenas, quando produzidas ou liberadas de maneira excessiva ou inadequada

saudável é aquela que apresenta como característica principal, dentre outros requisitos, uma ótima e contínua capacidade de autorregulação ou adaptação frente a agentes perturbadores (toxinas), sejam eles biológicos, químicos ou gerados por transtornos emocionais. Nesse contexto, a doença é vista como a consequência de uma capacidade limitada ou insuficiente de autorregulação do organismo. Portanto, a adequada biorregulação vai permitir que haja uma autorregulação satisfatória, corrigindo os desequilíbrios que possam ocorrer e permitindo que essas homotoxinas sejam eliminadas do organismo de forma eficiente[18,19]. Essa visão difere daquela da medicina convencional, que tem seu foco de atuação na queixa ou doença da paciente e a resposta seria combater o sintoma ou a doença específicos. Na homotoxicologia e biorregulação, a principal ação se dá no sentido de estimular os mecamismos de defesa[‡‡] e autorregulação de maneira ampla. Muitas substâncias utilizadas na terapia podem se assemelhar às utilizadas na homeopatia, por utilizar muitos princípios ativos em comum, mas difere na homotoxicologia por utilizar determinado princípio ativo em diluições variadas na mesma formulação[18,19]. As estratégias terapêuticas atuam nos sistemas adaptativos biológicos em busca de uma melhor autorregulação. Esses sistemas estão conectados em rede, os quais atuam entre si (sistema imune, sistema metabólico/endócrino/digestivo e sistema psiconeural), o que faz com que a resposta oferecida pelo tratamento não se limite apenas ao combate à queixa do paciente.

As fases das homotoxicoses são[§§]:

- Excreção: expulsão de produtos tóxicos.
- Inflamação: inicia a limpeza mediante a ativação do sistema de defesa.
- Depósito: armazenamento de produtos tóxicos no espaço extracelular.
- Impregnação: o principal efeito da intoxicação ocorre no intracelular. Início da alteração dos sitemas enzimáticos.
- Degeneração: a intoxicação destrói a celula.
- Desdiferenciação: a célula se diferencia para uma célula indiferenciada, como ocorre nas neoplasias malignas.

Como se vê, esse é um conceito extremamente dinânico, e existe uma linha de preparações de produtos específicos para facilitar esse mecanismo de autor-

pelo corpo humano (por ex. cortisol, histamina que se liberados de maneira excessiva, podem causar efeitos nocivos ao corpo).

‡‡ De acordo com os preceitos da homotoxicologia, sistema de alerta é o mecanismo de defesa que visa restabelecer a homeostase, ativando a resposta adequada, seja por via imune, hormonal ou enzimática.

§§ Homotoxicose: qualquer doença causada por ação de homotoxinas ou venenos humanos.

regulação. No tocante à ginecologia, existem formulações padrões prontas ou que podem ser manipuladas, podendo ser usadas de forma isolada ou combinada com outras associações e que agem em todos os domínios necessários, como por exemplo o *Hormeel, Ovarium compositum, Gynacoheel, Klimakt-heel, Lachesis compositum* e *Thyreoidea compositum.*

Vários estudos confirmam ação positiva de diversos fitoterápicos na síndrome dos ovários policísticos (SOP). Fitoterápicos como *Cinnamomum verum, Trigonella foenum-graecum L.* e *Vitex agnus-castus* atuam de forma favorável em disfunções menstruais e ovulatórias, obesidade, resistência à insulina, disfunção do metabolismo lipídico e condições relacionadas ao excesso de androgênios[20].

No campo da homeopatia[ss], criada em 1796 pelo médico alemão Hahnemann, existem várias opções terapêuticas com publicações de resultados favoráveis, entre elas vale destacar duas, a primeira que demonstrou eficácia da associação da homeopatia clássica como adjuvante para profilaxia de infecções recorrentes do trato urinário em mulheres com disfunção neurogênica[21]. O segundo estudo, randomizado, duplo cego e controlado por placebo utilizou estrogênio dinamizado no tratamento homeopático da dor pélvica associada a endometriose, concluíram que o estrogênio dinamizado (12cH, 18cH e 24cH) em dose de três gotas duas vezes ao dia por 24 semanas foi significativamente mais eficaz do que o placebo na redução da dor pélvica associada à endometriose[22].

Portanto, pode-se concluir que a aplicação de técnicas de medicina integrativa promove bem-estar e satisfação pessoal ao provocar alterações em vários circuitos da mente e do corpo humano, tendo em vista que o ser humano é composto por diversos sistemas integrados e dependentes um do outro. Por essa razão, ao se considerar apenas uma queixa isoladamente, nem sempre os tratamentos são tão eficazes ou atingem as verdadeiras origens da doença. Inclusive, o próprio Sistema Único de Saúde (SUS) tem reconhecido e oferecido a possibilidade de atendimentos integrativos[22].

Dessa forma, a aplicação dessas técnicas promove impactos positivos na esfera psicológica e psicossocial, os quais, por sua vez, possibilitarão um melhor desempenho fisiológico, o qual favorecerá a performance celular e epigenética, com processo de metilação eficiente. Inclusive, conforme já se mencionou, modificações epigenéticas favoráveis podem colaborar para retardar o relógio

---

[ss] A homeopatia parte do princípio de que a administração de pequenas doses de substâncias em uma pessoa saudável causaria precisamente os mesmos sintomas que se pretende curar. Empregam preparados de origem animal, vegetal e mineral.

epigenético, interrompendo o estresse cumulativo – sendo este último um fator que acelera a progressão de doenças crônicas relacionadas a idade[7,16].

Por todas as razões elencadas, fica claro que as terapias integrativas têm importante função restaurativa e que podem aprimorar os atendimentos ginecológicos, visto que a aplicação dessas técnicas tem demonstrado grandes benefícios à saúde da mulher de modo mais amplo.

REFERÊNCIAS BIBLIOGRÁFICAS

1. Lima PTR. Bases da medicina integrativa. 2a ed. Barueri: Manole; 2018.
2. Mayumi Y. O que é medicina integrativa e quais suas vantagens? [Internet]. Blog iClinic. Dicas para gestão de clínicas e consultórios. Milene Polo; 2020 [Acesso em 10 dez 2020]. Disponível em: https://blog.iclinic.com.br/medicina-integrativa/
3. Borges DC, Anjos GL, Oliveira LR, Leite JR, Lucchetti G. Saúde, espiritualidade e religiosidade na visão dos estudantes de medicina. Rev Bras Clin Med. 2013;6-11.
4. Cruz MZ. A integração da medicina complementar e alternativa em sistemas de saúde convencionais. Instituto de Biociências, Universidade Estadual Paulista Júlio de Mesquita Filho; 2008. Disponível em: https://repositorio.unesp.br/handle/11449/118806.
5. Otani MAP, Barros NF. A medicina integrativa e a construção de um novo modelo na saúde. Ciênc. saúde coletiva [Internet]. 2011;16(3):1801-11.
6. Grimm D, Voiss P, Paepke D, Dietmaier J, Cramer H, Kummel S, et al. Gynecologists' attitudes toward and use of complementary and integrative medicine approaches: results of a national survey in Germany. Arch Gynecol Obstet. 2021;303(4):967-80.
7. Kanherkar RR, Stair SE, Bhatia-Dey N, Mills PJ, Chopra D, Csoka AB. Epigenetic mechanisms of integrative medicine. Evid Based Complement Alternat Med. 2017;2017:4365429.
8. Fritz MA, Speroff L. Endocrinologia, ginecologica clínica e infertilidade. 8a ed. São Paulo, SP: Revinter; 2015.
9. Albert Einstein - Sociedade Beneficente Israelita Brasileira. Hormônios femininos - Estrógeno, progesterona e melatonina: o que são, para que servem, como atuam no organismo [Internet]. A Jornada da Mulher; 2018 [Acesso em 8 dez 2020]. Disponível em: https://jornadadamulher.einstein.br/2017/08/23/hormonios-femininos/
10. Bonaz B, Sinniger V, Pellissier S. Anti-inflammatory properties of the vagus nerve: potential therapeutic implications of vagus nerve stimulation. J Physiol. 2016;594(20):5781-90.
11. Sullivan MB, Erb M, Schmalzl L, Moonaz S, Noggle Taylor J, Porges SW. Yoga therapy and polyvagal theory: the convergence of traditional wisdom and contemporary neuroscience for self-regulation and resilience. Front Hum Neurosci. 2018;12:67.
12. Smith R, Thayer JF, Khalsa SS, Lane RD. The hierarchical basis of neurovisceral integration. Neurosci Biobehav Rev. 2017;75:274-296.
13. Vanderlei LCM, Pastre CM, Hoshi RA, Carvalho TD, Godoy MF. Noções básicas de variabilidade da frequência cardíaca e sua aplicabilidade clínica. Rev Bras Cir Cardiovasc. 2009;24(2):205-17.
14. Cozzolino M, Guarino F, Castiglione S, Cicatelli A, Celia G. Pilot study on epigenetic response to a mind-body treatment. Transl Med UniSa. 2018;17:40-4.
15. Kaliman P, Alvarez-López MJ, Cosín-Tomás M, Rosenkranz MA, Lutz A, Davidson RJ. Rapid changes in histone deacetylases and inflammatory gene expression in expert meditators. Psychoneuroendocrinology. 2014;40:96-107.
16. Chaix R, Alvarez-López MJ, Fagny M, Lemee L, Regnault B, Davidson RJ, et al. Epigenetic clock analysis in long-term meditators. Psychoneuroendocrinology. 2017;85:210-4.

17. Hempel S, Taylor SL, Solloway MR, Miake-Lye IM, Beroes JM, Shanman R, et al. Evidence map of acupuncture. Washington: Department of Veterans Affairs (US); 2014.
18. Smit A, O'Byrne A, Van Bradt B, Bianchi I, Kuestermann K. Introduction to bioregulatory medicine. New York: Thieme; 2009.
19. Takeuti M. Homotoxicologia e medicina de biorregulação. [Curso básico.] Associação Brasileira de Medicina Integrativa e Biorregulação – ABMIB; aula dada em 21 ago 2020.
20. Moini Jazani A, Azgomi HND, Azgomi AND, Azgomi RND, et al. A comprehensive review of clinical studies with herbal medicine on polycystic ovary syndrome (PCOS). Daru. 2019;27(2):863-77.
21. Pannek J, Pannek-Rademacher S, Jus MS, Wöllner J, Krebs J. Usefulness of classical homeopathy for the prophylaxis of recurrent urinary tract infections in individuals with chronic neurogenic lower urinary tract dysfunction. J Spinal Cord Med. 2019;42(4):453-9.
22. Teixeira MZ, Podgaec S, Baracat EC. Potentized estrogen in homeopathic treatment of endometriosis-associated pelvic pain: a 24-week, randomized, double-blind, placebo-controlled study. Eur J Obstet Gynecol Reprod Biol. 2017;211:48-55.
23. Política Nacional de Práticas Integrativas e Complementares no SUS [Internet]. Portal da Secretaria de Atenção Primária à Saúde. [Acesso em: 20 dez 2020]. Disponível em: https://aps.saude.gov.br/ape/pics

47
Medicina integrativa na prática odontológica

Katia Akemi Uezu
Marina Cleia Palo Prado

INTRODUÇÃO

O crescente interesse pela medicina integrativa (MI) e seu consequente aumento da demanda têm sido relatados na literatura especializada tanto internacional quanto nacionalmente. As práticas integrativas e complementares em saúde (PICS) que compõem a MI vêm sendo inseridas gradativamente com diferentes práticas e/ou atuações em saúde e tendo aceitação gradual e progressiva entre os profissionais de saúde e os pacientes[1], sendo uma realidade nos serviços de assistência à saúde tanto públicos como privados.

Assim como na medicina, na odontologia não foi diferente. Houve o aumento no interesse e nas demandas pelas PICS e, consequentemente, sua incorporação e integração na assistência e no tratamento de paciente em diversas especialidades odontológicas. O reconhecimento das PICS em saúde bucal é relativamente recente. O Conselho Federal de Odontologia (CFO), na resolução CFO 82/2008[2], reconheceu e regulamentou o uso pelo cirurgião-dentista de práticas integrativas e complementares, considerando a adoção dessas práticas pela Organização Mundial de Saúde (OMS) nas áreas relacionadas à saúde bucal e o avanço das políticas públicas de incremento a elas (Plano Nacional de Práticas Integrativas e Complementares do Ministério da Saúde, PNPIC/MS) nas ciências da saúde. Essa medida favoreceu a criação de novas perspectivas de mercado de trabalho para o cirurgião-dentista, e é seu dever manter atualizados (segundo as resoluções do CFO) os conhecimentos profissionais técnicos, científicos e culturais necessários ao pleno desempenho do exercício profissional. Nessa mesma resolução de 2008, foram reconhecidas como habilitações a acupuntura, a homeopatia, a fitoterapia, a terapia floral, a hipnose e a laserterapia. A laserterapia é reconhecida como prática integrativa pelo CFO, porém não faz parte do rol das PICS listadas pelo Ministério da Saúde. Nas resoluções CFO 160/2015[3], 165/2015[4] e 166/2015[5], a acupuntura e a homeopatia passaram a ser reconhecidas como especialidades odontológicas. Também foram reconhecidas como novas habilitações a ozonioterapia e a odontologia antroposófica. Tais decisões reforçam a importância do uso das PICS na odontologia, diante de seus resultados positivos no processo saúde-doença (Quadro 1).

Quadro 1 Quantidade de cirurgiões-dentistas especialistas inscritos no Conselho Federal de Odontologia[7]

Especialidade	Feminino	Masculino	Total
Acupuntura	288	130	418
Cirurgia e traumatologia buco-maxilo-facial	1.489	4.826	6.315
Dentística	4.349	2.120	6.469
Disfunção temporomandibular e dor orofacial	719	695	1.414
Endodontia	10.982	5.676	16.658
Estomatologia	593	406	999
Harmonização orofacial	452	195	647
Homeopatia	151	48	199
Implantodontia	5.157	11.994	17.151
Odontogeriatria	166	110	276
Odontologia do esporte	4	25	29
Odontologia do trabalho	776	386	1.162
Odontologia legal	474	341	815
Odontologia para pacientes com necessidades especiais	601	158	759
Odontopediatria	8.051	956	9.007
Ortodontia	17.036	11.581	28.617
Ortopedia funcional dos maxilares	1.115	643	1.758
Patologia oral e maxilo facial	235	191	426
Periodontia	5.514	4.674	10.188
Prótese buco-maxilo-facial	28	36	64
Prótese dentária	6.295	6.201	12.496
Radiologia odontologica e imaginologia	2.632	2.633	5.265
Saúde coletiva	1.863	748	2.611
Total geral	68.970	54.773	123.743

Atualização: 08/06/2021. Fonte: http://website.cfo.org.br/estatisticas/quantidade-geral-de-cirurgioes-dentistas-especialistas/.

FORMAÇÃO PROFISSIONAL NA ODONTOLOGIA

Diante desse cenário, a formação do cirurgião-dentista também acompanha essas mudanças. Anteriormente, sua formação era tecnicista, curativa e focada na doença em vez da saúde, ou seja, centrada no procedimento, muitas vezes desconsiderando o motivo principal pela procura de seu serviço. A formação odontológica foi influenciada pelas recomendações do relatório Gies, de 1926, que foram baseadas nos elementos ideológicos do relatório Flexner (publicado em 1910) de avaliação das escolas médicas dos Estados Unidos da América. O relatório Gies ainda é considerado a revisão mais abrangente da educação odontológica no contexto da profissão. Esses relatórios são caracterizados por: mecanicismo; ênfase nas ciências biológicas e clínicas; progressiva agregação tecnológica com especialização precoce; ênfase em práticas curativo-cirúrgicas e reabilitadoras, como exemplo de intervenção preferencial sobre pacientes e doenças; seletividade de sua clientela, focando o setor privado: a essência da odontologia de mercado. Além disso, excluem outras formas de práticas odontológicas[6].

Nos currículos dos cursos de Odontologia brasileiros, as aulas de Clínicas Odontológicas eram práticas isoladas. A Clínica Integrada, com a prática de todas as modalidades, inicialmente foi criada, conforme a Resolução n. 840/70 do Conselho Federal de Educação (CFE), como um estágio ao final da graduação, no qual os alunos teriam condições de aplicar os conhecimentos adquiridos durante os anos anteriores a partir do atendimento a pacientes. Outra normativa a se ressaltar é a Resolução n. 04/82 do Conselho Federal de Educação, que fixou o novo currículo mínimo dos cursos e com a presença da proposta da Clínica Integrada como parte do currículo obrigatório. Em 1996, foi estabelecida a n. 9.394, conhecida como Lei de Diretrizes de Bases da educação nacional, de todos os níveis, que, como o próprio nome sugere, elaborou uma proposta de diretriz curricular também para os cursos de Odontologia, que enfoca e valoriza a atuação dos estudantes nas Clínicas Integradas[8].

A implementação do Sistema Único de Saúde (SUS), no Brasil, surgiu a partir da entrada em vigor da Constituição de 1988 e da inserção da saúde bucal no programa de cuidado integral preconizado pelo SUS, mesmo que tardia (em 2004), por meio da Política Nacional de Saúde Bucal, chamada Brasil Sorridente, que impulsionou novos modelos de cuidados aos profissionais e ao sistema. O cirurgião-dentista atuava principalmente no setor privado e, com essa medida, houve uma ampliação do seu campo de atuação no setor público, na atenção primária, favorecendo a criação de novas equipes de saúde bucal a atuarem nas atenções secundária (Centro de Especialidades Odontológicas – CEO) e terciária (atendimentos de alta complexidade como na cirurgia buco-

-maxilo-facial, pacientes com necessidades especiais e, mais recentemente, na odontologia hospitalar). Com isso, o modelo prioritariamente individualizado e curativista até então prevalente na sua formação e prática odontológica teve de ser revisto. Houve uma ênfase para ações coletivas, voltadas à atenção primária e, sobretudo, ao trabalho relacionado às redes de atenção à saúde, com vistas ao desenvolvimento de políticas públicas de saúde bucal mundial[9].

O conceito de saúde é ampliado, passando a ser entendido em uma concepção sócio-histórico-cultural, enfatizando a integralidade do cuidado, com a equipe de saúde atuando interdisciplinarmente em práticas colaborativas interprofissionais[9].

Assim, é importante que as faculdades de Odontologia tenham entre seus objetivos formativos a valorização do ser humano, visando a um processo de redução da exclusão social, considerando os problemas relacionados à vida em comunidade, entre eles: a manutenção da paz, a preservação do meio ambiente, a redução da pobreza e da intolerância. Dessa forma, a busca pelo desenvolvimento técnico-científico, social e de mercado deve ser feita de maneira integrativa, valorizando a formação ética, necessária para a preservação social[10].

ÉTICA

Outro aspecto a se considerar no processo formativo em odontologia é o que tange às questões éticas das decisões profissionais. O cirurgião-dentista talvez não tenha recebido uma formação com ênfase em saúde sob o aspecto global ou holístico, mas deve observar que os aspectos éticos nas decisões profissionais devem ser respeitados, pois o diagnóstico e as decisões de tratamentos têm implicações nas vidas dos pacientes. Essas práticas devem ser realizadas com responsabilidade e de forma ética, respeitando os aspectos que envolvem o paciente, como emoção, cultura individual, custos financeiros e consequências sociais. A participação do paciente nas tomadas de decisões de seu tratamento é importante[11].

MEDICINA INTEGRATIVA E ODONTOLOGIA

Dentre as razões citadas por quem se interessa pela MI, está a diferença fundamental com os cuidados convencionais. Neste aspecto, é importante salientar que, na MI, o foco é a saúde em vez da doença. Além disso, o tratamento é individualizado. Há a integração dos recursos disponíveis e das estratégias de cuidados de saúde apropriadas e, nessas práticas, também há o desenvolvimento e a valorização da educação do paciente e seu envolvimento no autocuidado, em seu próprio benefício[1,12].

A confiança e a colaboração do paciente, bem como sua adesão ao tratamento, têm importância fundamental para a efetividade dos processos terapêuticos e melhor resultado terapêutico, indispensáveis à promoção da saúde[12].

As PICS foram institucionalizadas no Sistema Único de Saúde (SUS) por intermédio da PNPIC, aprovada por meio de Portaria GM/MS n. 971, de 3 de maio de 2006, contemplando a homeopatia, medicina tradicional chinesa/acupuntura, plantas medicinais e fitoterapia, além de constituir observatórios de medicina antroposófica e termalismo social/crenoterapia. Em março de 2017, a PNPIC foi ampliada em 14 outras práticas a partir da publicação da Portaria GM n. 849/2017, a saber: arteterapia, ayurveda, biodança, dança circular, meditação, musicoterapia, naturopatia, osteopatia, quiropraxia, reflexoterapia, reiki, shantala, terapia comunitária integrativa e yoga, totalizando 19 práticas[13]. Em março de 2018, foram acrescentadas mais 10 práticas: apiterapia, aromaterapia, bioenergética, constelação familiar, cromoterapia, geoterapia, hipnoterapia, imposição de mãos, ozonioterapia e terapia de florais[14] (Quadro 2).

Quadro 2 As práticas integrativas e complementares incluídas pelo Ministério da Saúde no Sistema Único de Saúde

Apiterapia	Aromaterapia	Arterapia	Ayurveda	Biodança
Bioenergética	Constelação familiar	Cromoterapia	Dança circular	Geoterapia
Hipnoterapia	Homeopatia	Imposição de mãos	Medicina antroposófica/antroposofia aplicada à saúde	Medicina tradicional chinesa/ acupuntura
Meditação	Musicoterapia	Naturopatia	Osteopatia	Ozonioterapia
Plantas medicinais/ fitoterapia	Quiropraxia	Reflexoterapia	Reiki	Shantala
Terapia comunitária integrativa	Terapia de florais	Termalismo social/crenoterapia	Yoga	

No estudo de Baatsch et al.[15], realizado com cirurgiões-dentistas na Alemanha, 68% dos alemães faziam uso de abordagens de MI. Notou-se que os cirurgiões-dentistas participantes que faziam uso de PICS eram mulheres, tinham maior tempo de experiência profissional (o mais provável é que, ao longo do tempo, tenham incorporado um maior número de terapias e de práticas integrativas à sua prática clínica) e as abordagens fitoterapêuticas eram as mais utilizadas[15].

Sewitch et al.[16] realizaram revisão sistemática de literatura de atitudes tomadas por profissionais de saúde diante da medicina complementar e alternativa (MCA), restringindo suas buscas a estudos do Canadá e dos Estados Unidos da

América, pois, segundo os autores, as atitudes dos profissionais desses países poderiam diferir dos profissionais de saúde de outras partes do mundo por diferenças culturais, econômicas, práticas clínicas e diferenças na formação/treinamento. Concluíram que uma das barreiras à recomendação da MCA era, além da falta de conhecimento e treinamento nessa área, falta de evidência de eficácia, potenciais efeitos colaterais e interações com tratamentos alopáticos. Profissionais mais jovens, recém-treinados e mulheres eram mais otimistas e dispostos a recomendar práticas de MCA, talvez por maior exposição e contato a elas durante sua formação e também por fazerem uso dela[16].

Gonçalo[17], em sua tese, cita estudo em que aplicaram um instrumento estruturado a 97 estudantes (61 de uma universidade pública e 36 de uma universidade privada) dos últimos anos do curso de Odontologia, para identificar as percepções desses estudantes sobre as PICS durante seu período de formação. A faixa etária predominante dos participantes era entre 20 e 25 anos. Em relação ao conhecimento das PICS, 40% dos estudantes de universidade pública e 78% dos estudantes de universidade privada declararam conhecê-las, sendo a acupuntura a mais conhecida delas. Quanto à principal fonte de conhecimento das PICS, na universidade pública 15% deles responderam que tinha sido pelo "meio acadêmico" e, na universidade privada, 45% responderam que tinha sido pela "mídia". As discrepâncias nas respostas poderiam ser pelo fato de a orientação curricular ser diferente: a faculdade pública teria seu currículo voltado para a pesquisa (produção do saber científico), enquanto a faculdade privada direcionaria o ensino para o mercado (para a aplicação do conhecimento), sendo mais aberta à oferta de PICS. Concluiu-se que a inclusão das PICS no ensino da odontologia poderia "desenvolver um modelo de cuidado mais inclusivo, reduzir o desconhecimento, assim como o preconceito relativo a elas" e que seria desafiador traçar estratégias para essas alterações curriculares[17].

Pode-se citar como exemplo o caso de como a acupuntura foi incluída no curso de graduação da Faculdade de Odontologia de Piracicaba da Universidade Estadual de Campinas (FOP-Unicamp). Em 2007, iniciaram os atendimentos com acupuntura na FOP; em 2008, o primeiro curso de extensão em acupuntura e, em 2011, implantaram e iniciaram os atendimentos voluntários no Centro de Especialidades Odontológicas (CEO), que faz parte da rede de atenção secundária do SUS, localizada na cidade de Piracicaba, no interior do estado de São Paulo, atendendo a população local e regional para tratamento de queixas odontológicas, despertando o interesse dos alunos de graduação de Odontologia. Em 2015, foi instituída a disciplina optativa de acupuntura no curso de graduação e, atualmente, contam com projetos de iniciação científica e de programa de pós-graduação em Odontologia[9].

O cirurgião-dentista tem, como objetivo final, melhorar a saúde do paciente. A melhora na divulgação, no acesso às informações e um maior número de estudos científicos promoveriam a educação e conhecimento a respeito das PICS. E sua aplicabilidade nas mais diversas especialidades e situações da prática odontológica despertaria o interesse para a capacitação nas PICS, resultando em sua maior integração com a prática clínica convencional (Quadro 3).

Quadro 3 Práticas integrativas e complementares em saúde reconhecidas pelo Conselho Federal de Odontologia no ano de 2020

CFO	PICS-MS	PIC-CFO	Especialidade	Habilitação
Acupuntura	X	X	X	-
Fitoterapia	X	X	-	X
Hipnose	X	X	-	X
Homeopatia	X	X	X	-
Laserterapia	-	X	-	X
Odontologia antroposófica	X	X	-	X
Ozonioterapia	X	X	-	X
Terapia floral	X	X	-	X

CFO: Conselho Federal de odontologia, PICS: práticas integrativas e complementares em saúde; MS: Ministério da Saúde.

ATENDIMENTO HOLÍSTICO, INTEGRATIVO E COLABORATIVO

A implantação do SUS e do programa Brasil Sorridente e o entendimento mais amplo do conceito de saúde e do atendimento holístico com a incorporação das PICS trouxeram mudanças na atuação (e formação) do cirugião-dentista, que anteriomente era voltada para o setor privado e de forma individualista. O profissional passa a atender e trabalhar de forma integrada, interdisciplinar e colaborativa com outras especialidades odontológicas e áreas da saúde[9]. No estudo norte-americano de Gauger et al.[18], sobre cuidados integrativos e colaborativos de pacientes pediatricos e saúde bucal, foi observado que os cuidados colaborativos e/ou integrativos entre saúde bucal e prestadores de cuidados primários de saúde poderiam aumentar o acesso a uma população vulnerável mais numerosa, ajudando a mitigar doenças relacionadas à saúde bucal, já que os pais/responsáveis levavam as crianças com mais frequência às consultas e eram mais propensos a seguir as recomendações desses prestadores de cuidados primários (no Brasil, seria equivalente ao atendimento na atenção primária, no SUS) e deixariam de considerar a saúde bucal apenas como algo eletivo. A saúde bucal desempenha papel importante na saúde sistêmica em adultos e crianças, mas as implicações para a saúde pediátrica são particularmente preocupantes, pois contribuem para o bem-estar e a qualidade de vida na infância[18].

O paciente que procura o profissional capacitado anseia por atendimento humanizado que respeite seus valores e crenças, além da empatia no relacionamento profissional-paciente[19].

Termos como acolhimento do paciente e escuta devem fazer parte da rotina dos atendimentos nos quais o respeito e a atenção são prioridades[13,19]. O paciente, sendo ele um indivíduo único, deve ser inserido em um contexto mais amplo do que apenas a doença. A odontologia, assim, deixa de ser apenas tecnicista, de realização de procedimentos e, a partir daí, surgem mudanças de comportamento profissional, que seguem os parâmetros e/ou as necessidades atuais de levar em consideração um aprimoramento nos estudos ao avaliar o paciente como um todo. Com isso, passa a atender seu paciente com base em um contexto global de existência, envolvendo hábitos, dieta, qualidade de vida, condições de trabalho, ambiente em que vive, sua condição física, emocional e mental[9].

O estado nutricional e o tipo de dieta podem levar ao aumento ou à redução de inflamações. Deficiências nutricionais específicas podem estar associadas a estados dolorosos. O equilíbrio do microbioma pode determinar a saúde ou a doença pela absorção de nutrientes e, com isso, afetar a função do sistema imunológico. Alimentos processados e medicações podem afetar o microbioma, causando disbioses. O reconhecimento de que os sistemas de nosso corpo estão interconectados nos leva a compreender sua relação com a modulação (neuroplasticidade) mente-cérebro-corpo e como o estresse também interfere nesse equilíbrio[1]. Em odontologia, a inter-relação "dieta-condição bucal-doença cárie" é bem conhecida.

FITOTERAPIA NA ODONTOLOGIA

O uso de plantas medicinais pela humanidade para tratar doenças é milenar, seu conhecimento foi sendo aprimorado e enriquecido com o passar das gerações e sua divulgação, ampliada. Com o advento da produção industrial de medicamentos e a grande divulgação publicitária de "curar todos os males", o uso de plantas medicinais foi sendo suplantado e substituído pelos medicamentos alopáticos. Porém, com a insatisfação da população com os efeitos adversos, além de seu alto custo, houve resgate dessa prática pela população (e despertou o interesse pelo poder público em implantar em sua rede de assistência à saúde), por seu baixo custo e eficiência[20]. Grupos de universidades interessados no estudo e pesquisa de plantas medicinais e fitoterapia surgiram tanto no Brasil quanto em outros países e iniciaram levantamento das plantas, costumes e tradições locais e regionais.

No Brasil, a tradição da sabedoria popular manteve o uso de plantas medicinais e remédios caseiros e sua difusão em suas comunidades. A Política Nacional de Práticas Integrativas e Complementares (PNPIC), do Ministério da Saúde, inseriu o uso da fitoterapia no SUS. Na odontologia, essa prática terapêutica ainda é pouco utilizada[21], mas sabe-se que o uso de plantas medicinais é frequente pela população para o tratamento de doenças bucais, sob a forma de enxaguante bucal ou pomadas. Várias espécies vegetais podem ser utilizadas com fortes evidências científicas de seu benefício nas enfermidades da cavidade oral. Podem-se citar a malva (como colutório, anti-inflamatório e antisséptico) e a camomila (em preparações para uso externo/anti-inflamatório, antisséptico, antimicrobiano e estimulante de cicatrização)[20].

MEDICINA TRADICIONAL CHINESA: ACUPUNTURA NA ODONTOLOGIA

A acupuntura é um dos ramos da medicina tradicional chinesa (MTC), técnica milenar oriental que apresenta um papel fundamental na odontologia com a premissa de tratar o paciente como um todo, de forma individualizada, pela inserção de agulhas, moxabustão (artemísia), auriculoterapia ou mesmo ventosas dentre as principais técnicas[22].

A abordagem holística em acupuntura permite lidar com outras comorbidades, bem como com os problemas integrativos com o objetivo de alcançar um equilíbrio físico e mental[23], afetando diretamente o estresse mental, a redução da ansiedade e a qualidade do sono, ou seja, a qualidade de vida do paciente. A acupuntura apresenta um diagnóstico energético, individualizando o tratamento para cada paciente, inter-relacionando as consequências para o meio, os fatores emocionais e biopsicossociais[24].

A acupuntura tem tido destaque em várias especialidades odontológicas, como na disfunção temporomandibular (DTM), dor orofacial, odontopediatria, cirurgia buco-maxilo-facial, próteses e no contexto geral de controle da ansiedade e estresse. Também merece destaque na área de analgesia[22]. O estudo de Vase et al.[25] afirma que a percepção dos pacientes e suas expectativas para o tratamento são considerados centrais para a eficácia da analgesia da acupuntura[25].

Na DTM do tipo muscular, a acupuntura é uma das alternativas de tratamento complementar ou primário não invasivo. Porporatti et al.,[24] na revisão crítica da literatura para verificar a eficácia da acupuntura tradicional chinesa no tratamento da DTM do tipo muscular, concluíram que acupuntura promove a redução total e/ou alívio de sintomas dolorosos, aumento dos movimentos mandibulares e melhora na função oral e redução da hiperatividade dos músculos mastigatórios. Seria efetiva no manejo da DTM pelos mecanismos de redução de dor, suas propriedades anti-inflamatórias e por seus efeitos endócrino-neuro-hormonais[24].

HOMEOPATIA NA ODONTOLOGIA

A homeopatia em odontologia tem por objetivos a prevenção, o diagnóstico, o prognóstico e o tratamento das doenças da boca e suas estruturas anexas, o diagnóstico e a prevenção das manifestações bucais de doenças sistêmicas, melhorando a qualidade de vida do paciente. Apresenta baixo custo financeiro e ausência de contraindicações, podendo ser prescrita para crianças, adultos e pacientes com necessidades especiais. Pode ser utilizada nos sintomas de medo e ansiedade do paciente pré/durante/pós-atendimento odontológico[26].

Eames e Darby[27], em seu artigo sobre o uso ético da homeopatia na odontologia, contestam publicação contrária à prescrição da homeopatia. Informam que existe um grande número de ensaios randomizados controlados com mais resultados positivos do que negativos. Reforçam que a homeopatia não é substituta ou alternativa para um bom atendimento odontológico clínico, mas sim usada como adjuvante do tratamento convencional, sendo útil no arsenal terapêutico odontológico para diversas condições como medo e ansiedade no tratamento odontológico, dor facial atípica, síndrome da ardência bucal e alveolite pós-extração dental. O tratamento ético é primordial. O profissional com formação e capacitado no uso da homeopatia tem conhecimento de seu mecanismo de ação, funcionamento e a prescreve de forma apropriada[27].

OZONIOTERAPIA APLICADA À ODONTOLOGIA

Segundo a resolução do CFO da ozonioterapia aplicada à odontologia[28]:

> Art. 1º. O ozônio, produzido a partir do oxigênio puro em concentrações precisas de acordo com a janela terapêutica, pode ser usado com finalidade odontológica, dessa forma, dá-se o nome de ozonioterapia. § 1º. O ozônio é um potente antimicrobiano e sua ação se dá por várias vias e cadeias bioquímicas com importante ação sobre bactérias, vírus e fungos. § 2º. Na prática odontológica, o ozônio tem sido proposto como uma alternativa antisséptica, graças à potente ação antimicrobiana. As novas estratégias terapêuticas para tratamento da infecção e inflamação levam em consideração não apenas o poder antimicrobiano das substâncias utilizadas, mas também a influência que esta exerce sobre a resposta imune do paciente.
>
> São áreas de aplicação da ozonioterapia em odontologia: a) oentística: tratamento da cárie dental - ação antimicrobiana; b) periodontia: prevenção e tra-

tamento dos quadros inflamatórios/infecciosos; c) endodontia: potencialização da fase de sanificação do sistema de canais radiculares; d) cirurgia: auxílio no processo de reparação tecidual; e) dor e disfunção de ATM: atividade antiálgica e anti-inflamatória; e, f) necroses dos maxilares: osteomielite, osteorradionecrose e necroses induzidas por medicamento[28].

Apesar da dor e disfunção da articulação temporomandibular (ATM) terem sido consideradas áreas de aplicação de ozonioterapia, essas recomendações não são citadas e/ou constam nas diretrizes das Sociedades e Associações nacionais e internacionais representativas das especialidades de disfunção temporomandibular e/ou dor orofacial. As publicações existentes são poucas, e a maioria são relatos ou séries de casos com critérios de diagnóstico e etiopatogenia não muito claros.

No ensaio clínico randomizado e triplo cego de Glória et al.[29], com o objetivo de avaliar a eficácia do uso de solução de água duplamente destilada ozonizada de irrigação transcirúrgica na dor, edema e trismo pós-cirúrgico de remoção de dentes terceiros molares inferiores impactados quando comparada com a solução de água duplamente destilada, concluíram que água duplamente ozonizada era compatível como método de irrigação e com resultados e efeitos satisfatórios. Não houve diferença significativa entre os resultados no uso dos dois produtos, demonstrando que a solução de irrigação de água duplamente destilada ozonizada é viável e segura, apresentando efeitos satisfatórios no manejo de dor, edema e trismo pós-cirurgia de remoção dos dentes terceiros molares[29].

Em estudo citado na revisão sistemática de Rollason et al.[30], de intervenções para o tratamento de osteonecrose de mandíbula e maxila relacionado ao bifosfonato, é recomendado o uso da ozonioterapia[30]. Já na diretriz da MASCC/ISOO/ASCO (Multinational Association of Supportive Care in Cancer/International Society of Oral Oncology/American Association of Clinical Oncology), a ozonioterapia não é citada[31]. Apesar disso, no Brasil, algumas equipes de cirurgiões-dentistas que realizam atendimentos a pacientes oncológicos fazem uso de óleo ozonizado por aplicação tópica para acelerar a reparação tecidual em casos de alveolite ou água ozonizada para irrigação local, como antisséptico, após remoção de tecido ósseo necrótico da maxila ou mandíbula[32], e têm a ozonioterapia como uma das opções terapêuticas complementares nos cuidados paliativos.

CRÍTICAS ÀS PRÁTICAS INTEGRATIVAS E COMPLEMENTARES

Para o reconhecimento da eficácia das PICS pela comunidade científica e sociedade, Gonçalo[33] sugere que é necessário ter uma visão mais ampla no planejamento e avaliação das intervenções nas PICS, o que seria um fator decisivo e importante diante dos obstáculos na pesquisa, análise e estabelecimento da validade e confiabilidade de seus resultados na saúde oral quando considerado o modelo de Odontologia Baseada em Evidências (OBE)[33].

Dentre as principais críticas às PICS, como Consolaro[34] ressaltou em seu artigo, estariam a dificuldade na reprodução dos estudos por metodologias científicas consideradas eficientes (métodos cartesianos) e o papel do efeito placebo, além do nocebo, nas PICS. Comenta que o efeito placebo é efetivo, dando como exemplo um estudo com produtos homeopáticos e placebos em que não se observaram diferenças entre os resultados. Acrescenta-se o fato de que algumas práticas terem sido incorporadas no SUS ou serem reconhecidas como especialidades pelos Conselhos Federais profissionais não lhes dariam conotação científica, pois os Conselhos Profissionais, além de regulamentarem e fiscalizarem o exercício profissional representariam, predominantemente, os interesses corporativistas da classe profissional. Considerou também que, apesar de um fato ou área de conhecimento não ter sido comprovado cientificamente, não deve ser descartado, devendo ser aplicado de forma ética e explicitada, sem que afete o direito e a integridade física e mental do paciente[34].

Na revisão sistemática e metanálise da magnitude da resposta placebo e nocebo na dor relacionada à DTM, Porporatti et al.[35] concluíram que, com base na avaliação dos dados, a resposta placebo poderia ter maior efeito no manejo da dor da DTM e poderia ser responsável por 10 a 75% do alívio da dor. O efeito placebo é a resposta de uma terapia simulada (terapia *sham*) ou um fenômeno no qual o paciente tem melhora de sua condição após o recebimento de um "tratamento" que, de fato, não tem nenhuma substância ativa. O uso de placebos em ensaios clínicos é explicado pela hipótese de que uma suposta droga ou o efeito de um tratamento ativo deveriam ser superiores ao de uma droga ou tratamento inerte. Por outro lado, o efeito nocebo é a piora da doença que pode ocorrer após a administração de um placebo. Os placebos provocam respostas biológicas e comportamentais definidas dos pacientes em uma ampla variedade de condições de saúde, podendo ser atribuídas a diferentes mecanismos psicológicos que incluem condicionamento, expectativa, aprendizado, memória, motivação, foco somático, recompensa, redução de ansiedade e significância. A resposta placebo também pode ser modulada pelo gênero, cultura e por fatores contextuais como uma variedade de elementos verbais e não verbais, incluindo empatia pelo cuidador e equipe, alívio da ansiedade por diagnóstico apropriado e tratamento, recomendações de dietas saudáveis, atividade física, repouso e controle de ansiedade[35]. Campos et al.[26] comentam que, para maior utilização e divulgação da acupuntura na odontologia, são necessários estudos científicos que esclareçam mais seu mecanismo de ação e que comprovem sua eficácia clínica[26].

A homeopatia tem sido usada há mais de 200 anos. Os medicamentos podem estar em diluição baixa ou ultramolecular. Eames e Darby[27] esclarecem que, até a publicação de seu artigo, não havia uma completa explicação de como os medicamentos homeopáticos atuavam, que os estudos científicos de diluições ultramoleculares ainda estavam no início e, pelo fato desses medicamentos homeopáticos serem disponibilizados há tanto tempo, eles não poderiam ser patenteados; consequentemente, não apresentam vantagem comercial para a indústria farmacêutica financiar pesquisas e, como resultado disso, o investimento em ensaios clínicos seria mínimo. Quanto a associarem o efeito placebo a qualquer resultado positivo nos pacientes tratados com homeopatia, apesar dos ensaios clínicos randomizados terem, no geral, resultados positivos sugerindo um efeito muito acima e além do placebo, destacam que todos os tratamentos têm um componente placebo e que seria melhor discutir como maximizá-lo para benefício do paciente, em vez de dispensá-lo como "irrelevante" ou "antiético"[27].

A ozonioterapia, apesar de seus resultados promissores em cirurgias bucais, necessita de mais estudos clínicos controlados que esclareçam seu mecanismo de ação e os efeitos a longo prazo, além da padronização de doses e períodos de administração, por exemplo[29,32,34].

A fitoterapia ainda encontra certa resistência entre profissionais e gestores, apesar de o Brasil possuir uma grande diversidade de plantas medicinais (com potencial aplicabilidade a ser explorada para a saúde bucal), e de seu uso ter sido incluído no SUS e de a prática ser reconhecida e regulamentada pelo CFO[6]. Seu uso ainda é considerado discreto na odontologia[20]. Os motivos podem ser desde a falta de conhecimento, interesse e confiança até a falta de formação durante a graduação, por ausência ou deficiência em sua grade curricular. Faltam ao cirurgião-dentista protocolos específicos que o orientem para o uso de fitoterápicos ou de terapias com plantas medicinais[20]. A falsa sensação de que os fitoterápicos e as plantas medicinais são isentas de contraindicações e não causam reações adversas e o desconhecimento de que também podem interagir com outras medicações e condições clínicas podem levar a situações críticas[35].

CONSIDERAÇÕES FINAIS

O uso e a indicação de medicina integrativa na odontologia valorizam o trabalho do cirurgião-dentista e têm um impacto altamente positivo na qualidade de vida dos pacientes, considerando o foco no desenvolvimento e na manutenção e não apenas em tratamentos e medidas paliativas relacionadas a doenças ou às queixas principais e imediatas dos pacientes. A MI é acessível, uma vez que sua oferta foi ampliada, é de baixo custo e efetiva, além de apresentar risco baixo de efeitos adversos.

São várias as áreas dentro da odontologia que podem ser beneficiadas por essas práticas da MI que são muitas e, por isso, este capítulo abordou as de maior interesse.

Ressaltamos a necessidade de capacitação profissional, de forma integrada, associando o desenvolvimento técnico ao lado humanístico e de caráter coletivo. Durante a formação, um processo de ensino fragmentado pode levar à ideia de desenvolver especialidades muito específicas voltadas unicamente à aplicação técnica ou ainda em muitos processos formativos. Assim, o aluno acaba tendo uma visão segmentada e apenas no final da maioria dos cursos tem uma noção de atendimento global, a partir das práticas nas clínicas.

Como esse assunto é muito vasto, são necessários estudos científicos com metodologia adequada que cada vez mais esclareçam seu mecanismo de ação e que comprovem sua eficácia clínica, associando as bases científicas e metodológicas ao estudo e aprimoramento das técnicas integrativas. Um dos passos para isso é a valorização do desenvolvimento de revisões sistemáticas da literatura sobre o tema para buscar os melhores resultados para o paciente e para uma aplicação dessas técnicas com maior eficácia e segurança. Além disso, com um maior número de estudos clínicos controlados, haverá seu consequente impacto na comunidade acadêmica e aumento de sua relevância científica, motivando um maior número de profissionais a exercer tais atividades com afinco, assim como em relação à busca de melhores resultados para os pacientes.

Fica cada vez mais evidente a necessidade do preparo do cirurgião-dentista para a realização dessas técnicas, proporcionando a seu paciente uma melhora na qualidade de vida e, portanto, mais saúde e bem-estar para a população de um modo geral, unindo forças para que se possa fazer uma odontologia integrativa.

REFERÊNCIAS BIBLIOGRÁFICAS

1. Tick H. Integrative pain medicine: a holistic model of care. IASP: Pain: Clinical Updates. 2014;22(2):1-6.
2. Conselho Federal de Odontologia. Resolução n. 82, de 25 de setembro de 2008. Reconhece e regulamenta o uso pelo cirurgião-dentista de práticas integrativas e complementares à saúde bucal. Rio de Janeiro; 2008.
3. Conselho Federal de Odontologia. Resolução n. 160, de 02 de outubro de 2015. Reconhece a Acupuntura, a Homeopatia e a Odontologia do Esporte como especialidades odontológicas.
4. Conselho Federal de Odontologia. Resolução n. 165, de 24 de novembro de 2015. Reconhece e regulamenta o uso pelo cirurgião-dentista da prática integrativa e complementar à saúde bucal: Odontologia Antroposófica. Rio de Janeiro, 2015.
5. Conselho Federal de Odontologia. Resolução n. 166, de 08 de dezembro 2015. Reconhece e regulamenta o uso pelo cirurgião-dentista da prática da ozonioterapia. Rio de Janeiro, 2015.
6. Gonçalves RN, Gonçalves JR da SN, Buffon M da CM, Negrelle RRB, de Albuquerque GSC. Práticas Integrativas e Complementares: inserção no contexto do ensino odontológico. Rev ABENO. 2018;18(2):114-23.

7. Conselho Federal de Odontologia. Quantidade Geral de Cirurgiões-Dentistas Especialistas. Disponível em: http://website.cfo.org.br/estatisticas/quantidade-geral-de-cirurgioes-dentistas-especialistas/ [acesso 28 jun. 2021].
8. Fernandes Neto AJ. A evolução dos cursos de odontologia no Brasil. Rev ABENO. 2002;2(1):55-6.
9. Carrer FCA. SUS e Saúde Bucal no Brasil: por um futuro com motivos para sorrir. Carrer FCA, Pucca Junior GA, Araújo ME, coord. Silva DP, Gabriel M, Galante ML, org. São Paulo: Faculdade de Odontologia da USP; 2019.
10. Silva AA. Rumos para a educação superior no próximo milênio. Odontologia e Sociedade. 2000;2(1-2):12-9.
11. Siqueira JTT. Dores mudas: as estranhas dores da boca. São Paulo: Artes Médicas; 2007.
12. World Health Organization (WHO). WHO traditional medicine strategy: 2014-2023. Disponível em: https://apps.who.int/iris/handle/10665/92455 [acesso 28/06/2021].
13. Brasil. Ministério da Saúde. Secretaria de Atenção à Saúde. Departamento de Atenção Básica. Manual de implantação de serviços de práticas integrativas e complementares no SUS/Ministério da Saúde, Secretaria de Atenção à Saúde, Departamento de Atenção Básica. Brasília: Ministério da Saúde; 2018.
14. Brasil. Ministério da Saúde. Secretaria de Atenção à Saúde. https://www.gov.br/saude/pt-br/assuntos/saude-de-a-a-z/p/praticas-integrativas-e-complementares-pics [acesso em 26/07/2020].
15. Baatsch B, Zimmerb S, Recchiab DR, Büssingb A. Complementary and alternative therapies in dentistry and characteristics of dentists who recommend them. Complement Ther Med. 2017;35:64-9.
16. Sewitch MJ, Cepoiu M, Rigillo N, Sproule D. A literature review of health care professional attitudes toward complementary and alternative medicine. J Evid Based Integr Med. 2008;13(3):139-54.
17. Gonçalo, CS. Habilitação e uso das práticas integrativas e complementares na odontologia. Tese (doutorado). Campinas, SP: Universidade Estadual de Campinas, Faculdade de Ciências Médicas; 2013.306 p. Disponível em: http://www.repositorio.unicamp.br/handle/REPOSIP/311407 [acesso 26 jun. 2021].Gauger TL, Prosser LA, Fontana M, Polverini PJ. Integrative and collaborative care models between pediatric oral health and primary care providers: a scoping review of the literature. J Public Health Dent. 2018;78(3):246-56.
18. Alves Rezende MCR, Lopes MRANE, Gonçalves DA, Zavanelli AC, Fajardo RS. Acolhimento e bem estar no atendimento odontológico humanizado: o papel da empatia. Arch Health Invest. 2015;4(3):57-61.
19. Junior JI, Monteiro AB. Plantas medicinais e fitoterápicos úteis na odontologia clínica: uma revisão. Rev Fac Odontol Univ Fed Bahia. 2020;50(1):1-8.
20. Feitosa MHA, Soares LL, Borges GA, Andrade MM, Costa SM. Inserção do Conteúdo Fitoterapia em Cursos da Área de Saúde. Rev Bras Educ Med. 2016;40(2).
21. Pereira MSS, Silva BO, dos Santos FR. Acupuntura: terapia alternativa, integrativa e complementar na Odontologia. R CROMG. 2015;16(1):19-26.
22. Shen YF, Younger J, Goddard G, Mackey S. Randomized clinical trial of acupuncture for myofascial pain of the jaw muscles. J Orofac Pain. 2009;23(4):353-9.
23. Porporatti AL, Costa YM, Stuginski-Barbosa J, Bonjardim LR, Conti PCR. Acupuncture therapeutic protocols for the management of temporomandibular disorders. Rev Dor. 2015;16(1):53-9.
24. Vase L, Baram S, Takakura N, Yajima H, Takayama M, Kaptchuk TJ, et al. Specifying the nonspecific components of acupuncture analgesia. Pain. 2013;154(9):1659-67.
25. Conselho Federal de Odontologia. Regulamento sobre o exercício pelo cirurgião-dentista da prática de ozonioterapia. Anexo Resolução CFO-166/2015. Rio de Janeiro, 2015.
26. Eames S, Darby P. Homeopathy and its ethical use in dentistry. Br Dent J. 2011;210(7)299-301.
27. Conselho Federal de Odontologia (CFO). Resolução n. 166/2015.
28. Glória JCR, Douglas-de-Oliveira DW, Almeida e Silva LD, Falci SGM, dos Santos CRR. Influence of ozonized water on pain, oedema, and trismus during impacted third molar surgery: A randomized, triple blind clinical trial. BMC Oral Health. 2020;20:41.

29. Rollason V, Laverrière A, MacDonald LCI, Walsh T, Tramèr MR, Vogt-Ferrier NB. Interventions for treating bisphosphonate-related osteonecrosis of the jaw (BRONJ). Cochrane Database Syst Rev. 2016;2(2):CD008455.
30. Yarom N, Shapiro CL, Peterson DE, Poznak CHV, Bohlke K, Ruggiero SL, et al. Medication-related osteonecrosis of the jaw: MASCC/ISOO/ASCO Clinical Practice Guideline. J Clin Oncol. 2019;37:2270-90.
31. Ferreira S, Mariano RC, Garcia Júnior IR, Pellizer EP. Ozonioterapia no controle da infecção em cirurgia oral. Rev Odontol Araçatuba. 2013;34(1):36-8.
32. Gonçalo, CS, de Barros, NF. The use of complementary and integrative practices in oral health. Acta Scientiarum. Health Sciences. 2014;36(2):281-91.
33. Consolaro A. Homeopathy and other modalities of alternative medicine. Discussing about the nature of what is scientific! J Clin Dent Res. 2016;13(2):13-21.
34. Porporatti AL, Costa YM, Réus JC, Stuginski-Barbosa J, Conti PCR, Velly AM, Canto GDL. Placebo and nocebo response magnitude on temporomandibular disorder-related pain: a systematic review and meta-analysis. J Oral Rehabil. 2019;46:862-82.
35. Little JW. Complementary and alternative medicine: impact on dentistry. Oral Surg Oral Med Oral Pathol Oral Radiol Endod. 2004;98:137-45.

48

Mindfulness aplicado ao tratamento da dependência de substâncias

Isabel Cristina Weiss de Souza
Ana Regina Noto

INTRODUÇÃO

O uso de drogas, como já abordado em outros capítulos deste livro, é estimulado e mantido pelos efeitos experimentados. A recompensa ou gratificação desencadeada pelo uso, associada a fatores genéticos, de desenvolvimento e psicossociais podem levar a uma exposição crônica à substância, que por sua vez vai levar a mecanismos de neuroadaptação e complicações contextuais, que, em indivíduos mais vulneráveis, podem favorecer o avanço da dependência.

Contraintuitivamente, a pessoa que já desenvolveu a dependência sentirá cada vez menos os efeitos de recompensa da droga, o que acarretará uma busca cada vez mais frequente da substância. Com os mecanismos de autorregulação prejudicados pelo próprio abuso da substância, aliados à consciência interoceptiva de forte desejo de consumo muito presente e um estado emocional constantemente negativo, o que se sente é uma espécie de vulnerabilidade permanente, percebida como algo indefensável pelo sujeito[1].

Intervenções de tratamento destinadas a reverter essas neuroadaptações mostram-se promissoras como abordagens terapêuticas para as compulsões. *Mindfulness* é uma delas, demonstrando-se eficiente no desenvolvimento de autocontrole, regulação emocional e diminuição da reatividade ao estresse[1].

Mindfulness é um constructo que abrange consciência centrada no momento presente e não julgamento da experiência interna, assim como não reatividade a essa experiência. Um alto nível de *mindfulness* permite que o indivíduo se mantenha consciente e não responda de forma avaliativa às experiências do momento presente, percebendo emoções, sensações corporais e pensamentos como eventuais, experimentando maior estabilidade diante dos diversos contextos[2].

Enquanto estado, *mindfulness* está relacionado a variações em pensamentos, comportamentos ou emoções e é também considerado um traço, uma característica de personalidade relativamente estável, não dependente do contexto. Trata-se de uma habilidade e, como tal, pode ser treinada e seus níveis variarão a partir disso, tanto em termos de estado quanto em relação ao traço[3].

Estudos longitudinais e transversais têm demonstrado associação inversa entre *mindfulness* e gravidade do abuso de substâncias[4-6]. Em estudo transversal realizado em ambulatório especializado no tratamento do tabagismo no Sistema Único de Saúde (SUS) de uma cidade mineira, envolvendo 90 pacientes da lista de espera que nunca tinham recebido outro tratamento para cessação, os pesquisadores examinaram associação entre níveis de *mindfulness* disposicional e fatores ligados ao tabagismo propriamente dito (abstinência, grau de dependência) e fatores emocionais (como depressão, ansiedade, afetos positivo e negativo). Os autores verificaram que a dependência da nicotina e os afetos positivo e negativo estão relacionados de forma significativa e considerável às variações nos níveis de *mindfulness* disposicional[5].

Estudo longitudinal desenvolvido pelos mesmos pesquisadores, envolvendo 86 pacientes dessa amostra, mostrou que, além de benefícios relacionados ao desfecho principal do estudo (abstinência), outros benefícios foram conferidos entre pacientes que receberam o programa *Mindfulness-based Relapse Prevention* (MBRP) além do protocolo padrão de tratamento pelo SUS. No acompanhamento de 24 semanas, houve um grande tamanho de efeito e uma tendência estatística para menos pacientes que receberam *mindfulness* recidivando em comparação com pacientes que receberam o tratamento padrão. Reduções no desejo e aumentos nos níveis de atenção plena foram verificados especialmente entre os pacientes do grupo intervenção (tratamento padrão + oito sessões de MBRP) em comparação ao grupo controle (tratamento padrão)[6].

A compulsão ou forte desejo de consumir a substância, o chamado *craving*, ou fissura, é identificada na literatura como o principal obstáculo para a manutenção da abstinência no longo prazo[7]. Sabe-se que muitos tratamentos se mostraram eficazes na promoção da abstinência, mas poucos deles se concentram no pós-tratamento. *Mindfulness* mostra-se uma ferramenta eficaz na gestão da atenção e do desejo, e processos atencionais e fissura são diretamente associados. A fissura, se percebida em estágio inicial, permite ao dependente instrumentalizar-se para lidar e ampliar suas possibilidades de resposta diante das sensações físicas, que normalmente são acompanhadas de cognições e emoções consideradas facilitadoras da recaída[8,9].

A ampliação da consciência sobre o que está acontecendo com seu corpo permite ao sujeito orientar seu comportamento a partir disso. Seria como um marcador biológico que, em vez de ser um inimigo no processo de recuperação (antes levava à recaída), agora lhe permite processar tarefas, pode-se dizer, referentes a esse marcador. Trata-se da habilidade de regular cognitivamente as respostas emocionais a eventos aversivos. É a chamada consciência interoceptiva, que facilita reavaliar e reorientar a "rota"[10].

A metacognição, uma das funções mais refinadas da mente, que envolve atenção, solução de conflitos, correção de erros, controle inibitório e regulação emocional, também está relacionada à prática de *mindfulness*. Essa habilidade permite o desenvolvimento de uma consciência plena, orientada ao presente, em que o sujeito se torna intencionalmente atento às experiências externas e internas, em vez de ser sugado pelas emoções e pensamentos e de se envolver em uma espiral descendente rumo a comportamentos automáticos e disfuncionais. Ele consegue se envolver em uma investigação subjetiva e em um monitoramento da experiência com foco ampliado para o autocuidado e o autoconhecimento, reconhecendo o caráter transitório dos desconfortos e tornando-se mais tolerante a eles[8].

PANORAMA HISTÓRICO

Geralmente as recaídas nas drogas são atribuídas à falta de habilidade em lidar com as situações de risco externas e internas. O modelo tradicional da prevenção da recaída desenvolvido por Marlatt e Donovan[11] focava nisso, no desenvolvimento desse repertório de enfrentamento, especialmente no tocante a prevenir o lapso; por exemplo, uma espécie de retorno breve ao comportamento de uso, mas que deixa a pessoa vulnerável à recaída propriamente dita, envolvendo o comportamento de uso em padrões anteriores à abstinência.

No entanto, transtornos mentais crônicos tendem ao desenvolvimento de sintomas residuais no pós-tratamento, mesmo fora da crise, manifestando padrões de pensamento e comportamento (seguidos e/ou antecedidos das emoções equivalentes) relacionados ao quadro. Exemplos: depressão (tendência à negativização da experiência), ansiedade (tendência à antecipação catastrófica), compulsão às drogas (tendência a reagir à fissura como se ela fosse sinônimo de fracasso em sua recuperação e não como inevitável e passageira), entre outros.

Protocolos baseados em *mindfulness* na área da saúde nasceram nos últimos 30 anos orientados justamente a contribuírem no pós-tratamento de doenças crônicas, como foi o caso da Redução de Estresse Baseado em *Mindfulness* (MBSR, do inglês *Mindfulness-based Stress Reduction*), voltada inicialmente a pacientes com dores crônicas e estresse[12], assim como a Terapia Cognitiva Baseada em *Mindfulness* (MBCT, do inglês *Mindfulness-based Cognitive Therapy*), voltada a tratar resíduos da depressão em pacientes que receberam o tratamento padrão, baseado em terapia cognitivo-comportamental (TCC)[13].

Estudos de revisão mostram que o impacto do treinamento em *mindfulness* nessas e em outras doenças, que vão desde hipertensão até estresse crônico, é muito positivo. Os benefícios estão relacionados ao bem-estar psicológico provocado pela assimilação dessas práticas no dia a dia, assim como o desenvolvimento da habilidade em lidar com situações desafiadoras e melhora da qualidade de vida. Estudos demonstram que a adoção de práticas de automanejo do estresse são críticas no controle dos sintomas, apresentando resultados inclusive em doenças autoimunes, como o lúpus[14,15].

Com o abuso de substâncias não foi diferente. Apesar de modelos de tratamento apresentarem resultados animadores na recuperação, o índice de recaídas entre pacientes compulsivos continua desafiador. Artigo publicado no periódico *Science*, em 1997, já indicava que nos 20 anos anteriores os estudos já se referiam à adição às drogas como crônica, um transtorno caracterizado pela recaída e que incorporara aspectos comportamentais e do contexto social como parte do próprio distúrbio[16]. Também afirmava que os tratamentos, assim como as políticas públicas, precisariam considerar esses aspectos caso desejassem obter maior sucesso no processo de recuperação, especialmente na prevenção à recaída.

Já artigo de revisão publicado em 2018, 21 anos depois, continua considerando a adição às drogas como "uma doença mental complicada" (p. 1827)[17], pelos múltiplos fatores envolvidos. O artigo aborda desde modelos baseados em estimulação cerebral e medicamentos até tratamentos comportamentais e ressalta que a eficácia clínica dos tratamentos disponíveis ainda é limitada em decorrência das recaídas, o maior desafio.

Liu e Li[17] ressaltam que mesmo a TCC, que apresenta uma vantagem em relação às demais linhas de tratamento, demonstra ter um prazo (*time-limit*) de eficácia, evidenciando a necessidade de se encontrar abordagens que apresentem eficácia mais permanente, pois, como afirmam, a recaída acontece em poucos meses, afirmam.

Intervenções baseadas em *mindfulness* passaram a integrar os recursos da TCC na abordagem às adições e desde o início dos anos 2000 os estudos começaram a indicar que essa parceria trazia bons resultados. Tudo começou com os resultados apresentados por Kabat-Zinn na clínica da dor e com os benefícios que a prática de *mindfulness* começou a apresentar em relação à "saída do piloto automático", facilitada pelo desenvolvimento de um posicionamento mental que favorece a aquisição de um repertório de respostas mais habilidosas às mais diversas situações[18].

Baseado em sua prática pessoal de meditação iniciada na década de 1970 (e os benefícios pessoais alcançados), sua ampla experiência no tratamento e em pesquisa com transtornos por uso de substâncias (TUS) e com o apoio dos pioneiros em programas baseados em *mindfulness* na saúde mental, Alan Marlatt, juntamente com seus colaboradores da University of Washington, em Seattle, começaram a avaliar um protocolo envolvendo meditação para dependentes de substâncias[19].

Os resultados animadores em relação à manutenção da abstinência, ligados essencialmente à interrupção no sistema de respostas à fissura, reconhecimento de gatilhos, maior conscientização e aceitação e menor reatividade[20], favoreceram o planejamento do que nos anos seguintes passaria a ser o carro-chefe do programa anteriormente consagrado de prevenção da recaída[11]. Tratava-se do MBRP[19].

É necessário abrir um parêntese neste brevíssimo panorama histórico sobre *mindfulness* nos comportamentos aditivos para registrar que o Brasil tem uma participação muito ativa nas pesquisas envolvendo o MBRP nos últimos 10 anos, como será descrito mais adiante. No ano de 2010 a pesquisadora brasileira, coautora deste capítulo, Isabel Weiss, visitou o famoso BAR-LAB, na University of Washington, onde em 1980 Alan Marlatt criou a simulação de um bar a fim de estudar as diversas variáveis psicológicas e comportamentais envolvidas no comportamento aditivo. Foi onde ele, juntamente com sua equipe, examinou os efeitos do álcool sobre a experiência subjetiva do consumo da substância e propuseram a ampla e respeitada teoria da prevenção da recaída, até hoje referência para tratamento de comportamentos aditivos[21].

Após a visita ao BAR-LAB e o estabelecimento de uma conexão muito positiva com o próprio Alan Marlatt, foi firmada a intenção de realizar a formação profissional em MBRP no ano seguinte por parte de Isabel Weiss, a fim de pensarem juntos em um possível futuro projeto de doutorado (aquele seria o último ano de seu mestrado na Universidade Federal de Juiz de Fora, MG), que envolvesse a adaptação do programa para o contexto brasileiro[22].

Alguns meses depois, Alan Marlatt veio a falecer, quando ele e Isabel Weiss ainda traçavam juntos as primeiras linhas do que seria o projeto. Mas, antes disso, fez questão de reconduzir seu compromisso à segunda pesquisadora de seu grupo, dra. Sarah Bowen, que veio a ser a colaboradora internacional desta e de algumas outras pesquisas desenvolvidas no país nos anos seguintes. O projeto foi apresentado à Universidade Federal de São Paulo (Unifesp), onde um histórico de muitas parcerias e produções científicas vêm acontecendo desde então, e foi prontamente aceito pela Profa. Dra. Ana Noto, coautora deste capítulo.

Enfim, muitos estudos se sucederam no mundo desde então envolvendo não somente o MBRP, mas outras intervenções baseadas em *mindfulness* para comportamentos aditivos. Revisões sistemáticas da literatura passaram a apontar os benefícios e as limitações dos estudos desenvolvidos nessas últimas duas décadas.

Porém, algumas limitações vêm sendo apontadas. Por exemplo, ainda não está claro qual a população clínica poderá se beneficiar mais, assim como informações relevantes quanto à influência do *setting*, que é o que será abordado a seguir em relação à aplicação clínica de *mindfulness* em contextos público e privado de saúde brasileiros.

EVIDÊNCIAS CIENTÍFICAS ATUAIS

De forma geral, o panorama científico aponta para a promissora contribuição de *mindfulness* em pacientes dependentes em tratamento. Uma revisão sistemática com 24 estudos, comparando *mindfulness* com grupos controle, evidenciou a superioridade das intervenções baseadas em *mindfulness* para a redução do consumo de álcool, cocaína, maconha, tabaco e outras drogas. Essa abordagem também mostrou melhores resultados para sintomas depressivos e manejo da fissura[23].

Apontando para a mesma direção, uma metanálise com 42 estudos evidenciou efeitos positivos das intervenções baseadas em *mindfulness* para diferentes populações (incluindo adolescentes e mulheres) em comparação ao grupo controle. Os resultados foram observados na redução da fissura e gravidade do uso problemático de substâncias[9]. Outras metanálises foram realizadas nos anos subsequentes, reforçando o potencial do *mindfulness* no tratamento de diferentes transtornos de controle de comportamento, incluindo jogo patológico[18,24]. A metanálise de Cavicchioli et al.[18] confirmou que as intervenções baseadas em *mindfulness* se mostraram clinicamente mais vantajosas em relação a desfechos primários (abstinência) e secundários (fissura e afetos negativos mais especificamente) comparadas a tratamentos convencionais, assim como se mostraram eficientes no desenvolvimento da habilidade de *mindfulness* (níveis de *mindfulness*).

As evidências científicas confirmaram os resultados de *mindfulness* para diferentes desfechos relacionados à dependência, mas também para sintomas de depressão, ansiedade e estresse percebido. Foram várias as intervenções testadas, tendo destaque o MBRP, o MTS (*Mindfulness Training for Smoking*) e o MORE (*Mindfulness-Oriented Recovery Enhancement*).

Apesar dos resultados animadores, vale salientar o desafio de se fazer pesquisa na área de drogas. A complexidade e a vulnerabilidade das pessoas em situação de dependência comprometem a vinculação aos programas estruturados baseados em *mindfulness*. A maioria dos programas é considerada de alta exigência, envolvendo frequência semanal, durante 8 semanas, de sessões de 2 horas de práticas meditativas. Tal exigência vem acompanhada por uma considerável proporção de perdas de participantes durante o processo. O mesmo acontece com as perdas de acompanhamento das pesquisas, limitando a avaliação científica sobre as contribuições de *mindfulness* para o tratamento das dependências[25].

MINDFULNESS EM DIFERENTES *SETTINGS* NA REALIDADE BRASILEIRA

No Sistema Único de Saúde

Mindfulness como coadjuvante no tratamento das adições chegou ao Brasil por intermédio do projeto de pesquisa de doutorado de Isabel C. Weiss de Souza, na Unifesp, como anteriormente referido, com orientação das professoras Ana Noto (Unifesp) e Elisa Kozasa (Hospital Albert Einstein). A colaboração de várias pessoas permitiu que algo tão inovador no país e também pioneiro em relação ao MBRP pudesse ser testado entre tabagistas acontecesse. A colaboração internacional de Sarah Bowen (University of Washington) foi determinante, assim como o empenho de um grupo de pesquisadores parceiros que conjuntamente validou instrumentos e testou o modelo em estudo piloto, realizando as primeiras leituras em grupos de estudos visando primeiramente a compreender do que se tratava e ao mesmo tempo validar para uma realidade diferente.

Inicialmente, tanto o estudo piloto quanto a coleta de dados aconteceram especificamente em ambulatórios de referência no tratamento do tabagismo no SUS. Até 2011, poucos haviam sequer escutado a palavra *mindfulness*, de difícil pronúncia para a maioria dos brasileiros.

Chegar a um ambulatório do SUS e propor um estudo clínico envolvendo meditação naquela época poderia ser no mínimo uma aventura. Muitas pessoas perguntam se houve preconceito. As autoras dizem que em nenhum momento. Certa vez uma pesquisadora experiente do grupo deu a dica: "Olha, diz que nas maiores universidades do mundo já se faz pesquisa com *mindfulness*, mostra alguns resultados, diz que tem colaboração internacional, etc. Essas coisas costumam encantar as pessoas!". Até hoje não se sabe se isso realmente ajudou, mas o fato é que se caprichava na apresentação da proposta do estudo para que não restassem dúvidas de que se falava de algo muito sério e promissor.

Houve receptividade no ambulatório do Hospital São Paulo, em São Paulo, assim como no Serviço de Controle, Prevenção e Tratamento do Tabagismo (Secoptt) da Prefeitura de Juiz de Fora (MG). Por parte das equipes de saúde, entre médicos, enfermeiros e psicólogos (exclusivamente em SP), o empenho foi grande para que uma rotina de ensaio clínico randomizado (o método do estudo) pudesse fazer parte do dia a dia dos serviços, o que não foi simples.

Ambos os ambulatórios adotavam o protocolo de tratamento do tabagismo do Ministério da Saúde, com abordagem cognitivo-comportamental, reposição de nicotina e medicamentos. O MBRP entraria como pós-tratamento, logo após o primeiro mês do tratamento padrão. Todo o rigor que envolve um ensaio clínico randomizado alterou bastante a rotina dos serviços, pois era importante que houvesse todo um controle de variáveis e vieses. Dando apenas um exemplo para que fique claro do que se está falando, após o primeiro mês do tratamento do SUS, os pacientes são acompanhados em um grupo de manutenção e, nesse caso, deveriam ser direcionados a grupos diferentes caso fossem do grupo controle da pesquisa ou daquele que recebeu a intervenção MBRP.

Afora essas questões muitas vezes penosas de assimilação da logística, diga-se assim, por parte das equipes do SUS, o que mais interessa abordar aqui, mesmo que brevemente, seria o que os estudos de revisão apontam como uma limitação dos estudos clínicos: como traduzir pesquisa básica para o tratamento propriamente dito?[17].

Durante os 2 anos e meio de coleta de dados, houve muito apoio e reconhecimento por parte das equipes de que o programa MBRP de fato aumentou sensivelmente a adesão dos pacientes ao tratamento como um todo. Os pacientes que recebiam MBRP, que era intercalado com as sessões de manutenção do tratamento padrão, raramente abandonavam o ambulatório e realmente seguiam as recomendações. E todos aqueles que abandonavam o tratamento saíam do estudo e eram considerados recaídos.

Algumas peculiaridades do *setting* merecem ser aqui ressaltadas. O treinamento (e a prática) de meditação geralmente acontecem em ambientes preparados para isso. Silêncio, privacidade, espaço reservado e disponível são esperados nessas circunstâncias, mas muito raramente disponíveis no SUS. Sessões de 2 horas de duração, como é de praxe nesses casos, mostraram-se pouco viáveis, pois o ambiente não dispõe normalmente desse tipo de preparo. A experiência no Secoptt, por exemplo, aconteceu na única sala de grupos disponível em todo um edifício de clínicas do SUS, de dez andares, onde acontecem reuniões, grupos terapêuticos, palestras e muitas vezes até mesmo atendimentos.

A sala se situa no meio de três outras salas que se comunicam por portas internas, portanto, algumas vezes havia interrupção na atividade. Não se esperava nada diferente disso. A experiência de 18 anos atuando no SUS por parte da instrutora dos grupos, pesquisadora principal do estudo, atendendo dependentes de drogas em Centro de Atenção Psicossocial Álcool e Drogas (CAPS ad) certamente serviu como bagagem nessa trajetória.

A realidade dos pacientes do SUS muitas vezes reproduz o que se vive no *setting* dos ambulatórios e hospitais na Saúde Pública. Durante a realização dos grupos focais os pacientes puderam falar que um dos maiores desafios em se manterem treinando as práticas de meditação em casa estava relacionado à falta de privacidade em suas casas, além de barulho. Outro desafio era a pouca habilidade no manejo com a tecnologia, pois as práticas guiadas gravadas eram disponibilizadas por CD ou por e-mail. Em *mindfulness* treinou-se substituir a palavra "dificuldade" por "desafio". E tais obstáculos definitivamente não fizeram com que as pessoas em geral se privassem dos treinos em casa.

Ao final da coleta de dados, uma reunião de *feedback* com a equipe do ambulatório Secoptt proporcionou um panorama importante relativo à viabilidade de levar MBRP para o contexto do SUS. Resumidamente, o que eles disseram foi que teriam grande expectativa de que em algum momento o programa pudesse ser implementado:

> "Percebemos que aqueles pacientes que receberam MBRP aderiram mais ao tratamento como um todo. A meditação trouxe calma a muitos deles, que antes tomavam medicamentos para dores crônicas, depressão e insônia. Alguns deles tiveram até seus medicamentos suspensos por seus psiquiatras." (Médico pneumologista, coordenador do ambulatório, comunicação pessoal, setembro de 2015).
>
> "Seria bom que todos nós fôssemos treinados, para que pudéssemos dar continuidade. O que eu percebi também é que outros pacientes (que não foram envolvidos no estudo) estão sabendo através dos pacientes que receberam MBRP e dizendo que em algum momento também gostariam de fazer meditação. Outra coisa importante é que, quando fizemos nossa primeira reunião da pesquisa, tudo pareceu difícil de ser implementado em nossa rotina, mas nem vimos o tempo passar!" (Enfermeira integrante de uma das equipes, comunicação pessoal, setembro de 2015).
>
> "Alguns deles não pararam completamente de fumar (dois pacientes diminuíram de um maço/dia para de um a dois cigarros/dia), o que não era o esperado pelo protocolo do SUS. Mas essas pessoas relatam para nós que a qualidade de vida delas mudou completamente, relacionando-se melhor com a família, enfrentando melhor os desafios do dia a dia, alimentando-se com mais consciência e, principalmente, sabendo o que fazer quando sentem a fissura pelo cigarro." (Médica pneumologista integrante de uma das equipes, comunicação pessoal, setembro de 2015).
>
> "O programa do SUS já contava com exercícios de relaxamento que ajudam muito a enfrentar a abstinência, mas a meditação foi um *plus*! Eles se sentem mais fortes para enfrentar o desconforto da abstinência. Alguns deles falaram que acordam cedo, antes de todo mundo da casa, para conseguirem meditar em paz." (Psicóloga integrante de uma das equipes, comunicação pessoal, setembro de 2015).

A experiência no SUS foi exitosa tanto em termos de menor perda de pacientes no acompanhamento de 6 meses pós-tratamento (apenas três no grupo MBRP em comparação com dez pacientes do grupo controle), como em relação à manutenção da abstinência e à incorporação das práticas em suas rotinas, mostrando-se, portanto, viável no contexto do SUS nessa experiência[26].

Em Centros de Atenção Psicossocial Álcool e Drogas (CAPS ad)

Os CAPS ad representam o principal sistema de cuidados ambulatoriais para pacientes com TUS. Para o avanço das pesquisas em MBRP no Brasil, tornou-se fundamental, então, estudar de forma prioritária a implementação desse programa nesse contexto. Essa iniciativa foi realizada por Machado et al.[27,28] por meio de estudos de viabilidade do protocolo MBRP como adjunto ao tratamento público ambulatorial para pessoas com TUS.

Um primeiro estudo[27] foi realizado em oito CAPS ad do município de São Paulo e buscou investigar a viabilidade da implementação da abordagem nesses serviços. Os dados foram obtidos por meio de entrevistas, grupos focais e diário de campo, realizados com 140 pacientes, 24 profissionais de CAPS ad, 11 gestores e/ou especialistas em formação ou disseminação de *mindfulness*. O estudo ocorreu predominantemente nos anos de 2017-18, evidenciando muito boa aceitação e satisfação pelos pacientes, profissionais e gestores. Entre os benefícios observados, foram destacadas a promoção de saúde mental geral e a redução de reatividade/impulso, o que, consequentemente, auxiliou no manejo no comportamento de consumo de substâncias.

A principal prática utilizada pelos pacientes foi o PARAR (parar-atentar-respirar-ampliar-reagir), uma estratégia breve voltada para atenção à experiência direta associada à fissura ou ao impulso para uso (sensações, emoções e pensamento) diante de situações-gatilho. No PARAR, a respiração é sugerida como âncora, abrindo espaço entre o estímulo e a reação impulsiva.

Apesar dos resultados promissores da viabilidade em CAPS ad, foi também observada a necessidade de adaptações. Foi concluída a necessidade de novo formato do protocolo MBRP, aberto e contínuo, especialmente em se tratando de populações em alta vulnerabilidade, com demandas complexas que exigem maior flexibilidade e tempo de treinamento das práticas de *mindfulness*.

Um segundo estudo[28] foi um ensaio pragmático randomizado controlado piloto em dois ambulatórios vinculados à instituição de ensino superior, Programa de Orientação e Atendimento a Dependentes (PROAD) e Programa da Mulher Dependente Química (PROMUD). Foi realizado acompanhamento de 3 meses para estudar a efetividade do MBRP, indicando evidências da sua efetividade para sintomas de ansiedade, depressão e agressividade. Embora não tenha sido observada uma significativa redução do consumo em si, vale considerar o curto tempo de práticas (2 meses) e acompanhamento (3 meses). Estudos mais longos talvez sejam necessários para observar eventuais mudanças de comportamento.

Os estudos realizados por Machado et al.[27,28] concluem que o MBRP se mostrou viável como abordagem adjunta ao tratamento ambulatorial em CAPS ad, com algumas adaptações. Os estudos sugerem também a necessidade de pesquisas futuras com o protocolo adaptado em formato aberto e contínuo, bem como indicam caminhos para a expansão da oferta do MBRP para outros contextos de tratamento.

No setor privado de saúde

Após a conclusão do doutorado, Isabel Weiss iniciou um processo de adaptação do programa MBRP para o contexto de sua clínica particular. Atuante na linha da terapia cognitivo-comportamental desde o início da década de 1990 tanto em CAPS ad quanto em seu consultório, seu interesse em contribuir para a adaptação de ferramentas de saúde mental para o contexto brasileiro foi sempre presente e dedicou sua carreira desde então a testar e validar instrumentos advindos de outros países. Sua contribuição nesse sentido foi recentemente publicada em um livro, a convite da Editora Manole, no qual descreve em detalhes como foi toda a trajetória com a TCC e o *mindfulness* com pacientes portadores de múltiplos diagnósticos[22].

Treinamento Introdutório à Prática Pessoal de Meditação Baseada em *Mindfulness*, este é o nome que o modelo adaptado do MBRP adquiriu na versão transdiagnóstica, como descrito no livro citado. Foram 30 grupos em menos de 4 anos desde que esse método passou a ser oferecido na clínica privada a pacientes com diferentes diagnósticos (ansiedade, depressão, transtornos compulsivos, dores crônicas, etc.), assim como a pessoas que não têm nenhum transtorno e buscaram o treinamento para desenvolverem a habilidade de *mindfulness* e prevenirem o estresse, basicamente[22].

O modelo transdiagnóstico apresenta algumas adaptações e baseou-se no que a literatura já vem sinalizando como "uma nova modalidade de tratamento psicossocial"[29]. Trata-se de uma abordagem que procura enfocar as principais vulnerabilidades e aplicar princípios considerados universais para o tratamento terapêutico. No tocante ao MBRP especificamente (porque existem outras abordagens nessa mesma vertente), o abuso de substância é visto como uma maneira de lidar com a desregulação do afeto e não somente a abstinência é um objetivo, mas o envolvimento do indivíduo com um estilo de vida que lhe proporcione qualidade e tenha um propósito, e isso é coerente com as abordagens de terceira geração das TCC[29].

Ajudar a pessoa que sofre a sair de uma condição de luta contra seus sentimentos e lançar luz sobre eles de uma forma que tragam compreensão, aprendizagem e aceitação daquilo que ela não pode mudar costuma ser a chave de saída de uma espiral de sofrimento que para alguns levava à recaída, e para outros ao agravamento de quadros como depressão, ansiedade, estresse, dores crônicas, insônia, etc. O MBRP tem como um dos principais objetivos ajudar o paciente a sair desse piloto automático que o levava sempre para o mesmo ponto. A fissura, nas drogas, é sem dúvida o maior obstáculo à recuperação e à manutenção da abstinência.

Na versão transdiagnóstica do MBRP não interessa se o problema é A, B, C ou D. O que importa na essência é auxiliar as pessoas a lidarem com suas "fissuras", ou seja, aquela cadeia de sentimentos, pensamentos e comportamentos disfuncionais, conforme já foi mencionado anteriormente.

O Treinamento Introdutório à Prática Pessoal de Meditação Baseada em *Mindfulness* vem alcançando sucesso em seus objetivos, e a experiência de conduzir grupos com múltiplos diagnósticos tem sido muito rica para todos, tendo como pré-requisitos fundamentais a indicação por parte do profissional de saúde que acompanha aquele caso, a ausência de sintomas graves ao ingressar no grupo e a realização de uma entrevista de triagem realizada pelo próprio instrutor do grupo.

Não há aqui o objetivo de estender com essa experiência que gerou o livro, mas para que fique claro ao leitor como esse modelo vem sendo aplicado nesse *setting* especificamente referem-se aqui dois exemplos a seguir.

JMS, 25 anos, ingressou no grupo cumprindo todos os pré-requisitos e não falou para a instrutora que usava maconha regularmente havia 7 anos. Segundo ele, não via problemas nisso, portanto não via sentido em mencionar. Disse que buscava autoconhecimento e controle de estresse no treinamento. À altura da sexta sessão pediu para fazer um depoimento no grupo:

> "Eu gostaria de dizer a vocês que eu era um usuário de maconha quando ingressei aqui. Não pensava que isso fosse um problema pra mim, até que todo o trabalho feito aqui, somado a uma fala da instrutora, mudou a visão que eu tinha. Ela nos perguntou um dia se nós achávamos que fazíamos para nós as melhores escolhas, afinal devemos ser nossos melhores amigos (falávamos de autocompaixão). E eu vi que não, aquela não era uma boa escolha para eu levar para minha vida, e há 3 semanas eu não uso e não pretendo mais usar" (JMS, comunicação pessoal, agosto de 2018).

São poucas as pessoas usuárias de substâncias que procuram por esse tratamento. É trazido aqui o exemplo de outro integrante do grupo para contribuir um pouco mais com esse brevíssimo panorama do Treinamento em *setting* privado. JPN, 35 anos, mãe de uma criança com diagnóstico de transtorno de déficit de atenção e hiperatividade (TDAH):

> "Quando você falava de 'surfando na fissura' (uma das práticas treinadas, oriunda do programa MBRP), eu pensava que isso não teria nada a ver comigo, pois não sentia fissura. Agora que fiz a prática, vejo que minha fissura é o estresse que sinto na hora de fazer os deveres com minha filha. Ela não sossega e não se concentra. É muito desafiador e eu sempre perco a paciência com ela e vira briga" (JPN, comunicação pessoal, março de 2019).

Aproximando-se das últimas sessões, ela fez um depoimento dizendo que aplicou para a situação diversas vezes e já entendera a necessidade que ela efetivamente tinha nessas situações:

> "Fazendo a prática eu percebi que havia uma preocupação permanentemente em minha cabeça, sobre o futuro de minha filha, sobre ela não se dar bem nos estudos e não conseguir se sustentar no futuro. Puxa vida, eu não estava presente e minhas preocupações nada tinham a ver com o dia de hoje, ela com 7 anos de idade! Quando você pergunta no áudio (referindo-se ao CD) 'qual sua necessidade nesta situação?', hoje sei responder: preciso me ligar ao dia de hoje e à filha linda que tenho e ajudá-la nas atividades. O futuro é uma grande construção feita com o presente" (JPN, comunicação pessoal, maio de 2019).

Para além da manutenção da abstinência, *mindfulness* aumenta a consciência de gatilhos internos e externos, assim como das reações aos desconfortos afetivos, situacionais ou físicos. As práticas formais e informais que são aprendidas nos treinamentos são consenso, em diferentes *settings*, em relação ao desenvolvimento da habilidade em lidar com os desconfortos, sejam esses gatilhos para sintomas propriamente ditos ou simplesmente para comportamentos disfuncionais que tanto complicam a vida e as relações interpessoais.

Vale ressaltar que o modelo transdiagnóstico aqui brevemente relatado vem sendo objeto de pesquisa desta coautora e apoiado pela autora do MBRP, Sarah Bowen, conforme descrito no livro citado.

CONSIDERAÇÕES FINAIS

Intervenções baseadas em *mindfulness* contam com um considerável corpo de evidências científicas que permitem considerá-las importante recurso adjunto ao tratamento das dependências. Benefícios são observados em diferentes dimensões de saúde mental, como depressão, ansiedade e estresse percebido. As práticas de atenção plena propiciam, para pacientes dependentes, maior consciência de gatilhos internos e externos, bem como aceitação e manejo emocional e cognitivo diante de situações desafiadoras. Vale salientar também os resultados para regulação da fissura, da impulsividade e da raiva.

Dessa forma, embora o protocolo MBRP tenha sido originalmente desenvolvido para prevenção de recaídas, com o passar dos anos e pesquisas, atualmente pode-se afirmar que as contribuições de *mindfulness* estão muito além de prevenir lapsos e recaídas. Além de favorecer todo o processo terapêutico, tanto para meta de abstinência quanto para redução de danos, também começam a ser consideradas melhoras nas relações familiares. Os benefícios parecem ser diversos, mas deve-se ter muita cautela para evitar generalizações indevidas.

No Brasil, o Centro de Pesquisa e Formação em MBRP da Unifesp é a principal referência, contando com quase uma década de experiência no tema. Os estudos de viabilidade e efetividade, até então realizados no país, indicam boa aceitação em diferentes *settings* terapêuticos, com SUS, CAPS ad e sistema privado de atendimento clínico. As adaptações transculturais sugeridas são poucas, com destaque para a necessidade de desenvolvimento e avaliação de protocolos abertos e contínuos, dentro de uma proposta de maior flexibilidade e alinhadas às vulnerabilidades e desafios vivenciados por pacientes em processo terapêutico.

REFERÊNCIAS BIBLIOGRÁFICAS

1. Volkow ND, Michaelides M, Baler R. The neuroscience of drug reward and addiction. Physiol Rev. 2019;99(4):2115-40.
2. Vujanovic AA, Smith LJ, Green C, Lane SD, Schmitz JM. Mindfulness as a predictor of cognitive--behavioral therapy outcomes in inner-city adults with posttraumatic stress and substance dependence. Addict Behav. 2020;104:106283.
3. Niles BL, Vujanovic AA, Silberbogen AK, Seligowski AV, Potter CM. Changes in mindfulness following a mindfulness telehealth intervention. Mindfulness. 2013;4(4):301-10.
4. Bowen S, Enkema MC. Relationship between dispositional mindfulness and substance use: Findings from a clinical sample. Addict Behav. 2014;39(3):532-7.
5. Weiss de Souza IC, Kozasa EH, Rabello LA, Mattozo B, Bowen S, Richter KP, et al. Dispositional mindfulness, affect and tobacco dependence among treatment naive cigarette smokers in Brazil. Tob Induc Dis. 2019;17:28.
6. Weiss de Souza IC, Kozasa EH, Bowen S, Richter KP, Sartes LMA, Colugnati FAB, et al. Effectiveness of mindfulness-based relapse prevention program as an adjunct to the standard treatment for smoking: a pragmatic design pilot study. Nicotine Tob Res. 2020;22(9):1605-13.
7. Blasco J, Martínez-Raga J, Carrasco E, Didia-Attas J. Atención y craving o ganas compulsivas. Avances en su conceptualización y su implicación en la prevención de recaídas. Adicciones. 2008;20(4):365-76.
8. Kozasa EH, Weiss de Souza IC, Barros VV, Noto AR. Mindfulness and substance abuse. In: Andrade ALM, De Micheli D, editores. Innovations in the Treatment of Substance Addiction. Switzerland: Springer; 2016. p. 101-17.

9. Li W, Howard MO, Garland EL, McGovern P, Lazar M. Mindfulness treatment for substance misuse: a systematic review and meta-analysis. J Subst Abuse Treat. 2017;75:62-96.
10. Füstös J, Gramann K, Herbert BM, Pollatos O. On the embodiment of emotion regulation: interoceptive awareness facilitates reappraisal. Soc Cogn Affect Neurosci. 2013;8(8):911-7.
11. Marlatt GA, Donovan DM. Prevenção de Recaída: estratégias de manutenção no tratamento de comportamentos aditivos. Porto Alegre: Artmed; 2009.
12. Kabat-Zinn J. Full catastrofe living: using the wisdom of your body and mind to face stress, pain, and illness. Revised and updated edition. New York: Bantam Books; 2013.
13. Segal Z, William J, Teasdale J. Mindfulness-Based Cognitive Therapy for Depression. 2. ed. New York: Guilford Press; 2018.
14. Greeson JM, Chin GR. Mindfulness and physical disease: a concise review. Curr Opin Psychol. 2019;28:204-10.
15. Twumasi AA, Shao A, Dunlop-Thomas C, Drenkard C, Cooper HL. Exploring the perceived impact of the chronic disease self-management program on self-management behaviors among African American women with lupus: a qualitative study. ACR Open Rheumatol. 2020;2(3):147-57.
16. Leshner AI. Addiction is a brain disease, and it matters. Science. 1997;278(5335):45-7.
17. Liu JF, Li JX. Drug addiction: a curable mental disorder? Acta Pharmacol Sin. 2018;39(12):1823-9.
18. Cavicchioli M, Movalli M, Maffei C. The clinical efficacy of mindfulness-based treatments for alcohol and drugs use disorders: a meta-analytic review of randomized and nonrandomized controlled trials. Eur Addict Res. 2018;24(3):137-62.
19. Bowen S, Chawla N, Marlatt A. Prevenção de Recaídas Baseada em Mindfulness para comportamentos aditivos: um guia para o clínico. Rio de Janeiro: Cognitiva; 2015
20. Witkiewitz K, Marlatt GA, Walker D. Mindfulness-based relapse prevention for alcohol and substance use disorders. Journal of Cognitive Psychotherapy. 2005;19(3):211-28.
21. Hendershot CS, Witkiewitz K, George WH, Marlatt GA. Relapse prevention for addictive behaviors. Subst Abuse Treat Prev Policy. 2011;6:17.
22. Weiss de Souza IC, organizadora. Mindfulness e terapia cognitivo-comportamental. Barueri: Manole; 2020.
23. Chiesa A, Serretti A. Are mindfulness-based interventions effective for substance use disorders? A systematic review of the evidence. Subst Use Misuse. 2014;49(5):492-512.
24. Sancho M, De Gracia M, Rodríguez RC, Mallorquí-Bagué N, Sánchez-González J, Trujols J, Sánchez I, et al. Mindfulness-based interventions for the treatment of substance and behavioral addictions: a systematic review. Front Psychiatry. 2018;9:95.
25. Davidson RJ, Kaszniak AW. Conceptual and methodological issues in research on mindfulness and meditation. Am Psychol. 2015;70(7):581-92.
26. Weiss de Souza IC. Avaliação da efetividade do programa de Mindfulness-based Relapse Prevention (MBRP) como estratégia adjunta ao tratamento da dependência de tabaco [tese]. São Paulo: Universidade Federal de São Paulo; 2016.
27. Machado MPA. Mindfulness adjunto ao tratamento ambulatorial de transtornos por uso de substâncias [tese]. São Paulo: Universidade Federal de São Paulo; 2019.
28. Machado MP, Fidalgo T, Brasiliano S, Hochgraf PB, Noto AR. The contribution of mindfulness to outpatient substance use disorder treatment in Brazil: a preliminary study. Braz J Psychiatry. 2020;42(5).
29. Narayanan G, Naaz S. A transdiagnostic approach to interventions in addictive disorders-third wave therapies and other current interventions. Indian J Psychiatry. 2018;60(Suppl 4):S522-S528.

49
Terapia ocupacional e sua interface com a medicina integrativa

Márcio Fernando da Silva
Ciro Blujus dos Santos Rohde

INTRODUÇÃO

A terapia ocupacional (TO) é uma profissão de nível superior do campo da saúde, com inserção na educação e assistência social, sendo uma ciência que entende o ser humano como ser ocupacional, ou seja, que desempenha ocupações de forma individual ou coletiva, necessárias para sua sobrevivência, desenvolvimento comunitário e social, ou que simplesmente possuem sentido e significado para si. Seus estudos e práticas são voltados para o atendimento de pessoas de todas as faixas etárias, que têm dificuldades ou não conseguem realizar suas ocupações, por limitações físicas, sensoriais, mentais ou sociais, com o propósito de promover que o sujeito tenha participação social com o máximo de autonomia e independência possível, através da promoção, prevenção e tratamento em saúde e inclusão educacional e social[1].

As ocupações também são definidas como atividades humanas, sendo elas as ações que as pessoas necessitam e/ou desejam realizar nos diversos ambientes e momentos de seu dia a dia, proporcionando sentido e significado para suas vidas, sendo o elemento central da atuação dos terapeutas ocupacionais. De acordo com a definição de atividade na TO pela Universidade de São Paulo (USP):

> [...] as atividades são instrumento privilegiado das ações dos terapeutas ocupacionais e constituem o elemento orientador na construção complexa e contextualizada do processo terapêutico nessa área[2].

A essência da atividade humana, é a "práxis", que se refere a "ação" no cotidiano, pois o ser humano é um ser práxico, porque cria, transforma, se expressa entre outros, tanto individualmente quanto coletivamente. Sem ação não existe mudança, assim, o potencial de se conseguir fazer é essencial à vida humana, e, dessa forma, a atuação do terapeuta ocupacional é extremamente importante[3].

De acordo com uma pesquisa que mapeou a produção científica dos terapeutas ocupacionais brasileiros investigando como as atividades têm sido pensadas e teorizadas, o termo "atividade" é mais utilizado por terapeutas ocupacionais do que "ocupação" para denominar seu instrumento de intervenção[4].

Pode-se definir que a TO cuida do fazer humano, construindo a possibilidade de tratar o fazer através desse mesmo fazer, compreendendo o indivíduo através do que ele faz e não prioritariamente pela sua doença. Percebe-se que há uma mudança na compreensão da atividade, tratando do fazer pelo fazer[5], de forma que a atividade humana é entendida dentro de um contexto coletivo, pessoal e cultural, estando totalmente relacionada ao indivíduo. Esse ponto de vista permite a aproximação da TO com as práticas e cuidados integrativos, que buscam a compreensão do indivíduo para além de sua doença. Muitas das práticas consideradas integrativas podem fazer parte do repertório do terapeuta ocupacional, trazendo leveza e colorido à prática da TO.

ESTILO DE VIDA SAUDÁVEL E A PRÁTICA DA TERAPIA OCUPACIONAL

É fundamental na atuação desse profissional o cuidado com o estilo de vida, sendo esse um grande desafio no mundo contemporâneo, pois as pessoas estão cada vez mais vivendo momentos de estresse, ansiedade, dormindo menos, fazendo uso de substâncias psicoativas, entre outras questões. O terapeuta ocupacional trabalha com acolhimento, vínculo, respeitando a singularidade e a individualidade de cada pessoa, com a perspectiva para além da doença, pois somos seres com necessidades diversas.

Assim, consegue-se elaborar e promover a manutenção de um estilo de vida saudável, possibilitando o envolvimento nas atividades da vida diária que são significativas e levam a rotinas diárias produtivas, impactando significativamente na vida de um indivíduo e sua comunidade[6].

TERAPIA OCUPACIONAL EM SAÚDE MENTAL

A história da TO em saúde mental está atrelada à psiquiatria e suas mudanças de modelos assistenciais ao longo do tempo. Atualmente, a compreensão de que os diferentes transtornos mentais, como os transtornos de humor, ansiedade, obsessivo-compulsivo, alimentares, esquizofrenia, déficit de atenção e hiperatividade (TDAH), do espectro autista (TEA), entre outros, estão relacionados a prejuízos funcionais é inquestionável. Diante disso, a assistência terapêutica ocupacional para essa população é essencial.

Na década de 1980 houve a Redemocratização no Brasil e a Reforma Sanitária, que propuseram mudanças nas práticas de saúde. As discussões envolvendo saúde coletiva proporcionaram o surgimento do Sistema Único de Saúde (SUS) em 1988, criado pela Constituição Federal Brasileira, e as discussões para melhora do tratamento de pacientes psiquiátricos, juntamente com o movimento de luta antimanicomial, possibilitaram em 2001 o surgimento da Reforma Psiquiátrica, definida pela Lei n. 10.216 de 2001 (Lei Paulo Delgado). Nas décadas de 1980 e 1990, os terapeutas ocupacionais tiveram forte atuação na elaboração e implantação de políticas públicas de Saúde Mental que contribuíram para a criação da lógica de atendimento humanizado e integral em Saúde Mental[7]. Essa lógica envolve o que se denomina Reabilitação Psicossocial, que não é uma tecnologia, e sim uma abordagem, que implica mudanças totais na política dos serviços de saúde mental que envolvem mudanças de paradigma de hierarquia, poder e saber[8].

Diante desse contexto, a TO no Brasil tem diferenças comparada à de países como Estados Unidos, Inglaterra e Canadá, nos quais há um foco maior na disfunção ou limitação e, assim, as intervenções são mais focadas no aumento de habilidades e capacidades para o desempenho das tarefas do dia a dia. No Brasil, valorizam-se com mais intensidade questões como inserção social e participação na vida cotidiana, ou seja, a ênfase não está na restauração de falhas, mas na promoção de qualidade de vida[9].

A PRÁTICA DA TERAPIA OCUPACIONAL EM SAÚDE MENTAL

Durante a formação, os terapeutas ocupacionais possuem conteúdos como neurociências, psicopatologia, farmacologia, desenvolvimento psicológico, psicossocial, análise de atividades, jogos e dinâmicas de grupo, o brincar, lazer, artes, políticas públicas, entre outros, além de aulas práticas e estágios que capacitam para avaliar, elaborar e aplicar estratégias para que o indivíduo participe, tenha sucesso e satisfação em suas ocupações da melhor forma possível.

A atuação ocorre em diferentes serviços públicos, privados e sem fins lucrativos, voltados a todas as faixas etárias e com diferentes demandas de saúde mental. Entre eles podem-se citar as Unidades Básicas de Saúde Tradicionais (UBS) e aquelas com Núcleos Ampliados de Saúde da Família e da Atenção Básica (NASF-AB), Centros de Convivência e Cooperativa (CECCO), Centros de Atenção Psicossocial (CAPS) – Infantojuvenil (IJ), Adulto e Álcool e Drogas (AD) –, Enfermarias de Psiquiatria e Interconsulta Psiquiátrica em Hospitais e Prontos-Socorros, Consultórios na Rua, Unidades de Acolhimento (UAA e UAI) – Adulto e Infantil –, Serviço Residencial Terapêutico (SRT), Residências Inclusivas (RI), escolas de educação inclusivas e regulares, instituições de longa permanência, penitenciárias, clínicas, consultórios, empresas, clubes, entre outros.

Os terapeutas ocupacionais desenvolvem diversas práticas em Saúde Mental, como:

- Aplicação de protocolos qualitativos e quantitativos de TO para avaliação das demandas ocupacionais.
- Intervenção por meio da análise das atividades do cotidiano e rupturas sociais.
- Estimulação e reabilitação cognitiva.
- Planejamento, organização e implementação de hábitos e de rotina ocupacional saudáveis para reduzir o sofrimento psíquico, disparadores de sofrimentos emocional e auxiliar e promover melhora do quadro.
- Inserção social em atividades acadêmicas, profissionais, entre outras.
- Elaboração e estabelecimento de metas para projetos de vida.
- Articulação com as redes inter e intrassetoriais.
- Suporte e orientação a familiares, cuidadores e instituições dos campos da educação, assistência social, esporte e lazer, entre outras.

Análise e intervenção em aspectos subjetivos da individualidade humana.

A TO é uma profissão fundamental no cuidado integral de indivíduos com transtornos mentais, pois possibilita o desenvolvimento de habilidades para inserção social e favorece sua participação no mundo. A atuação dos terapeutas ocupacionais proporciona que a pessoa tenha plena participação nas atividades do dia a dia em sua comunidade, vivendo da forma mais autônoma e independente possível, desempenhando seus papéis significativos e produtivos na vida e desenvolvendo e mantendo hábitos saudáveis[10,6].

ATUAÇÃO DA TERAPIA OCUPACIONAL NAS FARMACODEPENDÊNCIAS E DEPENDÊNCIAS COMPORTAMENTAIS

As farmacodependências e as dependências comportamentais podem comprometer o desempenho ocupacional, sendo assim, a atuação do terapeuta ocupacional se torna importante para essas demandas. É importante ressaltar que o desempenho ocupacional é a habilidade para realização das atividades do dia a dia de uma pessoa, sendo satisfatório quando promove bem-estar e saúde[1].

A atuação do terapeuta ocupacional nas farmacodependências e dependências comportamentais, como compulsão por jogo, compras, sexo, ciúmes excessivos, amor patológico, uso abusivo de recursos tecnológicos, entre outras, pode envolver a criação de hábitos saudáveis, reorganização dos processos de autocuidado e da rotina, atividades lúdicas, integrativas, manuais e expressivas, fortalecimento de aspectos emocionais, resgate de valores pessoais e sociais, suporte e envolvimento da família no tratamento, inserção e reinserção comunitária e social, elaboração de projetos de vida, etc.

O cuidado envolve os contextos históricos, ambientais, familiares, demandas do sujeito, equipe multidisciplinar e as redes intra e intersetoriais. Atualmente, na rede pública, os casos leves podem ser tratados nas UBS e os casos mais complexos nos CAPS. Também é importante citar que, além do tratamento das patologias, o terapeuta ocupacional contribui para o aumento da adesão ao tratamento e a manutenção do quadro.

TERAPIA OCUPACIONAL E AS PRÁTICAS INTEGRATIVAS

Viu-se que a TO atua sobre diversos aspectos da funcionalidade do paciente, desde a reabilitação física até a reabilitação cognitiva e psiquiátrica. As práticas integrativas alinham-se muito bem a todos os objetivos da TO, podendo ser aplicadas por seus profissionais nos mais variados contextos. As práticas corporais das MTCI como yoga e tai chi chuan, por exemplo, auxiliam o tratamento da reabilitação tanto motora quanto psíquica, conforme já discutido em outros capítulos deste livro. Práticas manuais, como a confecção de mandalas ou a arteterapia, são ferramentas de grande utilidade para o terapeuta ocupacional[11,12].

Além das práticas corporais e manuais, o uso de modalidades da MTCI, como aromaterapia, meditação, uso de plantas medicinais, pode ser realizado pelo profissional de TO complementando seu trabalho. Uma vez utilizadas com ciência e conhecimento adequado, essas atividades enriquecem a prática da TO melhorando adesão dos pacientes e facilitando a obtenção de resultados positivos[11,13].

CONSIDERAÇÕES FINAIS

A TO tem atuação fundamental nos campos da saúde mental e reabilitação. A atuação envolve ações nos processos de rupturas sociais, promoção, prevenção, tratamento, inclusão e participação social em uma perspectiva que vai além da doença, para proporcionar ao indivíduo a realização de suas atividades do dia a dia com o máximo de autonomia e independência, acarretando estilos de vida mais saudáveis, bem-estar e qualidade de vida. Nesse sentido, o uso das práticas das MTCI em conjunto com a atuação clássica da TO permite a abertura de novos horizontes para essa profissão tão necessária à medicina contemporânea.

REFERÊNCIAS BIBLIOGRÁFICAS

1. Associação Americana de Terapia Ocupacional. Estrutura da prática da terapia ocupacional: domínio e processo 3ª ed. Rev Ter Ocupacional USP. 2015;26:1-49.
2. Universidade de São Paulo. Departamento de Fisioterapia, Fonoaudiologia e Terapia Ocupacional. Centro de Docência e Pesquisa em Terapia Ocupacional– CDPTO. Folder do Curso de Terapia Ocupacional da FMUSP. São Paulo: FMUSP; 1997.
3. Machado MX. Rumo a ciência da atividade humana. Rev Ter Ocupacional USP. 1991;2(2):60-5.
4. Lima EMFA, Pastore MDN, Okuma DG. As atividades no campo da terapia ocupacional: mapeamento da produção científica dos terapeutas ocupacionais brasileiros de 1990 a 2008. Revista de Terapia Ocupacional da Universidade de São Paulo. 2011;22(1):68-75.
5. Feriotti ML. Atuação da Terapia Ocupacional no corpo sujeitado. Revista O Mundo da Saúde. 2001;25(4):389-93.
6. Champagne T. World Federation of Occupational Therapist – WFOT. Occupational Therapy's Role in Mental Health Recovery. 2016 [acesso em 18 dez. 2020]. American Occupational Therapy Association. Disponível em: https://www.aota.org/About-Occupational-Therapy/Professionals/MH/mental-health-recovery.aspx.
7. Mângia EF, Nicácio F. Terapia ocupacional em saúde mental: tendências principais e desafios contemporâneos. In: De Carlo MMRP, Bartalotti CC, organizadores. Terapia Ocupacional no Brasil – Fundamentos e perspectivas. São Paulo: Plexus; 2001.
8. Saraceno B. Reabilitação Psicossocial: uma estratégia para a passagem do milênio. In: Pitta A, organizadora. Reabilitação psicossocial no Brasil. São Paulo: Hucitec; 1996.
9. Tedesco S. A construção do campo de conhecimento em terapia ocupacional: introdução e discussão de um percurso. O mundo da Saúde. 2001;25(4).
10. Castaneda R. World Federation of Occupational Therapist – WFOT. Occupational therapy's role in mental health recovery. 2013 [acesso em 18 dez. 2020]. American Occupational Therapy Association. Disponível em: https://www.aota.org/About-Occupational-Therapy/Professionals/MH/Community-Mental-Health.aspx.
11. Occupational therapy and complementary health approaches and integrative health (no authors listed). Am J Ocup Ther. 2017;71(Supplement_2):7112410020p1-7112410020p6.
12. Taylor SM, Cheung EO, Sun R, Grote V, Marchlewski A, Addington EL. Applications of complementary therapies during rehabilitation for individuals with traumatic spinal cord injury: findings from the SCIRehab Project. J Spinal Cord Med. 2019;42(5):571-8.
13. North S, Beck B, Liveris M, Vega A, Boyington N, Stockwell L, George TES, Hopp J. Student's knowledge and self-perceptions regarding integrative medicine and health following training in first-year graduation PA, PT, and OT programs. J Allied Health. 2018;47(3):e91-e95.

SEÇÃO VII

PRÁTICA CLÍNICA

50
Práticas de grupo

Osvaldo Hakio Takeda
Edson Maciel Costa
Maria Aparecida das Neves
Maria Helena Ferreira do Nascimento
Margareth Arrais
Mauro Shigueharu Oide Junior
Michele Santos da Cruz

INTRODUÇÃO

Segundo Zimerman[1], o que caracteriza um grupo é o fato de os integrantes estarem reunidos em torno de uma tarefa e de um objetivo comum. Osório[2] menciona que o termo grupo não se refere somente a um somatório de pessoas, mas a um conjunto em que essas pessoas estão ligadas por interesses em comum, em uma ação interativa e compartilhada, entretanto, para que se configure verdadeiramente um grupo, é necessário que haja alguma interação entre as pessoas. A interação entre os membros é o fenômeno que centraliza a atividade de qualquer agrupamento humano. Os seres humanos nascem e pertencem a um primeiro grupo, que é a família nuclear; depois, passam a estabelecer outros grupos, como o da escola, trabalho e círculo social.

PRÁTICAS DE GRUPO

Vários estudos apontam a importância da utilização de práticas de grupo como estratégias assistenciais de intervenção em saúde[3,4] e são utilizadas por diversas especialidades, como psicoterapia, terapia ocupacional, educação física e práticas corporais, práticas integrativas, entre outras. É um formato que promove a socialização, possibilitando momentos de encontros para a realização de diversas atividades. Por ser muito mais do que a soma de suas partes, a constituição de um grupo requer que o coordenador esteja atento a cada indivíduo e ao todo, buscando perceber a evolução individual do participante e a do grupo como um todo[5].

O trabalho em grupo potencializa as trocas, o compartilhamento de experiências e a melhoria na adaptação às interações necessárias com o outro. O grupo permite que o paciente se perceba protagonista e parte de um todo à medida que recebe orientação, cuidado e atenção às suas necessidades, mas também se vê parte atuante para que o grupo seja conduzido na realização da prática, ampliando e melhorando as relações interpessoais[6].

INTERVENÇÃO

Vamos descrever algumas práticas de grupo utilizadas na prática clínica do Centro de Reabilitação e Hospital-Dia (CRHD) do Instituto de Psiquiatria (IPq) do Hospital das Clínicas da Universidade de São Paulo (HCFMUSP). O CRHD tem como objetivo atender casos de transtornos mentais graves (TMG) de alta complexidade que necessitam de tratamento intensivo, com um plano terapêutico diferenciado e personalizado. A população é formada por adultos de ambos os sexos, com diferentes diagnósticos psiquiátricos.

Grupo de atividade física

As atividades têm duração de 60 minutos, com frequência de três vezes por semana. São coordenadas por um professor de Educação Física com a participação de estagiários. A maioria dos pacientes é incluída no grupo, exceto aqueles com contraindicação por comprometimento físico grave, independentemente do diagnóstico psiquiátrico. Grande parte dos pacientes apresenta algum nível de limitação neuromotora temporária, como rigidez muscular, falta de mobilidade, postura cifótica etc. Possivelmente a instalação dessas manifestações guarda estreita ligação com o excesso de comportamento sedentário, baixo nível de atividade física geral e privação motora, ou seja, não tiveram o estímulo para a experiência motora no curso de suas vidas, com a ocorrência de distúrbios orgânicos ou posturais e, em alguns casos, como consequência dos efeitos colaterais de psicofármacos ou sintomas próprios dos quadros clínicos. Isso corrobora a afirmação de Meyer e Broocks[7], indicando que muitos pacientes psiquiátricos apresentam um baixo nível de condicionamento físico.

Procura-se estimular, por meio da atividade física, aspectos motores, afetivo-sociais e cognitivos, além de desenvolver nos pacientes consciência corporal, capacidade de tomada de decisão, controle emocional, participação coletiva de forma colaborativa e cooperativa. Essas características proporcionam sensação de bem-estar, autoestima, autovalorização, empoderamento e apropriação de capacidades e potencialidade, possibilitando que as experiências vivenciadas na atividade sejam transportadas para outras áreas da vida dos pacientes de modo que eles voltem a interagir com maior qualidade com a sociedade e sua família.

No aspecto social, na atividade física em grupo procura-se desenvolver elementos que propiciem a interação grupal, experimentando a ativa organização da atividade e resolução de problemas relacionais, reconhecendo e aceitando os próprios limites, o respeito, a tolerância e a valorização das diferenças individuais.

No aspecto cognitivo, estimulam-se as operações do imaginar, planejar, antecipar, avaliar, programar e informar sobre os hábitos saudáveis, noções de segurança com relação aos materiais, ao espaço físico utilizado, à vestimenta adequada, aos benefícios da atividade física para a vida e ao entendimento de normas e regras para que o indivíduo possa ter vivência sobre os limites de conduta nas atividades de jogos e, a partir daí, possa transportá-las para as relações interpessoais. Além disso, é feito um esforço para desenvolver a capacidade de enfrentamento do estresse, reduzindo a tensão neuromuscular e a fadiga corporal.

As atividades são esquematicamente divididas em quatro partes. Em geral, classicamente são divididas em três partes[8], mas uma quarta parte foi introduzida pelo professor de Educação Física, para que os pacientes pudessem dar um significado às experiências vivenciadas nas atividades desenvolvidas de modo a refletirem e exercerem liberdade de expressão.

A divisão adotada a seguir pode ser entendida de forma esquemática ou didática, uma vez que os diferentes aspectos são inter-relacionados.

- 1ª parte: Aquecimento – nesta fase são realizados exercícios objetivando a descontração, a comunicação e a integração do grupo. Por exemplo, a disposição em círculo e a prática de exercícios ou dinâmicas de memorização dos nomes dos colegas, atividades em duplas, exercícios de alongamento, de flexibilidade, corridas ou caminhadas, como momento de preparação para atividades físicas mais intensas.
- 2ª parte: Desenvolvimento – são desenvolvidas atividades físicas ou esportivas em que as aptidões naturais são evidenciadas, as dificuldades, trabalhadas e as potencialidades individuais, estimuladas. Por exemplo, os pacientes, juntamente com o coordenador, participam da escolha de um jogo (futebol, vôlei, handebol, basquete, queimada, entre outros). Geralmente os jogos são adaptados com variações de regras, favorecendo a participação de todos, e, no decorrer da atividade, é observada a participação de cada um, seu desempenho e integração na prática.
- 3ª parte: Relaxamento – após o esforço físico, aguarda-se que os pacientes retornem à normalidade respiratória e circulatória. Na maioria das vezes os

pacientes caminham pela quadra realizando exercícios respiratórios. Posteriormente, realizam exercícios de alongamento e relaxamento.

- 4ª parte: Avaliação e discussão – na finalização da atividade, realizamos a avaliação grupal. Por meio da discussão e reflexão com os participantes, favorecemos a expressão de conteúdos sobre a atividade vivenciada, relacionando-a, se possível, aos aspectos do cotidiano de cada um. Podemos observar que, no decorrer dessas atividades, muitos pacientes exibem comportamentos semelhantes aos adotados em outras situações. Por exemplo, o participante pode se manter passivo, permanecer isolado ou avançar estabanadamente além do objetivo definido. Esses aspectos são apontados pelo coordenador ou pelos próprios participantes das atividades, sendo então avaliados de acordo com a disponibilidade, a possibilidade e as limitações de cada um, atendendo também ao objetivo da atividade de estimular a expressão verbal e, a partir dessas observações e reflexões, é possível estabelecer novos objetivos e estratégias para lidar com as possíveis dificuldades apresentadas[6].

Muitas são as vantagens de promover um programa de atividade física em grupo no atendimento aos pacientes com transtorno mental; destacamos a integração, a socialização e o pertencimento. Essa abordagem permite ao participante a identificação dos pares e a observação das diferentes capacidades e limitações que não são exclusividade dele além de favorecer a identificação de seu pertencimento ao grupo. Desse modo, a atividade física realizada em grupo auxilia no importante processo de conviver com as divergências, os conflitos e as diferenças que, diante de um cenário supervisionado de prática, permite o potencial desenvolvimento e melhoria no quadro clínico do paciente.

Grupo de yoga

É oferecido duas vezes por semana, em aulas de sessenta minutos cada. Todos os pacientes são estimulados a participar das atividades, mas a decisão é facultativa. Na experiência do CRHD, as técnicas de yoga primeiro foram adaptadas à realidade física, mental e emocional dos pacientes, considerando também o quadro patológico e medicamentoso, por meio da simplificação da forma, duração e intensidade dessas técnicas, de acordo com as possibilidades e especificidades do grupo como um todo e de cada indivíduo.

Para os indivíduos do grupo refratários aos estímulos da prática de yoga, buscou-se maior interação com esses pacientes, por meio de recursos como comando de voz firme, claro e direto, estimulação oral constante, disponibilização do diálogo como opção, conversar olhando nos olhos, falar diretamente, permitir o questionamento, chamar pelo nome próprio e praticar a escuta, utilizando conceitos da psicologia da comunicação[9] e da teoria psicanalítica do vínculo[10]. O direcionamento da comunicação e a humanização da criação de vínculo intensificaram a interação entre todos os indivíduos do grupo e ampliaram a adesão dos pacientes à prática de yoga.

A adaptação por meio da simplificação das técnicas de yoga, a comunicação direcionada e a criação de vínculo humanizado, somadas à intensificação da interação com todos os indivíduos do grupo, constituíram a base metodológica inicial do yoga na prática clínica do CRHD, o que permitiu o aumento da participação dos pacientes na dinâmica das aulas e a consequente melhora no aproveitamento dos benefícios subjacentes dessas técnicas.

O desenvolvimento do yoga como prática de grupo de saúde integrativa na prática clínica do CRHD possibilitou a expansão desse trabalho para outras áreas dentro do IPq, nas enfermarias especializadas em ansiedade e depressão (EAND), comportamento impulsivo (ECIM), transtorno alimentar (ECAL), transtornos mentais agudos e semiagudos (E1N), e permitiu também a abertura de um processo de pesquisa científica para investigar os efeitos do yoga em pacientes do ambulatório de impulso sexual excessivo (AISEP).

Com a ampliação do espectro de tratamento de saúde mental e a chegada de novos desafios, houve também a necessidade de aperfeiçoamento da metodologia das aulas de yoga na prática clínica. E assim como na implantação do CRHD, em que os pacientes foram a chave para o entendimento da metodologia adequada, na etapa de implantação das outras enfermarias, mais uma vez foram os pacientes e suas características específicas de grupo e individuais que nortearam as descobertas prementes.

Para compreender a melhor maneira de adequar a prática de yoga para além do transtorno crônico da esquizofrenia e alcançar as fronteiras dos transtornos crônicos de ansiedade, depressão, descontrole do impulso, vício em substâncias, anorexia, bulimia, entre tantas outras comorbidades, recorreu-se à empatia e ao acolhimento, pilares do conceito psicoterapêutico da abordagem centrada na pessoa[11].

A empatia é uma habilidade que permite decifrar melhor as pessoas, não apenas "se colocar no lugar do outro", mas entender o ponto de vista do outro, sentir o que o outro sente e perceber a necessidade da outra pessoa[12]; o acolhimento, de acordo com a diretriz da Política Nacional de Humanização (PNH) do Ministério da Saúde, consiste em uma postura ética que implica a escuta das queixas do usuário, o reconhecimento de seu protagonismo no processo de saúde e adoecimento, e a responsabilidade pela resolução, com a ativação de redes de compartilhamento de saberes[13].

Nesse processo de entendimento e compreensão da heterogeneidade dos quadros patológicos dos grupos de pacientes, utilizando a empatia e o acolhimento surge intrinsecamente o elemento da compaixão, um conceito relacionado sobretudo à psicologia positiva, definida como uma sensibilidade individual para identificar o sofrimento dos outros e seguida por um desejo de aliviá-lo[14]; a compreensão das forças e virtudes humanas e dos atributos que aumentam o bem-estar, levando os indivíduos a terem uma vida mais engajada, com maior propósito, realização, otimismo e emoções positivas[15,16].

A adição de empatia, acolhimento e compaixão nas práticas de grupo de yoga, somada à comunicação direcionada, à criação de vínculo humanizada, à intensificação da interação entre indivíduos e à simplificação das técnicas do yoga, demonstrou eficácia em relação ao desafio dos novos pacientes e à ampliada gama de transtornos de saúde, com a adesão espontânea e continuada desses pacientes à prática semanal de yoga.

Grupo de expressão cinesiorrítmica

Acontece uma vez por semana com duração de uma hora. A modalidade expressão cinesiorrítmica desenvolvida no CRHD está inserida no campo da fenomenologia, que se refere ao estudo da descrição dos fenômenos humanos e seus significados na área da saúde mental[17,18]. O conjunto de atividades que compõem a expressão cinesiorítmica consiste na exploração das possibilidades de movimento, sons e ritmos que permite o despertar da consciência corporal, interação social e tomada de decisão consciente na condução da vida. Essa abordagem utiliza a exploração corporal, o autoconhecimento, o movimento criativo, ritmos, sons, danças e a espontaneidade do corpo, fazendo uso de várias técnicas corporais na integração do movimento.

A expressão cinesiorrítmica tem por objetivos principais desenvolver a consciência corporal, por vezes perdida nos pacientes, proporcionar inter-relacionamentos, reduzir o nível de ansiedade de seus praticantes, promover relaxamento corporal, proporcionar alívio de dores musculares e articulares e diminuição da rigidez muscular, sempre levando em conta os comprometimentos corporais dos pacientes, provenientes de transtornos mentais e somáticos, alterações que podem ocorrer pela própria doença ou por possíveis efeitos adversos provocados pelas medicações necessárias em cada caso.

A atividade permite recriar a consciência de um corpo mais funcional e expressivo, capaz de facilitar a comunicação e a interação social que são estimuladas a partir das observações dos terapeutas atentos aos possíveis prejuízos decorrentes das enfermidades mentais.

A atividade é dirigida a um amplo número de pessoas que muitas vezes apresentam comprometimentos como lentidão motora, falta de motivação, fala em tom muito baixo, isolamento social, dificuldade de elaborar diálogos completos, olhar sem foco, noção de espaço e equilíbrio alterados. Para lidar com essas limitações, busca-se iniciar a atividade explorando intensamente o movimento, os sons e os ritmos corporais, incorporando o equilíbrio, a noção espacial, o toque, o olhar, postura, a socialização, o imaginário, o ritmo e a voz, sempre envolvendo atenção à respiração, que é muito importante, visto que a respiração sem amplitude, curta, está presente na maioria dos pacientes.

Durante uma atividade, muitas vezes deparamos com quadros em que se torna difícil, em um primeiro momento, distinguir se um determinado padrão motor é consequência de um comportamento de inatividade física ou o efeito da medicação, ou seja, se realmente existe déficit de consciência corporal anterior ao diagnóstico ou se é consequência da doença atual. É possível verificar, por meio de observação atenta, os padrões de movimentos apresentados durante as atividades em grupo, assim como as expressões durante a realização das atividades, para as devidas adequações das abordagens no momento.

A atividade sempre começa com uma música convidando todos a entrar na sala. No interior da sala é feito um círculo e promovemos apresentações quando temos pacientes novos, explicamos a atividade nos apresentando e convidando à participação. Pedimos que todos se movimentem pelo espaço, observando nessa oportunidade cada paciente, como entram na sala, a postura, como se movimentam no espaço. Sempre começamos pela respiração e preparando para o aquecimento usamos músicas dirigidas aos nossos propósitos, como ritmos quentes e vibrantes para aquecê-los e acordá-los para a atividade. Sugerimos que prestem atenção ao movimento pela base dos pés, explorando as possibilidades de movimento desse pé, para com isso possibilitar o aterramento e entendimento da localização fixa no espaço (o estar aqui e agora), capacidade essa muitas vezes perdida em decorrência da doença.

Na transição para o aquecimento geral, utilizamos o imaginário, propondo que os pacientes reproduzam movimentos lúdicos que sugerem a movimentação de animais, nuvens, penas, rios, flores, explorando os planos baixo, médio e alto de modo que os participantes experimentem o alongamento.

Embora trabalhemos diferentes estímulos, a cada semana escolhemos um foco principal e com base nele a atividade é desenvolvida. De forma estruturada, o desenvolvimento da atividade é dividido em abertura (duração de 20 minutos), que envolve o aquecimento e alongamento corporal, em que podem ser explorados ritmo, tempo, espaço e imaginação. A seguir, são desenvolvidas ações de descontração com a dança livre, em que os pacientes se movimentam livremente pelo espaço disponível, sendo apenas guiados por músicas (duração de 5 minutos). O próximo passo é composto pelo que chamamos de atividade de estudo (duração de 20 minutos), em que são propostos movimentos amplos, explorando formas e planos espaciais variados.

A finalização é feita com o processo de integração, em que colocamos uma música sugestiva para o autoabraço e os pacientes começam a se movimentar livremente. Os terapeutas observam a diferença na movimentação dos pacientes no início da atividade e nesse momento final; é possível perceber que muitos deles resgatam movimentos que foram trabalhados no início da atividade (duração de 15 minutos).

Nesse processo final, promovemos o diálogo, no qual solicitamos sugestões, críticas, apresentação de dificuldades, explanação sobre como foi a aula, observações e mudanças, encerrando com uma breve reflexão coletiva e nossos agradecimentos.

Alguns pacientes, principalmente os mais acometidos por algum surto recente ou uso de medicação, encontram dificuldade na adesão. Esses pacientes ficam na sala de atividade apenas observando, mas são acolhidos e pouco a pouco conseguimos estabelecer e fortalecer o vínculo, dando atenção e valorizando sua participação, elogiando, fazendo junto, respeitando sempre a individualidade e o limite de cada um. Esperamos o despertar de cada participante, sem forçar a participação direta, mas sempre atentos às reações deles. Muitas vezes o despertar desse paciente é surpreendente, de modo que ele inicialmente se nega por completo a participar e no momento final da atividade já está interagindo e reconhecendo seus potenciais.

Os resultados variam de acordo com as limitações e a evolução de cada um. A alegria e o entusiasmo em participar das atividades desenvolvidas no grupo conduzem para a descoberta do "Eu posso".

Concluímos que a modalidade expressão cinesiorrítmica é uma ferramenta terapêutica que apresenta resultados benéficos para a saúde física, mental e emocional para essa população, de modo que a mente e o corpo atingem progressos a partir da expansão da consciência, deixando aflorar o potencial de cada indivíduo e fazem emergir a história pessoal de cada um. A partir do trabalho coletivo dessa e de todas as outras atividades desenvolvidas no CRHD, o trabalho corporal de fato tem sentido no contexto terapêutico.

Oficina de aromaterapia

Acontece em sessão semanal, em uma roda ou mesa de apoio com todos ao redor. Todos os pacientes são convidados e incentivados a participar das atividades propostas. São criadas as condições para que os pacientes ampliem seu universo e suas capacidades. É comum, por exemplo, o grupo ajudar aquele participante que, em decorrência da medicação, tem alguma dificuldade motora ou outro tipo de limitação. É uma oportunidade para trabalhar conceitos como solidariedade e cooperação – estratégia que se mostra bastante assertiva. As atividades desenvolvidas são:

- Aromatização do ambiente: o ambiente onde acontecem as práticas é aromatizado. A intenção é proporcionar aos pacientes uma experiência olfativa diferenciada, que desperte a sensação de bem-estar e harmonia. Os óleos essenciais são aplicados em aromatizador elétrico disposto no ambiente.
- Oficina de sensibilização olfativa: esta oficina abre cada novo ciclo com os pacientes que não conhecem a atividade e tem por objetivo introduzir a percepção dos aromas. A princípio, são utilizadas ervas, temperos, frutas e flores como base para a compreensão dos aromas. Na medida em que essa percepção é provocada, são abordadas as propriedades curativas e terapêuticas de cada item apresentado, seja na culinária, seja na saúde ou beleza. Passada essa primeira etapa, os óleos essenciais são introduzidos na prática, seguindo a mesma dinâmica. Assim está estruturada a dinâmica da oficina: apresentação e motivação para a dinâmica (explicação sobre a presença e a ausência); breve introdução ao mundo dos aromas; considerações sobre a importância do olfato; dinâmica vivencial de sensibilização e percepção olfativa com plantas aromáticas (hortelã, manjericão, alecrim, gerânio, rosa, lavanda, limão, laranja); compartilhamento das experiências; fechamento com *feedback* e motivação para formas de uso dos aromas no dia a dia.
- Oficina de aromas: em grupo, os participantes são convidados a fazer uma reflexão sobre seu momento – como estão se sentindo ou o que estão necessitando – e a preparar produtos feitos com óleos essenciais. São sais de banho, saches aromáticos, *sprays* de ambientes, perfume pessoal e óleos de massagem (óleo essencial diluído em óleo vegetal) para serem utilizados por eles de forma fácil e prática. São receitas simples, compartilhadas antes do início da prática. É um momento de muita partilha, aprendizado, descontração e interação com as matérias-primas da natureza. Como não poderia de deixar de ser, também é momento, de despertar os sentidos, especialmente o olfato, e de entrar em contato com seus sentimentos e emoções.
- Oficina de plantio de ervas e plantas aromáticas: nesta oficina, os pacientes são convidados a participar do plantio agroecológico de espécies aromáticas, como camomila, lavanda e gerânio. As plantas medicinais representam um forte ativo para a promoção do autocuidado e da prevenção. O objetivo é levar as espécies usadas na aromaterapia para o espaço de tratamento, orientando como construir e cuidar de um jardim aromático.

Ao mesmo tempo, é possível trabalhar a curiosidade e a importância do manejo e cuidado com as plantas. A oficina acontece em parceria com o Pé de Feijão, um negócio social que visa promover a saúde pela aproximação das pessoas do ciclo do alimento, com uma abordagem sistêmica e envolvedora.

- Toque aromático: em atendimentos individuais, o toque aromático oferece aos pacientes uma massagem nas mãos, nos pontos dos meridianos, com óleos essenciais diluídos em creme neutro ou loção aromatizada com óleos essenciais. O toque pode ser executado pelo terapeuta ou como uma proposta de interação entre os pacientes – quando, em duplas, eles se autoaplicam. A experiência sensorial faz com que o paciente vivencie uma experiência acolhedora, com o objetivo de desbloquear emoções negativas, o que resulta em relaxamento e bem-estar.

Ao término de cada atividade, há um momento de encerramento e avaliação, durante o qual os pacientes são ouvidos e podem expressar o que vivenciaram e sentiram a partir da inalação de um óleo essencial específico. A expressão dos sentimentos e emoções também pode se dar por meio da pintura de uma mandala, de um desenho livre ou de um texto.

A resposta ao trabalho é muito positiva. A adesão é alta e a avaliação é boa. E vale reforçar: embora o trabalho seja em grupo, há sempre um olhar individual, a fim de atender alguma necessidade específica.

Oficina de teatro

"A criação é, antes de mais nada, a plena concentração de toda natureza espiritual e física." (Constantin Stanislavski). A oficina de teatro acontece uma vez por semana e tem a duração aproximada de uma hora e trinta minutos. As aulas são abertas a todos os pacientes e a participação é livre.

As aulas propiciam um espaço para vivências, conscientização corporal, criação, experimentação de brincadeiras lúdicas, encenação e dramatização com foco na reintegração social, qualidade de vida e mudança na forma de se relacionar consigo e com o outro.

Totus mundus facit histrionem (em tradução livre, "Todo ser humano é ator", autor desconhecido). Esse é o ponto de partida; se o paciente fala, ele pode cantar, se ele anda, ele pode dançar e, com a junção dessas capacidades, ele pode interpretar, embora nosso intuito não seja a formação de atores e sim propiciar um contato direto consigo.

Desde o princípio, optei por não ter acesso ao histórico médico dos pacientes; dessa forma, não tenho um prejulgamento sobre o que devo ou não abordar, como devo ou não agir, e estou livre para explorar toda a expressividade de cada paciente sem receios. Entretanto, à medida que o paciente se envolve e se entrega durante as aulas, todas as inseguranças, receios, frustrações, medos, anseios, tudo é revelado, inclusive a própria doença.

O ser humano é por natureza um contador de histórias; tudo que é dito, é dito a partir de um observador a outro "espectador"; no ambiente da oficina teatral, após estabelecermos um vínculo, o paciente se sente livre e, de forma espontânea, demonstra o que sente, fala sobre suas histórias, suas angústias, sem julgamento. Essas experiências se apresentam de uma forma muito mais intuitiva, espontânea, crua, primal; esse é o verdadeiro olhar interno. Em muitas improvisações, questionamentos complexos vêm à tona, construímos narrativas em conjunto e buscamos significar os rituais de viver. Quem assiste e observa se reconhece por espelhamento, muito do outro sou eu, eu também sou ele, e essa observação por si já traz um grande aprendizado.

Ideias são estados do corpo, pensamentos da alma e podemos acessá-las de várias maneiras. O teatro tem se mostrado uma ferramenta que leva ao autoconhecimento.

Existem estudos que apontam a importância das artes cênicas no contexto psiquiátrico[19], entretanto, em virtude da singularidade do grupo, comecei a desenvolver uma metodologia própria, específica, que está em progresso. Após em média seis meses de trabalho em que o paciente é estimulado a mostrar suas potencialidades artísticas, focamos o processo na criação, desenvolvimento e ensaio para a apresentação de uma peça teatral/performance de 20 a 30 minutos de duração em que parte do texto é construída em cima do material humano trazido pelos próprios pacientes, respeitando sempre suas dificuldades, habilidades, privacidade, talento e o grau de comprometimento físico e mental. Nesses ensaios observamos que diversos pacientes enfrentaram com muita consistência suas próprias limitações de maneira pertinente e muitos deles transpuseram certas condições patológicas de forma eficaz e certeira.

As oficinas consistem em quatro momentos diferentes, que podem ser alterados de acordo com as necessidades específicas que só podem ser observadas no dia a dia. Em geral, são elas:

- Aquecimento – despertar o corpo para as atividades, conscientização corporal, percepção, coordenação motora, vocal e integração (20 minutos). Esse é o momento em que consigo observar quem está por trás daquele corpo; o que esse corpo me diz; qual é o domínio que esse paciente tem sobre o próprio corpo; o quão comprometido ele está; como está a parte cognitiva; qual a disposição; se existe algum talento latente; quais possibilidades terei com esse paciente; o quão resistente ele é.

- Laboratórios cênicos – jogos dramáticos que têm como objetivo despertar a consciência e a criatividade de cada paciente, incluindo improvisação, dramatização e pequenas apresentações (60 minutos). Nesse momento eu vejo o potencial artístico e criativo de cada um; o que ele me diz; o que ele representa; o que traz alegria para ele; onde ele se reconhece; o que traz desconforto; em que ele se esconde; o que ele quer mostrar.
- Bate-papo – estimulamos o livre pensar, a reflexão e exposição de ideias. Cada paciente é convidado a falar sobre como foi a atividade; qual sua experiência em relação ao que foi proposto; respostas sobre por que determinado exercício foi feito; para que ele foi feito; como ele se sentiu naquela situação; o que ele aprendeu com a atividade; como o outro se portou; se alguém mereceu destaque e por quê; como ele se sentia antes e como ele está ao final da prática.
- Grito de guerra – momento de total descontração em que os pacientes literalmente se divertem. Criamos um grito particular, que nos energiza e finaliza a prática.

Quando estamos em fase de ensaios, esse tempo é destinado à preparação da peça a ser apresentada.

A encenação, o lúdico, a possibilidade de brincar de ser outro, a improvisação e percepção são práticas do trabalho do ator e ampliam a capacidade intuitiva, auxiliam no processo de autoconhecimento e, por consequência, facilitam as relações humanas. A cada dia os pacientes têm a possibilidade de desenvolver seu lado criativo, artístico e, ao trabalhar com emoções das personagens, também trabalham com suas próprias emoções, ou simplesmente ao observarem a improvisação de outro paciente fazem com que eles entrem em contato com seus próprios sentimentos.

O trabalho teve início no começo de 2010. Pode-se observar uma melhora significativa relacionada à fala, postura, exposição de ideias, autoestima, interação e integração, melhor convívio em grupo e maior desenvoltura social. Portanto, o teatro é uma ferramenta importante no tratamento da saúde mental e a evolução do paciente é nítida e progressiva.

Grupo de tai chi chuan

É uma arte marcial praticada há muitos séculos por povos orientais e que há mais de trezentos anos vem sendo utilizada por milhões de pessoas no mundo como uma forma de atividade física. Nas últimas décadas, a produção acadêmica os benefícios fisiológicos e mentais dessa arte têm crescido consideravelmente[20,21]. É bastante complexo, englobando respiração, movimentos lentos, suaves e ritmados que exigem concentração, equilíbrio e consciência corporal. Além disso, na medicina tradicional chinesa, acredita-se que esses movimentos são capazes de trabalhar a energia interna do indivíduo, trazendo-lhe maior equilíbrio e saúde. Pode ser praticado individualmente, contudo, na maior parte das ocasiões é praticado em grupo, com um instrutor responsável por coordenar os movimentos e tempo de cada exercício, além de explicar e ensinar a arte aos mais jovens. Praticamente qualquer pessoa pode praticar o tai chi chuan, mesmo que tenha alguma forma de limitação. É sempre possível fazer adaptações ao indivíduo e incluí-lo no grupo; qualquer pessoa mais experiente do grupo pode auxiliar os que têm maior dificuldade.

Os movimentos são simples, mas requerem bastante tempo de prática para serem feitos de forma harmoniosa e natural, assim, mesmo com muitos anos de prática, sempre é possível aprender e se sentir motivado para aprimorar a própria técnica. Assim como a maior parte das atividades físicas, manter uma aderência e regularidade da prática é um desafio. Todavia, a manutenção de um grupo de prática em que todas as pessoas se respeitam e se ajudam, independentemente da facilidade ou dificuldade de cada um, facilita a continuidade e manutenção da atividade em questão.

CONSIDERAÇÕES FINAIS

As práticas de grupo promovem encontro entre as pessoas com suas diferenças em permanente transformação, proporcionam uma experiência de troca, interação social e modelação de comportamentos, mas trazem muitos desafios para que seus benefícios aconteçam, como adesão, aderência, desenvolvimento e manutenção da coesão do grupo, além da participação nas atividades, respeitando a individualidade de cada membro e suas características clínicas.

Aspectos importantes de manejo dos desafios que verificamos são: disponibilidade do profissional que dirige o grupo, acolhimento, escuta, formação do vínculo, empatia, compaixão e adaptação, flexibilização, revisão de processos das técnicas das especificidades de cada tratamento, por vezes diretivas e outras colaborativas, por meio de estratégias de privilégio à participação ativa dos integrantes do grupo, estimulando-os a contribuírem com a atividade, de modo a envolvê-los com aquilo que está sendo proposto.

A atuação prática e teórica dos profissionais envolvidos nas práticas de grupo evidenciou o importante potencial e capacidade dessas atividades para agir positivamente como parte do tratamento dos transtornos mentais graves.

REFERÊNCIAS BIBLIOGRÁFICAS

1. Zimerman DE, Osòrio LC. Como trabalhamos com grupos. Porto Alegre: Artes Médicas; 1997.
2. Osório LC. Grupos – teorias e práticas: acessando a era da grupalidade. Porto Alegre: Artes Médicas; 2000.
3. Silva ALAC, Munari DB, Lima FV, Silva WO. Atividades grupais em saúde coletiva: características, possibilidades e limites. Rev Enferm UERJ. 2003;11:18-24.
4. Benevides DS, Pinto AGA, Cavalcante CM, Jorge, MSB. Cuidado em saúde mental por meio de grupos terapêuticos de um hospital-dia: perspectivas dos trabalhadores de saúde. Interface (Botucatu). 2010;14(32):127-38.
5. Andaló CSA. O papel de coordenador de grupos. Psicol USP. 2001;12(1):135-52.
6. Takeda OH. Contribuição da atividade física no tratamento do portador de transtorno mental grave e prolongado em hospital-dia [dissertação]. São Paulo: Escola de Enfermagem da Universidade de São Paulo; 2005.
7. Meyer T, Broocks A. Therapeutic impact of exercise on psychiatric diseases: guideline for exercise testing and prescription. Sports Med. 2000;30(4):269-79.
8. Silva ABF. Educação física esportiva e generalizada. Rev Bras Ed Fis. 1972:11.
9. Parry J. Psicologia da comunicação humana. São Paulo: Cultrix; 1972.
10. Rivière EP. Teoria do vínculo. São Paulo: Martins Fontes; 2007.
11. Justo H. Abordagem centrada na pessoa consensos e dissensos. São Paulo: Vetor; 2002.
12. Goleman D, et al. Empatia. Rio de Janeiro: Sextante; 2019 (Coleção Inteligência emocional: Harvard Business Review.
13. Brasil. Ministério da Saúde. Secretaria de Atenção à Saúde. Núcleo Técnico da Política Nacional de Humanização. Acolhimento nas práticas de produção de saúde/Ministério da Saúde, Secretaria de Atenção à Saúde, Núcleo Técnico da Política Nacional de Humanização. 2. ed. 5. reimp. Brasília: Ministério da Saúde; 2010.
14. Gilbert P. The flow of life: An evolutionary model of compassion. In Bolz M, Singer T, eds. Compassion: Bridging practice and science. Munich: Max Planck Society; 2013. p. 126-49.
15. Bolier L, Haverman M, Westerhof GJ, Riper H, Smit F, Bohlmeijer E. Positive psychology interventions: A meta-analysis of randomized controlled studies. BMC Public Health. 2013;13(1):119.
16. Seligman ME, Csikszentmihalyi M. Positive psychology: An introduction. Am Psychol. 2000;55(1):5-14.
17. Jaspers K. Psicopatologia geral: psicologia compreensiva, explicativa e fenomenologia. Rio de Janeiro: Atheneu; 1987.
18. Motta T, Pang WY, Del Sant R. Funções psíquicas e sua psicopatologia. In: Louzã Neto MR, Motta T, Wang YP, Elkis H, org. Psiquiatria básica. Porto Alegre: Artes Médicas; 1995.
19. Joca EC, Linhares AMB. O teatro do oprimido na saúde mental: "Isso é mais lombreiro que o uso da droga?!". Cad Bras Saúde Ment. 2016;8(18):157-69.
20. Wolf SL, Coogler C, Xu T. Exploring the basis for tai chi chuan as a therapeutic exercise approach. Arch Phys Med Rehabil. 1997;78(8):886-92.
21. Burke DT, Al-Adawi S, Lee YT, Audette J. Martial arts as sport and therapy. J Sports Med Phys Fitness. 2007;47:96-102.

51

Abordagem do paciente sob o olhar da saúde integrativa

Mário Sérgio Rossi Vieira

INTRODUÇÃO

A busca humana da felicidade passa, de forma obrigatória, pelo equilíbrio da saúde. Sem isso, não é possível desfrutar plenamente da vida. Porém, quando o indivíduo depara com condições crônicas, incapacidades, dor física, emocional e pouca motivação no enfrentamento das doenças, é necessário que se utilize um modelo de atuação mais integrado e humano, que almeje uma vida com mais significado e qualidade. Aliar métodos de tratamento tradicionais a outros não convencionais, em ordem crescente de intervenções – em que o mais simples e acessível chega antes do sofisticado e raro –, resulta no desejado equilíbrio entre o interno e o externo. E, nessa abordagem, também há espaço para a empatia e a compaixão, cultivando-se paciência, confiança e autoconhecimento. Essa é a premissa da medicina integrativa, que visa aprofundar a origem, o diagnóstico e o tratamento de uma doença com foco no paciente, e não na doença em si. Queremos cuidar do paciente, tratando-o de maneira mais humana.

Vivemos em uma época de grandes mudanças, em que avanços tecnológicos, biológicos e genéticos estão começando a transformar radicalmente as possibilidades de tratamento. No entanto, um dos desenvolvimentos mais notáveis do último quarto do século XX foi o crescimento do interesse pela medicina não convencional.

O aparente paradoxo tem explicação. A medicina que rege nossa vida está baseada em uma concepção fragmentada do indivíduo. Afinal, ela considera o ser humano uma "máquina biológica", formada por diversas peças que têm funções próprias, são estudadas individualmente e, quando apresentam um problema, são "consertadas" para que voltem a funcionar.

Outro paradigma, como nossos "curadores" antepassados já professavam e a medicina ancestral nos ensina, é que o ser humano é corpo, mente, emoções e espírito. Por isso, quando uma parte está doente, entendemos que o indivíduo como um todo está em desarmonia. Assim, consertar uma peça sem abordar as causas subjacentes para as falhas proporciona, na maioria dos casos, alívio temporário e uma falsa sensação de segurança.

O termo medicina integrativa veio sublinhar a importância de utilizar evidências para encontrar a melhor forma de integrar terapias convencionais e não convencionais a fim de obter saúde e cura (Quadro 1). Essa compreensão evolutiva tem ajudado a influenciar positivamente a mudança no nosso sistema de saúde.

Vale ressaltar que o campo da medicina integrativa surgiu não para fragmentar a cultura médica, criando outro silo de cuidado, mas para incentivar a incorporação da saúde e da cura em um modelo médico maior. A cultura de prestação de serviços de saúde está mudando a fim de adotar essa filosofia, e a integração de modalidades de cura não tradicionais tornará esse objetivo mais bem-sucedido.

Quadro 1 Definição de medicina integrativa

Cuidado baseado na relação interpessoal.
Integra métodos convencionais e não convencionais para tratamento e prevenção.
Implica a remoção de barreiras que possam impedir a ativação da resposta inata do corpo à cura.
Quando possível, adota intervenções naturais e menos invasivas antes das mais caras e invasivas.
Engajamento e união entre corpo, espírito e comunidade para facilitar a cura.
Parte da premissa de que melhorar é sempre possível, mesmo quando não há cura.

O fato de a medicina integrativa estar voltada, antes de tudo, para a cura e não para a doença, demanda a compreensão das influências de corpo, mente, espírito e comunidade. Implica, ainda, o desenvolvimento de uma visão sobre a cultura, as crenças e o estilo de vida do paciente, a fim de ajudar o médico a entender a melhor forma de desencadear as mudanças necessárias que resultarão na melhoria da saúde. E isso não pode ser atingido sem um forte compromisso entre médico e paciente, em um ambiente de abordagem humana e empática. Para isso, a medicina integrativa atua em diferentes frentes, a fim de estimular o equilíbrio multidimensional do indivíduo, denominado saúde integrativa.

A abordagem médica integrativa incentiva as pessoas a investir mais tempo e esforço para prevenir doenças do que esperar que elas surjam para então curá-las. As doenças crônicas respondem por grande parte dos nossos custos com a saúde e têm sido a causa significativa de morbidade e mortalidade.

Doenças cardíacas, diabetes, câncer, dores crônicas, quadros ansiosos e depressivos, fadiga crônica e estresse estão ocorrendo em proporções epidêmicas quando sua incidência poderia ser significativamente reduzida se fossem feitas melhores escolhas de estilo de vida.

O primeiro passo para a abordagem médica integrativa é a correta elucidação do diagnóstico médico. Para tanto, utiliza-se os recursos diagnósticos disponíveis, inclusive encaminhando o paciente a outros especialistas, se necessário. O objetivo é ter clareza diagnóstica e avaliar com bom senso o leque de possibilidades terapêuticas para cada caso. Assim, delineia-se o panorama integral do paciente.

A título de exemplo, vamos analisar o olhar integrativo na medicina de reabilitação. Promover a reabilitação de um paciente é o mesmo que restabelecer sua qualidade de vida. Por meio de diferentes estratégias terapêuticas, a medicina de reabilitação trata uma ampla variedade de problemas clínicos que geram algum grau de incapacidade – de síndromes dolorosas, como enxaqueca, lombalgia e fibromialgia, a casos mais complexos, como recuperação após tratamento do câncer e sequelas neurológicas de acidente vascular encefálico.

O objetivo do processo reabilitacional é capacitar a pessoa lesionada a retornar à funcionalidade biopsicossocial mais próxima possível da anterior à lesão, no período mais breve possível, respeitando as características intrínsecas da lesão e as particularidades do indivíduo. Com isso, ele pode melhorar suas funções, diminuir o uso de medicamentos (com consequente redução dos efeitos adversos), reduzir os sintomas de doenças e ganhar qualidade de vida.

A premissa é não apenas abordar a doença em si, mas também os modos pelos quais ela afeta o indivíduo de modo geral. É uma análise funcional e ampla, para detectar de onde vem o problema, para onde vai e como intervir com segurança.

Em um processo de reabilitação para uma lombalgia crônica, por exemplo, o objetivo principal não se restringe a apenas dissipar a dor e fazer um diagnóstico etiológico correto, mas também entender os mecanismos associados, clínicos, mecânicos, posturais e emocionais que perpetuam o quadro doloroso. A ideia é procurar o entendimento das alterações no organismo todo, qualquer sinal que seja a ponta do *iceberg*, o pedaço de uma história desequilibrada, patológica. Assim é possível quebrar o círculo vicioso de descompensações multidimensionais da melhor forma possível.

CASO CLÍNICO 1

Paciente de 68 anos, com osteoartrite generalizada, dor crônica em coluna lombar, hipertensa, com insuficiência renal limítrofe e na maior parte do tempo acamada, embotada emocionalmente por episódios depressivos reativos ao quadro doloroso e de limitação funcional.

Foi proposta uma abordagem integrativa com o uso da acupuntura para o quadro de dor crônica, melhora do sono e estímulo geral à vitalidade. À medida que a paciente foi melhorando, houve uma diminuição do uso de medicamentos para dor. Concomitantemente, instituí estímulos por meio de exercícios terapêuticos para fortalecer a musculatura antigravitacional e a deambulação. Também lhe ensinei técnicas simples de autorrelaxamento, práticas de respiração abdominal profunda e relaxamento muscular progressivo. Incentivei que fizesse pequenas caminhadas no início da manhã e no fim da tarde, com exposição à luz solar. Orientações dietéticas com reeducação alimentar complementaram a abordagem.

Aos poucos, a paciente foi se reabilitando, com melhora das dores, do humor e da vitalidade geral. Embora as dores não tenham cessado por completo, houve melhora significativa em sua qualidade de vida e um convívio muito mais satisfatório com os familiares.

CASO CLÍNICO 2

Paciente de 35 anos, profissional liberal e maratonista amador, apresentava quadro de acometimento crônico dos tendões calcâneos e fáscia plantar. O quadro foi piorando ao longo do tempo e houve um aumento progressivo de automedicação pelo paciente. Após o diagnóstico da doença pelas visões da medicina ocidental e pelos padrões de desarmonia da medicina tradicional chinesa (MTC), propus uma abordagem integrativa, utilizando a acupuntura para estimular a melhora das condições locais do tornozelo e pé, além do reequilíbrio constitucional do paciente – que, segundo a MTC, encontrava-se em um padrão de exaustão energética.

Os treinos constantes, aliados à vida profissional atribulada, com poucos períodos de descanso e noites maldormidas, sobrecarregaram o organismo do jovem. Além disso, o uso constante de bebidas energéticas para compensar o cansaço descompensou ainda mais o seu quadro. Propus uma revisão dos treinos, assim como momentos de repouso mais prolongados. Analisei também o desalinhamento de seus membros inferiores e quadris, assim como do apoio das plantas dos pés. Isso subsidiou a confecção de palmilhas adequadas para o uso durante os treinos. Além disso, o paciente recebeu orientações sobre alimentação, qualidade do sono e métodos simples de autorrelaxamento.

Aos poucos, ele foi melhorando e tomando consciência dos níveis de atividade física ideais para o seu caso – o que também é fundamental para uma vida equilibrada.

CASO CLÍNICO 3

Paciente de 53 anos, dona de casa com diagnóstico de fibromialgia, apresentava dor crônica musculoesquelética difusa com múltiplos pontos dolorosos espalhados pelo corpo, rigidez muscular matinal, distúrbios do sono, fadiga e quadro ansioso de moderada imensidade. O quadro clínico afetava consideravelmente sua qualidade de vida e o desempenho funcional cotidiano. Em conjunto com o reumatologista que a acompanhava, foi proposta uma abordagem integrativa, associando medicação alopática, exercícios físicos aeróbicos de baixo impacto, acupuntura e técnicas simples de autorrelaxamento e atenção plena (*mindfulness*). A paciente também foi encaminhada para um profissional na área de terapia cognitivo-comportamental visando lidar melhor com o quadro ansioso reativo a sua sintomatologia álgica. Inicialmente, o quadro clínico geral pareceu não evoluir, mas, após dois meses de tratamento integrado, começou a haver diminuição da intensidade da dor, do número de pontos dolorosos e do índice miálgico (que avalia o grau da dor) da paciente, além de melhora da sintomatologia emocional. A dor e a limitação funcional persistem, mas em menor intensidade e com muito menos sofrimento. O tratamento proporcionou melhora da conscientização da paciente em relação a ela mesma ser uma agente ativa de seu tratamento, e a percepção de que, embora não haja cura definitiva para o quadro, existem modos eficazes para administrar a doença.

CASO CLÍNICO 4

Paciente de 40 anos, com queixa de sobrepeso, insônia e fadiga crônica. Na abordagem inicial, visando compreender o caso, além das abordagens diagnósticas clínicas com as metodologias ocidental e oriental, foi pedida uma bateria de exames laboratoriais. Verificou-se que o perfil dos hormônios sexuais estava alterado para a idade da paciente.

Optei por encaminhá-la a uma ginecologista para abordar o caso em relação ao perfil hormonal. Paralelamente, iniciamos um protocolo de acupuntura, visando seus padrões de desarmonia, de forma constitucional, abordando as deficiências e excessos nos diversos órgãos, segundo a MTC. Orientações gerais também foram dadas em relação a atividades físicas, higiene do sono e reeducação alimentar, em consonância com a visão da medicina oriental.

Pouco a pouco a paciente foi melhorando e, dentro de poucas semanas, já dormia melhor e estava menos fatigada. Dentro de poucos meses, ela chegou ao peso ideal, reequilibrou os ciclos de sono e vigília e melhorou sua disposição geral.

CASO CLÍNICO 5

Executivo de 45 anos chegou ao consultório com quadro de dor muscular associada a cefaleia de origem miogênica (muscular). Ele apresentava quadro crônico, com uso abusivo de medicação, sem obter alívio satisfatório. Vivia um clássico de reclamações no consultório: um círculo vicioso de dor, estresse, insônia e oscilações de humor que levaram ao desenvolvimento de um quadro ansioso-depressivo.

Após o diagnóstico da doença, tanto pela visão ocidental quanto pelos padrões de desarmonia do MTC, propus a acupuntura com abordagem integrativa. Esclareci a doença ao paciente e os fatores que podiam melhorar ou piorar o quadro. Muitas vezes, os sintomas principais são apenas a ponta do *iceberg*. Iniciamos o tratamento com acupuntura para aliviar as dores e fizemos uma série de aplicações para a melhoria do estado geral e o reequilíbrio dos padrões de desarmonia. Trabalhei os pontos miofasciais doloridos com técnicas específicas e propus um programa de fisioterapia para promover o equilíbrio das musculaturas cervicais e o relaxamento geral, conscientizando o paciente sobre os erros em sua ergonomia. Incentivei o paciente a escrever um diário com anotações sobre sua alimentação, qualidade do sono, atividade física e relação com a frequência e a intensidade dos sintomas.

Pedi também que ele anotasse o nível de estresse por meio de uma escala de 0 a 5 e as relações com o padrão de cefaleia. Dessa forma, o paciente conseguiu identificar fatores que pioravam ou melhoravam o quadro. Ele percebeu que alimentação saudável, prática de atividades físicas e boas noites de sono eram fatores benéficos. Assim, incorporou essas mudanças positivas no cotidiano e não apresenta mais os sintomas da queixa inicial. Hoje, faz sessões quinzenais de acupuntura de natureza profilática.

MEDICINA INTEGRATIVA: A RESTITUIÇÃO DO EQUILÍBRIO

Vimos que, a partir da compreensão dos aspectos físicos, emocionais, psicológicos e espirituais do indivíduo, a medicina integrativa é orientada para a cura e tem como eixo a relação médico-paciente. A cura pode ser definida como o processo dinâmico de recuperação, reparação, reintegração e renovação, que aumenta a resiliência, a coerência e a plenitude. Trata-se de um processo emergente de transformação física, mental, social e espiritual. Essa transformação é o foco da medicina integrativa, por meio da integração de terapias alopáticas e complementares, com o uso de métodos menos invasivos, menos tóxicos e menos dispendiosos, segundo as possibilidades de cada caso.

REFERÊNCIAS BIBLIOGRÁFICAS

1. Barnes PM, Powell-Griner E, McFann K, Nahin RL. Complementary and alternative medicine use among adults: United States, 2002. Adv Data. 2004;343:1-19.
2. Barros J. ¿Qué es la medicina integrativa? Disponível em: http://medicinaintegrativa.us/?cat=9 [acesso 05 jul. 2021].
3. Duran JC. Bases científicas de la medicina integrativa; 2015. Site Terapia Integrativa.
4. Ernst E. Prevalence of use of complementary/alternative medicine: A systematic review. Bull World Health Organ. 2000;78(2):252-7.
5. Harvard Medical School. The international structural acupuncture course for physicians. Anotações particulares em classe.
6. Helms JM. An overview of medical acupuncture. Altern Ther Health Med. 1998;4(3):35-45.
7. Helms JM. The art and value of medical acupuncture [dissertação]. Califórnia: Holos University; 2005.
8. Jonas WB, org. Essentials of complementary and alternative medicine. Baltimore: Lippincott Williams & Wilkins; 1999.
9. Kaptchuk TJ. Medicina china: una trama sin tejedor. Barcelona: La Liebre de Marzo; 1995.
10. Kaptchuk TJ, Edwards RA, Eisenberg DM. Complementary medicine: Efficacy beyond the placebo effect. In: Ernst E, org. Complementary medicine: An objective appraisal. Oxford: Butterworth-Heinemann; 1996.
11. Lianza S. Medicina de reabilitação. 4. ed. Rio de Janeiro: Guanabara Koogan; 2007.
12. Lyon ML. Order and healing: The concept of order and its importance in the conceptualization of healing. Med Anthropol. 1990;12(3):249-68.
13. Nahin RL, Straus SE. Research into complementary and alternative medicine: Problems and potential. BMJ. 2001;322(7279):161-4.
14. Organização Mundial da Saúde (OMS). Estratégia da OMS sobre medicina tradicional, 2002-2005. Genebra: WHO; 2005.
15. Peres M. Dor de cabeça: o que ela quer com você? São Paulo: Integrare; 2008.
16. Provenza JR. Fibromialgia. Rev Bras Reumatol. 2004;44(6).
17. Rakel D, org. Medicina integrativa. 2. ed. Barcelona: Elsevier; 2009.
18. Rakel D, Weil P. Philosophy of integrative medicine. In: Rakel D, org. Integrative medicine. 2. ed. Philadelphia: Saunders; 2007.
19. Shultz AM, Shao SM, McGinnis M, org. Integrative medicine and the health of the public – A summary of the February 2009 summit. Washington: The National Academies Press; 2009.
20. Tan G, Craine MH, Bair MJ, Garcia MK, Giordano J, Jensen MP, et al. Efficacy of selected complementary and alternative medicine (CAM) interventions for chronic pain. J Rehabil Res Dev. 2007;44(2):195-222.
21. Vieira MSR. Acupuntura e medicina integrativa: sabedoria milenar, ciência e bem-estar. São Paulo: MG Editores; 2017.
22. Vieira MSR. Reabilitação nas lesões de partes moles. In: Lianza S. Medicina de reabilitação. 2. ed. Rio de Janeiro: Guanabara Koogan; 1994.
23. Vieira MSR, Bang GS. Reabilitação nas lesões do esporte. In: Lianza S. Medicina de reabilitação. 4. ed. Rio de Janeiro: Guanabara Koogan; 2007.
24. Whorton JC. The history of complementary and alternative medicine. In: Jonas W, Levin J, org. Essentials of complementary and alternative medicine. Baltimore: Lippincott Williams & Wilkins; 1999.

52
Anexo – *Websites* de instituições de referência em medicina integrativa

Ricardo Ghelman
Ciro Blujus dos Santos Rohde

- OMS – Organização Mundial da Saúde. Estrategia de la OMS sobre medicina tradicional 2014-2023. Hong Kong, China: OMS, 2013.
  http://apps.who.int/medicinedocs/documents/s21201es/s21201es.pdf.
- Consórcio Acadêmico Brasileiro de Saúde Integrativa
  http://www.cabsin.org.br
- National Center for Complementar and Integrative Health
  https://www.nccih.nih.gov
- Academic Consortium for Integrative Health
  https://imconsortium.org
- Academic Collaborative for Integrative Health
  https://integrativehealth.org
- Ministério da Saúde – Política Nacional de Práticas Integrativas e Complementares
  https://aps.saude.gov.br/ape/pics
- Biblioteca Virtual em Saúde das Medicinas Tradicionais, Complementares e Integrativas – BIREME/OPAS
  https://mtci.bvsalud.org/pt/

- Observatório Nacional de Saberes e Práticas Tradicionais, Integrativas e Complementares em Saúde (ObservaPICS)
  http://observapics.fiocruz.br

- EUROCAM
  https://cam-europe.eu/

- Society of Integrative Oncology
  https://integrativeonc.org

Índice remissivo